H. G. Beger   A. Schwarz   U. B. Brückner
W. Hartel   (Hrsg.)

Forschung in der Chirurgie

Konzepte, Organisation, Schwerpunkte:
Eine Bestandsaufnahme – Universitäre Einrichtungen

Springer

Berlin
Heidelberg
New York
Barcelona
Budapest
Hongkong
London
Mailand
Paris
Santa Clara
Singapur
Tokio

H. G. Beger   A. Schwarz   U. B. Brückner
W. Hartel (Hrsg.)

Forschung in der Chirurgie

Konzepte, Organisation, Schwerpunkte:
Eine Bestandsaufnahme – Universitäre Einrichtungen

Mit 21 Abbildungen und 61 Tabellen

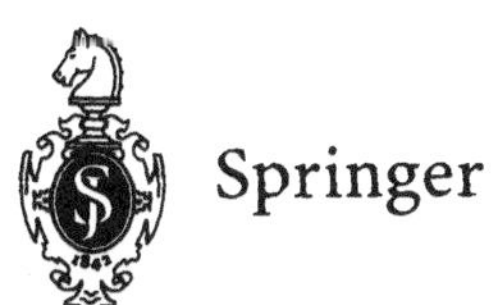

Springer

Professor Dr. H. G. Beger
Dr. A. Schwarz

Chirurgische Klinik I
Klinikum der Universität Ulm
Steinhövelstr. 9, D-89075 Ulm

Professor Dr. U. B. Brückner
Sektion Chirurgische Forschung
Chirurgie I
der Universität Ulm
Parkstraße 11, D-89073 Ulm

Professor Dr. W. Hartel
Steinhölzle 16, D-89198 Westerstetten

ISBN-13: 978-3-540-62705-0 Springer-Verlag Berlin Heidelberg New York

Die Deutsche Bibliothek – CIP-Einheitsaufnahme
Forschung in der Chirurgie : Konzepte, Organisation, Schwerpunkte: eine Bestandsaufnahme –
Universitäre Einrichtungen / Hrsg.: H. G. Beger ... – Berlin ; Heidelberg ; New York ; Barcelona ;
Budapest ; Hongkong ; London ; Mailand ; Paris ; Santa Clara ; Singapur ; Tokio : Springer, 1997
ISBN-13: 978-3-540-62705-0   e-ISBN-13: 978-3-642-60765-3
DOI: 10.1007/978-3-642-60765-3

Herstellung: PRO EDIT GmbH, D-69126 Heidelberg
Satz: Zechner, D-67346 Speyer
SPIN: 10554904   24/3135 – 5 4 3 2 1 0 – Gedruckt auf säurefreiem Papier

Vorwort

Der Beitrag der Chirurgie zur Beherrschung von Krankheiten und damit zum Leistungsspektrum des gegenwärtigen Gesundheitssystems ist von zentraler Bedeutung in vielen Bereichen der medizinischen Fächer. Beispiele dafür sind die Erfolge der operativen Frakturbehandlung, der chirurgischen Therapie von akuten und chronischen Erkrankungen des Gastrointestinaltraktes, des Gefäßsystems, der Karzinomchirurgie, der Chirurgie von Bauchspeicheldrüsenerkrankungen, der Transplantationschirurgie sowie der minimal-invasiven Chirurgie.

Im Zeitalter der molekularbiologischen Definition von Krankheitsursachen und der Entwicklung von kausalen Therapiestrategien bei entzündlichen und neoplastischen Erkrankungen hängt die Formulierung einer zukünftigen Chirurgie auch von der Umsetzung von Ergebnissen aus der medizinischen Grundlagenforschung, der experimentellen und klinischen Forschung in der Chirurgie ab.

Der Chirurg besitzt eine besondere Wissens- und Handlungskompetenz bei Krankheiten mit primär operativen Therapieprinzipien. In den Krankheitsbereichen: Wunde/Trauma, angeborene Anomalien des Gastrointestinaltraktes und des Herzens, solide benigne und maligne Tumoren, chronische Organerkrankungen mit Indikation zum Organersatz, Arteriosklerose, endokrine Tumoren, Knochenfrakturen, etc. hat der Chirurg darüber hinaus eine besondere Problemkompetenz und Innovationszuständigkeit.

In der Chirurgie haben in den letzten 25 Jahren erhebliche Anstrengungen stattgefunden zur Verstärkung, Institutionalisierung und Professionalisierung der Forschung. Dies gilt für die Forschung an Universitätskliniken; aber auch bei nicht-universitären Kliniken ist ein deutlicher Trend zu verstärkten Aktivitäten, insbesondere im Bereich der klinischen Forschung, zu verzeichnen.

Eine der hochrangigsten Aufgaben der klinischen Chirurgie ist es daher, die Forschung innerhalb der Klinik – Grundlagenforschung wie klinische Forschung – weiterzuentwickeln, d.h. auf hohem naturwissenschaftlichen Niveau zu betreiben und Außenbegutachtung als Prinzip zu praktizieren. Es ist dazu erforderlich, daß hochwertige Forschungsmethoden in der Klinik etabliert werden sowie ein leichter und direkter Zugang zu Tierversuchsanlagen ermöglicht wird; darüber hinaus ist eine Organisationsform mit Integration von naturwissenschaftlichen Grundlagenforschern im Sinne von klinischen Forschergruppen, interdisziplinären Forschungsprojekten oder selbständigen multidisziplinären Arbeitsgruppen mit Naturwissenschaftlern aufzubauen.

Die Deutsche Gesellschaft für Chirurgie und die Sektion für Chirurgische Forschung haben die Aufgabe formuliert, den Stand der Forschung in den chirurgischen

Fächern, soweit sie tragend in der Deutschen Gesellschaft für Chirurgie eingebunden sind, zu dokumentieren. Das vorliegende Buch ist – dank vielfacher Unterstützung – das Ergebnis eines arbeitsintensiven Evaluierungsprozesses zur Erfassung des Organisationsstandes der chirurgischen Forschung. Die Auswertung der Daten der einzelnen Kliniken erlaubt auch Aussagen über den Stand der tierexperimentellen Forschung, der Forschungsfinanzierung und über die Forschungsschwerpunkte der einzelnen Kliniken. Diese Daten sollen Grundlage sein für eine Diskussion innerhalb der Deutschen Gesellschaft für Chirurgie zur Professionalisierung der Forschung, zur systematischen Etablierung von Grundlagenforschungsprojekten innerhalb chirurgischer Kliniken entsprechend ihren Schwerpunkten, ebenso wie zur Behebung der erkennbaren Defizite in der klinischen Forschung.

Darüber hinaus sollen sie den chirurgischen Nachwuchs konzentriert über Forschungsschwerpunkte und -stätten in Deutschland orientieren.

Die Darstellung der Schwerpunkte und die Auswertung des Standes der Forschungsorganisation in chirurgischen Kliniken bezieht sich überwiegend auf die chirurgischen Schwerpunkte innerhalb der Deutschen Gesellschaft für Chirurgie, da die Beteiligung der Kliniken und Abteilungen mit Schwerpunkttätigkeiten in der Herzchirurgie, Kinderchirurgie und plastischen Chirurgie eine repräsentative Aussage nicht gestatten. Jede in die Auswertung einbezogene Klinik, Abteilung, Institution wurde im Durchschnitt dreimal kontaktiert, um möglichst sichere und harte Daten einzubeziehen. Die Autoren des Buches danken daher den Kliniken, insbesondere deren Ansprechpartnern, für ihre mühevolle und geduldige Mitarbeit.

H. G. Beger, Ulm
W. Hartel, Westerstetten
H. Bauer, Altötting

Inhaltsverzeichnis

Teil C
Forschung in den chirurgischen Fächern

Teil D
Stand der chirurgischen Forschung auf der Basis der Umfrage

Teil E
Forschungs- und Methodenschwerpunkte

Teil F
Ausgewählte Publikationen

Autorenverzeichnis

Andree, C., Dr.; Chirurgische Universitätsklinik Freiburg, Sektion Plastische
und Handchirurgie, Hugstetter Str. 55, D-79106 Freiburg

Bartels, H., Prof. Dr.; Chirurgische Klinik und Poliklinik der Technischen Universität
München, Klinikum rechts der Isar, Ismaninger Str. 22, D-81675 München

Barthlen, W., Dr.; Chirurgische Klinik und Poliklinik der Technischen Universität
München, Klinikum rechts der Isar, Ismaninger Str. 22, D-81675 München

Becker, H. D., Prof. Dr.; Geschäftsf. Ärztl. Direktor der Chirurgischen Klinik der Eber-
hard-Karls-Universität Tübingen, Klinikum Schnarrenberg, Hoppe-Seyler-Str. 3,
D-72076 Tübingen

Beger, H. G., Prof. Dr.; Ärztlicher Direktor der Chirurgischen Klinik I der Universität
Ulm, Universitätsklinikum, Steinhövelstr. 9, D-89075 Ulm

Berger, D., Prof. Dr.; Chirurgische Klinik I der Universität Ulm, Universitätsklinikum,
Steinhövelstr. 9, D-89075 Ulm

Biemer, E., Prof. Dr.; Chefarzt der Abt. f. Plastische und Wiederherstellungschirurgie,
Chirurgische Klinik und Poliklinik der TU München, Klinikum rechts der Isar,
D-81664 München

Bölke, E., Dr.; Chirurgische Klinik I der Universität Ulm, Universitätsklinikum,
Steinhövelstr. 9, D-89075 Ulm

Broelsch, C. E., Prof. Dr.; Direktor der Chirurgischen Klinik/Abt. für Allgemeinchirurgie, Universitäts-Krankenhaus Eppendorf, Martinistraße 52, D-20246 Hamburg

Brückner, U. B., Prof. Dr.; Leiter der Sektion Chirurgische Forschung, Chirurgische
Klinik I der Universität Ulm, Parkstraße 3, D-89073 Ulm

Bücherl, E. S., Prof. Dr.; Wangenheimstr. 26, D-14193 Berlin

Claes, L., Prof. Dr.; Leiter der Abt. f. Unfallchirurgische Forschung und Biomechanik
der Universität Ulm, Helmholtzstr. 3, D-89081 Ulm

Dahmen, U., Dr.; Chirurgische Klinik/Abt. für Allgemeinchirurgie, Universitäts-
Krankenhaus Eppendorf, Martinistraße 52, D-20246 Hamburg

Eigler, F. W., Prof. Dr.; Direktor der Abt. f. Allgemeine Chirurgie, Universitätsklinikum
Essen, Hufelandstr. 55, D-45147 Essen

Encke, A., Prof. Dr.; Ärztlicher Direktor der Klinik für Allgemeinchirurgie,
Klinikum der Johann Wolfgang Goethe-Universität Frankfurt am Main,
Theodor-Stern-Kai 7, D-60590 Frankfurt am Main

Faß, J., Priv.-Doz. Dr.; Oberarzt der Chirurgischen Universitätsklinik und Poliklinik
der RWTH Aachen, Pauwelsstraße 30, D-52074 Aachen

Fortnagel, G., Dr.; Chirurgische Klinik I der Universität Ulm, Universitätsklinikum,
Steinhövelstr. 9, D-89075 Ulm

Frilling, A., Frau Prof. Dr.; Oberärztin der Chirurgischen Klinik/
    Abt. für Allgemeinchirurgie, Universitäts-Krankenhaus Eppendorf,
    Martinistraße 52, D-20246 Hamburg
Gansauge, F., Dr.; Chirurgische Klinik I der Universität Ulm, Universitätsklinikum,
    Steinhövelstr. 9, D-89075 Ulm
Hammer, C., Prof. Dr. med. Dr. med. vet.; Oberarzt des Instituts für Chirurgische
    Forschung der Universität, Klinikum Großhadern, Marchioninistr. 15,
    D-81366 München
Haverich, A., Prof. Dr.; Klinik für Thorax-, Herz- und Gefäßchirurgie, Medizinische
    Hochschule Hannover, Postfach, D-0625 Hannover
Herfarth, Ch., Prof. Dr.; Geschäftsf. Direktor der Chirurgischen Universitätsklinik und
    Poliklinik, Zentrum für Chirurgie, Im Neuenheimer Feld 110, D-69120 Heidelberg
Hölscher, A. H., Prof. Dr.; Direktor der Klinik für Visceral- und Gefäßchirurgie
    der Universität zu Köln, Joseph-Stelzmann-Str. 9, D-50931 Köln
Hohenberger, W., Prof. Dr.; Direktor der Chirurgischen Universitätsklinik
    und Poliklinik, Friedrich-Alexander-Universität Erlangen, Krankenhausstr. 12,
    D-91054 Erlangen
Holzmann, B., Prof. Dr.; Chirurgische Klinik und Poliklinik der Technischen Univer-
    sität München, Klinikum rechts der Isar, Ismaninger Str. 22, D-81675 München
Hopt, U. T., Prof. Dr.; Direktor der Chirurgischen Universitätsklinik, Schillingallee 35,
    D-18055 Rostock
Hünerbein, M., Dr.; Abt. f. Chirurgie und Chirurgische Onkologie, Robert-Rössle-
    Klinik am Max-Delbrück-Centrum Berlin-Buch, Virchow-Klinikum, Lindenberger
    Weg 80, D-13125 Berlin
Jehle, E. C., Priv.-Doz. Dr.; Chirurgische Universitätsklinik Tübingen, Abt. f.
    Allgemeinchirurgie, Hoppe-Seyler-Str. 3, D-72076 Tübingen
Kalthoff, H., Priv.-Doz. Dr. rer. nat.; Klinik für Allgemeine Chirurgie und
    Thoraxchirurgie, Klinikum der Christian-Albrechts-Universität zu Kiel,
    Arnold-Heller-Str. 7, D-24105 Kiel
Klempnauer, J., Prof. Dr. med.; Klinik für Abdominal- und Transplantationschirurgie,
    Medizinische Hochschule Hannover, D-30263 Hannover
Köckerling, F., Prof. Dr.; Oberarzt der Chirurgischen Universitätsklinik,
    Maximiliansplatz 1, D-91054 Erlangen
Kopp, J., Dr.; Chirurgische Universitätsklinik Freiburg, Sektion Plastische und Hand-
    chirurgie, Hugstetter Str. 55, D-79106 Freiburg
Kremer, B., Prof. Dr.; Direktor der Klinik für Allgemeine Chirurgie und Thorax-
    chirurgie, Klinikum der Christian-Albrechts-Universität zu Kiel, Arnold-Heller-
    Str. 7, D-24105 Kiel
Liewald, F., Priv.-Doz. Dr.; Abt. f. Thorax- und Gefäßchirurgie, Chirurgische Univer-
    sitätsklinik und Poliklinik der Universität Ulm, Steinhövelstr. 9, D-89075 Ulm
Link, K. H., Priv.-Doz. Dr.; Oberarzt der Chirurgischen Klinik I der Universität Ulm,
    Universitätsklinikum, Steinhövelstr. 9, D-89075 Ulm
Löhe, F., Dr.; Chirurgische Klinik, Klinik, Klinikum Großhadern, Marchionistr. 15,
    D-81377 München
Lorenz, M., Prof. Dr.; Oberarzt der Klinik für Allgemeinchirurgie, Klinikum der
    Johann Wolfgang Goethe-Universität Frankfurt am Main, Theodor-Stern-Kai 7,
    D-60590 Frankfurt am Main

Lorenz, W., Prof. Dr.; Leiter des Instituts für Theoretische Chirurgie, Zentrum
für Operative Medizin I der Universität, Baldingerstraße, D-35043 Marburg

Menger, M. D., Prof. Dr.; Direktor des Instituts für Klinisch-Experimentelle Chirurgie,
Universität des Saarlandes, D-66421 Homburg/Saar

Meßmer, K., Prof. Dr. med. Dr. h. c.; Direktor des Instituts für Chirurgische Forschung
der LMU München, Klinikum Großhadern, Marchioninistr. 15, D-81366 München

Müller, J. M., Prof. Dr.; Direktor der Universitätsklinik und Poliklinik für Chirurgie,
Universitätsklinikum Charité, Schumannstr. 20/21, D-10117 Berlin

Neugebauer, E., Prof. Dr.; Leiter der Biochemischen und Experimentellen Abt.,
II. Chirurgischer Lehrstuhl der Universität zu Köln, Ostmerheimerstr. 200,
D-51109 Köln

Nüssler, A. K., Priv.-Doz. Dr.; Chirurgische Klinik I der Universität Ulm,
Sektion Chirurgische Forschung, Parkstr. 3, D-89073 Ulm

Obertacke, U., Priv.-Doz. Dr.; Oberarzt der Abt. f. Unfallchirurgie, Universitätsklinikum Essen, Hufelandstraße 55, D-45147 Essen

Pichlmayr, R., Prof. Dr.; Leiter der Klinik für Abdominal- und Transplantationschirurgie, Zentrum für Chirurgie der MHH, Konstanty-Gutschow-Str. 8,
D-30625 Hannover

Rau, B., Dr.; Chirurgische Klinik I der Universität Ulm, Universitätsklinikum,
Steinhövelstr. 9, D-89075 Ulm

Reidemeister, J. Chr., Prof. Dr.; Direktor der Abt. Thorax- und Kardiovaskuläre
Chirurgie, Universitätsklinikum der GHS, Hufelandstr. 55, D-45147 Essen

Reymond, M. A., Dr.; Chirurgische Universitätsklinik Erlangen, Maximiliansplatz 1,
D-91054 Erlangen

Rixen, D., Dr.; Chirurgische Klinik, II. Chirurgischer Lehrstuhl der Universität zu
Köln, Ostmerheimerstr. 200, D-51109 Köln

Rohde, F., Dr.; Klinik für Abdominal- und Transplantationschirurgie, Zentrum
für Chirurgie der MHH, Konstanty-Gutschow-Str. 8, D-30625 Hannover

Rothmund, M., Prof. Dr.; Direktor der Klinik für Allgemeinchirurgie, Zentrum für
Operative Medizin I, Universitätsklinikum, Baldingerstraße, D-35043 Marburg

Schäfer, U., Dr.; Biochemische und Experimentelle Abt., II. Chirurgischer Lehrstuhl
der Universität zu Köln, Ostmerheimerstr. 200, D-51109 Köln

Schildberg, F. W., Prof. Dr. med. Dr. h. c.; Chirurgische Klinik, Klinikum Großhadern,
Marchioninistraße 15, D-81377 München

Schippers, E., Prof. Dr.; Oberarzt der Chirurgischen Klinik, Universitätsklinikum der
RWTH Aachen, Pauwelsstraße 30, D-52074 Aachen

Schlag, P. M., Prof. Dr.; Direktor der Abt. f. Chirurgie und Chirurgische Onkologie,
Robert-Rössle-Klinik am Max-Delbrück-Centrum Berlin-Buch, Universitätsklinikum R. Virchow, Lindenberger Weg 80, D-13125 Berlin

Schlosser, W., Dr.; Chirurgische Klinik I der Universität Ulm, Universitätsklinikum,
Steinhövelstr. 9, D-89075 Ulm

Schmit-Neuerburg, K. P., Prof. Dr.; Direktor der Abt. f. Unfallchirurgie, Universitätsklinikum Essen, Hufelandstraße 55, D-45147 Essen

Schoenberg, M. H., Prof. Dr.; Oberarzt der Chirurgischen Klinik I der Universität Ulm,
Universitätsklinikum, Steinhövelstr. 9, D-89075 Ulm

Schumpelick, V., Univ.-Prof. Dr. med. Dr. h. c.; Direktor der Chirurgischen Universitätsklinik und Poliklinik der RWTH Aachen, Pauwelsstraße 30, D-52074 Aachen

Schürmann, G., Priv.-Doz. Dr.; Chirurgische Klinik und Poliklinik der Ruprecht-Karls-Universität Heidelberg, Im Neuenheimer Feld 110, D-69120 Heidelberg

Schwarz, A., Dr.; Oberarzt der Chirurgischen Klinik I der Universität Ulm, Universitätsklinikum, Steinhövelstr. 9, D-89075 Ulm

Schweizer, P., Prof. Dr.; Direktor der Universitätsklinik und Poliklinik für Kinderchirurgie, Klinikum auf dem Schnarrenberg, Hoppe-Seyler-Str. 3, D-72076 Tübingen

Seifert, J., Prof. Dr.; Abt. Experimentelle Chirurgie, Klinik für Allgemeine Chirurgie und Thoraxchirurgie, Klinikum der Christian-Albrechts-Universität zu Kiel, Arnold-Heller-Str. 7, D-24105 Kiel

Siewert, J. R., Univ.-Prof. Dr.; Direktor der Chirurgischen Klinik und Poliklinik der Technischen Universität München, Klinikum rechts der Isar, Ismaninger Str. 22, D-81675 München

Sitter, H., Dipl.-Math.; Institut für Theoretische Chirurgie der Philipps-Universität Marburg, Klinikum Lahnberge, Baldingerstraße, D-35033 Marburg

Specker, M., Dr.; Generalbevollmächtigter der Fresenius AG Bad Homburg, Weilerhalde 32, D-89143 Blaubeuren

Staib, L., Dr.; Chirurgische Klinik I der Universität Ulm, Universitätsklinikum, Steinhövelstr. 9, D-89075 Ulm

Stark, G. B., Prof. Dr.; Leiter der Sektion für Plastische Chirurgie und Handchirurgie, Universitätsklinikum, Hugstetter Str. 55, D-79106 Freiburg

Stern, J., Priv.-Doz. Dr.; Oberarzt der Chirurgischen Klinik und Poliklinik der Ruprecht-Karls-Universität Heidelberg, Im Neuenheimer Feld 110, D-69120 Heidelberg

Storck, M., Dr.; Abt. f. Thorax- und Gefäßchirurgie, Chirurgische Universitätsklinik und Poliklinik der Universität Ulm, Steinhövelstr. 9, D-89075 Ulm

Sunder-Plassmann, L., Prof. Dr.; Ärztlicher Direktor der Abt. Thorax- und Gefäßchirurgie, Chirurgische Universitätsklinik und Poliklinik der Universität Ulm, Steinhövelstr. 9, D-89075 Ulm

Thul, P., Priv.-Doz. Dr.; Oberarzt, Chirurgisches Universitätsklinikum Charité, Schumannstr. 20/21, D-10117 Berlin

Ungefroren, H., Dr.; Klinik für Allgemeine Chirurgie und Thoraxchirurgie, Klinikum der Christian-Albrechts-Universität zu Kiel, Arnold-Heller-Str. 7, D-24105 Kiel

Vollmar, Brigitte, Dr.; Institut für Klinisch-Experimentelle Chirurgie, Universität des Saarlandes, D-66421 Homburg/Saar

Voss, Martina, Dr.; Klinik für Allgemeine Chirurgie und Thoraxchirurgie, Klinikum der Christian-Albrechts-Universität zu Kiel, Arnold-Heller-Str. 7, D-24104 Kiel

Waldeyer, Mechthild, Dr.; Klinik für Allgemeinchirurgie, Klinikum der Johann Wolfgang Goethe-Universität Frankfurt am Main, Theodor-Stern-Kai 7, D-60590 Frankfurt am Main

Willis, S., Dr.; Chirurgische Universitätsklinik und Poliklinik der RWTH Aachen, Pauwelsstraße 30, D-52074 Aachen

Zerkowski, H.-R., Prof. Dr.; Direktor der Klinik für Herz- und Thoraxchirurgie, Martin-Luther-Universität, Klinikum Kröllwitz, Ernst-Grube-Str. 40, D-06097 Halle/Saale

Zumtobel, V., Prof. Dr.; Direktor der Chirurgischen Klinik der Ruhr-Universität Bochum, St. Josef-Hospital, Gudrunstraße 56, D-44791 Bochum

Grundlagen

Grundlagenforschung in der Chirurgie

H. G. Beger, A. Schwarz, F. Gansauge und A. K. Nüssler

Mit dem Ausspruch: „Die Medizin wird Wissenschaft sein oder sie wird nicht sein" hat sich der Internist Naunyn um die Jahrhundertwende in einer Rede vor den Deutschen Naturforschern und Ärzten zum naturwissenschaftlichen Modell der Medizin bekannt. Dieses Wissenschaftspostulat gilt auch für die Chirurgie, die ein auf die klinische Praxis orientiertes, technikbestimmtes und von handwerklicher Leistung abhängiges Fach der klinischen Medizin ist.

Im Zeitalter der molekularbiologischen Definition von Krankheitsursachen und der Entwicklung von kausalen Therapiestrategien bei entzündlichen und neoplastischen Erkrankungen hängt die Formulierung einer zukünftigen Chirurgie wesentlich von der Umsetzung von Ergebnissen aus der medizinischen Grundlagenforschung, der experimentellen und klinischen Forschung in der Chirurgie ab [1].

Die wesentlichen Bereiche, aus denen neues Wissen zur Verbesserung von Diagnostik und Therapie in der Chirurgie – und damit in der gesamten klinischen Medizin – kommt, sind die Grundlagenforschung, insbesondere die Forschung in der Molekularbiologie und Proteinchemie. In der experimentellen Chirurgie erlaubt das Tierexperiment das Studium von physiologischen und pathophysiologischen Mechanismen in geschlossenen biologischen Systemen sowie die technische Erprobung von organresezierenden Therapieverfahren bis hin zum vollständigen Organersatz. Im Bereich der Klinimetrie werden mit der Methode der kontrollierten klinischen Studie neue Arzneimittel und Operationsverfahren zur Festlegung der optimalen (Diagnose- und) Therapieverfahren evaluiert (Tab. 1). Für die klinische Entscheidungsfindung ist der Prozeß der wissenschaftlichen Datensicherung auch in der Chirurgie gebunden an Verifikation bzw. Falsifikation, klinische Probabilitätsprüfung sowie an Ergebnisse durch randomisierte Studien [2] (Abb. 1).

„Grundlagenforschung wird betrieben, weil der Mensch bis in seine psychische und soziale Existenz hinein von Wissenschaft und Technik abhängig ist ..." (M. Eigen, 1988) [3]. In den Biowissenschaften ist Grundlagenforschung nicht wertfrei und ziellos nur der Erkenntnisgewinnung gewidmet, sondern auf Verwertung des Wissens ausgerichtet. Die ungeheuer erfolgreiche Ausdehnung der molekularbiologischen Methodik hat in den Biowissenschaften die Möglichkeit kausaler Therapiestrategien eröffnet. Davon ist auch die Chirurgie betroffen, ganz besonders in der onkologischen Diagnostik und Therapie.

Klinische Forschung befaßt sich mit der Anwendung von Erkenntnissen aus der Grundlagenforschung, sie ist sozusagen angewandte Grundlagenforschung. „Clinical medicine is applied human biology" [4]. Grundlagenforschung in der chirurgischen Klinik bedeutet daher, inhaltlich und organisatorisch die naturwissenschaftliche Me-

Tabelle 1. Bereiche chirurgischer Forschung

Grundlagenforschung
Molekularbiologie
Proteinchemie
Elementarteilchenphysik
Laserphysik

Experimentelle Chirurgie
Tierexperimentelle Forschung

Biomedizinische Forschung
Materialforschung
Biomechanik
Künstliche Organe

Klinische Forschung
Arzneimittelforschung
Humanpathophysiologie

Biometrie/Klinimetrie
Kontrollierte Studien
Evaluierungsstudien
Outcome Research
Quality of Life-Evaluierung

Epidemiologie
klinische Epidemiologie

thode der Wissensgewinnung anzuerkennen und organisatorisch im Sinne einer chirurgischen Heilkunst umzusetzen [5].

Ein Blick in die Medizingeschichte läßt erkennen, daß die Position des forschenden Chirurgen, ein Postulat in der klinischen Chirurgie der letzten 100 Jahre, in der Vergangenheit und auch heute noch mit überdurchschnittlichen Lasten verbunden ist; der kompetente chirurgische Kliniker ist gleichermaßen auf die Position des fehlerfreien Operateurs, erfolgreichen Forschers und engagierten Lehrers verpflichtet [6]. Noch im 18. Jahrhundert galt der Chirurg als Handwerker, dem die Fakultätsfähigkeit an den großen Universitäten abgesprochen wurde. Erst in den „goldenen" Jahren der Chirurgie, zwischen 1870 und 1930, etablierte sich aufgrund der großen Leistungen,

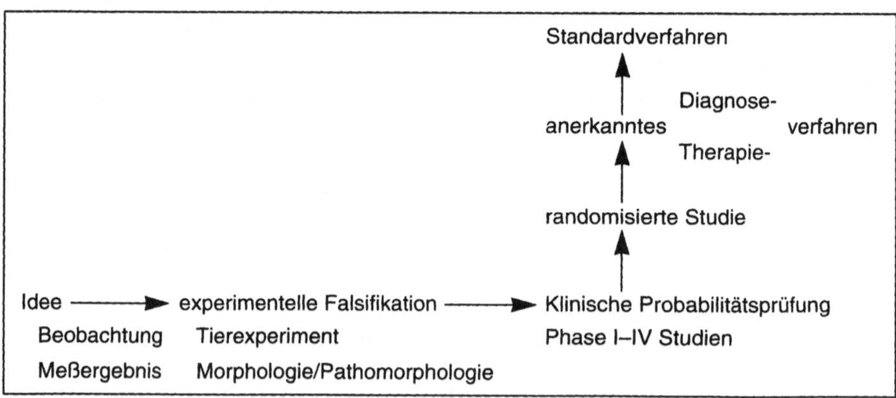

Abb. 1. Prozeß der wissenschaftlichen Datensicherung in der Chirurgie

die auch von deutschen Chirurgen erbracht wurden, eine weltweite Anerkennung und ihre Bedeutung als wissenschaftliches Fach. Durch das Erlernen von wissenschaftlichen Meßmethoden und kompetente Anwendung von molekularbiologischen Forschungsmethoden sowie Ausbildung in experimenteller Chirurgie und Handhabung von kontrollierten klinischen Studien zur Validierung von diagnostischen und therapeutischen Verfahren nimmt der wissenschaftliche Chirurg heute die Position eines klinischen Faches mit naturwissenschaftlicher Grundlage ein.

Notwendigkeit von Grundlagenforschung in der Chirurgie

Grundlagenforschung in der Chirurgie zu betreiben ist notwendig, um das Fach selbständig, lebendig und weiterentwicklungsaktiv zu gestalten [7].

Der Chirurg besitzt eine besondere Wissens- und Handlungskompetenz bei Krankheiten mit primär operativen Therapieprinzipien. In den Krankheitsbereichen: Wunde/Trauma, angeborene Anomalien des Gastrointestinaltraktes und des Herzens, solide benigne und maligne Tumoren, chronische Organkrankheiten mit Indikation zum Organersatz, Arteriosklerose, endokrine Tumoren, Knochenfrakturen, etc. hat der Chirurg eine besondere Frage- und Problemkompetenz (Tab. 2). Die wissenschaftliche Fragestellung entwickelt sich aus der klinischen Beobachtung am Kranken auf der Basis eines pathomorphologischen, pathophysiologischen, diagnostischen und therapeutischen Wissensdefizits. Der Chirurg hat darüber hinaus eine besondere Innovationszuständigkeit bei Krankheiten mit primär operativem Therapieprinzip, wie z. B. den akuten Komplikationen von entzündlichen Erkrankungen des Gastrointestinaltraktes, bei Frakturen und in der Gefäß- und Herzchirurgie. Er entwickelt Lösungsmöglichkeiten auf der Basis seines Wissens über klinische Zusammenhänge mit fachspezifischer Aufgabenstellung; die Weiterentwicklung von Operationsmethoden, die

Tabelle 2. Krankheiten mit primär operativen Therapieoptionen

Wunde/Trauma	
Knochenfrakturen	
Angeborene Anomalien	Herz, GI-Tract
Solide, benigne und maligne Tumoren	
Chronisches Oranversagen mit Indikation zum Organersatz	
	Niere, Leber, Herz
	endokrines Pankreas
	Herzklappen
Akute Komplikationen von entzündlichen Erkrankungen des GI-Traktes	
	Peritonitis
	nekrotisierende Pankreatitis
	Abszeß
	Ileus
	inflammatorische Darmerkrankungen
Arteriosklerose	(Koronararterien, periphere Gefäße)
Endokrine Tumoren	
Steinbildende Krankheiten	

Minimalisierung von chirurgischen Techniken, die Erprobung der Biokompatibilität neuer Materialien, die Entwicklung von präventiven Operationsverfahren und die Weiterentwicklung von Organersatztechniken sind durch chirurgische Forschungsleistung Bestandteil der Routine-Krankenversorgung geworden. Die Mitbegründung der Nierendialyse durch den holländischen, in Amerika lebenden Chirurgen Kolff ist ebenso ein Hinweis auf fachgebundene chirurgische Innovationskapazität wie die Erfindung der Herz-Lungen-Maschine durch den Amerikaner Gibbon, um einem Kind mit einem Ventrikelseptumdefekt zu helfen; die Entwicklung der Osteosynthesetechnik, die große Leistung der schweizer und deutschen Traumatologen und Orthopäden, ist das Ergebnis langjähriger systematischer Grundlagenforschung, Erprobung biomedizinischer Materialien und Ergebnis klinischer Studien.

Grundlagenforschung im Bereich Sepsis und akute Entzündung

Sepsis und akute Entzündungen stellen eine besondere Herausforderung für den Kliniker und insbesondere für den Chirurgen dar, da jährlich Tausende von Patienten aufgrund dieser Krankheitsbilder versterben oder erhebliche gesundheitliche Folgeschäden erleiden. Der interdisziplinäre Erfahrungsaustausch verschiedener medizinisch-naturwissenschaftlicher Fachrichtungen hat in den letzten Jahren zu den heute gültigen Definitionen verschiedener Unterformen der Sepsis und akuter Entzündungen geführt. Forschergruppen in aller Welt beteiligen sich derzeit an der Aufklärung pathophysiologischer Mechanismen der Sepsis und akuten Entzündung, die mittelfristig zu neuen Therapieansätzen führen sollte.

Die Identifizierung verschiedener Zytokine, welche die Entzündungsreaktion einleiten und/oder maßgeblich bestimmen, wurde in den letzten Jahren besondere Aufmerksamkeit geschenkt. Vornehmlich proinflammatorische Enzyme, wie z. B. Interleukin-1 und der Tumor-Nekrose-Faktor, wurden hier identifiziert. Die gewonnenen Erkenntnisse aus der Vielzahl der Zytokine und deren biologische Wirkungen motivierten Mediziner und Naturwissenschaftler, sich der Aufklärung pathophysiologischer Mechanismen (initiiert durch Zytokine) zu widmen. Die Beobachtung, daß die Migration von Neutrophilen und Granulozyten in einem Entzündungsherd erhebliche Gewebeschäden verursacht, führte mit Hilfe biochemischer und molekularbiologischer Techniken zur Identifizierung zahlreicher Adhäsionsmoleküle, die die Migration von Entzündungszellen bewirken. Eine weitere Forschungsrichtung beschäftigt sich intensiv mit den Auswirkungen, die diese Zellen nach Migration im Gewebe haben. Im Vordergrund steht hier die Bedeutung reaktiver Radikale bei der Zell- und Gewebeschädigung, wie z. B. die oxidative Schädigung. Aufgrund der bisher gewonnenen Erkenntnisse sind folgende Therapievorschläge experimentell getestet worden: Die Gabe von Antikörpern, die sich gegen Zytokine und Adhäsionsmoleküle richten, wie auch körpereigener Antioxidantien zur Erhöhung endogener Zellabwehrmechanismen haben Teilerfolge gehabt. Weitere Forschungsschwerpunkte, die vielversprechende Ergebnisse in der Sepsis gebracht haben, sind die Strukturaufklärung des Lipopolysaccharidbindingproteins, die Bedeutung nutrieller Aspekte der bakteriellen Translokation sowie die Funktion und Kontrolle körpereigener Hormone.

Die hier angesprochenen Aspekte entzündlicher Reaktionen sollen in der Zukunft zu neuen Therapieansätzen führen; ein zukünftiger Erfolg hängt von einer engen Zusammenarbeit vieler Disziplinen ab, wobei der „forschende Chirurg" besonders gefordert ist.

Molekularbiologische Grundlagenforschung

Erkenntnisse, die mit molekularbiologischer Methodik gewonnen werden, beeinflussen zunehmend Diagnostik und Therapie in der klinischen Medizin. Für das Fach Chirurgie ist es von höchster Bedeutung, sich im Bereich der molekularen Onkologie an der Grundlagenforschung zu beteiligen, da heute schon bei Krankheiten mit primärer chirurgischer Therapieoption neue diagnostische und therapeutische Konzepte formuliert werden. Bei der familiären Polyposis, dem hereditären Kolonkarzinom, dem medullären Schilddrüsenkarzinom sowie dem hereditären Mammakarzinom sind Mutationen an bestimmten Genen identifiziert, die vor dem Auftreten des Karzinoms mit molekularbiologischer Methodik bestimmt werden können und so zur Definition von Risikogruppen geführt haben (Tab. 3). Daraus ergeben sich Ansätze für eine präventive Krebschirurgie, wie es z. B. beim medullären Schilddrüsenkarzinom oder der familiären Kolonpolyposis bereits klinische Routine ist. Jedes hundertste Neugeborene wird mit einem Gendefekt geboren, jeder zwanzigste Erwachsene zeigt Gendefekte. Die Gendiagnostik wird dementsprechend einen hohen Stellenwert in der präventiven klinischen Medizin einnehmen. Die Gentechnologie ist für die Innovation im Gesundheitswesen die Schlüsseltechnologie. Auf der Basis molekularbiologischer Techniken finden heute schon in der klinischen Medizin Proteine als Arzneimittel Anwendung, die sonst nicht ausreichend an Menge und Reinheit verfügbar sind, wie z. B. Insulin, Interferone, Interleukine, CSF, EPO und t-PA. Die Identifikation von Genen und Proteinen, die in Krankheiten einbezogen sind, zielt auf Aufklärung von molekularen Vorgängen bei Krankheiten. Insbesondere hilft hier das Tierexperiment mit der Anwendung von transgenen Tieren zu großen Erkenntnisgewinnen. Das große internationale Projekt der Genomforschung zielt auf die Identifikation nach Krankheitsgenen. Damit wird im Konzept eine Gendiagnostik begründet und neue Therapietargets für multifaktorielle Erkrankungen identifiziert. Dieses mündet in neue Strategien für kausale Therapien in allen Bereichen der klinischen Medizin, die derzeit schon ganz

Tabelle 3. Molekulare Diagnostik in der Onkologie

Erkrankung	Gen	Krankheit/ Risikogruppe	Klinische Konsequenz
FAP	APC	Familiäre Polyposis	Frühzeitige Proktocolektomie
HNPCC	hMSH2 hMLH1 hPMS2	hereditäres Colon-Ca	engmaschige Coloskopien, bei Polypen frühzeitige Resektion
MTC	RET	medulläres SD-Ca	frühzeitige Thyreoidektomie
Pankreas-Ca/ Melanom-Syndrom	MTS1	hereditäres Pankreaskarzinom	Pankreatektomie?
Mamma-Ca	BRCA1 BRCA2	hereditäres Mamma-Ca	engmaschig Kontrollen frühzeitige subcutane Mastektomie?

besonders in der Neurologie, Dermatologie, Kardiologie und Onkologie umgesetzt werden. Die große Aufgabe des forschenden Klinikers ist die Umsetzung von Kenntnissen aus der molekularbiologischen Grundlagenforschung in klinische Anwendungskonzepte zur früh- oder vorzeitigen Diagnostik von Krankheiten und Etablierung von kausalen Therapiekonzepten.

Die Entwicklung der chirurgischen Spezialfächer ist nicht nur durch eine besondere Organspezifität chirurgischer Techniken erfolgt, sondern auch durch Forschungsergebnisse in Gang gesetzt worden, die durch Einführung von Organersatztechniken möglich geworden sind, wie die Entwicklung der Herzchirurgie, der Gefäßchirurgie, der chirurgischen Onkologie, der Transplantationschirurgie erkennen läßt.

Für alle chirurgischen Teilfächer gilt heute, daß Ergebnisse der Grundlagenforschung die klinische Medizin und damit auch die Chirurgie verändern. In den letzten 5 Jahren ist durch die Anwendung molekularbiologischer Methoden in der Medizin eine neue kausale Sicht von Krankheiten begründet worden.

Voraussetzungen für Grundlagenforschung in der Klinik

Der Wissenschaftsrat beklagt in Stellungnahmen zur Entwicklung der Hochschulmedizin ein seit Jahren bestehendes Forschungsdefizit in der klinischen Medizin [8]. Dies gilt auch und besonders für das Fach Chirurgie. Im Rahmen des von BMBF und DFG 1988 begonnenen Programms der Etablierung von klinischen Forschergruppen in der Medizin nimmt das große Fach Chirurgie einen unbefriedigenden unteren Rang ein, bezogen auf die Zahl der eingerichteten Forschergruppen wie auch bei den eingeworbenen Drittmittelgeldern (Tab. 4). In der Kategorie der Sonderforschungsbereiche ist die Chirurgie bisher nur mit einem chirurgisch geführten Sonderforschungsbereich vertreten. Das BMBF hat 1995/96 ein Programm zur Verstärkung der klinischen Forschung durch Einrichtung von interdisziplinären Zentren für klinische Forschung mit

Tabelle 4. DFG: Klinische Forschergruppen (Bewilligungsstand 2/1995)

Innere Medizin:	12	Endokrinologie	2	
		Herzkreislauf	1	
		Klinische Pharmak.	1	
		Stoffwechsel	1	
		Respirat. Insuff.	1	57,5 Mio DM
		Rheumatologie	1	
		Hämatologie	3	
		Gastroenterologie	1	
		Nephrologie	1	
Psychiatrie:	3			11,7 Mio DM
Dermatologie:	3			11,3 Mio DM
HNO:	2			10,6 Mio DM
Urologie:	2			5,4 Mio DM
Neurologie:	2			5,6 Mio DM
Augen:	2			5,3 Mio DM
Chirurgie:	2	Traumatologie	1	
		Viszeralchirurgie	1	5,3 Mio DM
Gynäkologie:	1			3,6 Mio DM
Pädiatrie:	1			3,07 Mio DM

einem Gesamtfördervolumen von ca. 240 Mio DM begonnen. An acht Universitätsstandorten wurde ein Interdisziplinäres Zentrum für Klinische Forschung eingerichtet; nur 5,5% der 162 begutachteten und bewilligten Projekte sind chirurgisch definierte Forschungsvorhaben (Tab. 5).

Das Dilemma liegt in der Prioritätensetzung des chirurgischen Klinikers. Der Chirurg ist primär Kliniker; die chirurgischen Kliniken sind ganz überwiegend auf Optimierung der Krankenversorgung hin organisiert. Das Hauptinteresse der Chirurgen und die chirurgische Ausbildung sind primär auf Vervollkommnung der klinischen Kompetenz ausgerichtet.

Die Verstärkung der Forschung in chirurgischen Kliniken durch Etablierung von Forschungsgruppen mit Arbeitsschwerpunkt in der Grundlagenforschung macht strukturelle und organisatorische Veränderungen erforderlich. Der Chirurg muß erkennen, daß Hauptvoraussetzung für innovative und effiziente Forschung die Professionalisierung der Forschung in den Kliniken ist. Forschung muß hauptamtlich und nicht neben der klinischen Tätigkeit betrieben werden; Halbtagsforschung und Feierabendforschung sind schlechte Voraussetzungen für eine effiziente und erfolgreiche Forschung [9]. Eine Tätigkeitsperiode in der Forschung, die frei von klinischen Aufgaben ist, wird als individuelle Lösung zwar praktiziert, als Ausbildungsschritte oder anerkannte Tätigkeitsperioden fehlen jedoch offizielle Regelungen. Die bestehenden Institute bzw. Abteilungen/Sektionen für Experimentelle Chirurgie werden vom klinischen Chirurgen für begrenzte Zeit als Habilitationsinstitution akzeptiert. Danach bleibt nur ausnahmsweise eine intensive Forschungskooperation aufrechterhalten; das Habilitationsprojekt mündet nur selten in einem langfristigen Forschungsprojekt.

Tabelle 5. Interdisziplinäre Zentren für Klinische Forschung.
BMBF: „Gesundheitsforschung 2000" ca. 100 Mio. DM für 1. Dreijahresperiode 1995/96–1999. Beteiligung chirurgischer Kliniken 5,5% aller Projekte

RWTH Aachen	Chirurgie	B_9	Verwendung von Biomaterialien zum Bauchdeckenverschluß
Universität Münster	Thorax-, Herz- und Gefäßchirurgie	B_1	Chronisch ischämischer Myokard
Universität Tübingen	Allgemeinchirurgie	B_2	Regulation der mucosalen Immunhomöostase
Universität Ulm	Allgemein-/ Visceralchirurgie	A_2	PMN-Leucocyten u. Endothelzellen bei Pankreatitis
	Mikrobiologie, Allgemeinchirurgie	A_3	Molekulare Mechanismen der Erreger-Wirts-Beziehung: bakterielle Translokation
	Laserinstitut u. Allgemeinchirurgie	C_3	Laseranwendung in der Onkologie
Universität Würzburg	Chirurgische Klinik	D_1	Immunsuppression nach allog. Lebertransplantation
		D_2	Mikrochimärismus nach Organtransplantation
		D_3	Pankreasinseln u. Immunreaktion gegen xenogenes Transplantat

Professionalisierung der chirurgischen Forschung

Zur Professionalisierung der chirurgischen Forschung – eine Voraussetzung für die erfolgreiche Einwerbung von Drittmitteln, sowohl von staatlichen Institutionen wie von der forschenden Industrie – ist es erforderlich, daß in Zukunft die Ausbildung zum akademischen Chirurgen die Voraussetzung hat, für eine Zeitspanne von mindestens 2 Jahren zur Projektforschung im Bereich der Grundlagenforschung freigestellt zu sein.

Das Konzept der klinischen Forschergruppen der DFG und der Max-Planck-Gesellschaft ist wegweisend und hat insbesondere in den Fächern Innere Medizin, Psychiatrie, Dermatologie und Neurologie und in den medizinischen Grundlagenfächern zu einer nachhaltigen Steigerung der Forschungsleistungen geführt. Die Beteiligung der Chirurgen an diesem Programm: klinische Forschergruppen, Sonderforschungsbereiche, IZKFs, setzt Forscher in der chirurgischen Klinik voraus, die selbständig über materielle und personelle Ressourcen verfügen können und selektiv von klinischen Verpflichtungen befreit sind (Tab. 6). Eine wichtige Voraussetzung für die Professionalisierung der chirurgischen Forschung ist es, den Personalschlüssel in den chirurgischen Kliniken zur Besetzung mit Grundlagenforschern zu öffnen. Zur Verbesserung der klinischen Forschung müssen Vollzeit-Forschungspositionen durch Neueinrichtung oder Umwidmung geschaffen werden, die es erlauben, daß kontrollierte klinische Studien entsprechend den Anforderungen für „good clinical practice" professionell durchgeführt werden können [2]; es müssen Stellen für Studienassistenten bzw. Research Nurses zur Begleitung der Studienpatienten, klinische Dokumentare, Biometriker und wissenschaftliche Assistenten als Projektverantwortliche für klinische Studien geschaffen werden (Tab. 6). Die neu eingerichteten Stellen, sowohl in der Grundlagen- wie in der klinischen Forschung, sollten jeweils nur projektbezogen auf Zeit, mindestens für 2, maximal für 5 Jahre, vergeben werden. Es muß anerkannt werden, daß es eine Hauptvoraussetzung für innovative Forschung in der Chirurgie ist, die Forschung von seiten des Klinikers und Grundlagenforschers aus Vollzeitpositionen heraus zu betreiben; personelle, räumliche und finanzielle Ressourcen zur Eigenverwaltung der Forscher sollten nur auf der Basis von belegbarer Expertise bzw. durch

Tabelle 6. Professionalisierung der chirurgischen Forschung

1. Freistellung von ≥ 2 Jahren für Tätigkeit in der Grundlagenforschung

2. Einrichtung von Forschungsstellen für Grundlagenforscher in der Klinik
    Biochemiker, Proteinchemiker
    Molekularbiologen, Pharmakologen
    Immunologen
    Laserphysiker, etc.

3. Einrichtung von Vollzeit-Forschungsstellen zur Verstärkung der klinischen Forschung
    3.1. Forschungsschwester/Research Nurse
    3.2. Studienassistent
    3.3. Klinische Dokumentare
    3.4. Biometriker
          Teleingenieure
    3.5. Wissenschaftl. Assistenten

4. Schwerpunktsetzung in der Forschungsrichtung

Außenbegutachtung in zeitlich begrenztem Rahmen vergeben werden. Allerdings ist es auch erforderlich, daß den Naturwissenschaftlern in der chirurgischen Klinik eine Profilierungsposition für berufliches Weiterkommen geboten wird, da nur selten die Vergabe einer Lebenszeitstellung im Bereich der projektbezogenen chirurgischen Forschung zu rechtfertigen ist.

Die Chirurgie hat seit den 50er Jahren erhebliche Anstrengungen zur Verstärkung, ja Institutionalisierung von chirurgischer Forschung gemacht und ist hier, numerisch gesehen, sehr erfolgreich. Derzeit existieren in Deutschland acht organisatorisch selbständige, eigenverantwortlich geführte Forschungsinstitutionen im Instituts- oder Abteilungsrang. Diese chirurgischen Forschungseinheiten verfügen im Durchschnitt über eine Laborfläche von mehr als 1200 m², über eine gute Personalausstattung im wissenschaftlichen wie im technischen Bereich, und haben alle Zugang zur eigenen Tierhaltung (Abb. 2). Neben diesen selbständigen Forschungsinstituten sind derzeit an chirurgischen Universitätskliniken zwölf Forschungseinheiten in chirurgischen Kliniken in Form von Sektionen oder Abteilungen, in der Regel geleitet von einem C3-Professor für Experimentelle Chirurgie bzw. Chirurgische Forschung, etabliert. Darüber hinaus bestehen in den chirurgischen Kliniken der Schwerpunktsfächer Forschungsflächen, die das Problem der räumlichen Ressourcen für Grundlagenforschung in chirurgischen Kliniken als grundsätzlich lösbar erscheinen läßt. Viszeralchirurgische Kliniken verfügen im Durchschnitt über knapp 300 m² Forschungsfläche, die unfallchirurgischen Kliniken über 130 m² und die gefäß-/thoraxchirurgischen Kliniken über im Durchschnitt 85 m² Forschungsfläche pro Abteilung, einschließlich Tier-OPs, Werkstatt und Büroräume für Forschung. Die chirurgischen Fächer erbringen einen erheblich größeren Beitrag zur Forschungsleistung der Medizin als an der Zahl der klinischen Forschergruppen, Sonderforschungsbereiche und IZKFs mit chirurgischer Projektbeteiligung erkennbar ist. Eine weitere Steigerung der

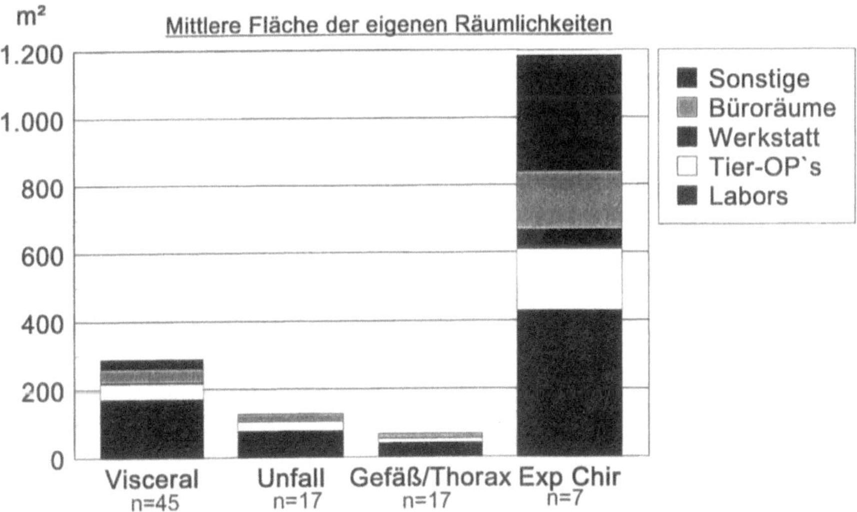

Abb. 2. Umfrage zum Stand der Forschungsorganisation in chirurgischen Kliniken

Forschungseffizienz ist erreichbar, wenn zwischen den chirurgischen Forschungs-instituten und den Kliniken Kooperationsdefizite abgebaut werden. Die etablierten chirurgischen Forschungsinstitute und -einheiten haben mit nichtchirurgischen Fä-chern intensive Forschungskooperation; es werden daher Ressourcen für chirurgische Forschung an nichtchirurgische Fächer gebunden. Es sind hier nicht nur Kooperations-defizite der Chirurgen wirksam geworden. Bei der Integration von klinischen Forschergruppen in die Chirurgie müssen nach Bereitstellung von finanziellen, räum-lichen und personellen Ressourcen durch Institutsmittel bzw. Drittmittel gegenwärtig noch erhebliche Barrieren überwunden werden, da divergierende Tendenzen in der Klinik parallel wirksam sind; die auf die Therapie orientierte Arbeit des Klinikers einerseits und die auf Erkenntnisgewinnung und Erfolg durch Umsetzung des Neuen gerichtete Arbeit des Forschers bzw. Naturwissenschaftlers andererseits führen nicht selten zu erheblichen Zielkonflikten. Dieses Dilemma des akademischen Chirurgen bzw. chirurgischen Forschers muß überwunden werden, indem die Forschungsposi-tionen als Vollzeit-Forschung besetzt werden und der Übergang zum Kliniker erleich-tert wird.

Der erfolgreiche Dialog zwischen Grundlagenforschern und Klinikern bringt den Chirurgen erhebliche Vorteile. Der Chirurg öffnet und erhält sich die operative Trai-ningsmöglichkeit des Tierexperiments; der kritische, auch selbstkritische Denkansatz wird Grundhaltung auch im klinischen Alltag, der Umgang mit Literatur, Datenanaly-se und Erstellung eines Forschungskonzeptes in Labor, Tierexperiment und klinischer Studie wird systematisiert und das Erlernen naturwissenschaftlicher Meßmethoden wird zum Prinzip auch in der Chirurgie und in der Ausbildung des Nachwuchses; der Naturwissenschaftler findet im Kliniker einen gleich kompetenten Gesprächspartner [10]. Daher ist es von besonderer Bedeutung, Kliniker und Forscher in einer Klinik/Abteilung zu integrieren. Die negative Bewertung des klinischen Forschers im Vergleich zum Grundlagenforscher findet auf diesem Weg ihre natürliche und not-wendige Überwindung.

Es ist derzeit eine der hochrangigsten Aufgaben der klinischen Chirurgie, die For-schung innerhalb der Klinik weiterzuentwickeln, d. h. auf hohem naturwissenschaft-lichen Niveau und mit Außenbegutachtung. Es ist dazu erforderlich, daß hochwertige Forschungsmethoden in der Klinik etabliert werden, ein leichter und direkter Zugang zu Tierversuchsanlagen ermöglicht ist und eine Organisationsform mit Integration von naturwissenschaftlichen Grundlagenforschern im Sinne von klinischen Forscher-gruppen oder selbständigen Arbeitsgruppen eingerichtet werden.

Literatur

1. Beger HG (1989) Die naturwissenschaftliche Grundlage der chirurgischen Heilkunst. In: Hierhol-zer G, Hierholzer S (Hrsg) Chirurgisches Handeln. Fragen, Überlegungen, Antworten. Thieme, Stuttgart, S 146
2. Lindenschmidt TO, Beger HG, Lorenz W (1981) Kontrollierte klinische Studien: ja oder nein. Chirurg 52:281
3. Eigen M (1988) Was heißt und zu welchem Ende betreibt man Grundlagenforschung? In: Per-spektiven der Wissenschaft. Deutsche Verlagsanstalt Stuttgart, S 12
4. Moore FD (1973) What is surgical research? Eur Surg Res 5:245
5. Carstensen G (1989) Vom Heilversuch zum medizinischen Standard. Dtsch Ärztebl 86:1736
6. Bücherl ES (1974) Das Dilemma der chirurgischen Forschung. Chirurg 45:485

7. Beger HG (1995) Grundlagenforschung in der chirurgischen Klinik – vom Defizit zum Konzept. Langenbecks Arch Chir, Suppl II, 783-789
8. Wissenschaftsrat Köln (Hrsg) (1986) Empfehlungen zur klinischen Forschung in den Hochschulen
9. Heberer G. Brendel W. Schildberg FW, Feifel G (1974) Aufgabe und Organisation chirurgisch-klinischer Forschung. Chirurg 45:490
10. Wolner E (1982) Die Chirurgie als Handwerk, Kunst und Wissenschaft. Wien Klin Wochenschr 94:140

Experimentelle Chirurgie in der Chirurgischen Forschung

K. Meßmer

Einleitung

Der erste Lehrstuhlinhaber für Experimentelle Chirurgie an der Ludwig-Maximilians-Universität München, Walter Brendel, unterscheidet bezüglich der Aufgaben der medizinischen Forschung:

1. *Grundlagenforschung:* Gewinn neuer Erkenntnisse, ohne daß diese einen unmittelbaren Nutzen für den Menschen haben müssen.

2. *Angewandte Forschung,* das bedeutet Einsatz von Methoden aus der Grundlagenforschung mit dem Ziel von Neuentwicklungen in Diagnostik und Therapie.

3. *Klinische Forschung;* d. h. Forschung mit dem Ziel, unsere Kenntnisse über Krankheiten und deren Entstehungsbedingungen, Prävalenz und Inzidenz zu vermehren, sowie Erforschung der Wirkungsmechanismen inklusive der Nebenwirkungen von diagnostischen und therapeutischen Verfahren.

Aufgabe der *Chirurgischen Forschung* ist es, die Erkenntnisse aus den Grundlagenfächern auf ihre Anwendbarkeit für die Entwicklung neuer Verfahren für Therapie und Diagnostik für den chirurgischen Patienten zu überprüfen und zu validieren. Dies erfolgt mit dem Ziel, Risiken vom Patienten fernzuhalten oder zu minimieren und die Überlegenheit, zumindest aber eine Verbesserung eines neuen Verfahrens im Vergleich zu den bislang angewandten Verfahren, einwandfrei zu objektivieren. Prinzipiell bedarf jedes neue Verfahren zur Therapie und Diagnostik am Patienten experimenteller Absicherung, um Risiken erkennen und minimieren sowie den Gewinn gegenüber dem aktuellen Standardverfahren quantifizieren zu können.

Nach Meinung der National Academy of Sciences (USA) sind zur Erreichung dieser Ziele Versuche an Tieren unverzichtbar. Dabei wurde festgestellt, daß weitere Fortschritte in der biomedizinischen Forschung am effizientesten zu erreichen seien, wenn alle heute verfügbaren Modellsysteme, d. h. tierexperimentelle Modelle, mathematische und Computer-Modelle, sowie Zell- und Gewebekulturen komplementär und interaktiv eingesetzt werden. Das Experiment am Tier ist daher in der biomedizinischen Forschung, in Sonderheit in der Chirurgie, trotz zunehmender Ablehnung durch die öffentliche Meinung bzw. Tierschutzorganisationen auch in der Zukunft unerläßlich. Die Notwendigkeit eines Tierversuches muß vom einzelnen Forscher nicht allein zur Sicherung der Prozeßqualität, sondern auch zur Überprüfbarkeit durch die Tierschutzkommission bzw. Aufsichtsbehörde plausibel begründet und allgemein verständlich dargestellt werden. Nach Rechtslage entscheidet letztere, ob die erforderliche Professionalität zur Durchführung tierexperimenteller Untersuchungen gegeben ist und die geplanten Tierexperimente durchgeführt werden können.

Experimentelle Chirurgie

Die Experimentelle Chirurgie hat sich als eine von der Grundlagenforschung unabhängige experimentelle Basis entwickelt, um wissenschaftliche Fragestellungen aus dem Bereich der operativen Medizin effizient bearbeiten zu können. Dies war, vor allem nach dem zweiten Weltkrieg, erforderlich, da durch die zunehmende Spezialisierung in den medizinischen Grundlagenfächern die klassischen Forschungsmethoden zum Studium der pathophysiologischen Funktionen, wie Atmung, Kreislauf, Hirnleistung, enterale Resorption etc. verloren gingen. In der Tat ist in der Grundlagenforschung das Experiment am Großtier heute eher eine Seltenheit geworden. Aufgabe der Experimentellen Chirurgie ist es daher, die sich stärker öffnende Lücke zwischen Grundlagenforschung und klinischer Chirurgie zu überbrücken.

Bereits Ferdinand Sauerbruch hatte an seiner Chirurgischen Klinik in der Nußbaumstraße in München eine Abteilung für Experimentelle Chirurgie institutionalisiert, in welcher er und seine Mitarbeiter die Forschungsarbeiten zur Weiterentwicklung der Thoraxchirurgie unter Überdruckbeatmung durchgeführt haben. E. K. Frey etablierte später eine Abteilung für Klinische Biochemie, um die Padutin- und Bradykinin-Forschung mit E. Werle in engster Nachbarschaft mit seiner Klinik fortsetzen zu können. Sein Nachfolger Rudolf Zenker, Pionier der Chirurgie am offenen Herzen mit Hilfe der extrakorporealen Zirkulation in Deutschland, sah die Notwendigkeit der kompetenten und langfristigen Erforschung der Pathophysiologie der extrakorporalen Zirkulation, als Grundlage für die Weiterentwicklung der Herzchirurgie. Er berief Walter Brendel, Physiologe am Kerckhoff-Institut der Max-Planck-Gesellschaft in Bad Nauheim, als Oberarzt an die Chirurgische Universitätsklinik und beauftragte ihn mit dem Aufbau einer Abteilung für Experimentelle Chirurgie. Er stellte für diese Abteilung den ehemaligen Operationsbunker an der Nußbaumstraße zur Verfügung. Dieser wurde durch W. Brendel in die „Experimentelle Abteilung" umgebaut. Im Jahre 1963/64 haben Brendel, Meßmer und Reulen das Konzept der Chirurgischen Forschung mit den experimentellen Schwerpunkten „Chirurgische Pathophysiologie", „Hirnödemforschung" und „Organtransplantation" entwickelt. Durch die Festlegung dieser Schwerpunkte war bereits damals garantiert, daß in der Abteilung ein breites methodisches Repertoire vorgehalten wurde, welches die Durchführung von kooperativen Projekten mit Kollegen aus der Klinik ermöglichte. 1969 erhielt W. Brendel den ersten Lehrstuhl für Experimentelle Chirurgie an der LMU-München. Etwa zu gleicher Zeit wurde H. J. Bretschneider Lehrstuhlinhaber für Experimentelle Chirurgie an der Universität zu Köln; damit war die Experimentelle Chirurgie an deutschen Universitäten als selbständiges Fach institutionalisiert.

Aufgrund der Erfolge der Mitarbeiter der Experimentellen Abteilung, der begrenzten Verfügbarkeit von Versuchs- und Laborräumen und einer stetig wachsenden Zahl von Projekten aus der Klinik ergab sich bald die Notwendigkeit für ein eigenes Institut. Walter Brendel gelang es, die Kollegen in der Fakultät, Universität und das Ministerium davon zu überzeugen, daß im Klinikum Großhadern ein Institutsneubau erforderlich war. Im Jahre 1978 konnte ein Gebäude bezogen werden, welches speziell für die Experimentelle Chirurgie/Chirurgische Forschung konzipiert und nach den eigenen Wünschen und Maßgaben gebaut und eingerichtet worden war. Bis heute ist diese Einrichtung das größte und bestausgestattete Institut für Chirurgische Forschung in Europa und diente in- und ausländischen Universitäten als Vorbild nicht zur bezüglich architektonischer Struktur und Einrichtung, sondern auch bezüglich der Organisationsform interdisziplinärer angewandter Forschung.

Das Institut für Chirurgische Forschung (ICF) betreibt angewandte Forschung im weitesten Sinne, d. h. Versuche am Tier, Konzeption, Koordination und Leitung prospektiver klinischer Studien und Durchführung kooperativer Projekte. Dies wird dadurch möglich, daß das Institut ein breites methodisches und thematisches Repertoire vorhält und seine wissenschaftlichen Mitarbeiter auf ihren Spezialgebieten über international anerkannte Expertise verfügen.

Tiermodelle

In der angewandten Forschung, in Sonderheit in der Experimentellen Chirurgie, ist die Wahl des Tiermodells entscheidend.

Es muß ein Höchstmaß an Übertragbarkeit auf die Situation beim Patienten garantieren, es muß einen der klinischen Situation adäquaten Komplexitätsgrad aufweisen und mit berechenbarer Zuverlässigkeit reproduziert werden können. Dabei muß die der Fragestellung entsprechende Nähe der Spezies sichergestellt sein, um eine Extrapolation der am Tier gewonnenen Ergebnisse auf den Patienten vornehmen zu können. Weitere Fortschritte sind in der Chirurgie vor allem durch ein besseres Verständnis der Pathophysiologie chirurgischer Krankheiten selbst und der gesamten perioperativen Periode zu erwarten. Dies setzt voraus, daß im Experiment die Wechselwirkungen zwischen den einzelnen Organen und den integrativen Systemen erfaßt, analysiert und bewertet werden. Würde sich der experimentelle Chirurg auf isolierte Elementarstrukturen verlassen, käme dies, wie der Göttinger Physiologe Bretschneider formuliert hat, einer Unwahrhaftigkeit und Gewissenlosigkeit gleich. Der französische Chirurg René Leriche fordert in seiner „Philosophie de la Chirurgie" 1954, daß das Experiment am Tier integraler Bestandteil der Chirurgie bleiben müsse. An dieser Position hat sich nichts geändert.

Ein weiteres essentielles Kriterium jeden experimentellen Modelles ist, daß es anderen Forschern zugänglich und dadurch überprüfbar sein muß. Vergleichbar ausgerüstete Wissenschaftler müssen in der Lage sein, Forschungsergebnisse zu kontrollieren, zu bestätigen oder zu widerlegen. Die Überprüfung von Ergebnissen setzt einen entsprechenden Kenntnisstand und ausreichende methodisch-praktische Erfahrung voraus; dazu bemerkt René Leriche: „Die experimentelle Kontrolle ist eine schwierige Kunst, sie läßt sich nicht improvisieren". Damit wird klar, daß chirurgische Experimente an Tieren nur nach adäquater Unterrichtung und nur bei Nachweis spezieller Kenntnisse vorgenommen werden dürfen. Außer der speziesadäquaten Schmerzbekämpfung und Anästhesie sind unabdingbar spezielle Kenntnisse im Design von experimentellen Studien. Trotz valider Fragestellung und Methodik kann bei inadäquatem biostatistischem Versuchsdesign die Zahl der durchgeführten Experimente nicht ausreichen, um einen Vergleich zwischen Kontrolle und Therapie statistisch belegen zu können. Optimale biostatistische Planung und Durchführung der Experimente bei tierschutzkonformer Behandlung der Versuchstiere, liegen daher im ureigensten Interesse des Experimentators. Die innovativen Entwicklungen der letzten Zeit, z. B. Herzchirurgie, Organtransplantation, Lithotripsie und Laserchirurgie, welche inzwischen einer großen Zahl von Patients geholfen haben, waren nur über den Weg des Tierexperimentes möglich. Ein neues, im Experiment erprobtes chirurgisches Verfahren kann dann in die klinische Routine eingeführt werden, wenn seine Überprüfung in kontrollierten klinischen Studien erfolgt und die Ergebnisse durch multizentrische Studien validiert worden sind. Die Erfolge der modernen Chirurgie sind das Ergebnis einer detaillierten Standardisierung der Verfahren, die bezüglich Effizienz und pathophysiologischer Wirkungen und Nebenwirkungen im Experiment kontrolliert und mehrfach bestätigt worden sind. Dieses ist die Aufgabe der akademischen Chirurgen. Sie erfordert interdisziplinäre Kooperation nicht allein für das Experiment und die klinische Prüfung, sondern ebenso für die präoperative Evaluierung von Operationstrauma, Risiko des Eingriffes und Therapiefolgen unter Berücksichtigung der Lebensqualität. Biomedizinische Forschung ohne interdisziplinäre Zusammenarbeit ist heute nicht möglich; anders könnte der Forderung nach Komplementarität und Interaktion nicht Rechnung getragen werden.

Aufgaben und wissenschaftliche Ergebnisse

Im Institut für Chirurgische Forschung werden Tierexperimente durchgeführt, um pathophysiologische Mechanismen aufklären und/oder besser verstehen zu können. Dies gilt für Themen wie Kreislauf, Schock, Blutersatz, Mikrozirkulation, Neurotraumatologie, Intensivmedizin, Organtransplantation, gastrointestinale Immunologie, sowie Lungenerkrankungen. An zweiter Stelle der Aufgaben steht die Entwicklung neuer Methoden bzw. die Klärung der Übertragbar- und Anwendbarkeit neuer Methoden aus der Grundlagenforschung für die klinische Chirurgie. Prominente Beispiele hierfür sind die Lithotripsie, die Hämodilution als Alternative zur Bluttransfusion und das Immunomonitoring von transplantierten Patienten. Unsere wichtigste akademische Aufgabe sehen wir neben der langfristigen Projektforschung in der Ausbildung des wissenschaftlichen Nachwuchses für die chirurgischen Fächer. Sie erfolgt auf unterschiedlichen Stufen der medizinischen bzw. chirurgischen Ausbildung und umfaßt Problemerkennung, Umsetzung klinischer Fragestellungen in experimentelle Modelle, Training in modernen Analysemethoden sowie Entwicklung von Forschungsprotokollen und Studiendesigns. Zum Ausbildungskanon gehören weiterhin Datenacquisition, Datenevaluation und Qualitätskontrolle entsprechend den Richtlinien von Good Clinical Practice und Biostatistik. In Abhängigkeit von der eigentlichen Fragestellung bzw. dem gewählten Tiermodell werden chirurgische Techniken und Fertigkeiten trainiert; dabei erscheint es heute unumgänglich, auch mikrochirurgische Techniken zu beherrschen, da viele Untersuchungen höchsten chirurgischen Schwierigkeitsgrades (z. B. Lebertransplantation) an Kleintieren durchgeführt werden müssen, um den Forderungen des Tier- und Artenschutzes bzw. dem state of the art (Anwendung von knock-out Modellen) gerecht werden zu können.

Interdisziplinäre Kollaboration

Interdisziplinäre Kollaboration setzt in der chirurgischen Forschung wie in der Chirurgie die Fähigkeit zu Teamwork und eigene Expertise voraus. Beide werden bei uns bereits von Medizinstudenten (Doktoranden) erlernt, die innerhalb eines größeren Forschungsteams oder unter täglicher Aufsicht an eigenen experimentellen Projekten arbeiten. Voraussetzung für jedes Einzelprojekt ist – unabhängig vom Genehmigungsantrag an die Tierschutzbehörde – ein Forschungsprotokoll, welches aufgrund einer aktuellen Literaturrecherche (Medline), intensiver Diskussion, biostatistischer Beratung und von Pilotexperimenten erstellt wird und für die Durchführung des Projektes verbindlich ist. Doktoranden verbleiben ein bis zwei Jahre am Institut. Sie nehmen an institutsinternen Projektbesprechungen und allen Weiterbildungsveranstaltungen teil und lernen, ihre eigenen Ergebnisse in Form von Postern und Vorträgen vor nationalen und internationalen Fachgremien selbst vorzustellen und zu diskutieren. Die am ICF arbeitenden Gastärzte aus den unterschiedlichsten medizinischen Disziplinen sowie die in- und ausländischen Forschungsstipendiaten garantieren ein interessantes und internationales Ambiente. Durch Übernahme von Diensten durch Institutsmitarbeiter in Kliniken der operativen Medizin wird der Kontakt zwischen Klinikern und Forschern erleichtert und sichergestellt. Von den eigenen Mitarbeitern des Instituts, wie von allen klinischen Partnern und Gastärzten wird erwartet, daß sie ihre Ergebnisse in peer reviewed journals veröffentlichen und daß sie für ihre Forschungsprojekte eigene Drittmittel einwerben. Neben der Einwerbung von Drittmitteln gibt die Liste der Publikationen Aufschluß über die Effektivität und Kooperativität einer Forschungseinrichtung. In Tabelle 1 sind die aus dem Institut hervorgegangenen Publikationen der Jahre 1995 und 1996 aufgelistet. Daß unser Hauptaugenmerk in der Tat der Förderung des akademischen Nachwuchses für die chirurgischen Fächer gilt, ist belegt durch die Tatsache, daß die Erstautoren von über 50% der Publikationen aus unserem Institut Kollegen aus den klinischen Disziplinen, Stipendiaten oder auch Doktoranden sind. Die Ausgewogenheit zwischen Abstracts (Kongreßanmeldungen) und Originalarbeiten ist ein weiteres Qualitätskriterium.

Tabelle 1. Publikationen Institut für Chirurgische Forschung

		1995	1996
Originalarbeiten			
Gesamt		51	52
Erstautor	Staff	14	10
	Gast	26	34
	Student	8	9
	Stipendiat	3	2
Abstracts			
Gesamt		65	89
Erstautor	Staff	24	20
	Gast	26	25
	Student	11	33
	Stipendiat	4	11

Fazit

Experimentelle Chirurgie ist lebendige, klinikbezogene Projektforschung unter Verwendung des Tierexperimentes. Die Überprüfung tierexperimenteller Ergebnisse am Patienten erfordert die Fähigkeit zur interdisziplinären Kooperation. Die Bildung gemeinsamer Arbeitsgruppen, bereits zur Durchführung der grundlegenden Tierexperimente und deren Implementierung in die klinische Chirurgie hat sich ebenso bewährt wie die möglichst frühzeitige Beteiligung von Medizinstudenten und jungen klinischen Kollegen im Sinne der Förderung von Nachwuchskräften für die akademische Chirurgie.

Literatur zum Thema

1. Baethmann A, Meßmer K (1992) Stellung der klinischen Forschung in der Chirurgie: Konzepte in der experimentellen Chirurgie. Chirurg, BDC Suppl 1, 29:33
2. Brendel W (1965) Aufgabe und Bedeutung der Experimentellen Chirurgie. Fortschr Med 19: 743–744
3. Brendel W, Baethmann A (1989) Chirurgische Forschung in München: Rückblick und Ausblick. MMW 131:505–506
4. Lériche R (1954) Philosophie der Chirurgie. Rascher, Zürich, 1–284
5. Meßmer K (1989) Das Experiment in der Chirurgie: Gebot und Grenze. In: Hierholzer G, Hierholzer S (eds) Chirurgisches Handeln. Thieme, Stuttgart New York, pp 106–112
6. Meßmer K (1990) Perspektiven der experimentellen Chirurgie. Chirurg 61:248–250

Theorie und Praxis der Entscheidungsfindung und Qualitätssicherung

H. Sitter und W. Lorenz

Einleitung

Entscheidungsprozesse in der Chirurgie können in die beiden großen Gebiete *Intuition* und *formale Entscheidungsfindung* eingeteilt werden. Intuition ist die Fähigkeit, Wissen direkt zu erlangen, ohne zu deduktivem Denken, Urteilen oder Schlußfolgern Zuflucht zu nehmen. Dabei werden mehrstufige Schlüsse über zum Teil unbewiesene Glieder hinweg durchgeführt. Weitere Definitionen für Intuition sind „flash of illumination" [4] und „black-market version of knowledge" [1]. Bei diesem heuristischen Vorgehen spielt die Erfahrung des chirurgischen Entscheidungsträgers (Experten) eine wichtige Rolle. Daher sind formale Entscheidungsfindungsmethoden eher lehr- und nachvollziehbar, aber bisher nur für wenige Standardsituationen erhältlich. Im folgenden werden einige dieser Methoden dargestellt und anhand von chirurgischen Beispielen illustriert.

Formale Entscheidungsfindung

Die formale (objektive) Entscheidungsfindung ist explizit, quantitativ und handlungsbezogen. Explizit heißt, daß der Entscheidungsträger gezwungen ist, die logische Struktur des vorliegenden Entscheidungsproblems in Komponenten zu zerlegen, die individuell analysiert werden und dann systematisch eine Entscheidung nahelegen. Der Ansatz ist quantitativ, da die zugrundeliegenden Unsicherheiten mit Wahrscheinlichkeiten geschätzt und die möglichen Outcomes mit speziellen Nutzenwerten bemessen werden. Eine Entscheidungsanalyse soll nicht nur deskriptiven Charakter haben, sondern dem Chirurgen in einer konkreten Situation eine Hilfestellung zur Entscheidung geben, die die Struktur des Problems, die Unsicherheiten und die bewerteten Endpunkte berücksichtigt.

Der Entscheidungsprozeß besteht aus den Teilen: (1) Identifikation und Einschränkung des Entscheidungsproblems (exakte Fragestellung), (2) Strukturierung des Entscheidungsproblems in logischer und zeitlicher Folge mit Wahlmöglichkeiten und unsicheren Ereignissen, (3) Charakterisierung der Information durch Schätzung der Wahrscheinlichkeiten und Bewertung der Outcomes und (4) Wahl der durchzuführenden Handlung. Diese Vorgehensweise kann in vielen Fällen durch Computerprogramme unterstützt werden [3]. Dabei wird eine Rückkoppelung möglich, so daß der verantwortliche Chirurg die Entscheidung analysieren und für zukünftige Fälle verbessern kann.

Tabelle 1. Methoden zur Entscheidungsunterstützung

– Scores	– Neuronale Netze
– Entscheidungsmatrices	– Klassifikationsbäume
– Entscheidungsbaum	– Metaanalyse
– klinische Algorithmen	– statistische Methoden
– ROC-Kurven	– Kausalitätsanalyse
– Kosten-Nutzenanalyse	– Risikoanalyse
– Klinische Studien	– Simulationsmodelle
– Expertensystem	

Steht ein Chirurg einem Patienten gegenüber, so entsteht eine Entscheidungssituation, wenn es für den Arzt mindestens zwei Optionen für eine Handlung gibt; dabei wird auch Abwarten und Beobachten als eine Handlung angesehen. Hat der Patient z. B. akute Abdominalbeschwerden, so stehen verschiedene Methoden, die bei der Entscheidung helfen, zur Verfügung: Scores, Entscheidungsbäume, Wissensbasen und Expertensysteme [2, 19, 20]. Das Spektrum der Methoden, die für ein solches Problem zur Verfügung stehen, ist groß und in Tabelle 1 auszugsweise dargestellt. In diesem Rahmen hat die klinische Studie einen besonderen Stellenwert, da sie sowohl in der konkreten Entscheidungssituation am Patienten genutzt werden kann als auch wertvolle Daten zur Verfügung stellt, um andere Methoden (z. B. klinische Algorithmen oder Expertensysteme) zu entwickeln und einzusetzen.

Studien

Kontrollierte klinische Studien sind nicht nur der Goldstandard der klinischen Forschung [13], sondern dienen auch als Grundlage für die Entscheidungsfindung. Dabei zeigt das Adjektiv klinisch, daß es sich immer um eine Untersuchung am kranken Menschen handelt. Kontrolliert weist auf das Vorhandensein einer Vergleichsgruppe hin und charakterisiert somit das Essentielle dieses Studientyps: den Vergleich [5].

Um einen solchen Vergleich zu ermöglichen, sollten die Patienten der verschiedenen Gruppen in allen Merkmalen, mit Ausnahme der zu untersuchenden Variablen, ähnlich sein. Um mögliche Verfälschungen (Bias) bei der Zuteilung der Patienten zu den Gruppen möglichst zu vermeiden, werden Randomisierungsverfahren verwendet. Dadurch werden die Patienten zufallsmäßig den einzelnen Gruppen zugeordnet. Die Randomisierungsliste wird mit Hilfe von Tabellen mit Zufallszahlen oder mit Computerprogrammen erstellt. Die Information, welcher Gruppe ein bestimmter Patient angehört, wird an die Durchführenden einer Studie mittels eines undurchsichtigen und verschlossenen Umschlages, der eine Numerierung enthält oder durch eine zentrale Telefonstelle mitgeteilt. Eine Studie, bei der die Datensammlung oder die Bestimmung der Patientenpopulation in die Zukunft gerichtet ist, heißt prospektiv. Für prospektive Studien ist die Erstellung eines Studienprotokolls vor Beginn der Durchführung essentiell, aber auch bei anderen Studienformen sollte vor Beginn der Studie ein Protokoll vorliegen. Die wichtigsten Angaben, die ein solches Studienprotokoll enthalten muß, sind in Tabelle 2 zusammengestellt.

Außer der bereits erwähnten Randomisierung gibt es weitere Methoden, eine durch andere Biasformen verursachte potentielle Verfälschung von Studienergebnissen zu verhindern. Dazu gehört auch das Blinddesign einer Studie. Bei einer einfach blinden

Tabelle 2. Wesentliche Strukturelemente des Studienprotokolls einer kontrollierten randomisierten Studie [18]

1. Beschreibung des klinischen Problems
2. Klar definierte Fragestellung(en)
3. Begründung der Notwendigkeit der geplanten Studie
4. Beschreibung der methodischen Form der Studie
5. Definition der Auswahlgesamtheit
     a) Einschlußkriterien
     b) Ausschlußkriterien (Flucht- und Ausfallklausel)
6. Definition und Beschreibung von Test- und Vergleichsgruppen
7. Verfahren und Durchführung der Zuteilung zu Test- und Vergleichsgruppen
8. Begründung und Durchführung (Nichtdurchführung) von Blindbedingungen
9. Berechnung des Stichprobenumfanges und seine Begründung
10. Daten der Studie
     a) Definition von Basisdaten der Patienten
     b) Definition der Zielvariablen (Endpunkte) der Studie
     c) Gewinnung der Daten, Qualitätssicherung und -kontrolle
     d) geplante Datenanalyse (Statistik)
     e) Datenschutz
11. Ethik
12. Ablauf der Studie am einzelnen Patienten (Logistik)
13. Organisationsstruktur der Studie
14. Literaturverzeichnis
15. Erhebungsbogen für den Einzelpatienten

Tabelle 3. Typen prospektiver klinischer Studien nach abnehmender Stärke der Beweiskraft geordnet [18]

– Prospektive kontrollierte randomisierte Studie
– Beobachtungsstudie mit gleichzeitiger Kontrollgruppe
– Beobachtungsstudie mit historischer Kontrollgruppe
– Beobachtungsstudie ohne Kontrollgruppe

Studie weiß der Patient nicht, welches Medikament verabreicht oder welche Methode angewendet wurde, bei einer doppelblinden Durchführung hat auch der Arzt keine Informationen darüber, und bei einer dreifach blinden Durchführung kennt auch das Laborpersonal, das Studienparameter bestimmt, die Zugehörigkeit der jeweiligen Proben nicht. Die Durchführung und Einhaltung von diesen Blinddesigns kann umständlich und teuer sein. Manchmal ist sie sogar nicht durchführbar, z. B. weiß der Chirurg natürlich stets, welches Operationsverfahren er verwendet. Die Verblindung des Designs sollte nicht mit der Randomisierung verwechselt werden. Verblindungen sind auch in nicht randomisierten prospektiven Studien wünschenswert, um eine Voreingenommenheit der Beteiligten soweit wie möglich zu neutralisieren. Prospektive klinische Studien werden in vier Typen eingeteilt, in Tabelle 3 sind diese Arten nach abnehmender Stärke der Beweiskraft angegeben [12, 18].

Ethische Prinzipien bei klinischen Studien und Entscheidungsfindung

Die gesamte Planung, Durchführung und Auswertung einer Studie muß unter Berücksichtigung ethischer Grundsätze erfolgen. Hill [5] schreibt: „Ich nehme natürlich an, daß die ethische Situation äußerst sorgfältig bedacht und die Entscheidung erreicht worden ist, daß diese Studie sowohl trefflich als auch möglich ist".

Die Durchführung einer Studie darf für den einzelnen Patienten kein zusätzliches Risiko bedeuten. Die erste Voraussetzung und der primäre Maßstab für die Zuweisung von Patienten zu einer Studie ist die therapeutische Vertretbarkeit im Hinblick auf den

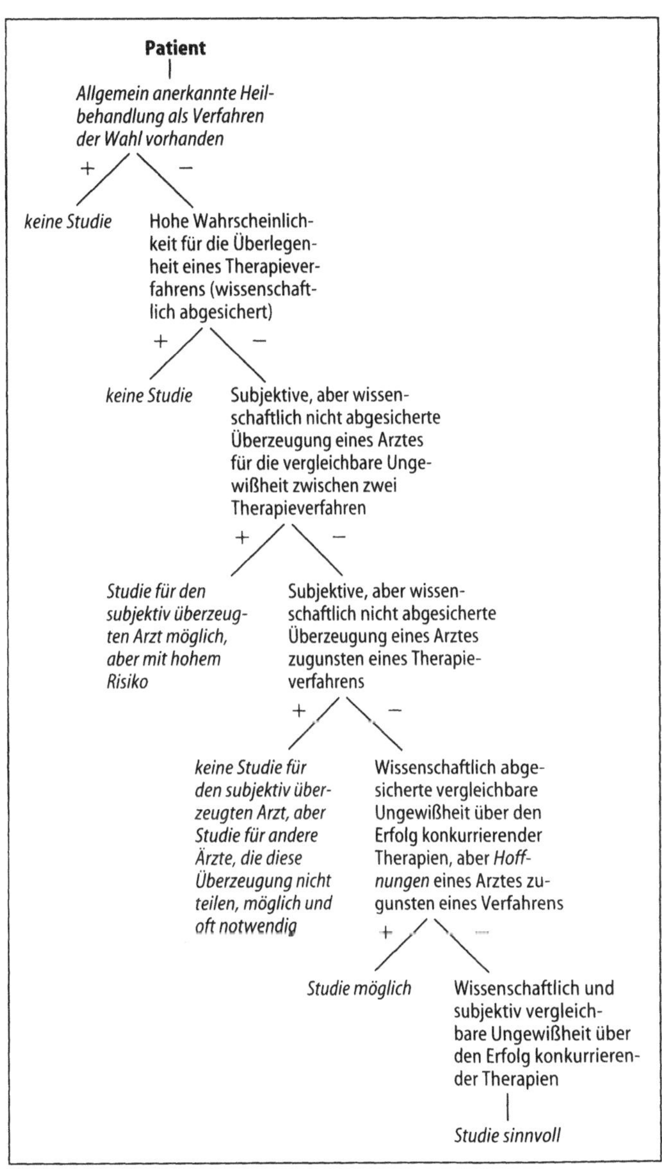

Abb. 1. *Entscheidungsbaum über die Indikation zur Durchführung kontrollierter klinischer Therapiestudien.* Wissenschaftlich abgesichert = nicht nur durch Anschauungen des Einzelnen, sondern auch durch *mitgeteilte* Einzelbeobachtungen, Studien und Ansichten anderer Wissenschaftler abgesicherte Beurteilung eines Problems

jeweiligen Patienten [14]. Die zweite und ebenso grundlegende Voraussetzung für die Patientenzuteilung in der experimentellen Situation einer kontrollierten klinischen Studie ist die vorliegende Unsicherheit darüber, welche Therapie für den einzelnen Patienten besser ist (Abb. 1) [11]. Man spricht in diesem Zusammenhang von *vergleichbarer Ungewißheit*. Die Chirurgische Arbeitsgemeinschaft für klinische Studien (CAS) der Deutschen Gesellschaft für Chirurgie hat in Zusammenarbeit mit Ethikern und Juristen Empfehlungen für die ethische Überprüfung bestimmter Studien gegeben. Der Nachweis der vergleichbaren Ungewißheit für die betreffende Fragestellung muß entweder durch eine Veröffentlichung vor Beginn der Studie oder wenigstens gleichzeitig mit der Veröffentlichung der Studienergebnisse dargelegt werden. Die Gleichwertigkeit der Vorgehensweise in den unterschiedlichen Gruppen muß nicht nur in physischer Hinsicht sorgfältig geprüft werden, sondern es muß auch die psychologische und soziale Dimension berücksichtigt werden.

Das Studienprotokoll gehört der zuständigen Ethikkommission vorgelegt, erst nach der Unbedenklichkeitsbescheinigung durch diese Kommission darf mit der Durchführung der Studie begonnen werden. Außerdem sind schwere und unerwünschte Nebenwirkungen an die vom Gesetzgeber vorgesehenen Stellen und eventuell beteiligten Firmen zu melden.

Kausalzusammenhänge als Grundlage von Entscheidungen

Bei Beobachtungsstudien wird auf den experimentellen Eingriff des Untersuchers in die Bedingungen der Patientenbehandlung verzichtet. Diese Studienart wird oft zur Untersuchung von Assoziationen zwischen potentiellen Risikofaktoren und Zielvariablen (z. B. Rauchen und Lungenkrebs) benutzt. Eine Assoziation bedeutet jedoch noch keinen kausalen Zusammenhang [22]. Ob bei einer vorliegenden Assoziation eine Kausalbeziehung besteht, muß anhand strikter Kriterien überprüft werden. Einfache deterministische Kriterien, die sich dafür eignen, sind die klassischen Koch-Dale Kriterien (Anwesenheit bei Krankheit, Abwesenheit bei Gesundheit, Erzeugung im Tierversuch und Verhinderung durch spezifische Therapie). Die in Tabelle 4 dargestellten Hill-Kriterien [6] ermöglichen eine Überprüfung für Kausalbeziehungen. Ihre Anwendung auf chirurgische Probleme (haemorrhagischer und septischer Schock, Streßulkusblutung) wurde exemplarisch durchgeführt [21]. Aber die klinische Realität ist oft so komplex, daß sich Kausalzusammenhänge nur noch mit Hilfe stochastischer Modelle (dabei werden die Unsicherheiten berücksichtigt und bewertet) analysieren lassen [22].

Tabelle 4. Hill-Kriterien zur Kausalitätsanalyse [6]

- Stärke der Assoziation
- Beständigkeit
- Spezifität
- Zeitliche Beziehung
- Dosis-Wirkungskurve oder biologischer Gradient
- Biologische Plausibilität
- Kohärenz der Beweisführung
- Reversibilität
- Analogie

Leitlinien für Entscheidungen: Klinische Algorithmen

Ein klinischer Algorithmus ist ein schrittweises Verfahren, das mit logischen (wenn –
dann) Bedingungen ein klinisches Problem in endlich vielen Schritten löst. Üblicherweise werden Algorithmen in einem graphischen Format dargestellt. Das Wort „Algo-

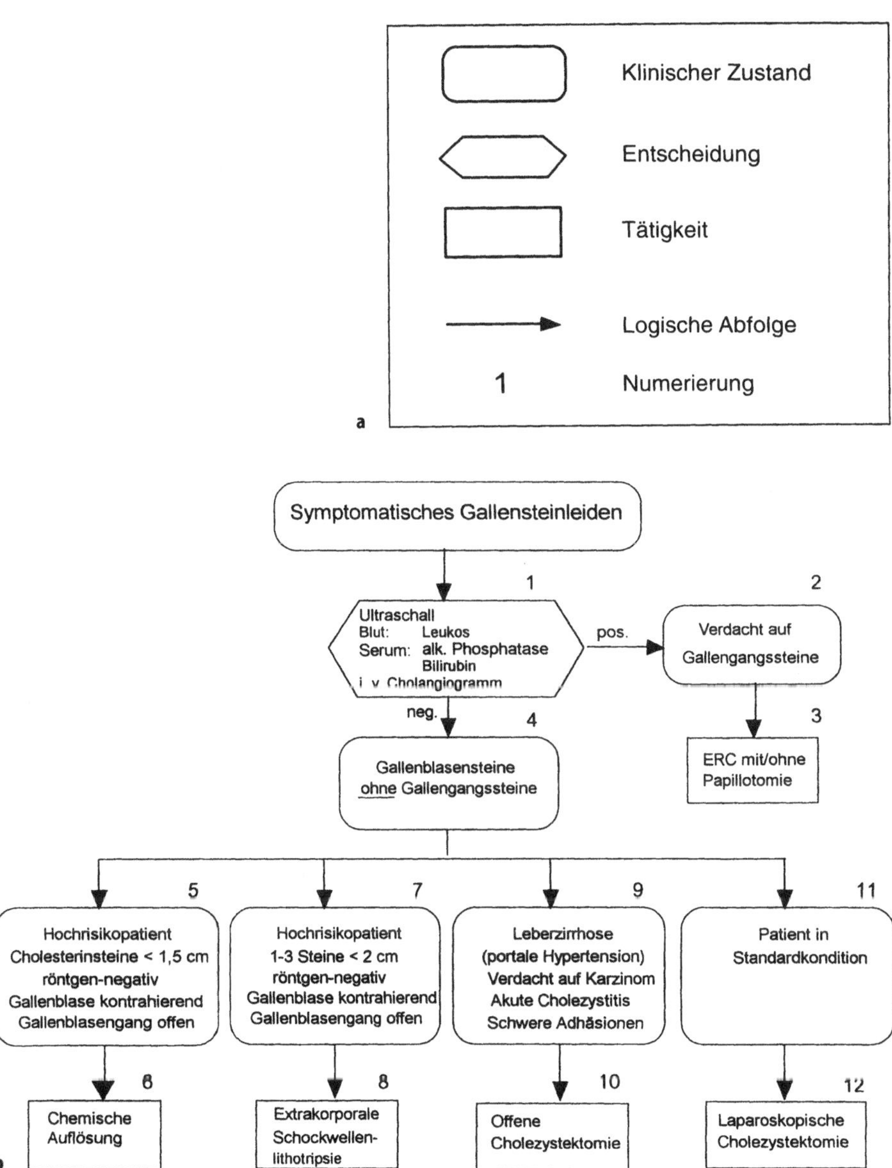

Abb. 2. a Standardisierte Terminologie für klinische Algorithmen der Society for Medical Decision
Making [25]. **b** Beispiel eines klinischen Algorithmus in der Gallenchirurgie nach Holzinger et al. [7]

rithmus" kommt vom Namen des persischen Mathematikers und Astronomen Al Khwarizimi, der ungefähr in der Zeit von 780 bis 850 lebte. Es gibt eine standardisierte Nomenklatur für die Darstellung klinischer Algorithmen, diese ist in Abb. 2a dargestellt [25].

Die wichtigsten Gründe für den Einsatz von klinischen Algorithmen sind eine große Variation im Management eines klinischen Problems und ein nicht erreichtes klinisches Outcome, das offensichtlich erreicht werden sollte. Klinische Algorithmen dienen der Standardisierung und sind ideal zur Darstellung von Leitlinien geeignet, darüber hinaus werden sie in der Lehre und zur Kostenreduktion eingesetzt. Vor der Erstellung eines klinischen Algorithmus muß die Festlegung der Nutzergruppe (z.B. Ärzte, Ärzte im Praktikum, Pflegepersonal) definiert werden. Daran muß sich die inhaltliche Gestaltung orientieren. Zur Generierung eines Algorithmus benötigt man ausreichendes Expertenwissen über das zugrundeliegende klinische Problem. Um zwischen Experten einen Konsens zu erzielen, verwendet man nominale Gruppenprozesse, die Delphi-Technik oder Konsensuskonferenzen. Beim nominalen Gruppenprozeß wird ein vorgeschlagener Algorithmus an die versammelten Teilnehmer ausgehändigt, die dann Änderungen vorschlagen, welche niedergeschrieben, aber von den übrigen Teilnehmern nicht sofort diskutiert werden; auch Zustimmung oder Ablehnung zu einem Vorschlag darf nicht geäußert werden. Ähnliche Argumente werden zusammengefaßt, und es wird anschließend über jeden Vorschlag abgestimmt. Erst danach erfolgt eine Diskussion über die Änderungen, und der Diskussionsleiter wird beauftragt, einen neuen Algorithmus zu erarbeiten, in dem die Mehrheitsvorschläge berücksichtigt sind. Dieser neue Algorithmus wird dann wieder in einem Expertentreffen (zweite Runde) wie oben beschrieben behandelt. Diese Vorgehensweise wird so lange wiederholt, bis eine abschließende Übereinstimmung erzielt worden ist. Erfahrungsgemäß erfolgt dies schon nach drei bis vier Runden. Die Delphi-Technik ist ein ähnliches Verfahren, bei dem die Experten ausschließlich schriftlich befragt werden, so daß eine anonyme Situation entsteht. Mit Hilfe einer Konsensuskonferenz wurde von der Chirurgischen Arbeitsgemeinschaft für Klinische Studien (CAS) der Deutschen Gesellschaft für Chirurgie ein klinischer Algorithmus zur diagnostischen Entscheidungsfindung bei Patienten mit Gallensteinen entwickelt [7] (Abb. 2b). Eine solche Konferenz dauert in der Regel 2 ½ Tage, der erzielte Konsens wird schriftlich festgehalten und veröffentlicht. Eine Expertengruppe ist für diesen Konsens verantwortlich und muß ihn bei neuen wissenschaftlichen Erkenntnissen zu diesem Thema gegebenenfalls ändern. Die Generierung und der Einsatz von klinischen Algorithmen wird durch ein Computerprogramm erleichtert [23].

Die Rolle von Modellen für klinische Entscheidungen: Tierexperimente

Wenn neue Techniken für eine Operation eingeführt oder mit Standardverfahren verglichen werden sollen, ist manchmal vor dem Einsatz in der klinischen Routine eine tierexperimentelle Überprüfung notwendig. Die dafür benutzten Modelle sollen jedoch für die Klinik hohe Relevanz besitzen. Für die Erstellung eines Modells berücksichtigt man die Fragen *von wem, für wen, wann* und *wozu* [26]. Das gewählte Modell ist also vom Ziel der Untersuchung abhängig, und es ist natürlich möglich für das gleiche Ziel verschiedene Modelle zu erstellen. Um zu untersuchen, ob die anatomiege-

Tabelle 5. „Experimentelle" Auswahl eines Versuchsmodells zur Chirurgie der Leber + ausreichend für den Versuch geeignet, + + gut für den Versuch geeignet, + + + hervorragend für den Versuch geeignet, / nicht für den Versuch geeignet [24]

Kriterien	Ratte	Kaninchen	Schwein	Schaf
Anatomie	/	/	/	+ + +
Segmente	+	+	+	+
Op-Situs	+	+	+	+ + +
Op-Ablauf	+ +	+	+ +	+ + +
Instrumente	/	/	+ + +	+ + +
Risiko	/	+	+	+ +
Reproduktion	+	+	+	+
Ethik	+	+	+	+
Verfügbarkeit	+	+	+	+
Haltung	+	+	/	+
Einflüsse	+	/	/	+
Kosten	+ +	+ + +	+	+
Sonographie	/	/	+	+ + +

rechte Lebersegmentresektion mit Hilfe der intraoperativen Sonographie und der Anfärbung des zu resezierenden Segmentes mit Methylenblau durchführbar ist, wurde ein Modell zur intraoperativen Sonographie der Leber logisch ausgewählt [24]. Außerdem wurden die Operationsverfahren mit intraoperativem Ultraschall mit und ohne Anfärbung und die traditionelle Teilresektion im Hinblick auf die anatomiegerechte Einhaltung der Segmentgrenzen miteinander verglichen. Durch anatomische und klinische Beobachtung wurde eine gedanklich auf das Experiment übertragene Vorauswahl der verschiedenen Spezies getroffen, die für die Untersuchung der Frage am besten geeignet sind. Für die Auswahl des Modells sind die Ergebnisse bezüglich Ratte, Kaninchen, Schwein und Schaf im Hinblick auf klinikrelevante Kriterien in Tabelle 5 aufgelistet. Das Modell „Schaf" bestach durch seine Ähnlichkeit in der Leberanatomie zum Menschen. Keines der anderen Versuchstiere hatte eine zweigelappte Leber, die in Größe und Form der menschlichen so ähnlich war. Die angefertigten Ausgußpräparate wiesen zusätzlich auf eine mögliche Segmenteinteilung der Leber hin. Der Operationsablauf und -situs entsprachen einer menschlichen Leberteilresektion. Daher entschied man sich für das Schaf als Modell zur ultraschallgesteuerten Lebersegmentresektion. Untersuchungen mit diesem Modell zeigten, daß die intraoperative ultraschallgesteuerte und mit Methylenblauanfärbung unterstützte Leberteilresektion die Segmentgrenzen am besten beachtet und die Anzahl der anatomiegerechten Resektionen signifikant größer als bei den anderen Verfahren war.

Qualitätsmanagement und Qualitätssicherung

Qualitätsmanagement und Qualitätssicherung bedeuten in der Chirurgie mehr als nur das Führen einer Todes- und Komplikationsstatistik [16]. Um Qualität sichern oder verbessern zu können, muß man sie messen. Wie dies geschehen soll, ist jedoch keineswegs auf der Hand liegend. Unter Qualitätsmessung kann man (1) die Bestimmung eines Exzellenzgrades verstehen oder (2) die Übereinstimmung mit einem vorgegebenen Standard. Da eine Definition von Exzellenz in vielen klinischen Bereichen nicht möglich ist, werden wir im folgenden die Messung von Qualität stets im Sinne von (2) verstehen. Um die Qualität der klinischen Krankenversorgung zu verbessern, ist die

Motivation und Begeisterung der Mitarbeiter aus allen Berufsgruppen (Ärzte, Verwaltung, Pflegepersonal) und allen Hierarchieebenen notwendig. Um eine kontinuierliche Verbesserung zu erzielen, wurde im Klinikum der Philipps-Universität Marburg ein eigenes Konzept entwickelt. Das Marburger Konzept für das Qualitätsmanagement in der operativen Medizin ruht auf vier Pfeilern: (1) Qualitätszirkel mit monatlicher Mortalitäts- und Morbiditätskonferenz, (2) Tracer, (3) Leitlinien, (4) Lebensqualitätsmessung [10].

Mortalitäts- und Morbiditätskonferenzen: Ihre formalisierte Durchführung in allen Kliniken der operativen Medizin wurde vom Klinikumsvorstand gemäß einem Vorschlag der Kommission Qualitätsmanagement für die operative Medizin in Kraft gesetzt. Diese Qualitätszirkel sind für jede Einheit (Klinik) intern gebildet, mit dem Leiter, dem Qualitätsbeauftragten, allen ärztlichen Mitarbeitern und PJ-Studenten. Sie tagen regelmäßig einmal im Monat. Die EDV-gerechten Protokolle der Konferenzen werden bis spätestens Ende des darauffolgenden Monats an die Qualitätsbeauftragten geschickt. Dort wird eine Vollständigkeitskontrolle durchgeführt und der Kommission über Änderungsmaßnahmen berichtet, so daß eine Evaluierung der veranlaßten Maßnahmen durchgeführt werden kann.

Gebietsspezifische Probleme (Tracer): Um gebietsspezifische Probleme zu behandeln, bedient man sich der sog. „Tracer". Eine diagnostische oder therapeutische Maßnahme ist als Tracer geeignet, wenn sie einen großen Teil der Aktivitäten des Bereiches, in dem Qualitätssicherung betrieben wird, abdeckt. Weitere Forderungen an einen Tracer sind die exakte Definition, die leichte Diagnostizierbarkeit und die Abhängigkeit des natürlichen Verlaufes des Tracers von der Versorgungsqualität. Mit Hilfe eines regelmäßigen Monitorings von Qualitätsindikatoren (z. B. Wundinfektionsrate) und ihrem Vergleich mit den Standards des Tracers werden Probleme erkannt, so daß sie anschließend analysiert und gelöst werden können. Das Tracerkonzept dient also der exemplarischen Überprüfung der Qualität einer ganzen Einheit.

Leitlinien: Tracer sind jedoch nicht dazu geeignet, die Güte der Indikationsstellung zu beurteilen. Für diese Aufgabe eignen sich Leitlinien. Medizinische Leitlinien sind systematisch entwickelte Aussagen, um Arzt- und Patientenentscheidungen zur angemessenen Krankenversorgung in einer spezifischen klinischen Umgebung zu unterstützen. Eine Leitlinie ist charakterisiert durch den Inhalt, um ein ärztliches Problem in definierten Schritten zu lösen; das Format der Darstellung; die benutzte Basis des medizinischen Wissens und die für die Erstellung Verantwortlichen. Eine besondere Form einer Leitlinie ist der klinische Algorithmus, der weiter oben schon besprochen wurde.

Patientenzufriedenheit: Lebensqualitätsprofile des einzelnen Patienten [9] liefern einen Indikator für die Patientenzufriedenheit. Hierbei spielt das Urteil des Arztes über das Ergebnis einer Therapie keine Rolle [8]. Diese Methode der Qualitätssicherung wird im Marburger Klinikum in der Tumornachsorge der Allgemeinchirurgie und Gynäkologie benutzt. Aus den ermittelten Lebensqualitätsprofilen, die aus einer physischen, psychischen und sozialen Dimension bestehen, kann der Arzt entsprechende Handlungen (Beratung, Überweisung usw.) ableiten.

Theoretische Chirurgie als Unterstützungssystem für Entscheidungsfindung und Qualitätsmanagement

Die in diesem Artikel beispielhaft dargestellten Methoden zur Entscheidungsfindung und Qualitätssicherung in der operativen Medizin bilden das Kernstück der Theoretischen Chirurgie sowohl in der Forschung als auch in der Umsetzung in die klinische Routine. Besonders deutlich ist der Zusammenhang zwischen Entscheidungsfindung und Qualitätssicherung bei den klinischen Algorithmen, die bei der Diagnose- und Therapieunterstützung eine ebenso wichtige Rolle spielen wie bei den Leitlinien. Theoretische Chirurgie ist ein nicht-operatives Unterstützungssystem für die diagnostische und therapeutische Entscheidungsfindung und für die klinische und grundlagenorientierte Forschung in der operativen Medizin [17]. Ein theoretischer Chirurg ist Spezialist in einem Grundlagenfach (z. B. Pharmakologie, Biochemie, med. Informatik, Biometrie, kognitive Psychologie) und erwirbt zusätzlich klinische (chirurgische) Kenntnisse und theoretisches Wissen in anderen Grundlagendisziplinen. Das System besteht aus einem prädominanten Integrationskonzept (enge Verzahnung von Klinik und Theorie in kleinen Arbeitsgruppen) und wird durch ein supplementäres Kooperationskonzept (Studienberatung, Dokumentationsunterstützung, usw.) vervollständigt. Theoretische Chirurgie schließt Laborstudien und Tierexperimente mit ein, ist aber keineswegs nur darauf beschränkt, sondern hat als Hauptziel die Anwendung der Forschungsergebnisse am Patienten. Die Kombination verschiedener Grundlagendisziplinen in einer Theoretikergruppe (Abteilung, Institut) ist erforderlich, um die verschiedenen *zusammenhängenden* Aspekte chirurgischer Probleme hinreichend professionell zu lösen [15]. Der vermeintliche Widerspruch zwischen den Begriffen *Theorie* und *Chirurgie* wird durch die inhaltlichen Merkmale aufgelöst: es sind dies Konzepte, Strukturen und Methoden, die chirurgische Handlungen und sonstige Endergebnisse richtig und zuverlässig bewerten und messen können. Die Chirurgen dabei zu unterstützen, ist Ziel und Aufgabe der Theoretischen Chirurgie.

Die Qualitätsbeauftragten des Marburger Konzepts für Qualitätsmanagement [10] stammen aus dem Institut für Theoretische Chirurgie. Von dort aus werden Qualitätszirkel organisiert und die Computerisierung der qualitätssichernden Maßnahmen unterstützt. Der integrative Ansatz der Theoretischen Chirurgie unterstützt das Qualitätsmanagement, da auch hier die Zusammenarbeit zwischen unterschiedlichen Kliniken und Abteilungen und Krankenhausmitarbeitern, die unterschiedlichen Hierarchieebenen angehören, dringend notwendig ist. Darüber hinaus können klinische Studien auch dafür eingesetzt werden, um qualitätsverbessernde Maßnahmen zu evaluieren.

Zusammenfassung

Chirurgische Entscheidungsfindung und medizinische Qualitätssicherung werden heute mit einer Vielfalt von Methoden durchgeführt und unterstützt. Dabei ist die Intuition unverzichtbar, aber die formale Entscheidungsanalyse ist besser lehr- und nachvollziehbar. Als Goldstandard der klinischen Forschung für die Entscheidungsfindung gilt die prospektive kontrollierte randomisierte Studie, die auch eine unverzichtbare Hilfe zur Entwicklung und Evaluierung anderer Techniken zur Entscheidungsunterstützung ist. Die Anwendung vieler Methoden wird durch den Einsatz von

Computern einfacher und die Standardisierung wird erleichtert (z. B. klinische Algorithmen). Zwischen formaler Entscheidungsfindung und Qualitätsmanagement besteht ein enger Zusammenhang, der es nahelegt, chirurgische Probleme mit interdisziplinären Gruppen in fest vorgegebenen Strukturen unter der Leitung des Klinikers zu bearbeiten. Nur damit werden die Chirurgen in Zukunft die Informationsflut und den Kostendruck bewältigen können.

Literatur

1. Benner P, Tanner CH (1987) How expert nurses use intuition. Am J Nursing 87:23–31
2. Clarke JR: A scientific approach to surgical reasoning. Theor Surg 5:129–132, 1990; 5:206–210, 1990; 6:45–51, 1991; 6:110–115, 1991; 6:166–183, 1991
3. de Dombal FT, Leaper DJ, Staniland JR, McCann AP, Horrocks JC (1972) Computer-aided diagnosis of acute abdominal pain. Br Med J 2:9–13
4. Gross R, Lorenz W (1990) Intuition in surgery as a strategy of medical decision making: its potency and limitations. Theor Surg 5:54–59
5. Hill AB (1962) Statistical methods in clinical preventive medicine. E & S Livingstone Ltd. Edinburgh London, pp 1–610
6. Hill AB (1965) The environment and disease. Proc R Soc Med 58:295
7. Holzinger F, Beger HG, Lorenz W, Bockhorn H, Ohmann C, Büchler MW (1995) Decision-making in patients with gallstones: Development of a clinical algorithm using the instrument of a consensus development conference. Dig Surg 12:176–183
8. Koller M, Kußmann J, Lorenz W, Jenkins J, Voß M, Arens E, Richter E, Rothmund M (1996) Symptom reporting in cancer patients: the role of negative affect and experienced social stigma. Cancer 77:983–995
9. Koller M, Kußmann J, Lorenz W, Rothmund M (1994) Die Messung von Lebensqualität in der chirurgischen Tumornachsorge. Chirurg 65:333–339
10. Lorenz W, Künneke M, Sitter H, Koller M, Klose K-J, Conrad H-J, Freyenhagen E, Rothmund M, Mitglieder der QMOM-Kommission des Klinikums Marburg: Qualitätsmanagement in der operativen Medizin: Konzept eines Universitätsklinikums. DMW (im Druck)
11. Lorenz W, Ohmann C, Immich H, Schreiber HL, Scheibe O, Herfarth Ch, Feifel G, Deutsch E, Beger HG (1982) Patientenzuteilung bei kontrollierten klinischen Studien. Chirurg 53:514
12. Lorenz W, Ohmann C (1983) Methodische Formen klinischer Studien in der Chirurgie: Indikation und Bewertung. Chirurg 54:189
13. Lorenz W, Rothmund M: Chirurgische Entscheidungsfindung und Methoden der klinischen Forschung. In: Allgöwer M, Siewert JR (Hrsg) Chirurgie. Springer Verlag, Heidelberg New York (im Druck)
14. Lorenz W, Rothmund M (1989) Entscheidungsfindung in der Chirurgie. In: Bünte H, Junginger Th (Hrsg) Jahrbuch der Chirurgie. Vol 2. Dr. Hans Biermann wissenschaftliche Verlagsgesellschaft mbH, S 13–24
15. Lorenz W, Rothmund M (1992) Stellung der klinischen Forschung in der Chirurgie: Konzept der Theoretischen Chirurgie. Chirurg BDC, Suppl 1, 31:23–28
16. Lorenz W (1992) Begriffe der Qualitätssicherung: Werden chirurgische Konzepte ausreichend berücksichtigt? Langenbecks Arch Chir, Suppl II (Kongreßband), 355
17. Lorenz W (1988) Theoretische Chirurgie. Dtsch Ärztebl 9:510–517
18. Neugebauer E, Rothmund M, Lorenz W (1989) Konzept, Struktur und Praxis prospektiver klinischer Studien. Chirurg 60:203–213
19. Ohmann C, Sitter H, de Dombal FT (1993) Objektive medizinische Entscheidungsfindung bei akuten Bauchschmerzen. In: Michaelis J, Hommel G, Wellek S (Hrsg) Europäische Perspektiven der medizinischen Informatik, Biometrie und Epidemiologie. MMV Medizin Verlag, München, S 412–416
20. Ohmann C, Yang Q, Franke C, Abdominal Pain Study Group (1995) Diagnostic scores for acute appendicitis. Eur J Surg 161:273–281
21. Sattler J, Lorenz W, Lindlar R, Schäfer U (1991) Histamine in duodenal ulcer, stress-induced lesions, and upper gastrointestinal bleeding: causality analysis. In: Uvnäs B (Hrsg) Handbook of Experimental Pharmacology. Springer Verlag, Berlin, Vol 97, chap 13
22. Sitter H, Lorenz W, Klotter HJ, Lill H (1993) Models for causality assessment: In: Holaday J, Neugebauer E (Hrsg) Handbook of mediators in septic shock. CRC press, Boca Raton, pp 499–522

23. Sitter H, Prünte H, Lorenz W (1994) A computer programme for clinical algorithms. Theor Surg 9:191
24. Sitter H, Klotter HJ, Junge A, Lang H, Lorenz W, Rothmund M (1990) Modell zur intraoperativen Sonographie (IOUS) der Leber. In: Gebhardt J, Hackelöer BJ, v Klinggräff G, Seitz K (Hrsg) Ultraschalldiagnostik '89. Springer Verlag, Berlin Heidelberg, S 508–512
25. Society for Medical Decision Making Committee on Standardization of Clinical Algorithms (1992) Proposal for clinical algorithm standards. Med Decis Making 12:149–154
26. Stachowiak H (1983) Medizin als Handlungswissenschaft. In: Gross R (Hrsg) Modelle und Realitäten in der Medizin. Schattauer, Stuttgart New York, S 7–22

Forschungskooperation zwischen Industrie und Universitätsmedizin – derzeitiger Stand, Kooperationsmodelle, Defizite

M. Specker

Basis der Forschungskooperationen

Der Versuch einer Bestandsaufnahme zur medizinischen Forschung in Deutschland unter dem Aspekt der Kooperation zwischen der Industrie und den universitären Kliniken und Instituten erfordert zunächst eine begriffliche Klärung. Traditionsgemäß wird zwischen „Grundlagenforschung" und „Angewandter Forschung" unterschieden. Dabei gilt Grundlagenforschung als die Urform freier Wissensermittlung, während die angewandte Forschung die aus der Grundlagenforschung gewonnenen Basiserkenntnisse in nützliche Produkte oder Verfahren umzusetzen hat, d. h. utilitaristische Ziele verfolgt.

Grundlagenforschung wird deshalb als „wertneutral" bezeichnet und genießt einen „akademischen" Stellenwert. Angewandte Forschung dagegen ist zweckorientiert und mit dem Odium des Kommerziellen belastet. Gern wird sie leichtfertig mit Abhängigkeit und Subjektivität assoziiert. Der wissenschaftliche Rang wird nachgeordnet eingeschätzt.

Pauschale Vorurteile dieser Art sind abzulehnen und müssen abgebaut werden. Schlußendlich leben wir nicht vom Wissen allein, sondern in hohem Maß vom daraus zu ziehenden Nutzen. Angewandte Forschung verdient deshalb auch im universitären Bereich volle Anerkennung.

Zweifel an der objektiven Ergebnisqualität anwendungsorientierter Forschung sind unbegründet. Die befürchteten Interessenkollisionen werden durch standardisierte Prüfverfahren und einheitliche Beurteilungsgrundsätze bei den Entscheidungsfindungen ausgeschlossen. Qualitätssicherungsmaßnahmen objektivieren die Befunde. Die Glaubwürdigkeit der Resultate ist verpflichtende Maxime.

Ein vorurteilsfreies Vertrauen in die Notwendigkeit und die „Aufrichtigkeit" jeder Art von Forschung ist unverzichtbar, weil der ökonomische Druck – bei allem Respekt gegenüber unabhängiger Wissenschaft – dazu zwingt, zum frühestmöglichen Zeitpunkt einer Forschungsabsicht auch den Zielen und Erwartungen der Investoren, d. h. von Industrie und Gesellschaft, Rechnung zu tragen. Dies bedeutet, daß nicht erst angewandte Forschung, sondern bereits Grundlagenforschung in bestimmten Grenzen steuernden Einflüssen unterworfen werden muß. Die Komplexität des Wissens und der Anforderungsprofile verlangt die frühe Vernetzung der Erkenntnisse und den permanenten Wissenstransfer zur Erzielung optimaler Ergebnis- und Zeitstrukturierung.

Molekularbiologie und Gentechnologie, zukünftig fortschrittsentscheidende Forschungsgebiete der Medizin, lassen ohnehin keine Trennung in Grundlagenforschung und angewandte Forschung zu. Vorhandenes und neues Wissen ergänzen sich unmittelbar zu diagnose- und therapieorientierten Denkansätzen. Die Ergebnisse der Genomforschung werden zusammen mit den zunehmenden Erkenntnissen über Rezeptoren, Mediatoren, Transmitter usw. im Verständnis einer molekularen Physiologie und Pathophysiologie instruktive Aufschlüsse über krankheitsverursachende, regulatorische Störungen sowie deren Beeinflußbarkeit geben. Ausmaß und Bedeutung des angestrebten Fortschritts hängen deshalb davon ab, daß möglichst lückenlos Datenmaterial mit hoher Informationsqualität erfaßt wird, das durch „intelligente Kombinatorik" auf dem kürzesten und direktesten Weg Lösungsansätze für gesetzte Planungsziele aufzeigt. Arzneimittelforschung wird „ganzheitlicher" und „absichtlicher" werden. Grundlagenforschung und angewandte Forschung werden fließend ineinander übergehen.

Präkompetitive und kompetitive Forschung

Die an den Hochschulen und außeruniversitären Forschungseinrichtungen sowie in den Forschungslaboratorien der Firmen betriebene „Grundlagenforschung" kann also nur noch partiell als „wertfrei" eingestuft werden. Unter ethischen Gesichtspunkten muß deshalb eher zwischen „präkompetitiver" und „kompetitiver" Forschung differenziert werden, je nachdem, ob das Forschungsziel a priori zweck- und wettbewerbsbestimmt ist oder nicht.

Die „präkompetitive Grundlagenforschung" hat für die allgemeine Wissensvermehrung einen hohen Stellenwert und vollzieht sich fast ausschließlich auf der akademischen Ebene. Auf die Kooperation zwischen Industrie und Klinik hat sie keinen großen Einfluß, weil die Basisarbeiten meistens unabhängig und getrennt voneinander abgewickelt werden. Der Know-how-Transfer erfolgt über Symposien, Publikationen und Patente.

„Kompetitive Grundlagenforschung" findet dagegen als kooperative Vertragsforschung auf verschiedenen Spezialgebieten statt. Meistens handelt es sich um Gemeinschaftsprojekte, in welche die Kliniken und die Industrie als Partner eingebunden sind. Federführend gehen sie von den „Wissenschaftlichen Institutionen ohne Erwerbszweck" wie den Großforschungseinrichtungen (GFE/Helmholtz), der Max-Planck-Gesellschaft (MPG), der Fraunhofergesellschaft (FhG) oder den Blaue-Liste Einrichtungen (BLE) aus. Auch BMBF- und EU (z.B. EUREKA, EMBC, BIOMED)-geförderte Projekte zählen dazu.

Klinische Forschung als Kooperationsschwerpunkt

Die von Dritten unabhängige Forschungskooperation zwischen Industrie und Klinik erfolgt deshalb überwiegend im Bereich der klinischen Forschung. Diese ist de facto als anwendungsorientierte Forschung einzustufen, per se aber nicht streng definiert. Bis vor wenigen Jahren wurden darunter im weitesten Sinn klinische Studien der Phasen II–IV für neu entwickelte Arzneimittel verstanden. Heute muß das Spektrum wesentlich weiter – vor allem auch über den Arzneimittelbereich hinaus – gefaßt werden.

Analog zur Zunahme des medizinischen Basiswissens oder – am Beispiel der Chirurgie – der Operationstechniken wuchsen der Forschungsumfang und die Forschungsvielfalt aller Sektoren der Medizin in eine neue Dimension. Neben die Arzneimittel als wesentliche Grundpfeiler der Therapie gesellten sich vor allem umwälzende Entwicklungen auf technologischen Gebieten, die zu revolutionierenden Veränderungen in Diagnostik und Therapie führten. Darüber hinaus boten biokompatible Materialien die Voraussetzung zur Entwicklung und Herstellung von Produkten unterschiedlichster Art mit höchster Therapierelevanz, die das medizinische Produkteangebot stark erweitern.

Alle Erzeugnisse bedürfen umfangreicher Forschung und Entwicklung sowie der Qualitätssicherung und Evaluierung, bevor sie am Menschen zur breiten Anwendung kommen können. Dies bedeutet, daß auf allen Gebieten forschungsorientierte Kooperationen zwischen den Herstellern und den Ärzten in Klinik und Praxis notwendig und vorhanden sind. K. H. Bauer soll einmal gesagt haben, daß „der größte Fortschritt der letzten 100 Jahre für die Chirurgie die Erkenntnis sei, sich die Entdeckungen und Erfindungen der Allgemeinmedizin, der Naturwissenschaften und der Technik nutzbar zu machen". Das heutige Methoden- und Produktespektrum geben ihm recht.

Die industriellen Kooperationspartner

Die industriellen Kooperationspartner rekrutieren sich entsprechend ihrer Produkte aus sehr unterschiedlichen Fachrichtungen. Ihre Kernkompetenzen liegen in den Bereichen der chemischen oder biotechnologischen Wirkstofforschung, der elektromedizinischen und feinmechanischen Präzisionstechnik oder der Material- und Verbandstoffentwicklung. Den ökonomischen Fragestellungen widmen sich Experten des Public Health und der Gesundheitssystemforschung.

Echter Fortschritt resultiert heute in der Regel nicht mehr aus Einzelprojekten, sondern aus der vernetzten Synergie vielfältiger Innovationen. Beispielhaft sei auf die multimodalen Behandlungsverfahren hingewiesen, die erst durch die bestmögliche Kombination von Einzelmaßnahmen zu individuell optimalen Therapiealternativen führen. Klinische Forschung schließt insofern das gesamte Spektrum moderner medizinischer Entwicklungen und Problemlösungen ein.

Das dieser Arbeit ursprünglich vorgegebene Ziel, den aktuellen Stand der an Chirurgischen Universitätskliniken in Deutschland laufenden Industrieprojekte zu erfassen, war nicht erfüllbar. Wettbewerbsaspekte verbieten eine zu frühe Transparenz innovativer Forschungsansätze. Gleichwohl geben Publikationen auf in Prüfung befindliche Produkte oder Verfahren interessante Hinweise.

Aktuelle Arzneimittelentwicklungen mit chirurgischer Relevanz

Auf dem Sektor der Arzneimittelforschung führte der Verband Forschender Arzneimittelhersteller (VFA) 1994 eine Umfrage bei seinen 40 Mitgliedern, alles international tätige Unternehmen mit Sitz oder Tochtergesellschaften in Deutschland, durch. Die Firmen beschäftigen insgesamt 15 000 Mitarbeiter in der Forschung, so daß das Recherche015nergebnis als repräsentativ gelten kann. Gefragt wurde nach dem Stand der aktuellen Forschungsprojekte, die in Bearbeitung sind und voraussichtlich noch in diesem Jahrhundert die Marktreife erlangen werden [1].

Unter den genannten 346 Vorhaben können folgende auch für den Teilbereich der Chirurgie von hoher Relevanz sein:

Anzahl der Projekte	Ziel der Forschung/ Produktspezies
37	Krebs- und Tumorbehandlung
12	Antiinfektiva
6	Antithrombotika
5	Verhinderung der Abstoßungskrisen nach Organtransplantationen
3	Antianämika
3	Inhalationsanaesthetika
2	Reduzierung von Fremdblutgaben
2	Analgetika

Die Projekte befassen sich hauptsächlich mit neuen Wirkstoffen, sog. NCEs (New Chemical Entities). Evaluationsstudien mit Me-too-Produkten, d.h., Nachahmer-Präparaten bereits bekannter Wirkstoffe oder Wirkprofile, wurden nicht berücksichtigt. Ebenso fehlen in der Aufzählung klinische Prüfungen zur Testung marktüblicher Präparate im Rahmen multimodaler Konzepte.

Welche Studien dafür in Deutschland durchgeführt werden, ist nicht ersichtlich. Der den Kliniken für die Prüfungen zufließende Forschungskostenanteil wird mit rund 1,5 Mrd. DM pro Jahr angegeben.

Der Prüfaufwand ist für alle NCEs sehr hoch. Handelt es sich um sog. „Sprunginnovationen", d.h. werden damit völlig neuartige Therapieprinzipien erschlossen, erhöhen sich die Investitionen entsprechend. Für Forscher und Firmen gelten derartige „Breakthroughs" als Sternstunden. Chemotherapeutika, Antibiotika und Herzglykoside zählten früher einmal ebenso dazu wie später Betablocker, Calciumantagonisten, ACE-Hemmer, H_2-Rezeptorantagonisten und Protonenpumpenhemmer oder heute Monoklonale Antikörper, Enzyminhibitoren und vieles mehr.

Die überwiegende Zahl der Neuentwicklungen sind sog. „Schrittinnovationen", d.h. Molekülvarianten oder galenisch veränderte Darreichungsformen bereits bekannter Wirkstoffe. Auch sie können durch Dosisreduktion, Verbesserung der Verträglichkeit, Zuschnitt oder Erweiterung des Wirkungsspektrums und andere Vorteile erhebliche Therapiefortschritte bedeuten. Die gelegentlich versuchte Nutzenabwertung ist keinesfalls berechtigt.

Für alle Produkte gilt gleichermaßen, daß die Nachweise zur Wirkung, Verträglichkeit, Dosis und sämtlicher für die Anwendung am Menschen relevanter Parameter zuverlässig erbracht sein müssen, bevor die amtliche Zulassung für die Routineanwendung erteilt werden kann. Die klinische Forschung nimmt dabei den größten Raum ein.

Innovationen auf elektromedizinischem Gebiet

Der zweite große Produkteblock, die High-tech-Innovationen der elektromedizinischen Industrie, ist bezüglich der aktuellen Einzel Produktentwicklungen und der

Forschungskosten nicht konkret erfaßbar. Die hohe Entwicklungsdynamik und der beachtliche Stellenwert für die klinischen Forschungsbereiche gehen aber aus verschiedenen Übersichtsarbeiten hervor [2]. Durch intelligente Ausschöpfung des riesigen Wissensfundus aus Physik, Technik und EDV entstanden und entstehen Geräte und Systeme, deren nutzbare Potentiale für Diagnostik und Therapie oft ans Phantastische grenzen. Miniaturisierte, wenige Gramm leichte Produkte genießen neben tonnenschweren Großgeräten Beachtung. Stellvertretend seien folgende forschungsintensive Projekte genannt:

- Bildgebende Verfahren für die radiologische Diagnostik.
- Neue Geräteentwicklungen zur Reduzierung der Strahlenexposition bei Untersuchungen mit der digitalen Fluoreszenzradiographie (DFR) oder der digitalen Luminiszenzradiographie (DLR).
- Die digitale Subtraktionsangiographie (DSA) zur Untersuchung von Blutgefäßen.
- Weiterentwicklungen der Computertomographie zur Spiral-CT mit der Möglichkeit zur Segmentierung und dreidimensionalen Rekonstruktion von Knochen- und Gefäßstrukturen, eine wertvolle Bereicherung für die Operationsplanung unter MIC-Bedingungen.
- Verstärkte Bildauflösung für die Magnetresonanz- oder Kernspintomographie (MRP) zur Erschließung neuer Anwendungsbereiche wie z. B. Untersuchungen des zentralen Nervensystems, die Darstellung von Blutgefäßen oder die Gelenkdiagnostik.
- Die „offene" Magnetresonanztomographie zur Verbesserung des Untersuchungskomforts für die Patienten und die Ermöglichung interventioneller Maßnahmen.
- Bildgebung im Subsekundenbereich für Ultraschall, CT und MR.
- Optimierung der Endosonden zur Ultraschallmessung in Körperhohlräumen.
- Intravaskuläre Sonden für Aufnahmen aus dem Inneren von Blutgefäßen.
- Vielseitige Anwendungsformen der Lasertechnik.
- Die Positronen-Emissions-Tomographie zur Darstellung von Stoffwechselvorgängen und zur Differentialabklärung in der Epilepsie- und Tumordiagnostik.

Die stürmische Entwicklung auf dem Gebiet der Elektromedizin wird weitergehen und auch zukünftig beträchtliches Forschungspotential beinhalten. Sie ist ein Beispiel dafür, daß der medizinische Fortschritt weitestgehend vom interdisziplinären Erkenntniszuwachs bestimmt wird. Dies hat zur Folge, daß für die interprofessionelle Zusammenarbeit auch ein neuer Typ von Mediziner mit entsprechend erweitertem Wissensumfang erforderlich wird.

Bedeutung der Medicalprodukte und Implantate

Der dritte für die klinische Forschung und den ärztlichen Alltag bedeutungsvolle Industriebereich umfaßt die Hersteller von Verbandmitteln, Medicalprodukten und Implantaten. Ihre Arbeit wurde durch den Erlaß des „Medizinproduktegesetzes" (MPG), das zum 01.01.1995 wirksam wurde, in ein neues Licht gerückt. Die gesetzlichen Auflagen für die betroffenen Produkte wurden erweitert und sehr verschärft. Gleichzeitig erfuhren die Produkte dadurch aber eine qualitative Aufwertung. Für die forschenden Kliniken bedeutet dies, daß auch dieser Produktspezies zukünftig mehr

Gewicht beizumessen ist. Die Industrie hat sich auf den Mehraufwand einzustellen. Zur ausführlichen Begriffsbestimmung muß auf das MPG verwiesen werden. Hier sei zum Verständnis nur festgehalten, daß es sich um Produkte handelt, deren „bestimmungsgemäße Hauptwirkung im oder am menschlichen Körper weder durch pharmakologisch oder immunologisch wirkende Mittel noch durch Metabolismus erreicht wird", d. h., überwiegend auf physikalischen Gesetzmäßigkeiten beruht. Zu den Erzeugnissen zählen z. B. Verbandstoffe, medizinische Produkte zur Intensiv- und Krankenpflege, medizintechnische Geräte, OP-Materialien und medizinische Implantate. Alle unter das Gesetz fallenden Produkte müssen vor dem Inverkehrbringen eine streng definierte „Klinische Bewertung und Prüfung" durchlaufen und ein „Konformitätsbewertungsverfahren" bestehen. Damit ist neben die Medizingeräteverordnung (MedGV) von 1985, die primär die Sicherheit medizinisch-technischer Geräte garantieren soll, ein erweitertes Auflagenbündel getreten, das zu vertieften Entwicklungsarbeiten Anlaß gibt.

Kein Mangel an Forschungspotentialen, aber Schrumpfung der finanziellen Ressourcen

Zusammenfassend ist festzustellen, daß nahezu alle am Menschen für Diagnostik oder Therapie zur Anwendung kommenden Agentien, Instrumente und Geräte strengen Prüf- und Zulassungsvorschriften unterliegen, die der zuverlässigen Evaluierung im klinischen Bereich bedürfen. Als Konsequenz resultiert für die klinische Forschung daraus eine Zunahme des Aufgabenspektrums – für die forschende Industrie eine wesentliche Erhöhung der Entwicklungskosten.

Der Fortschritt wird immer abhängiger von den finanziellen Ressourcen. Diese wiederum stagnieren oder schrumpfen im Gesundheitsbereich weltweit. Kostendämpfungsmaßnahmen und zunehmende Preissensitivität lassen die potentiellen Märkte langsamer wachsen. Der Wettbewerb um Marktanteile wird härter. Dies stimuliert zwar den Innovationsanreiz, erhöht aber das unternehmerische Risiko für Investitionen und zwingt zu pragmatischen Budgetentscheidungen. Da neue Produkte aber der wichtigste Wettbewerbsparameter sind, kann darauf keinesfalls verzichtet werden. Im Gegenteil. Die Innovationsfähigkeit muß durch konsequente Maßnahmen gefördert und sichergestellt werden. Dazu gehört ein erfolgskritisches Forschungsmanagement, das trotz Rückgang der F + E-Mittel in der Lage ist, die notwendige Innovationsrate zu verifizieren.

Prozeßoptimierung als Erfolgsrezept

Der Zwang zur Effizienzsteigerung betrifft den gesamten Forschungs- und Entwicklungsprozeß, beginnend von der Grundlagenforschung über das Screening bis zur Studiendurchführung und Ergebnisevaluation in der Klinik. Die zukünftige Finanzierbarkeit der Forschung setzt einschneidende Maßnahmen voraus. An erster Stelle stehen Reorganisationen mit dem Ziel konsequenter Prozeßoptimierung. Die Firmen haben umfangreiche Änderungen der Organisations-Strukturen und der funktionalen Abläufe zur Erhöhung des Wirkungsgrads durchgeführt. Gleichzeitig werden moderne Forschungsmethoden zur Verbesserung der Ergebnis-Qualität und -Quantität eingesetzt. Anstelle der früher unumgänglichen Zufallsfindung neuer Wirkstoffmo-

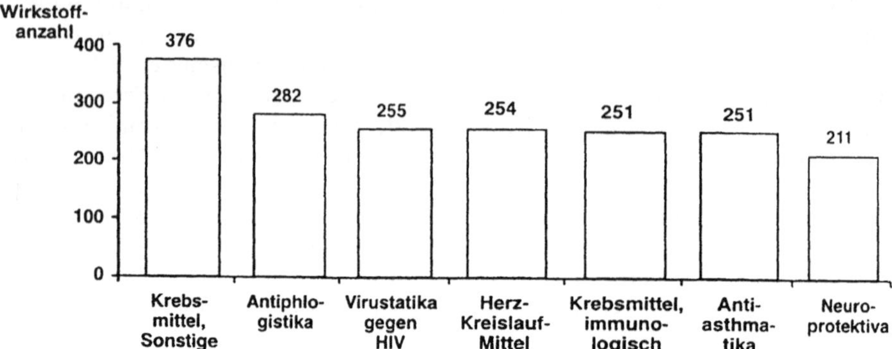

Abb. 1. Weltweit sind über 5500 Wirkstoffe in der Entwicklung (Zit. nach: The Boston Consulting Group [3]).
[1] Aufteilung nach den Sortierungskriterien von Pharmaprojects, Stand Dezember 1994. Quelle: Scrip's 1995 Yearbook, p 67

leküle werden heute über das Molecular Modelling oder EDV-unterstützte Rational Drug Design „maßgeschneiderte" Wirkstoffmoleküle simuliert und zur Entwicklung gebracht. Testroboter beschleunigen das Screening und hochentwickelte Pharmatechniken gestatten die Herstellung anwendungsgerechter Applikationsformen. So kommt es, daß trotz der Restriktionen weltweit augenblicklich an rund 5500 neuen Wirkstoffen geforscht wird, von denen sich 10% in Phase III befinden [3] (Abb. 1).

Einige werden demnächst zur Zulassung kommen. Nach rund 10–14 Jahren Entwicklungszeit wird dann im Durchschnitt aus jeweils 3000–4000 ursprünglich hergestellten und geprüften Substanzen nach einem Kostenaufwand von ca. 600 Mio. DM ein einziges Medikament für die Therapie übrig geblieben sein. Noch immer ist dann ungewiß, ob der Markt das Produkt annehmen wird.

Kürzere Entwicklungszeiten sind zukünftig für Produkte aus der Gen- und Biotechnologie zu erwarten. Grundsätzlich neue Visionen eröffnen die Fortschritte der

Tabelle 1. Die erfolgreichsten Biotechnologieprodukte kommen aus den USA. Auflistung der zehn umsatzstärksten Produkte

Produkt	Entwickler	Land	Weltweiter Umsatz Mio. US$ (1993)
Neupogen	Amgen	USA	719
Epogen	Amgen	USA	587
Intron A	Biogen	USA	572
Humulin	Genentech	USA	560
Procrit	Amgen	USA	500
Engerix-B	Genentech	USA	480
Recombivax HB	Chiron	USA	245
Activase	Genentech	USA	236
Protropin	Genentech	USA	217
Roferon A	Genentech	USA	172

Quelle: Interviews, BCG-Analyse. Zit. nach: The Boston Consulting Group (3)

Molekularbiologie. Allerdings haben wir in Deutschland den Anschluß an die Weltspitze verpaßt. Die bis zum Jahr 1995 zehn erfolgreichsten Produkte stammen aus den USA (Tabelle 1).

Unter den zwanzig wichtigsten Herstellern biotechnologischer Produkte sind weltweit nur vier deutsche Firmen, und diese produzieren und investieren hauptsächlich im Ausland (Stand 1995).

Sicher ist aber, daß auch in Zukunft immer wieder neue Produkte zur Verfügung stehen werden, die der klinischen Prüfung unterzogen werden müssen.

Kooperationsbedingungen zwischen Industrie und Klinik

Damit die im Industrieprozeß optimierte Entwicklungskette nicht unterbrochen wird, muß die Klinik das strikte Kostenmanagement fortsetzen und die Prüfungen planungs- und termingerecht durchführen. Dies ist deshalb von höchster Wichtigkeit, weil durchschnittlich 40% der für eine Arzneimittelentwicklung entstehenden Gesamtkosten auf Studien der Phase III entfallen und jeder Tag unnötiger Verzögerung für ein Produkt mit einem geplanten Umsatz von rund 500 Mio. DM eine finanzielle Zusatzbelastung von 1 Mio. DM verursacht. Daraus ergibt sich die zwingende Forderung nach absolut professioneller Durchführung der klinischen Prüfungen unter strikter Einhaltung der Hauptkriterien zügiger und zuverlässiger Zeitstrukturierung sowie der Vermeidung jeglicher Fehler bei der Datengenerierung, -auswertung, -übermittlung und -dokumentation.

Der Return on Investment kann durch verschleppte Planungsziele stärker beeinflußt werden als durch Kostenerhöhungen für Forschung und Produktion. Dies wurde im Ausland schon früh erkannt und zum Anlaß wirksamer Gegenmaßnahmen genommen. So wurden in den Kliniken Forschungsteams mit definierter Aufgaben- und Kompetenzverteilung etabliert. Die Prüfärzte erhielten speziell ausgebildetes Hilfspersonal zur klinisch-administrativen Assistenz und zur fachlichen Kommunikation und Koordination mit den industriellen Auftraggebern. Online-Datenbanken sorgten für schnelle, unbürokratische und zuverlässige Prozeßabläufe. Das gegenseitige Verständnis für die Aufgaben verbesserte außerdem das Arbeitsklima und die Ergebnisse.

Die deutschen Kliniken sind dabei, sich der neuen Forschungs- und Studienkultur anzupassen. Großenteils sind die erforderlichen Voraussetzungen erfüllt. Schwierigkeiten werden aber insbesondere aus zwei Bereichen berichtet.

1. Unverständnis besteht immer noch gegenüber den Richtlinien zur „Good Clinical Practice for Trials on Medicinal Products in the European Community (GCP)“. Dieser elementare Arbeitstitel darf zukünftig absolut kein Diskussionsgegenstand mehr sein. GCP ist EG-Norm für alle Studienabwicklungen. Sie ist für die Akzeptanz der Nachweise zur Qualität, Wirksamkeit und Unbedenklichkeit unerläßlich. Ebenso sind die schriftlichen Anweisungen des Auftraggebers für die Organisation und Durchführung der Prüfungen, die Sammlung und Überprüfung der Daten sowie deren Dokumentation – als „Standard Operating Procedures (SOP)“ Bestandteil der GCP – als verbindlich anzusehen. Dabei besteht kein Unterschied zwischen Studien mit NCE- oder Me-too-Produkten. Jeder Kooperationsvertrag muß das Studienziel, das Prüfungsdesign, die Zeitvorstellung, die Abbruchkriterien, die Kostenpläne und andere für die Ergebnisqualität entscheidende Parameter eindeutig beinhalten.

2. Große Lücken bestehen vor allem auch in der organisatorisch-administrativen Abwicklung. Personalmangel und Verwaltungsvorschriften der Kliniken hemmen die
   Umsetzung der erforderlichen Maßnahmen. Der Ruf nach „Study Nurses" oder
   „Study Assistants" [4] steht selbstverständlich in Widerspruch zu den unvermeid-
   lichen Kostendämpfungsmaßnahmen. Beim ansonsten hohen Leistungsstandard
   deutscher medizinischer Wissenschaft wäre es jedoch unverzeihlich, wenn die logistischen Voraussetzungen als Grundlage wettbewerbsfähiger Forschungskoopera-
   tionen nicht befriedigend gelöst werden könnten.

Der Zwang zum Kostenmanagement

Einer amerikanischen Auswertung zur Folge [5] liegen die Kosten für klinische Prü-
fungen in Deutschland wesentlich höher als in anderen Ländern Europas oder in den
USA. Die Daten stammen aus der PICAS-Datenbank (Pharmaceutical Investigator
Cost Analysis Service) und umfassen 8200 Protokolle und 50 000 Honorarvereinba-
rungen klinischer Studien. Dem Kostenvergleich liegen qualitativ identische Studien-
inhalte zugrunde. Trotz der gewaltigen Abweichungen, deren Ursache im klinischen
Abrechnungs- und Verwaltungssystem Deutschlands begründet sein kann, sind einer
Umfrage zufolge die industriellen Auftraggeber nicht abgeneigt, die Studienprojekte
hier durchzuführen, wenn die Qualität und insbesondere der zeitliche Ablauf gewährleistet werden. Das vorhandene Methodenarsenal der Kliniken garantiert bei richtigem Mitteleinsatz nämlich beste wissenschaftliche Voraussetzungen.

Die Komplexität der Krankheitsbilder und die hohen Qualitäts- und Sicherheitsan-
sprüche an die Arzneimittelprüfungen erfordern ausgefeilte Studien-Designs mit häufig großen Fallzahlen bei länderübergreifenden Multicenter-Untersuchungen. Zur Planung, Organisation und Abwicklung bedienen sich die Firmen deshalb immer mehr
der Contract Research Organizations (CROs), die auf Studiendurchführungen hoch-
spezialisiert sind. Als kommerzielle Institutionen bringen sie außer fachlicher Kompetenz ein strenges Kostenmanagement und strikte Prozeßorientierung in die Projektab-
wicklung ein. Das individuelle Firmen-Klinik-Verhältnis leidet bisweilen etwas darunter. Der Nachteil wird aber durch die zielführende Professionalität überkompensiert.

Forschungsverlagerungen ins Ausland

Die vielfach beklagte Verlagerung ganzer Forschungseinheiten von Deutschland ins
Ausland und die damit verbundenen externen Studienvergaben werden sich nicht
mehr aufhalten, geschweige denn rückgängig machen lassen (Tabelle 2).

Die Globalisierung der Wirtschaft und die Internationalisierung der Unternehmen
zwingen zur Wahl der jeweils günstigsten Standorte für Forschung und Produktion.
Die Wertschöpfung weltweit verbundener multinationaler Konzerne kann auf nationale Grenzen kaum Rücksicht nehmen. Internationale Kompetenzzentren bestimmen
die Leitlinien.

Es wird und muß aber wieder möglich sein, daß Primärforschung aus dem Ausland
nach Deutschland vergeben wird. Dazu müssen die ökonomischen Prämissen stimmen. Die wissenschaftlichen Voraussetzungen sind vorhanden. Das Ansehen der deut-

Tabelle 2. Deutsche Unternehmen tätigen Investitionen im Ausland. Insbesondere auf dem Gebiet der Biotechnologie

Bayer		Boehringer Ingelheim		Hoechst		Schering	
Investitionen in Infrastruktur							
US$ 130 Mio.	Ausbau des FuE-Zentrums West Haven (1992)	US$ 17 Mio.	Bau eines Bio-tech-Zentrums mit Promega in USA (1992)	US$ 29 Mio.	Investitionen in Biotech-Produktion in Kawagoe, Japan (1991–1994)		
US$ 240 Mio.	Ausbau des FuE-Zentrums Kyoto (1993–2000)						
Investitionen in Projekte/Firmenübernahmen							
US$ 40 Mio.	Minderheits-beteiligung an Onyx (USA) und Krebs-projektfinanz	US$ 23 Mio.	Akquisition von Bio-Mega, Kanada (1988)	US$ 22 Mio.	Aufbau einer Hirudin-Produk-tion in Frankreich (1992)	US$ 80 Mio.	Akquisition von Codon, USA (1990), Produktion
		US$ 23 Mio.	Akquisition von Biowhittaker, USA (1991)				
US$ 9 Mio.	Gemeinsames Projekt mit Viagene (USA) (1992/3)			US$ 30 Mio.	Kooperation mit Triplex (USA)		
US$ 50 Mio.	Entwicklung eines Celltech-Antikörpers zur Marktreife durch Bayer						

Quelle: Press Search [3]

schen Kliniken ist so gut, daß ihnen im internationalen Forschungswettbewerb große Erfolgschancen eingeräumt werden können.

Notwendige Änderung der Rahmenbedingungen

Gemeinsam müssen Ärzte und Industrie mit allem Nachdruck für ein besseres Forschungsklima in Deutschland sorgen. Dies fängt bei der Harmonisierung der Arbeitsweise der Ethikkommissionen an. Voneinander abweichende Voten führen oft zu unerträglich langen Startverzögerungen der klinischen Prüfungen. Überteuerungen sind die Folge.

Auch müssen die Patienten zur Überzeugung gebracht werden, daß sie im Rahmen klinischer Prüfungen nicht als „Versuchskaninchen" mißbraucht werden, sondern, daß ihnen durch die Einbeziehung in zuverlässig geplante Studien zu einem frühen Zeitpunkt der Vorteil fortschrittlicher Diagnose- und Behandlungsmethoden zustatten kommt.

In Gesellschaft und Politik muß das Vertrauen zur medizinischen Forschung gefestigt werden. Angst und Vorbehalte sind abzubauen. Die Überbewertung der Risiken klinischer Prüfungen muß durch glaubwürdige Darstellung des Forschungsnutzens für die Erhaltung und Wiederherstellung der Gesundheit relativiert werden. Alles spricht dafür, daß die Patienten bei richtiger Überzeugungsarbeit zur konstruktiven Mitarbeit gewonnen werden können.

Trotz der bekannten und begründeten Probleme um die Finanzierbarkeit des Gesundheitswesens müssen die permanenten Versuche zu Reformen der Gesetzlichen Krankenversicherung ein Ende haben. Seit den 70er Jahren wurden 46 größere Gesetze und 6800 Einzelbestimmungen erlassen, die einschneidende Veränderungen mit sich brachten und jegliche Planungshorizonte der Industrie zunichte machten. Bei durchschnittlichen Entwicklungszeiten von 12 bis 14 Jahren für ein neues Arzneimittel werden sämtliche Investitionsüberlegungen ad absurdum geführt, wenn sich die gesetzlichen Rahmenbedingungen und die Markterwartungen laufend ändern. Es muß sich auch die Einsicht durchsetzen, daß der traditionell hohe Kosteneinsatz der Unternehmen für die Gesundheitsforschung nur so lange verantwortbar ist, als sich die Investitionen lohnen. Welcher Investor würde Projekte unterstützen, die keine Gewinne erwarten lassen? Der jetzige Anteil von 15% des Umsatzes für die Pharmaforschung kann nur aufrechterhalten werden, wenn das Marktwachstum im Verhältnis zur Kostensteigerung nicht weiter abnimmt. Denn wenn die Rationalisierungsreserven ausgeschöpft sind, wird Forschung bald nicht mehr kalkulierbar und finanzierbar sein.

Naheliegende Verbesserungspotentiale müssen aktiviert werden. So könnten Änderungen in der Administration, insbesondere durch Abbau lähmender Bürokratien, wichtige Gestaltungsräume freimachen. Dazu zählt auch die Schwerfälligkeit des deutschen Zulassungssystems. Zwei bis vier Jahre und mehr sind unter den wirtschaftlichen Bedingungen und angesichts des internationalen Wettbewerbs für das Zulassungsverfahren eines neuen Arzneimittels nicht zu rechtfertigen. Die Institutionen sollten sich weniger als „Behörde" verstehen, als viel mehr zum Dienstleister und aktiven Partner der Firmen im Innovationsprozeß werden.

Die Genehmigungsverfahren für biotechnologische Entwicklungen und andere moderne Industrieanlagen müssen weiterhin beschleunigt werden. Das neue Biotechnologiegesetz hat dazu die Weichen gestellt. Bleibt zu hoffen, daß Behörden und Industrie daraus kurzfristig die Konsequenzen ziehen.

Das „Unternehmen Forschung"

Der Bundesbericht Forschung 1996 spricht mit Recht vom „Unternehmen Forschung" und meint damit, daß die Forschungslandschaft aus zwei Teilbereichen besteht, die in einem vernünftigen, unternehmerischen Sinn miteinander wirken müssen: Der F + E-durchführende Sektor und der F + E-finanzierende Sektor.

Die Durchführung liegt bei den Hochschulen, dem Staat, den privaten Organisationen ohne Erwerbszweck und der Wirtschaft. Die Finanzierung erfolgt durch Bund und Länder sowie die Industrie inkl. gemeinnütziger Stiftungen.

Hervorzuheben ist, daß sowohl die Durchführung als auch die Finanzierung zum überwiegenden Teil von der Industrie bestritten werden. Für den Pharmaforschungsbereich ist bekannt, daß die deutsche Industrie im Jahr 1994 rund 4,5 Mrd. DM für die Arzneimittelforschung ausgab (1,5 Mrd. DM davon flossen zur Studienfinanzierung an die Kliniken und niedergelassenen Ärzte), während die Bundesländer insgesamt allen 37 Universitätskliniken in Deutschland 5–6 Mrd. DM für Forschung *und* Lehre zur Verfügung stellten [6]. Der Bundesforschungsbericht weist für 1994 einen Betrag von 758 Mio. DM des Bundes für „Forschung und Entwicklung im Dienste der Gesundheit" aus.

Völlig offen ist der zukünftige Zuschuß der gesetzlichen Krankenkassen für die Forschungsförderung. In einem Ergänzungsantrag zum SGB V hieß es dazu: „Klinische Forschungsprojekte würden auch der gesetzlichen Krankenversicherung nutzen, wenn es um die unabhängige Beurteilung von Behandlungsmethoden sowie neue Verfahren der Qualitätssicherung gehe. Letztendlich würden damit auch Effizienz und Wirtschaftlichkeit überprüft" [7].

Die Pharmaforschung nimmt eine Sonderstellung ein, weil sie nahezu vollständig aus privaten Mitteln und ohne Subventionen finanziert wird. Dieser Tatsache wird in der gesellschaftlichen und politischen Diskussion zu wenig Gewicht beigemessen. Es ist an der Zeit, den hohen an die Industrie geknüpften Ansprüchen und Erwartungen hinsichtlich des Fortschritts im Gesundheitswesen auch eine angemessene Portion Einsicht für ihre Grundforderungen nach einem Mitgestaltungsrecht bei der Verbesserung der Rahmenbedingungen entgegenzubringen. Sollte die Bereitschaft der Unternehmen für Forschungsinvestitionen nachlassen, würde dies das baldige Ende des Fortschritts bedeuten. Im Zeichen der gewaltigen Veränderungen, die durch die Molekular-, Gen- und Biotechnologie sowie die gigantischen Entwicklungen der Medizintechnik bevorstehen, wäre dies nicht zu verantworten.

Hoffnungsvolle Zukunftsperspektiven

Das Bundesministerium für Bildung, Wissenschaft, Forschung und Technologie hat durch das Programm „Gesundheitsforschung 2000", das unter der Devise steht „Gesundheit fördern – Krankheit bekämpfen", eine Antwort auf die dringenden Appelle nach Unterstützung der Forschungsbemühungen gegeben. Es bleibt zu hoffen, daß dadurch die Rahmenbedingungen so verbessert und langfristig stabilisiert werden, daß medizinische Forschung attraktiv bleibt und in allen Bereichen neue und anhaltende Anreize erhält.

Für die klinikinterne Organisation könnten die Vorstellungen der Länderkultusministerkonferenz (KMK) hinsichtlich einer Trennung der Patientenbetreuung von Forschung und Lehre neue Akzente setzen, die zur Effizienz- und Transparenzsteigerung beitragen würden.

Getragen von der Überzeugung, daß der medizinische Fortschritt in Deutschland nur erhalten, gefördert und belebt werden kann, wenn Industrie und Klinik solidarisch miteinander arbeiten, sind alle Beteiligten aufgerufen, sich mit besten Kräften an der Neuorientierung zu beteiligen.

Literatur

1. VFA (1995) Forschung für das Leben, Bonn
2. Stehr H (1995) Innovationen der Medizintechnik. Elektrotechnik + Automation 116:34–39
3. The Boston Consulting Group (1995) Der Wert von Arzneimitteln und die Bedeutung der forschenden Arzneimittelhersteller für den Standort Deutschland
4. Specker M (1996) Klinische Forschung in Deutschland – Initiativen zur interprofessionellen Kooperation. Mitt d Dtsch Ges f Chirurgie 25:277–280
5. Glass HE (1995) Kostenmanagement der deutschen klinischen Forschung. Pharm Ind 57:522–526
6. Bundesbericht Forschung 1996
7. Zit. nach DÄ (1996) 93:1256

Schwerpunkte der Chirurgischen Forschung

Stand der experimentellen Organtransplantation in Deutschland

C. Hammer

Die Organtransplantation ist heute eines der sich am schnellsten entwickelnden Fachgebiete in der Humanmedizin. Die raschen Fortschritte führten aber auch dazu, daß diese moderne Therapie finaler Herz-, Leber-, Lungen- und Nierenerkrankungen an ihre Grenzen stieß. Vollkommen neue Ansätze in der Forschung sind daher nötig.

Experimentelle Organtransplantation vollzieht sich auf zwei Wegen. Zum einen ist es klinische Forschung am Krankenbett, wo in prospektiven Studien, kontrolliert, mögliche neue Therapieverfahren und technische Verbesserungen erprobt werden. Zum anderen ist die experimentelle Organtransplantation Forschung an überwiegend kliniknahen Tierexperimenten. Diese experimentelle Organ- und Gewebetransplantation richtet sich an Bedürfnissen der Klinik aus. In den Anfängen der Organtransplantation konzentrierte sich die wissenschaftliche Aktivität auf die Erforschung der Transplantationsgenetik und darauf aufbauend auf die Entwicklung von Modellen bzw. deren Verbesserungen und Miniaturisierung. Ihr folgte die Phase der Immunsuppression, die bis in die heutige Zeit hineinreicht.

Die rasante Entwicklung einer maßgeschneiderten Immunsuppression, mit heute zahlreichen Medikamenten mit unterschiedlichstem Wirkungsspektrum waren die Folge. Diese verbesserte immunsuppressive Therapie und die ständig rückläufige Spendebereitschaft war die Ursache dafür, daß die Zahlen der klinischen Transplantationen stagnieren. Der zunehmende Organmangel warf nicht nur neue ethische Fragen auf, sondern führte auch zu vollkommen neuen Techniken wie künstliche Organe und Xenotransplantation.

Das Problem des Organmangels beeinflußt und stimuliert auch die experimentelle Organtransplantation. Es werden neue Wege der Organkonservierung, der möglichen Organspende und Erweiterung der Spendemöglichkeiten sowie der Immunsuppression gesucht, die den Verlust vor, während und nach Transplantation reduzieren.

Bei 1-Jahres-Transplantatüberlebenszeiten von rund 80% ist eine weitere Verbesserung ein Unterfangen, das großer Anstrengung bedarf. Kaum ein anderes Gebiet der Intensivmedizin, zu der sich die Transplantation zählen darf, erzielt solch gute Langzeitergebnisse.

So werden in der tierexperimentellen Transplantationsforschung neue und aufwendige Apparate entwickelt, die eine verbesserte Organperfusion erlauben und eines Tages als Bioreaktoren eingesetzt werden können.

In den letzten Jahren wurde die Entwicklung künstlicher Organe und Organteile, wie künstliche Herzen oder Ventrikel und Herzklappen neben dem biologischen Organersatz vorangetrieben. Diese Apparaturen erreichten nahezu den Standard der Routinetherapie. Neuerdings werden Tiere gentechnisch so verändert, daß sie genetisch definierte und fixierte, neue morphologische, physiologische und auch pathologische Eigenschaften besitzen, mit deren Hilfe vollkommen neue Forschungsgebiete eröffnet werden.

Eine ganz neue Ära in der Transplantationsforschung hat eingesetzt, seit es gelingt, Zellen, vor allem Endothelzellen, Hepatozyten, Langerhans'sche Inseln und Myozyten sowie Chondrozyten zu kultivieren. Damit wurde es nicht nur möglich, die physiologischen, biochemischen und immunologischen Funktionen dieser Zellen verschiedenster Herkunft zu studieren, sondern auch künstliche Gefäßtransplantate oder Herzklappen mit körpereigenen Epithelzellen vor Verpflanzung zu beschichten, und damit die biologische Verträglichkeit zu verbessern. Es gelingt auch, Knorpelzellen auf Matrix so zu kultivieren, daß sie als Prothesen klinisch eingesetzt werden können.

Diese zum Teil sehr teuren Experimente verlangen zunehmend engere Kooperationen, nicht nur zwischen deutschen Instituten, sondern auch zwischen internationalen Forschungsreinrichtungen und immer häufiger mit der Industrie. Es werden deshalb auch schon Stimmen laut, die diese Kooperation als Hindernis des wissenschaftlichen Fortschrittes sehen, da sie durch Patentanmeldungen und Ansprüche sowie Geheimhaltungsvorschriften den freien Austausch an Erfahrung reduzieren und auf einigen Gebieten vollständig behindern.

Der immer gravierender werdende Organmangel in Deutschland und international beruht nicht nur auf der abnehmenden Spenderbereitschaft, sondern paradoxerweise auf den immer viel versprechenderen Ergebnissen und der hohen Lebensqualität nach Transplantation. Deshalb unterscheiden sich die wissenschaftlichen Anstrengungen die gemacht werden, um die Transplantation noch weiter voranzutreiben, weltweit kaum. Entsprechend gleichen sich die experimentellen Bemühungen im Ansatz in USA, Europa und der Bundesrepublik Deutschland. Vorträge und Publikationen der letzten 5 Jahre bringen dies deutlich zum Ausdruck.

Recherchen haben ergeben, daß in Deutschland über 20 Zentren experimentelle Transplantationsforschung betreiben. Fast alle Organe werden mit mikrochirurgischen Techniken transplantiert. Immunologische und nicht immunologische Themen werden bearbeitet, und die Frage der künstlichen Organe wird eingehend untersucht. Allerdings fällt auf, daß meist an kleinen Nagern geforscht wird und große Versuchstiere kaum verwendet werden. Diese Tatsache muß auf das strenge deutsche Tierschutzgesetz, und die oft aus Unverständnis heraus, emotionale Opposition gegen Tierversuche zurückgeführt werden. So sind Hunde und Affen als Versuchstiere fast vollkommen aus der Transplantationsforschung verschwunden und nur selten durch Schafe und Schweine ersetzt worden. Wenige der Daten, die an Kleintieren gewonnen werden, können aber direkt auf die klinische Situation übertragen werden. Doch nur was sich im Experiment und zwar überwiegend im kliniknahen Tierexperiment erfolgreich erwiesen hat, kann aus ethischen Gründen auch am Patienten angewandt werden. Nur in seltenen Fällen kann auch einmal eine neue therapeutische und diagnostische Methode, ohne tierexperimentelle Forschung am Krankenbett eingesetzt werden. Nachfolgend soll an den heute transplantierten Organen, schwerpunktmäßig und tendenziell, die tierexperimentelle Forschung in der Organtransplantation in Deutschland angesprochen werden, ohne den Anspruch auf Vollständigkeit zu erheben.

Transplantation von soliden Organen

Niere

Die experimentelle Nierentransplantation nimmt derzeit nur noch einen untergeordneten Rang ein. Nur wenige Studien wurden in den letzten Jahren in Deutschland publiziert. Cyclosporin A mit seinen hervorragenden immunsuppressiven Eigenschaften aber auch toxischen Nebeneffekten scheint weitgehend erforscht zu sein. Arbeiten über neue Immunsuppressiva, wie Tacrolimus, Mycophenolat Mofetil, Rapamycin, Deoxyspergualin, Leflunomid und Mizoribine nach Nierentransplantation im Experiment wurden in Deutschland nicht publiziert. Vielmehr lag das Interesse auf in vitro Untersuchungen zur Entwicklung des Nierengefäßsystems, bzw. des Mikrogefäßsystems [1] bzw. der Messung der Mikrozirkulation der Nierenrinde untersucht am Schweinemodell [2]. Experimentelle Untersuchungen zur Konditionierung der Spendernieren nach Kaltischämie werden ebenfalls an Schweinen durchgeführt [3]. In weiteren Studien stand die Ischämiedauer bzw. die Zahl der Abstoßungsreaktionen mit ihrem Einfluß auf die Langzeitfunktion bzw. Transplantatvaskulopathie im Vordergrund [4, 5]. Monoklonale Antikörper gegen MHC-Klasse II Antigene wurden vor Transplantation zur Elimination der „Passenger Zellen" erfolgreich eingesetzt [6].

Als neue immunsuppressive Möglichkeiten wurden CD-4 Antikörper zur Unterdrückung der chronischen Abstoßungsreaktion bei Ratten auch in Kombination mit CTLA-4 IgG als Blockierung des zweiten Signalwegs untersucht [7, 8].

Ein Schwerpunkt ist die Frage der spontanen Toleranzentwicklung und ihrer Abhängigkeit von der immungenetischen Barriere zwischen Spender und Empfänger [9]. Hier wird auch die gegenseitige Beeinflussung von Transplantaten, z. B. Akzeptanz eines allogenen Pankreastransplantats nach vorangegangener Transplantation einer Niere vom gleichen Spenderstamm und der Mechanismus dieser Interaktion der Immunantworten gegen verschiedene Organe verfolgt [10, 11].

Leber

Mit Abstand die meisten Daten stammen aus Versuchen zur Lebertransplantation. Nach wie vor sind die Konservierung und Reperfusion bzw. Mikrozirkulation der Transplantatleber ungelöste Probleme. Neue Methoden der Intravitalmikroskopie gaben Aufschluß über Mikrohämodynamik, Reperfusionsschaden und Leukozyten-Endothel-Interaktion [12, 13]. Diese Untersuchungen können aus technischen Gründen bisher nur im Rattenmodell durchgeführt werden.

Extrakorporale Leberperfusion über 24 Stunden als Modell zur klinischen Anwendung bei Leberkoma, wurde an Schweinen erprobt [14]. Auch hier stand die Frage des Ischämischadens im Vordergrund [15]. Ein eleganter Perfusionsapparat, der die Kopie der in vivo Situation erlaubt, wurde entwickelt [16]. Die weiterführende Technik zur Überbrückung des akuten Leberversagens stellt die Hybridleber dar. Ein extrakorporaler Bioreaktor wurde im Schweinemodell auf seine Biokompatibilität getestet [17]. Weitere experimentelle Studien an Schweinen dienten der Untersuchung der Hämodynamik und der Gewebeoxygenierung nach orthotoper Lebertransplantation [18, 19]. Die Therapie der Leberischämie wurde an Rattenmodellen perfektioniert. Neue

Anastomosenvorschläge [20], die protektive Wirkung von Somatostatin [21] und die Rearterialisierung wurden in diesem Zusammenhang beschrieben [22]. An Hunden wurde der Einfluß der Leberoxygenierung als prognostischer Hinweis auf die frühe Leberfunktion untersucht. Rasche Perfusionstechnik hat einen signifikanten Effekt auf die Überlebenszeit [23]. In Ergänzungsversuchen wurde in vitro an Hepatozyten gearbeitet [24]. Diese Hepatozytenkulturen von Schwein und Mensch sind die Grundlagen für die oben erwähnten Bioreaktoren. Noch muß die Kultur auf entsprechender Matrix aus kapillarartigen, gewobenen Netzen verbessert werden [25, 26].

Ratten waren die erste Spezies, an der die Wirkung von Cyclosporin A als Immunsuppressivum zur Abstoßungsreaktion untersucht wurde. Heute wird Cyclosporin und Tacrolimus (FK 506), kombiniert mit Antikörpern gegen Interleukin-2-Rezeptoren in seiner Wirkung verbessert [27]. Antikörper, die Adhäsionsmoleküle auf den Endothelzellen blockieren, um das „Sticking" der polymorphkernigen Granulozyten zu unterbinden, werden bereits eingesetzt [28].

Toleranzinduktion gegen allogene Lebertransplantate ist, wie bei Nieren, weltweit ein wichtiges Ziel der Transplantationsforschung. Immunsuppression [29] und Suppressoraktivität als mögliche Mechanismen wurden auch in Deutschland intensiv erforscht [30].

Herz

Heterotope Herztransplantation ist eines der bevorzugten Modelle zur Untersuchung von immunologischen Abstoßungsvorgängen. Ratten sind auch hier die Versuchstiere der Wahl.

Veränderungen der Resorption und im Metabolismus von Cyclosporin durch andere Medikamente stellte ein Problem in der Cyclosporin Ära dar und dürfte auch für Optoral eine Rolle spielen. Eine Vielzahl von Antazida wurde auf ihre Interaktion mit Cyclosporin hin untersucht [31]. Interaktionen anderer Immunsuppressiva wie Tacrolimus, führen zu akzelerierter Transplantatarteriosklerose, ein Problem, das herzspezifisch zu sein scheint [32]. Der Einsatz neuer Strategien und Medikamente zur Unterdrückung dieser ungünstigen Nebenwirkungen wurden auf ihre Relevanz hin untersucht [33].

Neue hochspezifische monoklonale Antikörper gegen die α- und β-Kette des T-Cell-Rezeptors erzielten vielversprechende Erfolge im Nagermodell. Andere Ansätze der Immunsuppression werden durch Inhibition der Kostimulation des CD-2-Signals versucht [34].

Spender spezifische Bluttransfusionen bei MHC inkompatibler Herztransplantation und deren Einfluß auf immunologische „unresponsiveness" wurden beschrieben [35]. Um diese Abstoßungsmechanismen im Transplantat zu verfolgen, wurden aufwendige Untersuchungen nach Herztransplantation im Hundemodell durchgeführt. Zytologische Teste im Koronarsinusblut und Histologie an transmuralen Biopsien erlaubten hier Langzeitserieneingriffe, die am Patienten unmöglich wären [36].

Lunge

Weltweit wurden bis heute nur etwa 4000 Lungen als Einzel- oder Doppel-Lunge transplantiert, 193 davon in der Bundesrepublik. Die 5-Jahresüberlebenszeit beträgt nur 42% und ist damit noch verbesserungswürdig. Heftige Abstoßungen treten auf. Komplikationen bei der Anastomosierung der Trachea sind nach wie vor nicht optimal gelöst. Der Reperfusionsschaden ist an Lungen als besonders gravierend beschrieben. Die Lunge scheint sich, was die Funktion von Adhäsionsmolekülen anbetrifft, von den anderen soliden Organen zu unterscheiden [37]. Als Versuch werden Oligosaccharide zur Reduktion dieser Reperfusionsschäden und Abstoßung verabreicht [38]. Die Rolle der Kalziumkanalblocker an postischämischen Lungen war ein weiterer Forschungsansatz [39]. Auch Herz und Lunge wurden extrakorporal konserviert. Im Rattenmodell wurde der Einfluß der Reperfusionstemperatur auf beide Organe untersucht [40].

Darmtransplantation

Die Zahl der klinischen Darmtransplantationen hat nach großen Anfangsschwierigkeiten in den letzten 5 Jahren zugenommen. Von 180 Transplantationen an 170 Patienten in 25 Zentren wurde berichtet. 86 der Empfänger leben noch. Nur ein Patient stammt aus der Zeit vor Tacrolimus. Der große Anteil an lymphoretikulärem Gewebe induziert nicht nur eine besonders heftige Abstoßung, sondern ist auch in der Lage, eine „Graft versus host disease" (GvHD) auszulösen [41] und eventuell Mikrochimerismus zu erzeugen. Die genetischen Aspekte dazu wurden ausführlich beschrieben [42, 43]. Mit Tacrolimus wird versucht, diese Mechanismen in einem günstigen Gleichgewicht zu halten [44]. Mit DOS wurde die Presentation der MHC-Klasse-II Moleküle unterdrückt [45].

Zytoimmunologisches Monitoring im peripheren Blut und aus der Darmlavage erlaubt eine relativ zuverlässige Diagnose der Abstoßungsreaktion [46]. Eine Therapie mit Mycophenolat Mofetil ergab gute Ergebnisse [47].

Es wurde gezeigt, daß die ohnehin schon schwierige orthotope Darmtransplantation bei der Ratte durch Rekonstruktion der Lymphgefäße und der Nerven signifikant verbessert werden konnte [48]. Der protektive Effekt der Leber bei kombinierter Transplantation mit einem anderen Organ wurde auch bei gleichzeitiger Leber-Dünndarmtransplantation nachgewiesen [49]. Ein Monitoring von Dünndarmtransplantationen durch Messung von alkalischer Phosphatase erwies sich als sensitiv [50].

Pankreas und Inseln

Insel- und Pankreastransplantation hat einen breiten Raum in der Transplantationsforschung eingenommen, schon deshalb, weil Inseltransplantation auch allogen klinisch noch nicht erfolgreich durchgeführt werden kann und weil die Transplantation des endokrinen Teils nach wie vor zu häufigen Nebeneffekten führt.

Im Rattenmodell wurden Inseln in die Rückenhautkammer transplantiert. In diesem Modell ist es möglich die Revaskularisierung der Organe und die Mikrozirkulation im Bild zu verfolgen [51, 52, 53]. Die Isolation der Inseln aus Schweinepankreata

[54, 55] und deren allogene Transplantation wurde erprobt [56]. Dabei wurde besonderes Interesse auf die Rasseherkunft der Spenderschweine gelegt [57].

Xenotransplantation

Der zunehmende Organmangel hat die vor rund 30 Jahren noch als undurchführbar gehaltene Xenotransplantation plötzlich in ein neues Licht gerückt. Nicht nur Primatenorgane und Knochenmark werden auf Menschen transplantiert sondern auch solche von Schweinen.

Da aus ethischen Gründen Primaten nicht als Organspender in großer Zahl in Frage kommen, wurde das Hausschwein als optimaler Spender in Versuch genommen. Die zoologische Disparität, die Gewebeinkompatibilität und die physiologischen und anatomischen Besonderheiten hat diesem Unterfangen aber noch fast unüberwindliche Grenzen gesetzt. Der Enthusiasmus, der von wenigen Gruppen verbreitet wird, deckt sich nicht mit den Erfolgen an den Experimenten, die mit normalen aber auch gentechnisch modifizierten Tieren gemacht wurden.

Xenotransplantation wird meist im Kleintiermodell, hier im Hamster-/Ratten- bzw. Meerschweinchenmodell durchgeführt. In erster Linie konzentrierte sich hier die Forschung auf Mechanismen, die die hyperakute Abstoßungsreaktion auslösen.

Deshalb war ein Hauptanliegen die Suppression der präformierten xenogenen Antikörper [58, 59].

Mittels Intravitalmikroskopie wurden die Veränderungen in der Mikrozirkulation quantitativ analysiert. Dabei wurden Rattenlebern mit humanem Blut unter verschiedenen Modifikationen perfundiert [60].

Herz, Nieren und Lebern von Rhesusaffen [61] und von Schweinen wurden mit menschlichem Blut durchströmt. Bei diesen Versuchen wurde besonderer Wert auf die physiologischen Funktionen gelegt. Eigens hierfür konstruierte Geräte wurden eingesetzt. Den Spenderschweinen wurde durch transgene Technik der „Decay-Accelerating-Factor" (DAF) übertragen. Diese Manipulation und Zucht der Tiere fand in Cambridge (Dr. White) statt. Entsprechende Versuche wurden in Kooperation durchgeführt [62, 63].

In ersten Ansätzen wurde auch hier versucht, die Granulozyten- und Thrombozyteninteraktion mit dem Endothel zu unterdrücken. PAF-Antagonisten und monoklonale αLFA-1 Antikörper kamen zum Einsatz. Die erzielten Ergebnisse unterstützten die Beobachtungen, daß für DAF transgene Tiere längere Überlebenszeiten erzielen.

Jedoch sind diese Zeiträume bei weitem nicht in der Lage ein Intervall bis zur allogenen Transplantation zu überbrücken bzw. eine klinische Transplantation zu ermöglichen [64, 65].

Aufgrund der Homologie von humanem mit Schweineinsulin galt das besondere Interesse dieser kliniknahen Kombination. Humorale und zelluläre Abstoßungsmechanismen stellen auch hier das Haupthindernis dar [66, 67, 68].

Gewebetransplantation

Zelltransplantation und Gewebeübertragungen beschränken sich in Deutschland in den letzten Jahren auf Forschungen an Inseln und Hepatozyten. Die dazu durchgeführten Versuche wurden bei Pankreas und Leber angeführt. Die Kultivierung von Chondrozyten und der Aufbau von Matrix gestützter autologer Knochenmarkstransplantation wurde beschrieben [69].

Transplantationsgenetik

Das immunologische Verhalten im allogenen xenogenen System wurde intensiv untersucht [70]. Erste klinische Transplantation konnte aufgrund dieser Experimente durchgeführt werden.

Der Einsatz von Nagern bei der experimentellen Transplantation ist eng verbunden mit der Immungenetik des MHC und des T-Zellrepertoires.

Die Ratte besitzt besondere Bedeutung für die immunologische Transplantationsforschung, da sie neben der Maus die am besten immunologisch und genetisch charakterisierte Säugerspezies darstellt und anders als bei der Maus die Transplantation aller großen parenchymatösen Organe mit mikrochirurgischen Methoden möglich ist. Die Charakterisierung der vom MHC (RTI System) kodierten Transplantationsantigene und des T-Zellrezeptorrepertoires bei der Ratte, führte zur Entwicklung einer Reihe kongener Rattenstämme mit dem genetischen Hintergrund des Stammes LEW und sehr begrenzten Differenzen in Subregionen des MHC (kongene Stämme mit variantem, rekombinantem oder mutantem MHC Haplotyp) [71, 72, 73]. Dieses Panel von sehr genau charakterisierten Tierstämmen ist in letzter Zeit zur Analyse der MHC Abhängigkeit des T-Zellrezeptorrepertoires [74] und zur Charakterisierung der MHC Spezifität von NK-Zellen eingesetzt worden [75]. Eine Reihe von monoklonalen Antikörpern gegen verschiedene MHC Antigene der Ratte wurde hergestellt [76]. Zahlreiche Klasse I MHC Antigene der LEW Ratte wurden kloniert und teilweise auch sequenziert [77]. Das vorhandene Panel von Versuchstierstämmen, definierten Antikörpern und klonierten Transplantationsantigenen verbessert die Basis für zelluläre und molekulare Analysen von Abstoßungs- und Toleranzphänomenen im Rattenmodell.

Die Entwicklung der Gentechnologie hat es in den letzten Jahren möglich gemacht, mit vertretbarem Aufwand Mäusestämme zu entwickeln, die transfizierte Gene als Transgene exprimieren oder durch gerichtete Mutagenese die Fähigkeit zur Expression definierter eigener Gene verloren haben. Diese Modelle sind für die Transplantationsforschung von kaum zu überschätzender Bedeutung. Es handelt sich um die definierten T-Zellrezeptoren für einzelne MHC Antigene oder entsprechende Antigene, die als Transgen exprimiert werden. Solche transgene Mäuse bieten die Möglichkeit der Analyse zellulärer Reaktionszustände bei Prozessen der Organabstoßung und der Toleranz. Diese Tiere exprimieren auf einem sehr großen Teil der T-Zellen die gleichen T-Zellrezeptoren. Das Modell bietet die Möglichkeit, die Prozesse der klonalen Deletion, der Anergisierung von T-Zellen und natürlich auch der Sensibilisierung sehr detailliert zu analysieren [78]. Dies geschieht in Kooperation mit B. Arnold (DKFZ Heidelberg) und J. F. A. P. Miller (Walter & Eliza Hall Institute Melbourne), die die entsprechenden Tiermodelle entwickelt haben. Die Untersuchungen werden an den Modellen der allogenen Hauttransplantation und der Herztransplantation bei der Maus durchgeführt.

Literatur

 1. Kloth S, et al (1994) Eur J Cell Biol 63:84–95
 2. Kraus Th, et al (1995) 7th Congress of the ESOT
 3. Abendroth D, et al (1996) Transplant Proc 28:83–84
 4. Schmid C, et al (1995) 4. Jahrestagung der Deutschen Transpl Gesellschaft
 5. Tullius S (1995) 4. Jahrestagung der Deutschen Transpl Gesellschaft
 6. Oko A, et al (1995) Clin Immunol 3:163–168
 7. Risch K, et al (1995) 4. Jahrestagung der Deutschen Transpl Gesellschaft
 8. Graser E, et al (1995) 4. Jahrestagung der Deutschen Transpl Gesellschaft
 9. Klempnauer J, et al (1993) Transplant Proc 25:2856
10. Klempnauer J, et al (1993) Transplant Proc 25:373
11. Vogt P, et al (1992) Transplantation 53:1269–1272
12. Post S, et al (1993) Hepatology 18:1490–1497
13. Post S, et al (1993) Transplantation 55:972–977
14. Neuhaus P, et al (1993) Int J Artif Organs 16:729–730
15. Schön M, et al (1993) Transplant Proc 25:3239–3243
16. Lemmens H, et al (1993) Transplant Proc 25:2549–2553
17. Gerlach J, et al (1993) Int J Artif Organs 16:604–608
18. Oldhafer K, et al (1993) J Invest Surg 6:439–450
19. Oldhafer K, et al (1993) Transplant Proc 25:2555
20. Hanisch E, et al (1993) Langenbecks Arch Chir 378:73–81
21. Bloechle C, et al (1994) Horm-Metab Res 26:270–275
22. Knopp M, et al (1994) Am J Surg 167:360–363
23. Kallinowski F, et al (1996) ESR 28:419–427
24. Rinninger F, et al (1994) Hepatology 19:1100–1114
25. Gerlach J, et al (1994) Artif Organs 18:226–230
26. Gerlach J, et al (1994) Transplantation 57:1318–1322
27. Gaweco A, et al (1995) 7th Congress of the ESOT
28. Lehmann T, et al (1995) 7th Congress of the ESOT
29. Gassel H, et al (1996) Langenbecks Arch, 173–179
30. Gassel H, et al (1992) Transplantation 54:1048–1053
31. Reichenspurner H, et al (1994) Transplant Proc 26:2800–2801
32. Meiser B, et al (1993) Immunol Rev 134:99–116
33. Meiser B, et al (1993) Transplant Proc 25:2077–2079
34. Heidecke C, et al (1993) Transplant Proc 25:540–542
35. Sido B, et al (1995) 7th Congress of the ESOT
36. Breuer M, et al (1994) Transpl Int 7:22–26
37. Kelm C, et al (1995) 4. Jahrestagung der Deutschen Transpl Gesellschaft
38. Brandt M, et al (1995) 4. Jahrestagung der Deutschen Transpl Gesellschaft
39. Haverich A, et al (1994) Ann N Y Acad Sci 17:51–58
40. Albes J, et al (1995) 4. Jahrestagung der Deutschen Transpl Gesellschaft
41. Gasser M, et al (1992) Transplant Proc 24:1128–1129
42. Lück R, et al (1994) Transplant Int 7:344–348
43. Lück R, Klempnauer, et al (1992) Transplant Proc 24:1151
44. Fändrich F, et al (1995) 7th Congress of the ESOT
45. Fändrich F, et al (1995) Clin Immunol 3:125–134
46. Stangl M, et al (1992) Transplant Proc 24:1153–1154
47. Stangl M, et al (1992) Transplant Int 5:274–277
48. Szymula v Richter T (1995) 7th Congress of the ESOT
49. Gassel H (1995) Langenbecks Arch Chir, Suppl II, 380:1562
50. Schweizer E, et al (1995) Clin Immunol 3:169–175
51. Menger MD, et al (1994) J Clin Invert 93:2280–2285
52. Vaykoczy P, et al (1995) Transplant 60:123–127
53. Vollmar B, et al (1994) Am J Physiol 267:1936–1940
54. Heiser A, et al (1994) Xenotransplant 1:66–68
55. Winoto-Morbach S, et al (1994) Transplant Proc 26:646–648
56. Ulrichs K, et al (1994) In: Pankreasinsel-Transplant, Verlag Kohlhammer, Berlin/Köln
57. Hoiser A, et al (1994) Transplant Proc 26:618–620
58. Ulrichs K, et al (1994) Transplant Proc 26:994–996
59. Breitkreuz A, et al (1993) Transplant Proc 25:416–418
60. Seehofer D, et al (1996) Transplant Proc 28:735–736

61. Storck M, et al (1996) Transplant Proc 28:765–766
62. Pöhlein C, et al (1996) Transplant Proc 28:782–784
63. Pascher A, et al (1996) Transplant Proc 28:764–765
64. Suckfüll M, et al (1994) Transplantation 37:262–267
65. Saumweber D, et al (1994) Transplantation 57:358–363
66. Heiser A, et al (1992) Transplant Proc 24:2887–2892
67. Eckstein V, et al (1994) Transplant Proc 26:997–999
68. Ulrichs K, et al (1994) Transplant Proc 26:1945–1946
69. Bujia J, et al (1994) Laryngo-Rhino Otologie II:577–581
70. Bujia J, et al (1991) Clin Transplant 5:376–380
71. Heemees M, et al (1995) Science 262:2059–2063
72. Lambracht D, et al (1995) Immunogenetics 42:418–421
73. Wonigeit K, et al (1993) Transplant Proc 25:2763–2765
74. Fangmann J, et al (1991) Eur J Immunol 21:751–760
75. Naper C, et al (1995) Eur J Immunol 25:1249–1256
76. Schulze F, et al (1990) Transplant Proc 22:2514–2516
77. Wonigeit K, et al (1993) Transplant Proc 25:2763–2765
78. Hoffmann M, et al (1995) Proc Nat Acad Sci USA 92:9851–9855

Klinische Organtransplantation – Transplantationsimmunologie

J. Klempnauer und F. Rohde

Einleitung

In diesem Kapitel soll ein Überblick über Forschungsaktivitäten auf dem Gebiet der Transplantationsimmunologie gegeben werden. Anhand der Forschungsaktivitäten der Klinik für Abdominal- und Transplantationschirurgie der Medizinischen Hochschule Hannover auf dem Gebiet der experimentellen und klinischen Transplantationsimmunologie sollen die Organisationsstrukturen und Finanzierungskonzepte sowie einige der zugrundeliegenden wissenschaftlichen Konzeptionen und Entwicklungsperspektiven dargestellt werden.

Organisation und Finanzierung der Forschung in der Klinik für Abdominal- und Transplantationschirurgie der Medizinischen Hochschule Hannover

Allgemeines Prinzip

An der Medizinischen Hochschule Hannover wurden Strukturen geschaffen, um in den einzelnen Abteilungen möglichst intensive Forschungsaktivitäten zu ermöglichen. Dazu stehen zum einen zentrale Einheiten (wie z. B. das Tierlabor) zur Verfügung, die gemeinsam genutzt werden. Jede der einzelnen Kliniken des Departments Chirurgie verfügt außerdem über Einrichtungen zur chirurgischen Forschung mit entsprechenden Laborflächen, Ausstattung und Personal. Die finanzielle Grundausstattung aus Mitteln des Landes und der Hochschule ist vergleichsweise gering, so daß die erfolgreiche Einwerbung von Drittelmitteln unerläßlich ist.

Es ist kennzeichnend für die Forschung an der Medizinischen Hochschule Hannover, daß die verschiedenen klinischen und vorklinischen Disziplinen in enger räumlicher Beziehung auf einem gemeinsamen Campus-Gelände konzentriert sind und zentrale Forschungseinrichtungen wie ein Zentrales Tierlabor, Zentrale Forschungswerkstätten oder Foto- und Videostudio gemeinsam und erfolgreich genutzt werden können. Das Grundkonzept der chirurgischen Forschung auf dem Gebiet der Transplantationsimmunologie repräsentiert eine enge Verflechtung von klinischer Forschung, experimentellen Untersuchungen und Grundlagenforschung auf dem Gebiet der Organtransplantation. Die Forschungsaktivitäten der wissenschaftlichen Mitarbeiter der eigenen Klinik stehen dabei in reger Kooperation mit anderen Kliniken und Instituten.

Organisationsstruktur und Finanzierungskonzept

Sonderforschungsbereiche der Deutschen Forschungsgemeinschaft (DFG)

Das wesentliche Strukturelement für die Forschungsaktivitäten der eigenen Klinik auf dem Gebiet der Transplantationsimmunologie ist sicherlich der DFG-Sonderforschungsbereich 265, der unter dem Leitthema „Immunreaktionen und Pathomechanismen bei Organtransplantation" steht. Dieser Sonderforschungsbereich besteht seit dem Jahre 1992 und ist zur Zeit in der zweiten Förderperiode. Im Mittelpunkt steht die Analyse der Auseinandersetzung des Immunsystems mit den fremden Antigenen des Transplantats und die therapeutische Kontrolle dieses Prozesses. Es existieren drei Schwerpunkte. Der Projektbereich A befaßt sich mit den zellulären und molekularen Grundlagen der T-Zell-Aktivierung und der Immunsuppression, der Projektbereich B untersucht Mechanismen allo- und xenogener Abstoßung und Toleranz, und der Projektbereich C hat die chronische Transplantatdysfunktion und Infektion zum Thema. Es ist ein Charakteristikum des SFB 265, daß er sich an klinischen Problemen orientiert und der Bearbeitung klinischen Materials große Bedeutung zumißt. Es besteht eine intensive Interaktion mit den grundlagenorientierten Gruppen, die in organübergreifender Weise die zugrundeliegenden Pathomechanismen untersuchen. Verstärkt werden molekularbiologische, zellbiologische und gentechnische Methoden eingesetzt, um eine Analyse der untersuchten Problemstellungen auf molekularer Ebene zu erreichen.

Von Mitarbeitern der Klinik für Abdominal- und Transplantationschirurgie werden im SFB 265 sechs eigenständige Projekte vertreten.

Projekt A1: Dr. Wonigeit
Charakterisierung von Veränderungen des TCR-Repertoires im Rattenmodell und im Verlauf nach klinischer Organtransplantation

Projekt A2: Dr. Schwinzer
Aktivierungssignale und Reaktionsmuster von T-Zellsubpopulationen. Bedeutung für die Induktion von klonaler Expansion oder Apoptose

Projekt B5: PD Dr. Schlitt/Prof. Dr. Pichlmayr
Chimärismus und Toleranzinduktion nach klinischer Organtransplantation: Bedeutung von Interaktionen zwischen Spender- und Empfängerleukozyten

Projekt B9: Prof. Dr. Klempnauer
Spontane periphere Toleranz nach Organtransplantation

Projekt B10: Dr. Hoffmann
Mechanismen der intrathymischen und peripheren Toleranzinduktion in MHC Klasse I und T-Zell-Rezeptor transgenen Mäusen

Projekt B12: Prof. Dr. Rüther/Prof. Dr. Hedrich/Dr. Wonigeit
Die Rolle von endothelialen Adhäsionsmolekülen in der xenogenen Transplantatabstoßung. Herstellung und Analyse von Defektmutanten

Im Sonderforschungsbereich 244 ist die eigene Klinik durch Dr. Wonigeit mit einem Projekt „Struktur und Funktion der RT1.C Region des MHC der Ratte: Bedeutung für die Spezifität von NK Zellen" vertreten.

Projektförderung durch das Bundesministerium für Forschung und Technologie (BMFT)

In erheblichem Umfang existiert auch eine Projektförderung durch das Bundesministerium für Forschung und Technologie (BMFT). Im Rahmen der Qualitätssicherung in der Transplantationsmedizin erfolgt eine Analyse und Bewertung abdomineller Transplantationen. Das Projekt wird von Dr. Dr. Nagel geleitet. Das BMFT finanziert auch seit 1996 ein Verbundprojekt innerhalb des Förderschwerpunktes „Somatische Gentherapie" im Programm „Gesundheitsforschung 2000". Es handelt sich um ein gemeinsames Forschungsprojekt der Professoren Lenzen (Biochemie), Grube (Anatomie), Hedrich (Zentrales Tierlaboratorium) und Klempnauer (Transplantationschirurgie) zur Gentherapie des Diabetes mellitus.

Graduiertenkolleg der Deutschen Forschungsgemeinschaft

In diesem Zusammenhang soll auch die Forschungsunterstützung durch ein Graduiertenkolleg der Deutschen Forschungsmeinschaft erwähnt werden, das sich an der Medizinischen Hochschule Hannover mit der molekularen Pathophysiologie des Zellwachstums befaßt. Von Dr. Wonigeit wird dabei ein Projekt zum Expressionsmuster verschiedener CD45 Isoformen bei antigenstimulierter Proliferation mit Differenzierung von T-Lymphozyten vertreten.

Projekt anderer öffentlicher Drittmittelgeber

Neben DFG und BMFT unterstützten auch andere öffentliche Drittmittelgeber einzelne Forschungsprojekte der Klinik auf dem Gebiet der Organtransplantation und Transplantationsimmunologie. Die *Deutsche Stiftung Organtransplantation* fördert unter Leitung von Prof. Dr. Gubernatis die Prozeßevaluation der Organspende. Dabei wird die Qualität der Spenderorgane evaluiert, Grenzkriterien festgelegt und eine Risikoabschätzung vorgenommen. Auch die psychische Situation der Angehörigen wird evaluiert. Die *Gesellschaft der Freunde der Medizinischen Hochschule* hat wiederholt kleinere Forschungsprojekte auf dem Gebiet der Transplantationsimmunologie unterstützt. Weitere Projekte mit nur mittelbarem Bezug zur Transplantationsimmunologie werden durch das *Tumorzentrum der Medizinischen Hochschule Hannover*, die *Kassenärztliche Vereinigung* oder die *Deutsche Krebshilfe* gefördert.

Projektförderung durch die Industrie

Die Chirurgie und insbesondere die chirurgische Forschung sind in besonderer Weise auf eine wechselseitige Kooperation mit der Industrie angewiesen. Im Bereich der Transplantationsimmunologie wird diese enge Zusammenarbeit bei der Entwicklung und Erprobung neuer immunsuppressiver Medikamente deutlich. Hier existieren gemeinsame Forschungsanstrengungen in Zusammenarbeit mit einer Vielzahl von Firmen der pharmazeutischen Industrie.

Tiermodelle

Der Einsatz definierter Tiermodelle ist eine wesentliche Voraussetzungen für Forschungen auf dem Gebiet der Transplantationsimmunologie. Eine zentrale Stellung nimmt dabei das Zentrale Tierlabor der Medizinischen Hochschule ein, das unter Leitung von Prof. Dr. Hedrich steht. Es werden modernste Methoden der Tierzucht, Tierhaltung und Tierversuchsforschung eingesetzt und von Medizinern und Veterinärmedizinern überwacht. Für Operationen an Großtieren stehen mehrere vollständig ausgestattete Operationssäle zur Verfügung. Auch die professionelle intra- und postoperative Betreuung der Versuchstiere ist gewährleistet.

Die Mehrzahl der Tierversuche in der Transplantationsimmunologie wird jedoch an Kleintieren wie Ratten und Mäusen durchgeführt und es werden dabei speziell gezüchtete und genetisch veränderte Tiere verwendet. Hierfür müssen die Techniken der Organ- oder Gewebstransplantation an die Größe der Versuchstiere adaptiert werden. Speziell an der Ratte sind jedoch alle Organtransplantationstechniken etabliert und standardisiert und die Verpflanzung von Leber, Niere, Herz, Lunge, Dünndarm, Pankreas, Langerhansschen Inseln etc. kann mit gutem Erfolg durchgeführt werden. Es ist selbstverständlich, daß bei allen Tierversuchen die Bestimmungen des Tierschutzgesetzes genau eingehalten werden. Jedes einzelne Forschungsprojekt mit Einsatz von Versuchstieren bedarf einer behördlichen Genehmigung nach strengen Auflagen der Bezirksregierung.

Kongene und rekombinante Rattenstämme

Für immungenetische Analysen steht eine Familie kongener und rekombinanter Ratten zur Verfügung, die auf dem genetischen Hintergrund des LEW Stammes gezüchtet wurden. Durch die MHC rekombinanten Stämme LEW.1R3, LEW.1R4 und LEW.1R6 sowie deren kongene Parentalstämme LEW1A und LEW.1U sind mehrere Genloci definiert. Es besteht eine große Strukturhomologie des Major Histocompatibility Complex (MHC) zwischen Mensch, Maus und Ratte. Bei Auswahl geeigneter Stammkombinationen unterscheiden sich Spender und Empfänger entweder im gesamten MHC oder nur in ausgewählten Klasse I oder Klasse II MHC Antigenen. Bei non-MHC Disparität liegt eine völlige Übereinstimmung des MHC vor und die Histoinkompatibilität beschränkt sich auf außerhalb des MHC kodierte Transplantationsantigene.

SCID-hu Mäuse

Die SCID-hu Maus ist ein Modell für die in-vivo Testung der Reaktivität menschlicher t Lymphozyten gegen artfremdes Gewebe. Der adoptive Transfer humaner Lymphozyten in scid/scid Mäuse stellt eine Möglichkeit dar, humane Immunfunktionen in vivo in einem Tiermodell zu untersuchen.

k^b transgene und anti-K^b TCR transgene Mäuse

K^b transgene und anti-K^b TCR transgene Mäuse wurden in Zusammenarbeit mit der Arbeitsgruppe von Prof. J. Miller am Walter and Eliza Hall Institute for Medical Research in Melbourne untersucht. K^b transgene Mäuse exprimieren unterschiedliche Dichten des K^b Moleküls im Thymus. Nach Kreuzung mit anti-K^b TCR transgenen Mäusen ist die Deletion transgener transgener T-Zellen im Thymus bei hoher K^b Expression komplett und bei niedriger K^b Expression inkomplett. Diese Mäuse stellen ein Modell dar, in dem Helfer-unabhängige T-Lymphozyten deletiert sind und ausschließlich Helfer-abhängige T Zellen mit niedriger Affinität für das K^b Antigen persistieren. Mechanismen der peripheren Toleranz werden am Modell der sog. Rip-K^b transgenen Maus untersucht, in der das K^b Molekül unter der Kontrolle des Ratten-Insulinpromotors (Rip) in den beta-Zellen des Pankreas exprimiert wird. Mittels verschiedener anti-K^b TCR transgener Mäuse wird in doppelt Rip-K^{b}xTCR transgenen Mäusen entweder ein Zustand der der Anergie, d. h. der spezifischen Nichtreaktivität gegen K^b ohne phänotypische Veränderung der transgenen T-Zellen induziert, oder ein Zustand peripherer Ignoranz gegenüber K^b beobachtet, der durch lokale Expression von Interleukin-2 durchbrochen wurde.

Toleranzmechanismen bei Organtransplantationen

Spezifische immunologische Toleranz ist der Idealzustand bei einer Organtransplantation. Das Auftreten von Toleranz nach Organtransplantation ist kein Sonderfall, sondern ein wahrscheinlich häufiges Phänomen. Es darf sogar gemutmaßt werden, daß ohne das Auftreten von Toleranzmechanismen die Erfolge der klinischen Organtransplantation überhaupt nicht denkbar wären. Die Toleranzentwicklung bei Organtransplantationen wird in zentrale und periphere Mechanismen unterschieden.

Zentrale Toleranzmechanismen

Bei der Entwicklung zentraler Toleranz steht die klonale Deletion alloreaktiver T-Lymphozyten im Thymus im Mittelpunkt der Betrachtung. Selektionsprozesse im Thymus formen ein T Zellrepertoire, das Fremdantigene im Kontext von Selbst MHC Molekülen effizient erkennen und bekämpfen kann. Man spricht von einer MHC Restriktion. Weiterhin werden im Thymus Zellen mit gefährlich hoher Avidität für Selbstantigene eliminiert.

Eine Möglichkeit, den Prozeß der intrathymischen Toleranzinduktion auch im erwachsenen Organismus nachzuahmen, besteht in der *intrathymischen Applikation von allogenen Zellen*. Durch die *gleichzeitige Elimination reifer peripherer T-Lymphozyten mittels Anti-Lymphozytenserum (ALS)* kann der Erfolg der Toleranzinduktion verbessert werden.

Ein weiterer Ansatz *zentraler Toleranzinduktion* ist eine, der eigentlichen Organtransplantation vorangestellte, *allogene Knochenmarktransplantation* nach Ausschaltung des eigenen Knochenmarks z. B. durch letale Ganzkörper-Radiatio oder andere Formen der Konditionierung. Das anschließend transplantierte Mark führt zur Rekonstruktion eines Immunsystems aus *Chimeren, welche Selbst- und Alloantigen tolerieren*. Als Toleranzmechanismus wird die auf eingewanderten Chimeren beruhende Deletion allogener Effektorzellen im Thymus postuliert. Das Fortbestehen bzw. die neuerliche Toleranzentwicklung gegenüber dem Selbstantigen des Empfängers wird dabei vor allem einer entsprechenden Expression des Selbstantigens auf Thymusepithelien oder anderen non-lymphoiden Zellen zugeschrieben. Diese sollen ebenfalls die klonale Deletion von entsprechenden Effektorzellen im Thymus bewirken.

Die Hauptprobleme der Toleranzinduktion durch eine Knochenmarktransplantation (KMT) stellen Graft-versus-Host und Host-versus-Graft Reaktionen dar, welche durch erworbene Immundefizienzen kompliziert werden können. Diese Komplikationen haben die erfolgreiche Anwendung der Methode bei größeren Tieren bzw. bei Primaten bislang verhindert.

Die Entwicklung peripherer Toleranz charakterisiert einen Toleranzstatus, welcher, unabhängig von einer klonalen Deletion alloreaktiver Effektorzellen im Thymus, eine Transplantatabstoßung verhindert. Dabei wird das Ausbleiben der Immunreaktivität gegenüber dem Alloantigen beobachtet, obwohl das Transplantat potentiell immunkompetenten Zellen des Empfängers exponiert ist.

Periphere Toleranzmechanismen

Reife T Lymphozyten in der Peripherie werden in CD4$^+$ Helferlymphozyten und in CD8$^+$ cytotoxische T Lymphozyten unterschieden. CD4$^+$ T Zellen werden durch antigenpräsentierende Zellen aktiviert, die exogene Antigene prozessieren und im Kontext von MHC Klasse II Molekülen exprimieren. Aktivierte CD4$^+$ T Zellen besitzen eine wichtige Rolle bei der Regulation von Immunreaktionen durch lösliche Mediatoren, z. B. Interleukin 2. Dagegen reagieren CD8$^+$ zytotoxische T Lymphozyten präferentiell mit MHC Klasse I tragenden Zielzellen.

Die zellulären Effekte beim Auftreten peripherer Toleranz können vier Kategorien zugeordnet werden, der Ignoranz des Alloantigens durch potentiell reaktive T-Zellen, der funktionellen Inaktivierung alloreaktiver T-Zellen durch das Antigen (Anergie), der Deletion alloreaktiver T-Zellen nach Alloantigen Erkennung (Vetozellen), sowie den Suppressormechanismen.

T-Zell Ignoranz

Die T-Zell Ignoranz postuliert die Präsentation von Peptiden durch *non-professionel antigen presenting cells* mittels MHC I (z. B. durch β-Zellen des Pankreas). Potentiell alloreaktive T-Zellen mit entsprechendem T-Zellrezeptor (TCR) können auf diese Weise präsentiertes Alloantigen nicht erkennen und die T-Zellaktivierung bleibt aus. Eine irreversible Inaktivierung findet jedoch nicht statt, so daß nach Antigenpräsentation durch professionelle antigen-präsentierende Zellen (APC) *in vitro* (z. B. durch *passenger cells* (PC), Macrophagen, Dendritische Zellen) vollständige Immunreaktivität der zuvor ignoranten T-Zellen besteht. Dieser funktionelle Zusammenhang zeigt sich *am Beispiel der Inseltransplantation. Der Status der T-Zell Ignoranz wird durch kulturelle Elimination der PC aus den Langerhansschen Inseln erreicht und kann nach erfolgreicher Inseltransplantation durch Transfusion dieser Zellen rückgängig gemacht werden, was zur Abstoßung führt.*

Anergie

Nach gemeinsamer Kultivierung allogener T-Zell Klone kann eine funktionelle Inaktivierung dieser Zellen nachgewiesen werden. Eine anschließende Präsentation des Alloantigens auf APCs bleibt ohne proliferative Antwort. Als funktionelle Ursache wird das Ausbleiben eines Zweitsignals diskutiert, welches für die adäquate Aktivierung von T-Zellen unerläßlich ist.

Neben der Kokultivierung von T-Zell Klonen eignet sich auch die Kultivierung von T_{H1}-Zellen mit β-Zellen des Pankreas, Keratinozyten, Fibroblasten, chemisch fixierten APCs oder ruhenden B-Zellen zur Induktion von Anergie in reaktiven T-Lymphozyten. Auch eine länger dauernde Il-2 Präsenz kann Anergie induzieren, das Zytokin stellt jedoch zugleich ein sehr effizientes Agens zur Aufhebung der Anergie dar. Die Kultivierung anerger T-Zellen in Abwesenheit des Antigens führt ebenfalls zum Verschwinden der Anergie.

Neben der Auslösung von Anergieeffekten *in vitro* gelingt auch die Induktion anerger T-Zellen *in vivo*. Beschrieben ist z. B. der Nachweis anerger T-Zellen nach der Exposition von Versuchstieren mit Superantigen. Ein weiteres Verfahren stellt die Verabreichung von non-lymphoiden Donorzellen (z. B. β-Zellen des Pankreas, Fibroblasten) dar, welche das Alloantigen zwar präsentieren, jedoch nicht über Zweitsignale mit alloreaktiven Effektorzellen kommunizieren können. Weitere Ansätze zur Induktion von Anergie stellt der Einsatz von Antikörpern zur gezielten Blockierung von Zweitsignalen oder die Infusion von Alloantigen-transfizierten Donorzellen dar. Gute Resultate werden auch durch die UV-Bestrahlung Langerhansscher Inseln vor der Transplantation erzielt.

In zahlreichen Untersuchungen wird der Mechanismus der Toleranzinduktion aufgrund anerger Effektorzellen auf den Ausfall des Zweitsignals zurückgeführt. Obwohl erfolgversprechende Methoden in zahlreichen Tiermodellen existieren, konnte bisher keine Methode für den menschlichen Organismus oder für Primaten etabliert werden.

Die genaue Charakterisierung des sogenannten zweiten Signals bei der T-Zellaktivierung steht noch aus. Diskutiert werden z. B. lösliche Faktoren wie Zytokine sowie Zell-Zell Kontakte über Adhäsionsmoleküle bzw. Aktivierungsmarker. Tierexperimentell existieren Modelle, um die Bedeutung der kostimulatorischen Komplexe zu analysieren. Während LFA-1/ICAM-1, VLA-4/VCAM-1 sowie CD2/LFA-3 am ehesten Teilaspekte der T-Zellstimulation betreffen, kristallisiert sich für CD28/B7 eine umfassende Beeinflussung der T-Zellaktivierung heraus. Die zentrale Rolle von CD28 und seinem Liganden B7 wird durch die Beobachtung unterstrichen, daß die Blockierung der Interaktion durch Antikörper Anergie zur Folge hat. Diese Tatsache ist besonders bemerkenswert, da der CD28/B7 Komplex an der Modulation der Il-2 Induktion, der Zellproliferation sowie der zellulären Zytotoxizität maßgeblichen Anteil zu haben scheint.

Vetozellen

Das Konzept der Vetozellen postuliert, daß Vetozellen diejenigen reaktiven T-Zellen in die Apoptose überführen, von welchen sie erkannt werden. Vetozellen tragen also das Motiv des Alloantigens. Die Abstammung der Vetozellen ist unklar, diskutiert werden u. a. Splenozyten, Knochenmarkzellen oder T-Zellen vom Donortyp. Tierexperimentell konnte z. B. mit einer Infusion von Splenozyten die Transplantatabstoßung durchbrochen werden. Möglicherweise handelt es sich bei dem Mechanismus um eine klonale Deletion in der Peripherie, als Pendant zur intrathymischen Deletion bei der zentralen Toleranz.

In vivo-Daten deuten auf eine besondere Bedeutung der Vetozellen bei der Verringerung von GvH und HvG Reaktionen bei der KMT hin. Darüber hinaus werden protektive Effekte der adjuvanten KMT bei der Transplantation solider Organe den Vetozellen zugeordnet. Funktionell scheinen Vetozellen an klonalen Deletionsmechanismen in der Peripherie beteiligt zu sein. Vor dem Hintergrund der bekannten intrathymischen Deletionsmechanismen ist die Verlaufsbeobachtung nach der Transplantation thymektomierter Versuchstiere besonders interessant. Hier zeigt sich, nach einem vorübergehenden Anstieg, eine prolongierte Abnahme von Lymphozyten reaktiver $V\beta$-TCR Familien. Die Bedeutung der peripheren Deletion bestimmter $V\beta$-TCR tragender Lymphozyten bei der Toleranzentwicklung wird zur Zeit untersucht.

Suppressionsmechanismen

Suppressionsmechanismen werden in spezifische und unspezifische unterschieden, wobei erstere noch weiter in idiotyp- und antigenspezifische Suppression differenziert werden.

Als Beispiel für die idiotypspezifische Suppression werden Suppressorzellen postuliert, welche, ähnlich der Eliminierung alloreaktiver Klone im Thymus, nunmehr alloreaktive T-Zellen des Empfängers in der Peripherie neutralisieren. Hierbei scheint die Verabfolgung von Donorzellen die idiotypspezifische Suppression zu induzieren. Die Zuführung entsprechender Donorzellen vor der Transplantation führt zu einer Toleranz, welche durch die anschließende Infusion alloreaktiver T-Zellen durchbrochen werden kann. Werden vor der Applikation der Donorzellen potentiell alloreaktive T-Zellen eliminiert, wird die Toleranzinduktion unmöglich. Erlischt die Präsenz der Donorzellen, geht der tolerante Status ebenfalls verloren.

Diese Befunde werden als Hinweise auf die Existenz von idiotypspezifischen Suppressorzellen gewertet, welche durch die Präsenz von Donorzellen generiert und über Deletionsmechanismen wirksam werden. Suppressorzellen gelten als idiotyp-spezifische CD4$^+$/CD45R$^+$ T-Lymphozyten, welche spezifisch gegen T-Zellen mit alloreaktiven TCRs gerichtet sind. Die Generierung von Suppressorzellen hoher Effizienz gelingt durch Isolierung alloreaktiver T-Zellklone des Empfängers, welche *ex vivo* in ihrer Immunreaktivität modifiziert und als T-Zell Vakzine verwendet werden. Im Tierexperiment induziert die Vakzine idiotypspezifische Suppressorzellen und ermöglicht dadurch die Behandlung von Autoimmunerkrankungen und Allergien. Auch Herztransplantate in der Ratte weisen nach einer solchen Vakzination eine signifikant höhere Lebensdauer auf.

Bei der antigenspezifischen Suppression handelt es sich um Suppressorzellen, welche sich nicht der alloreaktiven Effektorzelle zuwenden (idiotypspezifische Suppression), sondern dem Alloantigen. Dieser Suppressionsmechanismus beruht auf der Erkennung vergleichbarer bzw. benachbarter Epitope des Alloantigens durch $CD8^+$ T-Suppressorzellen (T_s-Zelle), welche im weiteren Verlauf indirekt Toleranz über *suppressor-inducer* $CD4^+$ T-Lymphozyten induzieren. Tierexperimentell eignen sich letztere zum Toleranztransfer zwischen Individuen.

$CD4^+$ Suppressorzellen bilden eine Subpopulation der T-Lymphozyten und können aus tolerierten Transplantaten isoliert werden. Die nähere Charakterisierung $CD4^+$ T-Zellen zeigt, daß zwei lymphozytäre Subpopulationen definiert werden können, nämlich die T_{H1} und die T_{H2} Lymphozyten. Eine Differenzierung der beiden Subpopulationen ist über das unterschiedliche Spektrum der Zytokinexpression möglich. Während T_{H1} *Lymphozyten Il-2*, INF-γ und TNF-β expremieren und insbesondere mit Dendritischen Zellen kommunizieren, bilden T_{H2} *Lymphozyten Il-4, Il-5, Il-6, Il-10* und regulieren die humorale Immunantwort durch Kooperation mit B-Lymphozyten bzw. Plasmazellen. Weiterhin kann eine wechselseitige Modulation der T_{H1} und T_{H2} Zellen über die jeweils freigesetzten Zytokine nachgewiesen werden. Il-4 und Il-10 aus T_{H2} Lymphozyten inhibieren z. B. die T_{H1} Population, während deren INF-γ entgegengesetzt wirkt und die T_{H2} Population suppremiert.

Im Hinblick auf das Transplantatüberleben zeigt sich, daß die überwiegende Präsenz der T_{H2} Lymphozyten und ihrer Zytokine eher protektiv wirken, während die T_{H1} Population häufiger bei Abstoßungsreaktionen dominiert. Möglicherweise entscheidet das Gleichgewicht der T_{H1} und T_{H2} Lymphozytenpopulationen über Akzeptanz oder Abstoßung des Transplantates. Resultate aus Tierexperimenten mit überwiegenden T_{H2} Effekten, z. B. erhöhte Il-4 Produktion und reduzierte Il-2 Expression in akzeptierten Transplantaten, weisen in diese Richtung. Der Nachweis erhöhter INF-γ Bildung und der Anstieg der MHC II Expression auf den Zellen des Transplantates werden bei der Abstoßung registriert und deuten auf das Zytokinrepertoire der T_{H1} Population hin.

Dennoch existieren Widersprüche innerhalb des Toleranzkonzeptes. Im Vordergrund steht dabei die Frage nach der Vereinbarkeit einer protektiven Rolle der T_{H2} Lymphozyten gegenüber dem Transplantat einerseits und einer Aktivierung der humoralen Immunantwort andererseits, welche z. B. *via* ADCC zur Transplantatabstoßung ausreichen würde.

Die unspezifische Suppression wird den *natural suppressor cells* (NS) zugeschrieben. NS-Zellen weisen als charakteristische Epitopkonstellation $CD3^+$/$CD4^-$/$CD8^-$/ $Thy1^+$/TCR^+ auf und können somit von $CD4^+$ oder $CD8^+$ Lymphozyten und NK-Zellen differenziert werden. NS-Zellen lassen sich, insbesondere nach Radiatio des lymphoiden Gewebes, aus dem Knochenmark und aus der Milz anreichern. NS-Zellen inhibieren u. a. die humorale Immunantwort, die Il-2 Freisetzung, die Generation zytotoxischer Lymphozyten sowie die poststimulatorische Proliferation immunkompetenter Zellen. Die Suppression durch NS-Zellen erfolgt ohne MHC-Restriktion und unabhängig von der Präsenz des Antigens. Die Freisetzung suppressiver Faktoren wird diskutiert.

Ausblick

Bei der der Toleranzentwicklung wird den Mechanismen peripherer Toleranzinduktion besondere Bedeutung zugemessen. Alloreaktive T-Lymphozyten stehen dabei zellbiologisch im Mittelpunkt, wie grundlegende Untersuchungen zu Anergie und Apoptose reaktiver Effektorzellen sowie zur Balance der T_{H1} und T_{H2} Lymphozyten zeigen. Um die Steuerung dieser Mechanismen weiter aufzuklären, gelten differenzierte Analysen des Zytokinnetzwerkes als aussichtsreich. Weiterhin stehen Veränderungen des TCR-Repertoires sowie die Inhibition der Rezeptor-Ligand Interaktion des TCR und der am Zweitsignal beteiligten Strukturen im Mittelpunkt des Interesses. Auch die Analyse transgener Tiermodelle und andere gentechnologische Ansätze, wie z. B. die Alloantigenexpression auf non-immunkompetenten Zellen, werden als sinnvoll erachtet.

Chimärismus nach Organtransplantation

Bei der Organtransplantation werden mit dem Transplantat größere Mengen mononukleärer Zellen des Spenders übertragen, die sich zum Teil im Gewebeparenchym, zum Teil in den begleitenden Lymphknoten befinden. Nach Transplantation können diese Zellen offensichtlich im Empfänger für einige Zeit persistieren und in verschiedene Gewebe migrieren. Das Schicksal der Spenderlymphozyten und die Entwicklung eines Chimärismus nach Organtransplantation kann mittels Immunzytologie, Durchflußzytometrie und PCR untersucht werden.

Die bisherigen Untersuchungen haben gezeigt, daß mit einer Lebertransplantation zwischen 10^9 und 10^{10} Spenderlymphozyten übertragen werden. Es handelt sich dabei vorwiegend um T- und NK-Zellen, die teilweise bereits voraktiviert sind. Nach Leber- und Lungentransplantation können Spenderlymphozyten innerhalb der ersten zwei bis drei Wochen regelmäßig nachgewiesen werden. Sie machen in der ersten Woche im Mittel 5% aller Lymphozyten aus. Die Anwesenheit der Zellen scheint mit einer subklinischen Immunaktivierung, jedoch selten mit einer Abstoßung assoziiert zu sein. In seltenen Fällen treten Graft-versus-Host Reaktionen auf. Bei etwa 75% der Patienten nach Lebertransplantation kann langfristig nach Monaten und Jahren ein Persistieren von Spenderzellen, also ein Mikrochimärismus, in der Peripherie in sehr geringer Zahl mit sehr sensitiven Methoden (PCR) nachgewiesen werden. Eine Korrelation des Mikrochimärismus mit dem klinischen Verlauf bzw. dem immunologischen Risiko einer akuten oder chronischen Abstoßung konnte nicht gefunden werden.

Xenotransplantation

Bei der Xenotransplantation besteht die Möglichkeit, die Verträglichkeit eines tierischen Organs durch genetische Modifikation zu verändern. In Betracht kommen Maßnahmen, die entweder zur Entfernung von Zielstrukturen des Abstoßungsprozesses aus dem Transplantat oder durch Transfer menschlicher Gene einen protektiven Effekt ausüben. Dieser Ansatz wird zum Schutz transplantierter Gewebe vor antikörpervermittelter Abstoßung eingesetzt. Es ist wahrscheinlich, daß neben humoralen Abstoßungsmechanismen bei der Xenotransplantation auch zelluläre Abstoßungsformen eine Rolle spielen. Die Analyse der Mechanismen der xenogenen Abstoßungsreaktion und der Modifikation wird in Zukunft immer breiteren Raum einnehmen.

Gentransfer und Gentherapie

Ein Gentransfer ist eine bestechende Form der Therapie von genetisch bedingten Defekten z. B. einzelner Partialfunktionen der Leber. Die hepatische Gentherapie durch transfizierte autologe Leberzellen gilt als zukunftsorientierte Alternative. Voraussetzung für eine erfolgreiche Realisation sind effiziente Kultivierungsverfahren und entsprechende Transfektionstechniken für Leberzellen.

Obwohl der Diabetes mellitus ein polygenetisches Syndrom ist, lassen sich durchaus Ansatzpunkte einer Gentherapie erkennen. Ziel wäre die Transplantation von gentechnisch veränderten insulinsezernierenden Zellen im Frühstadium der Erkrankung. Die insulinsezernierende B-Zelle der Langerhansschen Insel des Pankreas besitzt vier für ihre Funktion zentral bedeutsame Strukturen: den niedrigaffinen GLUT2 Glukosetransporter in der Plasmamembran, die Glukokinase als niedrigaffines Signalerkennungssystem, den ATP-sensitiven Kaliumkanal und einen spannungsabhängigen Kalziumkanal. Diese vier Strukturen bilden zusammen den Apparat für die Erkennung des Glukosestimulus und die Erhöhung der zytosolischen Kalziumkonzentration. Dieser Apparat ermöglicht beim gesunden Menschen eine bedarfsgerechte Ausschüttung des gespeicherten Insulins. Dies bedeutet, daß jede Zelle, die über einen Insulinsynthese- und Insulinsekretionsapparat verfügt, im Prinzip in der Lage sein sollte, geregelt auf eine Glukosestimulus Insulin freizusetzen. Der Ansatzpunkt einer Gentherapie des Diabetes mellitus ist somit der Gentransfer in insulin- oder vielleicht auch in nicht-insulin-produzierende Zellen, die dann in einen diabetischen Organismus verpflanzt werden.

Schlußbemerkung

Die chirurgische Forschung im allgemeinen und auf dem Gebiet der Transplantationsimmunologie ist ohne Einbeziehung der modernen molekularbiologischen und gentechnischen Verfahren nicht denkbar. Die Anforderungen an wissenschaftlich tätige Chirurgen sind dabei hoch und um so wichtiger ist eine stimulierende und kooperative Forschungsinfrastruktur. An der Medizinischen Hochschule Hannover ist die prägende Wirkung des Sonderforschungsbereichs 265 auf weite Bereiche der grundlagenorientierten und klinischen Forschung der Transplantationsimmunologie hervorzuheben. Durch die vielfältige Zusammenarbeit strukturiert sich zunehmend ein wichtiges wissenschaftliches Umfeld auf dem Gebiet der Transplantationsmedizin. Es muß allerdings auch betont werden, daß die Integration molekularbiologischer und gentechnischer Methodik in die chirurgische Forschung nicht nur durch Kooperation, sondern auch in der Person der forschenden Chirurgen verwirklicht werden muß. Eine konsequente und auch langfristige Förderung von wissenschaftlich tätigen Chirurgen auf allen Ebenen ihrer Laufbahn ist unverzichtbar. Die Forschungsaktivitäten auf dem Gebiet der Transplantationsimmunologie haben eine hohe Attraktivität für engagierte Doktoranden. Bedeutsam ist ebenfalls die Förderung der DFG in Form von Forschungs-, Ausbildungs- und Habilitationsstipendien. Auch eine begrenzte Freistellung von chirurgischen Mitarbeitern von den Aufgaben in der klinischen Krankenversorgung hat sich sehr bewährt.

Literatur

Aggarwal BB, Puri RK (1995) Human Cytokines: Their Role in Disease and Therapy. Blackwell Science, Oxford, pp 163–184

Charlton B, Auchincloss H Jr, Fathman CG (1994) Mechanisms of transplantation tolerance. Annu Rev Immunol 12:707–734

Farges O, Morris PJ, Dallman MJ (1995) Spontaneous acceptance of rat liver allografts is associated with an early downregulation of intragraft interleukin-4 messenger RNA expression. Hepatology 21:767–775

Gubernatis G, Tusch G, Oldhafer K, Pichlmayr R (1995) Subjective assessment of donor liver quality. Transplant Proc 27:2191–2194

Hiller WFA, Steiniger B, Klempnauer J (1993) The role of histocompatibility antigens in transplantation of isolated islets of Langerhans. Diabetes 42:90–97

Hoffmann MW, Heath WR, Ruschmeyer D, Miller JFAP (1995) Deletion of high avidity T cells by thymic epithelium. Proc Natl Acad Sci USA 92:9851

Hoffmann MW, Ruschmeyer D, Pichlmayr R (1995) Mechanisms of tolerance induction by intrathymic induction of allgenetic cells. Transplant Proc 27:130

Lampracht D, Wonigeit K 1995) Sequence analysis of the promotor regions of the classical class I gene RT1.A¹ and two other class I genes of the rat MHC. Immunogenetics 41:375–379

Lück R, Klempnauer J, Steiniger B (1994) Genetic requirements for the development of the GVH reaction following small-bowel transplantation. Transplant Int 7:344–348

Mosmann T, Sad S (1996) The expanding universe of T-cell subsets: Th1, Th2 and more. Immunol Today 17:138–146

Naper C, Vaage JT, Lampracht D, Lovik G, Butcher G, Wonigeit K, Rolstad B (1995) Alloreactive natural killer cells in the rat: complex genetics of major histocompatibility complex control. Eur J Immunol 25:1249

Richter N, Raddatz G, Graeter T, Schäfers HJ, Schlitt HJ (1995) Allogeneic lymphocyte chimerism in lung allograft recipients. Transplant Immunol 3:74

Schlitt HJ, Pichlmayr R (1995) Increasing the long-term success of renal transplantation. Lancet 345:600

Thude H, Hundrieser J, Wonigeit K, Schwinzer R (1995) A point mutation in the human CD45 gene associated with defective splicing of exon A. Immunobiol 194:46

Winkler M, Ringe B, Oldhafer D, Katner A, Färber L, Maibücher A, Wonigeit K, Pichlmayr R (1995) Influence of bile on cyclosporine absorption from microemulsion formulation in primary liver transplant recipients. Transplant Int 8:324

Wonigeit K, Lampracht D (1995) RT1.A¹ and class I genes deleted in the mutant haplotype lm1 share a similar promotor region. Transplant Proc 27:1522–1523

Lebertransplantation

C. E. Broelsch, U. Dahmen und A. Frilling

Stand der Forschung im Bereich der klinischen und experimentellen Lebertransplantation in Deutschland 1996 dargestellt anhand der international aktuellen Thematik mit Hinweis auf bestehende Forschungseinrichtungen an Chirurgischen Universitätskliniken in Deutschland

In Deutschland wurden 1996 699 Lebertransplantationen durchgeführt. In ausgewiesenen Zentren erscheint es berechtigt, die Lebertransplantation als einen sicheren chirurgischen Routineeingriff zu bezeichnen. Aufgrund seiner interdisziplinären Komplexizität ist diese Behandlungsform in Deutschland auf 10 Zentren konzentriert, wobei die durchschnittliche Transplantationsaktivität 30 Lebertransplantationen pro Jahr beträgt und eine Spannbreite von mindestens 10 (Kiel) bis maximal 120 Transplantationen im Jahr (Berlin) hat. In allen deutschen Zentren wird die klinische Lebertransplantation begleitet von einer aktiven klinischen und experimentellen Forschungstätigkeit, die aufgrund ihrer Qualität und ihres Umfanges internationale Anerkennung gefunden hat.

Klinische Forschung

Im Mittelpunkt der klinischen Forschung stehen nach wie vor Fragen zur Optimierung der Immunsuppression. Die Weiterentwicklung von Cyclosporin A, das besser bioverfügbare NEORAL, wurde evaluiert. Aufgrund der intensiven Mitwirkung an der Europäischen klinischen Studie [1] wurde FK506, bekannt unter dem Handelsnamen PROGRAF, mittlerweile für den klinischen Gebrauch zugelassen. Auch die sogenannten „neuen Immunsuppressiva („new drugs") werden in klinischen Studien auf ihre Wirksamkeit in Kombination mit den bekannten Substanzen geprüft. Hierzu zählen die Inhibitoren der de-novo Nukleotidsynthese, insbesondere Mycophenolat Mofetil (MMF) [3], aber auch Mizoribin und Brequinar. Rapamycin durchläuft zur Zeit die ersten klinischen Studien im Rahmen der Nierentransplantation. Ein zweiter wichtiger Komplex ist die Immunmodulation mit Hilfe biologischer Reagenzien: monoklonale Antikörper, humanisierte Antikörper und MHC-Peptide. In Deutschland laufen zur Zeit klinische Studien mit anti-IL2R [1, 3], weltweit wird auch die klinische Wirksamkeit von anti-CD4-, anti-ICAM-, anti-LFA-1-, anti-TCR-Antikörper evaluiert. OKT 3 hat nach wie vor seinen Stellenwert in der Behandlung therapierefraktärer Abstoßungsreaktionen, der Wirkmechanismus wird in klinisch-experimentellen Studien aufgeklärt [3]. Seitdem 1992 die kontroverse Diskussion um die Relevanz spenderabhängiger Zellen des Immunsystems (Mikrochimärismus) im Rahmen der Toleranz-induktion entbrannt ist, beschäftigen sich auch in Deutschland einige Arbeitsgruppen mit der Etablierung von Methoden zum Nachweis für Spenderlymphozyten [2, 3], als auch in begleitenden klinischen Untersuchungen mit dem Zusammenhang zwischen Frequenz und Schwere von Abstoßungsreaktionen und Frequenz der Spenderzellen und somit der Bedeutung für eventuell entstehende Toleranz nach Lebertransplanta-tion. Unter der Annahme eines begünstigenden Einflusses laufen in den USA bereits weiterführende klinische Studien, in denen zum einen die Anzahl der transplantierten Spenderlymphozyten durch eine gleichzeitige spenderspezifische Knochenmark-transplantation drastisch erhöht wird und zum anderen der Versuch gemacht wird, stabile Empfänger mit nachgewiesenem Mikrochimärismus von der Immunsuppres-sion zu entwöhnen. In diesen Arbeiten konnte zusätzlich gezeigt werden, daß es nach der knochenmarksaugmentierten Organtransplantation zu einem Engraftment von Spenderstammzellen im Knochenmark kommt. Die immunologische Bedeutung des Spenderimmunsystems für den Empfänger ist noch nicht geklärt: Toleranzbegünsti-gend aufgrund der zentralen Antigenpersistenz mit fortwährender gegenseitiger un-terschwelliger Immunstimulierung, Koexistenz zweier Immunsysteme mit Kombina-tion der Immuneigenschaften, Epiphänomen.

Untersuchungen zur akuten und chronischen Abstoßung, insbesondere zur Ent-wicklung von Parametern (z. B. α-GST), die frühzeitig auf die Schädigung des Organs hinweisen, nehmen ebenfalls breiten Raum ein [3, 5, 10].

Ein zweites wesentliches Gebiet der klinischen Forschung beschäftigt sich mit den Komplikationen der Immunsuppression: den Infektionen und den lymphoproliferati-ven Erkrankungen. Zu den bedrohlichen Infektionen zählt vor allem die Cytomegalie-virusinfektion (CMV). Die intravenöse Gabe von Ganciclovir zur Behandlung von CMV-Infektionen hat sich bereits durchgesetzt, die prophylaktische Gabe von oralem Ganciclovir wurde in einer multizentrischen klinischen Studie getestet [2]. Auch die Diagnoseverfahren der CMV-Infektion unterliegen einem steten Wandel. Zur Zeit wird die Wertigkeit der PCR für die Diagnosestellung und zum Therapiemonitoring überprüft. Ebenfalls von Bedeutung sind die Arbeiten zur Prophylaxe bakterieller Infektionen sowie von Pilzinfektionen [1, 7]. Virale Hepatitis (Hepatitis B und C) im Stadium der Zirrhose ist eine wichtige Indikation zur Lebertransplantation. Ein we-sentliches Problem ist die gefürchtete Reinfektion, die zum Verlust des transplantier-ten Organ führen kann. Es gibt neue Virustatika (Famciclovir, Lamivudin), mit denen bereits gute klinische Erfahrungen in der Behandlung der Grundkrankheit gemacht worden sind. Im Rahmen von klinischen Studien wird jetzt ihre Wirksamkeit zur Prophylaxe der Reinfektion ausgetestet [2]. Ein neuer Ansatz beschäftigt sich mit dem adoptiven Transfer von Immunität des Spenders auf den Empfänger durch Lebertrans-plantation [2]. Durch Transplantation der Leber eines immunisierten Spenders wird der Immunschutz auf den Empfänger übertragen und schützt ihn so möglicherweise vor der Reinfektion [2]. Im Verlaufe der meist langjährigen Hepatitis-Infektion ent-wickeln viele Patienten hepatozelluläre Carcinome, die in Abhängigkeit von der Größe und Anzahl der Primärherde eine Indikation zur Transplantation darstellen. Auch bei Lebermetastasen anderer Tumoren (Endokrine Tumoren, Colorektale Karzinome) wird zur Zeit untersucht, inwieweit dieses Vorgehen die Grundkrankheit positiv beein-flußt und gegebenfalls eine Heilung vom Tumorleiden induziert werden kann [2]. Durch den Einschluß dieser Indikationen wird der Empfängerpool ständig erweitert.

Auf der anderen Seite stehen innovative Techniken zur Vergrößerung des Spenderpools. Dazu gehört die Entwicklung der Leberlebendspende [2], die insbesondere den Mangelsituationen im Kindesalter abhilft. Durch die Entwicklung der „split"-Technik ist es nun möglich, mit einem Organ zwei Empfänger gleichermaßen mit einem guten Organ zu versorgen. Verbessert wurde diese Technik noch durch die Einführung des in-situ-splitting, mit dem die Ischämiezeiten verkürzt werden konnten. Die ersten Nachuntersuchungen zeigen, daß mit dieser Technik gleich gute Ergebnisse wie durch die Transplantation eines ganzen Organs erzielt werden. Große retrospektive Studien untersuchen den Einfluß einzelner Variablen wie Alter, Geschlecht, intensivmedizinische Parameter im Hinblick auf die Erweiterung des Spenderpools, so daß nur noch „schlechte" Spender als solche abgelehnt werden, „grenzwertige" Spender jedoch angenommen werden können. Eine weitere Möglichkeit den Spenderpool zu vergrößern, ist die in den USA eingeführte Einbeziehung der sogenannten „non-heart-beating-donors". Nach Eintritt des Herzstillstandes und Verstreichen einer Karenzzeit, nach deren Ablauf eine Reanimation unmöglich ist, wird mit der Explantation begonnen. Die bisherigen Untersuchungen, vor allem in den USA durchgeführt, zeigen vielversprechende Ergebnisse.

Ein weiteres wichtiges Thema ist nach wie vor die Frage der besten Organkonservierung. Diskutiert werden Verfahren zur pulsatilen Perfusion – von besonderer Bedeutung und bereits in klinischer Erprobung ist dieses Vorgehen im Bereich der Nierentransplantation – sowie die Anwendung neuer Zusätze zur Perfusionslösung wie z. B. L-Selectin und Lazaroide.

Zahlreiche Arbeitsgruppen beschäftigen sich mit dem postoperativen Monitoring der lebertransplantierten Patienten. Immunmonitoring wird durchgeführt in Studien mit regelmäßiger Feinnadelaspirationsbiopsie und cytologischer und immuncytochemischer Aufarbeitung der Präparate [3], und mittels flowzytometrischer Untersuchungen aus dem peripheren Blut zum Immunstatus der Patienten [1, 2]. Die Bedeutung von regelmäßigen sonographischen Untersuchungen zur Beurteilung der Durchblutung des Transplantates und deren Relevanz für die Abstoßungsdiagnostik wird an mehreren Zentren überprüft [2].

Jedes Zentrum ermittelt seine Ergebnisse in Form der Patienten- und Transplantatüberlebensrate. Besondere Komplikationen wie z. B. biliäre Komplikationen nach kindlicher Lebertransplantation [1, 2] oder Teillebertransplantation oder die Lebensqualität nach Lebertransplantation [1, 3] werden in gesonderten Studien ermittelt.

Zunehmend werden auch interdisziplinäre Zusammenarbeiten angestrebt: Studien z. B. zur Fibroseentstehung in der Leber werden gemeinsam mit Hepatologen bearbeitet [3], zur Hepatitis mit den Virologen [1] durchgeführt.

Experimentelle Forschung

Die Grundlagenforschung im Bereich der Lebertransplantation ist sehr vielgefächert. Einer der Hauptschwerpunkte ist die Immunologie mit den Fragen nach Mechanismen der Toleranzinduktion und Erhaltung und dem Mechanismus der akuten und chronischen Abstoßung. Dabei werden verschiedene Ansätze untersucht.

Mikrochimärismus wird in vielen Transplantationsmodellen (Maus, Ratte, Schwein) und nach verschiedenen Transplantationen (Leber, Herz, Niere) beobachtet [2, 3, 4]. Mit Hilfe von Rekonstitutionsexperimenten konnte die Präsenz von Stammzellen in der Leber, aber auch in geringerer Anzahl in anderen Organen gezeigt werden. Es ist bereits gelungen, dendritische Zellen vom Spendertypus aus dem Lebertransplantat zu isolieren und zu propagieren. Auch das Anwachsen von Spenderstammzellen im Knochenmark des Empfängers konnte bereits gezeigt werden. Die Bedeutung der Spenderlymphozyten im Rahmen der Toleranzinduktion ist jedoch auch im Tiermodell nach wie vor ungeklärt.

Auch im Rahmen anderer Toleranzinduktionsmodelle wird der Präsenz von Donorantigen eine entscheidende Bedeutung zugemessen. Wichtiges Beispiel ist das Modell der intrathymischen Toleranz [3, 4]. Je nach Protokoll wird Donorantigen in Form von Spenderzellen oder als MHC-Peptide vom Spendertypus intrathymisch appliziert. Als toleranzinduzierender Mechanismus wird unter anderem klonale Deletion der mit Spender-MHC Antigenen reagierender T-Zellen angenommen. Die systemische Behandlung mit MHC-Peptiden befindet sich nach extensiver tierexperimenteller Testung in erster klinischer Erprobung. Mit einem von HLA-B27 abgeleiteten Peptid können in Kombination mit herkömmlichen Immunsuppressiva deutliche Verbesserungen der Überlebenszeiten im Tiermodell erreicht werden.

Das Konzept der portalen Toleranz (Toleranz nach Injektion von Antigen in die Portalvene) hat in letzter Zeit an Bedeutung verloren; hingegen beschäftigen sich einige Arbeitsgruppen mit dem Prinzip der oralen Toleranz (Toleranz nach oraler Antigenaufnahme) und der nutritiven Toleranz, der Toleranzinduktion durch die Aufnahme bestimmter Nahrungsmittel (langkettige Fettsäuren).

Die Rolle der verschiedenen an der Immunantwort beteiligten Zellen wird im Detail untersucht. Besonderes Interesse haben die dendritischen Zellen als Initiatoren der T-Zellaktivierung auf sich gezogen. Interessanterweise fanden sich in der Leber unreife dendritische Zellen, die erst nach Migration in andere lymphatische Organe in der Lage sind T-Zellen zu stimulieren, möglicherweise mit ein Grund für lebertransplantationsinduzierte Toleranz. Im Rahmen der Untersuchungen zu den unspezifischen Abwehrvorgängen haben die natural-killer Zellen einen besonderen Stellenwert [4]. Die Arbeiten zu den Interaktionen zwischen Lymphozyten und Endothelzellen stellen ebenfalls mittlerweile ein eigenes Forschungsgebiet dar. Die Endothelzellen vermitteln den ersten Kontakt zwischen Transplantat und Empfängerlymphozyten. Hier werden die Lymphozyten aus dem Blutstrom abgefangen und zur Migration in das Gewebe angeregt. Blockierungen dieser Interaktionen führen im Tierexperiment wie auch in ersten klinischen Studien zu einer Verlängerung des Transplantatüberlebens bis hin zur Toleranz. Seit der Unterscheidung der T-Helfer-Zellen in TH1 und TH2 Zellen aufgrund ihrer unterschiedlichen Zytokinproduktion hat die Beschäftigung mit diesem großen Gebiet neuen Auftrieb erhalten [2]. Die Rolle der verschiedenen Zytokine für Abstoßung und Toleranzinduktion wird in allen Transplantationsmodellen untersucht. Dabei zeigt sich immer mehr, daß es auf das Zusammenspiel der Botenstoffe ankommt.

Nach wie vor werden auch Fragen der Konservierung tierexperimentell abgehandelt. Dabei geht um Verbesserungen der Konservierungslösungen zur Verhinderung von ischämischen Schäden. Ein zunehmend häufiger verwendetes Untersuchungsverfahren ist die in vivo Fluoreszenzmikroskopie, bei der die initiale Reaktion des Empfängers auf das Transplantat direkt beobachtet werden kann.

Die Molekularbiologie nimmt, wie in anderen Forschungsbereichen, einen zunehmend größeren Stellenwert ein. Mit Hilfe molekularbiologischer Methoden (RT-PCR) wird die Transkription regulierbarer Proteine auf m-RNA-Ebene semiquantitativ gemessen. Dazu gehören die Cytokine, die im Rahmen der Immunantwort lokal sezerniert werden. Man unterscheidet zwischen TH1 und TH2 Zytokinen, denen immunstimulierende (abstoßende) und mit Toleranz assoziierte Funktionen zugeschrieben werden.

Mit Hilfe von genetic engineering werden genetisch veränderte Inzuchtstämme (Maus/Ratte) hergestellt, zum Beispiel sogenannte Knock-outs, bei denen ein Gen komplett zerstört wird. Anhand dieser Tiere kann man die Bedeutung eines Gens im Rahmen der Immunantwort untersuchen. Dabei zeigte sich, daß zum Beispiel IL-2 für die Abstoßungsreaktion nicht zwingend erforderlich ist; auch IL-2 knock-outs sind in der Lage, ein Transplantat abzustoßen. Die Immunantwort hat also ein großes Maß an Redundanz, so daß die Ausschaltung eines Faktors nicht immer zu einer dramatischen Änderung der Immunantwort führt.

Ein wesentlicher Zweig ist die Einführung neuer Gene (z. B. T-Zellrezeptor [2]) in einen Organismus und damit die Herstellung sogenannter transgener Stämme, um die Funktionsweise spezifischer Proteine evaluieren zu können.

Andere Gruppen experimentieren mit dem Transfer von Genen in das zu transplantierende Organ, ohne den Gesamtorganismus des Empfängers komplett zu verändern. Ein weiterer Weg ist die Genmanipulation ex-vivo am Knochenmark mit nachfolgender Transplantation in den Organspender.

Der allgemein bekannten und zunehmenden Organknappheit wird versucht mit zwei Ansätzen zu begegnen: Die Entwicklung eines künstlichen Leberersatzes, ähnlich wie der Dialyse bei der terminalen Niereninsuffizienz und der Entwicklung der Xenotransplantation.

Die künstliche Leber befindet sich weitgehend im tierexperimentellen Stadium. Bisher sind lediglich einige wenige vereinzelte klinische Versuche zur Überbrückung eines terminalen Leberversagen bei Fehlen eines passenden Organs durchgeführt worden [1, 7]. Zwei Probleme stehen bei der Entwicklung einer Ersatzleber im Vordergrund: Erstens wird eine große Menge an menschlichen Hepatozyten benötigt, die zweitens über einen längeren Zeitraum in der entsprechenden Menge von mindestens 10% der Lebermasse des Patienten in einem der Leber nachempfundenen dreidimensionalen Gerüst kultiviert werden müssen. Bei Verwendung von xenogenen Hepatozyten, die ebenfalls erwogen wird, muß die Verträglichkeit mit dem menschlichen Blut angestrebt werden und insbesondere Antikörperreaktionen verhindert werden.

Der temporäre oder auxiliäre Ersatz der Leberfunktion kann möglicherweise auch mit der Transplantation von Hepatozyten gelingen [2, 9, 13]. Mit diesem Verfahren kann bisher 10–20% der Lebermasse transplantiert werden. Die aktuellen Arbeiten behandeln die Fragen nach dem besten Implantationsort, den Bedingungen (Kotransplantation von Inselzellen zur Versorgung mit hepatotrophen Faktoren), der Verbesserung der Überlebenszeit im Empfänger und der Erhaltung der Funktion im Empfänger. Unter tierexperimentellen Bedingungen können auf diese Weise bestimmte Stoffwechselfunktionen für einen längeren Zeitraum gemessen werden.

Die Xenotransplantation befindet sich bis auf einige wenige klinische Einzelversuche noch gänzlich im Experimentierstadium. Es existiert eine große Anzahl unterschiedlicher Transplantationsmodelle. Ein großes Problem bei der Etablierung xenogener Transplantationsmodelle ist das Fehlen adäquater Reagenzien in den dazu verwendeten Tierarten, so daß sich ein Teil der Forschungsaktivitäten darauf bezieht, die

Transplantationsmodelle überhaupt untersuchbar zu machen. Häufig verwendetes Kleintiermodell ist die Transplantation von Hamster oder Maus zu Ratte. Aufgrund der Größe und immunologischer Ähnlichkeit wird in vielen präklinischen Versuchen das Schwein verwendet, aber auch Primaten, wenn auch aufgrund ethischer und finanzieller Erwägungen deutlich weniger. Insbesondere bei reinen in-vitro Versuchen, zum Beispiel zur Antigenpräsentation, werden Schweine- und Menschenlymphozyten benutzt [14]. In Perfusionsversuchen wird der Einfluß von menschlichem Blut auf das xenogene Organ (Schwein) untersucht. Viele Projekte beschäftigen sich mit gentechnologischen Arbeiten am Schwein in dem Versuch durch Einführung empfängerrelevanter (menschlicher) Gene in den Spender (Schwein), also durch Konstruktion transgener Schweine, die Verträglichkeit zu verbessern. So wurden z. B. Human decay accelerating factor (CD55), auch hDAF-transgene Schweine hergestellt [6]. In ex-vivo Hämoperfusionsversuchen mit menschlichem Blut konnte eine deutliche Verbesserung erzielt werden. Eines der Hauptprobleme ist die hyperakute Abstoßung innerhalb von wenigen Minuten aufgrund von präformierten Xenoantikörpern. Plasmapheresesysteme oder Vorbehandlung mit Cyclophosphamid führt zu einer signifikanten Reduktion dieser Antikörper.

Tabelle 1. Tabellarischer Überblick über die zur Zeit in Deutschland bearbeiteten Themengebiete (Zahlen in Klammern beziehen sich auf die entsprechenden Universitäten)

Klinisch

Immunsuppression
  „New drugs"
    MMF [2]
  Immunmodulation durch biologische Präparate
    Antikörper (IL2-R [3]), Adhäsionsmoleküle, Blockierung des „second signals"
    Peptide
    Chimärismus [2, 3]
  knochenmarksaugmentierte Organtransplantation
  Pharmakokinetik [3]

Empfängerbehandlung und Evaluation [2]
    TIPS [10]
  OP-Technik
    Gallengang [3]
    Blutverlust [6]
  Akute Abstoßung [5, 10]
  Chronische Abstoßung [3, 5, 10]
  Ausweitung des Spenderpool
    Living related
    Split/in-situ split [2]
    „Non-heart beating donor"

Alter von Empfänger/Spender, marginal donor
Ausweitung des Indikationsspektrums
    Tumorerkrankungen [6]
Infektionen
    CMV[1, 2, 9]
    Hepatitis [2]
    Infektionsprophylaxe [1, 7]
Konservierung [11]
Postoperatives Monitoring [1]
    Sonographie [2, 7]
    FNAB [3]
    immunologisch [2, 5, 7]
Ergebnisqualität, Komplikationen, Lebensqualität [1, 3], Retransplantation
Interdisziplinäre Hepatologie [5, 11]

Experimentell

Immunologie
    Toleranzinduktion
        Chimärismus [2, 3, 4]
        Apoptose [3, 4]
        intrathymische Toleranz [3, 4]
        Peptide [4]
        NK-Zellen [4]
        dendritische Zellen [4]
        Endothelzellen [9]
        Zytokine [2]
    Abstoßungsmechanismus [1, 3, 9]
Konservierung [1, 9]
    Mikrozirkulation [2, 7, 10]
    Ischämie [7, 10]
    Konservierungslösungen [1], Auswaschlösungen
Gentherapie [7]
Tumor und Transplantation [12]
Leberersatz [1, 7]
Hepatozytentransplantation [2, 9, 13]
Xenotransplantation [7]
    Endothel
    Xeno Antigen und Antikörper
    genetic engineering [6]
Grundlagen
    Immungenetik [3]

Tabelle 2. Auflistung und Adressen der entsprechenden Universitäten

1. Virchow-Klinikum
Universitätsklinikum der Humboldt- Universität zu Berlin
Dir.: Prof. Dr. P. Neuhaus
Augustenburger Platz 1, 13353 Berlin

2. Universitäts-Krankenhaus
Abteilung für Allgemeinchirurgie
Dir.: Prof. Dr. C. E. Broelsch
Martinistr. 52, 20246 Hamburg

3. Medizinische Hochschule Hannover
Abteilung für Abdominal- und Transplantationschirurgie
Dir.: Prof. Dr. R. Pichlmayr
Konstanty-Gutschow-Str. 8, 30625 Hannover

4. Klinikum der Christian-Albrecht Universität zu Kiel
Klinik für Allgemeine Chirurgie und Thoraxchirurgie
Dir.: Prof. Dr. B. Kremer
Arnold-Heller-Str. 7, 24105 Kiel

5. Klinikum rechts der Isar
Chirurgische Klinik und Poliklinik der Technischen Universität
Dir.: Prof. Dr. J. R. Siewert
Ismaninger Str. 22, 81675 München

6. Institut für Chirurgische Forschung der
Ludwig-Maximilians-Universität München
Dir.: Prof. Dr. K. Meßmer
Marchioninistr. 15, 81377 München

7. Klinikum Großhadern, Chirurgische Klinik und Poliklinik
Ludwig-Maximilians-Universität München
Dir.: Prof. Dr. F. W. Schildberg
Marchioninistr. 15, 81377 München

8. Klinik für Transplantationschirurgie
Georg-August-Universität Göttingen
Dir.: Prof. Dr. B. Ringe
Robert-Koch-Str. 40, 37075 Göttingen

9. Klinikum der Johann Wolfgang Goethe-Universität
Klinik für Allgemeinchirurgie
Dir.: Prof. Dr. A. Encke
Theodor-Stern-Kai 7, 60590 Frankfurt am Main

10. Universitätsklinikum, Zentrum für Chirurgie
    Abdominal-, Transplantations- und Gefäßchirurgie
    Dir.: Prof. Dr. J. Hauss
    Liebigstr. 20 a, 04103 Leipzig

11. Klinikum der Albert-Ludwigs-Universität
    Freiburg Sektion Transplantationschirurgie der Chirurgischen Klinik
    Leiter: Prof. Dr. G. Kirste
    Hugstetter Str. 55, 79106 Freiburg i. Br.

12. Klinikum der Justus-Liebig-Universität Gießen
    Klinik für Allgemeinchirurgie
    Dir.: Prof. Dr. K. Schwemmle
    Klinikstr. 29, 35392 Gießen

13. Ernst-Moritz-Arndt-Universität Greifswald
    Abteilung für Chirurgie
    Dir.: Prof. Dr. D. Lorenz
    Friedrich-Löffler-Str. 23, 17489 Greifswald

Nierentransplantation

F. W. Eigler

Die Nierentransplantation ist in der Bundesrepublik Deutschland wie auch in vielen anderen Ländern nicht ausschließlich unter Federführung oder Mitwirkung der Chirurgen eingeführt und betrieben worden. In den westlichen deutschen Ländern waren zwar die meisten Programme chirurgisch bestimmt (Hannover, Köln, Essen, München, Münster, Freiburg), in den östlichen Ländern waren zu DDR-Zeiten in einem zentralistischen System ausschließlich urologische Kliniken beteiligt.

Derzeit werden von 39 bei der Deutschen Stiftung Organtransplantation (DSO) registrierten Zentren 22 von chirurgischer Seite versorgt oder bestimmt. Von diesen Zentren haben auf entsprechende Anschreiben 15 geantwortet, 3 davon haben zur Zeit keine Forschungsprogramme bzw. solche nur in Vorbereitung.

Allgemeine Transplantations-Immunologie

Von vielen Transplantationsgruppen werden grundsätzliche Fragen der Immunreaktionen an verschiedenen Modellen im Tierexperiment bearbeitet, die nicht für die Nierentransplantation spezifisch sind. So wird z. B. die Herztransplantation im Ratten-Modell für Abstoßungsvorgänge benutzt, weil hier ohne größeren Aufwand an dem Sistieren des Herzschlages sehr schnell die Abstoßung erkannt werden kann.

Organ*un*spezifische immunologische Untersuchungen werden in größerem Stil in Hannover (Projektleiter Prof. Pichlmayr, Dr. Wonnigkeit), Kiel (Projektleiter: Prof. Kremer) und Gießen (Projektleiter: PD Dr. Padberg) durchgeführt. Zusätzlich sind natürlich die größeren mehr oder weniger mit der Chirurgie verbundenen Forschungsinstitute, z. B. in München-Großhadern und Köln-Lindenthal zusätzlich zu erwähnen.

Organisation und Finanzierung

Die tierexperimentellen Untersuchungen werden in unterschiedlichen Konstellationen sowohl in Eigenregie wie interdisziplinär mit immunologischen und internistischen Partnern durchgeführt. Sie werden vorwiegend von der Deutschen Forschungsgemeinschaft gefördert.

Die klinischen Untersuchungen, insbesondere zur Evaluierung bzw. Verbesserung der Immunsuppression sind mehrheitlich über Drittmittel durch die beteiligten Firmen finanziert. Auch wenn das in der klinischen Forschung generell üblich ist, wäre es doch wünschenswert, daß auch auf diesem Gebiet eine neutralisierte Finanzierung ähnlich wie für die Grundlagenforschung durch die DFG erfolgen könnte. Dazu wäre eine unabhängige Finanzierungsorganisation zu bilden, der das von den interessierten Firmen zur Verfügung zu stellende Geld übergeben und die es dann neutralisiert für die klinischen Forschergruppen verwenden würde.

Die klinischen Programme werden in der Regel mit den jeweiligen internistischen Partnern nephrologischer Abteilungen bzw. von Dialysezentren verantwortlich durchgeführt. Multizentrische Studien sind dabei notwendig, um schnell zu verwertbaren Ergebnissen zu kommen.

Tierexperimentelle Studien

In tierexperimentellen Studien in Berlin (Virchow-Charité) und in Essen werden die Beeinflussung der chronischen Abstoßung durch nicht immunologische Faktoren untersucht bzw. die Abgrenzung immunologischer von nichtimmunologischen Einflüssen. Am Tier werden darüber hinaus Fragen des Reperfusionsschadens in München-Großhadern bearbeitet. In Münster werden Versuche zur ultrakurzen Ischämiezeit bei allogener Transplantation am Schaf durchgeführt (ehemaliger Leiter: Prof. Buchholz). In Ulm (Projektleiter: Prof. Abendroth) werden im autologen Ex-Vivo-Reperfusionsmodell Probleme der Langzeitkonservierung von Nieren bearbeitet. Außerdem finden dort intensive Experimente zur Xeno-Transplantation – zum Teil in Zusammenarbeit mit der Universität Cambridge – statt. Von – allerdings nicht organspezifischen – Xenotransplantationsversuchen wird auch aus Gießen berichtet.

Klinische Forschung

Bei der rein klinischen Forschung ergeben sich im wesentlichen die Schwerpunkte von Vergleichsstudien verschiedener Immunsuppressiva in der Basistherapie, der Verbesserung der Abstoßungstherapie, Beurteilungen der Organqualität nach Konservierung und postoperativen Probleme der Virusinfektion insbesondere durch das Cytomegalie-Virus und deren Prophylaxe. Schließlich sind Aufbau oder Durchführung besonderer Programme zur Lebendspende insbesondere auch von nicht Blutsverwandten zu erwähnen (Freiburg, Göttingen, München-Großhadern).

Zur Immunreaktion nach Nierentransplantation werden an Biopsien aber auch in Zellkulturmodellen eine Reihe verschiedener Zytokine und Oberflächenmarker in ihrer Bedeutung überprüft (Projektleiter: Prof. Kirste, Freiburg). In Mannheim (Projektleiter: Prof. Trede und Prof. van der Raude) werden Mechanismen der gewebsspezifischen Abstoßungsreaktion in Zellkulturen untersucht mit der Frage nach gewebespezifischen Peptiden.

Versuche zur praeoperativen Feststellung der Organqualität mit NMR-Spektroskopie finden in Freiburg, Köln und in Münster statt. Besondere Programme zur Verbesserung der Abstoßungstherapie werden in Göttingen, Lübeck, München-Großhadern bearbeitet. Die weitaus häufigsten klinischen Untersuchungen beziehen sich auf die Evaluierung neuer Immunsuppressiva meist als Mitarbeit an multizentrischen Studien (Essen, Gießen, Göttingen, Hannover, Kiel, Köln, Lübeck, München-Großhadern und Ulm). Schließlich sind noch besondere Programme zur Prophylaxe und Therapie von CMV-Infektionen zu erwähnen (Köln-Lindenthal, Lübeck und Ulm).

Im Hinblick auf die Gesundheitsgesetzgebung sind Untersuchungen zu Leistungs- und Qualitätsparametern auch bei der Nierentransplantation von Bedeutung (PD Dr. Nagel, Hannover).

Ausblick

Angesichts der weiterhin bestehenden Diskrepanz zwischen benötigten und zur Verfügung stehenden Organen sind Impulse zur xenogenen Transplantation in Deutschland besonders dringlich. Allerdings ist dabei zu fordern, daß eine entsprechende ethische Klärung erfolgen sollte, damit die notwendigen Investitionen auch in eine klinische Anwendung münden können und die Realisierung nicht durch eine unerwartete Ablehnung in der Gesellschaft verhindert wird.

Die Vielzahl inzwischen entwickelter Immunsuppressiva[1] fordert eine intensive multizentrische Untersuchung ihrer Wertigkeit bzw. ihrer möglicherweise spezifischen Indikationen. Dabei macht sich auf Dauer in Deutschland bemerkbar, daß in der Regel nicht die professionellen Instrumente für die notwendige klinische Langzeitforschung zur Verfügung stehen. Hier droht deshalb die Gefahr, daß die pharmazeutische Industrie sich für die wichtigsten Fragen klinischer Immunsuppression mehr und mehr von Deutschland ab und dem Ausland zuwendet. Zweifellos handelt es sich dabei nicht um ein spezifisches Problem im Rahmen der Nierentransplantation und der Organtransplantationsforschung generell. Insbesondere für die Nierentransplantation ist aber wichtig, die Langzeitergebnisse intensiv zu verfolgen.

Wenn diese Aufgaben auch inzwischen weitgehend von nephrologischen Arbeitsgruppen übernommen sind, so kann man die Rückwirkungen auf die aktuelle Transplantationspraxis nicht außer acht lassen. Die Ergebnisse haben direkten Einfluß auf die Fortentwicklung der Allokationsentscheidungen größerer Verbünde, wie etwa für Deutschland bei EUROTRANSPLANT. Nicht zuletzt deshalb sollten sich alle chirurgischen Gruppen, die sich mit der Nierentransplantation befassen, ebenfalls an entsprechenden Studien beteiligen.

Im selben Sinne sind auch primär nicht immunologische Einflüsse auf das Transplantatergebnis weiterhin zu untersuchen, so der Einfluß von Konservierungsverfahren und Konservierungsdauer, Einfluß des Alters und des Geschlechts sowie des Ernährungszustandes.

Allerdings werden die Forschungsanstrengungen durch einen Rückgang in der Organspende gehemmt. Wichtige Impulse werden für die Arbeit in der Öffentlichkeit abgezogen oder von der neuerdings als attraktiv Lebendspende angezogen. Auch für die atmosphärische Forschungsförderung sollte deshalb endlich das vorbereitete Transplantationsgesetz in Kraft treten.

---

[1] Perspektiven der immunsuppressiven Therapie von Meuser S, Sido B, Dengler T (1996) Chirurg 67:310–317

Pankreastransplantation

U. T. Hopt

Organtransplantation – Pankreas

Die Pankreastransplantation galt lange als klinisch experimentelles Therapieverfahren. Ursache dafür waren zum einen operationstechnische Probleme, zum anderen Schwierigkeiten bei der immunsuppressiven Therapie. Während hinsichtlich der Operationstechnik vor allem das Management der exokrinen Pankreassekretion im Vordergrund stand, bereiteten bei der Immunsuppression die enormen immunstimulatorischen Eigenschaften des Pankreas große Schwierigkeiten. Beide Problemkreise sind zwischenzeitlich weitgehend gelöst. Die Pankreastransplantation gilt seit Ende der 80er Jahre als klinisch etabliertes Therapieverfahren. Die Zahl weltweit durchgeführter Pankreastransplantationen liegt zwar mit etwa 1000 pro Jahr immer noch deutlich unter den Zahlen der Leber-, Herz- oder gar der Nierentransplantation. Die Kurz- und Langzeitergebnisse sind aber zwischenzeitlich exzellent und durchaus mit den Ergebnissen nach isolierter Nierentransplantation vergleichbar [6].

Trotz dieser enormen Erfolge ist die Entwicklung der Pankreastransplantation im Hinblick auf die Indikation, die Operationstechnik und die Immunsuppression noch nicht abgeschlossen. Hinzu kommt noch, daß die positiven Effekte der Pankreastransplantation auf die Entwicklung der diabetischen Spätschäden noch nicht ausreichend dokumentiert sind. Schließlich sind die endokrinen Reaktionsmuster nach Pankreastransplantation noch nicht in allen Einzelheiten abgeklärt. Im folgenden soll daher nicht nur auf den gegenwärtigen Status, sondern vor allem auf die derzeit noch ungeklärten Fragen und auf die zukünftigen Entwicklungstendenzen eingegangen werden.

1 Indikation

Die Pankreastransplantation stellt im Moment bei niereninsuffizienten Typ I-Diabetikern in Kombination mit einer Nierentransplantation *(simultane Pankreas-Nieren-Transplantation)* sicher das optimale Therapieverfahren dar. Die Nierentransplantation ist seit langem als das optimale Nierenersatzverfahren bei terminal niereninsuffizienten Typ I-Diabetikern anerkannt. Dabei sind die Risiken der Immunsuppression durchaus mitberücksichtigt. Das Risiko einer Pankreastransplantation zusätzlich zu einer geplanten Nierentransplantation bei Typ I-Diabetikern beschränkt sich damit auf das pankreasspezifische peri- und postoperative Risiko. Typische Komplikationen sind unter anderem die Transplantatpankreatitis, die Entwicklung von Ulzera und nachfolgender Blutung oder Perforation im transplantierten Duodenalsegment sowie

Probleme im Bereich von Blase und Urethra bei Verwendung der Blasendrainagetechnik. Die peri- und postoperative Morbidität nach Pankreastransplantation ist zwar immer noch signifikant, zwischenzeitlich aber doch kalkulierbar geworden. Fast alle Komplikationen sind, wenn sie frühzeitig erkannt werden, beherrschbar. Hinzu kommt, daß bis auf die Probleme im Bereich des Urogenitaltrakts praktisch alle diese Komplikationen nur in den ersten drei bis vier Monaten nach Transplantation eine Rolle spielen. Im Hinblick auf die exzellenten Langzeiterfolge der kombinierten Pankreas-Nieren-Transplantation ist daher die Indikation zu diesem Therapieverfahren generell anerkannt. Als wesentliche Kontraindikation gelten neben einer unzureichenden Patientencompliance vor allem eine fortgeschrittene koronare Herzerkrankung und akute oder chronische Infektionen.

Die überzeugenden Erfolge der kombinierten Pankreas-Nieren-Transplantation haben in jüngster Zeit die Diskussion um den richtigen Zeitpunkt einer solchen Pankreas-Transplantation erneut entfacht. Es wird zunehmend akzeptiert, daß eine kombinierte Pankreas-Nieren-Transplantation durchaus bereits vor Eintritt der Dialysepflichtigkeit indiziert sein kann. Von manchen Zentren wird bereits ab einem Serumkreatinin von 2 mg/dl die Frage der kombinierten Pankreas-Nieren-Transplantation diskutiert [10]. Unsere eigene Gruppe sieht die Indikation zur kombinierten Pankreas-Nieren-Transplantation erst ab einem Serumkreatinin von mehr als 4 mg/dl gegeben.

Auch bei Typ I-Diabetikern mit etabliertem, gut funktionierendem Nierentransplantat ist die Indikation zu einer zusätzlichen Pankreastransplantation *(Pankreas nach Niere)* heutzutage weitgehend akzeptiert und wird vor allem auch von den Diabetologen zunehmend mitgetragen. Die Kurz- und Langzeitproblematik des Diabetes wird durch eine erfolgreiche Nierentransplantation nicht verbessert, sondern durch die notwendige immunsuppressive Medikation zum Teil sogar noch verstärkt. Auch bei dieser Patientengruppe ist bei der Indikationsstellung im wesentlichen die peri- und postoperative pankreasspezifische Morbidität zu bedenken. Dementsprechend spielt auch bei der Entscheidung zu einer Pankreas- nach Nierentransplantation hauptsächlich die Frage nach der allgemeinen Operabilität und der Patientencompliance eine Rolle.

Weiterhin heftig umstritten ist die Indikation zur *isolierten* Pankreastransplantation. Als mögliche Indikation werden eine extreme metabolische Instabilität sowie beginnende diabetische Spätschäden angeführt. Es besteht kein Zweifel, daß manche Patienten trotz mehrfacher stationärer Schulung in ausgewiesenen Diabeteskliniken immer wieder extreme Blutzuckerentgleisungen aufweisen. Ursache dafür sind zum einen eine gestörte hormonelle Gegenregulation und zum anderen die Unfähigkeit, Entgleisungen des Zuckerstoffwechsels, insbesondere Hypoglykämien subjektiv rechtzeitig zu bemerken. Diese Patienten sind quoad vitam erheblich gefährdet und auf die dauernde Überwachung durch eine weitere Person angewiesen. Bei diesem stark selektionierten Patientenkreis wird die Indikation zur isolierten Pankreastransplantation zwischenzeitlich auch von diabetologischer Seite aus zunehmend anerkannt. Bei der Mehrzahl der Typ I-Diabetiker ist die metabolische Situation aber im wesentlichen stabil.

Im Falle von beginnenden diabetischen Spätschäden wird von einigen Zentren generell die Indikation zur isolierten Pankreastransplantation gestellt, wenn der betreffende Patient dies wünscht. Andere Zentren, wie auch wir, lehnen diese Indikation strikt ab. Zu bedenken ist dabei, daß diabetische Spätschäden erst nach 10 bis 15 Jahren wirklich gravierend werden. Andererseits ist natürlich eine 10 bis 15 Jahre dauernde immunsuppressive Therapie – vorausgesetzt das Transplantat ist so lange funktionsfähig – ebenfalls mit einer signifikanten Komplikationsrate behaftet. Zu nennen sind hier Infektionen aller Art, eine höhere Inzidenz an Malignomen sowie die jeweils medikamentenspezifischen Nebenwirkungen wie zum Beispiel die kortikoid-induzierten Knochenveränderungen. Eine wirklich objektive Abwägung dieser Risiken ist im Moment auch im Einzelfall noch nicht möglich. Eine entscheidende Aufgabe der künftigen Forschung wird es daher sein, hier objektive Kriterien herauszuarbeiten. Dies betrifft sowohl prognostische Kriterien für den nichttransplantierten Typ I-Diabetiker als auch die Entwicklung von Risikoprofilen für das Auftreten von immunsuppressionsbedingten Nebenwirkungen. Entscheidend dürfte in diesem Zusammenhang vor allem auch sein, ob es in absehbarer Zeit gelingt, die Immunsuppression spezifischer zu machen bzw. auch beim Menschen eine Toleranz gegenüber Allotransplantaten zu induzieren.

2 Operationstechnik

Die Leber einerseits und das Pankreas/Duodenum andererseits haben über den Truncus coeliacus bzw. die A. mesenterica superior und die V. portae eine gemeinsame arterielle und zum Teil auch venöse Versorgung. Von Bedeutung sind in diesem Zusammenhang vor allem auch die zahlreichen anatomischen Variationen hinsichtlich der Gefäßversorgung von Leber und Pankreas. Die Frage nach der Aufteilung der arteriellen und zum Teil auch venösen Gefäße war zwischen Leber- und Pankreastransplanteuren anfangs umstritten. Leider gibt es heutzutage immer noch große Leberzentren, die bei einer Leberentnahme einer gleichzeitigen Pankreasentnahme zumindest unterschwellig ablehnend gegenüberstehen. Rationale Gründe dafür gibt es mit Sicherheit nicht. Es existiert praktisch keine anatomische Situation, bei der nicht gleichzeitig das Pankreas und die Leber so explantiert werden können, daß beide Organe verwendungsfähig sind [1]. Dies gilt auch für das Vorliegen einer A. hepatica dextra aus der A. mesenterica superior. Voraussetzung ist aber eine profunde Kenntnis der möglichen Variationen der arteriellen Versorgung von Pankreas und Leber.

Bei praktisch allen Pankreastransplantaten ist vor Implantation eine Rekonstruktion der Gefäße im arteriellen und zum Teil auch im venösen Bereich notwendig. Dementsprechend sind auch eine ganze Reihe von verschiedenen vasculären Rekonstruktionsverfahren publiziert worden [1]. Im Einzelfall muß je nach Situation individuell entschieden werden. Von zentraler Bedeutung ist dabei eine subtile, ggf. mikrochirurgische Operationstechnik. Ein signifikanter Anteil der frühpostoperativen Transplantatthrombosen muß sicher auf operationstechnische Fehler bei der Rekonstruktion bzw. dem Anschluß der Transplantatgefäße zurückgeführt werden.

Der vaskuläre Anschluß des Transplantates erfolgt standardmäßig an die rechten Iliakalgefäße. Diskutiert wird dabei die Frage, ob die A. und V. iliaca interna des Empfängers bei der Transplantation durchtrennt werden soll, um die V. iliaca externa/communis besser mobilisieren zu können. Nach unseren Vorstellungen ist eine solche Durchtrennung der Vasa iliaca interna im Prinzip kontraindiziert, da dadurch die beim Diabetiker oft schon limitierte Durchblutung noch weiter gestört wird. Falls die

V. iliaca externa nicht ausreichend mobilisiert werden kann, sollte daher die V. portae mit einem Veneninterponat verlängert werden. Eigene Erfahrungen mit über 80 derartigen Verlängerungstransplantaten sind exzellent.

Das Vorliegen einer schwerwiegenden Makroangiopathie wird vor allem im amerikanischen Schrifttum ganz generell als eine Kontraindikation zur Pankreastransplantation angesehen. Unsere Arbeitsgruppe teilt diese Meinung nicht und führt die Pankreastransplantation auch bei solchen Patienten durch. Soweit die Makroangiopathie im Beckenbereich lokalisiert ist, wird sie intraoperativ simultan mit der Transplantation korrigiert. Ob eine erfolgreiche Pankreastransplantation allerdings auch einen positiven Effekt auf den weiteren Verlauf der Makroangiographie hat, ist noch offen und bedarf weiterer Untersuchungen.

Bei Anschluß des Pankreastransplantates an die V. iliaca externa gelangt das vom Transplantat sezernierte Insulin unter Umgehung der Leber direkt in den systemischen Kreislauf. Ob die daraus resultierende periphere Hyperinsulinämie auf lange Sicht negative Folgen hat (s. u.), ist heftig umstritten. Um aber auch in dieser Hinsicht einen physiologischeren Zustand zu erreichen, wird von einzelnen Gruppen der venöse Anschluß des Pankreastransplantates an das Pfortadersystem propagiert [4]. Verschiedene Techniken (Anschluß direkt an die Pfortader, an einen Ast der A. mesenterica superior oder an die V. mesenterica inferior) kommen dabei infrage. Bisher sind aber nur sehr kleine Patientenserien publiziert worden. Insgesamt gesehen, ist diese Technik aufwendiger und bei Auftreten von Gefäßkomplikationen auch risikoreicher. Ob dieser vergrößerte operationstechnische Aufwand und das höhere Risiko auf lange Sicht gerechtfertigt sind, muß weiteren Studien überlassen bleiben.

Das Management der exokrinen Pankreassekretion war lange Zeit die chirurgische Achillesferse der Pankreastransplantation. Die Verwendung von Pankreasduodenaltransplantaten – zunächst mit „duodenal button", später mit Duodenalsegment – hat die Pankreastransplantation auch in dieser Hinsicht erstmals sicher gemacht [5]. Die von Sollinger eingeführte Blasendrainagetechnik stellt weiterhin den Goldstandard in der Pankreastransplantation dar und ist auch weltweit das am häufigsten praktizierte Verfahren. Ausschlaggebend dafür ist die niedrige perioperative Komplikationsrate und die Tatsache, daß die Funktion des Transplantates anhand der Urinamylase jederzeit problemlos überwacht werden kann.

Die Blasendrainagetechnik hat aber auch gravierende Nachteile. Zu nennen sind hier vor allem Komplikationen im Bereich der Blase und der Urethra, d. h. rezidivierende oder persistierende Harnwegsinfekte, Blutungen und vor allem bei Männern Mikroperforationen im Bereich der Urethra [3]. Auf Grund der Erfahrungen der letzten Jahre sollte bei diesen Patienten die Indikation zur operativen Umwandlung der Blasendrainage in eine Dünndarmdrainage frühzeitig gestellt werden. Von zahlreichen Gruppen wird in diesem Zusammenhang zunehmend der primäre Dünndarmanschluß diskutiert [4]. Obwohl er sicher das physiologischere Operationsverfahren darstellt, ist aber – zumindest im Moment noch – die perioperative Morbidität höher und gravierender als bei der Blasendrainagetechnik. Auf lange Sicht ist dagegen die Komplikationsrate bei der Dünndarmdrainage sicher wesentlich geringer. Ob in Zukunft die Dünndarmdrainage zum Verfahren der Wahl wird, ist noch völlig offen. Es erscheint wahrscheinlicher, daß in den kommenden Jahren Kriterien entwickelt werden, anhand derer bereits präoperativ für den einzelnen Patienten das Risiko von Früh- und Spätkomplikationen einigermaßen verläßlich vorhergesagt werden kann, so daß die Indikation zum primären Blasen- oder Dünndarmanschluß differenziert gestellt werden kann. Bereits heute gehen wir davon aus, daß bei Patienten mit schweren diabetogen bedingten Blasenentleerungsstörungen die Indikation zum primären Dünndarmanschluß gegeben ist.

3 Transplantatpankreatitis

Das Pankreas reagiert auf unterschiedlichste Noxen mit einer einheitlichen Entzündungsreaktion, d. h. der Ausbildung einer Pankreatitis. Unabhängig von der Art des auslösenden Agens kommt es bei der Pankreatitis letztendlich zur Freisetzung von exokrinen Enzymen in das Interstitium und die Umgebung der Drüse. Diese exokrinen Enzyme verursachen, wenn sie aktiviert und nicht durch lokale Inhibitoren sofort wieder blockiert werden, massive Gewebsschäden sowohl innerhalb des Pankreas als auch in seiner Umgebung. Dies gilt auch für die durch den Ischämie- und Reperfusionsschaden ausgelöste Transplantatpankreatitis. In den letzten Jahren wurden nun Therapieformen entwickelt, mit denen auch bei schwerer Transplantatpankreatitis das Organ erhalten werden kann. Entscheidend ist eine Entfernung der aktivierten Enzyme aus dem Bauchraum mittels einer kontinuierlichen Lavage und eine gegebenenfalls wiederholte chirurgische Nekrektomie. Ähnlich wie bei der genuinen Pankreatitis werden bei der Transplantatpankreatitis die Langerhans'schen Inseln relativ wenig geschädigt, so daß die Patienten praktisch immer „insulinfrei" bleiben.

Neuere Untersuchungen deuten darauf hin, daß Sauerstoffradikale bei der Entwicklung der genuinen Pankreatitis eine wichtige Rolle spielen [7]. Aus diesem Grunde hat in letzter Zeit das wissenschaftliche Interesse an der Frühform der Transplantatpankreatitis als einem neuen Modell zur Untersuchung der Pathophysiologie der humanen Pankreatitis erheblich zugenommen. Entscheidend ist ferner, daß die Transplantatpankreatitis erstmals beim Menschen die Möglichkeit bietet, die Pankreatitis prospektiv vom Zeitpunkt Null ihrer Entstehung an zu untersuchen. Es ist zwischenzeitlich unbestritten, daß durch die Transplantatpankreatitis die verschiedenen plasmaständigen Kaskadensysteme wie die Blutgerinnung, das Komplementsystem und auch das Kallikrein/Kinin-System schrittweise aktiviert werden. Auch die immer wieder diskutierte Imbalance von Proteasen und Antiproteasen kann klar nachgewiesen werden. Auf Grund einer strikteren Spenderauswahl und einer Begrenzung der Ischämiezeit konnte allerdings die Inzidenz der Transplantatpankreatitis zumindest in unserem Patientengut deutlich reduziert werden. Dennoch besteht gerade in diesem Bereich der Pankreastransplantation noch ein enormes Forschungspotential. Trotz zahlloser Tierversuche sind viele grundsätzliche Fragen zur Pathophysiologie der Pankreatitis beim Menschen noch ungeklärt. Ferner scheint dieses Modell hervorragend geeignet, neue therapeutische Strategien zur Behandlung der Pankreatitis zu entwickeln und zu testen.

4 Immunsuppressive Therapie

Ein Pankreasallotransplantat hat wesentlich stärkere immunstimulatorische Eigenschaften als zum Beispiel ein Nierenallotransplantat. Bei vergleichbarer Immunsuppression ist die Abstoßungsfrequenz nach kombinierter Pankreas-/Nierentransplantation innerhalb der ersten drei Monate etwa doppelt so hoch als nach isolierter Nierentransplantation. Auch die Zahl der wiederholten Abstoßungen und die Zahl der steroidresistenten Abstoßungen nach Pankreastransplantation sind signifikant erhöht. Obwohl mit den derzeit zur Verfügung stehenden Immunsuppressiva fast alle Abstoßungsreaktionen beherrschbar sind, wenn sie frühzeitig diagnostiziert werden, ist doch die Früh- und Langzeitmorbidität von wiederholten Abstoßungsreaktionen erheblich. Hinzu kommt noch, daß es im Hinblick auf die Langzeitprognose Hinweise dafür gibt, daß die Inzidenz der chronischen Transplantatabstoßung direkt mit der Anzahl der akuten Abstoßungsreaktionen korreliert. Sämtliche immunsuppressiven Therapieschemata nach Pankreastransplantation haben daher zum Ziel, die Gesamtzahl an akuten Abstoßungsreaktionen, vor allem in der Frühphase, zu reduzieren. Welche Therapieschemata allerdings dazu am besten geeignet sind, ist immer noch umstritten.

Ein weitverbreiteter Therapieansatz geht davon aus, daß eine Verstärkung der immunsuppressiven Induktionstherapie in dieser Hinsicht entscheidend ist. Die Mehrzahl der Transplantationszentren verwendet derzeit zur immunsuppressiven Induktion eine Vierfachtherapie unter Einschluß eines antilymphozytären Antikörpers. Ob dabei polyclonale antilymphozytäre Antikörper oder das monoclonale OKT3 bessere Ergebnisse bringen, ist bisher noch nicht geklärt. Trotz Einsatz dieser „konventionellen" Quadruple-Therapie liegt aber die Abstoßungsfrequenz nach Pankreastransplantation innerhalb des ersten Jahres immer noch bei etwa 60%. Zwei neuere immunsuppressive Strategien könnten hier in Zukunft zu einer weiteren Verbesserung führen.

Bei der sogenannten „Neoquadruple-Therapie" werden konventionelle Medikamente (antilymphozytäre Antikörper, Cyclosporin A, Prednisolon und Imurek) verwandt, aber bereits 8–12 Stunden vor Implantation des Transplantates dem Transplantatempfänger verabreicht. Damit wird erreicht, daß bereits zum Zeitpunkt der Implantation des Organes Zahl und Reaktivität der immunkompetenten Zellen drastisch reduziert sind. Erste Ergebnisse deuten darauf hin, daß dadurch tatsächlich die Inzidenz der Abstoßungsreaktion nach Pankreastransplantation signifikant verringert werden kann.

Einen weiteren vielversprechenden Therapieansatz stellt der Einsatz neuer immunsuppressiver Medikamente dar. Ob der alleinige Austausch von Cyclosporin A gegen Tacrolimus die Abstoßungsfrequenz wesentlich reduziert, ist zweifelhaft, insbesondere wenn man die Effekte von Tacrolimus nach Leber- bzw. Nierentransplantation berücksichtigt. Einen wesentlichen Fortschritt könnte dagegen der Einsatz von Mycophenolat mophetil darstellen. Erste Ergebnisse deuten darauf hin, daß die Abstoßungsfrequenz nach Pankreastransplantation um bis zu 50% gesenkt werden kann. Ob sich diese erstaunlichen präliminären Ergebnisse in größeren kontrollierten Studien bestätigen lassen, ist aber noch völlig offen. Falls dies aber der Fall sein sollte, wäre damit ein zentrales Problem der Pankreastransplantation und einer der Hauptgründe für die relativ hohe perioperative Morbidität beseitigt.

5 Transplantatfunktionsraten

Ein Vergleich der großen Sammelstatistiken aus den USA, d.h. der Ergebnisse des IPTR und der Daten des USRDS hat gezeigt, daß die Funktionsrate der gleichzeitig transplantierten Nieren insgesamt gesehen durch die Pankreastransplantation mit Sicherheit nicht verschlechtert wird. In verschiedenen spezialisierten Transplantationszentren scheint die Funktionsrate der gleichzeitig mit einem Pankreas transplantierten Nieren sogar deutlich besser zu sein als nach isolierter Nierentransplantation. Obwohl im IPTR die derzeitige Transplantatfunktionsrate bei simultaner Nieren-Pankreas-Transplantation im Moment nur bei 76% liegt, haben doch zahlreiche spezialisierte Zentren 1-Jahres-Funktionsraten von bis zu 90% und darüber publiziert [3, 5, 11]. Besonders auffallend ist gerade hinsichtlich des Pankreastransplantates die weitgehende Stabilität der Transplantatfunktion über die folgenden Jahre. Der Transplantatverlust durch chronische Abstoßung scheint wesentlich geringer zu sein – zumindest in den ersten 5 Jahren – als bei isolierter Nierentransplantation. Die genauen Gründe für diese relative Resistenz des Pankreas gegenüber einer chronischen Abstoßung sind bisher noch unbekannt, sie wären aber natürlich von großem Interesse im Hinblick auf mögliche therapeutische Interventionen bei Auftreten einer chronischen Abstoßungsreaktion. Ob diese Funktionsstabilität des Pankreastransplantates auch über einen Zeitraum von 10 und mehr Jahren bestehen bleibt, ist noch offen.

Bei Pankreas- nach Nierentransplantation und vor allem bei isolierter Pankreastransplantation sind die Langzeitfunktionsraten deutlich schlechter [6]. Ursache dafür sind größtenteils nicht erkannte oder nicht therapierbare Abstoßungen. Fortschritte in der immunsuppressiven Therapie werden sich daher in Zukunft vor allem bei diesen beiden Patientengruppen positiv auswirken.

6 Endokrine Funktion

Die Pankreastransplantation führt zu einer fast vollständigen Normalisierung des Glukosestoffwechsels. Nach erfolgreicher Transplantation ist der Blutzucker im Nüchternzustand, aber auch nach intravenöser oder oraler Belastung mit Glukose bei der Mehrzahl der Patienten völlig normal. Das gilt auch für den HB-A 1-Wert. Lange Ischämiezeiten oder wiederholte Abstoßungsreaktionen können allerdings zu einer Verschlechterung der endokrinen Leistungsfähigkeit des Transplantates führen [11]. Von Interesse ist ferner, daß bei der Mehrzahl der Patienten im basalen und auch im stimulierten Zustand eine mehr oder weniger ausgeprägter Hyperinsulinämie nachweisbar ist. Ursache dafür ist zumindest teilweise die systemisch venöse Drainage des Transplantates und der dadurch fehlende „first pass"-Effekt durch die Leber. Ob diese periphere Hyperinsulinämie, die wesentlich geringer ist als zum Beispiel bei exogenen Insulininjektionen, auf lange Sicht negative Effekte im Sinne einer akzelerierten Arteriosklerose etc. hat, ist bisher noch völlig offen. Desweiteren ist ungeklärt, ob ein portal venöser Anschluß des Transplantates tatsächlich zu einem völligen Verschwinden der peripheren Hyperinsulinämie führt. Dies wird von einigen Arbeitsgruppen postuliert [4]. Untersuchungen unserer Arbeitsgruppe haben dagegen gezeigt, daß auch bei primär nicht diabetischen Patienten mit einer isolierten Nierentransplantation aufgrund der diabetogenen Wirkung der Immunsuppressiva eine vergleichbare Hyperinsulinämie resultiert [10]. Dies gilt sowohl für den basalen als auch für den stimulierten Zustand. Vergleichende Untersuchungen der C-peptid-Sekretion lassen den Schluß zu, daß bei Patienten, die länger als 1 Jahr ein funktionsfähiges systemisch drainiertes Pankreastransplantat haben, ein sogenanntes „insulin down regulation"-

Phänomen auftritt, d. h. das Pankreastransplantat produziert auf einen Glukosereiz hin insgesamt deutlich weniger Insulin als das genuine Pankreas bei einer vergleichbaren Gruppe isoliert nierentransplantierter Patienten [10]. Durch diesen adaptiven Mechanismus scheint ein Großteil des fehlenden „first pass"-Effektes wieder ausgeglichen zu werden. Im Moment gibt es nur eine geringe Anzahl an Patienten mit einem länger dauernd funktionsfähigen portal-drainierten Pankreastransplantat. Weitere Untersuchungen an größeren Kollektiven sind daher notwendig, um die endokrinologischen, adaptiven Mechanismen in beiden Gruppen im einzelnen aufzuklären.

7 Diabetische Spätschäden

Eine wesentliche Motivation zur Pankreastransplantation stellt die Erwartung dar, die Entstehung und Progredienz der diabetischen Spätschäden positiv zu beeinflussen. Im Tierversuch konnte eindeutig nachgewiesen werden, daß die Pankreastransplantation diese positiven Effekte hat. Ein eindeutig statistisch abgesicherter Nachweis beim Menschen ist aber auf Grund der relativ geringen Anzahl an pankreastransplantierten Patienten kaum möglich. Seit Veröffentlichung der Ergebnisse der DCCT-Studie ist aber klar, daß auch beim Menschen die Normalisierung des Zuckerstoffwechsels einen positiven Einfluß auf die Entstehung und Progredienz von diabetischen Spätschäden hat [2]. Im Rahmen des DCCT wurde durch die intensivierte Insulintherapie die Blutzuckereinstellung zwar wesentlich verbessert, aber bei den meisten Patienten nicht normalisiert. Da nach einer Pankreastransplantation die Normalisierung des Glukosemetabolismus aber viel weitergehend ist als nach intensivierter Insulintherapie, kann davon ausgegangen werden, daß auch nach erfolgreicher Pankreastransplantation positive Effekte auf die Spätschäden zu erwarten sind. Zahlreiche Einzelberichte, die dies bestätigen, liegen bereits vor. Problematisch ist allerdings, daß viele der Patienten erst in einem relativ späten Stadium transplantiert werden, so daß ein großer Teil der Schäden bereits irreversibel ist oder sogar unabhängig vom Blutzuckerspiegel eine Progredienz zeigt. Wann dieser „point of no return" erreicht ist, kann aber heutzutage immer noch nicht eindeutig vorhergesagt werden. Wichtig ist ferner, daß trotz erfolgreicher Pankreastransplantation und Verbesserung des Glukose- und Fettstoffwechsels die Patienten weiterhin ein erhöhtes Risiko für kardiovaskuläre Ereignisse auf Grund von Hypertension, Hyperfibrinogenämie und gestörter Hämorheologie aufweisen. Gerade im Hinblick auf die relevanten Risikofaktoren für die Entwicklung und Progredienz diabetischer Spätschäden sind allerdings noch viele Fragen offen und bedürfen dringend einer Klärung. Ein entscheidender Fortschritt wäre sicher die verläßliche Definition von Risikogruppen, da dadurch im Einzelfall die Indikation zu einer frühzeitigen Pankreastransplantation bzw. zu einer modifizierten postoperativen Therapie entscheidend erleichtert würde.

8 Zusammenfassung

Die Entwicklung im Bereich der Pankreastransplantation ist in den letzten Jahren sehr stürmisch verlaufen. Die enormen Fortschritte der letzten Jahre haben dazu geführt, daß das Verfahren zwischenzeitlich als klinisch etabliert gelten kann. Dennoch sind noch viele Fragen offen, und es ist zu hoffen, daß gerade vom Bereich der Pankreastransplantation in den kommenden Jahren auf den oben angesprochenen Gebieten wesentliche, neue Impulse für die Forschung ausgehen.

Literatur

1. Büsing M, Köveker G, Hopt UT, Greger B, Becker HD (1994) Standardisierung der kombinierten Pankreas- und Leberexplantation. Chirurg 65:1130–1135
2. The DCCT Research Group (1993) The effect of intensive treatment of diabetes on the development and progression of long – term complications in insulin – dependent diabetes mellitus. N Engl J Med 329:979–986
3. Eckhoff DE, Sollinger HW (1994) Surgical Complications After Simultaneous Pancreas-Kidney Transplant with Bladder Drainage. In: Terasaki PI, Cecka JM (Hrsg) Clinical Transplants 1993. UCLA Tissue Typing Laboratory, Los Angeles, pp 185–191
4. Gaber AO, Shokouh-Amiri MH, Hathaway DK, Hammontree L, Kitabchi AE, Gaber LW, Saad MF, Britt LG (1995) Results of Pancreas Transplantation with Portal Venous and Enteric Drainage. Ann Surg 221:613–624
5. Hopt UT, Büsing M, Schareck WD, Becker HD (1992) Management der exokrinen Pankreassekretion – ein zentrales Problem der allogenen Pankreastransplantation. Chirurg 63:186–192
6. International Pancreas Transplant Registry Newsletter (8/1995) Mc Keehen DA (ed) University of Minnesota, Minnesota
7. Mithöfer K, Fernándes-del Castillo C, Frick TW, Foitzik T, Bassi DG, Lewandrowski KB, Rattner DW, Warshaw AL (1995) Increased Intrapancreatic Trypsinogen Activation in Ischemia – Induced Experimental Pancreatitis. Ann Surg 4:364–371
8. Nauck M, Büsing M, Siegel EG, Talartschik J, Baartz A, Baartz T, Hopt UT, Becker HD, Creutzfeldt W (1991) Consequences of systemic venous drainage and denervation of heterotopic pancreatic transplants for insulin/C-peptide profiles in the basal state and after oral glucose. Diabetologia 34, Suppl 1:81–85
9. Pfeffer F, Nauck MA, Benz S, Gwodzinski A, Zink R, Büsing M, Becker HD, Hopt UT (1996) Determinants of a normal (versus impaired) oral glucose tolerance after combined pancreas-kidney transplantation in IDDM patients. Diabetologia 39:462–468
10. Stratta RJ, Taylor RJ, Lowell JA, Bynon JS, Cattral MS, Brennan DC, Weide LG, Duckworth WC (1994) Preemptive Combined Pancreas-Kidney Transplantation: Is Earlier Better? Transplant Proc 26:422–424
11. Stratta RJ, Taylor RJ, Bynon JS, Lowell JA, Sindhi R, Wahl TO, Knight TF, Weide LG, Duckworth WC (1994) Surgical Treatment of Diabetes Mellitus with Pancreas Transplantation. Ann Surg 220:809–817

Organtransplantation: Herz und Lunge

A. Haverich

Entwicklung und Stand

Für die Transplantation intrathorakaler Organe kann mittlerweile auf eine über 30jährige klinische Erfahrung zurückgeblickt werden. Nach ausgedehnten tierexperimentellen Untersuchungen zur Organkonservierung, zur chirurgischen Technik und zur Immunsuppression wurde 1963 von Hardy die erste klinische Lungentransplantation und ein Jahr später die erste Herztransplantation durchgeführt. Im postoperativen Verlauf dieser und der nachfolgenden Patienten kam es früh zu letalen Komplikationen. Während die Herztransplantation in den siebziger Jahren einen gewissen klinischen Stellenwert erlangte, galt die gleichzeitige oder alleinige Übertragung der Lunge als nicht erfolgreich durchführbar. Erst nach weiterer experimenteller Forschung und der Entwicklung neuer Immunsuppressiva (Cyclosporin A) gelang Reitz 1981 in Stanford die erste erfolgreiche Herz-Lungentransplantation. Nach klinischer und experimenteller Forschung zur pulmonalen Abstoßung und Lungenkonservierung führte Cooper 1983 und 1985 die erste erfolgreiche Einzel- bzw. Doppellungentransplantation durch. Zu dieser Zeit lag ein Hauptproblem in der hohen Inzidenz von Heilungstörung der Bronchialanastomose nach Einzel- bzw. der Trachealanastomose nach Doppellungentransplantation. Während es bei der Einzellungentransplantation durch die von Cooper entwickelte Omentumplastik und den Verzicht auf Steroide in der frühpostoperativen Phase gelang, diese Komplikation zu beherrschen, erwies sich dieses Verfahren bei der von der Bronchialzirkulation abgeschnittenen Spendertrachea als nicht ausreichend, so daß die Technik in eine bilaterale sequentielle Lungentransplantation umgewandelt wurde. Dies erlaubte auch den Verzicht auf die zuvor immer erforderliche extrakorporale Zirkulation in vielen Fällen.

Heute stehen vier Verfahren für die Transplantation thorakaler Organe zur Verfügung: die Herztransplantation, die Herz-Lungentransplantation, die Einzellungentransplantation und die bilaterale sequentielle Lungentransplantation. Die Zahl der weltweit durchgeführten Herztransplantationen bleib in den letzten Jahren konstant oder ist sogar, wie in Deutschland, aufgrund des Mangels an Organspendern, rückläufig. Nach Etablierung der isolierten Lungentransplantation fiel die Zahl der Herz-Lungentransplantationen seit 1988 ständig ab, da nun ein großer Teil der Patienten durch eine isolierte Lungentransplantation versorgt werden konnte. Im gleichen Zeitraum kam es zu einem Anstieg der Anzahl der Lungentransplantationen, die jedoch in den letzten Jahren aufgrund des Mangels an Spenderorganen stagniert. Bei intensiver Nachsorge der Patienten betragen die Ein-Jahres- bzw. Fünf-Jahres-Überlebensraten heute für die Herztransplantation 85% bzw. 70%, für die Herz-Lungen- und Doppellungentransplantation 75% bzw. 60%, für die Einzellungentransplantation 80% bzw. 70%.

Neue klinische Entwicklungen

ECMO bei Lungentransplantation

Beim terminalen Nierenversagen ist die maschinelle Ersatztherapie in Form der Dialysebehandlung seit langem etabliert und kann auch dauerhaft erfolgreich durchgeführt werden. Beim Herzversagen kann eine solche Therapie z. Zt. zwar noch nicht dauerhaft durchgeführt werden, aber es stehen mechanische Blutpumpen zur Verfügung die den Kreislauf bis zum Verfügbarwerden eines geeigneten Spenderorgans (Tage bis Monate) aufrechterhalten. Bis vor wenigen Jahren stand ein solches Überbrückungsverfahren für das Lungenversagen nicht zur Verfügung. Da die künstliche Beatmung auch unter Zuhilfenahme moderner Beatmungsformen und zusätzlicher Medikamente, wie NO und Surfactant, eine erhebliche Restfunktion der Lunge voraussetzt, kann sie beim terminalen Lungenversagen nicht erfolgreich angewandt werden. Die extrakorporale Oxygenierung mit künstlichen Gasaustauschflächen hat hier im vergangenen Jahrzehnt zunehmend an Bedeutung gewonnen. Die hierbei angewandten Verfahren sind Ergebnis der Entwicklung der extrakorporalen Zirkulation bei offenen herzchirurgischen Eingriffen mit Modifikation der Oxygenatoren für den Langzeitbetrieb. Das eigentliche Ziel der extrakorporalen Membranoxygenierung (ECMO) ist es, das akute Lungenversagen nach Operation, Trauma, Infektion oder Intoxikation so lange zu überbrücken, bis es zu einer funktionellen Erholung der Lunge durch reparative Vorgänge gekommen ist. Hierzu sind Behandlungszeiten von bis zu 6 Wochen erforderlich. Auf diese Weise können beim akuten Atemnotsyndrom des Erwachsenen (ARDS) Erfolgsraten bis zu 50% erzielt werden. Der Aufbau der ECMO besteht aus einem zu- und einem abführenden Schlauchsystem, einem Oxygenator und einem venösen Reservoir. Neben der Oxygenierung muß auch die CO_2-Elimination erfolgen, weshalb das Verfahren auch von einigen Autoren als $ECCO_2$ bezeichnet wird. Beim isolierten Lungenversagen erfolgt in der Regel eine veno-venöse ECMO. Hierzu wird das Blut über die V. cava inferior (via V. femoralis) entnommen und über die V. jugularis zurückgeführt. Der Vorteil gegenüber dem veno-arteriellen Verfahren besteht im wesentlichen in dem geringeren Abflußwiderstand und der damit verbundenen geringeren Traumatisierung der korpuskulären Blutbestandteile.

Die weltweite Erfahrung im Einsatz der ECMO im Zusammenhang mit der Lungentransplantation ist noch gering. Patienten, die sich von der ECMO aufgrund fehlender Erholung der Lungenfunktion nicht entwöhnen lassen, kommen als potentielle Organempfänger in Betracht, sofern die übrigen Organfunktionen ungestört sind und keine sonstigen Kontraindikationen bestehen. Ferner kann dieses Verfahren als Überbrückung vor Transplantation bei bereits zur Lungentransplantation vorgesehenen Patienten mit einer akuten pulmonalen Verschlechterung eingesetzt werden. Hierbei ist jedoch neben der Gesamtkonstellation die Wartezeit bis zum Verfügbarwerden eines geeignetes Spenderorgans zu berücksichtigen. Insbesondere bei der Notwendigkeit einer kombinierten Herz-Lungentransplantation ist mit einer langen Wartezeit aufgrund der Organknappheit zu rechnen. Bei längerer Dauer der ECMO-Therapie steigt jedoch die Inzidenz von Komplikationen stark an, so daß die Erfolgsaussichten der nachfolgenden Transplantation erheblich reduziert werden. Desweiteren stellt die ECMO bei Patienten nach Lungentransplantation mit erheblichem pulmonalen Funktionsverlust aufgrund eines Reperfusionsschadens oder einer akuten Abstoßung eine

mögliche Überbrückung bis zum Wirksamwerden der spezifischen Therapie oder bis
zur Retransplantation dar.

Größenreduktion

Insbesondere für Kinder und sehr kleine Erwachsene besteht eine große Diskrepanz
zwischen potentiellen Empfängern und dem Angebot von größenkompatiblen Spenderorganen, da die meisten Organspender Erwachsene sind. Deshalb wurden verschiedene Operationsverfahren entwickelt, um hier die Wartezeit zu verkürzen.

Starnes und Mitarbeiter etablierten in Los Angeles ein Lungentransplantationspro-
gramm, bei dem Lungenlappen von lebenden Verwandtenspendern transplantiert
werden. Hierzu wird zwei Spendern, zumeist Vater und Mutter, je ein Lungenlappen
rechts bzw. links entnommen. Mit diesen beiden Lungenlappen wird dann eine bilaterale, sequentielle Lungentransplantation durchgeführt. Bisher wurden 25 Mukoviszi-
dose Patienten, davon 8 Kinder, mit diesem Verfahren operiert. Die 1-Jahres-Über-
lebensrate liegt bei 71% mit guten funktionellen Ergebnissen.

Um auch für den Empfänger eigentlich zu große Organe eines hirntoten Spenders
verwenden zu können, steht als weiteres Operationsverfahren die Größenreduktion
(„Tailoring") der Lunge zur Verfügung. Dies kann sowohl durch Resektion von Lappen
oder Segmenten, als auch durch atypische Resektion erfolgen. Erstmals berichtete die
Wiener Gruppe 1995 über ihre Ergebnisse bei 13 Patienten mit diesem Verfahren. Sie
fanden keine Unterschiede im postoperativen Verlauf und dem funktionelle Langzeit-
ergebnis im Vergleich zum Standardvorgehen.

Als drittes Operationsverfahren steht die Teilung der Spenderlunge und die nachfolgende Transplantation einzelner Lappen als bilaterale sequentielle Lungentransplantation zur Verfügung („Split Lung"). Dieses Verfahren wurde von der Carpentier-
Gruppe in Paris entwickelt und erlaubt es mit einem „single lung" Organ eine bilaterale Transplantation durchzuführen. Hiermit kann die Zahl der zur Verfügung stehen
den Spenderorgane, zumindest für kleine Empfänger, erhöht werden.

Bridging zur Herztransplantation

Aufgrund des Mangels an geeigneten Organspendern und der steigenden Zahl von
Herztransplantationskandidaten sterben etwa 20% der Patienten auf der Warteliste
zur Transplantation, bevor ein geeignetes Organ zur Verfügung steht. Seit dem ersten
klinischen Einsatz von mechanischen Kreislaufunterstützungssystemen Ende der
siebziger Jahre hat es einen kontinuierlichen Fortschritt in der Entwicklung solcher
Systeme gegeben. Durch eine Verbesserung der Systeme ist ein Langzeitbetrieb bis zu
345 Tagen möglich geworden. Eine Normalisierung der übrigen, durch die Herzinsuffizienz durch Minderperfusion oder venösen Rückstau geschädigten Organfunktionen, z. B. der Leber und Niere, ist nun möglich. Die verbesserte Ruhehämodynamik
und die Steigerung der Leistung bei Belastung erlauben eine Mobilisierung des Patienten, um mit einer möglichst guten körperlichen Verfassung in die Organtransplantation zu gehen. Eine Reduktion der Größe und die große Zuverlässigkeit neuerer
Systeme erlauben die Verlegung dieser Patienten auf die Normalstation und sogar die

Entlassung aus der stationären Behandlung bei ausgewählten Patienten mit mechanischer Kreislaufunterstützung.

Säuglingsherztransplantation

Während bei Erwachsenen die Herztransplantation schon seit 30 Jahren durchgeführt wird, erfolgte die erste erfolgreiche Herztransplantation im Kleinkindesalter vor 10 Jahren durch Bailey in Loma Linda. Dort wurde seither auch das größte Kinderherztransplantationsprogramm weltweit entwickelt. Im Säuglings- und Kleinkindesalter besteht die Indikation meist in einem nicht korrigierbaren kongenitalen Vitium, bei den älteren Kindern besteht zumeist eine dilatative Kardiomyopathie. Die häufigste Indikation zur Transplantation bei Neugeborenen und Säuglingen stellt das hypoplastische Linksherzsyndrom dar, bei dem nur ein funktionsfähiger, rechter Ventrikel vorhanden ist. Als Alternative zur Transplantation ist bei diesem Krankheitsbild die sogenannte Norwood-Operation als palliatives Korrekturverfahren entwickelt worden. Bei beiden Verfahren liegen jetzt Ergebnisse bis zu 10 Jahren postoperativ vor. Welches Vorgehen in welcher Situation Anwendung findet, ist noch umstritten. Während die palliative Korrektur zu jedem Zeitpunkt möglich und nicht von dem Vorhandensein eines Spenderorganes abhängig ist, sterben viele Kinder aufgrund des Mangels an Spenderorganen auf der Warteliste zur Transplantation. Hier hat aber insbesondere die Gruppe aus Loma Linda in den vergangenen Jahren gezeigt, daß auch Herzen, die früher wegen langer Ischämiezeit, hohem Katecholaminbedarf oder vorausgegangener Reanimation des Spenders abgelehnt wurden, mit guten Ergebnissen transplantiert werden können. In den letzten Jahren wurde erkannt, daß Kinder, die als Neugeborene transplantiert wurden, weniger immunsuppressive Medikation benötigen, da es aufgrund des zum Transplantationszeitpunkt noch nicht voll entwickelten Immunsystems zu einer partiellen Akzeptanz des fremden Organs kommt. Die heutigen Ergebnisse zeigen, daß die transplantierten Kinder ein im unteren Normbereich liegendes Größenwachstum aufweisen. Die chronische Abstoßung (Transplantatvaskulopathie) scheint in dieser Altersgruppe seltener aufzutreten als bei Erwachsenen. Die funktionellen Ergebnisse sind im jetzigen Beobachtungszeitraum sehr gut, inwieweit sich das auch im Langzeitverlauf über mehrere Jahrzehnte beständigen läßt, bleibt abzuwarten.

Experimentelle Entwicklung

Immunsuppression

Bei mehr immunsuppressiven Medikamenten als je zuvor, ist in letzter Zeit der Schritt vom Entwicklungslabor in die klinische Testung auf Sicherheit und Effizienz bei organtransplantierten Patienten erfolgt. Obwohl keines dieser Medikamente optimal ist, weist jedes bei unterschiedlichen Formen der Abstoßung Vorteile gegenüber anderen auf. Allgemein liegen die Vorteile in einer spezifischeren Beeinflussung des Immunsystem als durch Steroide und Anti-Lymphozyten-Antikörper. Cyclosporin G und IMM 125, beides Analoge des Cyclosporin A, und FK506 sind die einzigen Medikamente, die selektiv die T-Zellproliferation durch Blockierung der Zytokinsynthese hemmen. Der Wirkungsmechanismus von Rapamycin und Leflunamide liegt in der Inhibierung von Zytokinwirkungen und Wachstumsfaktoren auf T- und B-Zellen. T- und B-Zellen sind für die Verminderung der Purin- und Pyrimidin-Synthese und die dadurch bedingte Unterbrechung der DNA-Synthese und Glykolisierung von Adhäsionsmolekülen durch Mycophenolat und Brequinar empfindlicher als nicht immunkompetente Zellen. Die Differenzierung von T- und B-Zellen zu voll funktionsfähigen Immunzellen ist durch die Inhibierung von unbekannten Mechanismen durch Brequinar und Desoxyspergualin behindert. Präklinische Studien zeigen, daß alle diese neuen Immunsuppressiva bei akuter Abstoßung, Rapamycin, Leflunamid und Mycophenolat außerdem bei chronischer Abstoßung und Brequinar, Desoxyspergualin, Mycophenolat und Rapamycin bei Antikörper-vermittelter Abstoßung wirksam sind. FK506, Desoxyspergualin, Mycophenolat, Rapamycin und Leflunamide scheinen bei gegen konventionelle Immunsuppression therapie-resistenter Abstoßung wirksam zu sein. Diese Immunsuppressiva unterscheiden sich nicht nur durch ihren unterschiedlichen Angriffspunkt bei der Blockierung der T- und B-Zellaktivierung sondern auch durch ihr Nebenwirkungsprofil. Die Ergebnisse bisheriger präklinischer Studien legen nahe, daß die individuell ausgewählte Kombination dieser neuen Medikamente effektiver und trotzdem weniger nephrotoxisch und knochenmarksdepressiv sowie weniger unspezifisch immunsuppressiv ist, als die bisher verwendeten Regime aus Cyclosporin A, T-Zell-Unterdrückung, Steroiden und Azathioprin.

Ein weiterer neuer Therapieansatz ist die Blockierung von Adhäsionsmolekülen. Adhäsionmoleküle vermitteln die Interaktion von immunkompetenten Zellen mit dem Endothel des Transplantats und regulieren die Infiltration. Durch die Gabe von anti-ICAM-1- und anti-LFA-1-Antikörpern führt im Herztransplantationsmodell der Maus zur spezifischen Toleranzinduktion. Dieser Effekt scheint speziesspezifisch, da er sich nicht auf die Ratte übertragen läßt. Jedoch scheint die Gabe dieser Antikörper in Kombination mit einer geringen, alleine subtherapeutischen, Dosis von Cyclosporin im Rattenmodell effektiv immunsuppressiv zu sein. Dies korreliert gut mit den ersten klinischen Ergebnissen bei humaner Nierentransplantation. Ebenfalls scheint die Gabe von synthetischen Oligosacchariden, die dem Liganden von Selektinen (Sialyl-Lewis X) strukturell ähnlich sind, effektiv in der Prophylaxe von Abstoßung und Reperfusionsschaden in Lungentransplantationsmodellen zu sein. Dieses Verfahren scheint aufgrund der geringen Toxizität von Oligosacchariden für die klinische Anwendung attraktiv.

Xenotransplantation

Da die Anzahl der auf eine Transplantation wartenden Patienten die Zahl der zur Verfügung stehenden Organspender bei weitem übersteigt, sterben aufgrund der langen Wartezeit auf ein Spenderorgan etwa 20% der Patienten auf der Warteliste. Eine mögliche Lösung dieses Problems stellt die Xenotransplantation dar, da dann ein tierisches Spenderorgan zum optimalen Transplantationszeitpunkt für den menschlichen Empfänger zur Verfügung stehen könnte. Im Jahre 1984 führte Bailey erstmals eine xenogene Herztransplantation von einem Affen auf ein menschliches Baby durch. Das Kind starb kurze Zeit später an akutem Transplantatversagen. Da auch Affen in nicht ausreichender Zahl als Spender zur Verfügung stehen, scheint, auch unter Berücksichtigung der Größenverhältnisse, das Schwein das geeignete Spendertier für den Menschen zu sein. Die Transplantation eines Schweineorgans in einen Menschen oder Primaten führt jedoch zu einer hyperakuten Transplantatabstoßung.

Der schnelle Funktionsverlust von diskordanten, d. h. zwischen sehr unterschiedlichen Spezies – wie Schwein und Menschen oder Primaten – übertragenen, Xenotransplantate ist durch die Zerstörung des Transplantats durch das Immunsystem des Empfängers bedingt, deren eigentliche Aufgabe im Schutz des Organismus vor Infektionen mit Mikroorganismen liegt. Diese Mechanismen schädigen das Organ innerhalb von Minuten bis zu wenigen Stunden. Wenn diese „hyperakute Abstoßung" durch Immunsuppression oder Absorption der natürlichen Antikörper des Empfängers verhindert wird, tritt nach Regeneration des Immunsystems eine akute, vaskuläre Xenograft-Abstoßung auf, oder der Empfänger erleidet durch die Immunsuppression eine lebensbedrohliche Infektion. Die Schwierigkeit bei Xenotransplantatempfängern liegt, viel mehr als nach Allotransplantation, in einer wirksamen Immunsuppression, die eine Zerstörung des Organs verhindert ohne den Empfänger schutzlos mikrobiellen Infektionen auszuliefern.

Neuerdings versucht man, statt wie in der Allotransplantation, das Immunsystem des Empfängers zu manipulieren, das Spenderorgan biochemisch und genetisch zu verändern. Es bestehen zwei Hauptprobleme bei der Übertragung von Schweineorganen in den Menschen: Zum einen binden natürliche, xenoreaktive Antikörper des Empfängers (NXA) an Antigene, die auf dem Endothel des Transplantats exprimiert werden, und führen so zu einer Aktivierung des Komplementsystems. Zum anderen ist das Xenotransplant dem Komplementsystem des Empfängers schutzlos ausgeliefert, da ihm die Komplement kontrollierenden, spezies-spezifischen Proteine des Empfängers fehlen. Genetische Veränderungen des Spendertieres durch transgene Techniken können, wie kürzlich berichtet, beide Probleme lösen. Der Gruppe von White in Cambridge gelang die Züchtung eines für decay-accelerating factor (DAF) transgenen Schweines. Erste Ergebnisse mit heterotopen Herztransplantaten dieser Tiere in Paviane sind erfolgversprechend. Sandrin und Mitarbeiter konnten durch enzymatische Veränderung der auf den Endothelzellen des Xenotransplantates exprimierten Antigene eine Verringerung der Bindung von NXA und Komplement vermittelter Zytolyse erreichen. Somit stehen bereits 4 Jahre nach der Entdeckung, daß sich die NXA in über 80% an ein einzelnes Disaccharid (Gala1,3-Gal) binden, welches von Schweinen und anderen Säugetieren – nicht jedoch von Menschen und einigen Affen – exprimiert wird, Verfahren zur Überwindung dieses Problems zur Verfügung. Dies verdeutlicht die Geschwindigkeit des Fortschritts auf dem Gebiet der Xenotransplantation. Erste klinische Einsätze von transgenen Organen als Überbrückungsverfahren zur Allotransplantation können in nächster Zeit erwartet werden.

Literatur

Cooper JD, Pearson FG, Patterson GA, Todd TR, Ginsberg RJ, Goldberg M, DeMafio WAP (1987) Technique of successful lung transplantation in humans. J Thorac Cardiovasc Surg 93:173–181
Haverich A, Wagner TOF (1993) Lungen- und Herz-Lungen-Transplantation. Klinik der Gegenwart XIII, 5:1–40
Hosenpud JD, Novick RJ, Bennet LE, Keck RM, Fiol B, Daily OP (1996) ISHLT Registry. J Heart Lung Transplant 15:655–674
Wildevuur CRH, Benfield JR (1970) A review of 23 human lung transplantations by 20 surgeons. Ann Thorac Surg 9:489–525

Molekularbiologie solider Tumoren: Eine Zusammenfassung wichtiger Forschungsergebnisse der letzten Jahre

H. Kalthoff*, M. Voss, H. Ungefroren und B. Kremer

Vorbemerkung

Seit der zweiten Hälfte der 70er Jahre wird Krebs überwiegend als Ergebnis von genetischen Veränderungen angesehen, die in dominanter Art eine normale Zelle entgleisen lassen. Die daran beteiligten, zellulären Gene (Proto-Onkogene) sind mutiert, in Teilen deletiert, amplifiziert, rearrangiert oder sonstwie gegenüber dem Wildtyp verändert. Der große Gewinn dieses Ansatzes lag in den umfassenden neuen Erkenntnissen über die Wachstumsregulation von Zellen durch Rezeptor/Ligandensysteme und den daran beteiligten Signalübertragungsmechanismen.

Diese Auffassung von Krebsentstehung als einem Prozeß, der das alleinige Ergebnis dominanter Genveränderungen ist, war zuerst Ende der 60er Jahre durch Harris' Fusionsexperimente von Tumorzellen mit normalen Zellen mit dem Resultat einer „Benignisierung" in Frage gestellt worden sowie zu Beginn der 70er Jahre durch Knudsons „Zwei-Schritt-Hypothese" für das Retinoblastom. Der entscheidende Durchbruch für ein erweitertes Verständnis der Karzinogenese war schließlich zu Beginn der 80er Jahre durch cyto- und molekulargenetische Analysen chromosomaler Verluste in Tumorzellen gegeben. Darauf folgten die Klonierung des Rb-Gens und die anschließende Übertragung dieses Tumorsuppressors auf Rb-defiziente Krebszellen mit dem Ergebnis der Reversion des malignen Phänotyps. Zusammen mit der Charakterisierung des p53 Gens, dem am häufigsten mutierten oder deletierten Gen in den verschiedensten Tumoren, sowie einer Reihe weiterer Erkenntnisse, z. B. zu Fehlregulationen im Bereich von Zelladhäsionsmolekülen, führte dies zum Modell der Mehrschritt-Karzinogenese in der Kolon Adenom→Karzinom Sequenz durch Fearon und Vogelstein zu Beginn dieses Jahrzehnts. Dieses Modell wurde im Laufe der Jahre detaillierter gestaltet und erfüllte zugleich für andere solide Tumoren eine paradigmatische Funktion. Frühere zellbiologische Untersuchungen an Modellsystemen (Hefen und Nematoden) bildeten die Grundlage für die Entdeckung weiterer Genveränderungen in Krebszellen, die neue Einsichten in die (Fehl-)Regulation des Zellzyklus und des programmierten Zelltodes eröffneten.

Die Grundzüge dieser vielfältigen Zusammenhänge sind Gegenstand verschiedener Übersichtsartikel (Fearon & Vogelstein, 1990; Hall & Lemoine, 1993; Marx, 1994; Kalthoff et al., 1995; Baserga, 1995; Schutte et al., 1996) und werden deshalb im folgenden nur kurz angerissen. Die nachstehenden Befunde und z. T. Hypothesen gründen sich auf auswertende Zusammenfassungen der wichtigsten internationalen Fachzeit-

---

* Daten beim Wissensstand Januar 1996 formuliert.

schriften, überwiegend der Jahre 1994/1995, ohne dabei den Anspruch auf eine vollständige Würdigung aller bedeutenden Ergebnisse zur „Molekularbiologie solider Tumoren" erheben zu wollen. Nach den einzelnen Abschnitten zu den molekularen Grundlagen sowie ihren Auswirkungen auf die Krebsentstehung und -entwicklung, die vor allem an Beispielen aus dem Gastrointestinaltrakt dargestellt werden, beendet ein Ausblick auf neue therapeutische Konzepte diesen Artikel.

Epigenetische DNA-Veränderungen (DNA-Methylierung)

Das Enzym DNA-Methyltransferase (MTase) spielt in der normalen Entwicklung und Differenzierung von Zellen eine entscheidende Rolle: Hypermethylierung kann zur Abschaltung der Expression eines Gens führen, Hypomethylierung das Gegenteil bewirken. Eine veränderte MTase Aktivität in Tumoren kann also prinzipiell mehrfach zu einer veränderten Genexpression führen: Hypomethylierung (Counts & Goodmann, 1994) kann unerwünschte Gene anschalten, Hypermethylierung dagegen von z. B. Tumorsuppressorgenen, wie dem VHL-Gen (Von Hippel Lindau Syndrom, s. u.), kann deren Funktion unterdrücken („silencing") und sofern sie ganze chromosomale Bereiche betrifft auch deren Deletion initiieren (Hermann et al., 1994). Der vor kurzem erhobene Befund, daß eine Reduktion der MTase, bzw. die daraus resultierende Hypomethylierung, die Tumorigenität unterdrücken kann (Laird et al., 1995), scheint dem zu widersprechen. Dies läßt sich jedoch durch die Annahme erklären, daß eine massive Hypomethylierung der DNA zu einer ebenso massiven Fehlregulation der Genexpression führt, die nicht mit dem Überleben von z. B. für die Krebsentwicklung initiierten Zellen vereinbar ist (Counts & Goodman, 1995). Mit anderen Worten, der zeitliche Ablauf und die Quantität spielen letztlich die entscheidende Rolle neben der Qualität der betroffenen Genloci. In frühen Stadien kann Hypomethylierung möglicherweise zur Proliferation von Progenitorzellen führen (Ray et al., 1994). Ein möglicherweise noch wichtigerer Beitrag der MTase im Vielstufenprozeß der Karzinogenese liegt in der Initiation von C→T Transitionen: 5′-Methyl-Cytosin kann spontan zu Thymidin deamidieren. Insofern also kann eine erhöhte MTase Aktivität zu einer Vielzahl von C→T Mutationen führen. Beides ist in Tumoren gegeben und entsprechende Mutationen sind insbesondere beim p53 Tumorsuppressorgen häufig.

DNA-Mutationen und -Reparatur

Die 2 Meter Desoxyribonukleinsäuren, die in den Chromosomen des Menschen verpackt sind, können durch eine Fülle chemischer Reaktionen modifiziert werden (u. a. Freie Radikale, Peroxid, Alkylierende Agenzien, radioaktive und UV-Strahlung), deren Anzahl auf 10 000 pro Stunde (Saul et al., 1986) oder nach anderen Angaben auf mehrere Tausend pro Tag (Lindahl, 1993) geschätzt wurden. Unabhängig von der Genauigkeit der jeweiligen Schätzung ist zweifellos der Bedarf an Korrektur groß und wird von zwei Systemen bewerkstelligt: Das erste System des „Nucleotide Excision Repair" (NER) umfaßt mindestens 12 Gene (als „XPA/B/C/D" etc. bezeichnet), deren Funktionen als DNA-bindende Proteine, Helikasen, Nukleasen usw. vor allem an Hand der äquivalenten Gene der Hefe studiert wurden. Mutationen in den NER Genen bei der

Xeroderma Pigmentosa erhöhen das Hautkrebsrisiko (Runger et al., 1995). Das andere Reparatursystem wurde als „Mismatch Repair" in E. coli bereits vor Dekaden aufgeklärt und das humane Äquivalent kürzlich als Molekül (-Familie) des Jahres 1994 ausgezeichnet (Modrich, 1994), nachdem die funktionelle Beteiligung dieser Gene bei der HNPCC („Hereditary NonPolyposis Colorectal Cancer") erkannt worden war (z. Übersicht: D'Emilia, 1995): Mutationen im hMSH 2 Gen umfassen ca. 50%, im hMLH 1 Gen ca. 30% und in den hPMS 1 und hPMS 2 Genen jeweils ca. 5% der HNPCC. Diese Mutationen bewirken eine unzureichende Reparatur nach der DNA-Synthese, was u. a. durch unterschiedliche Längen der Mikrosatelliten-Sequenzen in Tumoren erkennbar wird. HNPCC wird dominant vererbt, in den Tumoren der Patienten sind i. d. R. beide Allele mutiert oder deletiert. Mutationen kommen aber auch in den nicht-malignen Zellen der betroffenen Personen vor (Parsons et al., 1995) und weisen so daraufhin, daß Mutagenese nicht zwangsläufig zur Karzinogenese führen muß. Entsprechend ist auch eine „Msh2 gene knock out mouse" (de Wind et al., 1995) zunächst durchaus lebensfähig und entwickelt sich normal. Allerdings bilden sich bereits früh Lymphome und in den murinen Zellen zeigten sich Unschärfen in der homologen Rekombination (de Wind et al., 1995), wodurch die Bedeutung des MSH 2 Gens als ein „Safeguard" des Genoms deutlich wird. Veränderungen in Mikrosatelliten-Sequenzen (als Indikatoren für „replication error" Phänotyp/RER auf dem Boden von „mismatch repair" Gendefekten) zeigen sich aber auch in sporadischen Tumoren, vor allem des Kolons und Magens (Myeroff et al., 1995), aber auch des Ovars, des Endometriums, der Prostata und diverser anderer Gewebe (Han et al., 1993; Boyer et al., 1995). Ein unter funktionellem Gesichtspunkt besonders wichtiger Befund wurde erhoben, als „Mini-Mikrosatelliten" Veränderungen im Gen für den TGFβ-Rezeptor Typ II bei sporadischen kolorektalen Zellinien gefunden wurden (Markowitz et al., 1995), die zu einem Funktionsverlust dieses für die negative Wachstumskontrolle epithelialer Zellen (s. u.) so wichtigen Rezeptors führten. Entsprechende Mutationen wurden auch in fast allen untersuchten HNPCC Tumoren gefunden (Marx, 1995). Des weiteren werden Verbindungen zwischen „replication error" Phänotyp und dem Zellzyklus (s. u.) deutlich: der Verlust des Wildtyp-hMLH1 Gens in einer kolorektalen Zellinie bewirkt nicht nur Toleranz gegenüber alkylierenden Agenzien sondern auch einen Verlust des G_2-Arrests im Zellzyklus (Hawn et al., 1995). Ungeklärt sind z. Zt. noch die Grundlagen für die sehr unterschiedlichen Häufigkeitsverteilungen von „mismatch repair" Gendefekten in verschiedenen Organen: bei Pankreaskarzinomen z. B. sind derartige molekulare Veränderungen, trotz ursprünglich anderslautender Berichte, sehr selten (Hahn & Kern, 1995). Vor kurzem wurde auf einen weiteren Aspekt des „mismatch repair" aufmerksam gemacht, dessen Analyse auf elegante Art und Weise geeignet ist, wesentliche, noch offene Fragen bei der mehrstufigen Karzinogenese zu erklären (MacPhee, 1995): Die große Zahl von verschiedensten Mutationen in Tumoren setzt eigentlich die Annahme eines „mutator phenotype" schon in Vorläuferzellen voraus, die dann im Verlauf weiterer Zellteilungen entsprechende Schäden akkumulieren können. Von dieser Überlegung ausgehend wird die Möglichkeit eines postreplikativen (also ruhende Zellen betreffende), vollständigen (beide DNA-Stränge erfassenden) Mutationsmechanismus durch das „mismatch repair" System erörtert. Sowohl in Bakterien als auch in humanen Zellen ist es essentiell für den Erfolg dieses Systems, zwischen dem neu-synthetisierten (aber mit einer falschen Base ausgestatteten) DNA-Strang und dem „Orginal", d. h. dem „template" unterscheiden zu können. Während dieses in *E. coli* durch ein spezifisches Methylierungssignal gewährleistet wird, geschieht es in humanen Zellen durch einen entsprechend plazierten Bruch im neu synthetisierten Strang. In beiden Systemen ist trotz dieser Detailunterschiede bei der Neusynthese von DNA nur ein „postsynthetic immediate window of opportunity" gegeben. Wenn also „mismatches" in nicht-teilenden Zellen erhalten bleiben, bzw. in diesen entstanden sind, dann sind die entsprechenden akzessorischen Signale bzw. Enzyme, deren Expression normalerweise nur in teilenden Zellen gegeben ist, nicht vorhanden. Damit ist aber das „mismatch repair system" in einer entscheidenden Position „blind" und es besteht demzufolge eine 50%ige Wahrscheinlichkeit, daß die „fehlerhafte Kopie" als „Orginal" dient und entsprechend die Mutation auf beiden DNA Strängen fixiert wird. Mit dieser Aufhebung einer essentiellen Verbindung von stabilen Mutationen mit Replikation läßt sich die Zeitabhängigkeit dieses Prozesses im Organismus und damit die Altersabhängigkeit der Tumorentstehung wesentlich besser verstehen. Wenn ruhende Zellen bereits zahlreiche genetische Schäden im Laufe von Dekaden akkumuliert haben und dann (zufällig?) eine/mehrere weitere Mutation(en) den normalerweise vorhandenen Block zum Eintritt in die S-Phase des Zellzyklus aufhebt/aufheben, dann kann in dieser bereits mit vielen Mutationen belasteten Zelle eine „gute" Grundlage für eine klonale Entwicklung gegeben sein. Die prinzipielle Fähigkeit (und Notwendigkeit) des „mismatch repair system" zur direktionalen (den „richtigen" DNA-Strang erfassenden) Erkennung und des Austausches von Basen könnte also „nur unter etwas anderen" Umständen genauso oft Mutationen bewirken wie sie verhindern. Die Entwicklung von Krebs wäre also die „etwas schlechte" Adaptation (mit viel Zeit) eines ansonsten hoch-adaptiven Prozesses. Die Entwicklung neuer monoklonaler Antikörper gegen „mismatch repair" Proteine wird die Forschung auf diesem Gebiet sicher beflügeln (Leach, 1996).

Transforming Growth Factor β und TGFβ-Rezeptoren: Verlust der Wachstumsinhibition

Aus tumorbiologischer Sicht (Friess et al., 1993) erhielt TGFβ wegen seiner allgemein immunmodulierenden Funktion und seiner Fähigkeit, auch Tumor-spezifische CTLs zu inhibieren (Inge et al., 1992) große Aufmerksamkeit. Diese wurde erweitert, als Zusammenhänge mit dem Zellzyklus und der Apoptose von Tumorzellen deutlicher wurden.

Das System besteht aus drei Liganden und drei Rezeptoren (z. Übersicht: Heldin, 1995): TGFβ1, β2 und β3 sowie den Rezeptoren Typ I, II und III. Die Hetero-Oligomerisierung von Typ I und II Rezeptoren ist für die Signaltransduktion entscheidend. Dimere des Typ II Rezeptors weisen auch ohne Ligandenbindung eine konstitutive Serin/Threonin Kinase Aktivität auf und binden zuerst den Liganden. Dann wird der Typ I Rezeptor in den Komplex rekrutiert und vom Typ II Rezeptor phosphoryliert, was zur Aktivierung der Typ I Rezeptor Kinase führt. Der Typ I Rezeptor braucht also den Typ II Rezeptor zur Ligandenbindung, der Typ II Rezeptor braucht den Typ I Rezeptor zur Signaltransduktion. Diese läuft über den MAP („mitogen-activated protein") Kinase, bzw. MAPKK/MAPKKK Weg, ist aber erst unvollständig geklärt (Yamaguchi et al., 1995). Der Typ III Rezeptor (auch β-Glycan genannt) beeinflußt die Verfügbarkeit der Liganden, vor allem die von TGFβ2, ist aber nicht direkt an der Signaltransduktion beteiligt (López-Cassilas et al., 1993). Die Liganden β1 und β2 können wahrscheinlich durch differentielle Interaktionen mit den Typ I und II Rezeptoren unterschiedliche biologische Effekte in Tumorzellen auslösen (Zhou et al., 1995).

Die Vermittlung der i. d. R. wachstumsinhibierenden Signale von TGFβ1 kann in Tumorzellen auf unterschiedliche Art und Weise gestört sein. Die in Verbindung mit dem „mismatch repair" Defekt und Mikrosatelliten-Instabilitäten auftretenden Mutationen im Typ II Rezeptor (s. o.) gehören dazu, in Prostata Karzinomzellen wurde darüberhinaus kürzlich eine im Typ I Rezeptor beschrieben (Kim et al., 1996). Mutiertes Ha-Ras Onkogen moduliert das Verhältnis der Typ II zu Typ I Rezeptorexpression in intestinalen Epithelzellen von Ratten so, daß der letztere mengenmäßig überwiegt (Zhao & Buick, 1995). Diese veränderte Balance ist von einem Verlust der Wachstumsinhibition durch TGFβ1 aber beispielsweise nicht der TGFβ1-vermitteltem Stimulation der Fibronektin-Synthese begleitet. Es liegt nahe, humane Tumorzellen auf vergleichbare Zusammenhänge zu untersuchen, wobei die experimentellen Rahmenbedingungen entsprechender in vitro Tests kritisch zu bewerten sind (Morton & Burrack, 1995). Neben diesen diversen Alterationen auf der TGFβ Rezeptorebene, sind es vor allem Komponenten der Zellzyklusmaschinerie, deren Deregulation zu einem Verlust der Wachstumsinhibition führen (z. Übersicht: Alexandrow & Moses, 1995a). Dies wird wiederum durch unterschiedliche Mechanismen in Abhängigkeit davon bewerkstelligt, ob der Faktor früh oder spät in der G1-Phase zugegeben wird (Alexandrow & Moses, 1995b). Beispielsweise kann die Zyklin-abhängige Kinase Cdk4 nach Überexpression TGFβ1-Resistenz bewirken (Ewen et al., 1993), was wahrscheinlich durch eine Hyperphosphorylierung des Retinoblastoma-Genprodukts vermittelt wird. Von den Inhibitoren der Zyklin-abhängigen Kinasen, p15, p16, p21, p27 (s. u.) spielt in dem Kontext der TGFβ Resistenz das p15 (auch MTS-2 genannt) die herausragende Rolle, da es direkt von TGFβ1 auf der mRNA Ebene hochgeregelt wird (Hannon & Beach, 1994), aber häufig in Tumoren funktionell ausgeschaltet ist (Naumann et al., 1996). Ovarialkarzinomzellen, in denen keine Hochregulation von p21 durch TGFβ gefunden wurde, zeigten auch keine oder nur eine mäßige Wachstumsinhibition, allerdings wurde hier p15 nicht untersucht (Elbendary et al., 1994). Inwieweit bei der Analyse der TGFβ Resistenz von Tumoren ein Phänomen möglicherweise überbetont wird, das eher durch in vitro Selektionsbedingungen „hergestellt" ist, als daß es die in vivo Situation widerspiegelt (Havrilesky et al., 1995), wird sich allerdings noch zeigen müssen.

Neues vom Tumorsuppressor p53

Der strukturelle Verlust oder die funktionelle Ausschaltung (Mutationen) des p53 Gens, dessen Produkt durch unterschiedliche Noxen in Zellen verstärkt exprimiert wird und das als quartäres Protein an spezifische DNA-Sequenzen bindet und eine Reihe anderer Gene transkriptionell aktiviert oder reprimiert, ist ein allgemein verbreiteter Befund in Tumoren (z. Übersicht: Levine et al., 1994). Offen dabei ist allerdings die Frage inwieweit die Effekte eher indirekter Natur sind (Verlust der „guardian of the genome" Funktion mit nachgeschalteten genetischen Alterationen), oder ob eher direkt eine Immortalisierung begünstigt wird (z. B. über den Verlust der p21/WAF-1 Induktionsfähigkeit und damit der Seneszenz), wie es durch die Ergebnisse der Versuche mit Fibroblastenzellinien von Li-Fraumeni Patienten oder mit embryonalen Fibroblasten sowie haematopoietischen Zellen (Metz et al., 1995) von p53 „knock-out"

Mäusen experimentell unterstützt wird. Ein vergleichbarer experimenteller Ansatz wurde bei der p21/WAF-1 „knock out" Maus verfolgt, die im Unterschied zu der p53 „knock out" Maus keine frühe Anhäufung spontaner Tumoren aufweist. Allerdings zeigen von diesen Mäusen abgeleitete Zellen eine Vielzahl von Zellzyklus-Aberrationen, vor allem Störungen in der G1 Phase (Deng et al., 1995). Die essentielle Rolle von p21 in der p53-vermittelten Arretierung des Zellzyklus in G1 wurde unlängst auch in humanen Kolonkarzinomzellen nachgewiesen (Waldmann et al., 1995). Auch bei viralen Infektionen einer Zelle können vergleichbare Prozesse ablaufen: so inhibiert beispielsweise das Onkoprotein HBx die p53-vermittelte Apoptose in Hepatocyten und kann so zu einem klonalen Selektionsvorteil während der frühen Stadien der Karzinogenese in der Leber beitragen (Wang et al., 1995).

Im Zusammenhang mit der oben dargestellten Bedeutung von DNA-Reparaturprozessen und der postulierten p53-vermittelten Begünstigung dieser Vorgänge durch vorübergehende Inhibition des Zellzyklus via p21, war die Frage offen geblieben, wie das p53 Protein DNA Schäden „erkennt" bzw. ihm das Vorliegen von Schäden durch andere Proteine signalisiert wird. Hier konnte vor kurzem gezeigt werden, daß kurze Einzelstrang-DNA Bruchstücke die Bindung von p53 an spezifische DNA Erkennungsregionen stimulieren und daß das C-terminale Ende von p53 dafür essentiell ist (Jayaraman & Prives, 1995). In einem anderen experimentellen Ansatz wurde Entsprechendes mit „insertion/deletion mismatches" gezeigt, wahrscheinlich rekrutiert p53 dann anschließend weitere Proteine zur Reparatur (Lee et al., 1 995).

Die Effekte von p53 auf den Zellzyklus (Arrest) und die Apoptose (Auslösung) können prinzipiell voneinander getrennt werden. Es ist bisher allerdings nur unzureichend geklärt, welche molekularen Mechanismen bei der Induktion des programmierten Zelltodes (s. u.) direkt beteiligt sind. Ein erster Hinweis in dieser Richtung ergab sich, als gefunden wurde, daß bestimmte Formen von mutiertem p53 (codon 175) in der Lage sind, bcl-2 in Mammakarzinomzellen herunterzuregulieren, allerdings blieb der exakte Mechanismus in dieser Arbeit noch unklar (Haldar et al., 1994). Da bcl-2 als „survival factor" die Apoptose zu reduzieren in der Lage ist, erscheint dieser Befund prinzipiell geeignet, das unterschiedliche Ansprechen der Tumoren auf Apoptose-induzierende Agenzien wie Chemo- oder Strahlentherapeutika zu erhellen. Für wt-p53 wurde kurz darauf ein negatives „DNA response element" in der 5' untranslatierten Region des bcl-2 Gens beschrieben (Miyashita et al., 1994). Der gleichen Arbeitsgruppe gelang daraufhin der Nachweis, daß p53 ein direkter transkriptioneller Aktivator des bax Gens ist, was das erste Beispiel eines direkt von p53 beeinflußten, die Apoptose-induzierenden Gens darstellt (Miyashita & Reed, 1995). Da die Bedeutung der p53-vermittelten Apoptoseregulation für die in vivo Entstehung von Tumoren im Vergleich mit der inhibierenden Wirkung von p53 auf die Proliferation bisher eher unterschätzt wurde (Symonds et al., 1994), verdient die Regulation der relativen Verhältnisse im bcl2/bax System durch p53 besondere Aufmerksamkeit.

Im Kontext solider Tumoren hat die Induktion der Apoptose in hypoxischen Bereichen eine wichtige Funktion. Der Verlust des p53 Tumorsuppressorgens oder die Überexpression des „survival factor" Bcl-2 verringert die Hypoxie-induzierte Apoptose. Unter in vitro Bedingungen werden bei Hypoxie Tumorzellen selektiert, die p53-negativ sind und somit Störungen in der Apoptose aufweisen. Auch unter in vivo Bedingungen konnten diese für das molekulare Verständnis der Pathophysiologie solider Tumoren so wichtigen Befunde bestätigt werden (Graeber et al., 1996), indem gezeigt wurde, daß die Apoptose-Häufigkeit in hypoxischen Regionen von p53 positiven Tumoren 3,5mal höher war als in wt-p53 defizienten Tumoren, während in den aeroben Bereichen kein Unterschied in der Apoptoserate feststellbar war. Im Kommentar zu dieser Orginalarbeit (Kinzler & Vogelstein, 1996) wird auf die zunächst etwas paradox erscheinende Situation hingewiesen, wie eigentlich p53 seine Funktion als Tumorsuppressor ausüben kann, wenn es normalerweise in Zellen nicht detektierbar ist. Obiger Befund der Induktion von wt-p53 unter hypoxischen Streßbedingungen und die damit verbundene Apoptoseinduktion ist eine Antwort darauf. Die bereits vorher gemachte Beobachtung, daß p53 mutierte Zellen diese Streßbedingungen überleben (Graeber et al., 1994), unterstreicht eine Sichtweise von Krebs „als einer Unfähigkeit zu sterben" zusätzlich zu der allgemeinen Auffassung von der Fähigkeit zum unkontrollierten Wachstum. Abgerundet wird dieses Szenario durch die Veränderung der Angiogenese: wt-p53 Zellen produzieren anti-angiogenetische Faktoren (Van Meir et al., 1994; Dameron et al., 1994) und genau dieser Zustand wird in p53-mutierten Zellen revertiert. Sicher bleibt auch hier zunächst noch die Frage offen, wie p53 „diese Veränderungen bemerkt" und in diese vielfältigen Prozesse entsprechend eingreift, aber die noch wichtigere Frage ist schon gestellt, nämlich die, ob p53 auch bei den nächsten Stufen der Tumorprogression (Übergang vom klinisch manifesten Primärtumor zum infiltrativ wachsenden Tumor) beteiligt ist (Kinzler & Vogelstein, 1996).

Zellzyklus: „news & views"

Der Zellzyklus wird durch die koordinierte Interaktion von Zyklin-abhängigen Kinasen (CDK-2, -4, -5, -6, CDC-2) mit ihren Aktivatoren (Cyclin-A, -B. -D's, -E's) und ihren Inhibitoren (p15, p16, p19, p21, p24, p27, p45) reguliert (als aktuelle Übersichten im Zusammenhang mit Krebs s.: Hartwell & Kastan, 1994; Kamb, 1995). Unterschiede im Proliferationsverhalten normaler und transformierter Zellen spiegeln sich in der Stöchiometrie der Komplexe wider: normale Zellen zeigen quarternäre Komplexe von Cyclin/CDK mit p21 Inhibitor und PCNA (einer DNA Polymerase Untereinheit) (Zhang et al., 1993). Diese quarternären Komplexe fehlen in transformierten Zellen, in denen die p53-vermittelte p21 Regulation gestört ist (El-Deiry et al., 1993), oder andere Komponenten wie Cycline bzw. CDK's überexprimiert werden. Die zeitliche (und wahrscheinlich auch räumliche) Koordination der Zellzyklusphasen ist für die korrekte Weitergabe der genetischen Information bei der Zellteilung die wichtigste Voraussetzung. Entsprechend existieren einige biochemische Schaltkreise, die eine Abhängigkeit des Beginns einer Phase vom korrekten Abschluß der jeweils vorhergehenden bewirken, diese werden „checkpoints" genannt (Abb. 1).

Aus dieser Sicht sind Mutationen im p53 Gen „checkpoint mutants", da sie z. B. auf ionisierende Strahlen nicht mit einem G1-Arrest antworten (Kuerbitz et al., 1992). Als ein weiterer neuer Sensor für die Kontrolle zum Eintritt in die S-Phase wurde kürzlich die DNA Polymerase ε identifiziert (Navas et al., 1995). Die Progression durch die G1-Phase wird durch die Aktivität der Zyklin-abhängigen Kinase CDK4 und CDK6 kontrolliert, die ihrerseits in ihrer Aktivität von D- und E-Typ Zyklinen positiv und vom p16 Inhibitor negativ reguliert werden. Normalerweise reguliert das Retinoblastomaprotein pRb die Zellproliferation, indem es die für die S-Phase essentiellen Transkriptionsfaktoren bindet („sequestration"). Diese Transkriptionsfaktoren werden in der

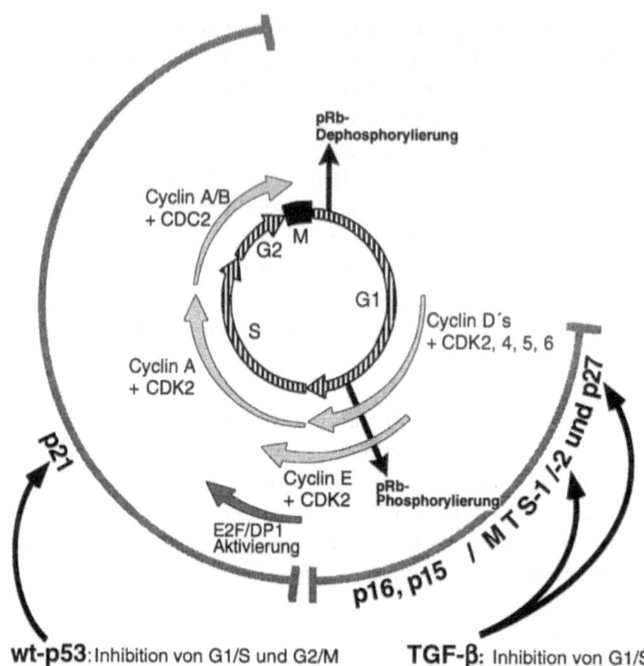

Abb. 1. Kontrolle des Zellzyklus (Erläuterungen s. Text)

späten G1-Phase freigesetzt, wenn das Rb-Protein von CDK4/CyclinD-Kinase Komplexen phosphoryliert wird. In Zellen, in denen pRb fehlt oder mutiert ist, ist dieser Komplex überflüssig (Serrano et al., 1995). Die Tumor-supprimierende Funktion des Zellzyklusinhibitors p16 (auch MTS-1, „multiple tumor suppressor-1" genannt) wurde in diesem Kontext u. a. dadurch bewiesen, daß der experimentell durch Mikroinjektion von mutiertem Ha-Ras Onkogen induzierte Eintritt in die S-Phase durch p16 Expression blockiert werden konnte (Serrano et al., 1995). Hier drängt sich die entsprechende Betrachtung vor allem humaner Adenokarzinome des Pankreas auf, die zum einen eine extrem hohe Mutationsfrequenz im Ki-RAS Onkogen aufweisen (Klöppel, 1994) und zum anderen „konsequenterweise" sehr häufig das p16 Gen deletieren (Caldas et al., 1994).

Eine andere Möglichkeit, den Block in der Zellzyklusprogression durch pRB aufzuheben, besteht aber auch in einer Überexpression des Cyclin D1, eines Aktivators der oben erwähnten CDK 4. Diese Situation wurde in verschiedenen Tumoren beschrieben, z. B. in Oesophaguskarzinomen (Jiang et al., 1993) und in aggressiven hepatozellulären Karzinomen (Nishida et al., 1994). An dieser Stelle sollte auch daraufhingewiesen werden, daß Cyclin D1 ursprünglich als PRAD-1 Onkogen in Nebenschilddrüsen-Adenomzellen gefunden wurde (Motukuta et al. 1991). Es ist also bei aller Divergenz der einzelnen Mutationen und Überexpressionen eine funktionelle Konvergenz festzustellen. Dies wurde ebenfalls kürzlich in einer Reihe von verschiedenen Tumorzellinien beschrieben, die sowohl p16 als auch Cyclin D1 Alterationen in großer Häufigkeit zeigten (Lukas et al., 1995) oder eine Überexpression von CDK4 aufwiesen (He et al., 1995). Studien mit Cyclin D1 „knock out" Mäusen betonen eine besondere Rolle dieses Zellzyklus-Aktivators in der Entwicklung der Retina und des Mamma-Epithels (Sicinski et al., 1995). Da inzwischen entsprechend geeignete Antikörper und Techniken zur Verfügung stehen, werden die vor allem an Zellinien und Xenotransplantaten erhobenen Befunde mittlerweile auch an fixiertem Archivmaterial erfolgreich untersucht (Geradts et al., 1995).

Das Retinoblastoma Protein erfüllt an zentraler Stelle des Zellzyklus die Funktion des Signalüberträgers zur Transkriptionsmaschinerie. Es wirkt dabei als „Integrator" sowohl positiver Signale (Cyclin D/CDK 4/CDK 6; s. vorstehend) als auch negativer Signale, z. B. seitens Transforming Growth Factor β. TGFβ induziert den CDK 4/CDK 6 Inhibitor p15 und vermag auch die Expression von CDK 4 direkt zu reduzieren (Ewen et al., 1993). Letzteres führt zu einer verstärkten Freisetzung des Inhibitors p27, der andere CDKs binden kann. Das Endergebnis bleibt: die negativen Signale konvergieren bei pRb, verhindern dessen Hyperphosphorylierung und verhindern damit die Öffnung des „restriction point" Tors (Weinberg, 1995), durch das der Weg in Richtung E2F, des für den Zellzyklus zentralen Transkriptionsfaktors, weiterführt. Dieses allgemein verbreitete Modell muß allerdings wahrscheinlich in seinen konkreten Schritten modifiziert werden: trotz Hyperphosphorylierung können nämlich E2F-pRb Komplexe bestehen bleiben (Schwarz et al., 1993) und wahrscheinlich wird freies E2F in der späten G1 Phase aus anderen Komplexen freigesetzt und die Hyperphosphorylierung von pRb verhindert lediglich die erneute Komplexierung (Müller, 1995). Dies schließt die Erkenntnis ein, daß das System – wie so häufig – komplexer ist als ursprünglich angenommen und auch hier Genfamilien vorhanden sind. Außer pRb gibt es noch die verwandten „pocket" Proteine p107 und p130, die präferentielle Bindungen mit den z. Zt. charakterisierten, fünf verschiedenen „Mitgliedern" der E2F-Transkriptionsfaktorfamilie eingehen können (z. Übersicht: Müller, 1995) (Abb. 2).

Die zentrale Stellung, die das Retinoblastoma-Protein in der normalen Zellzyklusregulation innehat, führt logischerweise zu einer ebensolchen Rolle im Prozeß der malignen Transformation. Bei Retinoblastomen, kleinzelligen Lungenkarzinomen, vielen Sarkomen und Blasentumoren ist pRb durch Mutationen funktionell ausgeschaltet (Horowitz et al., 1990). In vielen Cervixkarzinomen ist es durch das Papillomavirusprotein E7 komplexiert (zur Hausen, 1991). Eine Überexpression von Cyclinen und CDKs (s. o.), Mutationen bzw. Deletionen in den Inhibitoren p16 und/oder p15 (MTS-1/-2) sind in Oesophagus-, Lungen-, Blasen- und Pankreaskarzinomen sowie in Glioblastomen beschrieben (z. Übersicht: Weinberg, 1995). Eine nahezu vollständige Konvergenz ergab sich in der Analyse von 55 Kleinzelligen Lungenkarzinomen: 48 wiesen keine normale pRB Expression, aber eine intakte p16 Expression auf; 6 der verbleibenden 7 Fälle zeigten kein p16 Protein, aber intaktes pRB (Ottersen et al., 1994).

Abb. 2. pRb und Krebs
(nach Weinberg, 1995),
(Erläuterungen s. Text).
(⊣ = Inhibition)

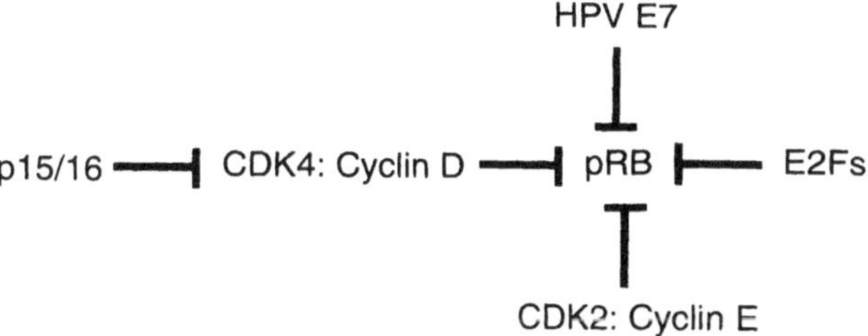

In den bisherigen Betrachtungen der einzelnen Zellzyklus Komponenten ist ausschließlich von Expressions-Initiationen, Aktivierungen oder auch Inaktivierungen durch sekundäre Modifikationen (Phosphorylierungen) die Rede gewesen. Die Biochemie kennt aber nicht nur anabole sondern auch katabole Stoffwechselwege, insofern ist es nicht verwunderlich (höchstens der relativ späte Zeitpunkt der Entdeckung), daß eine wesentliche Regulationsebene für die Aktivität der CDK's in der zeitlich präzise abgestimmten Degradation ihrer Aktivatoren und Inhibitoren liegt, wobei der bereits früher gut untersuchte Ubiquitin-Weg beschritten wird: durch diese Energie-abhängige Modifikation werden entsprechend markierte Proteine den Proteasomen zugeführt und degradiert. Dieses ist inzwischen z. B für p27 und Cyclin B nachgewiesen (Barinaga, 1995; Murray, 1995).

Die „aktuellste" Form des Zelltodes: die programmierte Form

Wahrscheinlich haben alle Zellen die Fähigkeit, ein intrinsisches Suizidprogramm zu aktivieren, wenn sie „entweder nicht mehr gebraucht werden" oder schwer geschädigt wurden. Der Ablauf dieses als Apoptose bezeichneten Programms wurde zuerst durch morphologische und dann durch biochemische Veränderungen charakterisiert. Während der Apoptose kondensieren das Cyto- und Nucleoplasma, die DNA wird fragmentiert und Membran-umschlossene Partikel („apoptotic bodies") werden von Nachbarzellen oder Makrophagen aufgenommen. Im Gegensatz zum nekrotischen Zelltod, der bei Zellschädigungen z. B. durch Hitze oder mechanische Einwirkungen ausgelöst werden kann, schwellen und lysieren die Zellen bei der Apoptose nicht und verursachen dadurch auch keine Entzündungsreaktion (z. Übersicht: Steller, 1995). Eine strikte Trennung von Apoptose und Nekrose gerade auf dieser Ebene der Entzündungsreaktionen ist aber wahrscheinlich nicht realistisch, da bestimmte Schritte der Apoptose (s. u.) durch die gleichen (gleichartigen) Enzyme bewerkstelligt werden, die z. B. auch bei der Prozessierung von IL1-β beteiligt sind (z. Übersicht: Vaux et al., 1994). Vermutlich kommt es auch hier auf den Zeitpunkt und den zellulären Kontext an. Apoptose während der Embryonalentwicklung sollte sicher ohne Entzündungsreaktionen ablaufen, Apoptose nach einer Virusinfektion beispielsweise eher mit einer solchen. Apoptose spielt auch bei cytotoxischen Reaktionen immunkompetenter Zellen eine entscheidende Rolle (Nagata & Golstein, 1995). Eine aktuelle Liste von Apoptose-Induktoren umfaßt weit mehr als 30 Faktoren und fast ebenso groß ist die der Inhibitoren, bei der – nicht überraschend – besonders häufig Produkte viraler Gene auftauchen (z. Übersicht: Thompson, 1995) (Abb. 3).
Die allgemeine Bedeutung der Einschränkung oder des Verlustes der Apoptosefähigkeit im Zuge der malignen Transformation ist heute unbestritten. Insbesondere metastatische Zellen müssen diese Eigenschaft verlieren bzw. der Apoptoseinduktion entgehen können, leben sie doch in einer i. d. R. unphysiologischen Umgebung, in der z. B. ihre spezifischen Bedürfnisse in Bezug auf die Verfügbarkeit von Wachstumsregulierenden Faktoren nicht unbedingt erfüllt sind (z. Übersicht: Thompson, 1995). Im Sinne der Aufrechterhaltung einer Homöostase dient der Apoptose-Mechanismus wahrscheinlich als physiologischer Schutz vor Zellen, die an falscher Stelle oder zur falschen Zeit proliferieren. So führt die Expression des c-myc Oncogens in Fibrobla-

Abb. 3. Modell der Apoptose
(nach Steller, 1995).
⊢ = Inhibition;
ICE = Interleukin-1 converting enzyme

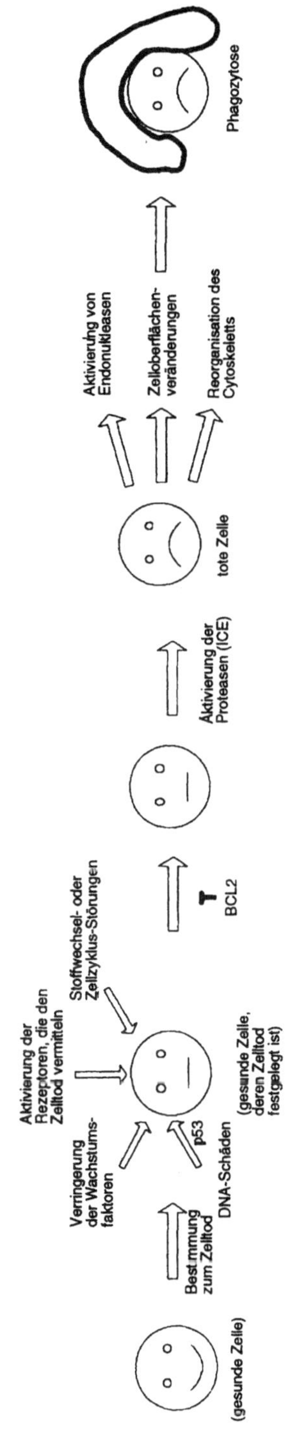

sten ohne weitere transformierende Stimuli zur Apoptose in diesen Zellen (Evan, 1992). Gleichzeitige Überexpression von Bcl-2 kann dem entgegen wirken.

Die bereits vorstehend (Symonds et al., 1994) angeführte Rolle des Verlustes der Fähigkeit zur Apoptose für die in vivo Entwicklung von Tumoren wurde kürzlich in dem gut beschriebenen Modell der Kolon-Tumorentwicklung nachgezeichnet: die Zahl der spontanen Apoptosen nimmt graduell von der normalen Mukosa über flache Mukosa und Adenome von FAP Patienten, sporadischen Adenomen und sporadischen kolorektalen Karzinomen ab (Bedi et al., 1995). Der Einfluß auf den Erfolg adjuvanter Therapiemaßnahmen ist vorgezeichnet (Murakami et al., 1995; s. u.).

Für weitere Untersuchungen an Tumoren sollte das Analysenspektrum inzwischen aber über Bcl-2 und Bcl-x hinausgehen: ein neues „survival" Protein, das keine Sequenzhomologien zu Bcl-2 aufweist, aber an Bcl-2 bindet, wurde letztes Jahr kloniert und als BAG-1 bezeichnet (Takayama et al., 1995). Fast zeitgleich wurde „Bad" als ein neuer Kandidat zur Verstärkung der Apoptose kloniert, das korrespondierende Protein bindet besonders gut an Bcl-x und auch an Bcl-2 und verdrängt dabei Bax (Yang et al., 1995). Das erweiterte Verständnis der komplexen Interaktionen dieser multiplen Gegenspieler, deren relative Stöchiometrie „über Leben und Tod" entscheidet, eröffnet mit Sicherheit therapeutische Optionen (s. u.).

Die Auslöser der Apoptose können vielfältig sein, deren zelluläre Vermittler ebenfalls, wobei das bisherige Augenmerk besonders den Endonukleasen galt, zeichnet sich die Apoptose doch durch ein charakteristisches DNA Fragmentierungsmuster („DNA ladder") aus. Da jedoch die Apoptose auch in Zellen abläuft, deren Zellkerne entfernt wurden, sind Endonukleasen zumindest nicht essentiell für die Initiation des Programms. Vielmehr scheint eine Gruppe von Proteasen diese Rolle zu erfüllen, die heute zur „ICE-family" zusammengefaßt werden, (z. Übersicht: Martin & Green, 1995). Der Prototyp dieser Familie ist das „Interleukin-1 Converting Enzyme", dessen spezifische Inhibition Apoptose-verhindernd wirkt. Noch gibt es keine umfassenden Untersuchungen darüber, inwieweit „ICE-like" Proteasen im Zuge der malignen Transformation verändert vorliegen oder ob deren spezifische Inhibitoren (vergleichbar dem viralen Produkt CrmA) überexprimiert werden und somit zur Apoptose-Prävention in Tumoren beitragen. Ein optimistisches Szenario wäre die Vorstellung, daß diese Komponenten zu essentiell sind, als das ihr Verlust mit dem Überleben der Zellen vereinbar wäre. Dies wiederum würde bedeuten, daß prinzipiell alle Tumorzellen einer Apoptose „zuführbar" sein müßten. Vergegenwärtigt man sich die Schwierigkeiten, die bei der in vitro Kultivierung humaner solider Tumoren auftauchen (häufig gutes initiales „Angehen" und dann Stillstand und Absterben), kann dies durchaus als ein positiver Hinweis darauf gewertet werden. Im letzten Jahr wurde auch eine Reihe von Publikationen veröffentlicht, die das Augenmerk auf den Rezeptor für den „insulin-like growth factor-I", IGF-IR, im Zusammenhang mit einer Verhinderung der Apoptose richten. Die Wirkung des Topoisomerase I Inhibitors Etoposid auf die Apoptose von 3T3 Fibroblastenzellen, die den IGF-IR überexprimieren, wurde durch Zugabe des IGF-I Liganden konzentrationsabhängig gehemmt (Sell et al., 1995), ein Befund der bei der autokrinen Stimulierung vieler humaner Adenokarzinome, z. B. des Pankreas (Bergmann et al., 1995), durch dieses Liganden/Rezeptor System sicherlich Beachtung verdient. Die Relevanz des in vitro Ansatzes konnte durch Xenotransplantationsstudien auch unter in vivo Bedingungen gezeigt werden, da z. B. durch Anwendung von Antisense Technologie die Expression des IGF-IR reduziert und als

Folge davon die Apoptose deutlich gesteigert wurde (Resnicoff et al., 1995a). In einem ähnlichen experimentellen Ansatz wurde (quasi spiegelbildlich) die Bedeutung dieses Rezeptor/Liganden Systems für die Tumorgenese demonstriert (Resnicoff et al., 1995b). Diese Zusammenhänge und z.T. weitergehende Hypothesen sind in einer brillianten Übersicht zusammengefaßt (Baserga, 1995).

Ein „relativ wenig beachtetes" Tumorsuppressorgen, Transkriptionskontrolle und Krebs

Personen, die vom Hippel-Lindau Syndrom betroffen sind, weisen Keimbahnmutationen im VHL Gen auf und sind für verschiedene Tumoren wie Nierenkarzinom, Hämangioblastom und Phäochromocytom prädisponiert. Die Sequenz des VHL Proteins wurde bereits 1993 bestimmt, ergab aber keine Hinweise auf eine mögliche Funktion (Latif et al., 1993). Im Rahmen molekularbiologischer Analysen zum Elongationsschritt während der Gentranskription wurden Ende letzten Jahres von verschiedenen Gruppen parallele Entdeckungen gemacht (z. Übersicht: Krumm & Groudine, 1995). Die RNA Polymerase II pausiert schon kurz nach der Initiation der Transkription und auch später an diversen Stellen des zu transkribierenden DNA Stranges. Die Häufigkeit und Dauer dieser Pausen stellt somit potentiell ein wesentliches Kontrollelement der Transkription dar und kann durch Interaktion der Polymerase II mit anderen Faktoren beeinflußt werden. Elongin ist ein solcher Transkriptionsfaktor, er besteht aus drei Untereinheiten A, B und C. Das VHL Protein bindet nun die positiv-regulierenden Untereinheiten B und C und verhindert deren Zusammentreffen mit der katalytischen Untereinheit A (Duan et al., 1995; Kibel et al., 1995). In Abwesenheit von Elongin verweilt die RNA Polymerase II länger, was zu einer geringeren Transkriptionsrate führt. Die Bindung der Untereinheiten A mit B und C an die Polymerase II erhöht dagegen die Transkriptionsrate durch Verkürzung der Pausen. Mutationen im VHL Gen, die z. B. auch bei sporadischen Formen von Nierenzellkarzinomen auftreten, resultieren in einem hohen Spiegel von ABC Komplexen und begünstigen somit prinzipiell die Transkriptionsrate. Da Onkogene wie c-myc und c-fos vor allem durch transkriptionelle Elongation reguliert werden und möglicherweise viele andere Onkogene das Wachstum oder die Apoptose bestimmenden Gene ebenfalls regulieren, ist hier ein neuer Weg für neoplastische Veränderungen aufgezeigt und ein wichtiger Hinweis gegeben, bei der „Fehlentwicklung Krebs" nicht nur an die bisher überwiegend favorisierte „falsche" Initiation der Transkription zu denken.

„Loss of Heterozygosity" und einige neue Tumorsuppressorgene

Zu den ausgeprägten Störungen auf molekularer Ebene, die eine Tumorzelle charakterisieren, gehören zweifelsohne der Verlust einer Genkopie oder gar einer ganzen chromosomalen Region. Dies wird als „allelic loss" oder „loss of heterozygosity" (LOH) bezeichnet. Derartige Analysen wurden in den verschiedensten Tumoren durchgeführt und dienten vor allem auch der Untersuchungen hereditärer Formen von z.B. Brustkarzinomen und Ovarialkarzinomen. Über diesen Weg wurden neue Tumorsuppressorgene (u.a. BRCA1 und -2) zuerst hinsichtlich ihrer chromosomalen Topologie lokalisiert und dann kloniert (z. Übersicht: Ford & Easton, 1995; Wooster & Stratton,

1995). In einem transgenen Mausmodell für Inselzell-Karzinome konnte eine graduelle LOH-Zunahme mit der Entwicklung der Stadien in einer Form korreliert werden, die auf die Beteiligung eines neuen Tumorsuppressorgens an der Angiogenese schließen lassen (Parangi et al., 1995). Besonders umfangreiche LOH-Analysen wurden bei Pankreastumoren nach einer Anreicherung des zu analysierenden Tumoranteils mittels Xenotransplantation in Nacktmäusen kürzlich veröffentlicht (Hahn et al., 1995). Diese Arbeiten wurden auf die Untersuchungen homozygoter Deletionen ausgedehnt, bei denen i. d. R. ein größeres und ein kleineres Bruchstück desselben Chromosoms nacheinander verloren gegangen sind. Sie führten zunächst zu einer Karte für den chromosomalen Locus 18q21.1 (Hahn et al., 1996a). Die konsequente Fortsetzung der Analysen führte zu der molekularen Charakterisierung des neuen Tumorsuppressorgens DPC-4 („deleted in pancreatic cancer"), das u. U. auch in kolorektalen Tumoren eine Rolle spielt und mit der Signaltransduktion von TGF-β funktionell in Verbindung gebracht wurde (Hahn et al., 1996b).

Die Enden der Chromosomen und das Ende des Lebens: die „Telomerase story"

Die Überschreitung der Grenzen, die die endliche Lebensspanne normaler Zellen bestimmen (Hayflick, 1965), gilt als ein Grundcharakteristikum der Immortalisierung. Der entscheidende molekulare Mechanismus dafür besteht in der Verkürzung der Chromosomenenden, den Telomeren (mit Proteinen assoziierte, repetetive DNA Sequenzen) bei jeder Zellteilung (Harley et al., 1990). Eine fortschreitende Entfernung dieser „Schutzkappen" führt zu dizentrischen Chromosomen, Chromosomenverschmelzungen und letztlich zum Zelltod (Counter et al., 1992). Das Enzym Telomerase ist in der Lage, die 5′ Enden der DNA nach Replikation wieder zu verlängern. Seine Struktur als ungewöhnliches Ribonukleoprotein wurde im letzten Jahr im wesentlichen aufgeklärt (Feng et al., 1995; Collins et al., 1995). In über 85% aller Tumoren ist dieses Enzym, das nach abgeschlossener Embryonalentwicklung normalerweise nur noch in den sich entwickelnden Keimzellen aktiv ist, reaktiviert (Kim et al., 1994) und dies korreliert auch mit der klinischen Prognose (Hiyama et al., 1995). Die Ergebnisse der Studien zum Nachweis einer erhöhten Expression korrelieren allerdings nicht zwangsläufig mit den Untersuchungsresultaten zur erhöhten Aktivität des Enzyms (Avilion et al., 1996). Der kausale Bezug zwischen Telomeraseaktivität und Immortalisierung wurde letztes Jahr eindeutig hergestellt, indem es gelang, durch Inhibierung der Telomeraseaktivität in immortalisierten Zellen mit kritischer Telomer-Länge die Lebensdauer zu begrenzen (Feng et al., 1995). Da es keine Hinweise auf eine direkte Verknüpfung mit dem Zellzyklus gibt, bietet sich hier eine zusätzliche und unabhängige Interventionsmöglichkeit an. Die Eigenschaften dieses Systems bestärken die Suche nach Inhibitoren: zum einen ist die Enzymstruktur/Komposition von anderen Polymerasen different (allerdings ist die humane Telomerase noch nicht umfassend charakterisiert), zum anderen ergibt die Biologie eine fast ideale tumorselektive Wirkungsmöglichkeit. Auch Zellen alter Individuen haben i. d. R. ausreichende Telomerlängen und hängen somit nicht von dieser enzymatischen Aktivität ab, außerdem ist Krebs vorzugsweise eine Krankheit der post-reproduktiven Bevölkerung. Kritisch ist aber u. a. die Frage, inwieweit Tumoren mit Telomerase Aktivität und „ausreichend langen" Telomerenden nach Telomeraseinhibition nicht noch in einem erheblichen Maße weiterwachsen und vor allem auch metastasieren können (Kipling, 1995). Diese und weitere Fragen nach potentiellen Resistenz- und „escape"-Mechanismen sind in einem sehr aktuellen Übersichtartikel zusammengefaßt (Parkinson, 1996), aber zunächst gilt es sicherlich, das Problem der Suche nach Antagonisten und geeigneten Applikationsformen zu lösen.

Molekularbiologie und Tumortherapie

Bereits das letzte Beispiel verdeutlicht, wie unmittelbar der Zusammenhang von Grundlagenforschung und klinischen Anwendungsmöglichkeiten durch die Molekularbiologie geworden ist. Allein im Rahmen der Apoptoseforschung z. B. haben mindestens acht amerikanische Firmen klinische Studien begonnen oder in Vorbereitung (vgl.: Genetic Engineering News/GEN, 16, No. 2, Jan. 15, 1996). Andererseits ist die Umsetzung innovativer Konzepte in die breite klinische Anwendung oft sehr langsam und von außerordentlich hohen Vorab-Kosten begleitet, so daß viele Konzeptionen kaum über tierexperimentelle Vorstufen hinauskommen werden. Ein zunehmendes Gewicht erhalten dabei Studien zu den Applikationsformen (z. Übersicht: Lehnert et al., 1995). In diesem Sinn haben Untersuchungen mit „klassischen" Therapeutika wie 5-FU, Cisplatin, etc. (Gansauge et al., 1995) eine wichtige Schrittmacherfunktion für eine klinische Anwendung der Gentherapie. Das Repertoire der bereits weitentwickelten Ansätze ist vielfältig (z. Übersicht: Clinical protocols, 1995) und nachstehend können nur exemplarisch einige Therapiekonzepte aus dem Kontext der vorher dargestellten, neuen molekularbiologischen Erkenntnisse aufgeführt werden.

„cancer gene replacement": Das Zellzyklusinhibitor-Gen MTS-1/p16 ist in vielen Tumoren deletiert. Mit Hilfe eines adenoviralen Vektors gelang es, das fehlende Gen in Lungenkarzinomzellen einzuschleusen, zu exprimieren und deren Proliferation in vitro und in vivo massiv zu hemmen (Jin et al., 1995). Bei retroviralen Vektoren liegt eine wesentliche Beschränkung für die Anwendung in dem Risiko der Insertionsmutagenese. Dieses seit langem bestehende Problem ist zwar noch nicht gelöst, aber konkretere Perspektiven ergeben sich aus aktuellen Analysen spezifischer Integrationsorte (z. Übersicht: Bushman, 1995). Ein völlig neuer Ansatz („steric replacement of mutated genes") ergibt sich aus den Strukturuntersuchungen verschiedener, funktioneller Domänen des p53 Proteins. Hier gelang es kürzlich, mit kleinen Peptiden die Sequenz-spezifische Bindung des p53 Proteins an DNA zu aktivieren; es ist genau diese Funktion, die die meisten der mutierten p53 Formen nicht mehr erfüllen und die die Grundlage für den Verlust der Funktion dieses zentralen Tumorsuppressors darstellt.

Antisense Technologien: Das Ausschalten unerwünschter genetischer Eigenschaften ist die Domäne derjenigen, die z. B. mit Ribozymen bestimmte mRNAs in Tumorzellen gezielt degradieren wollen. Beispielhaft sei hier nur eine Arbeit zitiert, die das mutierte Ki-RAS Onkogen als „target" wählte (Müller et al., 1994). Daß aber auch andere als die sogenannten „hammerhead ribozymes" eingesetzt werden können, um „defekte" mRNA nicht zu degradieren sondern zu „reparieren', darauf wurde in einer kürzlich erschienenen Übersicht hingewiesen, die sich auch mit dem Problem der Applikation („delivery systems") beschäftigt (Kiehntopf et al., 1995). Der Einsatz von Antisense Oligonukleotiden zur gezielten Hemmung der Genexpression ist aus pharmakologischer Sicht ein völlig neues Gebiet, das aber auch bereits das Stadium klinischer Studien erreicht hat (z. Übersicht: Mercola & Lohen, 1995). Das vieldiskutierte Problem der unspezifischen Nebenwirkungen dieser ursprünglich als „informative drugs" (weil Sequenz-spezifisch) bezeichneten neuen (und vielfältigst chemisch modifizierten) Verbindungen wird zunehmend besser verstanden (Stein, 1995) und damit möglicherweise einer Lösung zugeführt. Alternativ, bzw. ergänzend führen die Fortschritte in der Nukleinsäuresynthese aber ggf. auch zu neuen „aptamer drugs" (Wagner, 1995), die von randomisierten Basensequenzen ausgehend im Rahmen automatisierter Screening-Verfahren auf die Bindung an andere Moleküle (Proteine) selektiert werden. Ribozyme oder Antisense-Oligonukleotide müssen prinzipiell mehrfach oder dauernd eingesetzt werden, Antisense Technologie kann aber auch mit Vektortransfer im Sinne einer einmaligen oder begrenzt eingesetzten Methode kombiniert werden. So wurde beispielsweise über die retrovirale Transduktion humaner Osteosarkomzellen mit einem Antisense-Konstrukt gegen die Zellzyklus-Stimulatoren Cyclin G1 und -D1 berichtet, die die entsprechenden Zellen zur Apoptose zwangen (Skotzko et al., 1995).

Induktion der Apoptose: Das Enzym Cyclooxygenase (COX-2) ist eines der Schlüsselenzyme im Prostaglandin- und Eicosanoid-Stoffwechsel, der wiederum vielfältige Einflüsse auf Wachstum und Differenzierung hat (z. Übersicht: Eberhart et al., 1995). Das COX-2 Enzym ist im Gegensatz zu COX-1 sehr häufig in kolorektalen Karzinomen überexprimiert (Kargmann et al., 1995) und führt u. a. zu einer verstärkten Expression des „survival" Gens Bcl-2 (Tsujii & DuBois, 1995). Sulinac ist eine Verbindung aus der Gruppe der nicht-steroidalen anti-inflammatorischen Stoffe, zu der auch Aspirin gehört, und repräsentiert möglicherweise eine Substanz, die mit diesen Prozessen erfolgreich interferieren kann, wie Studien mit FAP Patienten hoffen lassen (Pasricha et al., 1995). Auf die Rolle von Proteasen bei der Apoptose-Induktion wurde bereits vorstehend verwiesen. In diesem Zusammenhang wurde jetzt der genauere Mechanismus aufgedeckt, wie das seit längerem eingesetzte Zytostatikum Cisplatin wirkt: es induziert nämlich das „interleukin-1 converting enzyme" ICE und darüber die Apoptose (Kondo et al., 1995). Dies eröffnet weitere Möglichkeiten einer gezielten Kombinationstherapie. Eine im indirekten Sinne tumorselektive Induktion der Apoptose wurde mit Hilfe anti-angiogenetischer Ansätze beschritten. Die Analyse der unterschiedlichen Integrine in ruhenden und proliferierenden Endothelien konnte zur gezielten Induktion der Apoptose durch monoklonale Antikörper oder spezifische Peptid-Antagonisten der Integrin $\alpha_v\beta_3$ Expression erfolgreich umgesetzt werden (Brooks et al., 1994). Zytotoxische T-Zellen entfalten ihre Wirkung ebenfalls durch die Induktion apoptotischer Mechanismen in ihren Zielzellen (z. Übersicht: Berke, 1995). Beispielhaft seien hier kurz aus dem Kreis der Proliferations- und Zellzyklus-assoziierten Strukturen zwei kürzlich identifizierte „target" Peptide vorgestellt. Im peripheren Blut von Pankreastumorpatienten und (seltener) von Kolonkarzinompatienten wurden CTL's nachgewiesen, die sich durch mutiertes ras Peptid spezifisch stimulieren ließen (Qin et al., 1995). Seltener scheint der Fall einer Mutation in der Zyklin-abhängigen Kinase CDK4 zu sein, die von CTL's eines Melanompatienten spezifisch erkannt wurden (Wölfel et al., 1995). Diese Befunde zeigen nicht nur, daß mutierte Genprodukte auch bei Menschen prinzipiell immunogen wirken, sondern eröffnen vor allem die Möglichkeit zur Vakzinierung (Strominger, 1995).

Neue Inhibitoren und Differenzierungs-Induktoren: Solide Tumoren überexprimieren regelhaft Tyrosinkinasen entweder als Transmembran-Rezeptoren oder als cytoplasmatische Signalüberträger (src-Onkogen). Dies unterstützt die Suche nach entsprechenden Inhibitoren (Tyrphostine), die entweder eine breite, aber trotzdem Tumor-präferentielle Wirkung entfalten (Keri et al., 1993), oder selektiv z. B. die Tyrosinkinaseaktivität des EGF-Rezeptors zu inhibieren vermögen (Fry et al., 1994). Neben Tyrosinkinasen findet sich vor allem bei Pankreas- und Kolonkarzinomen eine Überexpression von mutiertem p21 ras. Dieser GTP-bindende Signalüberträger bedarf einer spezifischen sekundären Modifikation, um funktionell an der Innenseite der Zytoplasmamembran aktiv zu sein (Hall, 1994). Farnesylierungsinhibitoren (z. Übersicht: Gibbs & Oliff, 1994) abrogieren diese Modifikation und reduzieren das Wachstum von Tumorzellen. Die Bedeutung, die die molekularbiologische Analytik im Kontext der Tumortherapie gewinnt, soll abschließend anhand von zwei Beispielen dargestellt werden. Somatostatin Analoge sind mit unterschiedlichen in vitro und in vivo Erfolgen bei Pankreas und kolorektalen Karzinomen eingesetzt worden (Schally, 1994; Smith et al., 1994). Die vergleichende Analyse der Expression von 5 verschiedenen Somatostatin Rezeptor Subtypen durch RT-PCR weist auf eine besondere Bedeutung des Verlustes von sst2 bei Pankreas- und fortgeschrittenen/metastasierten Kolonkarzinomen hin (Buscail et al., 1996). Ähnlich zeichnet sich auch eine prädiktive Bewertung der Analyse von Retinolsäure-Rezeptoren und -Bindungsproteinen auf molekularer Basis für eine klinische Interventionsmöglichkeit zur Differenzierungsinduktion von Pankreaskarzinomen ab (Rosewicz et al., 1995).

„So what": ein kurzer Ausblick

Die Geschichte der klinisch-orientierten Forschung hält viele Beispiele bereit, wie Zufallsentdeckungen zu großen Erfolgen führen können, das Cyclosporin A ist nur eines davon. Die Anzahl wirklich innovativer Produkte in der pharmazeutischen Forschung ist allerdings in den letzten Jahren eher gering ausgefallen. Zwei Strategien können hier prinzipiell Abhilfe schaffen: erstens die Perfektionierung des Zufallsystems durch automatisierte „mass screening" Systeme, die in der Lage sind, riesige Zahlen verschiedener Verbindungen in biochemischen oder biologischen Tests auf ihre Wirksamkeit zu überprüfen, und zweitens die Perfektionierung der Kenntnisse der molekularen Grundlagen von physiologischen und pathophysiologischen Zusammenhängen. Der vorstehende Artikel steht sicherlich für das Credo, daß im Rahmen der Tumorforschung solide Grundlagen für die Entwicklung neuer therapeutischer Interventionsmöglichkeiten geschaffen werden müssen. Das Aufspüren neuer „Leitsubstanzen" schließt im übrigen die Notwendigkeit der Perfektionierung durch „second & third generation products" entweder im Rahmen arbiträrer Strategien oder durch „drug design" ein. Insbesondere aber auch für die therapeutische Erfolgskontrolle und sicher auch das Erfassen von Nebenwirkungen ist eine klinisch-orientierte Grundlagenforschung von hoher Bedeutung. In einer Zeit, in der bis zur breiten Marktreife einer neuen Substanz u. U. mehrere Hundert Millionen DM investiert werden müssen, ist der Selektionsdruck groß. Um so wichtiger ist es, an der Basis sehr viele verschiedene Strategien zu entwickeln und in „das Rennen zu schicken'.

Das erste Editorial des Jahres 1996 der Zeitschrift „Cancer Gene Therapy" beginnt mit folgendem Zitat: „The journey of a thousand miles begins with the first step" (Mao Tse-Tung). Konzertierte Anstrengungen von Klinikern und Naturwissenschaftlern sind geeignet, einige Schritte des langen Weges zur Verbesserung von Diagnostik und Therapie solider Tumoren zu beschleunigen.

Literatur

Alexandrow MG, Moses HL (1995a) Cancer Res 55:1452
Alexandrow MG, Moses HL (1995b) Cancer Res 55:3928
Avilion AA, Mieczyslaw AP, et al (1996) Cancer Res 56:645
Barinaga M (1995) Science 269:631
Baserga R (1994) Cell 79:927
Baserga R (1995) Cancer Res 55:249
Berke G (1995) Cell 81:9
Bergmann U, Funatomi H, et al (1995) Cancer Res 55:2007
Boyer JC, Umar A, et al (1995) Cancer Res 55:6063
Brooks PC, Montgomery AMP, et al (1994) Cell 79:1157
Buscail L, Saint-Laurent N, et al (1996) Cancer Res 56:1823
Bushman F (1995) Science 267:1443
Caldas C, Hahn SA, et al (1994) Nature Genetics 8:27
Clinical protocols (1995) Cancer Gene Therapy 2:225
Collins K, Kobayashi R, et al (1995) Cell 81:677
Count JL, Goodman JI (1994) Mol Carcinogen 11:185
Counter CM, Avilion AA, et al (1992) EMBO J 11:1921
Counts JL, Goodman JI (1994) Mol Carcinogen 11:185
Counts JL, Goodman JI (1995) Cell 83:13
Dameron KM, Volpert OV, et al (1994) Science 265:1582
de Wind N, Dekker M, et al (1995) Cell 82:321
D'Emilia JC, Rodriguez-Bigas MA, Petrelli NJ (1995) Am J Surg 169:368
Deng C, Zhang P, et al (1995) Cell 82:675
Duan R, Pause A, et al (1995) Science 269:1402
Eberhart CE, Coffey RJ, et al (1994) Gastroenterology 107:1183
El-Deiry WS, Harper et al (1994) Cancer Res 54:1169
Elbendary A, Berchuck A, et al (1994) Cell Growth & Differentiation 5:1301
Evan GI (1992) Cell 69:119
Ewen ME, Sluss HK, et al (1993) Cell 74:1009
Fearon ER, Vogelstein B (1990) Cell 61:759
Feng J, Funk WD, et al (1995) Science 269:1236
Ford D, Easton DF (1995) Br J Cancer 72:805
Friess H, Yamanaka Y, et al (1993) Gastroenterology 105:1846
Fry DW, Kraker AJ, et al (1994) Science 265:1093
Gansauge F, Link KH, et al (1995) Medizinische Klinik 90:501
Geradts J, Kratzke RA, et al (1995) Cancer Res 55:6006
Gibbs JB, Oliff A (1994) Cell 79:193
Graeber TG, Osmanian C, et al (1996) Nature 379:88
Graeber TGe (1994) Molec cell Biol 14:6264
Hahn SA, Kern SE (1995) Surg Cl of North America 75:857
Hahn SA, Shamsul Hoque ATM, et al (1996a) Cancer Res 56:490
Hahn SA, Schutte M, et al (1996b) Science 271:350
Haldar S, Negrini M, et al (1994) Cancer Res 54:2095
Hall A (1994) Science 264:1413
Hall PA, Lemoine NR (1993) Cancer Surv 16:135
Han H-J, Yanagisawa A, et al (1993) Cancer Res 53:5087
Hannon GJ, Beach D (1994) Nature 371:257
Harley CB, Futcher AB, Greider CW (1990) Nature 345:458
Hartwell LH, Kastan MB (1994) Science 266:1821
Havrilesky LJ, Hurteau JA, et al (1995) Cancer Res 55:944
Hawn MT, Umar A, et al (1995) Cancer Res 55:3721
Hayflick L (1965) Exp Cell Res 37:614
He J, Olson JJ, James CD (1995) Cancer Res 55:4833
Heldin C-H (1995) Cell 80:213

Herman JG, Latif F, et al (1994) Proc Natl Acad Sci 91:9700
Hiyama E, Hiyama K, et al (1995) Nature Med 1:249
Horowitz JM, Park S-H, et al (1990) Proc Natl Acad Sci 87:2775
Inge TH, Hoover SK, et al (1992) Cancer Res 52:1386
Jayaraman L, Prives C (1995) Cell 81:1021
Jiang W, Zhang Y-J, et al (1993) Proc Natl Acad Sci 90:9026
Jin X, Nguyen D, et al (1995) Cancer Res 55:3250
Kalthoff H, Löhr M, et al (1995) Pankreaskarzinom. In: Mössner J, Adler G, Fölsch UR, Singer MV
    (eds) Erkrankungen des exkretorischen Pankreas. Gustav Fischer Verlag, Jena Stuttgart, S 385
Kamb A (1995) TIG 11:136
Kargman S, O'Neill G, et al (1995) Cancer Res 55:2556
Kéri G, Mezö I, et al (1993) Bioch Bioph Res Comm 191:681
Kibel A, Iliopoulos O, et al (1995) Science 269:1444
Kiehntopf M, Esquivel EL, et al (1995) The Lancet 345:1027
Kinzler KW, Vogelstein B (1996) Nature 379:19
Kim IY, Ahn H-J, et al (1996) Cancer Res 56:44
Kim NW, Piatyszak MA, et al (1994) Science 266:2011
Kipling D (1995) Nature Genet 9:104
Klöppel G (1994) Dig Surg 11:164
Kondo S, Barna BP, et al (1995) Cancer Res 55:6166
Krumm A, Groudine M (1995) Science 269:1400
Kuerbitz SJ, Plunkett BS, et al (1992) Proc Natl Acad Sci 89:7491
Laird PW, Jackson-Grusby L, et al (1995) Cell 81:197
Latif F (1993) ibid 260:1317
Leach FS, Polyak K, et al (1996) Cancer Res 56:235
Lee S, Elenbaas B, et al (1995) Cell 81:1013
Lehnert T, Otto G, Herfarth C (1995) World J Surg 19:252
Levine AL, Perry ME, et al (1994) Br J Cancer 69:409
Lindahl T (1993) Nature 362:709
López-Casillas F, Wrana JL, Massague J (1993) Cell 73:1435
Lukas J, Aagaard L, et al (1995) Cancer Res 55:4818
MacPhee D (1995) Cancer Res 55:5489
Markowitz S, Wang J, et al (1995) Science 268:1336
Martin SJ, Green DR (1995) Cell 82:349
Marx J (1994) Science 263:319
Marx J (1995) Science 268:1277
Mercola D, Cohen JS (1995) Cancer Gene Therapy 2:47
Metz T, Harris AW, Adams JM (1995) Cell 82:29
Miyashita T, Krajewski S, et al (1994) Oncogene 9:1799
Miyashita T, Reed JC (1995) Cell 80:293
Modrich P (1994) Science 266:1959
Morton DM, Barrack ER (1995) Cancer Res 55:2596
Motokura T, Bloom T, et al (1991) Nature 350:512
Murakami T, Li X, et al (1995) Cancer Res 55:3093
Murray A (1995) Cell 81:149
Müller G, Strack B, et al (1994) J Mol Biol 242:1
Müller R (1995) TIG 11:173
Myeroff LL, Parsons R, et al (1995) Cancer Res 55:5545
Nagata S, Golstein P (1995) Science 267:1449
Naumann M, Savitskaia N, et al (1996) Gastroenterology 110 (4):1215–1224
Navas TA, Zhou Z, Elledge SJ (1995) Cell 80:29
Nishida N, Fukuda Y, et al (1994) Cancer Res 54:3107
Ottersen GA, Kratzke RA, et al (1994) Oncogene 9:3375
Parangi S, Dietrich W, et al (1995) Cancer Res 55:6071
Parkinson EK (1996) Br J Cancer 73:1
Parsons R, Guo-Min L, et al (1995) Science 268:738
Pasricha PJ, Bedi A, et al (1995) Gastroenterology 109:994
Qin H, Chen W, et al (1995) Cancer Res 55:2984
Ray JS, Harbison ML, et al (1994) Mol Carcinogen 9:155
Resnicoff M, Abraham D, et al (1995a) Cancer Res 55:2463
Resnicoff M, Burgaud J-L, et al (1995b) Cancer Res 55:3739
Rosewicz S, Stier U, et al (1995) Gastroenterology 109:1646

Runger TM, Epe B, Moller K (1995) Recent Results Cancer Res 139:31
Saul RL, Ames BN (1986) Basic Life Sci 38:529
Schally AV (1994) Anti-Cancer Drug 5:115
Schutte M, Kern SE (1996) The molecular genetics of pancreatic adenocarcinoma In: Neoptolemos JP, Lemoine NR (eds) Pancreatic Cancer: Molecular and clinical Advances. Blackwell Wissenschafts-verlag GmbH, Berlin, p 115
Schwarz JK, et al (1993) EMBO J 12:1013
Sell C, Baserga R, Rubin R (1995) Cancer Res 55:303
Serrano M, Gomez-Lahoz E, et al (1995) Science 267:249
Sicinski P, Donaher JL, et al (1995) Cell 82:621
Skotzko M, Wu L, et al (1995) Cancer Res 55:5493
Smith JP, Doll D, et al (1994) J Clin Gastroenterol 18:245
Stein CA (1995) Nature Medicine 1:1119
Steller H (1995) Science 267:1445
Strominger JL (1995) Nature Medicine 1:1140
Symonds H, Krall L, et al (1994) Cell 78:703
Takayama S, Sato T, et al (1995) Cell 80:279
Thompson CB (1995) Science 267:1456
Tsujii M, DuBois RN (1995) Cell 83:493
Van Meir EGe (1994) Nature Genet 8:176
Vaux DL, Haecker G, Strasser A (1994) Cell 76:777
Wagner RW (1995) Nature Medicine 1:1116
Waldman T, Kinzler KW, Vogelstein B (1995) Cancer Res 55:5187
Wang XW, Gibson MK, et al (1995) Cancer Res 55:6012
Weinberg RA (1995) Cell 81:323
Wölfel T, Hauer M, et al (1995) Science 269:1281
Wooster R, Stratton MR (1995) Trends Genet 11:3
Yamaguchi K, Shirakabe K, et al (1995) Science 270:2008
Yang E, Zha J, et al (1995) Cell 80:285
Zhang H, Xiong Y, Beach D (1993) Mol Biol Cell 4:897
Zhao J, Buick RN (1995) Cancer Res 55:6181
Zhou GHK, Sechrist GL, et al (1995) Cancer Res 55:2056
zur Hausen H (1991) Science 254:1167

Das Radikalitätsprinzip in der operativen Therapie solider Tumoren des Gastrointestinaltraktes

A. H. Hölscher

Einleitung

Zum Ausmaß der chirurgischen Radikalität bei der Resektion solider Tumoren des Gastrointestinaltraktes liegen nur wenige kontrollierte Daten vor. Nur in einzelnen Studien sind Operationsmethoden mit unterschiedlichen Radikalitätsausmaßen prospektiv (randomisiert) miteinander verglichen worden, so daß die gegenwärtig anerkannten Standards vorwiegend auf der Basis der Erfahrungen von Experten aus retrospektiven Studien beruhen. Als erstes Grundprinzip für einen curativen Therapieanspruch hat sich für alle gastrointestinalen Tumoren die *Resektion ohne Residualtumor*, die sog. R0-Resektion herauskristallisiert [10, 16, 17, 22, 50]. Dieser Parameter hat sich als stärkster unabhängiger Prognosefaktor erwiesen und nur damit kann eine Prognoseverbesserung und bei einem Teil der Patienten eine langfristige Heilung erreicht werden [22, 51] (Abb. 1). Resektionen mit mikroskopischem (R1) oder makroskopischem (R2) Residualtumor haben dagegen nur einen palliativen Effekt. Daraus resultieren entsprechende Anforderungen an die präoperative Diagnostik, mit der im wesentlichen die Frage beantwortet werden muß, ob eine komplette oder nur eine inkomplette Tumorentfernung möglich ist [21, 24]. Ein sog. „debulking" oder „cytoreduction" hat sich nur bei speziellen Tumoren, die den Gastrointestinaltrakt befallen, als sinnvoll erwiesen, wie den malignen Pseudomyxomen oder Ovarialcarcinomen im Rahmen multimodaler Therapiekonzepte bzw. bei G1 Weichteilsarkomen. Das zweite Grundprinzip für einen curativen Therapieanspruch ist die *adäquate Lymphadenektomie* mit dem Ziel, auch in der sog. dritten Dimension einen ausreichenden Sicherheitsabstand zu erreichen [10, 15, 17, 22, 34, 49, 52].

Da bei lokal fortgeschrittenen Tumoren der chirurgischen Radikalität Grenzen gesetzt sind und damit eine R0-Resektion nicht oder nur bedingt erreichbar ist, wurden in den letzten Jahren zunehmend neoadjuvante Therapieprotokolle eingeführt. Diese haben das Ziel, durch präoperative Radio- und/oder Chemotherapie eine Tumorreduktion, sog. „downstaging" zu erreichen, um später eine komplette Tumorresektion ausführen zu können [7, 50] (s. Kap. 4). Da die R0-Resektion die Grundvoraussetzung für eine Prognoseverbesserung darstellt, können weitere Parameter der Radikalität nur innerhalb der R0-resezierten Patientengruppen untersucht werden. Die Forschungsschwerpunkte zu den Radikalitätsprinzipien solider Tumoren des Gastrointestinaltraktes umfaßten in den letzten Jahren die luminalen Resektionsgrenzen (Sicherheitsabstand vom oberen und unteren Tumorrand), die perifokalen tumorfernen Gewebedissektionsgrenzen und besonders das Ausmaß der Lymphknotendissektion. Die erreichten Ergebnisse und die daraus resultierenden Standards sollen

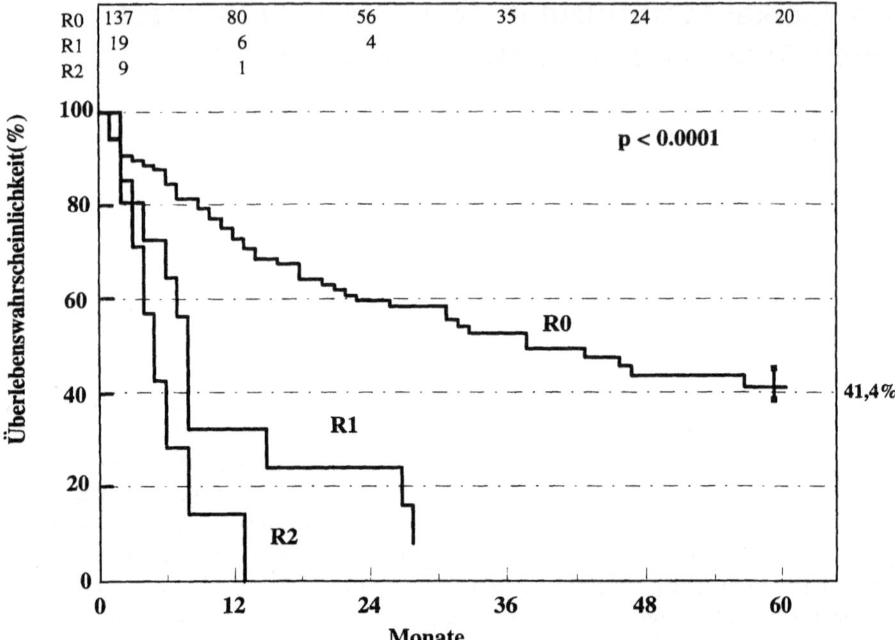

Abb. 1. 5 Jahres-Überlebenskurven entsprechend dem postoperativen Vorhandensein von Residualtumor bei 165 Patienten mit reseziertem Adenocarcinom des Oesophagus (nach [22])

im Folgenden für die wichtigsten Tumoren des Gastrointestinaltraktes dargestellt werden.

Oesophaguscarcinom

Die Frage des notwendigen *luminalen Radikalitätsausmaßes* ist sowohl für das Adeno- als auch für das Plattenepithelcarcinom des Oesophagus weitgehend beantwortet. Das Standardverfahren ist die subtotale Oesophagektomie, da in 14 bis 42% der Fälle mit Multizentrizität des Tumors auch in frühen Stadien gerechnet werden muß [23, 29, 36, 59]. Außer dieser onkologischen Begründung sprechen technische Vorteile der zervikalen Anastomosierung besonders bei der transhiatalen Oesophagektomie und die funktionellen Langzeitergebnisse für das genannte Resektionsausmaß. Am günstigsten ist es, durch endoskopische Lugol-Färbung eine eventuelle Multifokalität des Tumors präoperativ zur Darstellung zu bringen. Kontrollierte Studien mit Vergleich zwischen partieller bzw. subtotaler Oesophagektomie hinsichtlich Radikalität oder Prognose liegen jedoch nicht vor. Wegen der Neigung zu submucöser Lymphangiosis carcinomatosa besonders des Plattenepithelcarcinoms ist ein Sicherheitsabstand von in situ mindestens 4 cm einzuhalten, dann ist das Risiko eines postoperativen Rezidivs kleiner als 5% [59]. Bei unsicherer Beurteilung ist ein Schnellschnitt des Absetzungsrandes durchzuführen.

Die subtotale Oesophagektomie kann sowohl über einen *transthorakalen* als auch über einen *transhiatalen Zugang* ohne Thorakotomie ausgeführt werden. Das Ausmaß der mediastinalen Radikalität hinsichtlich peritumoraler Gewebedissektion und Lymphadenektomie ist bei der transthorakalen en-bloc Oesophagektomie wesentlich größer als bei dem abdominocervikalen transhiatalen Vorgehen. Die meisten Berichte, die beide Verfahren beim Plattenepithelcarcinom miteinander verglichen haben, sind retrospektiv und fanden keine Unterschiede [8, 35, 45, 56]. Die einzige prospektiv randomisierte Studie mit nur 32 bzw. 35 Patienten in beiden Gruppen, deren Tumorstadien jedoch ungleich verteilt waren, fand keine signifikanten prognostischen Unterschiede zwischen beiden Verfahren [11]. Da beim transhiatalen Vorgehen das Lymphknotenstaging nicht verläßlich ist, erscheint der Vergleich nach Tumorstadien nicht praktikabel; von manchen Autoren wird eine solche Studie auch als unethisch angesehen [1].

Da gute kontrollierte Daten nicht verfügbar sind, stützt sich die Entscheidung über das notwendige mediastinale Radikalitätsausmaß beim Oesophaguscarcinom auf operationstechnische Argumente zur Erzielung einer R0-Resektion, auf pathologisch-anatomische Daten retrospektiver Studien und auf Überlegungen zum Lymphabfluß entsprechend der Embryogenese [41, 52]. Da das *Plattenepithelcarcinom* vorwiegend den mittleren und unteren thorakalen Oesophagusabschnitt betrifft, kann die R0-Resektion am besten gesichert werden durch eine rechts-transthorakale en-bloc Oesophagektomie [17, 30, 47, 54]. Diese umfaßt das gesamte regionale Lymphabflußgebiet im Mediastinum und im Rahmen der Rekonstruktion mit Magenschlauchbildung auch das Kompartment I an der kleinen Magenkurvatur sowie das Kompartment II.

Das ganz überwiegend im distalen Oesophagus lokalisierte *Adenocarcinom* hat auch seine Lymphdrainage nach distal. Durch einen weiten abdomino-transhiatalen Zugang und eine cervikale Incision kann der Primärtumor radikal exstirpiert und gleichzeitig das Lymphabflußgebiet im unteren Mediastinum paraoesophageal und paracardial sowie in den beiden o. g. Kompartments I und II ausgeräumt werden [2, 22]. Diese Vorgehensweise wird durch die erzielten Raten an R0-Resektionen, das Muster des Lymphknotenbefalls und die erzielten Überlebensraten bestätigt [22, 49] (Abb. 1). Bei hochsitzendem Adenocarcinom ist die o.g. en-bloc Oesophagektomie angezeigt. Einen Spezialfall stellt das zervikale Oesophaguscarcinom dar, das in frühen Stadien über einen zervikalen Zugang mit oberer Sternotomie in Form einer zervikalen Oesophagektomie mit freier Dünndarminterposition radikal operiert werden kann. Da beim suprabifurkalen und zervikalen Oesophaguscarcinom durch die enge Beziehung zur Trachea bzw. den Hauptbronchien in fortgeschrittenen Stadien keine lokale Tumorfreiheit zu erzielen ist, werden neoadjuvante Therapieprinzipien angewendet [50].

Weil der Lymphknotenbefall neben der T-Kategorie einen wesentlichen Prognosefaktor des Oesophaguscarcinoms darstellt, ist das *Radikalitätsausmaß der Lymphadenektomie* ein wesentlicher Forschungsschwerpunkt der letzten Jahre gewesen [1, 9, 22, 30, 39]. Dieses Prinzip geht davon aus, daß durch die systematische Lymphadenektomie die Tumorausbreitung in Richtung einer systemischen Erkrankung gestoppt werden kann. Die Radikalität der Lymphadenektomie orientiert sich an der topographischen Anatomie und dem o.g. lymphatischen Drainagesystem des befallenen Oesophagusabschnittes [1, 17, 43]. Wie beim Primärtumor, so ist auch für das Lymphknotengebiet ein Sicherheitsabstand notwendig, da die Lymphknotenmetastasen meist fortgeschrittener sind als mit routinemäßigen makroskopischen, aber auch mikroskopischen diagnostischen Techniken erfaßt werden kann [12, 53]. Der prognostische Effekt des Sicherheitsabstandes im Bereich der Lymphdrainage kann durch die sog. *Lymphknotenratio* deutlich gemacht werden [49]. Die Prognose ist ungünstig, wenn mehr als 20–30% der exstirpierten Lymphknoten in der routinemäßigen histologischen Untersuchung befallen sind [22, 39]. Sind weniger als 20–30% der entfernten Lymphknoten infiltriert, so kann die Prognose durch die Lymphadenektomie verbessert werden (Abb. 2).

Die Zahl der exstirpierten Lymphknoten beträgt bei der transhiatalen Oesophagektomie im Median 23, bei der transthorakalen en-bloc Oesophagektomie 35 [22]. Diese Zahl stellt gleichzeitig eine Qualitätskontrolle der Radikalität der Lymphadenektomie dar. Die o. g. Technik der Lymphknotendissektion beim Plattenepithelcarcinom repräsentiert eine sog. 2-Feld-Lymphadenektomie. Ob die Ausdehnung der Lymphknotendissektion im Sinne einer 3-Feld-Lymphadenektomie – wie von japanischen Autoren propagiert – noch eine weitere Prognoseverbesserung erbringt und für welche Patienten bzw. Tumoren dieses sinnvoll ist, ist Gegenstand weiterer Forschung [9, 30]. Ein wichtiger Punkt ist dabei, daß diese erweiterte Radikalität nach den bisherigen Daten auch eine erhöhte Morbidität mit sich bringt [9]. Eine stadienbezogene Radikalität der Lymphadenektomie ist beim Oesophaguscarcinom nicht sinnvoll, da auch im T1-Stadium in knapp 20% mit Lymphknotenmetastasen zu rechnen ist [23].

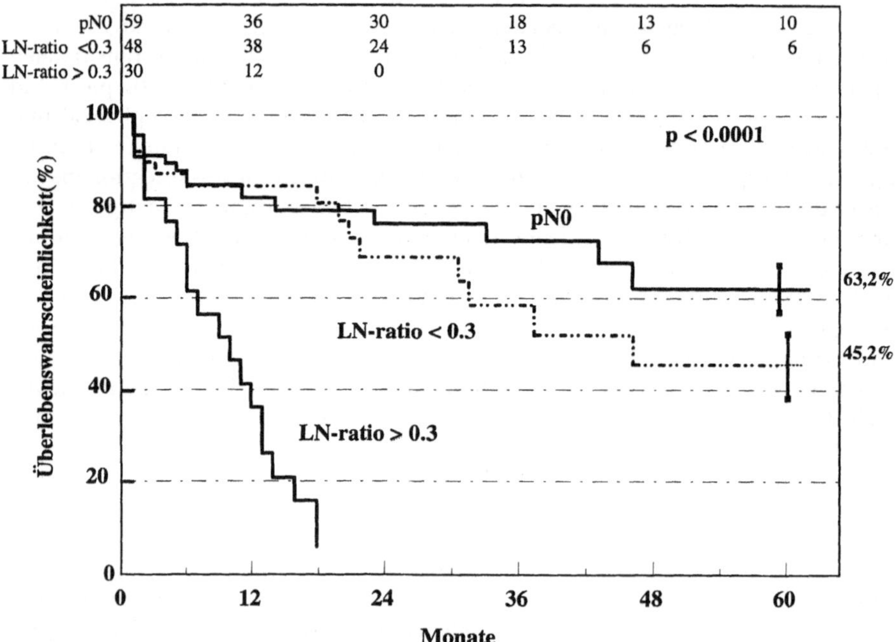

Abb. 2. 5-Jahres-Überlebenskurven von 137 Patienten mit R0 reseziertem Adenocarcinom des Oesophagus ohne Lymphknotenmetastasen (pN0) oder mit Lymphknotenmetastasen (pN1), aber weniger (LN-ratio <0,3) oder mehr (LN-ratio ≥0,3) als 30% befallenen Lymphknoten (nach [22])

Die endoskopische Mucosektomie ist grundsätzlich nur beim Mucosabefall (T1a) vertretbar, da dabei keine Lymphknotenmetastasen beobachtet werden [23]. Der präoperative Ausschluß einer Submucosainfiltration ist mit den heutigen Methoden jedoch schwierig.

Adenocarcinom des gastrooesophagealen Übergangs

Zur Festlegung der Radikalitätsprinzipien bei Tumoren im Übergangsbereich zwischen Oesophagus und Magen müssen die Carcinome dieser Region zunächst genau klassifiziert werden. Dazu hat sich die Einteilung in 3 Typen bewährt [20, 22, 46]:

Typ I   Adenocarcinom des distalen Oesophagus – sog. Barrett-Carcinom – mit Infiltration des gastrooesophagealen Überganges von cranial
Typ II   eigentliches Cardiacarzinom, ausgehend von der Cardiaschleimhaut
Typ III   subcardiales Magencarcinom, das die Cardia und den distalen Oesophagus von caudal infiltriert.

Für den Typ I ist das Radikalitätsausmaß im vorangehenden Abschnitt bereits dargestellt worden. Beim Typ II, der genau in der Mitte zwischen Oesophagus und Magen liegt, wird die Ausdehnung der Radikalität in cranialer oder caudaler Richtung kontrovers diskutiert [18]. Eine retrospektive Studie mit Vergleich von Oesophagektomie vs. Gastrektomie hat jedoch signifikante Vorteile für die Gastrektomie gezeigt hinsichtlich geringerer Mortalität, höherer Raten an R0-Resektionen, mehr durchschnittlich entfernter Lymphknoten und höherer 5-Jahres-Überlebensrate [25, 26]. Daher stellt die *transhiatal erweiterte Gastrektomie mit distaler Oesophagusresektion*, pankreaserhaltender Splenektomie und Lymphadenektomie von Kompartment I und II, evtl. partiell III das Verfahren der Wahl beim Cardiacarcinom im engeren Sinne (Typ II) dar (siehe Abschnitt Magencarcinom). Das gleiche Radikalitätsprinzip gilt für den Typ III, der als Magencarcinom mit proximaler Lokalisation anzusehen ist. Die Analyse des Musters der Lymphknotenmetastasierung der Typen I–III unterstützt das genannte Ausmaß der Lymphknotendissektion, da beim Typ II und III am häufigsten die paracardialen und kleinkurvaturseitigen Lymphknoten befallen sind [22, 25]. Auch beim Cardiacarcinom gilt die Prämisse der R0-Resektion; ist diese zu erreichen, so sind die Ergebnisse auch in fortgeschrittenen Tumorstadien günstig [19, 25]. Ist keine R0-Resektion möglich, so sollten neoadjuvante Therapieschemata eingesetzt werden [7, 50].

Magencarcinom

Ziel der Operation beim Magencarcinom ist die R0-Resektion des tumortragenden Abschnittes einschließlich des Lymphabflußgebietes, zu dem das kleine und große Netz gehört. Während distal das Duodenum grundsätzlich 2 cm aboral des Pylorus durchtrennt wird, ist die proximale Resektionsgrenze in Abhängigkeit von der Tumorlokalisation und dem histologischen Typ zu wählen. Standardverfahren ist die *totale Gastrektomie*, die *subtotale [4/5] Magenresektion* ist nur bei intestinalen Tumortypen der T-Kategorie 1 und 2 mit Lokalisation in der distalen Magenhälfte indiziert. Die Lymphadenektomie ist – außer der Erhaltung der proximalen Arteriae gastricae breves bei der subtotalen Resektion (Lymphknotenstation 2) – bei beiden Verfahren gleich. Die Lymphknotendissektion umfaßt das Kompartment I (LK-Station 1–6) und II (LK-Station 7–9 + 11) sowie LK-Station 12 + 13 nach der japanischen Nomenklatur [4, 34, 51]. Bei *distalen Magencarcinomen* ist die Lymphadenektomie der letztgenannten beiden Stationen (12 + 13) besonders wichtig mit eventueller Ausdehnung auf Station 14 + 16 (rechts paraaortal). *Proximale Magencarcinome* (subcardial/Fundus) erfordern zusätzlich die pankreaserhaltende Splenektomie mit Ausräumung der gesamten Station 10. Diese Carcinome nehmen eine Sonderstellung ein, da sie über den retroperitonealen Teil des Fundus frühzeitig nach links in Richtung auf die linke Nebenniere und den linken Nierenhilus metastasieren [48]. Daher wird die zusätzliche Ausräumung der LK-Station 16 aus Kompartment III nach ausgiebiger Mobilisierung des Pankreas besonders von Autoren aus Japan empfohlen und auf ihren Stellenwert untersucht [34, 42]. Der Goldstandard der *Zahl der zu exstirpierenden Lymphknoten* aus Kompartment I und II liegt nach anatomischen Studien bei 27, er ist jedoch deutlichen individuellen Schwankungen unterlegen [51, 60]. Im eigenen Krankengut mit Ausräumung von Kompartment I und II + LK-Station 12 und 13 betrug die durchschnittliche Lymphknotenzahl bei subtotaler Gastrektomie im Mittel 30, bei totaler Gastrektomie 46 und bei erweiterter Resektion auf das linksseitige Kompartment III 55 Lymphknoten [4]. Der Wert der systematischen Lymphadenektomie gegenüber einer Standardlymphadenektomie (< 26 LK) liegt in einer Erhöhung der Rate an R0-Resektionen und einer signifikanten Verbesserung der 5-Jahres-Überlebensraten in den UICC-Stadien II und IIIa bei pN0 oder pN1-Situation [51] (Abb. 3). Eine Erklärung für den Effekt der Lymphadenektomie bei Patienten ohne (pN0) oder mit beginnender Lymphknotenmetastasierung (pN1) ergibt sich aus dem immunhistologischen Nachweis der Lymphknotenmikrocarcinose in diesen Stadien [12, 53]. Die beim

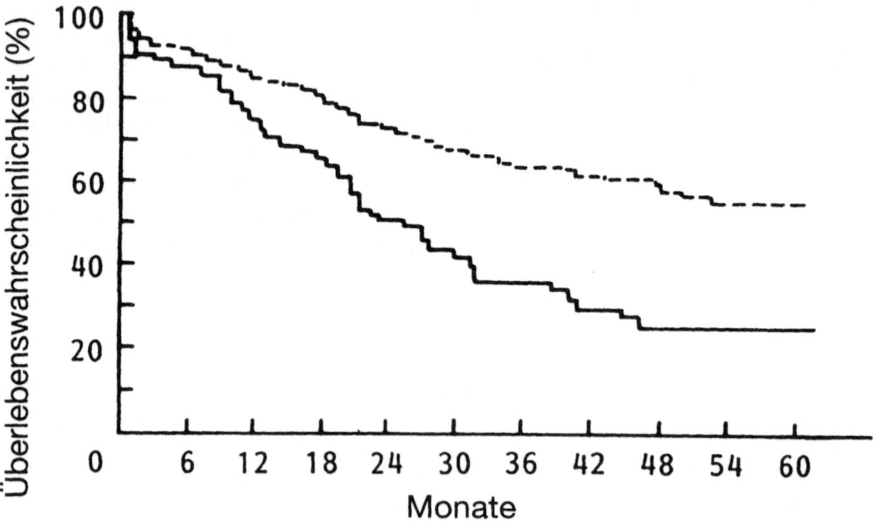

Abb. 3. 5-Jahres-Überlebenskurven von 230 Patienten mit Resektion eines Magencarcinoms im UICC Stadium II entsprechend Standardlymphadenektomie (——) (< 26 Lymphknoten) oder radikaler Lymphknotenextirpation (---) (≥ 26 LK) (p = 0,02) (nach [51])

Oesophaguscarcinom beschriebene Lymphknotenratio hat beim Magencarcinom in gleicher Weise hohen prognostischen Wert [4] (Abb. 2).

Die beiden Extreme der Radikalität beim Magencarcinom stellen die *multiviszerale Resektion* und die *endoskopische Tumorentfernung* dar. Letzteres ist als laparoskopisch/gastroskopische Vollwandexcision nur bei Mucosacarcinomen vertretbar, da bei diesen lediglich in 3% Lymphknotenmetastasen vorkommen [40, 42]. Erste Ergebnisse aus Japan sind günstig [40]. Multiviszerale Resektionen (z. B. linker Leberlappen, Pankreas, Milz, Quercolon) sind nur sinnvoll, wenn dadurch sicher eine R0-Situation erreicht wird. In diesen fortgeschrittenen Stadien wird heute die neoadjuvante Chemotherapie favorisiert, die eine Steigerung der R0-Resektionsrate bringt [7].

Pankreaskopfcarcinom

Bei entsprechendem Verdacht oder Nachweis eines Pankreaskopfcarcinoms stellt nach Ausschluß der Metastasierung die chirurgische Entfernung des Tumors die einzige curative Therapiechance dar. Das Verfahren der Wahl ist *die partielle Duodenopankreatektomie nach Whipple* [3, 57, 58]. Ein pyloruserhaltendes Vorgehen nach Traverso kann beim Carcinom wegen reduzierter Radikalität nicht empfohlen werden; in Einzelfällen sehr kleiner Carcinome kann es jedoch ausreichend sein [3, 28, 31, 37, 38, 62]. Die totale Pankreatektomie führt als Regeloperation beim Pankreaskopfcarcinom nicht zu verbesserten Langzeitüberlebensraten [61]. Diese Erweiterung der Radikalität erhöht nach den aktuellen Ergebnissen trotz Einsparung der Pankreasanastomose nicht die Sicherheit der Operation und ist wegen der schwierigen Einstellung des pankreopriven Diabetes nur indiziert, wenn am linksseitigen Resektionsrand keine Tumorfreiheit erreicht werden kann [31, 61]. Einer sinnvollen chirurgischen Radikalität beim Pankreascarcinom sind Grenzen gesetzt durch eine Infiltration retropankreatischer Strukturen und eine fortgeschrittene Lymphknotenmetastasierung. Der präoperative eindeutige Nachweis einer Infiltration oder eines Verschlusses der retropankreatischen Gefäße gilt allgemein als Ausdruck der Inkurabilität, so daß eine explorative Laparotomie vermieden werden kann. Wird die Infiltration der Pfortader erst intraoperativ festgestellt, so kann das befallene Segment zwar zusammen mit dem Pankreaskopf reseziert werden, die Langzeitergebnisse werden dadurch jedoch nicht verbessert [55, 62].

Zur partiellen Duodenopankreatektomie gehört eine systematische Lymphknotendissektion an der A. mesenteria superior, dem Lig. hepatoduodenale und präcaval. Das Lymphabflußgebiet des Pankreas ist jedoch sehr viel schlechter definiert als beim Magen oder Colon. Bei Befall der peripankreatischen N1-Lymphknoten im Kopfbereich kann noch eine Resektion in curativer Absicht unternommen werden, bei N2-Lymphknotenbefall an der A. hepatica oder dem Truncus coeliacus ist die Resektion dagegen als palliativ anzusehen [17]. Erste Ergebnisse der sog. extensiven regionalen Lymphadenektomie von japanischen Autoren weisen auf eine potentielle Verbesserung des Langzeitüberlebens hin [3, 27, 33, 55]. Die Resultate sind jedoch unkontrolliert und erscheinen nicht signifikant besser als aktuelle Ergebnisse aus westlichen Ländern [5, 57, 62]. Günstige Prognosefaktoren des Pankreascarcinoms sind neben R0-Resektion kleine Tumorgröße (< 2–3 cm), fehlende Lymphknotenmetastasierung und fehlende perineurale oder duodenale Infiltration [37, 62].

Colorektales Carcinom

Beim colorektalen Carcinom ist das Lymphabflußgebiet am eindeutigsten von allen gastrointestinalen Tumoren definiert, so daß die chirurgischen Radikalitätsprinzipien und ihre Effekte daran am besten demonstriert werden können. Für die Operation entscheidend ist die systematische en-bloc Resektion des Tumors mit Entfernung der entsprechenden Lympknotengebiete, um Lokalrezidive und sekundäre Fernmetastasen zu verhindern. Bei lokal weit fortgeschrittenen Tumoren kann die Mitentfernung benachbarter Organe (sog. multiviszerale Resektion) zur Erzielung einer R0-Resektion erforderlich werden (Magenwandexcision, Dünndarmsegmentresektion, Splenektomie, Nephrektomie, Pankeasschwanzresektion, Blasenwandexcision, Exstirpation von Ovarien und Uterus). Erweiterte Resektionen am Colorektum werden vorgenommen bei synchronen Tumoren der rechten und linken Seite des Colons, bei multiplen Tumoren, insbesondere der familiären adenomatösen Polyposis oder bei assoziierten Erkrankungen wie Colitis ulcerosa [6, 10]. Ein weiterer Grund für die Ausdehnung des Resektionsausmaßes ist der Sitz des Tumors in Zonen mit bidirektionaler Lymphdrainage, wie rechter oder linker Flexur, linkes oder rechtes Drittel des Colon transversum [6, 10, 15, 16, 16a]. Wichtige Ergebnisse der klinischen Forschung in den letzten Jahren waren das genaue Muster der Lymphknotenmetastasierung in Abhängigkeit vom Tumorsitz und die Tumorausdehnung im Mesorektum mit den daran orientierten erweiterten Resektionsausmaßen [6, 10, 13, 14, 32, 44].

Beim *Coecum- und Colon ascendens-Carcinom* erfolgt eine Hemicolektomie rechts mit zentralem Absetzen der A. colica dextra, der A. ileocolica sowie des rechtsseitigen Astes der A. colica media und Erweiterung nach links bei verdächtigen Lymphknoten an der A. colica media. Da bei Carcinomen der rechten Flexur in bis zu 30% Lymphknoten an der A. colica media befallen sind, erfolgt hierbei eine erweiterte Hemicolectomie rechts mit zentralem Absetzen der A. colica media und Anastomose im Bereich des linken Transversum oder der linken Flexur [6, 10]. *Carcinome des Colon transversum* stellen ein besonderes Problem in der Wahl des Resektionsausmaßes dar, da die Blutversorgung dieses Areals sowohl von der A. colica media als auch von der rechten und linken Colonarterie her kommt. Daher wird die erweiterte Rechtshemicolektomie mit Resektion des aufsteigenden Astes der A. colica sinistra und Anastomose am Colon descendens vorgeschlagen [6, 10]. Bei Carcinomen der linken Flexur wird in ähnlicher Weise eine subtotale Colektomie mit Ileosigmoidestomie propagiert, wobei diese Operation auch unter radikulärer Mitnahme der A. colica media und der A. colica sinistra als Ascendosigmoideostomie angelegt werden kann [6, 10]. Da *Descendens-Carcinome* Lymphknotenmetastasen bis hin zur A. mesenterica inferior-Gruppe verursachen können, ist das Resektionsausmaß der Wahl die Hemicolektomie links mit Resektion der A. mesenterica inferior und Anastomose zwischen mittlerem Colon transversum und oberem Rektum. Beim *Sigmacarcinom* wird die radikale Sigmaresektion mit Ligatur der A. mesenterica inferior und Anastomose zwischen mittlerem Colon descendens und oberen Rektum ausgeführt. Der Vergleich der beschriebenen Lymphdissektionen mit zentraler Ligatur der Gefäße versus colonnaher Dissektion, also eingeschränkter Radikalität, konnte zwar keine Verbesserung der 5-Jahres-Überlebensraten zeigen; in einzelnen Studien ließ sich aber die Inzidenz locoregionärer Rezidive senken [16, 16a].

Das Verfahren der Wahl beim *Rektumcarcinom*, insbesondere im oberen und mittleren Rektumdrittel, ist die anteriore Resektion mit zentraler Ligatur der A. mesenterica inferior. Auch bei Carcinomen des unteren Rektumdrittels werden zunehmend Sphincter-erhaltende Verfahren mit coloanaler Anastomose angewendet; bei sehr tief sitzenden Tumoren mit ausgedehnter lymphogener Metastasierung ist jedoch die Rektumexstirpation nicht zu vermeiden. Wichtig ist bei Rektumcarcinomen des mittleren und unteren Drittels die komplette Entfernung des Mesorektums bis zum Beckenboden, um eine Ausdehnung des Carcinoms im Fettgewebe nach distal komplett mit zu erfassen [13, 14, 32, 44]. Dieses Radikalitätsprinzip beinhaltet andererseits jedoch eine sehr genaue Darstellung und Erhaltung des hypogastrischen Plexus. Die unkontrollierten Ergebnisse dieses Verfahrens zeigen sehr günstige Überlebenszeiten mit einer sehr geringen Rate an Lokalrezidiven und die Kombination dieses Verfahrens mit hochdosierter präoperativer Bestrahlung deutet auf eine weitere Verbesserung dieser Ergebnisse hin [14]. Als ausreichender Sicherheitsabstand vom Tumorrand bis zur Resektionslinie werden heute allgemein 2–3 cm akzeptiert, was in situ 4–5 cm entspricht. Kürzere Abstände können bei kleinen, gut differenzierten tiefsitzenden Tumoren in Kauf genommen werden, wenn durch intraoperative Schnellschnittuntersuchung der Absetzungsrand tumorfrei ist und das Mesorektum komplett entfernt wird. Daher kann vom onkologischen Radikalitätsstandpunkt her auch bei einem Tumor in 4–5 cm Höhe eine intersphinctere Resektion mit coloanaler Anastomose erfolgen. Bei Carcinomen des unteren Rektumdrittels im Stadium uT1 und uN0, guter Differenzierung des Tumors (G1/2), Durchmesser von weniger als 3 cm und Gewährleistung der Nachbeobachtung des Patienten ist die transanale mikrochirurgische Vollwandexcision als adäquates Radikalitätsprinzip zu sehen [6, 10, 16].

Literatur

1. Akiyama H, Tsurumaru M, Udagawa H, Kajiyama Y (1994) Systematic lymph node dissection for esophageal cancer – effective or not? Dis Esoph 7:2–13
2. Alderson D, Courtney SP, Kennedy RH (1994) Radical transhiatal oesophagectomy under direct vision. Br J Surg 81:404–407
3. Beger HG, Büchler M, Malfertheiner P (eds) (1993) Standards in pancreatic surgery. Springer, Berlin Heidelberg New York
4. Böttcher K, Becker K, Busch R, Roder JD, Siewert JR (1992) Prognosefaktoren beim Magencarcinom. Chirurg 63:656–661
5. Crist DW, Sitzmann JV, Cameron JL (1987) Improved hospital morbidity, mortality and survival after the Whipple procedure. Ann Surg 206:358–365
6. Fazio VW, Tjandra JJ (1991) Primary therapy of carcinoma of the large bowel. World J Surg 15:568–575
7. Fink U, Schuhmacher C, Stein HJ, Busch R, Feussner H, Dittler HJ, Helmberger A, Böttcher K, Siewert JR (1995) Preoperative chemotherapy for stage III–IV gastric carcinoma: feasibility, response and outcome after complete resection. Br J Surg 82:1248–1252
8. Fok M, Siu KF, Wong J (1989) A comparison of transhiatal and transthoracic resection for carcinoma of the thoracic esophagus. Am J Surg 158:414–419
9. Fujita H, Kakegawa T, Yamana H, Shima I, Toh Y, Tomifa Y, Fuji T, et al (1995) Mortality and morbidity rates, postoperative course, quality of life, and prognosis after extended radical lymphadenectomy for esophageal cancer. Comparison of three-field lymphadenectomy with two-field lymphadenectomy. Ann Surg 22 (5):654–662
10. Gall FP, Hermanek P (1992) Wandel und derzeitiger Stand der chirurgischen Behandlung des colorektalen Carcinoms. Chirurg 63:227–234
11. Goldminc M, Maddern G, Leprise E, Meunier B, Campiqn JP, Launois B (1993) Oesophagectomy by a transhiatal approach or thoracotomy: a prospective randomized trial. Br J Surg 80:367–370

12. Gunvén P, Maruyama K, Okabayashi K, Sasako M, Kinoshita T (1991) Non-ominous micrometastases of gastric cancer. Br J Surg 78:352–354
13. Heald RJ (1988) The „Holy plane" of rectal surgery. J R Soc Med 81:503
14. Heald RJ (1995) Total mesorectal excision is optimal surgery for rectal cancer: a Scandinavian consensus. Br J Surg 82:1297–1299
15. Herfarth C, Hohenberger P (1989) Lympadenektomie bei der Primärtherapie colorectaler Carcinome. Chirurg 60:139–147
16. Herfarth CH, Hohenberger P (1992) Radikalität mit eingeschränkter Resektion in der Carcinomchirurgie des Gastrointestinaltraktes. Chirurg 63:235–241
16a. Herfarth Ch, Runkel N (1994) Chirurgische Standards beim primären Coloncarcinom. Chirurg 65:514–523
17. Hermanek P, Sobin LH (Hrsg) (1992) TNM Klassifikation maligner Tumoren. 5. Auflage. Springer, Berlin Heidelberg New York
18. Hölscher AH, Siewert JR (1985) Surgical treatment of adenocarcinoma of the gastro-esophageal junction. Results of an European Questionnaire. Digestive Surgery 2:1–6
19. Hölscher AH, Schüler M, Thorban S, Bollschweiler E, Siewert JR (1989) Das lokal fortgeschrittene Cardiacarcinom – lohnt die Resektion? Dtsch Med Wschr 114 (26):1021–1026
20. Hölscher AH, Bumm R, Siewert JR (1994) Oesophagogastrectomy for adenocarcinoma of the esophagus and cardia. In: Jamieson GG, Debas HT (eds) Surgery of the upper gastrointestinal tract. Chapman & Hall, London Glasgow Weinheim, pp 280–291
21. Hölscher AH, Dittler HJ, Siewert JR (1994) Staging of squamous esophageal cancer: accuracy and value. World J Surg 18:312–320
22. Hölscher AH, Bollschweiler E, Bumm R, Bartels H, Höfler H, Siewert JR (1995) Prognostic factors of resected adenocarcinoma of the esophagus. Surgery 118 (5):845–855
23. Hölscher AH, Bollschweiler E, Schneider PM, Siewert JR (1995) Prognosis of early esophageal cancer. Cancer 76:178–186
24. Hölscher AH, Siewert JR, Fink U (1995) Staging concepts for gastrointestinal malignancies: The importance of preoperative locoregiorial T- and N-Staging. Gastroint Endosc Clin North Am 5 (3):529–535
25. Hölscher AH, Bollschweiler E, Siewert JR (1995) Carcinoma of the gastric cardia. Ann Chir Gynaecol 84:185–192
26. Hölscher AH, Bollschweiler E, Siewert JR (1996) Radikalitätsausmaß beim Cardiacarcinom – Oesophagektomie oder Gastrektomie? Langenbecks Arch Chir Suppl II 1996:169–172
27. Ishikawa O, Ohhigashi H, Sasaki Y, et al (1988) Practical usefulness of lymphatic and connective tissue clearance for the carcinoma of the pancreas head. Ann Surg 208:215–220
28. Klempnauer J, Ridder GJ, Pichlmayr R (1995) Prognostic factors after resection of ampullary carcinoma: multivariate survival analysis in comparison with ductal cancer of the pancreatic head. Br J Surg 82:1686–1691
29. Kuwano H, Ohno S, Matsuda H, et al (1988) Serial histological evaluation of multiple primary squamous cell carcinomas of the esophagus. Cancer 61:1635–1638
30. Lerut T, DeLeyn P, Coosemans W, van Raemdonck D, Scheys I, LeSaffre E (1992) Surgical strategies in esophageal carcinoma with emphasis on radical lymphadenectomy. Ann Surg 216 (5):583–590
31. Lillemoe KD (1995) Current management of pancreatic carcinoma. Ann Surg 221 (2):133–148
32. Mac Farlane JK, Ryall RDH, Heald RJ (1993) Mesorectal excision for rectal cancer. Lancet 341:457–460
33. Manabe T, Ohshio G, Baba N (1989) Radical pancreatectomy for ductal cell carcinoma of the head of the pancreas. Cancer 64:1132–1137
34. Maruyama K, Gunvén P, Okabayashi K, Sasako M, Kinoshita T (1989) Lymph node metastases of gastric cancer. General pattern in 1931 patients. Ann Surg 210:596–602
35. Mustafa PAC, Basogla A, Kocak H, Yekeler I, Yediyilzid S, Aydin E, et al (1993) Transhiatal versus transthoracic esophagectomy for esophageal cancer. J Thorac Cardiovasc Surg 106 (2):205–209
36. Nishimaki T, Tanaka O, Suzuki T, Aizawa K, Watanabe H, Muto T (1993) Tumor spread in superficial esophageal cancer: histopathologic basis for rational surgical treatment. World J Surg 17:766–772
37. Nitecki SS, Sarr MG, Colby TV, vanHeerden JA (1995) Long-term survival after resection for ductal adenocarcinoma of the pancreas. Ann Surg 221 (1):59–66
38. Roder JD, Siewert JR (1992) Analyse prognoseassoziierter Faktoren beim Pankreaskopf- und periampullären Carcinom. Chirurg 63:410–415
39. Roder JD, Busch R, Stein HJ, Fink U, Siewert JR (1994) Ratio of invaded to removed lymph nodes as a predictor of survival in squamous cell carcinoma of the esophagus. Br J Surg 81:410–413

40. Sano T, Koberi O, Muto T (1992) Lymph node metastasis from early gastric cancer: endoscopic resection of tumor. Br J Surg 79:241–243
41. Sarrazin R, Pissas A, Dyon JF, Bouchet Y (1980) Lymphatic drainage of the stomach. Anatomia Clinica 2:95–110
42. Sasako M, McCulloch P, Kinoshita T, Maruyama K (1995) New method to evaluate the therapeutic value of lymph node dissection for gastric cancer. Br J Surg 82:346–351
43. Sato T, Iizuka T (eds) (1992) Color Atlas of Surgical Anatomy for Esophageal Cancer. Springer, Tokyo Berlin Heidelberg New York
44. Scott N, Jackson P, Al-Jaberi T, Dixon MF, Quirke P, Finan PJ (1995) Total mesorectal excision of tumor spread in the mesorectum distal to rectal cancer. Br J Surg 82:1031–1033
45. Shahian DM, Neptune WB, Ellis Jr H, Watkins Jr E (1986) Transthoracic versus extrathoracic esophagectomy: mortality, morbidity and long term survival. Ann Thorac Surg 41 (3):237–246
46. Siewert JR, Hölscher AH, Becker K, Gössner W (1987) Kardiakarzinom: Versuch einer therapeutisch relevanten Klassifikation. Chirurg 58:25–32
47. Siewert JR, Hölscher AH, Roder JD, Bartels H (1988) En-bloc Resektion der Speiseröhre beim Oesophaguscarcinom. Langenbecks Arch Chir 373:367–376
48. Siewert JR, Böttcher K, Bollschweiler E (1991) TNM-Klassifikation bei Magenkarzinom – das Problem der T2-Tumoren. Dtsch Med Wschr 116:473–475
49. Siewert JR, Bartels H, Bollschweiler E, Dittler HJ, Fink U, Hölscher AH, Roder JD (1992) Plattenepithelcarcinom des Oesophagus. Chirurg 63:693–700
50. Siewert JR, Fink U (1993) Multimodale Therapieprinzipien bei gastrointestinalen Tumoren. Deutsches Ärzteblatt 90 (40):B-1931–1937
51. Siewert JR, Böttcher K, Roder JD, Busch R, Hermanek P, Meyer HJ (1993) Prognostic relevance of systematic lymph node dissection in gastric carcinoma. Br J Surg 80:1015–1018
52. Siewert JR (1994) Systematic lymph node dissection for esophageal cancer – effective or not? Dis Esoph 7:12–13
53. Siewert JR, Kestlmeier R, Busch R, Böttcher K, Roder JD, Müller J, Fellbaum C, Höfler H (1996) Gastric cancer – why do patients with pN0 and pN1-metastasation benefit from D2-lymph node dissection? Br J Surg 83:1144–1147
54. Skinner DB (1983) En bloc resection for neoplasms of the esophagus and cardia. J Thorac Cardiovasc Surg 85:59–71
55. Tashiro S, Uchino R, Hiraoka T, et al (1991) Surgical indication and significance of portal vein resection in biliary and pancreatic cancer. Surgery 109:481–487
56. Tilanus HW, Hop WCJ, Langhorst BLAM, vanLanschot JJ (1993) Esophagectomy with or without thoracotomy. J Thorac Cardiovasc Surg 105:898–903
57. Trede M, Schwall G, Saeger HD (1990) Survival after pancreatoduodenectomy. Ann Surg 211:447–458
58. Trede M (1993) The surgical options. In: Trede M, Carter DC (eds) Surgery of the Pancreas. Churchill Livingstone, Edinburgh, pp 433–442
59. Tsutsui S, Kuwano H, Watanabe M, Kitamura M, Sugimachi K (1995) Resection margin for squamous cell carcinoma of the esophagus. Ann Surg 222 (2):193–202
60. Wagner PK, Ramaswamy A, Sitter H, Rüschoff J, Schmitz-Moormann P (1990) Normalwert der Lymphknotenzahl im Oberbauch. Chirurg 61:286–288
61. Warshaw AL, Swanson RS (1988) Pancreatic cancer in 1988 – possibilities and probabilities. Ann Surg 208:541–553
62. Yeo CJ, Cameron JL, Lillemoe KD, Sitzmann JV, Hruban RH, et al (1995) Pancreaticoduodenectomy for cancer of the head of the pancreas. Ann Surg 221 (6):721–733

Adjuvante Chemotherapie bei soliden Tumoren des oberen Gastrointestinaltraktes

M. Lorenz, M. Waldeyer und A. Encke

Einleitung

Unter einer *adjuvanten Therapie* wird die Anwendung einer zytotoxischen Behandlung im Anschluß an eine Resektion eines malignen Tumors in kurativer Intention verstanden, um potentiell vorhandene Mikrometastasen zu eradizieren. Zwar werden heute hohe 5-Jahresüberlebensraten bei Frühkarzinomen erzielt, jedoch ist beim häufig diagnostizierten lymphknotenpositiven Befall höchstens eine 5-Jahres-Überlebensrate von etwa 30% zu erreichen. Für das Versagen der Chirurgie ist hier eine primäre Streuung außerhalb des Bereiches der chirurgischen Excision verantwortlich. Zur adjuvanten Behandlung können Zytostatika, eine Bestrahlung, zytotoxische Antikörper oder auch eine Immunstimulation eingesetzt werden. Die wissenschaftliche Basis für die Verwendung von adjuvanten Therapien beruht auf positiven Ergebnissen bei experimentellen Tumoren im Tierversuch (Skipper 1978). Dabei konnte durch die Kombination von Chirurgie und Chemotherapie eine Heilungsrate erreicht werden, die durch eine dieser Maßnahmen allein nicht zu erzielen war. Aus experimentellen Untersuchungen ist bekannt, daß eine Chemotherapie bei kleiner Zellzahl wirksamer ist und Mikrometastasen in der Mehrzahl besser durchblutet sind als klinisch nachweisbare Metastasen. Bei der adjuvanten Therapie sollten Medikamente verwendet werden, die auch in der palliativen Behandlung einen deutlichen Effekt haben. Wie hoch die Ansprechrate sein muß, damit ein Medikament effektiv auch zur adjuvanten Therapie eingesetzt werden kann, wird noch diskutiert, da ebenso andere Faktoren die Wirksamkeit der adjuvanten Therapie beeinflussen. Ein Problem stellt der Anteil primär schon chemotherapieresistenter Zellen dar, insbesondere da es sich bei den Metastasen um genetisch instabile Tumoren mit einer dadurch höheren Möglichkeit der Zytostatikaresistenz handelt. Des weiteren existiert eine Fraktion nicht teilender Zellen, die jedoch metabolisch aktiv sind. Diese Zellen sprechen primär nicht auf eine Chemotherapie an. Erst nach Operation des Primärtumors treten viele dieser Zellen aufgrund einer offenbar durch Wachstumsfaktoren induzierten Wechselwirkung zwischen Primärtumor und Metastasen wieder in die Zellteilung ein. Deshalb erscheint eine frühzeitige postoperative Therapie sinnvoll. Ein Einsatz vor der Operation gilt als *„neoadjuvant"*. Der theoretische Vorteil der neoadjuvanten Therapie liegt neben der präoperativen Tumorverkleinerung sowie der besseren Akzeptanz und Verträglichkeit in der potentiellen Reduktion einer intraoperativen Tumorzelldissemination und der präoperativ besseren Tumordurchblutung mit höheren lokalen Zytostatikaspiegeln als im postoperativen Narbengewebe.

Intraoperativ kommt es bei einer Manipulation am Tumor während der Resektion zu einer umfangreichen Tumorzelldissemination. Zeitgleich mit der Operation können bei gastrointestinalen Tumoren speziell im Pfortaderblut Tumorzellen nachgewiesen werden (Fisher und Turnbull 1955). Obwohl nur wenige dieser Zellen überlebensfähig sind und noch weniger von ihnen die metastatische Potenz zur Invasion und Angiogenese besitzen, wird ausgehend von positiven Erfahrungen bei kolorektalen Tumoren die *perioperative Chemotherapie* auf ihre Einsatzmöglichkeit auch bei anderen Tumoren untersucht. Dies beinhaltet den Beginn der Chemotherapie präoperativ bzw. zum Zeitpunkt der Operation oder sofort postoperativ. Bei einer Strahlentherapie hat eine intraoperative radiotherapeutische Behandlung gegenüber einer konventionellen Strahlentherapie den Vorteil der genaueren Positionierung der Strahlenquelle vor Ort mit Schonung anderer, gesunder Organe.

Neben der *systemischen Chemotherapie* kann auch eine *regionale Applikation* in das betroffene Organ bzw. in die Region der potentiellen Rezidivlokalisation angewendet werden. Damit können lokal hochwirksame Medikamentenspiegel bei geringeren systemischen Nebenwirkungen erzielt werden. Hierzu zählen z. B. die perioperative intraportale Chemotherapie bei Resektion eines Kolonkarzinoms, die intraperitoneale Zytostatikapplikation bei Magenkarzinomen und die intraarterielle regionale Chemotherapie nach Leberresektion.

Leider basieren die meisten Berichte über die Wirksamkeit einer adjuvanten Behandlung auf Phase-II-Studien. Ein historisches Kollektiv wird dabei häufig zum Beweis der Wirksamkeit verwendet. Aufgrund des möglichen Will Rogers-Phänomen (Stadienverschiebung bei verbesserten diagnostischen Möglichkeiten) muß aus statistischer Sicht jedoch vor einer Einführung in die Praxis die Überprüfung im randomisierten Vergleich in Phase-III-Studien erfolgen. Die entscheidenden Zielkriterien für adjuvante Studien sind die erreichbaren Überlebenszeiten und heute zunehmend häufiger auch die Lebensqualität unter adjuvanter Therapie im Vergleich mit einer alleinigen chirurgischen Behandlung.

Oesophaguskarzinom

Die Prognose von Patienten mit einem malignen Oesophagustumor ist weiterhin schlecht. Die Überlebenszeit wird entscheidend vom Stadium der Erkrankung bestimmt. Da Symptome erst relativ spät zur Diagnose des dann fortgeschrittenen Tumors führen, ist in bis zu 75% der Patienten bereits die Organgrenze überschritten und häufig eine Infiltration von Nachbarorganen, z. B. der Trachea, oder eine Fernmetastasierung eingetreten. Mit der alleinigen operativen Entfernung wird deshalb nur eine geringe Heilungschance ermöglicht, und die 5-Jahres-Überlebensrate beträgt in Sammelstatistiken für operierte Patienten weniger als 10% bei einer Letalität der Operation von 13% (Earlam und Cunha-Melo 1980, Müller et al. 1990), wobei der Prozentsatz der Operationsletalität in einigen Zentren geringer ist (Saeger et al. 1987).

Da es sich bei den malignen Oesophagustumoren mit Ausnahme der Adenokarzinome des gastrooesophagealen Überganges um Plattenepithelkarzinome handelt, kann mit einer Radiotherapie der Tumor lokal und regional kontrolliert werden. Mit der Chirurgie vergleichbare Heilungsraten (5-Jahres-Überlebensrate 9%) bei einer Strahlendosis von bis zu 50 Gy (2,5 Gy/D) wurden beschrieben (Newaishy et al. 1982).

Im Bereich des oberen Oesophagus konnte damit die 5-Jahresüberlebensrate sogar bis auf 17% gesteigert werden. Ein randomisierter Vergleich zwischen einer Radiotherapie und der chirurgischen Resektion wurde leider 1990 abgebrochen und bis heute nicht neu aufgelegt.

Oesophaguskarzinome können auch auf eine Chemotherapie ansprechen. Die meisten Regime beinhalten heute die Gabe von 5-FU (5-Fluorouracil) moduliert durch Folinsäure in Kombination mit Cisplatin. Unter den Mitosehemmstoffen werden neben Vindesin und Etoposid jetzt auch Taxane verwendet. Das früher häufig eingesetzte Bleomycin kommt aufgrund der Lungentoxizität nicht mehr zur Anwendung. Nach palliativer Chemotherapie wurde eine Ansprechrate von bis zu 76% in Phase-II-Studien erzielt. Die Rate der histologisch bestätigten kompletten Remission blieb jedoch bei einem *neoadjuvanten Ansatz* nur gering (10 bis 13%). Aufgrund der relativ hohen Wirksamkeit der Chemo- als auch der Strahlentherapie wurden diese Behandlungsoptionen sowohl präoperativ als auch postoperativ kombiniert (Fagerberg et al. 1994).

Präoperative Strahlentherapie

Trotz zahlreicher erfolgversprechender Phase-II-Studien konnte bisher kein Vorteil bezüglich der Überlebenszeit in randomisierten Studien im Vergleich mit der alleinigen Operation gesichert werden. Drei europäische Untersuchungen mit nicht signifikantem Unterschied (Arnott et al. 1992, Gignoux et al. 1987, Launois et al. 1981) wurden auch durch zwei chinesische Studien bestätigt (Mei et al. 1989, Shao et al. 1989). Lediglich die lokale Kontrolle wurde verbessert, d. h. lokale Rezidive traten in niedrigerer Frequenz auf.

Postoperative Strahlentherapie

Auch eine postoperative Radiotherapie zeigte keinen Vorteil im Vergleich mit einer nur nachbeobachteten Gruppe (Teniere et al. 1991). Zudem war die Strahlentherapie mit einer hohen Komplikationsrate (37%) im Bereich des intrathorakal positionierten Magens belastet (Fok et al. 1993).

Präoperative Chemotherapie

Die Oesophagusresektion erfolgt hier in den meisten Fällen ca. 4 Wochen nach Abschluß einer zwei- bis dreimonatigen Kombinationschemotherapie. In Phase-II-Studien konnte eine wesentliche Steigerung der Operationsletalität durch die Kombination von Chemotherapie und Operation ausgeschlossen werden. Die drei bislang vorliegenden Studien vermochten jedoch keinen Vorteil dieses Therapiekonzeptes im randomisierten Vergleich mit einer alleinigen Operation nachweisen. Sowohl in der Untersuchung von Roth et al. 1988 als auch in der von Schlag et al. 1992 wurde durch die neoadjuvante chemotherapeutische Behandlung die mediane Überlebenszeit nicht verlängert und betrug 9 bzw. 10 Monate. Allerdings errechnete sich in beiden Untersuchungen bei Patienten mit einer klinischen Remission nach Chemotherapie eine signifikant bessere mediane Überlebenszeit mit 13 Monaten versus 5 Monaten bei Patienten, die nicht auf die neoadjuvante Behandlung ansprachen.

Präoperative Radiochemotherapie

Mit dem Ziel, die Wirksamkeit der Strahlentherapie zu verstärken und eine Mitbehandlung potentieller Mikrometastasen zu erreichen, wurde die Chemotherapie mit der Radiotherapie präoperativ kombiniert. Noch ist nicht eindeutig geklärt, welche Medikamente und in welcher Form der Applikation (Bolus oder kontinuierliche Gabe) angewendet werden sollten. Eine der beiden einzigen dazu vorliegenden randomisierten Studien verglich eine heute nicht mehr aktuelle Therapie mit Bleomycin mit einer alleinigen Strahlentherapie und mit der Kombination beider Modalitäten, ohne signifikante Unterschiede zu erkennen (Andersen et al. 1984). Auch ein Vergleich einer praeoperativen Radiochemotherapie mit Cisplatin und Bleomycin mit der alleinigen Resektion ergab keinen Vorteil durch die vorgeschaltete kombinierte Behandlung bezüglich der Überlebenszeit (Nygaard et al. 1992).

Ausblick

Die vorliegenden randomisierten Untersuchungen zeigen, daß sämtliche adjuvanten Therapiemodalitäten bislang nicht den Beweis der Wirksamkeit in der Behandlung des resektablen Ösophaguskarzinoms erbracht haben. Da in diesen Untersuchungen noch nicht optimale adjuvante Therapien verwendet wurden, versuchte man in weiteren Phase I- und II-Studien, wirksamere Kombinationen zu identifizieren. So zeigten Pilotstudien in der palliativen Therapie eine besondere Verstärkung der Wirksamkeit der Strahlentherapie durch eine synchrone kontinuierliche 5-FU-Infusion mit einer klinischen Remission von bis zu 88% (Byfield et al. 1991). Durch den Zusatz von Mitosehemmstoffen sowie Cisplatin konnte sogar eine mediane Überlebenszeit von 20 Monaten bei palliativer Therapie erreicht werden (Forastiere et al. 1990). Auch führte die präoperative Radiochemotherapie zu einer Verdoppelung der Rate der histologisch nachgewiesenen, kompletten Remissionen von durchschnittlich 10% nach Chemotherapie auf 20 bis 42%. Dieser histologische Erfolg kann jedoch mit einer gesteigerten Morbidität und einem Anstieg der Letalität der nachfolgenden Operation bis auf etwa 20% verbunden sein. In bis zu 92% traten infolge der Radiochemotherapie Toxizitäten der WHO-Grade III bis IV auf. Inwiefern neben der Gabe von hämatopoetischen Wachstumsfaktoren auch eine Stammzelltransplantation notwendig ist oder wird, sollte zunächst bei der Behandlung anderer Tumoren, wie z. B. beim Mammakarzinom, entschieden werden. Derzeit laufende Studien zur adjuvanten Therapie der Ösophagustumoren untersuchen, in welchem Ausmaß diese Art der sehr wirksamen, aber auch möglicherweise toxischen Therapie einen Vorteil bezüglich der Überlebenszeit und der Lebensqualität bieten (Tabelle 1).

Bei einem ausgedehnten Befall (T3–T4) scheint nur eine histologisch nachgewiesene Remission das Langzeitüberleben zu ermöglichen. Die nachfolgende Operation soll für die abschließende komplette Eradikation der Erkrankung notwendig sein, da die Rate lokaler Rezidive nach Operation im Vergleich zu einer alleinigen Radiochemotherapie deutlich geringer ist (0–40% versus 28–78%) (Chan et al. 1988, Coia et al. 1991, Herskovic et al. 1988, Mac Farlane et al. 1988). Welchen Einfluß die lokale Kontrolle auf die Überlebenszeit hat, kann erst nach dem Vergleich zwischen Patientengruppen mit einer Radiochemotherapie gefolgt von der Resektion versus alleiniger Radiochemotherapie entschieden werden.

Tabelle 1. Aktuelle Studien zur Therapie von resektablen Oesophaguskarzinomen

Phase-III-Studien Therapiearme		Einschluß	Studiengruppe und -koordination	Patientenzahl geplant (eingebracht)
FLEP[1]→Resektion	Resektion	T1–3 N1 M0	Medizinische Universitätsklinik Kiel, C. Stoffregen	132
CDDP[2]/Eto[3]→Resektion	Resektion	resektabel	RETSG[4], Eijkenboom, Kok, Rotterdam	160 (140)
CDDP/5-FU[5]→Resektion	Resektion	resektabel	MRC[6], D. Girling, Cambridge	800 (191)
5-FU/CDDP + RT→Resektion	Resektion	T1–3 NX M0	Kelsen, Memorial Sloan-Kettering Center	444
FLEP + RT→Resektion	FLEP + RT	T_{3-4}	Wilke, Essen	
5-FU/CDDP + RT→Resektion	5-FU/CDDP + RT, keine Resektion	T3 N0–1	FFCD[7], Faivre, Bedenne, Dijon	500 (72)
Resektion→RT + CDDP/5-FU	Resektion	resektabel	French Association of Surgical Research, J.-M. Hay, A. Fingerhut	150
Phase II-Studien Therapie		Einschluß	Studiengruppe und -koordination	Patientenzahl geplant
MMC/5-FU[8] + RT→Resektion		resektabel	CCC[9], Wake Forest University, F. Richards	18
CDDP/α-IFN/5-FU→Resektion		resektabel	Clinical Oncology Program, H. I. Pass, Bethesda, Maryland	14

[1] 5-Fluorouracil, Folinsäure, Etoposid und Cisplatin; [2] Cisplatin; [3] Etoposid; [4] Rotterdam Esophageal Tumour Study Group; [5] 5-Fluorouracil; [6] Medical Research Council; [7] Fondation Française de Cancérologie Digestive; [8] Mitomycin C/5-FU-Dauerinfusion; [9] Comprehensive Cancer Center

Da sich Patienten mit einem Oesophaguskarzinom häufig in einem schlechten Ernährungs- und Allgemeinzustand befinden, muß die erfolgreiche praeoperative Radiochemotherapie zur Induktion gut verträglich sein und darf nicht zu einer wesentlichen Steigerung der Morbidität und Mortalität der nachfolgenden Operation führen. Die präoperative Diagnostik muß die Endosonographie einschließen, und eine Laparoskopie dient über den Ausschluß von Patienten mit einem Lymphknotenbefall im Abdomen zur Homogenisierung der Therapiegruppen. Für die Stratifikation ist es evtl. wichtig, nicht nur nach der Eindringtiefe, sondern auch nach der Tumorlänge zu balancieren. Adenokarzinome sollten getrennt untersucht werden. Operation und pathologische Untersuchung müssen standardisiert entsprechend den Qualitätsanforderungen der Deutschen Tumorzentren durchgeführt und dokumentiert werden (Fink et al. 1994). In den weiterhin notwendigen randomisierten Studien müssen strikte Ein- und Ausschlußkriterien sowie eine exakte präoperative und intraoperative Diagnostik mit dezidierter pathologischer Aufarbeitung erfolgen.

Magenkarzinom

Das Magenkarzinom ist trotz sinkender Inzidenzraten noch immer der vierthäufigste maligne Tumor in der westlichen Hemisphäre. Ca. 80% der Patienten versterben an dieser Erkrankung, da mehr als 2/3 der Patienten bei der Diagnose bereits ein fortgeschrittenes Stadium III bis IV nach UICC aufweisen. Nachdem heute das chirurgische Vorgehen mit Ausnahme des Umfanges der Lymphadenektomie weitgehend standardisiert ist und die perioperative Mortalität deutlich reduziert werden konnte, wird versucht, durch eine postoperative Therapie die Heilungschancen nach Operation zu erhöhen (Ajani et al. 1991). Initial kamen in den 60er Jahren, wie bei Colon- und Brustkrebskarzinompatienten, Thiotepa und später Fluoropyrimidine, wie 5-FU und FUDR (Fluorodesoxyuridin), teilweise in Kombination mit Nitrosoharnstoffen zur Anwendung. Realistische Chancen einer adjuvanten Behandlung bestehen jedoch erst seit Anwendung auch palliativ wirksamer Kombinationstherapien, wie des FAM-Schema (5-FU/Doxorubicin/Mitomycin C). In der palliativen Therapie wurde damit eine Ansprechrate von durchschnittlich 30% erzielt. Trotzdem konnte bislang kein Vorteil einer adjuvanten Behandlung gesichert werden, wie dies auch 1993 in einer Metaanalyse nach Auswertung von mehr als 2.000 Patienten erneut bestätigt wurde (Hermans et al. 1991). Des weiteren weisen einige dieser verwendeten Schemata erhebliche Kurz- bzw. Langzeittoxizitäten auf. Hier müssen die Leukämie nach Nitrosoharnstoffen sowie die akute Knochenmarkstoxizität erwähnt werden. Die akuten Toxizitäten kollidieren mit den postoperativen Komplikationen und dem häufig reduzierten schlechten Ernährungszustand. In der durchgeführten EORTC-Studie 40831 (FAM postoperativ versus alleinige Beobachtung) konnten 58% der 155 Patienten in der postoperativen Behandlungsgruppe aufgrund von Nebenwirkungen bzw. Komplikationen nicht oder nur mit einer deutlich reduzierten Dosis behandelt werden (Lise et al. 1995). Die beiden in der palliativen Chemotherapie noch effektiveren Regime FAMTX und EAP (Etoposid, Doxorubicin, Cisplatin) sind mit einer noch höheren Nebenwirkungsfrequenz belastet. Therapiebedingte Todesfälle in bis zu 4% bei FAMTX und 13% bei EAP wurden beschrieben. In folgenden Studien wird deshalb versucht, weniger toxische Kombinationen mit jedoch gleicher Effektivität wie z.B. das ELF-Regime (Etoposid,

Folinsäure, 5-FU) bzw. die Doppelmodulation von 5-FU durch Folinsäure und Alphainterferon anzuwenden.

Bei dem bis heute fehlendem Erfolg der postoperativen Chemotherapie stieg das Interesse an einer präoperativen, d. h. neoadjuvanten Applikation. Insbesondere, da mehrere Untersuchungen zeigten, daß durch eine Chemotherapie primär fortgeschrittene, nicht resektable Patienten später in einem Prozentsatz von bis zu 90% noch reseziert werden konnten (Wilke et al. 1989). Durch die neoadjuvante Chemotherapie stieg die Resektionsrate bei fortgeschrittenen Magenkarzinomen (klinisch primär resektabel) von 56 auf 75% im Vergleich zu Patienten ohne vorherige Behandlung. Die klinische Ansprechrate bei diesen Patienten lag in mehreren Phase-II-Studien zwischen 24 und 70% und ermöglichte eine spätere Resektion bei 60–90% (Fink et al. 1995, 1993). Eine vollständige klinische Remission war bei bis zu 21% der Patienten erreichbar. Allerdings wurde eine histologisch verifizierte, komplette Rückbildung im Operationspräparat ohne Hinweis auf einen Resttumor im Gegensatz zum Oesophaguskarzinom und Analkarzinom nur in wenigen Fällen beobachtet. Die Wirksamkeit der bisher angewendeten Schemata erscheint so noch nicht ausreichend, und Verbesserungen der präoperativen Therapie sind weiterhin notwendig. Die erreichbaren Überlebenszeiten in diesen Phase II-Studien liegen für alle Patienten zwischen 15 und 18 Monaten. Bei Patienten, bei denen eine R0-Resektion durchführbar war, wurden im Median 20 bis 25 Monate an Überlebenszeit erzielt. Inwiefern durch eine solche Behandlung die Überlebenszeit im Vergleich mit einer nur chirurgisch versorgten Gruppe verlängert wird, muß in den geplanten randomisierten Studien überprüft werden (Tabelle 2).

Neben den auch beim Magenkarzinom auftretenden Fernmetastasen stellen das lokale Rezidiv sowie die Peritonealkarzinose ein schwerwiegendes Problem dar. Lokale Rezidive treten auch nach einer chemotherapeutisch erfolgreichen Vorbehandlung auf. Es muß angenommen werden, daß in diesen lokal weit fortgeschrittenen Tumorstadien selbst nach Induktion einer histolologisch nachgewiesenen kompletten Remission mikroskopische Tumorzellen in Arealen verbleiben, die auch mit chirurgisch radikalem Vorgehen, d. h. einer ausgedehnten Lymphknotendissektion unter Einschluß des D2-Kompartments, nicht entfernt werden können. Deshalb wird versucht, zusätzlich zu einer prä- oder postoperativen systemischen Chemotherapie dieses Problem mit lokalen Maßnahmen zu lösen. Neben einer präoperativen bzw. intra- oder postoperativen Strahlentherapie werden auch lokale Chemotherapieansätze verfolgt. Einen möglichen Vorteil einer solchen Kombination von 5-FU mit einer Bestrahlung wurde bereits 1982 von der GITS (Gastrointestinal-Tumor-Study-Group) gezeigt. In dieser Studie wurde eine 5-Jahres-Überlebensrate von 18% nach kombinierter Chemo-/Strahlentherapie versus 6% nach alleiniger 5-FU/MeCCNU (Methylcyclohexylnitrosurea) Behandlung bei Patienten mit mikroskopischem Resttumor nach Resektion erreicht (The Gastrointestinal Tumor Study Group 1982). Dies wurde auch in einer Studie der EORTC bestätigt (Bleiberg et al. 1989). Eine postoperative percutane Strahlentherapie in Kombination mit 5-FU führte bei 18 Patienten mit einer R1-Resektion in 3 Fällen zu einem Langzeitüberleben. Die Weiterentwicklung der Radiotherapie basiert vor allem auf Applikation einer nur am Tumor lokal wirksamen Strahlendosis. Diese Boost-Behandlung läßt sich am besten mit einer intraoperativen Elektronenbestrahlung, Afterloading oder interstitiellen Strahlentherapie mit Spickung erzielen. Deshalb wurde nach Entwicklung der intraoperativen Radiotherapie diese beim Magenkarzinom nach erfolgter Resektion eingesetzt. Abe und Takahashi berich-

Tabelle 2. Aktuelle neoadjuvante und adjuvante Studien zur Behandlung des resektablen Magenkarzinoms

Phase-III-Studien Therapiearme		Einschluß (Stadien)	Studiengruppe und -koordination	Patientenzahl geplant (eingebracht)
Epi[1]/CDDP/5-FU→Resektion →Epi/CDDP/5-FU[2]	Resektion	≥ II, M0	MRC[3]/BSCG[4], Cambridge, Cuschieri	500
FAMTX→Resektion	Resektion	Tx Nx M0	DGCG[5], C. J. H. van de Velde, I. Songun, Leiden	432 (50)
5-FU/FA[6]/CDDP→Resektion	Resektion	T3–4 Nx	Wilke, Essen; Fink, München, EORTC	350
FAMTX[7]→Resektion→ intraperitoneal FUDR[8]/FA[9]	FAMTX[10]→ Resektion	T3–4 Nx M0 oder T2 N1–2 M0	Memorial Sloan Kettering Cancer Center, D. P. Kelsen	63
Resektion + intraperitoneal MMC[11] + 5-FU	Resektion	II + III	Washington Hospital, Sugarbaker, Washington	200
Resektion→FAMTX[12]	Resektion	Ib–IIIb	EORTC[13]-GITCLO[14], Nr. 40 905, D. Nitti, M. Lise, Padova	760 bzw. 400[15] (170 bzw. 288)
Resektion→FEMTX[16]	Resektion	T2–4 M0 oder T1 Nx	ICCG[17]	480 bzw. 400[18] (118 bzw. 288)
Resektion→5-FU/CDDP	Resektion	Tx N1 M0	FFCD[19], P. Rougier, Villejuif	400 (212)
Resektion + IORT[20]→RT[21]	Resektion	Tx Nx M0	Groupe Française de Radiotherapie préoperative	222
Resektion + IORT[22]	Resektion	Ib–IIIb	EORTC Nr. 40 906 Brüssel, H. F. Rauschecker, Göttingen	300
FAMTX + RT→Resektion	Resektion	Ib–IV M0	SWOG-9008, J. S. Macdonald	350 (330)
Phase-II-Studien Therapie		Einschluß	Studiengruppe und -koordination	Patienten geplant
Resektion→5-FU/FA/α-IFN		II–III	Universitätsklinik Mainz, Prof. Dr. W. Dippold	60
FAMTX→Resektion + / − IORT→RT + 5-FU		Tx Nx M0	RT0G[23] 9004, R. M. Lanciano	53

[1] Epirubicin; [2] Epirubicin, Cisplatin, 5-Fluorouracil; [3] Medical Research Council, Cambridge; [4] British Stomach Cancer Group; [5] Dutch Gastric Cancer Group; [6] Folinsäure; [7] 5-Fluorouracil, Adriamycin, Methotrexat; [8] FUDR = Fluorodesoxyuridin; [9] Folinsäure; [10] 5-Fluorouracil, Adriamycin, Methotrexat; [11] Mitomycin C; [12] 5-Fluorouracil, Adriamycin, Methotrexat; [13] European Organization for Research and Treatment of Cancer; [14] Gastro-Intestinal Tract Cancer Cooperative Group; [15] Zusammenlegung mit ICCG-Studie geplant, dann 400 Patienten insgesamt nötig; [16] 5-Fluorouracil, Epirubicin, Methotrexat, Folinsäure; [17] International Collaborative Cancer Group; [18] Zusammenlegung mit ICCG-Studie geplant, dann 400 Patienten insgesamt nötig; [19] Fondation Française de Cancérologie Digestive; [20] intraoperative Radiotherapie 15 Gy; [21] Radiotherapie 40–44 Gy; [22] intraoperative Radiotherapie 25 Gy; [23] Radio Therapy Oncology Group

teten 1981 von 211 Patienten im Stadium II bis IV und einer intraoperativen Radiotherapie (Abe et al. 1981, 1991). Die 5-Jahres-Überlebenszeiten konnten im Stadium IV
auf 15 versus 0%, im Stadium III auf 62 versus 37% und im Stadium II auf 84 versus
62% gesteigert werden. Eine weitere Möglichkeit der regionalen Behandlung stellt die
intraperitoneale Applikation postoperativ bzw. perioperativ dar. Hierzu wird entweder
sofort während der Operation für 2 bis 3 Stunden eine Perfusion des Abdomens mit
5-FU, Mitomycin oder Cisplatin durchgeführt. Zur Steigerung der Wirksamkeit kann
die Temperatur der Perfusionsflüssigkeit bis auf 46 °C angehoben werden. Neben dem
Vorteil, daß Tumorzellen hitzesensibler sind als normales Gewebe, wird die Durchblutung des Gewebes gesteigert und erleichtert so die Penetration der Chemotherapie ins
Peritoneum. In anderen Studien wird postoperativ intraperitoneal bis zu 6 Monate
nachbehandelt. Dazu werden Katheter in die Bauchdecke eingebracht und die Therapie nach 2 bis 3 Wochen postoperativ begonnen. Die Durchführung einer intraperitonealen Chemotherapie ist heute weitgehend standardisiert (Sugarbaker 1995). Obwohl
durch die intraperitoneale Chemotherapie höhere intraabdominelle Zytostatikakon-
zentrationen im Verhältnis zu den systemischen Spiegeln erreicht werden, liegen nur
wenige Arbeiten vor, in denen diese Therapieoption Anwendung findet. Von der intraperitonealen Chemotherapie verspricht man sich zum einen, daß die frei flottierenden
malignen Zellen während der Operation effektiver eradiziert werden. Zum anderen
soll eine Ansiedelung in Gewebsspalten postoperativ verhindert und gleichzeitig die
lymphatische Aussaat im Bereich der eröffneten Lymphbahnen reduziert werden. Die
Berichte über die Anwendung dieser Therapieoption differieren deutlich zwischen
den japanischen und den europäisch-amerikanischen Untersuchungen. Während japanische Studien eine Wirksamkeit für die intraperitoneale Chemotherapie erkennen
lassen (Tsujitani et al. 1993) und besonders die intraoperative hypertherme peritoneale Perfusion die Überlebenszeit signifikant von 24 auf 48 Monate verlängerte
(Yonemura et al. 1995 und Hamazoe et al. 1994, Fujimoto et al. 1988), konnte in Europa und in den USA keine wesentliche Verbesserung nachgewiesen werden (Schiessel
et al. 1989). Zudem traten viele Komplikationen auf. In der von Atiq et al. 1993 publizierten Untersuchung zeigte sich bei 35 Patienten, die mit 5-FU und Cisplatin zwei bis
vier Wochen nach Resektion behandelt wurden, keine Verbesserung der Überlebenszeit mit einem Median von 25 Monaten. Bei 40% der Patienten trat eine peritoneale Fi-
brose auf und erforderte bei 30% der Patienten eine Reoperation. In der Arbeit wurde
jedoch gezeigt, daß die lokale Rezidivrate um 50% gesenkt werden konnte.

Leichmann et al. berichten 1993 über 35 von 38 Patienten, bei denen nach präoperativer Chemotherapie mit 5-FU in Kombination mit Cisplatin eine kurative Resektion des Tumors folgte. Anschließend wurde zur Rezidivprophylaxe eine intraperitoneale Therapie mit FUDR und Cisplatin angeschlossen. Bei 85% der Patienten konnten 2 Zyklen dieser intraperitonealen Therapie durchgeführt werden; ein Patient starb
infolge eines septischen Schocks. In einer europäischen Phase-II-Studie von Cavaliere
et al. 1993 wird über das Ergebnis einer postoperativen intraperitonealen Therapie mit
5-FU und Folinsäure berichtet. Mit Ausnahme einer proximalen Insuffizienz traten
keine weiteren chirurgischen Komplikationen postoperativ auf. Die Chemotherapie
wurde mit wenig Nebenwirkungen toleriert. Im Vordergrund stand der Distensions-
schmerz nach Instillation der Chemotherapie, neben einer geringgradigen hämatologischen Toxizität. Durch die intraperitoneale Therapie konnte bei Hochrisikopatienten im Stadium III oder IV nach UICC die Rate der lokalen Rezidive deutlich vermin-

dert werden. Bei den insgesamt 24 Patienten wurde nur 6 mal bei einer medianen Nachbeobachtungszeit von 22 Monaten eine Peritonealkarzinose festgestellt.

Pankreaskarzinome

Obwohl die Letalität der Pankreasresektion in den letzten 2 Jahrzehnten von 20 auf 5 bis 7% gesunken ist, konnten die Langzeitergebnisse nicht verbessert werden (Edge et al. 1993). Die 5-Jahres-Überlebensrate liegt im Durchschnitt immer noch bei nur 5 bis 10%. Eine Lymphknotenmetastasierung, histologisch nachgewiesener Gefäßeinbruch und eine Tumorgröße von mehr als 2 cm verschlechtern signifikant die Prognose. Selbst bei günstiger Konstellation findet sich nur eine 5-Jahres-Überlebensrate von 25% (Trede et al. 1990). Die Ursache liegt in der regelmäßigen Entwicklung von lokalen Rezidiven und der häufigen Entwicklung von Lebermetastasen auf. Verantwortlich erscheint eine frühzeitig eintretende Mikrometastasierung, auch wenn ein Befall der Lymphknoten histologisch zunächst nicht nachgewiesen werden kann (Nagai et al. 1986).

Gerade deshalb ist in dieser Situation eine adjuvante prä- oder postoperative Behandlung notwendig. Die Wirksamkeit der meisten Chemotherapieregime beim Pankreaskarzinom ist jedoch nur begrenzt (Douglass 1995). Bei der palliativen Behandlung konnte nur ein marginaler Effekt bezüglich der Verlängerung der Überlebenszeit erbracht werden (Brennan et al. 1993). Dagegen wurde nach Bestrahlung ein deutliches, dosisabhängiges Ansprechen postuliert. Bei einer Dosiseskalation auf 60 Gy konnte eine symptomatische Verbesserung immerhin bei 67% der Patienten und eine Verlängerung der Überlebenszeit auf acht Monate im Median festgestellt werden (Haslam et al. 1973). Bei einer präoperativen Bestrahlung wird versucht, eine Tumorverkleinerung zu erreichen und Mikrometastasen zu eradizieren (Rich et al. 1995). In einer Pilotstudie mit 17 Patienten konnte im Durchschnitt eine Tumorverkleinerung um ca. 50% erzielt werden. Die histologische Untersuchung der resezierten Tumoren zeigte in mehr als einem Drittel der Fälle eine insbesondere in der Tumorperipherie fast vollständige Nekrose. Die Rate der postoperativen Komplikationen war nicht größer als in einem historischen, konventionell operierten Krankengut ohne Vorbehandlung (Pilipich et al. 1980).

In einer Studie des National Cancer Institutes (Sindelar et al. 1986) erhielten die Patienten in der Behandlungsgruppe eine intraoperative Strahlentherapie mit 20 Gy. Durch die Behandlung konnte die rezidivfreie Zeit verlängert werden, jedoch zeigte sich kein Einfluß auf die Gesamtüberlebenszeit. Allerdings traten lokale Rezidive deutlich seltener auf. Analog den Rektum- und Analkarzinomen wurde versucht, die Wirksamkeit der Radiotherapie durch eine synchrone 5-FU-Gabe zu steigern. 5-FU wird dazu als kontinuierliche Infusion verabreicht. Dieses Konzept wurde zunächst bei lokal fortgeschrittenen Pankreastumoren untersucht. Hier konnten von 9 primär nicht resektablen 6 Patienten nach Radiochemotherapie kurativ reseziert werden. In einer größeren Pilotstudie wurden 21 von 28 Patienten nach Vorbehandlung laparotomiert. Bei 17 Patienten war eine kurative Resektion möglich. Zusätzlich erfolgte bei 13 Patienten eine intraoperative Strahlentherapie mit einem Boost von 10 bis 15 Gy. Die postoperative Mortalität und Morbidität wurden durch die prä- und intraoperative Radio-Chemo-Therapie nicht erhöht. Trotz dieser aggressiven Behandlung mit einer

Tabelle 3. Aktuelle adjuvante Studien zur Therapie des resektablen Pankreaskarzinoms

Phase-III-Studie Therapiearme				Einschluß	Studiengruppe und -koordination	Patientenzahl geplant (eingebracht)
Resektion→ RT[1]/5-FU[2]	Resektion→ 5-FU + FA[3]	Resektion→ RT/5-FU + 5-FU/ + FA	Resektion	komplett reseziert	ESPAC[4]-1, K. H. Link, Ulm; UK Trials Office	280 (180)
Resektion→RT[5] + 5-FU	Resektion			T1–2 N0–1 M0	EORTC-40891, J. H. G. Klinkenbijl	200

Phase-I/II-Studien Therapie	Einschluß	Studiengruppe und -koordination	Patientenzahl geplant
CDDP[6]/5-FU + RT→Resektion + IORT[7]	T1–3 N0–1 M0	New England Deaconess Hospital, J. M. Jessup	30
RT + 5-FU/CDDP/α-IFN→Resektion	Potentiell resektabel Nx Nx M0	Pittsburgh Cancer Institute, M. C. Posner	10
FUDR[8]/FA + RT→Resektion + IORT→5-FU[9]	Tx Nx M0	Memorial Sloan-Kettering Cancer Center, E. S. Casper	40
Resektion + CDDP/MMC[10] (intraperitoneal, hypertherm)	II–III	Washington Hospital Center, S. E. Ettinghausen	20–25

[1] Radiotherapie; [2] 5-Fluorouracil; [3] Folinsäure; [4] European Study Group for Pancreatic Cancer; [5] Radiotherapie; [6] Cisplatin; [7] Intraoperative Radiatio; [8] Fluorodesoxyuridin; [9] 5-Fluorouracil; [10] Mitomycin C

Toxizität des WHO-Grades III und IV bei 50% der Patienten zeigte sich bei keinem der 17 behandelten Patienten eine komplette Tumorregression. Allerdings wiesen alle Präparate Hinweise auf eine Tumorzellschädigung auf, bei 4 Patienten starke Nekrosen. Die mediane Überlebenszeit betrug 60 Monate mit einer 2-Jahres-Überlebensrate von 40%. Dieses Konzept wird jetzt in weiteren Phase-II-Studien noch weiter untersucht, und durch die Kombination mit Zytokinen wird eine Optimierung angestrebt (Evans et al. 1993).

Im Gegensatz zur praeoperativen Radiochemotherapie wurde bereits in den 70er Jahren eine postoperative adjuvante Radiochemotherapie in einer randomisierten Studie untersucht. In der häufig zitierten Studie der GITSG wurde der Einfluß einer postoperativen Radiochemotherapie untersucht. Die Radiotherapie wurde in zwei Blöcken zu 20 Gy mit einer Pause von 2 Wochen appliziert, 5-FU verabreichte man jeweils zu Beginn der Radiotherapiezyklen über die ersten 3 Tage in einer Dosierung von 500 mg/m^2 als Bolus. Einen Monat nach Abschluß der Radiotherapie wurde die Chemotherapie wöchentlich bis zum Rezidiv oder für mindestens 2 Jahre fortgesetzt.

Jeweils 22 Patienten wurden in die Behandlungsarme randomisiert. Es zeigte sich eine signifikante Verbesserung der medianen Überlebenszeit von 11 auf 21 Monate und der 2-Jahres-Überlebensrate von 18 auf 42%. Diese Ergebnisse wurden auch in einer Nachfolgestudie bestätigt (The Gastrointestinal Tumor Study Group 1987). Trotzdem hat sich die adjuvante Therapie auch aufgrund der beobachteten Toxizität bislang nicht durchgesetzt. Vor einer generellen Anwendung muß der Abschluß jetzt laufender europäischer Studien abgewartet werden (Tabelle 3). In beiden Studien, einmal der EORTC oder der ESPAC, wird der Einfluß, einer postoperativen Therapie auf die Lebensqualität, rezidivfreie Zeit und Überlebenszeit untersucht. In der EORTC-Studie wird ein identischer Ansatz wie in der GITSG-Studie untersucht. In der ESPAC-Studie können die Patienten in 4 verschiedene Arme randomisiert werden. Hier wird der natürliche Verlauf nach Resektion mit einer alleinigen Radiotherapie sowie einer alleinigen postoperativen Chemotherapie oder einer Kombination von Radio- und Chemotherapie untersucht. In weiteren Studien muß versucht werden, die Verträglichkeit der Radiochemotherapie zu verbessern. Neben der intraoperativen Radiotherapie, die nicht an allen Kliniken verfügbar ist, wird auch der Einsatz von radioprotektiven Substanzen (z. B. Amifostine) erwogen, die eine höhere perkutane Strahlendosis ermöglichen (Wassermann et al. 1994). Ebenso wird die Wertigkeit der intraperitonealen Chemotherapie bzw. regionalen Applikation über einen in den Truncus coeliacus eingelegten Ballonkatheter u. a. mit Cisplatin und Mitomycin erprobt. Mit dieser regionalen Behandlung sollen höhere Zytostatikaspiegel sowohl im Bereich des Primärtumors als auch der potentiellen Mikrometastasierungsorte erreicht werden (Link et al. 1994).

Primäre Lebertumoren

Hepatozelluläre Karzinome (HCC) und auch Gallengangstumoren besitzen eine sehr schlechte Prognose mit einer 5-Jahres-Überlebensrate von nur 5 bzw. 10%. Eine Resektion ist nur bei 5 bis 30% der Patienten möglich. Aufgrund der in bis zu 50% der Fälle vorliegenden Zirrhose als Folge einer Hepatitis oder eines Alkoholabusus ist bei Patienten mit einem HCC häufig eine Leberinsuffizienz vorhanden. Die Leberresektion stellt mit Ausnahme der Transplantation weiterhin die einzige kurative Behandlungsmaßnahme dar. Rezidive sind häufig und treten bereits nach einer Latenzzeit von 9 bis 12 Monaten nach kurativer Operation auf. Inwiefern es sich hier um versprengte Satellitenmetastasen handelt oder von multizentrischen Tumoren ausgegangen werden muß, ist noch ungeklärt. Selbst nach Resektion von kleinen einseitigen Tumoren (Durchmesser < 3 cm), blieben nur 18% der Patienten 3 Jahre rezidivfrei, während nach einer Transplantation bei dieser Tumorgröße die Rate der Patienten ohne Tumorrezidiv bei 83% lag (Bismuth et al. 1993). Patienten mit größeren Tumoren profitierten nicht von der Transplantation im Vergleich mit der Resektion bei gleichermaßen schlechtem Ergebnis. Hier stellt sich die Frage nach einer effektiven Vor- oder Nachbehandlung. Bis heute galt eine systemische Chemotherapie bei hepatozellulären Karzinomen als ineffektiv, so daß sie auch nicht als adjuvante Therapiemodalitäten untersucht wurde (Punt 1995). Im Vordergrund stehen vielmehr regionale Therapieverfahren, wie die arterielle Chemotherapie, die Embolisation und die Chemoembolisation als Kombination beider Verfahren. In der palliativen Situation wurden sowohl für die Chemoembolisation als auch für die arterielle Infusion mit Cisplatin und Doxorubicin Ansprechraten von bis zu 60% beschrieben (Bhattacharya et al. 1994, Carr et al. 1992, Lorenz et al. 1994). Obwohl bis heute der Nachweis der Wirksamkeit fehlt, werden viele Patienten mit solchen regionalen Therapiekonzepten behandelt (Venook 1994, Lorenz et al. 1996). Zunehmend kommen diese Therapieformen vor einer Resektion oder in Einzelfällen auch vor einer Transplantation zum Einsatz. Gesicherte Hinweise für einen positiven Effekt einer prä- oder postoperativen Behandlung fehlen jedoch bisher. Mit Ausnahme der Arbeit von Carr et al. 1993, die nach intraarterieller Vorbehandlung in einem nicht randomisierten Vergleich einen deutlichen Überlebenszeitvorteil nach Transplantation aufgrund der Reduktion der Rezidivrate postulierten, schneiden in den übrigen, zum Teil randomisierten Studien die Patienten mit einer präoperativen oder perioperativen Behandlung nicht besser ab. Zwar kann in allen Untersuchungen mit einer präoperativen Chemoembolisation eine deutliche Nekrose des Tumors induziert werden, auch gelang in den meisten Fällen eine Reduktion der Tumorgröße um 50%, jedoch fehlt ein positiver Einfluß auf die Überlebenszeit. In der bislang einzigen vorliegenden randomisierten Studie von Wu et al. 1995 bezüglich dieser Frage schneiden sogar die Patienten mit einer viermaligen präoperativen Behandlung schlechter ab als die Patienten, die sofort operiert wurden. Durch präoperative Chemoembolisation verkürzte sich die Überlebenszeit im Vergleich mit der nichtvorbehandelten Gruppe signifikant. Die rezidivfreie Zeit war in beiden Gruppen vergleichbar, die Behandlung des Rezidivs in der bereits vorbehandelten Gruppe gestaltete sich jedoch schwieriger. Dieses negative Ergebnis erklärt sich evtl. dadurch, daß nie alle Tumorzellen durch Chemoembolisation erreicht werden und einige bis zum dann durch die Vorbehandlung späteren Operationszeitpunkt bereits metastasieren. In einer anderen Arbeit wird ebenfalls kein positiver Effekt bezüglich der Überlebenszeit nach Chemoembolisation beschrieben (Nagasue et al. 1989). Hier wurden zudem in der embolisierten Gruppe vermehrt intraoperative Komplikationen registriert, so daß auch hier von einer präoperativen Chemoembolisationsbehandlung abgeraten wird. Da gerade bei diesem Patientengut mit mehreren oder großen Tumoren die Tendenz zu einer regionalen Chemotherapieinfusion mit Doxorubicin und Cisplatin evtl. in Kombination mit Zytokinen geht, müssen weitere Ergebnisse abgewartet werden. In einer Pilotstudie, in der der Effekt einer peri- und postoperativen Doxorubicinbehandlung nach Transplantation von HCC-Patienten im Vergleich mit einer nichtbehandelten Gruppe untersucht wurden, konnte kein positiver Effekt beim allerdings

Tabelle 4. Aktuelle adjuvante Studien zur Therapie von primären Leberzellkarzinomen

Phase-II-Studien	Einschluß	Studiengruppe und -koordination	Patientenzahl (geplant)
FLAP[1] HAI[2] → Resektion/LTX[3] → FLAP i. v.	HCC	MD Anderson Cancer Center, YZ Patt	119
FLAP HAI → Resektion/LTX → FLAP i. v.	>2 cm oder primär nicht resektabel	St. Louis University, FR Dunphy, Missouri	

[1] Floxuridine, Folinsäure, Adriamycin, Cisplatin; [2] Hepatic arterial infusion; [3] Lebertransplantation

nicht randomisierten Vergleich bezüglich des Überlebens festgestellt werden (Rizzi et al. 1994). Unabhängig davon bleibt die Beobachtung, daß durch Pfortaderembolisationen eine Hypertrophie des nicht tumorbefallenen Parenchyms induziert werden kann, was später dann eine Resektion großer Tumoren in der zirrhotischen Leber ermöglicht (Makuuchi et al. 1991). Randomisierte Studien zur Untersuchung dieser Frage gibt es z. Zt. nicht, vielmehr werden unterschiedliche Therapiekonzepte zur Optimierung der prä- oder postoperativen Behandlung getestet (Tabelle 4).

Lebermetastasen

In der Behandlung von Lebermetastasen kolorektaler Primärtumoren hat sich die operative Entfernung durchgesetzt. Dieses Vorgehen ist heute mit einer niedrigen Letalität assoziiert (Belghiti et al. 1994, Scheele et al. 1995). Zunehmend werden auch Lebermetastasen nicht-kolorektaler Tumoren reseziert. Die Ergebnisse sind bei letzteren Tumoren entmutigend. Lediglich nach Resektion von Lebermetastasen der Nierenzellkarzinome wird ein mit den Ergebnissen der Resektion kolorektaler Lebermetastasen vergleichbares Resultat erzielt (Schwartz 1995).

Klinisch diagnostizierbare Metastasen entstehen aus Zellverbänden, die nach einer Ruhephase in die Proliferation übergehen (Gutman und Fiedler 1995, Panis et al. 1992). Das wahre Ausmaß der weiteren Dissemination ist bei der klinischen Diagnose einer solitären Metastase nur schwer abschätzbar und zeigt sich erst im Verlauf der weiteren Erkrankung. Der Zeitpunkt der Proliferation dieser Zellverbände und die auslösenden Faktoren sind heute durch tierexperimentelle und in vitro-Untersuchungen im Ansatz geklärt (Gutman und Fiedler 1995, Herlyn et al. 1990). Diese Mechanismen führen dazu, daß bei vielen Patienten auch nach R0-Leberresektion weitere Rezidive eintreten können.

Die Prognose nach Leberresektion ist von zahlreichen Faktoren abhängig. Voraussetzung ist vor allen Dingen die kurative Resektion, d.h. der tumorfreie Resektionsrand und das Fehlen extrahepatischer Metastasen (Scheele et al. 1991). Die Leberregister zeigen, daß die Überlebenszeit sowohl von der Größe und der Anzahl der Metastasen als auch dem Stadium des Primärtumors bestimmt wird (Hughes et al. 1986, Nordlinger et al. 1992). Auch der Zeitpunkt der Metastasendiagnose beeinflußt die Prognose. Nach der Resektion werden selbst bei Patienten mit solitären metachronen Metastasen oder einem kleinen Primärtumor ohne Lymphknotenmetastasen Rezidive beschrieben, während andererseits auch Patienten mit ungünstigen prognostischen Faktoren geheilt werden können. Die präoperative Selektion erhöht so nur begrenzt die Rate der rezidivfreien Patienten. Welchen prognostischen Stellenwert neuere histologische Proliferationsmarker haben, ist noch nicht geklärt. In der Literatur wird von mehr als 1200 Patienten nach Leberresektion kolorektaler Lebermetastasen berichtet, welche entweder arteriell, intraperitoneal, portal, systemisch oder mit einer Immuntherapie postoperativ behandelt wurden (Tabelle 5).

Die geringe Verwendung der systemischen adjuvanten Therapie erklärt sich wahrscheinlich aus dem Versagen der systemischen Therapie in den bis 1987 publizierten Studien (Douglass 1987). Da eine Vielzahl der Rezidive nach Leberresektion ausschließlich im Abdomen lokalisiert sind und bis zu 60% zunächst isoliert in der Leber auftreten, wurden regionale Therapien angewendet. Die aus den tierexperimentellen

Tabelle 5. Ergebnisse der adjuvanten Therapie nach Leberresektion

Autor		Medikament	Dosierung	Dauer (Monate)	Überlebenszeit (Monate)	Rezidiv frei (Median)
Systemische Chemotherapie						
Morrow 1982	15	5-FU	KA	KA	KA	KA
Rajpal 1982	13	5-FU + Nitrosoharnstoff	KA	KA	31	KA
Fortner 1984	28	5-FU	10 mg/kg/d/7 d/21 d	6	24	KA
		Actinomycin	1 mg/d/14 d/21 d			
		Methotrexat	20 mg/d/7 d/21 d			
		Levamisole	150 mg/d/3 d/21 d			
O'Connel 1985	26	MECCNU	130 mg/m^2/d/1 d/70 d	12	34	24
		5-FU	350 mg/m^2/d/5 d/35 d			
Intraarterielle Chemotherapie						
Morrow 1982	4	5-FU	KA	KA	KA	KA
Fortner 1984	4	siehe syst. Therapie		6	24	KA
Hodgson 1986	11	FUDR	0,1–0,3 mg/kg/d/14 d/28 d kontinuierlich	KA	KA	KA
Patt 1987	20	Prä-Op (N = 17)		2 Zyklen prä-op	51	KA
		Mitomycin (ia-Bolus)	10 mg/m^2/d/1 d			
		FUDR (kontin.)	100 mg/m^2/d/5 d/28 d	2 Zyklen post-op =		
		Post-Op (N = 12)		4 Monate		
		siehe prä-op				
Moriya 1991	16	HCFU* (oral)	400 mg/m^2/d/180 d	6	2 Jahre: 74%	KA
		5-FU (ia-Bolus)	15 mg/kg/d/14 d			
		Mitomycin (ia-Bolus)	0,1 mg/kg/d/14 d			
Scheele 1991	16	5-FU (ia-Bolus)	600 mg/m^2/d/5 d/28 d	4	KA	KA
		Mitomycin (ia-Bolus)	8 mg/m^2/d/1 d/28 d			
Curley 1993	20	5-FU (ia-Bolus)	15 mg/kg/d/7 d/28 d	6	KA	KA
Kemeny 1993	8	FUDR (ia):*	0,25 mg/kg/d/1–14 d/35 d	6	KA	Bisher kein
Dosisfindungsstudie		5-FU	280–375 mg/m^2/d/21–26 d			Rezidiv
		+FA	200 mg/m^2/d/21–26 d			
		*Start 6 Wochen nach Resektion				
Beger 1994	15	FUDR	0,2 mg/kg/d/14 d/28 d	6	KA	31 vs 14
Frye 1994	12	FUDR	0,1 mg/kg/d/8 d/30 d	6	KA	KA
		5-FU (ia-Bolus)	15 mg/kg/d/15 d/22 d/29 d			

Lorenz 1995	60	1. FUDR (N=12) 2. FUDR (N=21) 3. FUDR (N=18)+5d FA 4. 5-FU (N=9)+FA	0,2–0,3 mg/kg/d/14 d/28 d 1–1,2 mg/kg/d/5 d/28 d 30 mg/m²/d/5 d 1000 mg/m²/d/5d/ + 200 mg/m²/d/5 d	6	44 vs 29 + p=0,07	30 vs 17 + p= 0,016

Intraarterielle Chemotherapie
Randomisierte Studien (Resektion + adjuvante Chemotherapie versus Resektion alleine)

Wagman 1990	15	FUDR versus Kontrolle	0,1–0,5 mg/kg/d/d1–14 q4w	12	37 vs 28	30 vs 9 p=0,03
Lorenz 1997	226	5-FU/Fa vs Kontrolle	5-FU 1000 mg/m²/5 d FA 200 mg/m²/5 d q4w	6	34,5 vs 40,8 p=0,15	14,2 vs 13,7 p=0,7

Portale Chemotherapie

Fortner 1984	15	siehe systemische Therapie		6	24	KA
Elias 1987	9	5-FU	600 mg/m²/d/14 d	1	KA	KA
Tsujitani 1991	5	5-FU Nach 40 Tagen: Tegafur (oral)	250 mg/d/40 d 700 mg/d	KA	KA	KA
Eigene Ergebnisse	6	FUDR	0,8–1,2 mg/kg/d/5 d/28 d	6	28	12

Peritoneale Chemotherapie

August 1984	21	5-FU	1040–1840 mg/d/5 d/28 d	12	38 + n.s.	21 + +
Andersson 1992	7	5-FU	760–1600 mg/d/5 d/28 d	KA	KA	KA

Immuntherapie

Raab 1992	20	Monoklonaler Antikörper 17-1A	KA	5	34 vs 37 n.s.	KA
Schlag 1992	23	Aktive spezifische Immuntherapie	1 d/14 d	2	Nach 18 § Monaten 90% vs 70%	9 vs 15 § p=0,05

* I-Hexylcarbamoyl-5-fluorouracil, n.s., # Abhängig vom Therapieschema, KA: Keine Angabe, + Adjuvante Behandlungsgruppe und Kontrollgruppe zusammen, kein signifikanter Unterschied, § nicht randomisierte Vergleichsgruppe

Untersuchungen bekannte überwiegend arterielle Versorgung selbst kleiner Metastasen lassen eine arterielle Therapie sinnvoll erscheinen. Analog zur palliativen regionalen Therapie wurde in den meisten Studien FUDR mit einer hohen Extraktionsrate in der Leber verwendet (Ensminger und Gyves 1984). Die beiden einzigen randomisierten Arbeiten von Wagman et al. 1990 und der ALM-Gruppe (Lorenz et al. 1997) zeigten widersprüchliche Ergebnisse: Bei Wagman et al. 1990 wurde eine Verbesserung der medianen Überlebenszeit nach adjuvanter intraarterieller FUDR-Therapie auf 37 versus 28 Monate festgestellt. Insbesondere konnte in dieser Studie signifikant die rezidivfreie Zeit von 9 auf 30 Monate bei Patienten mit solitären Metastasen verlängert werden. Die Ergebnisse der ALM-Studiengruppe zeigten dagegen keinen Vorteil einer adjuvanten intraarteriellen Therapie bezüglich progressionsfreie Zeit und Überlebenszeit im Vergleich mit nicht behandelten Patienten [Arbeitsgruppe Lebermetastasen, Frankfurt Studientreffen April 1997].

Entsprechend der systemischen Therapie kommt auch 5-FU mit oder ohne Modulation durch Folinsäure für die arterielle Therapie in Frage. Nach der regionalen Gabe sind ausreichende systemische 5-FU-Spiegel meßbar, und eine Mitbehandlung potentieller extrahepatischer Metastasen wird so möglich (Schalhorn und Kuhl 1995). Die alternierende intraarterielle FUDR und systemische 5-FU-Behandlung, wie jetzt in den meisten amerikanischen Studien durchgeführt, wird damit überflüssig (Kemeny et al. 1993).

Obwohl die portale adjuvante Chemotherapie dem Metastasierungsweg der Metastasen entspricht und zahlreiche Erfahrungen über den Einsatz nach Primärtumorresektion vorliegen, existieren nur wenige Daten zur portalen Therapie nach Leberresektion. Die vorliegenden Berichte sind, da bei 83% der Patienten Komplikationen oder Nebenwirkungen auftraten, nicht ermutigend (Elias et al. 1987). Neben dem unmittelbaren perioperativen Beginn ist eventuell die periphere Katheterfixation in der V. colica dextra dafür verantwortlich. Ein frei flottierender Katheter in der Pfortader scheint aufgrund der nach Leberresektion veränderten Gerinnungssituation häufiger als nach der Primärtumorresektion des Kolons zu Thrombosen zu führen (Elias et al. 1987, Fortner et al. 1984).

Die Berichte über intraperitoneale Therapien nach Leberresektion beweisen bisher nur, daß diese postoperativ möglich ist. Allerdings erstaunt der späte Therapiebeginn in diesen Studien (August et al. 1985, Andersson et al. 1992). Gegen diese Therapieform spricht die Beeinträchtigung des Patienten durch die erforderliche Peritoneallavage. Diese könnte zu einem erhöhten Blutungsrisiko führen, da sich weniger Adhäsionen im Bereich der Resektionsfläche ausbilden können. Der eventuell begrenzte Peritonealraum bei Zustand nach Primärtumorresektion kann im Einzelfall nicht ausreichen, so daß hohe lokale Konzentrationen Schmerzen induzieren. Dennoch ist die intraperitoneale Therapie ein Therapiearm in multizentrischen Studien des kolorektalen Primärtumors und weit über den experimentellen Charakter hinaus etabliert (Nordlinger et al. 1990).

Von besonderem Interesse sind jedoch später publizierte multizentrische Register. Obwohl hier keine standardisierte Therapie erfolgte und teilweise Patienten sowohl systemisch als auch intraarteriell bzw. portal oder intraperitoneal behandelt wurden, zeigte sich in der Auswertung des Lebermetastasenregister von Hughes et al. aus dem Jahre 1991, daß 155 adjuvant nachbehandelte Patienten eine signifikant höhere 5-Jahres-Überlebensrate von 33 versus 29% in der allein operierten Gruppe aufwiesen. Insbesondere profitierten Patienten mit weniger als 3 Metastasen von der Therapie nach

Leberresektion. Die 5-Jahres-Überlebensrate wurde hier von 31 auf 38% verbessert. Auch eine italienische Studie zeigte bei 40 von 102 behandelten Patienten eine Erhöhung der Überlebenszeit von 25 auf 35 Monate. Allerdings blieb hier die Art der Applikation oft ungeklärt, in 14 von 40 Patienten war eine alleinige systemische Chemotherapie durchgeführt worden (Nitti et al. 1994). In einer französischen Multizenterstudie wurden 666 von 1802 Patienten zusätzlich zur Resektion sowohl bezüglich Weg als auch Art unterschiedlich postoperativ chemotherapiert. Hier ergab sich ein kurzfristiger Vorteil für die Rezidivfreiheit im Zeitraum von 12 bis 36 Monaten nach der Resektion für die Patienten mit einer adjuvanten Therapie (Nordlinger et al. 1992).

Die bisher beschriebenen Formen der Immuntherapie sind erste Versuche, eine immunmodulatorische Beeinflussung des Krankheitsverlaufes zu erreichen (Hoover et al. 1993). Die Weiterentwicklung von neuen Substanzen, insbesondere synthetischer Antigene sowie humaner Antikörper und Modifikation der Vakzinierung, wird rasch voranschreiten. Die bisher berichteten Fallzahlen sind sicherlich nicht ausreichend.

Ungeklärt ist bislang der ideale Zeitpunkt für den Beginn der Therapie. Hier scheint ein unmittelbarer Beginn, d.h. intraoperativ bzw. sofort postoperativ, aufgrund tierexperimenteller Untersuchungen theoretisch sinnvoll, insbesondere da die Wachstumsfaktoren postoperativ zusammen mit der allgemeinen Immunsuppression nach Operation einen starken Proliferationsreiz auf die Tumorzellen ausüben (Sakane et al. 1993). Auf der anderen Seite trifft die Chemotherapie auf die nach der Leberresektion eintretende passagere Leberinsuffizienz. In der Folge ist die Metabolisierungsrate der Chemotherapeutika reduziert, und sonst nicht beobachtete Nebenwirkungen können auftreten. Dies trifft sowohl für die regionale als auch für die systemische Zytostatikaapplikation zu. In der eigenen Studie wurde auf den frühzeitigen Beginn innerhalb von 14 Tagen geachtet (Studienprotokoll Adjuvante Therapie ALM 03 1995). Voraussetzung waren jedoch ein ausreichender Allgemeinzustand (Karnofsky-Index > 70%) sowie eine weitgehende Normalisierung der Leberenzyme und Gerinnungsparameter. Eine präoperative, neoadjuvante Chemotherapie vermeidet diese Schwierigkeiten. Von Patt et al. 1987 wurde bereits vor fast 10 Jahren dieses Therapiekonzept bei Lebermetastasen untersucht. Bei allen Patienten wurde vor der Operation zweimal eine intraarterielle Chemotherapie mit Mitomycin C 10 mg/qm/d und FUDR 100 mg/qm/d über 5 Tage alle 28 Tage über einen Angiographiekatheter appliziert. Nach 3–4 Wochen Pause erfolgte dann die Leberresektion, welche bei 23 von 26 Patienten möglich war. Postoperativ wurde die intraarterielle Chemotherapie nur bei denjenigen Patienten weitergeführt, bei denen präoperativ ein Ansprechen erzielt werden konnte (12 von 20 Patienten). So konnte selbst bei Patienten, die nur palliativ reseziert wurden (n = 10), eine vergleichsweise hohe mediane Überlebenszeit von 52 Monaten erreicht werden. Allerdings war dieses Vorgehen mit einer Letalität von 13% und einer Morbidität von mehr als 50% belastet. Aktuelle Daten wurden jetzt aus der französischen Studiengruppe von Bismuth publiziert. Sowohl nach intraarterieller Therapie bei zunächst nicht resektablen Lebermetastasen als auch nach systemischer Chronotherapie mit 5-FU/Folinsäure und Oxaliplatin konnte nach Tumorrückbildung eine Resektion immerhin bei einem Prozentsatz bis zu 54% erfolgreich durchgeführt werden (Giachetti 1995, Elias 1995). Bei einigen Patienten war im Resektat kein Tumor mehr nachweisbar. Für alle Patienten (n = 79) resultierte eine mediane Überlebenszeit von 37 Monaten. Eine mediane rezidivfreie Zeit von 14 Monaten wurde für die resezierten Patienten errechnet. Diese beeindruckenden Ergebnisse der neoadjuvanten regionalen bzw. systemischen Chemotherapie könnten präoperativ noch durch eine Embolisation optimiert werden. Inwiefern damit gerade bei Patienten mit einem hohen Risiko für ein Rezidiv die nachfolgenden Ergebnisse der Resektion verbessert werden können, muß abgewartet werden.

Tabelle 6. Aktuelle Studien zur adjuvanten Therapie nach Resektion von Lebermetastasen kolorektaler Tumoren

Therapiearme		Studiengruppe und -koordination	Patientenzahl Ziel/eingebracht
Resektion→FUDR[1] i.a. 0,1 mg/kg/d/14 d/28 d (vier Applikationen) +Fluorouracil i.v. 200 mg/m²/d/14 d/28 d (vier Applikationen), danach 300 mg/m²/d (acht Applikationen)	Resektion	M. Kemeny (ECOG)[2]	98/103
Resektion→5-Fluorouracil i.v. 370 mg/m²/d/5 d/28 d +Folinsäure i.v. 200 mg/m²/d/5 d/28 d adjuvant (sechs Zyklen)	Resektion, Chemotherapie bei Rezidiv (bis zu 13 Zyklen)	ENG[3]	104/478
Resektion→adjuvante spezifische Immuntherapie, subkutane Injektion individueller Tumorvakzinen und des „Newcastle-Disease-Virus"	Resektion	Schlag (Berlin) Schirrmacher (Heidelberg)	35
Resektion→5-Fluorouracil i.v. 400 mg/m²/d/5 d/28 d +Folinsäure i.v. 200 mg/m²/d/5 d/28 d 6 Zyklen	Resektion°	FFCD[4]	100/200
Resektion→5-Fluorouracil i.a. 1000 mg/m²/d/5 d/28 d +Folinsäure i.a. 200 mg/m²/d/5 d/28 d 6 Zyklen	Resektion	Arbeitsgemeinschaft Lebermetastasen der Deutschen Krebsgesellschaft, M. Lorenz, Klinik für Allgemeinchirurgie, J. W. Goethe-Universität Frankfurt	240/360*
Resektion→FUDR[5] i.a. 0,25 mg/kg/14 d/28 d +Dexamethason +Fluorouracil i.v. 320 mg/m²/d/5 d/28 d +Folinsäure i.v. 200 mg/m²/d/5 d/28 d	Resektion→ Fluorouracil i.v. 375 mg/m²/d/5 d/28 d + Folinsäure i.v. 200 mg/m²/5 d/28 d	N. Kemeny (Memorial Sloan Kettering Cancer Center)	140/156
Resektion→FUDR i.a.+5-Fluorouracil/Folinsäure i.v. (Phase II-Studie)		J. Bolton (NCCTG)[6]	10/62

[1] FUDR = Fluorodesoxyuridin; [2] ECOG = Eastern Cooperative Oncology Group; [3] ENG = EORTC (European Organization for Research and Treatment of Cancer) + NCIC-CTG (National Cancer Institute of Canada-Clinical Trials Group) + GIVIO (Gruppo Interdisciplinare Valutatizione Interventi in Oncologia; [4] FFCD (Fondation Française de Cancerologie Digestive); [5] Fluorodesoxyuridin; [6] NCCTG = North Central Cancer Treatment Group

* Abgebrochen, da Interimanalyse negativ (siehe auch Tabelle 5)

Aktuelle randomisierte Studien zur adjuvanten Therapie nach Leberresektion

Aufgrund vielversprechender Ergebnisse von Pilotstudien und den positiven Ergebnissen der systemischen adjuvanten Therapie wurden ab 1988 mehrere Studien zur adjuvanten Therapie nach Leberresektion begonnen, die noch nicht abgeschlossen sind. Weltweit laufen z. Zt. mindestens 6 Studien (Tabelle 6). In den amerikanischen Studien wird zur adjuvanten Therapie eine intraarterielle Applikation von FUDR verwendet. Diese lokale Therapie wird immer durch eine systemische 5-FU-Gabe zur Behandlung potentieller extrahepatischer Metastasen ergänzt. In der ECOG-Studie wird diese kombinierte regionale und systemische Therapie nach Operation mit einer alleinigen Resektion verglichen. Die von N. Kemeny geführte Studie des Memorial Sloan-Kettering Hospitals in New York untersucht den Wert dieser kombinierten (i. a. und i. v.) Therapie versus einer konventionellen systemischen 5-FU/Folinsäure Therapie. In der deutschen Studie der Arbeitsgemeinschaft Lebermetastasen kam eine intraarterielle fünftägige kontinuierliche 5-FU/Folinsäure-Therapie über 6 Zyklen zur Anwendung.

Im Unterschied dazu wird in der ENG-Studie sowie auch in der nationalen französischen Studie (FFCP) die systemische 5-FU/Folinsäure-Bolustherapie nach Leberresektion durchgeführt. Eine Berliner-Heidelberger-Studie untersucht den Einfluß der adjuvanten aktiven spezifischen Immuntherapie. In allen genannten Studien wird jeweils die adjuvante Therapie mit einer allein resezierten Kontrollgruppe verglichen. Keine der laufenden Studien hat die bislang geplante Fallzahl erreicht. Die Anzahl der benötigten Patienten hängt entscheidend vom dem für das Hauptzielkriterium verwendeten statistischen Auswertungsverfahren ab. In der selbst durchgeführten Studie sind deshalb mindestens 2 × 160 Patienten notwendig um eine Verlängerung der medianen Überlebenszeit um 50% zu erkennen (Müller und Schäfer 1995). Die bisherigen Erfahrungen zeigen, daß gerade beim Vergleich zwischen regionaler postoperativer Therapie und alleiniger Nachsorge der Zeitpunkt des Rezidivs ein wenig zuverlässiges und aussagekräftiges Hauptzielkriterium darstellt, während die Erfassung der Überlebenszeit klinisch relevanter und besser meßbar ist.

Literatur

1. Abe M, Takahashi M (eds) (1991) Intraoperative Radiation Therapy. In: Proceedings of the Third International Symposion of intraoperative radiation therapy. Pergamon Press, New York, pp 237–248
2. Abe M, Takahashi M (1981) Intraoperative radiotherapy. The Japanese experience. Int J Radiot Oncol Biol Phys 5:863–868
3. Ajani JM, Ota DM, Jessup M, Ames FC, McBride C, Boddie A (1991) Resectable gastric carcinoma: an evaluation of preoperative and postoperative chemotherapy. Cancer 86:1501
4. Andersen AP, Berdal P, Edsmyr F, et al (1984) Irradiation chemotherapy and surgery in esophageal cancer: A randomized clinical study. Radiother Oncol 2:179–188
5. Andersson R, Holmberg A (1992) Intraperitoneal 5-fluorouracil in the management of colorectal liver cancer. Eur J Surg Oncol 18:152–155
6. Arnott SJ, Duncan W, Kerr GR et al (1992) Low dose preoperative radiotherapy for carcinoma of the oesophagus: results of a randomised clinical trial. Radiother Oncol 24:108–113
7. August DA, Sugarbaker PH, Ottow RT, Gianola FJ, Philip PAC, Schneider PD (1985) Hepatic resection of colorectal metastases. Influence of clinical factors and adjuvant intraperitoneal 5-fluorouracil via Tenckhoff catheter on Survival. Ann Surg 201:210–218

8. Beger HG (1994) Vortrag Symposium Aktuelle Chirurgie: Chirurgische Therapie von Lebermetastasen. Berlin. 18.–19. November
9. Belghiti J, Di Carlo I, Sauvanet A, Uribe M, Fekete F (1994) A Ten-Year experience with hepatic resection in 338 patients: Evolutions in indications and of operative mortality. Eur J Surg 160:277–282
10. Bhattacharya S, Novell JR, Winslet MC, Hobbs KEF (1994) Iodized oil in the treatment of
    hepatocellular carcinoma. Brit J Surg 81:1563–1571
11. Bismuth H, Chiche L, Adam R, Castaing D, Diamond T, Dennison A (1993) Liver resection ver-
    sus transplantation for hepatocellular carcinoma in cirrhotic patients. Ann Surg 2:145–151
12. Bleiberg H, Goffin JC, Dalesio O, et al (1989) Adjuvant radiotherapy and chemotherapy in resec-
    table gastric cancer: a randomized trial of the EORTC. Eur J Surg Oncol 15:535
13. Brennan MF, Kinsella TJ, Casper ES (1993) Cancer of the pancreas. In: DeVita VT, Hellman S,
    Rosenberg AS (eds) Cancer – principles and practice of oncology. Lippincott, Philadelphia,
    pp 849–882
14. Byfield JE (1991) Clinical basis for radiation and infusional chemotherapy. In: Lokich JJ, Byfield
    JE (eds) Combined modality cancer therapy. Precept Press Inc, Chicago, pp 15–47
15. Carr BI, Selby R, Madoriaga J, Iwatsuki S, Starzl TE (1993) Prolonged survival after liver
    transplantation and cancer chemotherapy for advanced-stage hepatocellular carcinoma. Trans-
    plant Proc 25:1128–1129
16. Carr BI (1992) High objective response rates in advanced hepatocellular carcinoma to intraarte-
    rial chemotherapy. Proc ASCO 11:470
16a. Cavaliere F, Cosimelli M, Civallari D, Forestieri P, Tedesco M, Consolo S, Giunta S, Perri P, Ca-
    valiere R (1993) Postoperative intraperitoneal chemotherapy as adjuvant treatment of resectable
    gastric cancer. Reg Cancer Treat 4:199–203
17. Chan A, Wong A, Arthur K (1988) Concomitant 5-fluorouracil infusion, mitomycin-C and radi-
    cal radiation therapy in esophageal squamous cell carcinoma. Int J Radiat Oncol Biol Phys 16:59–65
18. Coia LR, Engstrom PF, Paul AR, et al (1991) Longterm results of infusional 5-FU, mitomycin-C
    and radiation as primary management of the esophageal carcinoma. Int J Radiat Oncol Biol Phys
    20:29–36
19. Curley SA, Roh MS, Chase JL, Hohn DC (1993) Adjuvant hepatic arterial infusion chemotherapy
    after curative resection of colorectal liver metastases. Am J Surg 166:743–746
20. Douglass HO Jr (1987) Adjuvant Treatment in Colorectal Cancer: An Update. World J Surg 11:
    478–492
21. Douglass HO (1995) Adjuvant therapy for pancreatic cancer. World J Surg 19:270–274
22. Earlam R, Cunha-Melo JR (1980) Oesophageal squamous cell carcinoma: I. A critical review of
    surgery. Br J Surg 67:381–390
23. Edge SB, Schmieg RE Jr, Rosenlof LK, Wilhelm MC (1993) Pancreas cancer resection: outcome in
    American university centers in 1989 to 1990. Cancer 71:3602
24. Elias D, Lasser P, Rougier P, Nitenberg G, Théodore C, Lumbroso J (1987) Early adjuvant intra-
    portal chemotherapy after curative hepatectomy for colorectal liver metastases – a pilot study.
    Eur J Surg Oncol 13:247–250
25. Ensminger WD, Gyves JW (1984) Regional Cancer Chemotherapy. Cancer Treat Rep 68:101–115
26. Evans DB, Rich TA, Byrd DR, et al (1993) Preoperative chemoradiation and pancreaticoduo-
    denectomy for adenocarcinoma of the pancreas. Arch Surg 127:1335
27. Fagerberg J, Stockfeld D, Lewensohn R (1994) Combined treatment modalities in esophageal
    cancer. Acta Oncologica 33 (4):439–450
28. Fink U, Schuhmacher C, Böttcher K, Busch R, Dittler HJ, Helmberger H (1993) Neoadjuvant che-
    motherapy with etoposide/adriamycin and cisplatin (EAP) in locally advanced gastric carci-
    noma. In: Salmon SE (ed) Adjuvant therapy of cancer VII. Lillincott, Philadelphia, pp 272–280
29. Fink U, Stein HJ, Bochtler H, Roder JD, Wilke HJ, Siewert JR (1994) Neoadjuvant therapy for
    squamous cell esophageal carcinoma. Ann Oncol 5 (Suppl 3):S17–S26
30. Fink, U, Stein HJ, Wilke HJ (1995) Neoadjuvant chemotherapy for Gastric cancer: Update. World
    J Surg 19:509
31. Fisher ER, Turnbull RB (1955) The cytological demonstration and significance of tumor cells in
    the mesenteric venous blood in patients with colorectal cancer. Surg Gynecol Obstet 100:102–107
32. Fok M, Sham JST, Choy D, Cheng SWK, Wong J (1993) Postoperative radiotherapy for carcinoma
    of the esophagus: A prospective, randomized controlled study. Surgery 113:138–147
33. Forastiere AA, Orringer MB, Perez-Tamayo C, Urba S, Zahurak M (1990) Preoperative chemo-
    radiation followed by transhiatal esophagectomy for carcinoma of the esophagus. J Clin Oncol 8:
    119–127
34. Fortner JG, Silva JS, Golbey RB, Cox EB, MacLean BJ (1984) Multivariate analysis of a personal
    series of 247 consecutive patients with liver metastases from colorectal cancer. Treatment by
    hepatic resection. Ann Surg 199:306–316

35. Frye JW, Venook AP, Stagg RJ, Warren RS (1994) Adjuvant (ADJ) hepatic intra-arterial (HIA) chemotherapy (CTX) in patients (pts) with liver metastases (mets) from colorectal cancer (CRC). Proceedings of ASCO 13:218

36. Fujimoto S, Shrestha RD, Kokubun M, et al (1988) Intraperitoneal hyperthermic perfusion combined with surgery effective for gastric cancer patients with peritoneal seeding. Ann Surg 208: 36–41

37. Giachetti S, Gruia G, Itzhaki M, Adam R, Brienza S, Depres-Brummer P, Bertheault-Cvitkovic F, Bismuth H, Cvitkovic E, Misset JL, Levi S (1995) Surgery after Chronomodulated chemotherapy with 5-Fluorouracil (5-FU), Folinic acid (FA) and Oxaliplatin (L-OHP) (Chronr) allows long term survival of patients (PTS) with unresectable colorectal liver metastases. Proceedings of ASCO 14: 204

38. Gignoux M, Roussel A, Paillot B, et al (1987) The value of preoperative radiotherapy of preoperative radiotherapy in esophageal cancer: Results of a study of the EORTC. World J Surg 11: 426–432

39. Gutman M, Fidler IJ (1995) Biology of human colon cancer metastasis. World J Surg 19:226–234

40. Hamazoe R, Maeta M, Kaibara N (1994) Intraperitoneal thermochemotherapy for prevention of peritoneal recurrence of gastric cancer. Cancer 73:2048

41. Haslam JB, Cavanaugh PJ, Stroup SL (1973) Radiation therapy in the treatment of irresectable adenocarcinoma of the pancreas. Cancer 32:1341

42. Herlyn M, Kath R, Williams R, Valyi-Nagy I, Rodeck U (1990) Growth regulatory factors for normal, premalignant, and malignant human cells in vitro. Adv Cancer Res 54:213–220

43. Hermans J, Bonenkamp JJ, Boon MC, et al (1991) Adjuvant therapy after curative resection for gastric cancer: metaanalysis of randomized trials. J Clin Oncol 11:1441

44. Herskovic A, Leichman L, Lattin PB et al (1988) Chemo-radiation with and without surgery in the thoracic esophagus. The Wayne state experience. Int J Radiat Oncol Biol Phys 15:655–662

45. Hodgson WJB, Friedland M, Ahmed T, Mittelman A, Berman H, Katz S, Morgan J, Byrne D (1986) Treatment of colorectal hepatic metastases by intrahepatic chemotherapy alone or as an adjuvant to complete or partial removal of metastatic disease. Ann Surg 203:420–425

46. Hughes K, Foster J, et al (1991) The role of adjuvant chemotherapy following curative hepatic resection of colorectal metastases. Proceedings of the ASCO 10:Abstract 145

47. Hughes KS, Simon R, Songhorabodi S, Adson MA (1986) Resection of the liver for colorectal carcinoma metastases: a multi-institutional study of patterns of recurrence. Surgery 100: 278–284

48. Keller SM, Coin LR, Ryan L, Dang P, Benson A, for the Eastern Cooperative Oncology Group (1995) Chemoradiation followed by esophagectomy for adenocarcinoma of the esophagus and gastroesophageal junction: results of a phase II study of the Eastern Cooperative Oncology Group. Proc ASCO, Abstract 463

49. Kemeny N, Conti J A, Sigurdson E, Cohen A, Seiter K, Lincer R, Niedzwiecki D, Botet J, Chapman D, Costa P, Budd A (1993) A Pilot Study of hepatic artery floxuridine combined with systemic 5-Fluorouracil and Leucovorin. Cancer 71:1964–1971

50. Leichman L, Silberman H, Leichman CG, Laine L, Kiyabu R, Stain S (1993) Intravenous neoadjuvant chemotherapy for operable gastric cancer patients followed by intraperitoneal therapy after successful resection. In: Salmon SE (ed) Adjuvant therapy of cancer VII. Lippincott, Philadelphia, pp 261–271

51. Link K-H, Gansauge F, Pillasch J, Rilinger J, Büchler M, Beger HG (1994) Regional treatment of advanced nonresectable and of resected pancreatic cancer via celiac axis infusion. Dig Surg 11: 414–419

52. Lise M, Nitti D, Marchet A, Sahmoud T, Buyse M, Duez N, Florentino M, Guimaraes Dos Santos J, Labianca R, Rougier P, Gignoux M (1995) Final results of a phase III clinical trial of adjuvant chemotherapy with the modified fluorouracil, doxorubicin an mitomycin regimen in resectable gastric cancer. J Clin Oncol 13:2757–2763

53. Lorenz M, Liermann D, Staib-Sebler E, Gog C, Encke A, Kollath J (1994) Noradrenalingestützte selektive Chemoembolisation von hepatozellulären Karzinomen. Zentralbl Chir 119:777–786

54. Lorenz M, Staib-Sebler E, Koch B, Gog C, Encke A (1995) Intraarterielle adjuvante Chemotherapie nach Resektion von Lebermetastasen kolorektaler Karzinome. Langenbecks Arch Chir Suppl Kongreßbericht:351–353

55. Lorenz M, Waldeyer M, Müller H-H (1996) Vergleich der lipiodolgestützten Chemoembolisation versus einer alleinigen konservativen Therapie bei Patienten mit nichtresektablen hepatozellulären Karzinomen. Kommentiertes Referat. Z Gastroenterol 34:205–206

56. MacFarlane SD, Hill LD, Jolly PC et al (1988) Improved results of surgical treatment for esophageal and gastroesophageal junction carcinoma after preoperative combined chemotherapy and radiation. J Thorac Cardiovasc Surg 95:415–422

57. Makuuchi M, Kosuge T, Lygidakis NJ (1991) New possibilities for major liver surgery in patients with Klatskin-Tumors or primary hepatocellular carcinoma: an old problem revisited. Hepato-Gastroenterol 38:329–336
58. Mei W, Xian-Zhi G, Weibo Y, Guojun H, Liang-Jun W, Da-Wei Z (1989) Randomized clinical trial on the combination of preoperative irradiation and surgery in the treatment of esophageal carcinoma. Report on 206 patients. Int J Radiat Oncol Biol Phys 16:325–327
59. Moriya Y, Sugihara K K, Hojo K, Makuuchi M (1991) Adjuvant hepatic intra-arterial chemotherapy after potentially curative hepatectomy for liver metastases from colorectal cancer: A pilot study. European J Surg Oncol 17:519–525
60. Morrow CE, Grage TB, Sutherland DER (1982) Hepatic resection for secondary neoplasms. Surgery 92:610–614
61. Müller HH, Schäfer H (1995) Regionale adjuvante Therapie. Anforderungen an klinische Therapiestudien. Zentralbl Chir 120:755–760
62. Müller JM, Erasmi H, Stelzner M, Zieren U, Pichlmaier H (1990) Surgical therapy of oesophageal carcinoma. Br J Surg 77:845–857
63. Nagai H, Karoda A, Morioka Y (1986) Lymphatic and local spread of T1 and T2 pancreatic cancer. Ann Surg 204:65–71
64. Nagasue N, Galizia G, Kohno H, Chang Y-C, Hayashi T, Yamanoi A, Nakamura T, Yukaya H (1989) Adverse effects of preoperative hepatic artery chemoembolization for resectable carcinoma: A retrospective comparison of 138 liver resections. Surgery 106:81–86
65. Newaishy GA, Read GA, Duncan W, Kerr GR (1982) Results of radical radiotherapy of squamous cell carcinoma of the oesophagus. Clin Radiol 33:347–352
66. Nitti D, Civalleri D, Samori G, Bachi V, Dapian P, Labianca R, Pancera G, Lise M, Panvini D, Tinazzi A, Torri V, Marsoni S (1994) Retrospective study on adjuvant chemotherapy after surgical resection of colorectal cancer metastatic to the liver. Eur J Surg Oncol 20:454–460
67. Nordlinger B, Bouteloup PY, Favre JP, Jaeck D, Pellissier E, Grandjean JP, Arnaud JP, Fourtanier G, Letoublan C, Marre P, Parc R (1990) Early post-operative intraperitoneal chemotherapy is feasible and well tolerated in colon cancer. A prospective randomized study. J Cancer Res Clin Oncol 116:686–695
68. Nordlinger B, Jaeck D, Guiguet M, Vaillant JC, Balladur P, Schaal JC (1992) Surgical resection of hepatic metastases. Multicentric retrospective study by the French Association of Surgery. In: Nordlinger B, Jaeck D (Hrsg) Treatment of Hepatic Metastases of Colorectal Cancer. Springer Verlag, Berlin Heidelberg New-York London Tokyo Hong-Kong Barcelona Budapest, pp 129–146
69. Nygaard K, Hagen S, Hansen HS, et al (1992) Pre-operative radiotherapy prolongs survival in operable esophageal carcinoma: a randomized, multicenter study of pre-operative radiotherapy and chemotherapy. The second Scandinavian trial in esophageal cancer. World J Surg 16:1104–1109
70. O'Connel MJ, Adson MA, Schutt AJ, Rubin J, Moertel CG, Ilstrup DM (1985) Clinical trial of adjuvant chemotherapy after surgical resection of colorectal cancer metastatic to the liver. Mayo Clin Proc 60:517–520
71. Panis Y, Ribeiro J, Chretien Y (1992) Dormant liver metastases: an experimental study. Br J Surg 79:221–223
72. Patt YZ, McBride CM, Ames FC, Claghorn LJ, Cleary KB, Boddie AW, Charnsangavej C, Mavligit CM (1987) Adjuvant perioperative hepatic arterial mitomycin C and floxuridine combined with surgical resection of metastatic colorectal cancer in the liver. Cancer 59:867–873
73. Pilipich MV, Miller HH (1980) Preoperative irradiation in carcinoma of the pancreas. Cancer 46:1945
74. Punt CJA (1995) Hepatozelluläres Karzinom. In: Seeber S, Schütte J (eds) Therapiekonzepte Onkologie. Springer-Verlag, Berlin Heidelberg New York, S 536–546
75. Raab R (1992) Adjuvante Behandlung nach Leberresektion mit dem monoklonalen Antikörper 17-1A. Vortrag auf dem Symposium Regionale Tumortherapie: Leber – Extremitäten – Peritoneum in Frankfurt am Main, 16. 10.
76. Rajpal S, Dasmahapatra KS, Ledesma EJ, Mittelmann A (1982) Extensive resection of isolated metastasis from carcinoma of the colon and rectum. Surg Gynecol Obstet 155:813–816
77. Rich TA, Evans DB (1995) Preoperative combined modality therapy for pancreatic cancer. World J Surg 19:254–269
78. Rizzi PM, Ryder SD, Remage JK, Jane E, Korani J, Heaton N, Portmann B, Tanke I, Williams R (1994) Neoadjuvant chemotherapy after liver transplantation for hepatocellular carcinoma. Transplant Proc 26:3568–3569
79. Roth JA, Pass HI, Flanagan MM, et al (1988) Randomized clinical trial of preoperative and postoperative adjuvant chemotherapy with cisplatin, vindesine and bleomycine for carcinoma of the esophagus. J Thorac Carciovasc Surg 96:242–248

80. Saeger HD, Nagel M, Trede M (1987) Ergebnisse in der chirurgischen Therapie des Oesophagus-carcinoms. Langenbecks Arch Chir 372:161–164
81. Sakane M, Tabuchi Y, Saitoh Y (1993) Suppressive effect of Doxorubicin on liver recurrence after resection of Colonic VX2 Cancer Lesions: Difference in efficacy according to the injection protocol. Jpn J Surg 23:514–520
82. Schalhorn A, Kuhl M (1995) Pharmakologie der regionalen Therapie kolorektaler Lebermetastasen. Zentralbl Chir 120:764–768
83. Scheele J, Stangl R, Altendorf-Hofmann A, Gall FP (1991) Indicators of prognosis after hepatic resection for colorectal secondaries. Surg 110:13–29
84. Scheele J, Stangl R, Altendorf-Hofmann A, Paul M (1995) Resection of colorectal liver metastases. World J Surg 19:59–71
85. Schiessel R, Funovics J, Schick B, Böhmig HJ, Depisch D, Hofbauer F, Jakesz R (1989) Adjuvant intraperitoneal cisplatin therapy in patients with operated gastric carcinoma: results of a randomized trial. Acta Medica Austriaca 16:68–69
86. Schlag P, Manasterski M, Gerneth T, Hohenberger P, Dueck M, Herfarth C, Liebrich W, Schirrmacher V (1992) Active specific immunotherapy with NDV modified autologous tumor cells following liver metastases resection in colorectal cancer. Cancer Immunol Immunoth 35:325–330
87. Schlag P (1992) For the Chirurgische Arbeitsgemeinschaft für Onkologie der Deutschen Gesellschaft für Chirurgie Study Group. Randomized trial of preoperative chemotherapy for squamous cell cancer of the esophagus. Arch Surg 127:1146–1450
88. Schwartz SI (1995) Hepatic resection for noncolorectal nonneuroendocrine metastases. World J Surg 19:72–75
89. Shao L, Gao Z, Yang N, Wei G, Wang Y, Cheng C (1989) Results of surgical treatment in 6123 cases of carcinoma of the esophagus and gastric cardia. J Surg Oncol 42:170–174
90. Sindelar WF, Kinsella TJ (1986) Randomized trial of intraoperative radiotherapy in resected carcinoma of the pancreas. Int J Radiat Oncol Biol Phys 12 (suppl):148–157
91. Skipper, HE (1978) Adjuvant chemotherapy. Cancer 41:936–940
92. Sugarbaker PH (1995) Intraperitoneal chemotherapy and cytoreductive surgery. Manual for physicans and nurses. Ludann Company, Grand Rapids, USA
93. Teniere P, Hay JM, Fingerhut A, Fagniez PL (1991) Postoperative rediation therapy does not increase survival after curative resection for squamous cell carcinoma of the middle and lower esophagus as shown by a multicenter controlled trial. Surg Gynecol Obstet 173:123–130
94. The Gastrointestinal Tumor Study Group (1982) A comparison of combination of chemotherapy and combined modality therapy for locally advanced gastric carcinoma. Cancer 49:1771–1777
95. The Gastrointestinal Tumor Study Group (1987) Further evidence of effective adjuvant combined radiation and chemotherapy following curative resection of pancreatic cancer. Cancer 59:2006–2010
96. Trede M, Schwall G, Saeger H-D (1990) Survival after pancreatoduodenectomy: 118 consecutive resections without an operative mortality. Ann Surg 211:447
97. Tsujitani S, Okuyama T, Watanabe A, Abe Y, Maehara Y, Sugimachi K (1993) Intraperitoneal cisplatin during surgery for gastric cancer and peritoneal seeding. Anticancer Research 13:1831–1834
98. Tsujitani S, Watanabe A, Kakeji Y, Machara Y, Tomada H, Furusawa M, Sugimachi K (1991) Hepatic recurrence not prevented with low dosage long-term intraportal 5-FU infusion after resection of colorectal liver metastasis. Eur J Surg Oncol 17:526–529
99. Venook AP (1994) Treatment of hepatocellular carcinoma: too many options? J Clin Oncol 12:1323–1334
100. Wagman JS, Kemeny MM, Leong L, Terz JJ, Hill LR, Beatty JD, Kokal WA, Riihimaki DU (1990) A prospective randomized evaluation of the treatment of colorectal cancer metastatic to the liver. J Clin Oncol 8:1885–1893
101. Wassermann TH (1994) Radiotherapeutic studies with Amifostine (Ethyol). Semin Oncol 21, 5 (Suppl 11):21–25
102. Wilke H, Preusser P, Fink U, Gunzer U, Meyer HJ, Meyer J (1989) Preoperative chemotherapy in locally advanced and nonresectable gastric cancer: a phase II study with etoposide, doxorubicin and cisplatin. J Clin Oncol 7:1318
103. Wu CC, Ho YZ, Ho WL, Wu TC, Liu TJ, Peng FK (1995) Preoperative transcatheter arterial chemoembolization for resectable large hepatocellular carcinoma: a reappraisal. Brit J Surg 82:122–126
104. Yonemura Y, Ninomiya I, Kaji M, Sugiyama K, Fujimura, et al (1995) Prophylaxis with intraoperative chemohyperthermia against peritoneal recurrence of serosal invasion-positive gastric cancer. World J Surg 19:450–455

Adjuvante Therapie bei soliden Tumoren des unteren Gastrointestinaltraktes

K. H. Link, L. Staib und H. G. Beger

Zusammenfassung

Mit adjuvanter Therapie bei Kolon- und Rektumkarzinomen lassen sich die Rezidivraten senken und die Überlebensraten verbessern. Nach den Empfehlungen der Chirurgischen Arbeitsgemeinschaft für Onkologie (CAO) sowie der Arbeitsgemeinschaft Internistischer Onkologie (AIO) und Arbeitsgemeinschaft Radio-Onkologie (ARO) sollen Kolonkarzinompatienten im UICC-Stadium III und im Stadium II (Subkategorie T4N0M0) eine postoperative adjuvante Therapie erhalten, da in diesen Stadien die Rezidivraten hoch sind und die alleinigen chirurgischen Ergebnisse durch die postoperative adjuvante Therapie verbessert werden können. Als Standard wird derzeit die Behandlung mit 5-FU + Levamisol empfohlen. Als neuere Alternative kann die Kombination mit 5-FU + Folinsäure, möglichst im Rahmen von Studien, gewählt werden. Kolonkarzinompatienten im Stadium UICC II, T3N0M0, sollten außerhalb von Studien keine adjuvante Behandlung erfahren. Entsprechend der relativ hohen Lokalrezidiv- und Fernmetastasierungsraten sollten dagegen Rektumkarzinome im Stadium UICC II und III eine postoperative Radiochemotherapie mit 45–54,4 Gy und 5-FU erhalten. Patienten mit einer Kontraindikation zur Strahlentherapie können allein chemotherapeutisch adjuvant behandelt werden. Als Alternative zur Multimodalbehandlung mit Radio- und/oder Chemotherapie kommt die Infusionsbehandlung mit dem monoklonalen Antikörper 17-1A im Rahmen von Studien in Frage. Die Studienergebnisse zur intraportalen Infusion sind noch widersprüchlich, so daß diese Behandlung nicht zum Standard zählen kann. Trotz der nachgewiesenen Effektivität multimodaler adjuvanter Therapieformen sind in Zukunft weitere kontrollierte Studien erforderlich, um die Behandlungsergebnisse zu verbessern und die Patienten zur Vermeidung einer Übertherapie besser zu selektionieren. Zu den wesentlichen Studienkonzepten zählen die präoperative Radio- bzw. Radiochemotherapie bei Rektumkarzinomen, die intraoperative Strahlentherapie, die Hyperthermie oder immuntherapeutische Konzepte entweder alleine oder in Kombination mit Chemotherapie appliziert.

Einleitung

Kolon- und Rektumkarzinome sind die zweithäufigsten malignen Tumoren des Menschen. Bis 1987 existierte keine nachgewiesene effektive Zusatztherapie, die die Ergebnisse der alleinigen Chirurgie verbessern konnte. Bis dahin waren zahlreiche Studien hauptsächlich mit 5-FU als systemischer Chemotherapie ohne signifikant positive

Ergebnisse verlaufen. Die einzige Untersuchung, die erstmalig einen positiven Nutzen der adjuvanten postoperativen Therapie nachwies, wurde von der Gastrointestinal Tumor Study Group (GITSG) publiziert [1–5]. In dieser prospektiv randomisiert kontrollierten Studie zeigte sich, daß die Kombination von Strahlentherapie und systemischer Chemotherapie im Vergleich zur alleinigen Chirurgie bei potentiell kurativ resezierten Patienten im Stadium UICC II und III die Lokalrezidivraten senkte und das Überleben signifikant verlängerte [1, 2]. Windle und Mitarbeiter [6] waren die ersten, die einen signifikanten adjuvanten Effekt mit der Kombination von 5-FU und Ergamisol erzielten. Seit dieser Zeit gelang es anderen Arbeitsgruppen, die Wirksamkeit der adjuvanten Radiochemotherapie bei Rektumkarzinompatienten [7] und von 5-FU + Levamisol bei Kolonkarzinompatienten [8] in unabhängigen Studien zu bestätigen. Aufgrund dieser Daten wurden 1990 vom NIH [9] und 1994 von den onkologischen deutschen Fachgesellschaften [10] Empfehlungen zur standardmäßigen adjuvanten Therapie von Kolon- und Rektumkarzinomen formuliert. Seitdem wurden zahlreiche Studien initiiert mit neuen Behandlungsmodalitäten oder neuen Chemotherapeutika-/ Immuntherapeutika-Kombinationen begonnen. In den meisten Studien wurde das unterschiedliche biologische Verhalten von Kolon- und Rektumkarzinomen beachtet und beide Tumorlokalisationen als getrennte Entitäten in den adjuvanten Studien geführt.

Epidemiologie und Tumorbiologie kolorektaler Karzinome

Inzidenz und Überlebensraten

Bei etwa gleichem durchschnittlichem Erkrankungsalter (67–70 Jahre) ist die Inzidenz von Kolonkarzinomen 2,4mal so hoch wie die der Rektumkarzinome [11]. Die 5-Jahres-Überlebensraten für alle Stadien liegen bei 50–55% für Kolon- und bei 44–54% für Rektumkarzinome [11]. Nach kurativer Resektion werden die 5-Jahres-Überlebensraten bei Kolonkarzinomen mit 63–80% [12] und mit 67% bei Rektumkarzinomen [13] beziffert. Die 5-Jahres-Überlebensraten hängen eindeutig vom UICC-Tumorstadium ab (Tabelle 1). An der Abteilung für Allgemeinchirurgie der Universitätsklinik Ulm wurden 1978–1994 n = 927 Rektumkarzinompatienten behandelt. Deren 5-Jahres-Überlebensraten betrugen in den UICC-Stadien I 91%, II 69%, III 35% und IV 1%.

Tabelle 1. Stadienabhängige 5-Jahres-Überlebensraten nach kurativer Kolon- und Rektumkarzinom-Resektion (*Actuarial*-Methode)

Tumor	UICC Stadium	5-Jahres-Überlebensrate		
Kolon	I	92–93%[a]	100%[d]	70%[e]
	II	64–90%[a]	72–89%[d]	63%[e]
	III	33–76%[a]	37–65%[d]	46%[e]
	IV	< 5%[b]	0–19%[d]	12%[e]
Rektum	I	91%[c]	80–100%[d]	70%[e]
	II	69%[c]	51–67%[d]	55%[e]
	III	35–62%[c]	30–55%[d]	41%[e]
	IV	< 5%[b]	0–19%[d]	12%[e]

[a] Minsky et al. 1988; [b] Soybel et al. 1987; [c] Bethune 1987; [d] Hermanek 1989; [e] Steele 1994

Von den 30% der kolorektalen Karzinompatienten, die zum Zeitpunkt der Erstdiagnose synchrone Metastasen aufweisen (UICC IV), wird eine Heilungsrate mit einer großen Spannweite (0–22%) angegeben [14–16]. Die chirurgischen Ergebnisse für beide Tumorentitäten wurden in den USA [11] und in Deutschland [17] geringgradig verbessert, in Großbritannien hingegen nur bei Kolonkarzinomen [18]. Auch wenn sich geringfügige Resultatverbesserungen durch die Optimierung chirurgischer Standards erreichen lassen [19, 20], spielt nicht nur der Chirurg, sondern auch das biologische Verhalten des Tumors eine entscheidende Rolle in der Frage, ob der Patient mit der Chirurgie alleine geheilt werden kann, oder ob zusätzliche Behandlungen erforderlich sind.

Prognostische Faktoren und Rezidivmuster

Aus den stadienabhängigen Überlebensraten bei Kolon- und Rektumkarzinomen (Tabelle 1) ist zu schließen, daß Patienten mit guter Prognose aufgrund ihrer hohen Heilungsaussicht keiner adjuvanten Zusatzbehandlung bedürfen. In die UICC-Klassifikation gehen die nachgewiesenen Prognosefaktoren (Primärtumorstadium, Lymphknotenmetastasenstatus und Fernmetastasenstatus) ein. An unserer Klinik wurden zwischen Januar 1978 und September 1995 n = 1981 Patienten mit Kolon- und Rektumkarzinomen behandelt. Die 1019 Kolonkarzinompatienten verteilten sich auf folgende UICC-Stadien: I 15%, II 38%, III 23%, IV 21%, unbekannt 2%. Bei den Rektumkarzinomen verteilten sich die n = 962 Patienten auf die Stadien I 24%, II 25%, III 20%, IV 17% und unbekannt 13%, wobei der hohe Anteil unbekannter Stadien bei Rektumkarzinompatienten überwiegend auf rein palliativ mit Kryotherapie behandelte Patienten zurückzuführen ist. Der Altersdurchschnitt bei Erstdiagnose lag bei beiden Entitäten bei 64 Jahren. Die Resektionsrate betrug 95% bei Kolon- und 90,4% bei Rektumkarzinompatienten. Von den n = 1162 mit kurativer Intention resezierten Patienten entwickelten 33% Rezidive bzw. eine Progression. Die Rezidivrate im Stadium I lag bei 13%, II 34% und III 61%. Nur 6% der mit einem Rezidiv erneut operierten Patienten blieben rezidivfrei. Aus diesen Zahlen ist zu schließen, daß trotz intensiver Nachsorge bei Rezidiveintritt nur noch eine geringe Heilungsaussicht besteht, so daß adjuvante Therapiemaßnahmen bereits zum Zeitpunkt der Primärtherapie erforderlich sind [21, 22]. Nach derzeit gültigen Empfehlungen müßten somit 23% der Patienten mit Kolonkarzinomen (Stadium UICC III) und 45% der Rektumkarzinompatienten (Stadien UICC II und III) adjuvant behandelt werden. In großen kontrollierten Studien war festzustellen, daß sich bei Kolonkarzinompatienten Erstrezidive vornehmlich in der Leber (16,2%) gefolgt von Peritoneum (8,9%), extrahepatischen Lokalisationen (7,6%) und Lokalrezidiven (3,9%) manifestierten [23]. Beim Rektumkarzinom stand das Lokalrezidiv als Erstmanifestationsort mit 24,5% im Vordergrund, gefolgt von Metastasen in der Leber (11,4%) und in den Lungen (12,0%) [24]. Knochen-, ZNS- und extraabdominelle Lymphknotenmetastasen waren als erste Manifestationsorte einer Tumorprogression mit insgesamt weniger als 2% selten [23, 24]. Beim Kolonkarzinom hat das isolierte Lokalrezidiv eine untergeordnete Bedeutung, wohingegen beim Rektumkarzinom isolierte Lokalrezidive häufig sind und die Frequenz mit zunehmendem UICC-Stadium steigt (Tabelle 2). Die Lebermetastasierung ist bei beiden Tumorlokalisationen im fortgeschrittenen Tumorstadium häufig. Bei immerhin 25% der Patien-

Tabelle 2. Lokalrezidivraten nach kurativer Kolon- und Rektumkarzinom-Resektion

Tumor	UICC Stadium	isoliertes Lokalrezidiv	Lokalrezidiv mit Fernmetastasen
Kolon	I	7–8%[a]	7–8%[a]
	II	0–4%[a]	14–43%[a]
	III	0–7%[a]	22–67%[a]
Rektum	I	6–17%[b]	12–18%[b]
	II	13–24%[b]	32%[b]
	III	3–50%[b]	37–64%[b]

[a] Minsky 1988; [b] Bethune 1987

ten mit Metastasen führt das metastasenbedingte Leberversagen zum Tod [25]. Bei Rektumkarzinomen mit Lokalrezidiven nach kompletter chirurgischer Entfernung des Primärtumors führen in 20–25% die Lokalrezidive, meist unter erheblichen Schmerzen, zum Tode.

Adjuvante Therapieprinzipien

Bei dem Bemühen, die chirurgischen Ergebnisse mit adjuvanter Therapie zu verbessern, sollten nach Meinung der NIH-Konsensuskonferenz [9] folgende grundlegenden Prinzipien beachtet werden:

1. Zum Zeitpunkt der R0-Resektion können sich vitale Tumorzellen entweder in der Zirkulation (Blutgefäße), als Mikrometastasen locoregionär oder von der Primärtumorregion entfernt befinden.
2. Die Chemotherapie ist dann am effektivsten, wenn die Tumorlast minimal und die Zellkinetik optimal ist [26].
3. Die adjuvante Therapie sollte mit Medikamenten durchgeführt werden, deren Effektivität gegen den Tumor bewiesen ist.
4. Die zytotoxische (Chemo-)Therapie zeigt ein klares Konzentrationswirkungsverhältnis und muß deswegen in den höchsten tolerierten Dosen appliziert werden. Die Behandlungsdauer sollte ausreichen, um alle Tumorzellen zu vernichten.
5. Das Risiko-Nutzen-Verhältnis der adjuvanten Behandlung muß für diejenigen Patienten akzeptabel sein, die (ohne Behandlung) nach Primärtumorresektion asymptomatisch (progressionsfrei) bleiben würden.
Das primäre Ziel der adjuvanten Therapie besteht darin, die Gesamtüberlebenszeit und die krankheitsfreie Überlebenszeit zu verlängern. Sekundär sollten Lokalrezidive reduziert und damit die Überlebensqualität verbessert werden. Dementsprechend kann die adjuvante Therapie entweder lokal oder systemisch verabreicht werden.

Locoregionäre Behandlungsmodalitäten

Beim Kolonkarzinom hat die adjuvante regionäre Therapie nur eine untergeordnete Bedeutung. Nur in einer Studie konnte bei fortgeschrittenen Kolonkarzinompatienten mit intraperitonealer Chemotherapie die intraperitoneale Rezidivrate gesenkt werden, ohne daß jedoch damit auch ein Überlebensgewinn verbunden war [27]. Auch strahlentherapeutische, auf das Peritoneum zielende Studien, haben keine Prognoseverbesserung erbracht [3, 14]. Die postoperative alleinige Strahlentherapie scheint beim Rektumkarzinom die Lokalrezidivrate zu senken, hat jedoch keine Bedeutung für die Prognose des Patienten [28, 29]. Die präoperative Strahlentherapie vermag Lokalrezidive zu senken und die Operabilität fortgeschrittener Rektumkarzinome zu verbessern; ein Überlebensgewinn konnte jedoch noch nicht einhellig nachgewiesen werden [29–32]. Möglicherweise lassen sich die Ergebnisse der präoperativen Radiotherapie durch eine bessere Patientenselektion (Patienten nicht älter als 80 Jahre) so verbessern, daß ein signifikanter krankheitsfreier Überlebensgewinn erreicht wird [32].

Eine weitere locoregionäre Behandlungsmodalität richtet sich der Biologie der Metastasierung kolorektaler Karzinome folgend auf die Leber, nämlich die intraportale Infusion. Taylor et al. [33] prüften als erste die intraportale bereits perioperativ begonnene Zytostatikainfusion, um die Zytostatika nach oben angeführten Prinzipien (NIH-Empfehlungen) entlang des Metastasierungswegs in möglichst hoher Konzentration zu applizieren. Die Autorengruppe beschrieb eine signifikante Reduktion der Lebermetastasenrate von 17% in den unbehandelten Kontrollen gegenüber 4% der intraportal infundierten Patienten mit signifikanter Überlebensverlängerung [33]. Nachfolgend wurde das Behandlungsprinzip von 7 weiteren Arbeitsgruppen überprüft (Tabelle 3). Bis zu über 900 Patienten wurden in diesen kontrollierten Studien behandelt. Zusammenfassend kam es nur bei zwei der acht Studien zur signifikanten Reduktion der Lebermetastasenrate. In der Schweizer SAKK-Studie, einer der Studien mit zunächst nachgewiesenem Überlebensgewinn, wurde keine signifikante Lebermetastasenreduktion gefunden. Nach einer mittleren Nachbeobachtungszeit von acht Jahren reduzierte die adjuvante intraportale Infusion das Rezidivrisiko um 21% und das Sterberisiko um 26%. Der Therapiegewinn war am höchsten bei Patienten mit Lymphknotenmetastasen und bei Kolonkarzinompatienten. Die 5-Jahres-Überlebensrate lag in der Kontrollgruppe bei 55%, in der Infusionsgruppe bei 66%. Der zu diesem Zeitpunkt beobachtete Überlebensgewinn reduzierte sich jedoch so, daß nach sieben Jahren die Überlebenskurven konvergierten und der Unterschied nicht mehr signifi-

Tabelle 3. Effekt der intraportalen adjuvanten Chemotherapie bei Kolon (C)- und Rektumkarzinomen (R) in kontrollierten Studien; Kontrollarm (Kontr); Therapiearm (Ther)

	n	Dukes Stadium		Leber-Metastasen		Rezidive		Überleben	
				Kontr	Ther	Kontr	Ther	Kontr	Ther
Taylor 1985	244	CR	A–C	17%	4%[a]	—	—	—	—[a]
Gray 1987	232	C	B, C	—	—	—	—	61%	81%[a]
Metzger 1994	505	CR	A–C	21%	18%[b]	45%	39%[a]	55%	66%[a]
Ryan 1988	232	CR	A–C	—	—	—	—	—	—[b]
Wereldsma 1990	304	CR	A–C	23%	7%[a]	37%	19%[a]	66%	73%[b]
Wolmark 1990	901	C	A–C	6%	7%[b]	18%	15%[b]	73%	81%[b]
Beart 1990	219	C	B, C	13%	15%[b]	—	—	68%	68%[b]
Fielding 1992	398	CR	A–C	—	—[b]	—	—	73–79%	82%[b]

[a] $p \leq 0{,}05$
[b] $p > 0{,}05$

kant war [34]. Andere Arbeitsgruppen beobachteten auch einen signifikanten Überlebensgewinn in der Untergruppe lymphknotenpositiver Patienten [35, 36] im Gegensatz zu Taylor et al., die den höchsten Überlebensgewinn bei lymphknotennegativen Kolonkarzinompatienten verzeichneten [33]. Die adjuvante intraportale Infusion mit 5-FUDR zeigte keinen Effekt in einer kleinen Gruppe postoperativ adjuvant behandelter kolorektaler Karzinompatienten [37]. Obwohl in einer Metaanalyse die postoperative adjuvante intraportale Infusion zu einer signifikanten Reduktion des Sterberisikos führte [38], konnte diese Therapiemodalität vom NIH nicht als Standardbehandlung empfohlen werden. Unseres Erachtens sind die Ergebnisse noch zu divergent. Der adjuvante Therapieeffekt basiert eher auf den (zusätzlichen) systemischen Chemotherapiespiegeln. Da jedoch die Behandlung nur 5 Tage beträgt, sollte das Prinzip unbedingt in weiteren Studien überprüft werden. Die EORTC sowie die SAKK führen derartige Studien durch.

Systemische Therapie mit oder ohne Strahlentherapie

Offenbar reicht die rein regionale Behandlung weder in Form der Strahlentherapie beim Rektumkarzinom noch der intraportalen Therapie bei beiden Tumorentitäten

Tabelle 4. Ergebnisse der systemischen adjuvanten Chemotherapie bei Kolon (C)- und Rektumkarzinomen (R) sowie der Radiochemotherapie beim Rektumkarzinom; Kontrollarm (Kontr); Therapiearm (Ther)

	Jahr	n	Therapie	Rezidivrate		Überlebensrate	
				Kontr	Ther	Kontr	Ther
Kolon Karzinom UICC III							
Wolmark[b, c]	1988	773	5-FU + MeCCNU + VCR	49%	42%[a]	59%	67%[a]
Hafström[d]	1990	205	5-FU + CCNU + VCR	55%	59%	52%	48%
Moertel[c]	1990	619	5-FU + Levamisol	53%	37%[a]	55%	71%[a]
Moertel[c]	1995	619	5-FU + Levamisol	56%	39%[a]	47%	60%[a]
O'Connell[b, c]	1993	309	5-FU + FA	36%	23%[a]	71%	75%
Wolmark[b, c, e]	1993	1041	5-FU + FA	33%	25%[a]	77%	84%[a]
Francini[b, e]	1994	118	5-FU + FA	59%	33%[a]	43%	69%[a]
IMPACT[b, c] (Marsoni)	1995	1493	5-FU + FA	30%	22%[a]	78%	83%[a]
Rektum Karzinom UICC II und III							
Fisher[b]	1988	371	5-FU + MeCCNU + VCR	70%	58%[a]	43%	53%[a]
Hafström[d]	1990	77	5-FU + CCNU + VCR	71%	56%	34%	49%
GITSG[b]	1986	104	5-FU + MeCCNU + RT	53%	29%[a]	43%	59%[a]
Krook[b, e]	1991	204	5-FU + MeCCNU + RT	63%	42%[a]	47%	58%[a]
O'Connell[b, e]	1993	664	5-FU cont. + RT	44%	33%[a]	68%	76%[a]
Kolon- und Rektum Karzinom UICC I–III							
Windle[b]	1987	96	5-FU + Levamisol	—	—	48%	68%[a]
Laurie[b, c]	1989	271	5-FU + Levamisol	55%	40%[a]	57%	63%
Ito[b, e]	1990	149	MMC + Carmofur	—	—	66%	79%[a]
Frasci[e, f]	1994	108	5-FU + IFN alfa	53%	35%[a]	46%	64%[a]
Metzger[c]	1994	533	5-FU + MMC i. p.	52%	43%[a]	55%	66%[a]
Riethmüller[c]	1994	189	Mab 17-1A	67%	49%[a]	49%	64%[a]

[a] p < 0,05; [b] Prospektiv-randomisierte kontrollierte Studie; [c] UICC II und III Patienten; [d] Subgruppen-Analyse einer prospektiv-randomisierten kontrollierten Studie; [e] Vergleich mit Chemotherapie oder Radiotherapie; [f] UICC III Patienten

aus, um ein nachhaltiges Therapieergebnis zu produzieren. Folglich haben sich die nachhaltigsten Ergebnisse mit der systemischen Therapie bei Kolonkarzinomen und der Radiochemotherapie bei Rektumkarzinomen erzielen lassen. Die Resultate dieser Studien werden im folgenden, beginnend mit dem Kolonkarzinom und gefolgt vom Rektumkarzinom, dargestellt (Tabelle 4).

Systemische adjuvante Therapie beim Kolonkarzinom

Mit systemischer 5-FU Chemotherapie ließ sich nur anhand der Metaanalyse von Buyse [5] ein marginal signifikanter adjuvanter Therapieerfolg nachweisen, der sich in einer Reduktion der Letalität um maximal 10–15% ausdrückt [39]. Die wesentliche Kritik gegenüber zahlreichen 5-FU-Studien liegt darin, daß die Einschlußkriterien nicht einheitlich gewählt wurden, der Therapiezeitpunkt inkonsistent und oft zu spät gewählt war sowie die 5-FU-Dosierung bzw. die Dosisintensität zu niedrig lagen.

Ergamisol

Die Arbeitsgruppe um Windle [6] kombinierte 5-FU mit dem unspezifischen Immunstimulans Ergamisol und verglich diese Behandlung mit 5-FU alleine oder der chirurgischen Resektion alleine. Die Kombination von 5-FU und Levamisol erbrachte einen signifikanten Überlebensgewinn gegenüber den beiden anderen Gruppen. Die Autoren zeigten zudem, daß Levamisol die Immunreaktivität der Patienten gegenüber Kolonkarzinomzellinien steigert [6]. Laurie und Mitarbeiter berichteten 1989 [40], daß nach einer Untergruppenanalyse Kolonkarzinompatienten im Stadium UICC III von dieser Kombinationsbehandlung mit 5-FU+Ergamisol gegenüber unbehandelten Kontrollen oder Ergamisol alleine profitierten. Basierend auf dieser Studie verglich die *Intergroup* unter der Leitung von Moertel [41] randomisiert 5-FU+Ergamisol mit alleiniger chirurgischer Therapie oder Chirurgie+Ergamisol. Bereits die Zwischenanalyse konnte bestätigen, daß 5-FU+Ergamisol bei UICC III-Kolonkarzinompatienten die Progressionsrate senkte und die Gesamtüberlebensrate verbesserte. Nachdem 929 Patienten über 5 Jahre oder länger nachbeobachtet wurden, bestätigte sich dieses Ergebnis auf signifikantem Niveau: 5-FU+Levamisol reduzierten die Rezidivrate um 40% (p<0,0001) und die Letalität um 33% (p=0,0007). Dagegen hatte Levamisol alleine keinen adjuvanten Therapieeffekt. Bis auf wenige Ausnahmen wurde nur eine milde Toxizität registriert. Die Kompatibilität der Behandlung und die Patientencompliance waren gut; spättoxische Effekte wurden nicht beobachtet [42]. Somit kann angenommen werden, daß mit dieser adjuvanten Therapie Rezidive verhindert und Sterberaten reduziert werden [42]. Bei Patienten im Stadium UICC II konnte bisher noch keine effektive adjuvante Behandlung mit 5-FU+Ergamisol nachgewiesen werden.

Der Kombinationseffekt durch Zusatz von Ergamisol bleibt dennoch umstritten. Zwar zeigten Windle et al. einen immuntherapeutischen Effekt in der Verlaufskontrolle ihrer Patienten auf und neuere Untersuchungen legten nahe, daß dieser immuntherapeutische Effekt einerseits vom Levamisol-Wirkspiegel, andererseits invers von der Tumorlast abhängt [43–46]. Der Beweis für diese immuntherapeutische Komponente in der adjuvanten Situation kann jedoch nur dann geführt werden, wenn 5-FU + Ergamisol mit 5-FU alleine (gegebenenfalls gegenüber einer zusätzlichen allein chirurgisch therapierten Kontrollgruppe) verglichen wird. Zudem sind die optimale Dosierung und der optimale Therapiezeitpunkt von Levamisol noch nicht geklärt [42, 44]. Die Kombination von 5-FU und Ergamisol hat bei metastasierten kolorektalen Karzinomen im Vergleich zu 5-FU keinen wirkungsverstärkenden und damit auch keinen überlebensverlängernden Effekt.

Folinsäure

Aufgrund der besseren Ansprechraten und der in einzelnen Studien nachgewiesenen längeren Überlebenszeiten, die die Kombination von 5-FU und Folinsäure gegenüber 5-FU alleine im metastasierten Stadium erbrachte, lag es nahe, diese 5-FU Modulationsbehandlung auch in der adjuvanten Situation zu überprüfen. Einige Studien mit dieser Fragestellung wurden bereits vor dem NIH-Statement 1990 begonnen. Entgegen dem NIH-Statement, das 5-FU und Ergamisol als Standard empfahl und den Einschluß unbehandelter Kontrollen in Studien untersagte, wurden diese Studien entweder mit unbehandelten Kontrollen oder mit Patientengruppen durchgeführt, die einen anderen Standard, wie z. B. 5-FU und Methyl-CCNU (NSABP-Protokoll), erhielten. Wolmark berichtete von der NSABP-Studie zum Vergleich von 5-FU + Folinsäure vs. 5-FU + CCNU, daß die 5-FU Modulationsbehandlung eine Verbesserung der Rezidiv- und Überlebensraten herbeiführte [47] Eine nordamerikanisch-italienische Studiengruppe konnte nachweisen, daß 5-FU + Folinsäure, diesmal verglichen mit alleine chirurgisch behandelten Patienten, die Rezidivraten senkt und das Überleben verlängert [48, 49]. In einer Studie der Mayo-Klinik/*Intergroup* senkte die Kombinationstherapie mit 5-FU + Folinsäure gegenüber unbehandelten nur operierten Patienten zwar die Rezidivrate, eine Überlebensverlängerung war jedoch nicht nachweisbar [50]. Francini et al. [51] kamen ebenfalls zu der Erkenntnis, daß 5-FU + Folinsäure gegenüber alleine chirurgisch versorgten Patienten zu einer Senkung der Rezidivrate und einer Verbesserung der Überlebensrate in der Untergruppe der UICC III-Patienten führt. Bei UICC II-Patienten verzeichnete die Arbeitsgruppe keinen adjuvanten Therapiegewinn [51]. Die Studien von Marsoni bzw. Erlichman, O'Connell und Wolmark schlossen alle Kolonkarzinompatienten im Stadium UICC II und III in ihren Analysen mit ein [47–50]. Im Gegensatz zu Francini et al. [51] stellte die NSABP-Arbeitsgruppe keine Interaktion zwischen Dukes-Stadium und Benefit der Chemotherapie bei adjuvanter Behandlung mit 5-FU + Folinsäure fest [47].

Interferon-Alpha

Frasci et al. verglichen 5-FU + Interferon-Alpha, eine Kombination, die ebenfalls in mehreren randomisierten Palliativstudien bezüglich der Ansprechraten gegenüber 5-FU die effektivere war, gegenüber institutionellen historischen Kontrollen, die entweder nur 5-FU oder keine adjuvante Chemotherapie erhalten hatten. In diesem nicht randomisierten Vergleich, der zudem Rektumkarzinompatienten einschloß, war die Kombination von 5-FU + Interferon-Alpha hinsichtlich Rezidiv- und Überlebensraten wirksamer als die Vergleichsbehandlung, ohne daß sich die Toxizitäten beider Behandlungsprinzipien wesentlich unterschieden [52].

Lange Zeit umstritten und letztlich negativ zu werten ist die ursprünglich von der NSABP propagierte adjuvante Therapie mit 5-FU + Methyl-CCNU + Vincristin. Mit dieser Therapie wurden ursprünglich gegenüber der alleinigen Resektion bei Kolonkarzinompatienten die Rezidiv- und Überlebensraten verbessert. Dieses Therapieprinzip wurde bei der NSABP auch angesichts weiterer negativer Ergebnisse [53] mittlerweile von 5-FU + Folinsäure abgelöst.

Systemische Chemotherapie mit und ohne Strahlentherapie beim Rektumkarzinom

Rektumkarzinome können adjuvant entweder mit Strahlentherapie, Chemotherapie, der Kombination beider Verfahren oder zusätzlichen Modalitäten behandelt werden. Eine alleinige Strahlentherapie, entweder prä- oder postoperativ angewandt, vermag die Lokalrezidivrate zu senken, beeinflußt jedoch nicht das Überleben (s. oben). Der Effekt einer alleinigen adjuvanten Chemotherapie ist ebenfalls noch unbewiesen. Zwar schlossen mehrere Studien [6, 40, 52, 54] Rektumkarzinompatienten in ihre Untersuchungen mit ein (Tabelle 4). Untergruppenanalysen ließen jedoch erkennen, daß nur Kolonkarzinompatienten im Stadium UICC III von der systemischen oder intraportalen adjuvanten Chemotherapie profitierten [40, 54]. Dies deutete darauf hin, daß diese Chemotherapieprotokolle, ob peripher venös oder intraportal appliziert, beim Rektumkarzinom weniger effektiv waren. Die einzige prospektiv randomisierte kontrollierte Studie, in der eine systemische adjuvante Chemotherapie beim Rektumkarzinom vorteilhaft war, führte die *NSABP* durch. Patienten, die mit 5-FU, Methyl-CCNU und Vincristin behandelt wurden, lebten signifikant länger als die Gruppe, die nur mit Strahlentherapie adjuvant therapiert wurde oder als die chirurgische Kontrollgruppe. Bemerkenswerterweise beeinflußte die systemische Chemotherapie nicht die Lokalrezidivrate. Der Unterschied in der Überlebensrate von 10% behielt seine Signifikanz auch nach acht Jahren Nachbeobachtung, im Gegensatz zur Kolonkarzinomstudie der *NSABP* mit gleichem Therapieprotokoll [47]. Die Vorbehalte gegenüber der alleinigen systemisch adjuvanten Therapie beim Rektumkarzinom werden unterstrichen durch weitere Negativergebnisse, z. B. mit 5-FU + Methyl-CCNU [55]. In diesem Zusammenhang sollte auch angeführt werden, daß in der adjuvanten Immuntherapiestudie von Riethmüller Rektumkarzinome in der Untergruppenanalyse nicht von der Behandlung mit monoklonalen Antikörper profitierten [56].

Ganz im Gegensatz zu den Unsicherheiten der alleinigen systemischen Chemotherapie beim Rektumkarzinom zeichnen sich klare Vorteile der postoperativen Radiochemotherapie ab, so daß diese Behandlung, wie erwähnt, als Standard betrachtet werden kann. In der GITSG-Studie, die prospektiv kontrolliert randomisiert durchgeführt wurde, wurde 5-FU + Methyl-CCNU mit Radiotherapie + 5-FU + Methyl-CCNU gegenüber Chirurgie alleine verglichen. Die krankheitsfreie und Gesamtüberlebenszeit wurde signifikant erhöht durch die Radiochemotherapie [1, 2, 4]. Mit der Radiochemotherapie wurde gegenüber den unbehandelten Kontrollen die Lokalrezidivrate von 24% auf 11% gesenkt und das Überleben von 43% auf 59% gesteigert. Gegenüber diesem Studienresultat wurden Vorbehalte geäußert, da die Zahl der Patienten relativ klein sei. Allerdings konnte die Mayo-Klinik in einer Folgestudie die GITSG-Resultate bestätigen. Patienten, die mit einer Radiochemotherapie (45–50,4 Gy + 5-FU) sowie nachfolgender systemischer Chemotherapie (5-FU und Methyl-CCNU) behandelt wurden, hatten eine signifikant niedrigere Lokalrezidivrate als die allein strahlentherapeutisch behandelten Patienten und lebten nach einer mittleren Nachbeobachtungszeit von sieben Jahren signifikant länger als die strahlentherapierten Kontrollpatienten. Die Radiochemotherapie führte, gegenüber der alleinigen Strahlentherapie, zu einer signifikanten Reduktion der Lokal- und Gesamtrezidivrate einschließlich Fernmetastasen. Die 5- und 7-Jahres-Gesamtüberlebensraten betrugen 58% und 53% in der Radiochemotherapiegruppe versus 47% und 38% in der Gruppe, die nur strahlentherapeutisch behandelt wurde. Als schwerergradige Nebenwirkungen wurde bei 4,4% der Patienten eine therapiepflichtige Enteritis registriert; die Dünndarm-Strahlenenteritis kann jedoch vermieden werden (Bestrahlen mit Lochplatte, chirurgischer Beckenbodenverschluß) [57, 58].

Die radiochemotherapeutischen Ergebnisse konnten mittlerweile von zwei Aspekten her gesehen verbessert werden. Einerseits führten sowohl die *GITSG* als die *NCCTG* (North Central Cancer Treatment Group) den Nachweis, daß die Radiochemotherapie mit Bestrahlung + 5-FU ebenso effektiv ist wie mit Bestrahlung, 5-FU + Methyl-CCNU [59, 60]. Zudem zeigte die *NCCTG*, daß die kontinuierliche 5-FU-Infusion während der Strahlentherapie einen weiteren Überlebensgewinn erbringt, ohne daß allerdings die Lokalrezidivrate gegenüber der konventionellen Radiochemotherapie gesenkt werden konnte. Der Überlebensgewinn wurde erzielt, indem die Gesamtrezidivrate signifikant von 44% auf 33% reduziert wurde [61]. Der Einsatz einer potentiell effektiveren Chemotherapie, nämlich der hoch dosierten 5-FU-Dauerinfusion, führte hier offenbar zu einer Prognosebesserung.

Adjuvante Immuntherapie

Die adjuvante Immuntherapie könnte sich möglicherweise in nächster Zukunft als vierte Säule der Multimodalbehandlung kolorektaler Karzinome etablieren. Die allgemeinen Konzepte in der Immuntherapie schließen die Immundetektion und anschließende Eradikation der körpereigenen Tumorzellen durch das patienteneigene Immunsystem ein. Dieser Vorgang kann entweder durch einen direkt antiproliferativen Effekt der sog. *Biologischen Response Modifier* (BRM, z. B. Interferon-Alpha) oder häufiger mittels des indirekten biologischen Effektes auf die Tumorzelle erzielt werden. Zu letzterem zählt die Verstärkung der Immunantwort gegen Antigene, die Aktivierung der Zytokinkaskade oder die Aktivierung von Lymphozyten, Makrophagen, Monozyten oder Granulozyten. Zu diesem Zweck werden verschiedenste immuntherapeutische Therapiekonzepte eingesetzt, die nach Mitchell in fünf Hauptkategorien unterteilt werden können (Tabelle 5, modifiziert nach [62]).

Trotz einzelner positiver Resultate muß die Immuntherapie derzeit auch in der adjuvanten Situation immer noch als experimentell angesehen werden. Die unterschiedlichen Therapieprinzipien wurden in zahlreichen Studien auch bei kolorektalen Karzinomen eingesetzt. Große Beachtung hatte die Studie von Hoover et al. [63, 64] gefunden, in der autologe Tumorzellen (+ BCG als Adjuvans) zur aktiv spezifischen Immuntherapie (ASI) eingesetzt wurden. Anfänglich schienen sich die Rezidivraten zu

Tabelle 5. Einteilung der Immuntherapieformen (nach: Mitchell 1992)

Immuntherapieform	Effekt	Beispiele
Aktiv-spezifisch	Aktivierung spezif. Effektorzellen (CTL, antikörper-gebundene Makrophagen) durch Tumorantigene	Tumor Zell Lysate Tumor Zell Extrakte synthetische Tumor Antigene
Aktiv-unspezifisch	Aktivierung unspezifischer Effektorzellen (Makrophagen, NK Zellen) durch mikrobielle oder chemische Adjuvantien	BCG, MDP Pertussis Toxin Endotoxin Interferon-alfa Interferon-beta
Passiv	Anwendung von Antikörpern oder Trägern von „Anti-tumor Faktoren"	Monoklonale Antikörper Immunokonjugate
Adoptiv	Transfer von immun-aktiven Zellen (oder Informationsmolekülen)	LAK-Zellen Interleukin-2 GM-CSF
Restorativ	Restoration defekter Immunfunktionen Hemmung von Suppressorfaktoren	Levamisol Cyclophosphamid H2-Rez.-Antagonisten PG-Synthesehemmer
Zell-modulierend	Hochregulation von tumor-assoziierten Antigenen oder MHC-Antigenen auf Tumorzellen	Interferon-gamma Levamisol (+ 5-FU)

reduzieren. Die weitere Beobachtung führte jedoch zu einem negativen Resultat, so daß mit dieser Methode schließlich keine signifikante Verbesserung des Gesamtüberlebens oder des krankheitsfreien Überlebens möglich war. Eine Untergruppenanalyse ergab, daß lediglich Kolonkarzinompatienten im Gegensatz zu Rektumkarzinompatienten von der ASI profitieren könnten [64]. Eine Studie zur ASI mit allogenen inaktivierten Tumorzellen erbrachte ebenfalls ein Negativresultat [65]. Sicherlich bedarf es weiterer Studien, um das ASI-Konzept zu verifizieren.

Die Therapie mit Interferon-Alpha vermag nicht nur die 5-FU-Zytotoxizität zu verstärken, sondern Interferon wirkt auch als aktiv unspezifisches Immunstimulans. Interferon-Alpha in Kombination mit 5-FU führt möglicherweise zu einem besseren Resultat als 5-FU alleine [52], allerdings wird diese Hypothese derzeit in laufenden Studien, z. B. der FOGT 1 und 2-Studie überprüft.

Die Behandlung mit dem monoklonalen Antikörper 17-1A (Panorex®) [56] zählt zur passiven Immuntherapie. Sie führt u. a. zu einer Verstärkung der ADCC (Antibody-Dependend-Cellular-Cytotoxicity). In dieser Studie mit einer relativ kleinen Patientenzahl und multizentrischem Design wurden chirurgisch behandelte Kolon- und Rektumkarzinompatienten des Stadiums UICC III entweder mit dem monoklonalen Antikörper 17-1A behandelt oder erhielten die alleinige chirurgische Resektion, die in einigen Fällen mit einer Nachbestrahlung verbunden war. Die behandelte Patientengruppe hatte gegenüber der Kontrollgruppe mit 49% versus 67% eine signifikant niedrigere Rezidivrate und nach einer medianen Nachbeobachtungszeit von 5 Jahren mit 64% versus 49% eine signifikant höhere Überlebensrate. Offenbar war die Antikörperbehandlung in der Verhinderung von Fernmetastasen effektiver als in der Reduktion von Lokalrezidiven, was durch die verminderte Durchblutung im Narbengewebe des

Tumorresektionsgebietes erklärt werden könnte. Weitere Immuntherapiemodalitäten, wie die adoptive, restorative oder zell-modulierende Behandlung, finden sich noch im experimentellen Stadium, ebenso wie die Kombination dieser Verfahren (Übersicht s. [66]). Allerdings ist anzuführen, daß 5-FU + Ergamisol als ein effektives Kombinationsverfahren zu werten ist, möglicherweise auch 5-FU + Interferon-Alpha (s. o.) [52].

Standardempfehlung zur adjuvanten Therapie des unteren Gastrointestinaltraktes

Auch wenn die Ergebnisse (5-FU + Levamisol beim Kolonkarzinom und Radiochemotherapie mit 5-FU während/nach Bestrahlung beim Rektumkarzinom) klar für die stadiengerechte adjuvante Behandlung sprechen, bedarf' es weiterer Studien, um die adjuvante Behandlung effektiver, weniger toxisch und kostengünstiger zu machen. Dem NIH-Statement von 1990 entsprechend sollen Kolonkarzinompatienten im Stadium UICC III mit 5-FU + Ergamisol nach dem Intergroup-Protokoll [8] behandelt werden, falls keine Kontraindikationen bestehen. Patienten im UICC-Stadium II sollten keine adjuvante Therapie außerhalb klinischer Studien erhalten. Rektumkarzinompatienten im Stadium UICC II oder III sollten eine kombinierte Radiochemotherapie nach dem NCCTG-Protokoll [7] erhalten (ohne Methyl-CCNU). Hochrisiko-Kolonkarzinompatienten im UICC-Stadium II (nur T4N0M0) oder mit abnormalem DNA-Flow-Zytometrie-Resultat können ebenfalls mit 5-FU + Levamisol adjuvant behandelt werden [67]. Patienten, die Levamisolunverträglichkeiten aufweisen, können alternativ mit 5-FU + Folinsäure adjuvant therapiert werden [67]. Eine deutsche Konsensus-Arbeitsgruppe, bestehend aus chirurgischen Onkologen der CAO, internistischen Onkologen der AIO sowie Radioonkologen der ARO und Pathologen kam im Prinzip zum gleichen Konsensus, wobei die Empfehlung zur postoperativen Radiochemotherapie bei Rektumkarzinomen nur als „Kann-Empfehlung" weitergegeben wurde [10]. Zudem wurde angeraten, Rektumkarzinompatienten im Primärtumorstadium T4 präoperativ kombiniert strahlen- und chemotherapeutisch vorzubehandeln [10].

Derzeitige Studien und zukünftige Entwicklungen

Sowohl die NIH-Konsensuskonferenz, als auch die deutsche Konsensuskonferenz schlossen in ihr Statement ein, daß dringend Studien erforderlich seien, um die derzeitigen Standards zu verbessern. Die Beobachtung, daß die Kombination von 5-FU und Levamisol im metastasierten Tumorstadium nicht effektiver als 5-FU alleine ist, wirft die Frage nach dem tatsächlichen Benefit von Ergamisol auf [42, 43]. Dementsprechend muß die zusätzliche Effektivität von Ergamisol in der adjuvanten Situation noch weiter überprüft werden, z. B. in Form einer Studie 5-FU versus 5-FU + Levamisol oder 5-FU + Folinsäure versus 5-FU + Folinsäure + Levamisol. Diese Studien sind zum Teil ingang (Tabelle 6). Wie aus Tabelle 6 zu ersehen ist, befassen sich zahlreiche Arbeitsgruppen mit der Frage, ob die Kombinationen von 5-FU + Folinsäure oder 5-FU + Interferon-Alpha auch adjuvant effektiver sind als 5-FU alleine, da sich diese Kombinationen bei metastasierten Tumoren zumindest hinsichtlich der Ansprech-

Tabelle 6. Zusammenstellung laufender adjuvanter Therapiestudien bei Kolon- und Rektumkarzinomen

U.S.A.
NSABP, USA
- *NSABP R-02 Männer, Rektumkarzinom*
1. 5-FU + MeCCNU + VCR + RT
2. 5-FU + MeCCNU + VCR
3. 5-FU + FA + RT
4. 5-FU + FA
- *NSABP R-02 Frauen, Rektumkarzinom*
1. 5-FU + FA + RT
2. 5-FU + FA
- *NSABP R-03 Rektumkarzinom UICC I, II, III*
1. Chir, RT + 5-FU + FA
2. RT + 5-FU + FA, Chir, 5-FU + FA
- *NSABP C-03, Kolonkarzinom*
1. 5-FU + MeCCNU + VCR
2. 5-FU + FA
- *NSABP C-04, Kolonkarzinom*
1. 5-FU + FA
2. 5-FU + FA + Levamisol
3. 5-FU + Levamisol
- *NSABP R, Rektumkarzinom*
1. 5-FU + FA präoperativ
2. 5-FU + FA postoperativ
- *NSABP C-05, Kolonkarzinom*
1. 5-FU + FA + IFNa
2. 5-FU + FA
NCCTG + INT, USA
- *NCCTG-INT-0089 Teil 3, Kolonkarzinom Stadium B, C*
1. 5-FU + Levamisol (12m)
2. 5-FU + FA (Low Dose) (6m)
3. 5-FU + FA (High Dose) (6m)
4. 5-FU + FA (Low Dose) + Levamisol (6m)
- *NCCTG-894651, Stadium B2, C*
1. 5-FU + LEV (6m)
2. 5-FU + LEV (12m)
3. 5-FU + LEV (6m) + FA (Low Dose)
4. 5-FU + LEV (12m) + FA (Low Dose)
- *INT-0114, Rektumkarzinom, Stadium B2, C*
1. 5-FU, RT + 5-FU
2. 5-FU + FA, RT + 5-FU
3. 5-FU + Levamisol, RT + 5-FU
4. 5-FU + FA + Levamisol, RT + 5-FU
- *INT-0144, Rektumkarzinom, UICC 2,3*
1. 5-FU, RT + 5-FU c.i.,5-FU
2. 5-FU c.i., RT + 5-FU c.i.,5-FU c.i.,
3. 5-FU + FA + Levamisol, RT + 5-FU + FA + Levamisol, 5-FU + FA + Levamisol 44
EST (ECOG), USA
- *EST 1290*
1. Autologes Tumor Vakzin
2. 5-FU + Levamisol
3. Autologes Tumor Vakzin + 5-FU + Levamisol
- *EST 2288*
1. 5-FU + FA (Low Dose)
2. 5-FU + FA (High Dose)
3. 5-FU + FA (Low Dose) + Levamisol
4. 5-FU + Levamisol

EUROPA, gesamt
EORTC Kolon und Rektum
- *EORTC-40911 (postoperativ)*
1. 5-FU (intraportal)/5-FU (intraperitoneal)
2. Kontrolle
- *EORTC-40911 (Langzeit)*
1. 5-FU + Levamisol (6m)
2. 5-FU + FA (6m)
- *EORTC-40871*
1. Kontrolle
2. 5-FU (intraportal)
- *EORTC-22921 Rektum (T4)*
1. RT, Chir
2. RT, Chir, 5-FU + FA
3. RT + 5-FU + FA, Chir
4. RT + 5-FU + FA, Chir, 5-FU + FA

Belgien
GRECR-B
Kolon und Rektum
- *Intraportale Chemotherapie*
1. 5-FU + Levamisol
2. 5-FU + Levamisol + FA
- *Chir. alleine*
1. 5-FU + Levamisol
2. 5-FU + Levamisol + FA

Dänemark
DAKREKA (Kolon und Rektum UICC II, III)
1. Kontrolle
2. 5-FU + Levamisol

Deutschland
Düsseldorf (Kolon UICC III)
1. 5-FU + FA
2. 5-FU + Levamisol
Erlangen
1. Chemotherapie
2. Chemotherapie + Immuntherapie
3. Kontrolle
Erlangen (Rektum UICC II, III)
1. Kontrolle
2. Chir., 5-FU + RT
3. 5-FU + RT, Chir., ± 5-FU (nach Ansprechen)
Mannheim (Kolon UICC III, Rektum UICC II, III)
- *Kolon UICC III*
1. 5-FU + Levamisol (48w)
2. 5-FU + FA (48w)
3. 5-FU + Levamisol (24w)
4. 5-FU + FA (24w)
- *Rektum UICC II, III*
1. 5-FU + FA (48w) + RT
2. 5-FU + FA (24w) + RT
3. 5-FU + FA (6 Zyklen) + RT
4. 5-FU + FA (4 Zyklen) + RT
Ulm (FOGT)
- *FOGT 1, Kolon UICC III und T4N0M0*
1. 5-FU + Levamisol
2. 5-FU + FA + Levamisol
3. 5-FU + IFNa + Levamisol

- *FOGT 2, Rektum UICC II und III*
1. 5-FU + Levamisol + RT
2. 5-FU + FA + Levamisol + RT
3. 5-FU + IFNa + Levamisol + RT

England
AXIS (UKCCCR)
- *Rektum*
1. Kontrolle
2. 5-FU intraportal
3. Radiotherapie
4. Radiotherapie + 5-FU intraportal
- *Kolon*
1. Kontrolle
2. 5-FU intraportal
QUASAR (Kolon)
1. Kontrolle
2. 5-FU + FA$_{ld}$
3. 5-FU + FA$_{hd}$
4. 5-FU + FA$_{ld}$ + Levamisol
5. 5-FU + FA$_{hd}$ + Levamisol

Frankreich
Fondation Française de Cancerologie Digestive,
France
1. 5-FU + FA
2. Kontrolle
FFDC, Rektum
1. RT präop.
2. RT präop. + 5-FU + FA (präop./postop.)
FNCLCC, Rektum
1. RT präop. + frühe Chir.
2. RT präop. + späte Chir.
FASR, Kolon (mit Italien)
1. 5-FU intraportal
2. 5-FU + FA + Levamisol c.i.

Italien
Instituto Mario Negri, Milano
- *SMAC*
1. 5-FU + FA (6m)
2. 5-FU intraportal (7d)
3. 5-FU intraportal (7d) + 5-FU + FA (6m)
GIVIO und ACOI (Kolon)
1. 5-FU intraportal
2. 5-FU + FA
3. 5-FU intraportal + 5-FU + FA

FASR, Kolon (mit Frankreich)
siehe Frankreich

Niederlande
NACCP (Kolon, Rektum UICC II, III)
1. Kontrolle
2. 5-FU + Levamisol

Österreich
AG Chir. Onkologie (ACO), Österr. Ges. Hämato-
logie/Onkologie,
Österr. Krebsgesellschaft
- *Studie 90, Kolon Dukes C*
1. 5-FU
2. 5-FU + Levamisol
3. 5-FU + IFNa
4. 5-FU + Levamisol + IFNa
Rektum
1. NOV in Sacralhöhle + 5-FU + FA
2. RT + 5-FU + FA postop.
Kolon
1. 5-FU + FA iv. und intraperitoneal
2. 5-FU + Levamisol

Schweiz
SAKK 40/93
1. 5-FU + MMC intraportal,5-FU + Levamisol
2. 5-FU + MMC intraportal, 5-FU (High Dose)
3. 5-FU + MMC intraportal, 5-FU (Low Dose)

Skandinavien[a]
NCCSG (Rektum, nicht resezierbar)
1. RT präop.
2. RT + 5-FU + FA präop.
SRCSG, Stockholm/Schweden (Kolon)
1. Kontrolle
2. 5-FU + FA
3. 5-FU + FA + Levamisol
SCCS, Schweden (Kolon)
1. Kontrolle
2. 5-FU + FA
3. 5-FU + FA + Levamisol
4. 5-FU + Levamisol
NCRSG, Norwegen (Kolon/
Rektum UICC II, III)
1. Kontrolle
2. 5-FU + Levamisol

---

[a] weitere vier skandinavische Studien zur Auswertung in Interimsanalyse

raten als wirksamer herausgestellt haben [68, 69]. 5-FU + Folinsäure wird dementsprechend sowohl in der adjuvanten Chemotherapie von Kolonkarzinomen, als auch in der Chemoradiotherapie von Rektumkarzinomen überprüft. Erste Zwischenresultate weisen darauf hin, daß 5-FU + Folinsäure ebenso effektiv ist wie 5-FU + Levamisol [70]. Weitere Aktivitäten werden sich darauf richten, die hochdosierte Chemotherapie nach dem Ardalan-Schema adjuvant zu überprüfen [71]. Die Forschungsgruppe Onkologie Gastrointestinaler Tumoren (FOGT) hat sich zum Ziel gestellt, die optimale systemische Therapie sowohl bei Kolon-, als auch bei Rektumkarzinomen zu ermitteln. Kolonkarzinompatienten im Stadium UICC III oder UICC II T4N0M0 werden systemisch entweder mit 5-FU + Ergamisol (Arm A), 5-FU + Folinsäure + Ergamisol (Arm B) oder 5-FU + Interferon-Alpha + Ergamisol (Arm C) behandelt (FOGT 1-Studie). Rektumkarzinome erhalten eine Strahlentherapie mit der Strahlendosis und -technik analog zum NCCTG-Protokoll; zusätzlich erfolgen in den Armen A, B, C dieselben systemischen Behandlungen wie bei Kolonkarzinomen (FOGT 2). Die Rationale dieser Studie basiert auf den höheren Ansprechraten der 5-FU-Modulationsprotokolle aus den Armen B und C und folgender Tatsache: In der adjuvanten Behandlung des Mammakarzinoms sind Protokolle mit höheren Ansprechraten im metastasierten Stadium effektiver für die adjuvante Behandlung als Protokolle mit niedrigen Ansprechraten. Zudem bestehen keine Einwände gegenüber dem Vorgehen, Rektumkarzinome systemisch genauso zu behandeln wie Kolonkarzinome [72]. Mittlerweile wurden in FOGT 1 und FOGT 2 über 1000 Patienten rekrutiert. Unter den Maßregeln toxizitätsangepaßter Dosisreduzierungen liegen die toxizitätsbedingten Abbruchraten in allen Armen gleich; die Akzeptanz dieser Behandlungsprotokolle ist sowohl bei den Patienten, als auch bei den über 50 teilnehmenden Kliniken hoch.

Eine weitere wesentliche Frage stellt sich in der zeitlichen Abfolge der Strahlentherapie bzw. Radiochemotherapie bei Rektumkarzinomen. Es ist noch ungeklärt, ob die präoperative oder postoperative Behandlung (oder die Kombination beider Verfahren) in Ergänzung zur Chirurgie empfohlen werden sollte [29, 73–76]. Mehrere Studien [77–82] konnten eindeutig zeigen, daß mit präoperativer Radiochemotherapie zunächst inoperable oder auch fortgeschrittene Rektumkarzinome auf ein niedrigeres Tumorstadium (sog. *Downstaging*) oder sogar in komplette Remission gebracht werden können. Letzteres ersetzt allerdings keinesfalls eine Resektion [83]. Diese kann jedoch häufiger kontinenzerhaltend durchgeführt werden [78, 84]. Diese Resultate wurden sowohl mit Strahlentherapie + 5-FU als auch Strahlentherapie + 5-FU als kontinuierliche Infusion bzw. Strahlentherapie und 5-FU + Folinsäure erreicht. Randomisierte Studienergebnisse zum Nachweis eines gesicherten Benefits stehen allerdings noch aus. Hierbei erscheint auch wesentlich, daß in großen Studien durch alleinige präoperative Radiotherapie (15–25 Gy) zwar die Resektions- und Lokalrezidivraten verbessert werden konnten, nicht aber die 5-Jahres-Überlebenszeit [32, 85, 86].

Eine deutsche Arbeitsgruppe unter Leitung der Universitätskliniken Erlangen und Hannover vergleichen bei Rektumkarzinomen die präoperative versus postoperative Radiochemotherapie; eine Heidelberger Arbeitsgruppe [87] und auch andere [88, 89] versuchen, die Rezidivraten durch zusätzliche intraoperative Radiotherapie, kombiniert mit prä- oder postoperativer Bestrahlung und systemischer 5-FU + Folinsäure Chemotherapie zu senken. Eine japanische Arbeitsgruppe fand heraus, daß mit präoperativer Hyperthermie + Strahlen- sowie Chemotherapie die Lokalrezidive sowie Fernmetastasen (Lunge) beim Rektumkarzinom zu senken sind [90].

Patientenselektion

Neben der Suche nach effektiveren adjuvanten Therapieprotokollen besteht ein weiterer Schwerpunkt chirurgisch onkologischer Forschung in der Selektion derjenigen Patienten, die von der adjuvanten Behandlung am meisten profitieren. Wie aus Tabelle 4 zu entnehmen ist, lassen sich mit adjuvanter Therapie die Überlebensraten um maximal 20% steigern. Daraus ist zu schließen, daß 80% der Patienten, d.h. diejenigen, die entweder auf die adjuvante Therapie nicht ansprechen und ein Rezidiv ausbilden oder diejenigen, die ohnehin (auch ohne adjuvante Behandlung) rezidivfrei geblieben wären, unnötigerweise behandelt werden. Offenbar reicht das konventionelle UICC-System zur gezielten Selektion der Patienten nicht aus. Vielmehr müssen prognostische Faktoren herausgefunden werden, die entweder genetisch oder molekularbiologisch das biologische Verhalten der Tumorzellen einerseits sowie das Immunabwehrsystem des Patienten andererseits so gut beschreiben, daß eine gezielte Patientenselektion möglich ist. Hierzu könnte das sog. DCC-Gen [67], die an der Thymidylat Synthase (TS) gemessene Chemosensitivität der Tumorzellen gegenüber Fluoropyrimidinen [91–93], die p53-Expression oder die Kombination von TS + p53 [94] dienen. Auch dem chirurgischen Verfahren, d. h. Einhaltung von Standards und Verbesserung von Techniken muß angemessen Rechnung getragen werden. Möglicherweise lassen sich mit der sog. mesorektalen Exzision beim Rektumkarzinom Lokalrezidive soweit vermeiden, daß eine Strahlentherapie nicht mehr notwendig ist [19, 95–97]. Immuntherapeutische Tests könnten einen Hinweis darauf bieten, ob eine Tumorprogression zu erwarten ist oder ob ein Patient von speziellen Immuntherapien profitieren kann [98]. Nicht vergessen werden sollte, daß Kolonkarzinompatienten ein höheres Risiko zu einem Zweittumor in sich bergen als die normale Bevölkerung, so daß hier präventive Therapien gefragt sind [99].

Toxizität unter adjuvanter Behandlung, Kosten-Nutzen Analyse

Als Nebenwirkung von Levamisol wurden Einzelfälle von multifokaler Leukenzephalopathie berichtet [100, 101]. Diese ist jedoch nicht Levamisol-spezifisch und wurde auch unter der Kombination von 5-FU und Ranitidin registriert [102]. Dennoch muß bedacht werden, daß richtig dosierte und zeitlich abgestimmte systemische Chemotherapien mit 5-FU und Folinsäure verträglicher sind. Die Toxizität all dieser Therapieschemata muß in die letztliche Effektivitätsbewertung, nämlich die Bestimmung des Kosten-/Nutzeneffekts, einbezogen werden. Immerhin sollten 22%–24% der komplett resezierten Kolonkarzinompatienten [11, 66] und 45% bzw. 47% der Rektumkarzinompatienten [11, 66] eine adjuvante Therapie erhalten. Die dadurch entstehenden Kosten sind enorm. Es konnte zwar gezeigt werden, daß die Behandlung mit 5-FU + Levamisol bei UICC III-Kolonkarzinompatienten seitens des Kosten-/Nutzenverhältnisses sozioökonomisch als positiv zu bewerten ist [103–105]. Die Aufgaben der chirurgischen Forschung liegen zukünftig sicherlich auch darin, die Effektivität der Multimodalbehandlung hinsichtlich dieser Bemessungsgrundlagen kritisch zu analysieren und zu optimieren.

Literatur

1. Gastrointestinal-Tumor-Study-Group (1985) Prolongation of disease-free interval in surgically treated rectal carcinoma. N Engl J Med 312:1465–1472
2. Gastrointestinal-Tumor-Study-Group (1986) Survival after postoperative combination treatment of rectal cancer (Letter to the editor). N Engl J Med 315:1294–1295
3. Douglass HO (1987) Adjuvant treatment in colorectal cancer: An update. World J Surg 11:478–492

4. Douglass HO, Stablein DM, Thomas PRM (1988) An organized multi-institutional interdiscipli-
   nary evaluation of role of radiation therapy alone or combined with chemotherapy in treatment
   of adenocarcinoma of the gastrointestinal tract. NCI Monograph 6:253–257
5. Buyse M, Zeleniuch JA, Chalmers TC (1988) Adjuvant therapy of colorectal cancer: Why we still
   don't know. JAMA 259:3571–3578
6. Windle R, Bell P, Shaw D (1987) Five year results of a randomized trial of adjuvant 5-Fluoroura-
   cil and Levamisole in colorectal cancer. Br J Surg 74:569–572
7. Krook JE, Moertel CG, Gunderson LL (1991) Effective surgical adjuvant therapy for high-risk rectal carcinoma. N Engl J Med 324:709–715
8. Moertel CG, Fleming TR, MacDonald JS, et al (1990) Levamisole and Fluorouracil for adjuvant
   therapy of resected colon carcinoma. N Engl J Med 322:352–538
9. NIH CC (1990) Adjuvant therapy for patients with colon und rectal cancer. JAMA 264:1444–1450
10. Beger HG, et al (1994) Konsensus der CAO, AIO und ARO zur adjuvanten Therapie bei Kolon-
    und Rektumkarzinom vom 11.3.1994. Onkologie 17:291–293
11. Steele GD (1994) The national cancer data base report on colorectal cancer. Cancer 74:1979–1989
12. Minsky BD, Mies C, Rich TA, et al (1988) Potentially curative surgery of colon cancer: Patterns of
    failure and survival. J Clin Oncol 6:106–118
13. Bethune WA (1987) Carcinoma of the rectum: 508 patients with failure analysis and implication
    for adjuvant therapy. J Can Assoc Radiol 38:209–216
14. Russell AH, Tong D, Dawson LE (1984) Adenocarcinoma of the proximal colon. Sites of initial
    dissemination and patterns of recurrence following surgery alone. Cancer 53:360–367
15. MacDonald JS (1987) New approaches to management of colorectal carcinoma. Hosp Pract 22:
    185–204
16. Hermanek P (1989) Aktuelle Aspekte der neuen Stadieneinteilung des colorectalen Carcinoms
    und ihre klinischen Konsequenzen. Chirurg 60:1–7
17. Gall FP, Hermanek P (1992) Wandel und derzeitiger Stand der chirurgischen Behandlung des
    colorectalen Carcinoms. Chirurg 63:227–234
18. Slaney G, et al (1991) Cancer of the large bowell: Overall Treatment. In: Clinical Cancer Mono-
    graphs. MacMillan Press, London, pp 116–140
19. Hermanek P, et al (1994) Langzeitergebnisse der chirurgischen Therapie des Kolonkarzinoms
    (Ergebnisse der Studiengruppe Kolorektales Karzinom). Chirurg 65:287–297
20. McArdle CS (1993) New surgical approaches to gastrointestinal cancer. Curr Opin Oncol 5:703–709
21. Safi F, Link KH, Beger HG (1993) Is follow-up of colorectal cancer patients worthwhile? Dis Col
    Rec 36:636–644
22. Kelly CJ, Daly JM (1992) Colorectal Cancer (principles of postoperative follow-up). Cancer 70:
    1397–1408
23. Wolmark N, Fisher B, Rockette H, et al (1988) Postoperative adjuvant chemotherap cancer:
    Results from NSABP protocol C-01. J Natl Cancer Inst 80:30–36
24. Fisher B, Wolmark N, Rockette H (1988) Postoperative adjuvant chemotherapy or radiation
    therapy for rectal cancer. Results from NSABP R-01. J Natl Cancer Inst 80:21–29
25. Taylor FW (1962) Cancer of the colon and rectum: A study of routes of metastases and death.
    Surgery 52:305–308
26. Goldie JH, Coldman AJ (1986) Application of theoretical models to chemotherapy protocol
    design. Cancer Treat Rep 70:127–131
27. Sugarbaker PH, et al (1985) Prospective, randomized trial of intravenous versus intraperitoneal
    5-fluorouracil in patients with advanced primary colon or rectal cancer. Surgery 98:414–422
28. Gunderson LL, Sosin H, Levit S (1985) Adenocarcinoma of the colon: Areas of failure in a reope-
    ration series (second of symptomatic looks). Int J Radiation Oncol Biol Phys 11 (731):731–741
29. Cummings BJ (1992) Adjuvant radiation therapy for colorectal cancer. Cancer 70:1372–1383
30. Bleiberg H (1990) The future of adjuvant treatment in gastrointestinal cancer. Eur J Surg Oncol
    16:189–194
31. Budach V, Schlenger L, Feyer P (1996) Preoperative and postoperative radiotherapy in rectal
    carcinoma. Recent Results in Cancer Research 142:257–279
32. Cedermark B, et al (1995) The Stockholm I trial of preoperative short term radiotherapy in ope-
    rable rectal carcinoma. Cancer 75:2269–2275
33. Taylor I, Machin D, Mullee M, et al (1985) A randomized controlled trial of adjuvant portal vein
    cytotoxic perfusion in colorectal cancer. Br J Surg 72:359–363
34. Laffer UT (1995) Long-term results of single course of adjuvant intraportal chemotherapy for
    colorectal cancer. Swiss Group for Clinical Cancer Research (SAKK). Lancet 345:349–353
35. Gray BN, et al (1987) The Australia and New Zealand Trial of Adjuvant Chemotherapy in Colon
    Cancer. In: Harcourt B, Jovanovich (eds) Adjuvant Therapy of cancer V. Grune & Stratton,
    Orlando, pp 537–546

36. Fielding LP, et al (1992) Randomized controlled trial of adjuvant chemotherapy by portal-vein perfusion after curative resection for colorectal adenocarcinoma. Lancet 340:502–506
37. Schlag P, et al (1990) Adjuvant intraportal FUDR-chemotherapy in colon cancer patients. In: Salmon ED (ed) Proceedings of the Sixth Int. Conference on the Adjuvant Therapy of Cancer. WB Saunders, Philadelphia, pp 439–445
38. Piedbois P, et al (1995) Portal vein infusion is an effective adjuvant treatment for patients with colorectal cancer. Proceedings of ASCO 14:192
39. Gray R, et al (1991) AXIS – A suitable case for treatment. Br J Cancer 63:841–845
40. Laurie JA, Moertel CG, Fleming TR (1989) Surgical adjuvant therapy of large-bowel carcinoma: An evaluation of Levamisole and the combination of Levamisole and Fluorouracil. J Clin Oncol 7:1447–1456
41. Moertel CG (1992) Accomplishments in Surgical adjuvant therapy for large bowel cancer. Cancer 70:1364–1371
42. Moertel CG, et al (1995) Fluorouracil plus Levamisole as effective adjuvant therapy after resection of stage III colon carcinoma: A final report. Ann Int Med 122:321–326
43. Hamilton JM, Sznol M, Friedman MA (1990) 5-Fluorouracile plus Levamisole: Effective adjuvant treatment for colon cancer. In: deVita HVTS, Rosenberg SA (eds) Important advances in oncology. JB Lippincott, Philadelphia, pp 115–130
44. Janik J, et al (1993) Dose-related immunologic effects of Levamisole in Patients with cancer. J Clin Oncol 11:125–135
45. Taylor DD, et al (1993) Enhancement of antitumor effects of combined chemoimmunotherapy. J Immunotherapy 13:91–97
46. AbdAlla EE, et al (1995) Mechanism of synergy of levamisole and fluorouracil: induction of human leukocyte antigen class I in a colorectal cancer cell line. J Natl Cancer Inst 87 (7):489–496
47. Wolmark N, et al (1993b) The benefit of leucovorin-modulated fluorouracil as postoperative adjuvant therapy for primary colon cancer and bowel project protocol C-03. J Clin Oncol 11 (1879):1879–1887
48. Erlichman C, et al (1994) Event free and overall survival is increased by FU/FA in resected B and C colon cancer: A prospective pooled analysis of 3 randomized trials (RCTS). Proceedings of ASCO 13:562
49. Marsoni S (1995) Efficacy of adjuvant fluorouracil and folinic acid in colon cancer – International Multicentre Pooled Analysis of Colon Cancer Trials (IMPACT) investigators. Lancet 345:939–944
50. O'Connell M, et al (1993a) An Intergroup Trial of intensive course 5-FU and low dose Leucovorin as surgical adjuvant therapy for high risk colon cancer. Proceedings of ASCO 12:190
51. Francini G, et al (1994) Folinic acid and 5-Fluorouracil as adjuvant chemotherapy in colorectal cancer. Gastroenterology 106 (899):899–906
52. Frasci G, et al (1994) 5-Fluorouracil-Interferon-a2b adjuvant treatment of Dukes C colorectal cancer. Dis Col Rec 37:643–650
53. Hafström L, et al (1990) Adjuvant chemotherapy with 5-fluorouracil, vincristine and CCNU for patients with Dukes' C colorectal cancer. Br J Surg 77:1345–1348
54. Metzger U, et al (1994) Stellenwert der portalen Perfusion beim colorectalen Carcinom. Chirurg 65:509–513
55. Hartung G, et al (1993) New approaches to adjuvant therapy of colorectal carcinoma including current German activities. Onkologie 16:416–424
56. Riethmüller G, et al (1994) Randomised trial of monoclonal antibody 17-1A for adjuvant therapy of resected Dukes' C colorectal carcinoma. Lancet 34:1177–1183
57. Steele G (1991) Combined-modality therapy for rectal carcinoma – the time has come. N Engl J Med 324 (764):764–766
58. Thom A, et al (1992) Experience with high dose radiation therapy and the intestinal sling procedure in patients with rectal carcinoma. Cancer 70:581–584
59. O'Connell M, Wieand H, Krook J, et al (1991) Lack of value for Methyl-CCNU (MeCCNU) as a component of effective rectal cancer surgical adjuvant therapy. Interim analysis of Intergroup protocol 86-47-51. Proceedings of ASCO 10:134
60. Gastrointestinal-Tumor-Study-Group (1992) Radiation therapy and fluorouracil with or without semustine for the treatment of patients with surgical adjuvant adenocarcinoma of the rectum. J Clin Oncol 10:549–557
61. O'Connell M, et al (1993b) Protracted venous infusion (PVI) 5-Fluorouracil (SFU) as a component of effective combined modality postoperative surgical adjuvant therapy for high-risk rectal cancer. Proceedings of ASCO 12:193
62. Mitchell MS (1992) Biomodulators in cancer treatment. J Clin Pharmacol 32:2–9
63. Hoover HC, Surdyke MG, Dangel RB, et al (1985) Prospectively randomized trial of adjuvant active-specific immunotherapy for human colorectal cancer. Cancer 55:1236–1243

64. Hoover HC, et al (1993) Adjuvant active specific immunotherapy for human colorectal cancer: 6.5-year median follow-up of a phase III prospectively randomized trial. J Clin Oncol 11:390–399
65. Wunderlich M, et al (1985) Effect of adjuvant chemo- or immunotherapy on the prognosis of colorectal cancer operated for cure. Br J Surg 72:107–110
66. Link KH, et al (1996) Adjuvant treatment of colon and rectal cancer: Impact of chemotherapy, radiotherapy, immunotherapy on routine postsurgical patient management. Recent Results in Cancer Research 142:311–352
67. O'Connell MJ (1994) Surgical adjuvant therapy of colorectal cancer. In: ASCO (ed) Educational Book. American Society of Clinical Oncology, Dallas, pp 158–161
68. Köhne-Wömpner C, et al (1992) Chemotherapeutic strategies in metastatic colorectal cancer: an overview of current clinical trials. Sem Oncol 19:105–125
69. Arbuck SG (1989) Overview of Clinical Trials Using 5-Fluorouracil and Leucovorin for the Treatment of Colorectal Cancer. Cancer 63:1036–1044
70. Perez T, et al (1995) A randomized study of 5-FU and levamisole (LM) vs 5-FU and leucovorin (LV) as adjuvant therapy of colon cancer (CC). Proceedings of ASCO 14:214
71. Koike A, et al (1995) Significant efficacy of a 48-hour infusion of 5-fluorouracil (5-FU) with leucovorin (LV) after curative resection in Dukes' C colon cancer. Proceedings of ASCO 14:223
72. Wils JA (1992) Chemotherapy for gastrointestinal cancer: new hopes or new disappointments? Scand J Gastroenterol 27:87–94
73. Molls M (1994) Multimodale Therapieprinzipien beim Rectumcarcinom. Prä- und postoperative Radiotherapie mit und ohne Chemotherapie beim Rectumcarcinom. Chirurg 65:569–575
74. Molls M, Fink U (1994) Perioperative radiotherapy +/– chemotherapy in rectal cancer. Ann Onc 5:105–113
75. Pahlman L, Glimelius B (1992) Pre-operative and post-operative radiotherapy and rectal cancer. World J Surg 16:858–865
76. Papillon J (1994) Surgical adjuvant therapy for rectal cancer: present options. Dis Col Rec 37:144–148
77. Aurelio P, et al (1995) Adjuvant treatment in operable stage II and III rectal cancer. Tumori 81 (Suppl 3):109–113
78. Rich TA, et al (1995) Preoperative infusion chemoradiation therapy for stage T3 rectal cancer. Int J Radiat Oncol Biol Phys 32 (4):1025–1029
79. Shumate CR, Rich TA, Skibber JM (1993) Preoperative chemotherapy and radiation therapy for locally advanced primary and recurrent rectal carcinome. A report of surgical morbidity. Cancer 71 (11):3690–3696
80. Minsky BD, et al (1993) Pre-operative combined 5-FU, low-dose Leucovorin and sequential radiation therapy for unresectable rectal cancer. Int J Radiation Oncol Biol Phys 25:821–827
81. Minsky BD, et al (1994b) Loval excision and postoperative radiation therapy for rectal cancer. Am J Clin Oncol 17 (5):411–416
82. Keilholz L, et al (1995) Preoperative radiochemotherapy in primary non-resectable rectal cancer. Strahlenther Oncol 171 (2):70–76
83. Meterissian S, et al (1994) Patterns of residual disease after preoperative chemoradiation in ultrasound T3 rectal carcinoma. Ann Surg Oncol 1 (2):111–116
84. Mohiuddin M, Marks G, Bannon J (1994) High-dose preoperative radiation and full thickness local excision: a new option for selected T3 distal rectal cancers. Int J Radiat Oncol Biol Phys 30 (4):845–849
85. Goldberg PA, et al (1994) Long-term results of a randomised trial of short-course low-dose adjuvant pre-operative radiotherapy for rectal cancer: reduction in local treatment failure. Eur J Cancer 30A (11):1602–1606
86. Marsh PJ, James RD, Schofield P (1994) Adjuvant preoperative radiotherapy for locally advanced rectal carcinoma. Results of a prospective, randomized trial. Dis Colon Rectum 37 (12):1205–1214
87. Kallinowski F, et al (1995) Intraoperative radiotherapy for primary and recurrent rectal cancer. Eur J Surg Oncol 21 (2):191–194
88. Weinstein GD, et al (1995) Preoperative infusional chemoradiation and surgery with and without an electron intraoperative boost for advanced primary rectal cancer. Int J Radiat Oncol Biol Phys 32 (1):197–204
89. Suzuki K, et al (1995) Intraoperative irradiation after palliative surgery for locally recurrent rectal cancer. Cancer 75 (4):939–952
90. Korenaga D, et al (1992) Preoperative hyperthermia combined with chemotherapy and radiotherapy for patients with rectal carcinoma may prevent early local pelvic recurrence. Int J Colorect Dis 7:206–209

91. Lenz HJ, Leichman C, Danenberg P, et al (1993) Thymidylate Synthase (TS) Gene Expression Predicts Response of Primary Gastric Cancer to 5-Fluorouracil. Proceedings of ASCO 12:199
92. Link KH, et al (1994) Response prediction in hepatic artery infusion with fluoropyrimidines using cell culture and polymerase chain reaction techniques. Eur J Surg Oncol 20 (3):317–318
93. Danenberg PV, Bapat AR (1989) Thymidylate Synthases isolated from human colon tumors have varied affinity towards 5-Fluoro-2-Deoxyuridylate. Reg Cancer Treat 2 (1):1–4
94. Lenz HJ, et al (1996) p53 status and thymidylate synthase (TS) expression are associated and predict recurrence in patients with stage II colon cancer (CC). Proceedings of ASCO 15:215 (abstract)
95. McArdle CS, Hole D (1991) Impact of variability among surgeons on postoperative morbidity and mortality and ultimate survival. BMJ 302:1501–1505
96. Myerson RJ, et al (1995) Adjuvant radiation therapy for rectal carcinoma: predictors of outcome. Int J Radiation Oncol Biol Phys 32:41–50
97. Heald RJ, Karanjia ND (1992) Results of radical surgery for rectal cancer. World J Surg 16: 848–857
98. Staib L, et al (1994) Immune reactivity is reduced in patients with colorectal cancer. Proceedings of AACR 35:249
99. Greenwald P (1992) Colon cancer overview. Cancer 70:1206–1215
100. Chen TC, et al (1994) Multifocal inflammatory leukoencephalopathy associated with levamisole and 5-fluorouracil: case report. Neurosurgery 35 (1138):1138–1142
101. Neu IS, Ober H (1992) Multifokale Leukenzephalopathie nach adjuvanter Therapie mit Fluorouracil und Levamisol. DMW 117:1379
102. deClari F (1993) Beschleunigtes Auftreten einer multifokalen Leukenzephalopathie unter Fluorouracil und Ranitidin. DMW 118:1176
103. Brown ML, Nayfield SG, Shibley LM (1994) Adjuvant therapy for stage III colon cancer: economics returns to research and cost-effectiveness of treatment. J Natl Cancer Inst 86:424–430
104. Moertel CG, et al (1994) Early evaluation of combined Fluorouracil and Leucovorin as a radiation enhancer for locally unresectable, residual, or recurrent gastrointestinal carcinoma. J Clin Oncol 12:21–27
105. Smith RD, et al (1993) A cost-utility approach to the use of 5-Fluorouracil and Levamisole as adjuvant chemotherapy for Dukes' C colonic carcinoma. Med J Aust 158:319–322

Multimodale Therapiestrategien bei soliden Tumoren

P. M. Schlag und M. Hünerbein

Einführung

Der Stellenwert der chirurgischen Therapie in der Onkologie hat sich durch die Entwicklung effektiver multimodaler Therapiekonzepte wesentlich gewandelt.

Die multimodale Therapie ist eine Sequenz von Behandlungskonzepten, welche additiv zur operativen Resektion eines Tumors eingesetzt wird. Die rationale Basis für dieses Konzept ist eine Optimierung der Therapieergebnisse durch Individualisierung der Behandlungsstrategie auf der Grundlage patienten- und tumorabhängiger Faktoren. Ein genaues präoperatives Staging ist die Voraussetzung für eine Objektivierung der Therapieentscheidungen. Erst hierdurch wird die Beurteilung von Prognose, Resektabilität und Kurabilität des Tumors möglich und die Indikation zum operativen Vorgehen abgesichert.

Das Ziel der multimodalen Therapie besteht darin, durch eine perioperative Zusatztherapie den Anteil an R0-Resektionen zu erhöhen, sowie residuelle Tumorzellen und Mikrometastasen zu zerstören und damit eine Reduktion der Rezidivrate zu erzielen. Letztendlich soll hierdurch eine Prognoseverbesserung im Hinblick auf die Überlebensrate erreicht werden. Eventuell kann durch eine präoperative Therapie auch eine Verminderung der Mutilation eines chirurgischen Eingriffes erreicht werden.

Als tragende Säulen der multimodalen Therapie haben sich neben der operativen Therapie des Tumors inzwischen hauptsächlich die Radio- und Chemotherapie etabliert. Darüber hinaus wird inzwischen eine Vielzahl weiterer innovativer Therapieverfahren eingesetzt. Es bestehen damit große Variationsmöglichkeiten im Hinblick auf die Anwendung, Abfolge und Aggressivität verschiedener Therapiemodalitäten.

Aufgrund dieser vielfältigen Einflußfaktoren kann die Wertigkeit eines neuen multimodalen Therapiekonzeptes im Vergleich zu konventionellen Verfahren nur in prospektiven, in der Regel randomisierten Studien mit sorgfältig konzipierten Studiendesign geklärt werden werden. Dabei sind insbesondere folgende Faktoren zu berücksichtigen: Für die Beurteilung der Resektabilität und chirurgischen Kurabilität ist ein exaktes präoperatives Staging erforderlich. Dabei ist die Verfügbarkeit der sensitivsten Staging-Untersuchungen Vorraussetzung für die korrekte Einteilung der Patienten in Subgruppen, die dem entsprechenden Behandlungsarm zugeführt werden müssen. Bei gastrointestinalen Tumoren wurden durch Endosonographie und Laparoskopie neue Maßstäbe für die Genauigkeit des Staging gesetzt [1]. Eine Klassifikation des Tumorstadiums sollte einheitlich nach dem TNM-System erfolgen. Desweiteren muß eine sorgfältige Kontrolle der Zusammensetzung der Studienpopulation z. B. bezüglich des histologischen Tumortypes und anderer unabhängiger prognostischer Faktoren gefordert werden. Eventuell muß eine Stratifikation der Patienten auf der Basis dieser Parameter erfolgen. Da die chirurgische Therapie ein wesentlicher Bestandteil des multimodalen Therapiekonzeptes ist, muß der operative Eingriff im Hinblick auf die Resektion des Primärtumors und die Lymphknotendissektion nach einem einheitlichen chirurgisch onkologischen Standard durchgeführt werden, um eine Vergleichbarkeit der Ergebnisse zu gewahrleisten. Von wesentlicher Bedeutung ist ebenfalls die exakte histopathologische Klassifikation des Tumorstadiums anhand des Resektionspräparates. Endpunkte dieser Studien sollten das rezidiv- bzw. metastasenfreie Überleben und das Gesamtüberleben sein.

Prinzipien der multimodalen Therapie

Prinzipiell kann zwischen prä-, intra- und postoperativer Therapie unterschieden werden, wobei die Indikation zu der entsprechenden Therapiesequenz von verschiedenen Überlegungen geleitet wird.

Eine *neoadjuvante Therapie* hat als präoperative Behandlung das Ziel, die Tumorgröße zu verringern und eine Devitalisierung des Tumors und potentieller Mikrometastasen herbeizuführen. Hierdurch soll die Resektabilitätsrate gesteigert und das Risiko der Implantation oder Streuung von Tumorzellen während der Operation vermindert werden. Unter Umständen kann nach Verkleinerung des Tumors ein weniger aggressiverer chirurgischer Eingriff unter Organ- oder Funktionserhalt durchgeführt werden. Darüber hinaus ermöglicht die präoperative Therapie eine Beurteilung der Effizienz der Chemotherapie anhand der histologischen Nekroserate des Tumors. Ein Nachteil besteht darin, daß bei einer Tumorprogression unter der Therapie eine kurative Resektion durch die zeitliche Verzögerung vereitelt werden kann.

Ziel der *intraoperativen Therapie* ist es, bei der Operation ausgeschwemmte Tumorzellen möglichst frühzeitig zu eliminieren oder die Vorteile einer lokalen Zusatztherapie im ehemaligen Tumorbett zu nutzen. Allerdings ist die intra- bzw. perioperative Chemotherapie mit einer erhöhten perioperativen Morbidität und Mortalität assoziiert, wodurch sich Limitationen der tolerablen Chemotherapiedosis und der eingesetzten Zytostatika ergeben. Beim Mammakarzinom konnte für bestimmte Patientengruppen eine Prognoseverbesserung nachgewiesen werden, wobei jedoch kein wesentlicher Vorteil im Vergleich zur adjuvanten postoperativen Therapie besteht.

Mittels intraoperativer Strahlentherapie kann nach der Resektion des Tumors gezielt ein relativ hoher Strahlenboost auf das Tumorbett appliziert werden. Hierdurch soll das Risiko der Entwicklung eines Lokalrezidives von Tumoren vermindert werden. Als Zielgruppe für diese Behandlungsform bieten sich Patienten mit lokal fortgeschrittenen oder rezidivierten Rektum-, Magen- und Pankreaskarzinomen aber auch Weichgewebstumoren an.

Eine *adjuvante postoperative Therapie* wird definitionsgemäß nach einer potentiell kurativen Operation (R0-Resektion) bei „High-Risk" Patienten durchgeführt, um eventuell vorhandene Mikrometastasen zu zerstören und damit die Langzeitprognose zu verbessern. Die postoperative Chemotherapie besitzt inzwischen einen gesicherten Stellenwert in der Therapie des Mamma- und Kolonkarzinoms, sowie beim Osteo- und Rhabdomyosarkom und einigen embryonalen Tumoren im Kindesalter. Mit Ausnahme des Kolonkarzinoms konnte bei gastrointestinalen Tumoren eine Prognoseverbesserung durch eine postoperative Chemotherapie noch nicht belegt werden. Allerdings profitieren bei den anderen Tumorentitäten auch nur bestimmte Gruppen von Patienten von der adjuvanten Chemotherapie.

Ösophaguskarzinom

Zum Zeitpunkt der Diagnosestellung liegen bei der Mehrzahl der Patienten mit Ösophaguskarzinomen ein fortgeschrittenes Tumorstadium mit organübergreifendem Wachstum (75%) und Lymphknotenmetastasen (30%) vor. Auf Grund der anatomischen Lagebeziehungen des Ösophagus ist vor allem oberhalb der Trachealbifurkation eine extensive Resektion des paraösophagealen Gewebes limitiert, so daß R0-Resektionen nur in etwa 40% der Fälle möglich sind. Die 5-Jahresüberlebensrate nach potentiell kurativer Resektion liegt daher nur zwischen 15 und 25%.

Obwohl die postoperative Strahlentherapie nach palliativen Resektionen zur Kontrolle des residuellen Tumors eingesetzt werden kann, bleibt die Effektivität der adjuvanten Bestrahlung im Hinblick auf eine Verbesserung der Langzeitprognose in randomisierten Studien unbewiesen [2, 3]. Ebenfalls konnte bisher weder für die alleinige postoperative Chemotherapie noch für die Radiochemotherapie ein Überlebensvorteil belegt werden [4].

Im Hinblick auf die unbefriedigenden Ergebnisse der postoperativen Therapie schien ein neoadjuvanter Therapieansatz mit dem Ziel Resektabilität des Ösophaguscarcinoms zu erhöhen geeigneter. Während durch eine präoperative Strahlentherapie weder die Resektionsrate noch die Überlebensrate eindeutig verbessert werden konnte, zeigte sich, daß durch eine präoperative Chemotherapie (z. B. 5-FU/Cisplatin) bei etwa 40–60% der Patienten eine partielle und bei 5–10% der Patienten eine komplette histologische Remission des Tumors erzielt werden kann [5–7]. Aus den Ergebnissen dieser Studien wurde jedoch deutlich, daß eine Prognoseverbesserung im Hinblick auf die Überlebenszeit lediglich bei den Respondern festzustellen war. Daraus ergab sich, daß neuere Konzepte darauf ausgerichtet sein mußten, die Ansprechrate der Tumoren durch aggressivere Therapieschemata zu erhöhen.

In mehreren Phase II Studien wurden inzwischen nach kombinierter Radiochemotherapie (30 Gy, 5-FU/Cisplatin) komplette Remissionen bei 20–30% der Patienten nachgewiesen [8–10]. Nach präoperativer Radiochemotherapie stieg bei lokal fortgeschrittenen Tumoren (T3–4) der Anteil der R0-Resektionen signifikant an, so daß in dieser Gruppe eine verbesserte Langzeitprognose erwartet werden kann. Allerdings muß die durch die Vorbehandlung bedingte höhere postoperative Morbidität und Letalität berücksichtigt werden, so daß frühe Ösophaguskarzinome (uT1–2), vor allem wenn diese unterhalb der Trachealbifurkation lokalisiert sind, weiterhin primär operiert werden sollten. Dagegen sollten lokal fortgeschrittene Tumoren (uT3–4) besonders oberhalb der Trachealbifurkation durch Radiochemotherapie vorbehandelt werden. Die Wertigkeit dieses Therapiekonzeptes konnte in den letzten Jahren durch sorgfältig geplante chirurgisch onkologische Therapiestudien ausgearbeitet werden.

Aktuelle Daten weisen darauf hin, daß durch Modifikationen des Therapieschemas eine weitere Optimierung der Ergebnisse möglich ist. Nach sequentieller präoperativer Applikation von Radiotherapie und Chemotherapie beobachteten Wilke et al. eine komplette Tumorregression bei 45% der resezierten Patienten (n = 28) [11]. In einer randomisierten deutschen Studie wird daher derzeit untersucht inwieweit, ähnlich wie beim Analkarzinom, bei uT3 und uT4-Tumoren auf eine Operation unter Umständen ganz verzichtet werden kann. Ein weiter interessanter Ansatz ist in der Kombination von präoperativer Radiochemotherapie mit Hyperthermie zu sehen. In einer aktuellen Studie an 51 Patienten mit lokal fortgeschrittenen Ösophaguskarzinomen wurde nach hyperthermer Radiochemotherapie eine signifikant höhere 5 Jahres-Überlebensrate (51%) als nach konventioneller Therapie beobachtet (35%) [12]. Darüber hinaus war in der Hyperthermiegruppe sowohl die Lokalrezidivrate als auch die Häufigkeit einer Fernmetastasierung niedriger.

Magencarcinom

Die Prognose des Magencarcinoms ist mit einer durchschnittlichen 5-Jahresüberlebensrate von etwa 40–50% weiterhin unbefriedigend. Ein wichtiger prognostischer Faktor ist die R0-Resektion des Tumors. Bei vielen Patienten liegt jedoch zur Zeit der Diagnose ein fortgeschrittenes Tumorstadium mit Infiltration angrenzender Organe, ausgedehnten Lymphknotenmetastasen oder Fernmetastasen vor, so daß eine R0-Resektion hier unmöglich ist.

Obwohl eine Vielzahl von Studien zur prä- und postoperativen Chemotherapie des Magenkarzinomes durchgeführt wurde, lassen sich die Ergebnisse aufgrund verschiedener Mängel im Studiendesign nur schwer einheitlich bewerten. Die Beurteilung der Therapieergebnisse wird häufig durch die unzureichende Genauigkeit des präoperativen Staging und der histopathologischen Klassifizierung (Differenzierung der Lymphknotenstationen!) erschwert. Darüber bestehen oft große Unterschiede in der Resektionstechnik und dem Ausmaß der Lymphknotendissektion. Für zukünftige Studien muß eine Standardisierung der genannten Faktoren gefordert werden, um eine kongruente Bewertung und die Vergleichbarkeit der Daten zu gewährleisten.

Die einzige prospektive randomisierte Studie, die bisher eine Verbesserung der Überlebensrate des Magenkarzinoms durch adjuvante Chemotherapie zeigte, wurde durch die Gastrointestinal Tumor Study Group (GITSG) durchgeführt. Nach einer postoperativen Chemotherapie mit 5-Fluorouracil (5-FU) und Methyl-CCNU lag die 5-Jahresüberlebensrate bei 50% im Vergleich zu 30% in der Kontrollgruppe [13]. Allerdings war die Toxizität dieses Therapieschemas erheblich, so daß eine Anwendung nicht generell empfohlen werden kann. In 62 weiteren Studien konnte durch die postoperative Applikation von anderen Zytostatika wie Mitomycin, 5-Fluorouracil, Doxorubicin, Methotrexat und Nitrosoharnstoffverbindungen keine Prognoseverbesserung erzielt werden [14].

Obwohl eine intraperitoneale Chemotherapie beim Magenkarzinom aufgrund der hohen Rate von Lymphknotenmetastasen und Peritonealkarzinose sinnvoll erschien, konnten bisher Überlebensvorteile nicht eindeutig nachgewiesen werden. In einer prospektiven randomisierten Multizenterstudie an 67 Patienten ergab sich für die intraperitoneale Behandlung mit Cisplatin kein signifikanter Vorteil im Vergleich zur Kontrollgruppe [15]. Im Gegensatz hierzu wurden von mehreren japanischen Zentren positive Effekte der intraperitonealen Chemotherapie berichtet, so daß eine weitere Evaluation der Methode unter Studienbedingungen durchgeführt werden sollte [16]. Eine interessante Fragestellung betrifft auch hier die Wertigkeit der Hyperthermie im Rahmen einer intraperitonealen Chemotherapie. Neuere Daten deuten darauf hin, daß durch eine hypertherme intraperitoneale Infusionstherapie mit Mitomycin und Cisplatin (43°C) nach potentiell kurativer Resektion von Magenkarzinomen mit wandübergreifendem Wachstum (pT3, T4) verbesserte Überlebensraten erzielt werden können [17]. Eine weitere Klärung durch prospektive randomisierte Studien ist erforderlich.

Die intraoperative Radiotherapie (IORT) erlaubt eine Dosiseskalation bei weitgehender Schonung normaler Strukturen und versprach deshalb bei verminderter Dünndarmtoxizität eine bessere Wirksamkeit als die externe Bestrahlung, In einer nicht randomisierten Studie wurde bei 94 Patienten mit Magenkarzinomen (Stadium II–IV) durch die IORT bei Tumoren mit Penetration der Serosa (pT3) oder Lymphknotenmetastasen (pN2,M1-Lym) eine 10% bzw. 18% höhere 5-Jahresüberlebensrate im Vergleich zur alleinigen Resektion erzielt [18]. Ob diese Ergebnisse durch eine zusätzliche postoperative externe Bestrahlung noch verbessert werden können, wird derzeit in prospektiven Studien untersucht [19].

Das Ziel der neoadjuvanten Therapie des Magenkarzinoms ist in der Verbesserung der Resektabilität durch Reduktion der Tumorgröße und in der Eradikation von okkulten Metastasen zu sehen. Mehrere Phase II Studien konnten inzwischen eine verbesserte Resektabilität von lokal fortgeschrittenen Magenkarzinomen mit R0-Resektionsraten von 60–90% nach neoadjuvanter Chemotherapie demonstrieren [20–22]. In der einzig verfügbaren prospektiven randomisierten Studie konnte nach einer Kombinationschemotherapie mit Etoposid, Adriamycin und Cisplatin (EAP) eine radikale Resektion bei 75% der Patienten (n = 27) durchgeführt werden [23]. In der Kontrollgruppe konnten lediglich 56% der Patienten radikal operiert werden, wobei dieser Unterschied keine statistische Signifikanz erreichte.

Aufgrund des bisher geringen Anteils der durch Chemotherapie induzierten kompletten Remissionen sollten zukünftige Forschungsaktivitäten darauf ausgerichtet sein, effektivere und weniger toxische Therapieschemata zu entwickeln. Inwiefern dieses durch verschiedene Kombinationen von prä- und postoperativer Chemotherapie mit intraperitonealer Chemotherapie erreicht werden kann, sollte aufgrund erster positiver Erfahrungen weiter überprüft werden [24–26].

Pankreascarcinom

Nur etwa 20% aller diagnostizierten Pankreaskarzinome können unter kurativer Zielsetzung reseziert werden. Bei etwa 40% der resezierten Patienten wird histopathologisch eine R1-Resektion nachgewiesen. Die mediane Überlebenszeit der operierten Patienten liegt bei 11–16 Monaten, während die 5-Jahresüberlebensrate etwa 5–8% beträgt. Diese Daten unterstreichen die Notwendigkeit eines multimodalen Therapiekonzeptes beim Pankreaskarzinom zur Verbesserung der Resektions- und Rezidivraten.

Bei Patienten mit resektablen Tumoren konnte bisher lediglich durch eine adjuvante Chemotherapie mit 5-FU in Kombination mit einer postoperativen Bestrahlung eine signifikante Prognoseverbesserung erzielt werden. In einer randomisierten Studie der Gastrointestinal Tumor Study Group war die mediane Überlebenszeit der multimodalen Therapiegruppe (500 mg/m^2 5-FU/40 Gy) mit 20 Monaten signifikant länger als in der Kontrollgruppe (11 Monate) [27]. Die 5-Jahresüberlebensraten in den entsprechenden Gruppen betrugen 19 bzw. 0%. Diese Ergebnisse konnten in einer

Nachfolgestudie bestätigt werden [28]. Allerdings wurde in den genannten Studien nicht zwischen R0- und R1-Resektionen differenziert, so daß ein Überlebensvorteil für radikal resezierte Patienten nicht sicher nachgewiesen ist.

Die Ergebnisse verschiedener Arbeitsgruppen machen jedoch deutlich, daß die Radiochemotherapie der alleinigen Chemotherapie und Bestrahlung überlegen ist [29]. Durch eine Kombination der Bestrahlung mit anderen Chemotherapeutika wie Doxorubicin oder Mitomycin C konnte bei zum Teil erhöhter Toxizität keine weitere Verbesserung erreicht werden [30, 31]. Ebenfalls war die intraoperative Radiotherapie (IORT) trotz initial vielversprechender Ergebnisse wenig erfolgreich. Durch IORT konnte in einer Gruppe von 54 Patienten durch IORT zwar die Lokalrezidivrate um mehr als 50% gesenkt werden, die mediane Überlebenszeit wurde jedoch nicht beeinflußt [32]. Auch durch Kombination der IORT mit postoperativer kontinuierlicher 5-FU Radiochemotherapie konnte bisher kein signifikanter Vorteil im Vergleich zur konventionellen Therapie erreicht werden [33].

Zur Verbesserung der geringen Resektionsrate des Pankreaskarzinomes wurden verschiedene neoadjuvante Therapieansätze untersucht, wobei bisher die Überlebensrate weder durch präoperative Radiotherapie (40–50 Gy) noch durch kontinuierliche Chemotherapie (5-FU/Mitomycin) mit Strahlentherapie signifikant gesteigert werden konnte [34–36].

Aufgrund der weiterhin unbefriedigenden Therapiesituation des Pankreaskarzinoms haben neuere Therapieverfahren wie die hormonale und die biologische Therapie viel Interesse auf sich gezogen. Obwohl in Pankreaskarzinomzellen Östrogenrezeptoren nachgewiesen wurden, konnte in einer randomisierten Studie weder durch Tamoxifen noch durch Cyproteronacetat ein positiver Effekt auf die Überlebensrate erzielt werden [37]. Im Gegensatz dazu zeigten erste Ergebnisse der Behandlung von Patienten mit inoperablen Tumoren mit dem Somatostatin Analogon Octreotid nicht nur eine Minderung von Symptomen sondern auch eine Verlängerung der Überlebenszeit und eine Verbesserung der Symptomatik [38]. Neuere Daten weisen darauf hin, daß der therapeutische Effekt von Octreotid eventuell durch eine Dosis-Steigerung (3 × 2000 Mikrogramm/Tag) verbessert werden konnte [38, 39]. Obwohl in tierexperimentellen Untersuchungen eine sehr selektive Wirkung der Photodynamischen Therapie auf das Pankreaskarzinom bei Schonung des Normalgewebes demonstriert wurde, existieren hier noch keine klinischen Erfahrungen [40].

In präklinischen Studien wurden verschiedene monoklonale Antikörper gegen Tumorzellantigene wie z. B. Moab17-1 und TAG-72 für die Behandlung des Pankreaskarzinomes eingesetzt [41, 42]. Ein endgültige Bewertung der Methode ist aufgrund divergenter Ergebnisse erster Studien bisher nicht möglich.

Der Nachweis einer vermehrten Expression des Epidermal Growth Factor (EGF) Rezeptors auf der Plasmamembran von Pankreaskarzinomzellen läßt die Möglichkeit einer therapeutischen Intervention z. B. über gegen den Rezeptor gerichtete Antikörper vermuten.

Einen vielversprechenden Ansatzpunkt für die Gentherapie bietet die Mutation des Ki-RAS Onkogens, die beim Pankreaskarzinom mit einer Häufigkeit von 75–100% nachgewiesen werden kann [43]. Es konnte gezeigt werden, daß diese Punktmutation des Ki-ras Onkogens im Codon 12 zur Übertragung eines permanenten Proliferationssignals führt und damit von entscheidender Bedeutung für die Manifestation und Progression des Pankreaskarzinoms ist. Eine pharmakologische Manipulation der Funktion dieses Gens konnte damit die Möglichkeit für eine effektivere Zusatztherapie des Pankreaskarzinoms bieten [44].

Kolorektales Carcinom

Die Prognose beim kolorektalen Carcinom ist deutlich stadienabhängig. Da im Stadium I (Dukes A und B1) nach chiurgischer Resektion des Tumors 5-Jahresüberlebensraten von 80–95% ereicht werden, kann sich der Einsatz multimodaler Therapiekonzepte auf die prognostisch ungünstigeren Stadien II und III (Dukes B2 und C) beschränken. Leider erfolgte bisher in vielen adjuvanten Studien keine Differenzierung zwischen Kolon- und Rektumkarzinomen. Dieses ist jedoch für eine korrekte Beurteilung der Therapieergebnisse unabdingbar, da beide Tumorentitäten nicht nur ein unterschiedliches biologisches Verhalten und Metastasierungsmuster sondern auch differente Anforderungen an die Chirurgie aufweisen. Während bei Koloncarcinomen ein größeres Risiko der Fernmetastasierung vorliegt, besteht beim Rektumcarcinom insbesondere die Gefahr des lokoregionären Rezidives, da hier aufgrund der anatomischen Gegebenheiten der chirurgischen Radikalität enge Grenzen gesetzt sind.

Unter Berücksichtigung des hohen Risikos der Fernmetastasierung nach potentiell kurativer Resektion von Koloncarcinomen erschien eine adjuvante Chemotherapie als logisches Therapiekonzept. Als wirksamte Einzelsubstanz für die adjuvante Therapie erwies sich 5-FU. In einer Metaanalyse von Daten verschiedener Studien konnte für die systemische 5-FU Monotherapie lediglich eine Verbesserung der Fünfjahresüberlebensrate von 8% im Vergleich zur Kontrollgruppe nachgewiesen werden [45]. Obwohl eine Vielzahl von Polychemotherapien in prospektiven randomisierten Studien erprobt wurden, erbrachte lediglich die Kombination von 5-FU, MeCCNU und Vincristin einen signifikante Überlebensvorteil zur alleinigen Resektion (67% vs. 58% 5JÜLR) [46]. Allerdings ging diese Kombinationstherapie im Vergleich zur 5 -FU-Monotherapie mit einer wesentlich höheren Toxizität einher.

Diese unbefriedigenden Resultate führten zum Konzept der Biomodulation der Wirkung von 5-FU durch Levamisol und Leukovorin. In einer Studie an 1296 Patienten mit Kolonkarzinomen im Stadium Dukes B2 beobachteten Moertel et al., daß durch adjuvante Chemotherapie mit 5-FU und Levamisol die Rezidiv- und Mortalitätsrate um 41% bzw. 33% gesenkt wurde (Nachbeobachtungszeit 3,5 Jahre) [47]. Obwohl im Rahmen der palliativen Behandlung von Kolonkarzinomen eine Steigerung der Wirksamkeit von 5-FU durch Kombination mit Leukovorin nachgewiesen werden konnte, existieren keine Daten zur adjuvanten Anwendung dieser Therapie.

Da bei bis zu 50% aller Patienten mit lokal fortgeschrittenen kolorektalen Karzinomen metachrone Lebermetastasen auftreten, wurde die portalvenöse Chemotherapie entwickelt, um eine Metastasierung intraoperativ ausgeschwemmter Tumorzellen in die Leber zu verhindern. Bisher konnte jedoch lediglich in einer Studie der Schweizerischen Arbeitgemeinschaft für klinische Krebsforschung (SAKK) ein signifikanter positiver Effekt der portalvenösen Chemotherapie mit 5-FU und Mitomycin nachgewiesen werden. Die Auswertung von 469 Patienten nach einer medianen Beobachtungszeit von fast 6 Jahren zeigte, daß die Überlebensrate der behandelten Patienten mit 69% signifikant höher war als in der Kontrollgruppe (59%) [48]. Aufgrund dieser Ergebnisse und der geringen systemischen Toxizität dieser Therapie, erscheint eine weitere Evaluation dieses Ansatzes eventuell auch in Kombination mit systemischer Chemotherapie und aktiv spezifischer Immunisierung (ASI) sinnvoll.

Die Erkenntnis, daß bei einem Teil der kolorektalen Karzinome eine Peritonalkarzinose ohne Fernmetastasen in anderen Organen auftritt, führte zur Entwicklung der intraperitonealen Chemotherapie [49]. Diese Therapiemodalität erscheint insbesondere für Patienten mit hohem Risiko einer intraabdominellen Tumordissemination z. B. nach intraoperativer Tumorperforation geeignet. In pharmakokinetischen Untersuchungen konnte nachgewiesen werden, daß die intraperitoneale Chemotherapie neben der lokoregionären Wirkung auch zu therapeutischen Zytostatika-Konzentrationen in der Leber führt. Aktuelle Daten weisen darauf hin, daß eine intraabdominelle Chemotherapie mit 5-FU und Mitomycin C bei selektierten Patienten mit Koloncarcinomen eine Prognoseverbesserung induzieren kann, was für Rektumkarzinome bisher nicht bewiesen werden konnte [50].

Auf Grund der anatomischen Verhältnisse ist beim Rektumkarzinom eine operative Radikalität schwerer zu verwirklichen als beim Koloncarcinom. Daher ist die Inzidenz von Lokalrezidiven mit 20–30% hier wesentlich höher als beim Kolonkarzinom, was den Einsatz der Strahlentherapie zur Optimierung der lokalen Tumorkontrolle im Rahmen eines multimodalen Therapiekonzeptes rechtfertigt. Während durch eine Strahlen-Dosis von 34,5 Gy zwar ein Downstaging des Tumors und eine Reduktion der Lokalrezidivraten erzielt wurde, trat ein Überlebensvorteil (10–15%) erst nach höheren Dosen (40 Gy) auf [45]. Für die postoperative adjuvante Radiotherapie wurde bisher keine signifikante Verbesserung der Überlebensrate beschrieben.

Zur Verbesserung der Effizienz der Strahlentherapie wurde die intraoperative Radiotherapie von mehreren Arbeitsgruppen untersucht. Gunderson et al. beobachteten nach präoperativer Radiotherapie (50,4 Gy) und IORT (10–25 Gy) im Vergleich zur alleinigen präoperativen Bestrahlung eine verringerte Lokalrezidivrate (20% vs. 76%) und eine höhere Dreijahresüberlebensrate (50% vs. 24%) [51]. Aktuelle Ergebnisse der IORT in Kombination mit Radio- oder Radiochemotherapie bestätigen den Trend zu einer Verminderung der Lokalrezidive nach Resektion lokal fortgeschrittener Rektumkarzinome bei tolerabler Toxizität [52]. Ein Überlebensvorteil konnte jedoch aufgrund der kurzen Nachbeobachtungszeit bisher nicht belegt werden. Aufgrund der wenigen verfügbaren Daten bedarf die Beurteilung der Wertigkeit der IORT im Rahmen adjuvanter Therapiekonzepte weiterer Überprüfung.

Die kombinierte Radiochemotherapie hat sich bisher als die effektivste Therapieoption für die adjuvante Therapie des Rektumkarzinom in den Stadien II und III erwiesen. Bisher galt die Kombination von 5-FU und MeCCNU als das wirksamste Zytostatikaregime. In einer randomisierten Studie wurde durch Radiochemotherapie mit dieser Kombination sowohl signifikante Verbesserung der lokalen Tumorkontrolle als auch der 5-Jahresüberlebensrate (60% vs. 45%) erzielt [53]. Allerdings mußte eine hohe Toxizität dieser Therapie akzeptiert werden, die bei etwa 15% der Patienten sogar einen Therapieabbruch nötig machte. Es stellt sich daher gegenwärtig die Frage, inwiefern MeCCNU durch weniger toxische Substanzen ersetzt werden kann. In aktuellen Studien wird daher untersucht, ob durch kontinuierliche Infusion von 5-FU oder durch Modulation der 5-FU Wirkung mit Levamisol und/oder Leukovorin eine Optimierung der Therapieergebnisse möglich ist [54]. Von großem Interesse ist der Stellenwert der neoadjuvanten Therapie in multimodalen Therapiekonzepten für lokal fortgeschrittene Rektumkarzinome. Nach präoperativer Radiochemotherapie mit

5-FU und Leucovorin konnte bei 20 Patienten mit primär nicht-resektablen Rektumkarzinomen eine Resektionsquote von 89% erzielt werden. Bei mehr al 20% der Re-
sektionspräparate wurde eine komplette Remission des Tumors festgestellt [55]. Rich
et al. berichten von ähnlich positiven Ergebnissen nach Radiochemotherapie (45 Gy/
5-FU) von 77 Patienten mit T3-Rektumkarzinomen [56]. Bei 29% der Patienten trat
eine histologisch gesicherte komplette Remission des Tumors auf. Die Dreijahresüberlebensrate betrug 83%. Obwohl initiale Ergebnisse anderer Chemotherapieregimes
wie z. B. 5-FU/Cisplatin und 5-FU-Mitomycin vielversprechend erscheinen, müssen
die Langzeitergebnisse dieser Untersuchungen abgewartet und durch Phase III Studien belegt werden [57, 58].

Erste Ergebnisse deuten darauf hin, daß die Effektivität der präoperativen Radiochemotherapie durch regionale Hyperthermie noch gesteigert werden kann [59]. In
einer retrospektiven Analyse von Patientendaten fanden Korenaga et al. eine signifikante Reduktion der Lokalrezidive und der Inzidenz von Fernmetastasen nach hyperthermer Radiochemotherapie [60]. Obwohl eine intraoperative hypertherme regionale Chemotherapie (45°C, Mitomycin C) bei lokal fortgeschrittenen Rektumkarzinomen technisch möglich ist, kann anhand der geringen publizierten Fallzahlen keine
eindeutige Bewertung dieser Methode erfolgen [61].

Die rationale Basis für die Immuntherapie kolorektaler Karzinome ist die Annahme, daß okkulte Metastasen durch aktive oder passive Verstärkung der Immunreaktion des Körpers behandelt werden können. Die Aktive Spezifische Immunisierung
(ASI) ist ein immuntherapeutisches Konzept, das auf der Stimulierung der körpereigenen Immunreaktion gegen Tumorantigene beruht. In einer prospektiven randomisierten Studie an 89 Patienten mit kolorektalen Karzinomen beobachteten Hoover
et al. nach Applikation einer Vakzine aus autologen Tumorzellen und Bazillus Calmet-
te Guerin (BCG) bei Patienten mit Kolonkarzinomen eine signifikante Verbesserung
der Überlebensrate (mediane Nachbeobachtungszeit 93 Monate) [62]. Von anderen
Arbeitsgruppen wird derzeit das Potential weiterer Tumorvakzinen (z. B. durch das
New-Castle Disease Virus modifizierte autologe Tumorzellen) überprüft [6].

Kürzlich stellten Riethmüller et al. die Ergebnisse einer prospektiven randomisierten Studie bei Patienten mit kolorektalen Karzinomen im Stadium Dukes C (n = 166)
vor, die nach Resektion des Tumors eine adjuvante Immuntherapie mit Antikörpern
erhielten [63]. Die Gesamtüberlebensrate betrug nach 5 Jahren in der mit Antkörpern
behandelten Gruppe 64% gegenüber 49% in der Kontrollgruppe [63]. Neben der Gesamtüberlebensrate war auch das krankheitsfreie Überleben in der behandelten
Gruppe statistisch signifikant höher.

Im Gegensatz hierzu bleiben experimentelle Ergebnisse der Immuntherapie kolorektaler Karzinome mit Interferon alpha, rekombinanten Interleukin 2 (rIL2), Lym-
phokin aktivierten Killer (LAK) Zellen und Tumor infiltrierenden Lymphozyten (TIL)
bisher unbefriedigend [64, 65].

Analkarzinom

Vor der Einführung multimodaler Therapiekonzepte war bei der Mehrzahl der Patienten mit Analkarzinomen eine abdominoperineale Resektion erforderlich, um ein
potentiell kuratives Behandlungsergebnis zu erzielen. Trotz dieser aggressiven Vorge-

hensweise traten bei 20–50% der Patienten Rezidive auf Die 5-Jahresüberlebensrate betrug 40–55% [66].

Obwohl inzwischen verschiedene andere Therapiekonzepte erfolgreich zur Behandlung des Analkarzinomes eingesetzt wurden, bleibt eine Bewertung der einzelnen Modalitäten schwierig. Dieses ist insbesondere auf die unzureichenden Patientenzahlen der vorhandenen Studien und die unterschiedliche Handhabung der anatomischen, histopathologischen und TNM-Klassifikation zurückzuführen. Ergebnisse prospektiver randomisierter Studien zur multimodalen Therapie des Analkarzinomes liegen derzeit nicht vor.

Durch Bestrahlung mit 50–65 Gy konnte eine lokale Kontrolle des Tumors bei 65–80% der Patienten und 5-Jahresüberlebensraten von 50–80% erzielt werden [67–69]. Es zeigte sich jedoch eine deutliche Abhängigkeit der Behandlungsergebnisse von der Tumorgröße. Bei lokal fortgeschrittenen Tumoren (T4) wurde lediglich eine lokale Tumorkontrolle bei 60% der Patienten erreicht [70]. Die Wertigkeit einer Kombination von externer Bestrahlung und interstitieller Radiotherapie mit Irridium 192 Implantaten bleibt kontrovers, da lediglich eine Verbesserung der lokalen Kontrolle ohne wesentliche Überlebensvorteile beobachtet wurde [71].

1974 berichteten Nigro et al. erstmals von der Überlegenheit der kombinierten präoperativen Radiochemotherapie im Vergleich zur Strahlentherapie [72]. Neuere Daten der gleichen Arbeitsgruppe bestätigten mit einer kompletten Tumorremission bei 83 von 93 Patienten (89%) nach präoperativer Radiochemotherapie (5-FU, Mitomycin C/30 Gy) diese Ergebnisse [73]. Als logische Konsequenz dieser positiven Resultate wurde von verschiedenen Arbeitsgruppen die primäre Radiochemotherapie mit 5-FU und Mitomycin als Therapieoption für das Analkarzinom untersucht. In mehreren nicht-randomisierten Studien konnte durch dieses Therapieschema eine hohe Rate an kompletten Remission 69–86% und 5-Jahresüberlebensraten von 72–79% erzielt werden [74–76]. Inzwischen gilt die primäre Radiochemotherapie als Therapie der Wahl für das Analkarzinom, obwohl bisher keine randomisierten Studien existieren, in denen die primäre Radiochemotherapie mit anderen Therapiemodalitäten verglichen wird. Ein Nachteil der Kombinationschemotherapie (5-FU/Mitomycin) ist die relative hohe therapiebedingte Toxizität, die einen frühzeitigen Therapieabbruch bei bis zu 50% der Patienten nötig machte [77].

Aktuelle Studien sind daher hauptsächlich darauf ausgerichtet zu überprüfen, inwiefern durch eine Modifikation der Behandlungsparameter eine Steigerung der Effektivität Radiochemotherapie bei verminderten Nebenwirkungen möglich ist. Cumming et al. fanden bei Radiochemotherapie mit 5-FU eine lokale Tumorkontrolle bei 58% der Patienten im Vergleich zu 87% bei der Kombinationstherapie mit Mitomycin. Ebenfalls war die 4-Jahresüberlebensrate in der Mitomycin-Gruppe signifikant besser (80% vs. 64%), so daß auf Mitomycin derzeit nicht verzichtet werden kann [78]. Ob die Effektivität der Radiochemotherapie durch zusätzliche Applikation von interstieller Radiotherapie und Hyperthermie gesteigert werden kann, bleibt anhand der geringen verfügbaren Daten unklar [79, 80].

Interessant erscheinen allerdings neuere Therapieansätze, bei denen Mitomycin durch Cisplatin oder Carboplatin ersetzt wird [81, 82]. Rich et al. beobachteten nach einer mittleren Nachbeobachtungszeit von 20 Monaten nach Radiochemotherapie (55 Gy/5-FU, Cisplatin) eine gute lokale Tumorkontrolle bei 85% der Patienten und eine Überlebensrate von 94% [83]. Ernsthafte Spätkomplikationen traten nicht auf.

Mammakarzinom

Die Behandlungsstrategie beim Mammacarcinom orientiert sich wesentlich an verschiedenen prognostischen Faktoren, die sowohl patienten- als auch tumorabhängig sind. Ein klare Indikation für eine systemische Zusatztherapie besteht bei Patientinnen mit Lymphknotenmetastasen. Bei fehlendem Befall der axillären Lymphknoten basiert die Entscheidung zu adjuvanten Therapiemaßnahmen auf der Einteilung der Patientinnen in Risikogruppen. Dabei wird das Rezidivrisiko bei Patientinnen mit kleinem Primärtumor (< 1 cm), hohem Differenzierungsgrad (G1), positivem Östrogenrezeptorstatus und einem Alter von mehr als 35 Jahren als minimal eingestuft. Im Gegensatz dazu müssen Patientinnen mit einer Tumorgröße von mehr als 2 cm, einem geringen Differenzierungsgrad (G2–3) oder negativem Östrogenrezeptorstatus als High-Risk Fälle angesehen werden.

Durch die adjuvante postoperative Strahlentherapie (45–55 Gy) des Resektionsgebietes und des regionalen Lymphabflußgebietes kann zwar eine Reduktion des Lokalrezidivrisikos, jedoch keine Verbesserung der Langzeitprognose erzielt werden. In einer randomisierten Studie mit 837 Patientinnen wurde durch postoperative Strahlentherapie nach brusterhaltender Tumorresektion eine Verminderung der Lokalrezidivrate von 26% auf 5% induziert, signifikante Unterschiede in der Überlebensrate wurden jedoch nicht festgestellt [84]. Da die adjuvante Strahlentherapie keinen positiven Einfluß auf die Überlebensrate hat, besteht eine Indikation derzeit hauptsächlich zur Konsolidierung der lokalen Tumorkontrolle bei Patientinnen mit multizentrischen oder lokal fortgeschrittenen Mammacarcinomen. Inwiefern sich die Wirksamkeit der Bestrahlung durch die Kombination mit Hyperthermie steigern läßt, bedarf weiterer Klärung [85].

Eine signifikante Verbesserung der Langzeitprognose konnte bei einigen Patientensubgruppen durch systemische Chemotherapie bzw. Hormontherapie erzielt werden. Eine Metaanalyse von 31 randomisierten Studien mit 11 000 Patientinnen demonstrierte sowohl eine Reduktion der Rezidive (44% vs. 35%) als auch eine verbesserte Überlebensrate (51% vs. 45%) durch Polychemotherapie im Vergleich zu Kontrollgruppen nach 10 Jahren [86]. In den meisten Studien wurde eine Kombinationschemotherapie mit Cyclophosphamid, Methotrexat und 5-FU (CMF) angewandt. Inzwischen wurden verschiedene andere Zytostatikaregimes wie z. B. 5-FU, Adriamycin und Cyclophosphamid (FAC) und Adriamycin und Cyclophosphamid (AC) [87, 88]. Obwohl Antrazykline enthaltende Regimes bei lokal fortgeschrittenen und disseminierten Mammakarzinomen eine bessere Wirksamkeit zu haben scheinen, ist eine generelle Überlegenheit gegenüber CMF noch nicht bewiesen.

Neuere Untersuchungen deuten darauf hin, daß durch Hochdosischemotherapie mit autologem Knochenmarkstransfer eine Konsolidierung der Tumorremission nach konventioneller Chemotherapie möglich ist [89]. Peters et al. führten bei 85 Hoch-Risiko Patientinnen (Stadium IIa–IIIB, mehr als 10 befallene Lymphknoten) eine Hochdosischemotherapie mit Cyclophosphamid, Cisplatin und Carmustine durch. Nach 2,5 Jahren war die rezidivfreie Überlebensrate dieser Patientinnen wesentlich höher als in einer historischen Kontrollgruppe (72% vs. 38%) [90]. Allerdings wurde eine therapiebedingte Mortalität von 12% beobachtet. Für eine endgültige Bewertung der Hochdosischemotherapie ist die Durchführung randomisierter Studien notwendig.

Der Mitosehemmstoff Taxol ist ein neues Zytostatikum, das sich in der Therapie von fortgeschrittenen Mammakarzinomen bewährt hat, so daß eine Überprüfung dieser Substanz im Rahmen eines multimodalen Therapiekonzeptes sinnvoll erscheint [91].

In einer Metaanalyse von randomisierten Studien mit insgesamt 30 000 Patientinnen hat die Behandlung mit Tamoxifen zu einer signifikanten Prognoseverbesserung geführt [92]. Es wurde nach 10 Jahren sowohl eine verminderte Rate von Rezidiven (51% vs. 45%) als auch eine geringere tumorbedingte Mortalität (58% vs. 52%) gegenüber Kontrollgruppen festgestellt. Bei der Subgruppenanalyse zeigte sich, daß insbesondere ältere (> 50 Jahre), postmenopausale Patientinnen mit positivem Östrogenrezeptorstatus (> 10 fmol/mg) von der Tamoxifentherapie profitieren. Das derzeitig gängigste Therapieschema besteht aus der Applikation von 20 mg Tamoxifen pro Tag für 2–5 Jahre.

Obwohl die ablative Hormontherapie in der palliativen Therapie des metastasierten Mammakarzinoms zu einer Prognoseverbesserung bei Tumoren mit positiven Östrogenrezeptoren geführt hat, bleibt die Wertigkeit im Rahmen einer adjuvanten Therapie noch ungeklärt [93]. Besonderes Interesse verdienen die LHRH Agonisten (z. B. Zoladex), denen neben der medikamentösen Kastration auch eine direkte Wirkung auf den Tumor nachgesagt wird.

Bisher ist noch nicht eindeutig geklärt, ob die Applikation von Tamoxifen in Kombination mit einer Chemotherapie zu additiven therapeutischen Effekten führt. Eine Klärung dieser Fragestellung in weiteren Untersuchungen ist notwendig.

In den letzten Jahren wurde verstärkt untersucht, inwiefern eine präoperative Behandlung bei Patientinnen mit lokal fortgeschrittenen Mammakarzinomen zu einer verbesserten Resektabilität und Langzeitprognose führt. Smith et al. konnten nach neodadjuvanter mit 5-FU, Epirubicin und Cisplatin (ECF) bei 33 von 50 Patienten (66%) eine komplette klinische Remission erzielen. Lediglich bei 6% der Patientinnen mußte nach der Vortherapie noch eine Mastektomie erfolgen, während bei den anderen Patientinnen eine brusterhaltende Therapie möglich war [94]. In einer randomisierten Studie wurde bei 270 Patientinnen mit Mammakarzinomen der Stadien IIb–IIIa die neoadjuvante Radiochemotherapie mit der alleinigen präoperativen Bestrahlung verglichen. Dabei zeigte sich die Radiochemotherapie im Hinblick auf die komplette Tumorremission (29% vs. 19%) und die 5-Jahresüberlebensrate überlegen (86% vs. 78%) [95].

Malignes Melanom

Das Maligne Melanom zeigt häufig ein aggressives biologisches Verhalten mit einem hohen Metastasierungspotential. Bei Melanomen mit einer Infiltrationstiefe von weniger als 0,76 cm Infiltrationstiefe sind Lymphknoten- und Fernmetastasen noch selten (2% bzw. 3%). Mit zunehmender Infiltrationstiefe steigt das Risiko jedoch dramatisch an. Im Stadium III (> 4 mm) werden nach 3–5 Jahren bereits bei etwa 60% der Patienten Lymphknotenmetastasen und bei 70% Fernmetastasen beobachtet.

Während Melanome in frühen Stadien durch radikale Exzision und Lymphknotendissektion kurativ therapiert werden können, werden bei Hochrisikopatienten zunehmend multimodale Therapieverfahren eingesetzt.

Obwohl sich DTIC (Dacarbacin) und Nitrosoharnstoffe (z. B. Semustin) als wirksame Substanzgruppen für die Behandlung des metastasierten Melanoms erweisen haben, existieren bisher wenig Daten aus randomisierten Studien, die den Nutzen einer adjuvanten Chemotherapie bestätigen. In einer Metaanalyse zeigte die Auswertung von 36 randomisierten Studien mit über 4000 Patienten weder für Patienten im Stadium I noch für Patienten im Stadium II eine Prognoseverbesserung durch adjuvante Chemotherapie [96]. Ebenfalls konnte bisher durch eine Dosissteigerung keine Steigerung der Effektivität der adjuvanten Chemotherapie erzielt werden. In einer randomisierten Studie mit 39 Patienten beobachteten Meisenberg et al. nach Hochdosischemotherapie (Cisplatin, Cyclophosphamid, Carmustin) mit autologem Knochenmarkstransfer keine signifikante Verbesserung der Überlebensrate [97].

Die regionale Chemotherapie mittels isolierter Extremitätenperfusion ist ein vielversprechendes Therapiekonzept zur Behandlung von Melanomen der Extremitäten. Kettelhack et al. behandelten 93 Patienten mit Melanomen durch hypertherme Extremitätenperfusion mit Melphalan. Die 5-Jahresüberlebensrate von 47 Patienten mit Primärtumoren (Stadium I) und 46 Patienten mit Rezidiven betrug 89% bzw. 40% [98]. In einer neueren Publikation wurde von einer dramatischen Steigerung der zytostatischen Wirkung der Extremitätenperfusion durch Tumornekrosefaktor berichtet (TNF). Lejeune et al. wiesen nach Extremitätenperfusion mit Melphalan, TNF und INF bei 91% der Patienten mit fortgeschrittenen Tumoren eine komplette Remission nach [99]. Nach neoadjuvanter Perfusion konnte eine Amputation der Extremität bei 87% der Patienten vermieden werden.

Seit wenigen Jahren haben immuntherapeutische Verfahren für die adjuvante Therapie des Melanoms verstärktes Interesse auf sich gezogen. Dieses Konzept wurde insbesondere durch die Identifikation eines auf Melanomen exprimierten Antigens (MAGE) unterstützt, das durch zytotoxische T-Zellen erkannt wird [100].

Von verschiedenen Arbeitsgruppen wurde nach Applikation von Interferon-alpha eine komplette Remission von fortgeschrittenen Melanomen berichtet. Die Anwendung von INF 2 alpha für die Therapie von High-Risk Patienten im Stadium II–III wurde in einer Studie der Eastern Cooperative Oncology Group (ECOG) untersucht. Es ergab sich ein Prognosevorteil in der Behandlungsgruppe (n = 110), der jedoch bisher keine statistische Signifikanz erreichte. Allerdings wurde eine erhebliche Hepato- und Neurotoxizität als Nebenwirkung der Therapie beobachtet. Eine randomisierte Studie zur Interferon-gamma Therapie mußte aufgrund erheblicher Nebenwirkungen frühzeitig abgebrochen werden. Bessere Ergebnisse wurden mit Interleukin-2 (IL-2) erzielt, das im Gegensatz zu den Interferonen keine direkte antineoplastische Wirkung hat. Durch eine Bolus-Injektion von IL-2 erreichten Rosenberg et al. bei 17% von 134 Patienten mit metastasierten Melanomen eine komplette oder partielle Remission [101]. Ebenfalls sollten die ersten positiven Ergebnisse mit die adoptive Immuntherapie mit Lymphokinaktivierten Killer (LAK) Zellen und Tumorinfiltrierenden Lymphozyten (TIL) weitere Untersuchungen anregen.

Es wurden mehrere randomisierte Studien zur adjuvanten Therapie des malignen Melanoms mit Levamisol publiziert. Während Quirt et al. von einer signifikanten Reduktion der Rezidivrate und Mortalität von etwa 30% nach Levamisoltherapie berichten, konnten diese Ergebnisse in weiteren Studien nicht belegt werden [102, 103].

Die aktiv spezifische Immunisierung ist ein interessanter Therapieansatz mit dem Ziel, die spezifische Immunantwort des Körpers mittels einer Tumorvakzine zu steigern. Miller et al. behandelten 82 Melanom-Patienten nach chirurgischer Resektion mit einer polyvalenten Melanom-Vakzine [104]. Bei den Respondern mit verstärkter Antikörperproduktion wurde eine signifikant verbesserte 5-Jahresüberlebensrate im Vergleich zu den Non-Respondern festgestellt (77% vs. 44%). Eine weitere Überprüfung dieser Therapiemodalität sollte in randomisierten Studie erfolgen.

Literatur

1. Hünerbein M, Below C, Schlag PM (1995) Endosonography and laparoscopic ultrasound for staging of cancer of the esophagogastric junction. Surg Endosc 9 (5):607
2. Teniere P, Hay JM, Fingerhut A, Fagniez PL (1991) Postoperative radiation therapy does not increase survival after curative resection for squamous cell carcinoma of the middle and lower esophagus as shown by a multicenter controlled trial. Surg Gynecol Obstet 173:123–128
3. Fok M, Sham JST, Choy D, Cheng SWK, Wong J (1993) Postoperative radiotherapy for carcinoma of the middle and lower esophagus: a prospective randomized controlled study. Surgery 11: 138–143
4. Japanese Esophageal Oncology Group (1993) A comparison of chemotherapy and radiotherapy as adjuvant treatment to surgery for esophageal carcinoma. Chest 104:203–207
5. Gignoux M, Roussel A, Pailott B (1987) The value of preoperative radiotherapy in esophageal cancer: Results of a study of the EORTC. World J Surg 11:426–431
6. Schlag P, Manasterski M, Gerneth T, Hohenberger P, Dueck M, Herfarth C, Liebrich W, Schirrmacher V (1992) Active specific immunotherapy with Newcastle-disease-virus-modified autologous tumor cells following resection of liver metastases in colorectal cancer. First evaluation of clinical response of a phase II-trial. Cancer Immunol Immunother 35:325–330
7. Roth JA, Pass HI, Flanagan MM, Graeber GM, Rosenberg JC, Steinberg S (1988) Randomized clinical trial of preoperative and postoperative adjuvant chemotherapy with cisplatin, vindesine and bleomycin for carcinoma of the esophagus. J thorax Cardiovasc Surg 96:242–248
8. Forrastiere AA, Orringer MB, Perez-Tamayo C, Urba SG (1993) Preoperative chemoradiation followed by transhiatal esophagectomy for carcinoma of the esophagus. J Clin Oncol 11:1118–1127
9. Gill PG, Denham JW, Jamieson GG, Devitt PG, Yeoh E, Olweny C (1992) Patterns of treatment failure and prognostic factors associated with the treatment of esophageal carcinoma with chemotherapy and radiotherapy either as a sole treatment or followed by surgery. J Clin Oncol 10:1037–1045
10. Kavanagh B, Anscher M, Leopold K (1992) Patterns of failure following combined modality therapy for esophageal cancer, 1984–1990. Int J Radiat Oncol Biol Phys 24:633–639
11. Wilke H, Stahl M, Fink U (1993) High pCR/NED rate with an intensive preoperative combined modality program in patients with esophaeal cancer. Proc Am Soc Clin Oncol 12:215
12. Nozoe T, Kuwano H, Watanabe M, Yasuda M, Sadanaga N, Mimori K, Sugimachi K (1995) The long-term results of pre-operative hyperthermo-chemo-radiotherapy for oesophageal carcinoma – a comparison with preoperative radiation therapy alone. Eur J Surg Oncol 21:374–378
13. Gastrointestinal Tumor Study Group (1982) Controlled trial of adjuvant chemotherapy following curative resection for gastric cancer. Cancer 49:1116–1122
14. Hermans J, Bonenkamp JJ, Boon MC (1993) Adjuvant therapy after curative resection for gastric cancer: metaanalysis of randomized trials. J Clin Oncol 11:1441–1447
15. Sautner T, Hofbauer F, Depisch D, Schiessel R, Jakesz R (1994) Adjuvant intraperitoneal cisplatin chemotherapy does not improve long term survival after surgery for advanced gastric cancer. J Clin Oncol 12:970–974
16. Nakajima T (1991) Adjuvant chemotherapy for gastric cancer in japan: Present status and suggestions for rational clinical trials. Jpn J Clin Oncol 67:2588–2593
17. Yonemura Y, Ninomiya I, Kaji M, Sugiyama K, Fujimura K, Sawa T, Katayama K, Tanaka S, Hirono Y, Miwa K, et al (1995) Prophylaxis with intraoperative chemohyperthermia against peritoneal recurrence of serosal invasion-positive gastric cancer. World J Surg 19:450–454
18. Abe M, Nishimura Y, Shibamoto Y (1995) Intraoperative radiation therapy for gastric cancer. World J Surg 19:544–547
19. Avizonis VN, Buzydlowski J, Lanciano R, Owens JC, Noyes RD, Hanks GE (1995) Treatment of adenocarcinoma of the stomach with resection, intraoperative radiotherapy, and adjuvant external beam radiation: a phase II study from Radiation Therapy Oncology Group 85-04. Ann Surg Oncol 2:295–302

20. Yonemura Y, Sawa T, Kinoshita K (1993) Neoadjuvant chemotherapy for high grade advanced gastric cancer. World J Surg 17:256–261
21. Ajani JM, Mayer RJ, Ota DM, Steele GD, Evans D, Roh M (1993) Preoperative and postoperative chemotherapy for patients with potentially resectable gastric carcinoma. J Natl Cancer Inst 85:1839
22. Kang JK, Choi DW, Kim CW, Lee JI, Hong WS, Paik NS (1992) The effect of neoadjuvant chemotherapy on the surgical outcome of locally advanced gastric adenocarcinoma: interim report of a randomized controlled trial. Proc Am Soc Clin Oncol 11:173
23. Fink U, Stein HJ, Schuhmacher C, Wilke HJ (1995) Neoadjuvant chemotherapy of Gastric cancer. World J Surg 95:509–516
24. Leichmann L, Crookes P, Leichmann CG, Garcia Y, Groshen S, Silberman H (1994) Preoperative systemic chemotherapy for primary gastric cancer followed by intraperitoneal therapy: a final report on 58 patients. Proc Am Soc Clin Oncol 13:227
25. Schwartz G, Kelsen D, Christman K, Saltz L, Toomasi F, Friedrich C (1993) A phase II study of neoadjuvant FAMTX and postoperative intraperitoneal 5-FU and cisplatin in high risk patients with gastric cancer. Proc Am Soc Clin Oncol 12:195
26. Findlay M, Cunningham D, Norman A, Mansi J, Nicolson M, Hickish T, Nicolson V, Nash A, SacksN, Ford H, et al (1994) A phase II study in advanced gastro-esophageal cancer using epirubicin and cisplatin in combination with continuous infusion 5-fluorouracil (ECF). Ann Oncol 5:609–616
27. Kalser MH, Ellenberg SS, Levin B, Knowlton SM, Steinberg SM (1985) Pancreatic cancer: Adjuvant combined radiation and chemotherapy following curative resection. Arch Surg 190:899–903
28. Douglass HO, Stablein DM, Kalser MH, Weaver DW, Knowlton SM, Steinberg SM (1987) Confirmation by the Gastrointestinal Tumor Study Group that survival following potentially curative resection of pancreatic cancer ist improved by multidisciplinary postoperative therapy. In: Salmon VS (ed) Adjuvant Therapy of Cancer. Grune & Stratton, pp 525–530
29. Gastrointestinal Tumor Study Group (1988) Teratment of locally unresectable carcinoma of the pancreas: comparison of combined modality therapy to chemotherapy alone. J Natl Cancer Inst 80:751–755
30. Gastrointestinal Tumor Study Group (1985) Radiation therapy combined with adriamycin or 5-Fluorouracil for the treatment of locally unresectable pancreatic cancer. Cancer 56:2563–2568
31. Leichmann L, Seydel HG, Stablein DM (1984) Continuous hyperfractionation radiation and 5-FU followed by streptozozin, mitomycin c and 5-FU for patients with localized unresectable pancreatic cancer. Proc Am Assoc Cancer Res 25:195
32. Fossati V, Cattaneo GM, Zerbi A, Galli L, Bordogna G, Reni M, Parolini D, Carlucci M, Bissi A, Staudacher C, et al (1995) The role of intraoperative therapy by electron beam and combination of adjuvant chemotherapy and external radiotherapy in carcinoma of the pancreas. Tumori 81:23–31
33. Tepper JE, Noyes D, Krall JM (1991) Intraoperative radiation therapy of pancreatic carcinoma: a report of RTOG-8505. Radiation therapy oncology group. Int J Radiat Oncol Biol Phys 21:1145–1149
34. Weese JL, Nussbaum ML, Paul AR (1990) Increased resectability of locally advanced pancreatic and periampullary carcinoma with neoadjuvant chemotherapy. Int J Pankreatol 1:177–185
35. Pilepich MV, Miller HH (1980) Preoperative irradiation in carcinoma of the pancreas. Cancer 46:1945–1949
36. Douglass HO (1993) Current approaches to multimodality management of advanced pancreatic cancer. Hepato-Gastroenterol 40:433–442
37. Keating JJ, Johnson PJ, Cochrane AMG (1989) A prospective randomised controlled trial of tamoxyfen and cyproterone acetate in pancreatic carcinoma. Br J Cancer 60:789–792
38. Rosenberg L, Barkun AN, Denis MH, Pollak M (1995) Low dose octreotide and tamoxifen in the treatment of adenocarcinoma of the pancreas. Cancer 75:23–28
39. Ebert M, Friess H, Beger HG, Buchler MW (1994) Role of octreotide in the treatment of pancreatic cancer. Digestion 55 Suppl 1:48–51
40. Moesta KT, Schlag P, Douglass HO, Jr, Mang TS (1995) Evaluating the role of photodynamic therapy in the management of pancreatic cancer. Lasers Surg Med 16:84–92
41. Weiner LM, Halle DG, Kirkwood J (1991) Phase II trial of repetetive murine monoclonal antibody therapy in pancreatic carcinoma. Proc Am Soc Clin Oncol 10:512
42. Molinolo A, Simpson JF, Thor A, Schlom J (1990) Enhanced tumor binding using immunohistochemical analyses by second generation anti tumor associated glycoprotein 72 monoclonal antibodies versus monoclonal antibody b72.3 in human tissue. Cancer Res 50:1291–1298
43. Van Laethem JL, Vertongen P, Deviere J, Van Rampelbergh J, Rickaert F, Cremer M, Robberecht P (1995) Detection of c-Ki-ras gene codon 12 mutations from pancreatic duct brushings in the diagnosis of pancreatic tumours. Gut 36:781–787

44. Sakorafas GH, Tsiotou AG (1994) Genetic basis of cancer of the pancreas: diagnostic and therapeutic applications. Eur J Surg 160:529–534
45. Buyse M, Zeleniuch A, Chalmers TC (1988) Adjuvant therapy for colorectal cancer. Why we still don'nt know. JAMA 259:3571–3578
46. Wolmark N, Fischer B, Rockette H, Redmond C, Wickerham DL, Fisher ER, Jones J, Lerner H, Lawrence W (1988) Postoperative adjuvant chemotherapy or BCG for colon cancer: results from NASBP protocol C-O1. J Natl Cancer Inst 80:30–36
47. Moertel CG, Flemin TR, Macdonald JS, Haller DG, Laurie JA, Goodman PJ, Ungerleidre JS, Emerson WA, Torney DC, Glick JH (1990) Levamisole and fluorouracil for adjuvant therapy of resected colon carcinoma. N Engl J Med 322:352–358
48. Laffer U, Metzger U, Aeberhard P, Arigoni M, Arma S, Barras J, Egeli R, Martinoli S, Muller W, Schweizer W, et al (1992) Final evaluation of the randomized multicenter study SAKK 40/81: adjuvant portal chemotherapy of curatively resected colorectal cancer. Helv Chir Acta 58: 755–758
49. Sugarbaker PH, Graves T, DeBruijn EA, Cunliffe WJ, Mullins RE, Hull WE, Oliff L, Schlag P (1990) Early postoperative intraperitoneal chemotherapy as an adjuvant therapy to surgery for peritoneal carcinomatosis from gastrointestinal cancer. Cancer Res 50:5790–5794
50. Sugarbaker PH (1995) Patient selection and treatment of peritoneal carcinomatosis from colorectal and appendiceal cancer. World J Surg 19:235–240
51. Gunderson LL, Martenson JA, Devine RM, Wolff BG, Pemberton JH, Beart RW (1990) Indications for and results of IORT with colorectal cancer. In: Abe M, Takahashi M (eds) Proceeding of the third international symposion on radiation therapy for unresectable rectal cancer. New York: Pergamon Press, pp 299–305
52. Eble MJ, Kallinowski F, Wannenmacher MF, Herfarth C (1994) Intraoperative radiotherapy of locally advanced and recurrent rectal cancer. Chirurg 65:585–592
53. Gastrointestinal Tumor Study Group (1986) Survival after postoperative combination treatment of rectal cancer. N Engl J Med 315:1294–1295
54. Dunst J (1994) Protracted infusion versus bolus administration of 5-FU in adjuvant radiochemotherapy of rectal cancer. Strahlenther Onkol 170:56–57
55. Minsky BD, Kemeny N, Cohen AM, Enker WE, Kelsen DP, Reichman B, Saltz L, Sigurdson ER, Frankel J (1991) Preoperative high-dose leucovorin/5-fluorouracil and radiation therapy for unresectable rectal cancer. Cancer 67:2859–2866
56. Rich TA, Skibber JM, Ajani JA, Buchholz DJ, Cleary KR, Dubrow RA, Levin B, Lynch PM, Meterissian SH, Roubein LD, et al (1995) Preoperative infusional chemoradiation therapy for stage T3 rectal cancer. Int J Radiat Oncol Biol Phys 32:1025–1029
57. Chari RS, Tyler DS, Anscher MS, Russell L, Clary BM, Hathorn J, Seigler HF (1995) Preoperative radiation and chemotherapy in the treatment of adenocarcinoma of the rectum. Ann Surg 221: 778–786
58. Picciocchi A, Coco C, Magistrelli P, Roncolini G, Netri G, Mattana C, Cellini N, Valentini V, De Franco A, Vecchio FM, et al (1994) Concomitant preoperative radiochemotherapy in operable locally advanced rectal cancer. Dis Colon Rectum 37:S69–S72
59. Takahashi T, Horie H, Kojima O, Itoh M (1993) Preoperative combined treatment with radiation, intraluminal hyperthermia, and 5-fluorouracil suppositories for patients with rectal cancer. Surg Today 23:1043–1048
60. Korenaga D, Matsushima T, Adachi Y, Mori M, Matsuda H, Kuwano H, Sugimachi K (1992) Preoperative hyperthermia combined with chemotherapy and radiotherapy for patients with rectal carcinoma may prevent early local pelvic recurrence. Int J Colorectal Dis 7:206–209
61. DeCian F, Bachi V, Mondini G, Gramegna A, Simoni G, Esposito M, Civalleri D (1994) Pelvic perfusion in the adjuvant therapy of locally advanced rectal cancer. Feasibility trial and initial clinical experience. Dis Colon Rectum 37:S106–S114
62. Hoover HC, Jr, Brandhorst JS, Peters LC, Surdyke MG, Takeshita Y, Madariaga J, Muenz LR, Hanna MGJ (1993) Adjuvant active specific immunotherapy for human colorectal cancer: 6.5-year median follow-up of a phase III prospectively randomized trial. J Clin Oncol 11:390–399
63. Riethmüller G, Schneider-Gädicke E, Schlimock G, et al (1994) Randomized trial of monoclonal antibody for adjuvant therapy of resected Dukes C colorectal carcinoma. Lancet 343:1177–1183
64. Heys SD, Deehan DJ, Eremin O (1994) Interleukin 2 treatment in colorectal cancer: current results and future prospects. Eur J Surg Oncol 20:622–629
65. Köhne CH, Wilke H, Hecker H, Schoffski P, Kaufer C, Rauschecker H, Andreesen R, Ohl U, Lange HJ, Klaassen U, et al (1995) Interferon-alpha does not improve the antineoplastic efficacy of high-dose infusional 5-fluorouracil plus folinic acid in advanced colorectal cancer. First results of a randomized multicenter study by the Association of Medical Oncology of the German Cancer Society (AIO). Ann Oncol 6:461–466

66. Frost DB, Richards PC, Montague ED (1984) Epidermoid cancer of the anorectum. Cancer 53: 1285–1293
67. Touboul E, Schlienger M, Buffat L, Lefkopoulos D, Pene F, Parc R, Tiret E, Gallot D, Malafosse M, Laugier A (1994) Epidermoid carcinoma of the anal canal. Results of curative-intent radiation therapy in a series of 270 patients. Cancer 73:1569–1579
68. Cantril SS, Green JP, Schall GL, Schaupp WC (1983) Primary radiation therapy in the treatment of anal carcinoma. Int J Radiat Oncol Biol Phys 9:1271–1278
69. Salmon RJ, Fenton J, Asselain B, Matheiu G (1984) Treatment of epidermoid anal canal cancer. Am J Surg 147:43–46
70. Touboul E, Schlienger M, Buffat L, Ozsahin M, Belkacemi Y, Pene F, Balosso J, Lefkopoulos D, Parc R, Tiret E, et al (1995) Conservative versus nonconservative treatment of epidermoid carcinoma of the anal canal for tumors longer than or equal to 5 centimeters. A retrospective comparison. Cancer 75:786–793
71. Valentini V, Mantello G, De Santis M, Cellini N (1991) Combined brachytherapy and external beam radiation in the treatment of anal and rectal carcinoma. Rays 16:82–91
72. Nigro N, Vaitkevicious VK, Considine B (1974) Combined therapy for cancer of the anal canal. Dis Colon Rectum 17:354–356
73. Nigro ND (1984) An evaluation of combined therapy for squamous cell cancer of the anal canal. Dis Colon Rectum 27:763–766
74. Grabenbauer GG, Panzer M, Hultenschmidt B, Doker R, Huber K, Kuhne Velte HJ, Hutter M, Ruhl U, Budach V, Wendt T, et al (1994) The prognostic factors following the simultaneous radiochemotherapy of anal canal carcinoma in a multicenter series of 139 patients. Strahlenther Onkol 170:391–399
75. Tanum G, Tveit K, Karlsen KO, Hauer Jensen M (1991) Chemotherapy and radiation therapy for anal carcinoma. Survival and late morbidity. Cancer 67:2462–2466
76. Cummings BJ, Keane TJ, O'Sullivan B, Wong CS, Catton CN (1991) Epidermoid anal cancer: treatment by radiation alone or by radiation and 5-fluorouracil with and without mitomycin C. Int J Radiat Oncol Biol Phys 21:1115–1125
77. Doci R, Zucali R, Bombelli L, Montalto F, Lamonica G (1992) Combined chemoradiation therapy for anal cancer. A report of 56 cases. Ann Surg 215:150–156
78. Cummings BJ, Keane TJ, O'Sullivan B, Wong CS, Catton CN (1993) Mitomycin in anal canal carcinoma. Oncology 50 Suppl 1:63–69
79. Kapp KS, Kapp DS, Stuecklschweiger G, Berger A, Geyer E (1994) Interstitial hyperthermia and high dose rate brachytherapy in the treatment of anal cancer: a phase I/II study. Int J Radiat Oncol Biol Phys 28:189–199
80. Stucklschweiger G, Schad KA, Handl Zeller L, Leitner H, Poier E, Hackl A (1991) Interstitial Ir-192 afterloading therapy with sequential warm-water hyperthermia. Strahlenther Onkol 167:98–104
81. Hubener KH (1993) Radiochemotherapy in anal carcinoma: radiation plus 5-FU with and without long-term cisplatin infusion. Strahlenther Onkol 169:689–690
82. Svensson C, Kaigas M, Goldman S (1992) Induction chemotherapy with carboplatin and 5-fluorouracil in combination with radiotherapy in loco-regionally advanced epidermoid carcinoma of the anus – preliminary results. Int J Colorectal Dis 7:122–124
83. Rich TA, Ajani JA, Morrison WH, Ota D, Levin B (1993) Chemoradiation therapy for anal cancer: radiation plus continuous infusion or 5-fluorouracil with or without cisplatin. Radiother Oncol 27:209–215
84. Clark RM, McCulloch PB, Levine MN, Lipa M, Wilkinson RH, Mahoney LJ, Basrur VR, Nair BD, McDermot RS, Wong CS, et al (1992) Randomized clinical trial to assess the effectiveness of breast irradiation following lumpectomy and axillary dissection for node-negative breast cancer. J Natl Cancer Inst 84:683–689
85. Kapp DS, Cox RS, Barnett TA, Ben Yosef R (1992) Thermoradiotherapy for residual microscopic cancer: elective or post-excisional hyperthermia and radiation therapy in the management of local-regional recurrent breast cancer. Int J Radiat Oncol Biol Phys 24:261–277
86. Early Breast Cancer Trialists' Collaborative Group (1992) Systemic treatment of early breast cancer by hormonal, cytotoxic, or immune therapy. 133 randomised trials involving 31000 recurrences and 24000 deaths among 75000 women. Lancet 339:71–85
87. Hupperets PS, Wils J, Volovics L, Schouten L, Fickers M, Bron H, Schouten HC, Jager J, Smeets J, de Jong J, et al (1993) Adjuvant chemohormonal therapy with cyclophosphamide, doxorubicin and 5-fluorouracil (CAF) with or without medroxyprogesterone acetate for node-positive breast cancer patients. Ann Oncol 4:295–301
88. Kaufmann M, Jonat W, Abel U, Hilfrich J, Caffier H, Kreienberg R, Trams G, Brunnert K, Schermann J, Kleine W, et al (1993) Adjuvant randomized trials of doxorubicin/cyclophosphamide

versus doxorubicin/cyclophosphamide/tamoxifen and CMF chemotherapy versus tamoxifen in women with node-positive breast cancer. J Clin Oncol 11:454–460

89. Bergh J (1995) High-dose therapy with autologous bone marrow stem cell support in primary and metastatic human breast cancer. A review. Acta Oncol 34:669–674
90. Peters WP, Ross M, Vredenburgh JJ, Meisenberg B, Marks LB, Winer E, Kurtzberg J, Bast RC, Jr, Jones R, Shpall E, et al (1993) High-dose chemotherapy and autologous bone marrow support as consolidation after standard-dose adjuvant therapy for high-risk primary breast cancer. J Clin Oncol 11:1132–1143
91. Dieras V, Marty M, Tubiana N, Corette L, Morvan F, Serin D, Mignot L, Chazard M, Garet F, Onetto N, et al (1995) Phase II randomized study of paclitaxel versus mitomycin in advanced breast cancer. Semin Oncol 22:33–39
92. Early Breast Cancer Trialists' Collaborative Group (1992) Systemic treatment of early breast cancer by hormonal, cytotoxic, or immune therapy. 133 randomised trials involving 31 000 recurrences and 24 000 deaths among 75 000 women. Lancet 339:1–15
93. Scottish Cancer Trials Breast Group and ICRF Breast Unit, Guy's Hospital, London (1993) Adjuvant ovarian ablation versus CMF chemotherapy in premenopausal women with pathological stage II breast carcinoma: the Scottish trial. Lancet 341:1293–1298
94. Smith IE, Walsh G, Jones A, Prendiville J, Johnston S, Gusterson B, Ramage F, Robertshaw H, Sacks N, Ebbs S, et al (1995) High complete remission rates with primary neoadjuvant infusional chemotherapy for large early breast cancer. J Clin Oncol 13:424–429
95. Semiglazov VF, Topuzov EE, Bavli JL, Moiseyenko VM, Ivanova OA, Seleznev IK, Orlov AA, Barash NY, Golubeva OM, Chepic OF (1994) Primary (neoadjuvant) chemotherapy and radiotherapy compared with primary radiotherapy alone in stage IIb–IIIa breast cancer. Ann Oncol 5:591–595
96. Lejeune FJ (1987) Phase III adjuvant studies in operable malignant melanoma. Anticancer Res 7:701–705
97. Meisenberg BR, Ross M, Vredenburgh JJ, Jones R, Shpall EJ, Seigler HF, Coniglio DM, Wu K, Peters WP (1993) Randomized trial of high-dose chemotherapy with autologous bone marrow support as adjuvant therapy for high-risk, multi-node-positive malignant melanoma. J Natl Cancer Inst 85:1080–1085
98. Kettelhack C, Kraus T, Hupp T, Manner M, Schlag P (1990) Hyperthermic limb perfusion for malignant melanoma and soft tissue sarcoma. Eur J Surg Oncol 16:370–375
99. Lejeune F, Lienard V, Eggermont A, Schraffordt Koops H, Rosenkaimer F, Gerain J, Klaase J, Kroon B, Schmitz P (1995) Efficacy of the tumor necrosis factor-alpha (rTNF-alpha) associated with interferon-gamma and chemotherapy in extracorporeal circulation in the limb in inoperable malignant melanoma, soft tissue sarcoma and epidermoid carcinoma. A 4-year experience. Bull Cancer Paris 82:561–567
100. Boon T, Coulie P, Marchand M (1994) Genes coding for tumor rejection antigens: perspectives for specific immunotherapy. In: Anonymous (ed) Important advances in oncology. JB Lippincott, Philadelphia, pp 53–69
101. Rosenberg SA, Yang YC, Topalian SL (1994) Treatment of 283 consecutive patients with metastatic melanoma or renal cell cancer using high dose bolus interleukin 2. JAMA 271:907–913
102. Quirt IC, Shelley WE, Pater JL, Bodurtha AJ, McCulloch PB, McPherson TA, Paterson AH, Prentice R, Silver HK, Willan AR, et al (1991) Improved survival in patients with poor-prognosis malignant melanoma treated with adjuvant levamisole: a phase III study by the National Cancer Institute of Canada Clinical Trials Group. J Clin Oncol 9:729–735
103. Spitler LE (1991) A randomized trial of levamisole versus placebo as adjuvant therapy in malignant melanoma. J Clin Oncol 9:736–740
104. Miller K, Abeles G, Oratz R, Zeleniuch Jacquotte A, Cui J, Roses DF, Harris MN, Bystryn JC (1995) Improved survival of patients with melanoma with an antibody response to immunization to a polyvalent melanoma vaccine. Cancer 75:495–502

Endotoxin – Endotoxinämie:
Klinische und experimentelle Bedeutung

D. Berger, E. Bölke und H. G. Beger

In seinen inzwischen klassischen Studien zeigte Richard Pfeiffer, daß die parenterale Gabe von Lysaten hitzeinaktivierter Bakterien, er verwandte bei diesen Untersuchungen am Ende des 19. Jahrhunderts Vibrio cholerae, Schock und Tod zur Folge hatte. Auch Extrakte anderer gram-negativer Bakterien (Neisseriaceae, Pseudomonaden und Enterobacteriaceen) zeigten im Tierversuch Toxizität im Sinne von Fieber, Blutdruckabfall und disseminierter intravasaler Gerinnung. Pfeiffer postulierte, daß das toxische Prinzip in der Zellwand lokalisiert sein müßte und nannte es Endotoxin [1]. 1954 gelang erstmals die Isolierung und Reindarstellung von Endotoxin durch Otto Westphal und Otto Lüderitz. Sie nannten es der chemischen Struktur folgend Lipopolysaccharid [2, 3].

Zwischenzeitlich wurde die Struktur von Lipopolysacchariden verschiedenster Bakterienstämme aufgeklärt [4]. Sie folgt generell folgendem Prinzip. Den eigentlichen toxischen Anteil stellt das Lipid A dar, das als konservativer Bestandteil des LPS-Moleküls interbakteriell nur geringen Modifikationen unterliegt. Der Lipid A-Rest von Enterobacteriaceen besteht aus einem Disaccharid aus 2 Glucosaminresten, das in 1- und 4'-Position je einen Phosphatrest enthält. In Position 2, 3, 2' und 3'sind langkettige Fettsäuren gebunden, die ihrerseits wiederum mit langkettigen Fettsäuren substituiert sind. Demgegenüber ist der outer core stammspezifisch und somit hochvariabel. Die strukturellen Voraussetzungen der Toxizität sind nach der gelungenen chemischen Synthese von Lipid A geklärt [5].

Pathogenetische Bedeutung von Endotoxin

Seit 1944 wurden die kardio-vaskulären, hämatologischen und metabolischen Veränderungen nach definierter experimenteller Endotoxinämie intensiv untersucht. Ganz allgemein führt die intravenöse Applikation von Endotoxin zu Fieber, Blutdruckabfall, Schock, Organversagen und zuletzt Tod. Zugrundeliegende histopathologische Veränderungen sind hämorrhagische Nekrosen in den verschiedensten Organsystemen als Folge intravasaler Thrombosen und somit Mikrozirkulationsstörungen [6–8]. Inzwischen ist das sogenannte Mediatorprinzip all dieser beschriebenen Endotoxinwirkungen allgemein akzeptiert: die klinisch faßbaren Veränderung nach Gabe von Endotoxin sind auf die Wirkung körpereigener Mediatorsysteme zurückzuführen [9]. Zu diesen können beispielhaft Cytokine, Arachidonsäureprodukte, das Komplement- und Gerinnungssystem gezählt werden.

Bereits 1967 wurde erstmals durch Ollodart et al. die pathophysiologische Wirkung von Endotoxin nach Verabreichung an gesunde Probanden untersucht [10]. Weiterführende Studien an diesem Modell wurden durch Michie et al. vorgenommen, der einmal die klinischen Wirkungen, die bereits 1967 demonstriert wurden, bestätigte und die Sequenz der endotoxininduzierten Mediatorfreisetzung zeigen konnte [11]. Van Deventer et al. bestätigten im humanen System die Ergebnisse von Michie et al. [12].

Das Verständnis der Zusammenhänge zwischen einzelnen Mediatorsystemen wird durch gegenseitige Rückkopplungsmechanismen zwischen pro- und contrainflammatorischen Mediatoren, unterschiedliche Kinetik und die Anwesenheit von Inhibitoren oder Rezeptoren, welche die biologische Wirkung modifizieren können, erschwert und ist bis heute allenfalls bruchstückhaft möglich [13].

Bestimmung von Endotoxin

1956 beschrieb F. B. Bang bei Pfeilschwanzkrebsen, Limulus polyphemus, eine Erkrankung, die der disseminierten intravasalen Gerinnung beim Menschen vergleichbar ist [14]. Als auslösendes Agens wurde eine marine Vibrionenart charakterisiert; weitere Untersuchungen führten zur Identifikation von Endotoxin als eigentlichem auslösendem Agens [15]. Es konnte gezeigt werden, daß die Amöbozyten des Pfeilschwanzkrebses Träger einer proteolytischen Reaktion sind, die zu einem der Gerinnung vergleichbaren Vorgang führt [16]. Seit den frühen 70er Jahren ist es vorallem J. Levin zu verdanken, daß Endotoxin als pathogenetisch bedeutungsvolles Agens bei der gramnegativen Sepsis Beachtung fand [17]. Seine Untersuchungen wurden aber vielfach nicht bestätigt, ein Umstand, der durch die fehleranfällige Methode des sogenannten Limulus-Amöbozyten-Lysat-Testes bedingt war [18]. Insbesondere die Bestimmung des Plasmaendotoxinspiegels erwies sich als schwierig, was wiederum J. Levin als erster beschrieb und mit einer Extraktion unter Verwendung von Chloroform anzugehen versuchte [19]. Seitdem ist eine ganze Reihe von Extraktionsmethoden für Plasma beschrieben worden [20, 21]; es konnte sich aber nur die Kombination von Hitze und Verdünnung durchsetzen. Der eigentliche LAL-Test selbst wurde zunächst als Gelierungstest durchgeführt, der über eine Verdünnungsreihe auch semiquantitative Ergebnisse lieferte. Eine Quantifizierung ist über den Umsatz eines chromogenen Substrates möglich, das durch die letzte aktivierte Protease der Amöbozytenkaskade gespalten wird [20–22]. Weiterhin kann turbidimetrisch der Endotoxingehalt einer unbekannten Probe bestimmt werden [23]. Beide Verfahren finden als Endpunkt- oder kinetische Methode Anwendung. Ein weiteres kaum verbreitetes Verfahren stellt der Immuno-LAL dar, der auf einer Kombination von Endotoxinbindung an Antiendotoxin-Antikörper und Nachweis gebundenen Endotoxins mittels LAL-Test beruht [24]. Sein Nachteil ist eine geringere Empfindlichkeit und fehlende bzw. unvollständige Kreuzreaktivität, so daß sich bestimmte Lipopolysaccharidpräparationen dem Nachweis entziehen können. Der Endotoxingehalt wird heute am Ec6-Standard der FDA abgelesen und in Endotoxinunits (EU)/ml angeben, da der LAL-Test nicht die Menge sondern die toxische Aktivität eines Pyrogens nachweist. Dabei ist zu berücksichtigen, daß eine Korrelation zwischen der Aktivität im LAL-Test und in vivo-Systemen besteht [25].

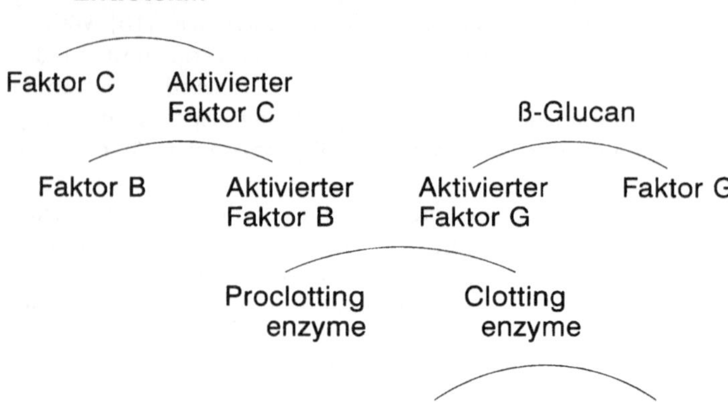

Abb. 1. Grundlage der Aktivierung des Limulus Amöbozyten Lysates. Endotoxin und β-Glucane können über 2 unterschiedliche proteolytische Wege zu einer Aktivierung des sogenannten „proclotting enzyme" führen, dessen Aktivität über die Gelierung, turbidimetrisch oder im chromogenen Test bestimmt wird

Als besonderes Problem des LAL-Testes wird oftmals die Unspezifität angeführt. Die Amöbozyten enthalten prinzipiell 2 Wege, über die eine Aktivierung bis hin zur Gerinnung stattfindet (Abb. 1). Als stimulierende Agentien wirken Endotoxin und für den alternativen Weg β-D-Glucane, wie sie in der Zellwand von Pilzen vorkommen [16]. Dieses sogenannte LAL-RM (LAL-reactive material) soll auch von Dialysefiltern abgegeben werden. Roslansky und Novitsky verglichen 1991 die Empfindlichkeit einzelner Lysate gegenüber Glucanen [26]. Dabei zeigten sich Unterschiede bezüglich der Empfindlichkeit gegenüber Glucanen, allerdings waren mindestens 1000fach höhere Glucan- als Endotoxinkonzentrationen zur Stimulation der Lysate erforderlich. In Japan, vor dessen Küsten ebenfalls eine Pfeilschwanzkrebsart als Bonsaiform, Tachypleus tridentatus, vorkommt, wurde ein Test entwickelt, in welchem der alternative also durch Glucane stimulierte Weg fehlt bzw. blockiert ist. Diese Methode soll zusammen mit der üblichen Bestimmung durch ein Lysat mit beiden Aktivierungsmöglichkeiten die Differenzierung zwischen bakterieller und fungaler Infektion erlauben [27]. Eigene Ergebnisse an Urinproben mit kulturell nachgewiesenem hohem Pilzgehalt zeigten, daß ein Lysat, welches als empfindlich gegenüber Glucanen einzustufen ist, nicht durch eine solche Pilzbesiedelung zu aktivieren ist [28]. Somit erscheint der Einwand der vermeintlichen Unspezifität als nicht relevant.

Klinische Relevanz von Endotoxin bei gram-negativer Sepsis

Wie erwähnt war J. Levin Protagonist in der Formulierung der pathogenetischen Bedeutung von Endotoxin bei gram-negativer Sepsis. Nach zahlreichen in ihrer Aussage völlig kontroversen Studien zur Inzidenz und prognostischen Relevanz der Endotoxinämie bei gram-negativer Sepsis ist in der Mitte der 80er Jahre eine gewisse Wende zu verzeichnen. Pearson et al. zeigten klar, daß Endotoxin bei gram-negativer Sepsis in der Zirkulation erscheint [29]. Die Arbeitsgruppe um ten Cate konnte gleichzeitig die Inzidenz der Endotoxinämie bei gram-negativer Infektion und Sepsis belegen [30]. Als Paradebeispiel einer gram-negativen Sepsis untersuchten Brandtzaeg et al. Patienten mit Meningokokkensepsis und wiesen das Auftreten einer Endotoxinämie und die prognostische Relevanz des Endotoxinplasmaspiegels bei diesem Krankengut nach [31]. 1991 wurde bei 43 von 100 konsekutiven Patienten mit septischem Schock Endotoxin in der Zirkulation nachgewiesen [32]. Damit erwies sich die Inzidenz der Endotoxinämie deutlich höher als die Inzidenz der Bakteriämie. Endotoxinämie bei Bakteriämie waren in dieser Untersuchung mit erhöhter Letalität verbunden. 1994 wurden diese Ergebnisse von Guidet et al. bestätigt [33]. Die Inzidenz einer Endotoxinämie bei Sepsissyndrom lag bei 47% und bei allerdings kleiner Patientenzahl im septischen Schock noch höher.

Ähnliche Ergebnisse bezüglich Inzidenz und prognostischer Relevanz der Endotoxinämie wurden bei akuter Pankreatitis berichtet [34]. Allerdings sind diese positiven Aussagen nicht unwidersprochen. Für die Peritonitis gilt vergleichbares. Beger et al. wiesen zu Beginn der 80er Jahre mehrfach für dieses Krankheitsbild noch mit dem Gelierungstest die klinische Bedeutung der Endotoxinämie nach [35], Ergebnisse, die verschiedentlich bestätigt wurden. Schoeffel et al. fanden dagegen nur bei 4 von 27 Patienten mit Peritonitis präoperativ eine Endotoxinämie [36]. Erstaunlicherweise gibt es kaum aktuelle Studien in gelisteten Zeitschriften zu diesem Problem.

Therapeutische Implikationen – Klinische Aspekte der Endotoxinneutralisation

Der eindeutigste Aspekt der dargestellten Untersuchungen wird durch die in den letzten Jahren grundlegend geänderte Definition der Sepsis repräsentiert. Bereits 1914 forderte Schottmüller, daß eine Bakteriämie für die Definition nicht unabdingbar ist und deren klinischen Erscheinungen durch bakterielle Toxine bedingt sind [37]. 1976 wurde erneut in diese Richtung argumentiert [38]. R. C. Bone schließlich wandte sich endgültig von der Bakteriämie als Voraussetzung der Sepsis ab [39]. Seine Definitionen der Sepsis, des Sepsissyndroms bis hin zum septischen Schock sind heute allgemein akzeptiert. Gleiches gilt für das „SIRS" – systemic inflammatory response syndrome – dessen klare Abgrenzung gegenüber der Sepsis aber noch nicht erfolgt ist und aus verschiedenen Gründen auch gar nicht möglich ist.

Die kurze und sehr unvollständige Darstellung der klinischen Untersuchungen zur Endotoxinämie im Verlauf der gram-negativen Sepsis zeigt, daß die Ergebnisse in keiner Weise einheitlich zu sein scheinen. Trotzdem wurde bereits 1982 versucht, durch ein Antiendotoxin-Antiserum die Letalität der gram-negativen Sepsis zu senken [40] und diese Behandlung aufgrund positiver Studienergebnisse propagiert. Leider ließen sich die ursprünglich publizierten Ergebnisse in nachfolgenden Untersuchungen nicht reproduzieren [41]. Zu Beginn der 90er Jahre erlebte die adjuvante Sepsistherapie mit poly- und insbesondere monoklonalen Antikörperpräparationen einen ungeahnten, aber nur kurzlebigen Aufschwung [42–45]. Natanson et al. analysierten 1994 10 klinische Studien zu dieser Fragestellung und folgerten aus ihrer Metaanalyse, daß die Gabe von Antiendotoxin-Antikörpern den Verlauf der gram-negativen Sepsis nicht zu beeinflussen vermag [46]. Die bereits erwähnte klinische Studie von Schedel et al. mit einem polyklonalen IgM-angereicherten Immunglobulinpräparat zeigte eine eindrucksvolle Wirkung auf die Letalität [45]. Diese Studie hatte als besonderes und bis heute nie wieder verwendetes Einschlußkriterium eine über 24 h persistierende Endotoxinämie und ist damit nicht mit den bisherigen Untersuchungen vergleichbar. Eine Untersuchung von Dominioni et al. mit einem reinen IgG-Präparat erbrachte bei schwerer Sepsis an chirurgischen Patienten ebenfalls eine Reduktion der Letalität [42]. Diese Studie leidet aber an einer Imbalanz der zugrundeliegenden Krankheiten in Placebo- und Verumgruppe, die durchaus für den beschriebenen Effekt verantwortlich sein könnte. Somit ist auch diese Studie nicht als Hinweis darauf zu werten, daß bei Vorliegen einer Sepsis ein reines IgG-Präparat verabreicht werden sollte.

Die klinische Bedeutung von gegen körpereigene Mediatoren gerichtete Antikörper bzw. antiinflammatorische Agentien wie der Il-1-Rezeptor-Antagonist wurde von Natanson et al. ebenfalls analysiert und als völlig unbedeutend herausgearbeitet. Schlußendlich muß also festgehalten werden, daß alle bisherigen klinischen Versuche der adjuvanten Therapie der gram-negativen Sepsis im Sinne einer Neutralisation von Endotoxin oder nachgeschalteten Mediatoren keine Bedeutung erlangen konnten.

Eine Methode der Endotoxinelimination wurde 1994 erneut in Diskussion gebracht [47]. Aoki et al. verwandten die extracorporale Elimination von Endotoxin über eine Absorption an trägergekoppeltes Polymyxin B, einem spezifisch endotoxinbindenden Antibiotikum. Bei 16 Patienten im septischen Schock ließ sich durch diese Maßnahme der Endotoxinplasmaspiegel signifikant senken. Auch hämodynamische Parameter wie der systemische Widerstand und der arterielle Blutdruck und ein Sepsisscoresystem wurden günstig beeinflußt. Aufgrund der deskriptiven Natur der Untersuchung ohne Kontrollgruppe kann keine Aussage zu einer möglichen Senkung der Letalität gemacht werden. Die extracorporale Elimination von Endotoxin über Absorption an Polymyxin B ist selbstverständlich experimentell seit langer Zeit bearbeitet, aber klinisch von der oben genannten Arbeitsgruppe wieder aufgegriffen worden. Auch immobilisiertes Polyethylenimin scheint in vitro Endotoxin aus verschiedensten Lösungen einschließlich Plasma eliminieren zu können [48]. Der klinische Effekt ist für diese Absorptions- und Filtrationsverfahren jedoch noch nicht belegt.

Physiologische und pharmakologische Mechanismen der Endotoxinbindung und -neutralisation in Blut – Experimentelle Modelle

Ulevitch und Mitarbeitern gelang 1978 erstmals der Nachweis einer Bindung von Endotoxin an High-Density-Lipoproteine [49]. Diese Ergebnisse wurden tierexperimentell nach Reinigung von Lipoproteinen aus Blut von Kaninchen erzielt, die mit Endotoxin behandelt wurden. Auch die Zugabe von Endotoxin zu Blut oder Serum und nachfolgende Isolation von HDL zeigte vergleichbare Ergebnisse. Die reale Bedeutung des Postulates, daß HDL der wichtigste Carrier für zirkulierendes Endotoxin darstellt, wurde aber relativiert durch Ergebnisse von Munford et al., der die Bedeutung von EDTA für die Interaktion zwischen Endotoxin und HDL heraushob [50]. Außerdem sind toxische Wirkungen von Endotoxin im Tierversuch nur partiell durch HDL zu beeinflussen [51]. Die endotoxininduzierte arterielle Hypotension ließ sich durch HDL nicht beeinflussen, wohl aber durch lipoproteinfreies Serum.

1977 beschrieb Johnson ein nicht näher charakterisiertes Protein, das im LAL-Test die Endotoxizität zu reduzieren vermochte [52]. Eigene Untersuchungen zeigten in vitro eine Endotoxinbindung an eisenfreies Transferrin, α_2-Makroglobulin und Gc-Globulin [53, 54]. Auch für diese Transportproteine wurde im LAL-Test ein Einfluß auf die Endotoxizität nachgewiesen [55]. Für Gc-Globulin gilt eine direkte endotoxinneutralisierende Aktivität, während Transferrin und α_2-Makroglobulin erst mit weiteren nicht näher charakterisierten Plasmabestandteilen eine Neutralisation bewirken. Beide Proteine allein führen zumindest im LAL-Test zu einer Steigerung der Toxizität. Als weiteren Hinweis auf die Bedeutung dieser Proteine im Rahmen der Endotoxinbindung kann ihre prognostische Wertigkeit für den Verlauf der Peritonitis angeführt werden [56]. Der LAL-Test wird damit als erste Möglichkeit, einen Einfluß auf die Endotoxizität zu untersuchen, eingeführt.

Bezüglich des Transportes von Endotoxin im Plasma existiert heute noch keine ganz klare Vorstellung. Eine wichtige Rolle spielt das LBP – LPS-bindendes Protein – das einmal die Bindung von Endotoxin an die Monozytenmembran über CD14 vermittelt, aber auch die Interaktion zwischen HDL und Endotoxin unterstützt [57, 58]. Die Toxizität von Endotoxin wird gemessen an der Kapazität, die Cytokinfreisetzung aus Monozyten zu stimulieren, durch LBP deutlich gesteigert. Damit wird ein weiteres in vitro-System zur Untersuchung einer endotoxizitätsbeeinflussenden Wirkung eingeführt. Aufgrund der pathogenetischen Effekte verschiedener Cytokine wird deren Freisetzung aus isolierten Monozyten, mononukleären Zellen oder aus Vollblut nach Stimulation mit Endotoxin herangezogen. Anhand isolierter Monozyten konnte beispielsweise für LDL ein hemmender Einfluß auf die Freisetzung von TNF-α oder Il-1-β gezeigt werden [59]. Als am ehesten physiologischen Bedingungen entsprechendes System wird heute Vollblut angesehen [60].

Wie erwähnt wirkt CD14 als Rezeptor des Endotoxin-LBP-Komplexes auf der Monozytenmembran. Lösliches CD14 – sCD14 – wird als Vermittler der Interaktion zwischen Endotoxin und Endothelzellen, die kein plasmamembranständiges CD14 besitzen, benötigt [61]. In vivo- und in vitro-Versuche (Blockierung von membrangebundenem CD14 bzw. Substitution von sCD14) sowie Untersuchungen zu Plasmaspiegeln bzw. zellulärer Expression von CD14 bei Patienten mit Sepsis und septischem Schock erbrachten bislang keine einheitlichen Ergebnisse. Teilweise wurde in vergleichbaren Ansätzen einmal eine Steigerung und dann eine Verringerung der Toxizität gefunden, Ergebnisse, die zumindest teilweise mit der Bedeutung von sCD14 als Vermittler der Endotoxizität gegenüber Endothelzellen zu erklären sind [62].

Die Rolle des membrangebundenen CD14 zur intrazellulären Signalübermittlung wird noch unklarer, da CD14 über einen Glycosylphosphatidyl-Inositol-Anker mit der Monozytenmembran verbunden ist, was eine direkte Signalübermittlung in das Zellinnere ausschließt. Schletter et al. gelang kürzlich die Charakterisierung eines 80-kDa-Proteins aus der Zellmembran von Monozyten und Endothelzellen, welches Lipid A in Anwesenheit von sCD14 und LBP zu binden vermag. Möglicherweise ist dieses Molekül ein relevanter Kandidat der Signaltransduktion [63].

Als aktuelles und möglicherweise auch bald klinisch zu erprobendes Modell muß BPI – Bactericidal/Permeability increasing protein – angeführt werden [64]. Dieses Protein wird in vitro auf einen Stimulus mit LPS und bei Sepsispatienten von Granulozyten synthetisiert und an das umgebende Milieu, sowohl Plasma als auch Abszeßflüssigkeit, abgegeben [65, 66]. Es entfaltet im LAL-Test, im Vollblutsystem und im

Tierversuch einen neutralisierenden Effekt auf verschiedene Endotoxinpräparationen [67].

LPS interagiert im Rahmen der Neutralisation bzw. Degradation nicht nur mit löslichen Blutbestandteilen sondern auch direkt mit Granulozyten. In diesem Zellsystem wiesen Munford und Mitarbeiter erstmals einen enzymatischen Abbau von LPS nach [68]. Das verantwortliche Enzym ist inzwischen als Acyloxyacylhydrolase charakterisiert. Mit Endotoxin vorbehandelte Granulozyten geben dieses Enzym an Plasma ab. Die Wirkung beruht auf einer Abspaltung der Fettsäuren vom Disaccharid-Grundgerüst des Lipid-A-Anteiles. Das Enzym spaltet verschiedenste Endotoxine und stellt so ein effizientes Detoxifikationssystem dar. Untersuchungen zu Inhibition oder Aktivierung sowie dem Verhalten bei gram-negativer Sepsis existieren unserer Kenntnis nach nicht.

Die Bedeutung spezifischer Antiendotoxin-Antikörper für den Neutralisationsprozeß ist bis heute nicht geklärt. Als eindeutig bewiesen muß die Tatsache gelten, daß monospezifische Antikörper der IgG- und insbesondere der IgM-Klasse ein äußerst effizientes System zur Neutralisation einzelner Lipopolysaccharidpräparationen in vitro und im Tierversuch darstellen [69]. Polyklonale, käufliche Antikörperpräparationen scheinen ebenfalls nur eine endotoxinneutralisierende Aktivität zu besitzen, wenn Antikörper der IgM-Klasse vorhanden sind. Reine IgG-Präparate zeigten in vitro keinen Einfluß auf die Endotoxizität. Mit einem neueren monoklonalen IgG-Antikörper konnte bei erheblich erweiterter Kreuzreaktion mit unterschiedlichen LPS-Präparationen eine effektive Neutralisation erzielt werden [70]. Als neuer Aspekt soll auf eine sehr interessante Möglichkeit der Immuntherapie hingewiesen werden. Nach Vakzinierung mit antiidiotypischen Antikörper gegen die „inner core region" des LPS-Moleküls treten kreuzreagierende Anti-Endotoxin-Antikörper auf, die mit einer Schutzfunktion nach Verabreichung von LPS verbunden sind [71].

Die klinische Bedeutung einer Modulation der Endotoxizität durch mono- und polyklonale Antikörperpräparationen bei Sepsis wird, wie bereits erwähnt, derzeit gering eingeschätzt.

Als letztes unmittelbar mit Endotoxin interagierendes Protein ist das aus dem Limulus-Amöbozyten-Lysat isolierte LPS-bindende Protein anzuführen [72]. In vitro konnte eine klare Hemmung der Endotoxizität im LAL-Test sowie eine Hemmung der endotoxininduzierten Cytokinfreisetzung aus Monozyten nachgewiesen werden. Auch im Tierversuch zeigte sich dieses Protein als protektiv gegenüber einer Vielzahl

Tabelle 1. Einfluß von Carriersystemen und endotoxinbindenden Proteinen auf die Endotoxizität

	Hemmung	Steigerung
LPS-bindendes Protein	−	+ + +
sCD14	+ +	+ +
BPI	+ + +	−
HDL	+	−
LDL	+ + +	−
Transferrin	+ + +	+
α_2-Makroglobulin	+ + +	+
Gc-Globulin	+ + +	−
ENP (LAL)	+ + +	−

Diese Zusammenstellung zeigt, daß bestimmte Proteine abhängig vom experimentellen Ansatz eine Steigerung oder Hemmung der Endotoxizität bewirken können unterschiedlicher LPS-Präparationen. Der Verlauf der experimentellen Bakteriämie wird durch Behandlung mit diesem Protein günstig beeinflußt.

Die Wirkung der dargestellten Proteine auf die Endotoxizität sind in Tabelle 1 zusammengefaßt.

Zusammenfassung

Die Bestimmung von Endotoxin in biologischen Flüssigkeiten ist heute in erfahrenen Händen zuverlässig und reproduzierbar möglich. Bei Sepsis ist mit einer hohen Inzidenz an Endotoxinämie zu rechnen. Das Ausmaß der Endotoxinämie scheint mit klinisch faßbaren Parametern zu korrelieren. Experimentelle Modelle zur Beeinflussung der Endotoxizität stehen mit dem Limulus-Amöbocyten-Lysat-Test, der Freisetzung von Cytokinen aus Vollblut, mononukleären Zellen oder isolierten Monozyten nach Stimulation mit Endotoxin sowie verschiedenen Tiermodellen zur Verfügung. Die Anwendung dieser Modelle hat zur Etablierung zahlreicher vielversprechender Möglichkeiten, die Endotoxizität zu beeinflussen, geführt. Als klinisch anwendbare Option gibt es derzeit nur die Therapie mit polyklonalen Immunglobulinpräparationen, deren Wirkung bei Vorliegen einer Endotoxinämie und Verwendung von IgM-angereicherten Präparationen vorhanden zu sein scheint. Reine IgG-Präparate zeigten in einer klinischen Studie, die nicht unwidersprochen ist, eine relevante Wirkung. Das Desaster der klinischen Studien mit monoklonalen Antikörpern führte zu einem nicht gerechtfertigten Nachlassen des Interesses an der Etablierung klinisch gangbarer Möglichkeiten der Beeinflussung der Endotoxizität.

Die Darstellung der biologischen Mechanismen der Endotoxinbindung und -neutralisation sowie der Vermittlung der Endotoxizität zeigt jedoch, daß in dieser Richtung langfristig eine erhebliche Potenz liegt, in der Zirkulation vorhandenes Endotoxin pharmakologisch zu beeinflussen.

Literatur

1. Westphal O, Lüderitz O, Galanos C, Mayer H, Rietschel ETh (1986) The story of bacterial endotoxin. In: Chedid L, Hadden JW, Ipreafico F, Dukor P, Willoghby D (eds) Advances in Immunopharmacology, 3rd ed. Pergamon Press, Oxford, pp 13–34
2. Westphal O, Lüderitz O, Bister F (1952) Über die Extraktion von Bakterien mit Phenol/Wasser. Z Naturforsch B 7B:148–155
3. Westphal O, Lüderitz O (1954) Chemische Erforschung von Lipopolysacchariden Gram-negativer Bakterien. Angew Chem 66:407–417
4. Rietschel ETh, Brade L, Schade U, et al (1990) Bacterial lipopolysaccharides: relationship of structure and conformation to endotoxic activity, serological specificity, and biological function. Adv Exp Med Biol 256:81–99
5. Galanos C, Lehmann V, Lüderitz O, et al (1984) Endotoxic properties of chemically synthesized Lipid A part structures. Comparison of synthetic Lipid A precursor and synthetic analogues with biosynthetic lipid A precursor and free Lipid A. Eur J Biochem 140:221–227
6. Franke FE (1944) Action of toxic doses of the polysaccharide from Serratia marcescens (Bacillus prodigiosis) on the dog and guinea pig. J Natl Cancer Inst 5:185–193
7. MacLean LD, Weil MH (1956) Hypotension (shock) in dogs produced by Escherichia coli endotoxin. Circ Res 4:546–556
8. Gilbert RP (1960) Mechanism of the hemodynamic effects of endotoxin. Physiol Rev 40:245–279
9. Goris RJA, te Boekhorst TPA, Nuytinck KS, Gimbrere JSF (1985) Multiple Organ Failure. Arch Surg 120:1109–1115

10. Ollodart RM, Hawthorne I, Attar S (1967) Studies in experimental endotoxemia in man. Am J Surg 113:599–607
11. Michie HR, Manogue KR, Spriggs DR, et al (1988) Detection of circulating tumor necrosis factor after endotoxin administration. N Engl J Med 318:1481–1486
12. van Deventer SJ, Bueller HR, ten Cate JW, Aarden LA, Hack CE, Sturk A (1990) Experimental endotoxemia in humans: analysis of cytokine release and coagulation, fibrinolytic, and complement pathways. Blood 76:2520–2526
13. van der Poll T, Lowry SF (1995) Tumor necrosis factor in sepsis: mediator of multiple organ failure or essential part of host defense? Shock 3:1–12
14. Bang FB (1956) A bacterial disease of Limulus polyphemus. Bull Johns Hopkins Hosp 98:325–351
15. Levin J, Bang FB (1964) The role of endotoxin in the extracellular coagulation of Limulus blood. Bull Johns Hopkins Hosp 115:265–274
16. Iwanaga S, Miyata T, Tokunaga F, Muta T (1992) Molecular mechanism of hemolymph clotting system in Limulus. Thromb Res 68:1–32
17. Levin J, Poore TE, Zauber NP, Oser RS (1970) Detection of endotoxin in the blood of patients with sepsis due to gram-negative bacteria. N Engl J Med 283:1313–1316
18. Elin RJ, Robinson RA, Levine AS, Wolff SM (1975) Lack of clinical usefulness of the limulus test in the diagnosis of endotoxemia. N Engl J Med 293:521–524
19. Levin J, Tomasulo PA, Oser RS (1970) Detection of endotoxin in human blood and demonstration of an inhibitor. J Lab Clin Med 75:903–911
20. Inada K, Endo S, Takahashi K, et al (1991) Establishment of a new perchloric acid treatment method to allow determination of the total endotoxin content in human plasma by the limulus test and clinical application. Microbiol Immunol 35:303–314
21. Berger D, Marzinzig E, Marzinzig M, Beger HG (1988) Quantitative endotoxin determination in blood – chromogenic modification of the limulus amebocyte lysate test. Eur Surg Res 20:128–136
22. Thomas LL, Sturk A, Kahle LH, ten Cate JW (1981) Quantitative endotoxin determination in blood with a chromogenic substrate. Clin Chim Acta 116:63–68
23. Yokota M, Kambayashi J, Tanaka T, Tsujinaka T, Sakon M, Mori T (1989) A simple turbidimetric time assay of the endotoxin in plasma. J Biochem Biophys Methods 18:97–104
24. Mertsola J, Cope LD, Munford RS, McCracken GH, Jr, Hansen EJ (1991) Detection of experimental Haemophilus influenzae type b bacteremia and endotoxemia by means of an immunolimulus assay. J Infect Dis 164:353–358
25. Elin RJ, Sandberg AL, Rosenstreich DL (1976) Comparison of the pyrogenicity, Limulus activity, mitogenicity, and complement reactivity of several bacterial endotoxins and related compounds. J Immunol 117:1238–1242
26. Roslansky PF, Novitsky TJ (1991) Sensitivity of Limulus amebocyte lysate (LAL) to LAL-reactive glucans. J Clin Microbiol 29:2477–2483
27. Yokota M, Kambayashi J, Tsujinaka T, et al (1990) A new method for the quantification of beta-glucan in plasma and its application in the diagnosis of postoperative infection. Jpn J Surg 20:559–566
28. Berger D, Bölke E, Seidelmann M, Beger HG (1996) Evaluation of endotoxuria for the diagnosis of urinary tract infection after major surgical procedures. Clin Chim Acta 244:155–161
29. Pearson FC, Dubczak J, Weary M, Bruszer G, Donohue G (1985) Detection of endotoxin in the plasma of patients with gram-negative bacterial sepsis by the Limulus amoebocyte lysate assay. J Clin Microbiol 21 865–868
30. van Deventer SJ, Buller HR, ten Cate JW, Sturk A, Pauw W (1988) Endotoxaemia: an early predictor of septicaemia in febrile patients. Lancet 1:605–609
31. Brandtzaeg P, Mollnes TE, Kierulf P (1989) Complement activation and endotoxin levels in systemic meningococcal disease. J Infect Dis 160:58–65
32. Danner RL, Elin RJ, Hosseini JM, Wesley RA, Reilly JM, Parillo JE (1991) Endotoxemia in human septic shock. Chest 99:169–175
33. Guidet B, Barakett V, Vassal T, Petit JC, Offenstadt G (1994) Endotoxemia and bacteremia in patients with sepsis syndrome in the intensive care unit. Chest 106:1194–1201
34. Exley AR, Leese T, Holliday MP, Swann RA, Cohen J (1992) Endotoxaemia and serum tumour necrosis factor as prognostic markers in severe acute pancreatitis. Gut 33:1126–1128
35. Beger HG, Goegler H, Kraas E, Bittner R (1981) Endotoxin bei bakterieller Peritonitis. Chirurg 52:81–88
36. Schoeffel U, Zeller T, Lausen M, Ruf G, Farthmann EH (1989) Monitoring of the inflammatory response in early peritonitis. Am J Surg 157:567–572
37. Schottmüller H (1914) Wesen und Behandlung der Sepsis. Verh Dtsch Ges Inn Med 31:257–280
38. Sibbald WJ (1976) Sepsis – the Wayne State University Symposium – part III. Bacteremia and endotoxemia: a discussion of their roles in the pathophysiology of gram-negative sepsis. Heart Lung 5:765–771

39. Bone RC (1995) Sepsis, sepsis syndrome, and the systemic inflammatory response syndrome (SIRS). Gulliver in Laputa. JAMA 273:155–156
40. Ziegler EJ, McCutchan JA, Fierer J, et al (1982) Treatment of Gram-negative bacteremia and shock with human antiserum to a mutant Escherichia coli. N Engl J Med 307:1225–1230
41. Baumgartner JD, Glauser MP, McCutchan JA, et al (1985) Prevention of gram-negative shock and death in surgical patients by antibody to endotoxin core glycolipid. Lancet 2:59–63
42. Dominioni L, Dionigi R, Zanello M, et al (1991) Effects of high-dose IgG on survival of surgical patients with sepsis scores of 20 or greater. Arch Surg 126:236–240
43. Ziegler EJ, Fisher CJ, Jr, Sprung CL, et al (1991) Treatment of gram-negative bacteremia and septic shock with HA-1A human monoclonal antibody against endotoxin. A randomized, double-blind, placebo-controlled trial. The HA-1A Sepsis Study Group. N Engl J Med 324:429–436
44. Greenman RL, Schein RM, Martin MA, et al (1991) A controlled clinical trial of E5 murine monoclonal IgM antibody to endotoxin in the treatment of gram-negative sepsis. The XOMA Sepsis Study Group. JAMA 266:1097–1102
45. Schedel I, Dreikhausen U, Nentwig B, et al (1991) Treatment of gram-negative septic shock with an immunoglobulin preparation: a prospective, randomized clinical trial. Crit Care Med 19:1104–1113
46. Natanson C, Hoffman WD, Suffredini AF, Eichacker PQ, Danner RL (1994) Selected treatment strategies for septic shock based on proposed mechanisms of pathogenesis. Ann Intern Med 120:771–783
47. Aoki H, Kodama M, Tani T, Hanasawa K (1994) Treatment of sepsis by extracorporeal elimination of endotoxin using polymyxin B-immobilized fiber. Am J Surg 167:412–417
48. Mitzner S, Schneidewind J, Falkenhagen D, Loth F, Klinkmann H (1993) Extracorporeal endotoxin removal by immobilized polyethylenimine. Artif Organs 17:775–781
49. Ulevitch RJ, Johnston AR (1978) The modification of biophysical and endotoxic properties of bacterial lipopolysaccharides by serum. J Clin Invest 62:1313–1324
50. Munford RS, Hall CL, Dietschy JM (1982) Binding of salmonella typhimurium lipopolysaccharides to rat high density lipoproteins. Infect Immun 34:835–843
51. Abdelnoor AM, Harvie NR, Johnson AG (1982) Neutralization of bacteria- and endotoxin-induced hypotension by lipoprotein-free human serum. Infect Immun 38:157–161
52. Johnson KJ, Ward PA, Goralnick S, Osborn MJ (1977) Isolation from Human Serum of an Inactivator of Bacterial Lipopolysaccharide. Am J Pathol 88:559–574
53. Berger D, Beger HG (1987) Evidence for endotoxin binding capacity of human Gc-globulin and transferrin. Clin Chim Acta 163:289–299
54. Berger D, Beger HG (1990) Endotoxin binding proteins of human serum: are there therapeutic implications? Surg Res Comm 8:147–156
55. Berger D, Beger HG (1991) Interaction of endotoxin and endotoxin-binding proteins. Postgrad Surg 3:174–181
56. Berger D, Kitterer WR, Beger HG (1990) Are the serum levels of endotoxin-binding proteins reliable predictors of complications in the course of peritonitis? Eur J Clin Invest 20:66–71
57. Wright SD, Ramos RA, Tobias PS, Ulevitch RJ, Mathison JC (1990) CD14, a receptor for complexes of lipopolysaccharide (LPS) and LPS binding protein. Science 249:1431–1433
58. Gegner JA, Ulevitch RJ, Tobias PS (1995) Lipopolysaccharide (LPS) signal transduction and clearance. Dual roles for LPS binding protein and membrane CD14. J Biol Chem 270:5320–5325
59. Flegel WA, Woelpl A, Maennel DN, Northoff H (1989) Inhibition of endotoxin-induced activation of human monocytes by human lipoproteins. Infect Immun 57:2237–2245
60. DeForge LE, Remick DG (1991) Kinetics of TNF, IL-6, and IL-8 gene expression in LPS-stimulated human whole blood. Biochem Biophys Res Commun 174:18–24
61. Pugin J, Schurer Maly CC, Leturcq D, Moriarty A, Ulevitch RJ, Tobias PS (1993) Lipopolysaccharide activation of human endothelial and epithelial cells is mediated by lipopolysaccharide-binding protein and soluble CD14. Proc Natl Acad Sci USA 90:2744–2748
62. Mathison J, Tobias P, Wolfson E, Ulevitch R (1991) Regulatory mechanisms of host responsiveness to endotoxin (lipopolysaccharide). Pathobiology 59:185–188
63. Schletter J, Brade H, Brade L, et al (1995) Binding of lipopolysaccharide (LPS) to an 80-kilodalton membrane protein of human cells is mediated by soluble CD14 and LPS-binding protein. Infect Immun 63:2576–2580
64. Marra MN, Wilde CG, Griffith JE, Snable JL, Scott RW (1990) Bactericidal/permeability-increasing protein has endotoxin-neutralizing activity. J Immunol 144:662–666
65. Calvano SE, Thompson WA, Marra MN, et al (1994) Changes in polymorphonuclear leukocyte surface and plasma bactericidal/permeability-increasing protein and plasma lipopolysaccharide binding protein during endotoxemia or sepsis. Arch Surg 129:220–226

66. Opal SM, Palardy JE, Marra MN, Fisher CJJ, McKelligon BM, Scott RW (1994) Relative concentrations of endotoxin-binding proteins in body fluids during infection. Lancet 344:429–431
67. Marra MN, Thornton MB, Snable JL, Wilde CG, Scott RW (1994) Endotoxin-binding and -neutralizing properties of recombinant bactericidal/permeability-increasing protein and monoclonal antibodies HA-1A and E5. Crit Care Med 22:559–565
68. Munford RS, Hall CL (1989) Purification of acyloxyacyl hydrolase, a leukocyte enzyme that removes secondary acyl chains from bacterial lipopolysaccharides. J Biol Chem 264:15613–15619
69. Sagawa T, Hitsumoto Y, Kanoh M, Utsumi S, Kimura S (1990) Mechanisms of neutralization of endotoxin by monoclonal antibodies to O and R determinants of lipopolysaccharide. Adv Exp Med Biol 256:341–344
70. Di Padova FE, Brade H, Barclay GR, et al (1993) A broadly cross-protective monoclonal antibody binding to Escherichia coli and Salmonella lipopolysaccharides. Infect Immun 61:3863–3872
71. Field SK, Morrison DC (1994) An anti-idiotype antibody which mimics the inner-core region of lipopolysaccharide protects mice against a lethal challenge with endotoxin. Infect Immun 62:3994–3999
72. Warren HS, Glennon ML, Wainwright N, et al (1992) Binding and neutralization of endotoxin by Limulus antilipopolysaccharide factor. Infect Immun 60:2506–2513

Das Netzwerk der Sepsismediatoren – eine Bestandsaufnahme*

E. Neugebauer, U. Schäfer und D. Rixen

Die Bedeutung der Sepsisforschung für die Chirurgie

Der Sepsisforschung kommt in der Chirurgie und der begleitenden chirurgischen Forschung seit je her ein hoher Stellenwert zu. Der Operateur empfindet es oft als persönliche Niederlage, wenn sein Patient postoperativ „septisch" wird, wenn eine Focussuche erfolglos bleibt oder eine chirurgische Focussanierung nicht vollständig gelingt, eine gezielte Antibiotikatherapie nicht den erhofften Erfolg hat und auch die Maximierung der intensivtherapeutischen Maßnahmen letztlich erfolglos bleibt. Obwohl die Entwicklung moderner Breitbandantibiotika für die Therapie von Infektionskrankheiten große Fortschritte erbracht hat, so müssen doch die Erfolge für die Sepsistherapie als eher bescheiden angesehen werden. Dies läßt darauf schließen, daß Sepsis und septischer Schock nicht nur das klinische Symptom einer mikrobiellen Entgleisung sind, sondern daß hierfür nach heutigen Vorstellungen die außer Kontrolle geratenen, sich selbst verstärkenden Reaktionen der körpereigenen Abwehrmechanismen mit ihren Mediatoren verantwortlich sind, in deren zeitlichem Verlauf einzelne Organe und Organsysteme insuffizient werden, ganz versagen und schließlich für den Tod des Patienten verantwortlich sind.

Die Letalität dieses Krankheitssyndroms auf chirurgischen Intensivstationen ist über die letzten 10–15 Jahre unverändert hoch geblieben. Sie reicht von ca. 20% in der Frühphase der Sepsis bis zu 90% beim therapierefraktären septischen Schock. Die Inzidenz ist eher steigend, da zunehmend ältere Patienten mit vorbestehenden chronischen Grunderkrankungen operiert werden, die Art der operativen Eingriffe anspruchsvoller geworden ist (Herz-, Tumor-, Transplantationschirurgie) und die Intensivtherapie invasiver als noch vor Jahren durchgeführt wird. Dies bestätigen auch neuere Zahlen aus den USA, die für Patienten älter als 65 Jahre deutlich machen, daß fast 1% aller Krankenhauspatienten dieser Altersklasse ein „Sepsissyndrom" entwickeln [1, 2].

Entwicklungstendenzen in der experimentellen Sepsisforschung

Mikrobielle Erreger (Bakterien, Viren, Pilze), einmal in einen höheren Organismus eingedrungen, werden in der Regel zunächst nur lokal an ihrer Anheftungsstelle wirksam, wo sie über eine begrenzte Entzündungsreaktion eine Stimulation des Immunsystems zur Elimination der Erreger auslösen. Eine ernsthafte Bedrohung tritt für den Organismus erst dann auf, wenn es den Erregern gelingt, zelluläre Schranken, wie z. B.

* mit Unterstützung der Deutschen Forschungsgemeinschaft Ne 385/1 2

das Epithel oder die Mucosa, zu überwinden und in Kontakt mit anderen Zellen, z. B. Monocyten, Neutrophilen und Endothelzellen zu treten. In diesem Fall kommt es zu einer systemischen Entzündungsreaktion (SIRS) mit verschiedener Ausprägung: Aus einer Bakteriämie kann sich eine Sepsis bis hin zum septischen Schock entwickeln, welche im Multiorganversagen und Tod des Patienten enden kann. Die Begriffsdefinitionen wurden in einer kürzlichen Konsensuskonferenz zur notwendigen Vereinheitlichung der Sprachregelung festgelegt [3].

Mit dem Ziel, durch das Aufdecken der kausalen Faktoren der Sepsis effektive und kausale Therapiestrategien entwickeln zu können, konzentrierte sich die Sepsisforschung hauptsächlich auf die Endotoxine (Lipopolysaccharide) als integralem Bestandteil der äußeren Membran aller gramnegativen Bakterien. Exotoxinen, als toxische Komponente grampositiver Bakterien, wurde dagegen weit weniger Beachtung geschenkt [4]. Dies hat weniger mit einer geringeren Bedeutung der Exotoxine für die Pathogenese der Sepsis zu tun, als vielmehr damit, daß Exotoxine aus einer Vielzahl verschiedener, im Zytoplasma gebildeter Proteine mit unterschiedlicher Wirkung bestehen, während Endotoxine biologisch alle sehr ähnlich reagieren. Letztere bestehen alle aus einer variablen äußeren Polysaccharidstruktur (O-Antigen), einem Kernpolysaccharid (Core) und dem Lipid A, das hauptsächlich für die pathophysiologische Wirkung des Endotoxins verantwortlich ist. Da die meisten biologischen Wirkungen und klinischen Symptome einer Sepsis dosisabhängig durch eine Endotoxininjektion (Tier und Mensch) ausgelöst werden können, wurde die experimentelle Endotoxinämie lange Zeit als valides Model einer Septikämie angesehen. Die wesentlichen Erkenntnisse zum Verständnis der pathophysiologischen Kaskaden und biochemischen Mechanismen beim septischen Schock (siehe nächstes Kapitel) gehen auf Experimente mit Endotoxin in vivo und in-vitro zurück. Erst das Scheitern von im Tierexperiment nachgewiesenen protektiven Wirkungen unterschiedlicher therapeutischer Strategien in klinischen Studien, d. h. Versuchen, Endotoxin zu neutralisieren oder zu binden, die Hyperinflammation zu hemmen (Blockade der Synthese, Freisetzung oder Antagonisierung von Mediatoren) oder die Immunsuppression durch Neutralisation immunsuppressiver Mediatoren zu blockieren, hat zur Hinterfragung der Gültigkeit des Endotoxinprinzips und der gewählten Modelle geführt.

Es besteht zwar eine enge Assoziation zwischen der Entwicklung einer Endotoxinämie und dem Organversagen, es muß aber aus Toleranzversuchen mit Endotoxin beim Menschen und genetisch veränderten endotoxinresistenten Mäusen geschlossen werden, daß Endotoxin keine notwendige, sondern höchstens eine ausreichende Determinante für die Entwicklung eines Sepsissyndroms ist. Die intravenöse Infusion von Endotoxin oder lebenden Organismen simuliert eben nicht ausreichend die typischen zirkulatorischen, pulmonalen und metabolischen Veränderungen eines Intensivpatienten mit dem klinischen Bild einer Sepsis [5]. Das Patientenkollektiv ist äußerst heterogen. Die experimentelle Sepsisforschung ist daher gefordert, differenzierte Modelle zu entwickeln, die der Situation des immunkomprimierten Patienten mit bestehenden Vorschädigungen eher gerecht wird; der vorschnellen klinischen Prüfung neuer Therapieansätze, oft auf Druck der Industrie, muß mit einer ausreichend großen Zahl unterschiedlicher, sich komplementär ergänzender Tierstudien, ex-vivo Modellen und zellbiologischen Untersuchungen begegnet werden [6].

Auch die Grundlagenforschung steht vor einer grundsätzlichen neuen Herausforderung. Auf der Suche nach kausalen Erklärungen für die Generalisierung der Entzündungsantwort und die Entwicklung des Organversagens auf eine Infektion, hat sich die Grundlagenforschung hin zu immer kleineren Systemen und Subsystemen – vom Organismus zu isolierten Organsystemen (Mikrozirkulationsforschung), von zellulären Wechselwirkungen zu intrazellulären Vorgängen (zellbiologische Forschung) bis in die Molekularbiologie – entwickelt. Die Fortschritte der Immunologie und der modernen Reduktionswissenschaften (Molekular- und Zellbiologie) haben zweifellos unser Wissen über lebende Systeme erweitert und Optimisten sind davon überzeugt, daß es nur eine Frage von Zeit und noch mehr Daten ist, um das Problem Sepsis und Schock zu lösen. Diese, der Philosophie von René Descartes zugrundeliegende Denkweise, prägt bis heute das wissenschaftliche Denken und die Methoden zum Erkenntnisgewinn. Sie basiert darauf, daß Wachstum an Wissen als asymptotische Annäherung an die Wahrheit zu einem Punkt der totalen Erkenntnis führt. Daß dem nicht so ist, und daß ein komplexes System, wie das der systemischen Ganzkörperreaktion auf eine Noxe, mehr ist als die Summe seiner Teile (Einzelsysteme und Mediatoren) wird zunehmend klar und könnte ebenfalls als Erklärung dafür dienen, warum die neuen therapeutischen Ansätze zur Modulation des Mediatorennetzwerkes bisher erfolglos blieben. Die Erfahrung der Komplexität von Wirklichkeit stellt neue Herausforderungen an die Wissenschaft und ihre Methoden.

In Ergänzung zu den klassischen, reduktionistischen Ansätzen (Untersuchungen einzelner Prozesse und Strukturen unter vereinfachten Bedingungen) haben sich in den letzten beiden Jahrzehnten Wissenschaftszweige entwickelt, zu denen die Synergetik, die Systemforschung und die Chaosforschung gehören, wo der Versuch unternommen wird, aus übergeordneter Sicht ein Verständnis für die grundlegenden Eigenschaften komplexer Systeme (Selbstorganisation, Nichtlinearität, Empfindlichkeit gegenüber sich verändernden Ausgangsbedingungen) zu gewinnen. Bisher finden systemtheoretische Betrachtungsweisen nur zögerlich Einzug in die Sepsisforschung [7, 8]. Die Perspektiven sollen am Schluß dieses Kapitels aufgezeigt werden. Im nächsten Abschnitt soll zunächst der Versuch unternommen werden, das derzeit gültige Paradigma der Pathogenese der Sepsis und des septischen Schocks auf der Basis der limitierten Erkenntnisse des komplexen Mediatornetzwerkes zu erläutern.

Sepsismediatoren und Mediatorkaskaden

Gegenwärtig spricht vieles dafür, daß der Patient mit SIRS/Sepsis das Opfer der Generalisierung seiner eigenen Entzündungsantwort auf eine Infektion ist. Eine überschießende systemische Entzündungsreaktion in der ersten „Akutphase" induziert möglicherweise eine Dysregulation des Immunsystems mit Überwiegen immunsuppressiver und antiinflammatorischer Mediatoren im späteren Verlauf (vereinfachte Darstellung siehe Abb. 1) [9].

An der Ganzkörperentzündungsreaktion (SIRS) sind sowohl das *spezifische* zelluläre (T-Lymphozyten) und humorale *Immunsystem* (Antikörper aus B-Lymphozyten) als auch das *unspezifische Immunsystem*, das einerseits aus Monocyten/Makrophagen, neutrophilen Granulocyten (PMN) und eine Reihe von Kaskadensystemen (Komplement-, Kallikrein-Kinin-, und das Gerinnungs-/Fibrinolysesystem) besteht, beteiligt. Zeitabhängig stehen unterschiedliche Mediatoren, die aus diesen Systemen entweder neu gebildet oder freigesetzt werden, im Vordergrund. Verkomplizierend

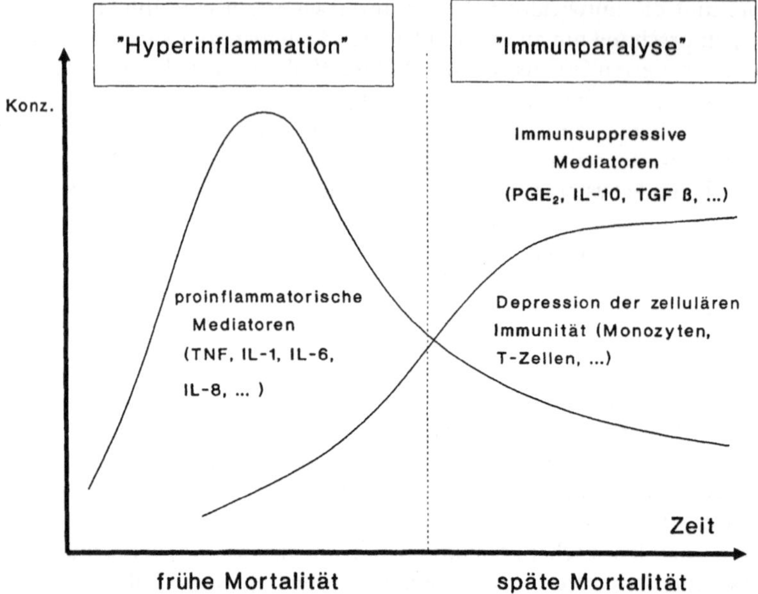

Abb. 1. Derzeit gültiges Paradigma: Die zwei Phasen einer inadäquaten Mediatorreaktion in der Entwicklung der Sepsis und des septischen Schocks (modif. nach Doecke et al. [9])

kommt hinzu, daß diese Mediatoren synergistisch oder auch antagonistisch miteinander interagieren können. Speziell hierzu besteht noch ein erheblicher Forschungsbedarf. Die meisten Mediatoren sind nämlich als *beitragende* und nicht als *notwendige* oder *ausreichende Determinanten* für die Entwicklung eines Schocks anzusehen [18].

Der Versuch einer Übersicht

Die Vielzahl der Mediatoren läßt sich grob in fünf chemische Stoffklassen unterteilen [11]. Hierzu gehören die *Biogenen Amine* mit Histamin, Serotonin und den Katecholaminen als Hauptvertreter, die von Monocyten/Makrophagen produzierten *Oligo- und Polypeptide* wie Tumornekrosefaktor (TNFα) und die Interleukine (IL_1–IL_{13}), die *Proteine* wie Elastase, Faktoren des Komplementsystems, die *Fettsäurederivate* wie die Eicosanoide und der plättchenaktivierende Faktor (PAF) und die *Radikale und Ionen* wie Sauerstoffradikale, Stickstoffoxidradikale und Ca^{2+}. Die Einschätzung, inwieweit ein einzelner Mediator kausal an der Pathogenese der Sepsisprogression beteiligt ist, teilweise immunprotektiv wirkt oder ein Epiphänomen darstellt, ist oft schwierig, da dies sowohl von den gewählten experimentellen Bedingungen (Modell, Anaesthesie, Spezies), dem Stadium des Schocks und sicher auch vom Schockparadigma des jeweiligen Wissenschaftlers abhängt.

Eine Möglichkeit, die kausale Beteiligung eines Einzelmediators zu sichern, besteht in der Prüfung der klassischen KOCH-DALE-Kriterien [10]. Durch Formulierung von sog. Entscheidungsbäumen, mit hierarchisch angeordneten Fragen zur Methode, zum

Tabelle 1. Mediatoren, deren kausale Beteiligung im septischen/endotoxischen Schock als gesichert angesehen werden kann – Ergebnis einer Analyse der Koch-Dale-Kriterien 1 bis 4 [7]. Für die in Klammern gesetzten Mediatoren fehlt noch der Nachweis durch eine gut durchgeführte randomisierte klinische Studie		
Toxine	Endotoxin	
Oligo- und Polypeptide	(Endorphine)	
	Komplement (C3a, C5a)	
	(Interleukin [IL-1, IL-2, IL-6])	
	Tumor-Nekrose-Faktor (TNF_α)	
Fettsäurederivate	Cyclooxygenasemetaboliten	
	(TXA_2, $PGF_{2\alpha}$, PGE_2, PGI_2)	
	Peptidoleukotriene (LTB_4–E_4)	
	(Plättchenaktivierender Faktor [PAF])	
Ionen	(Calcium)	

Design und zu Ergebnissen für jedes der vier Kriterien, lassen sich in Verbindung mit einer Metaanalyse publizierte experimentelle und klinische Studien zur Mediatorfreisetzung, -bildung und -wirkung qualitativ und quantitativ bewerten [11]. Mit dem Ziel einer Bestandsaufnahme zur Bedeutung einzelner Mediatoren an der Pathogenese des septischen Schocks wurde auf der Grundlage dieser Methodologie ein „Handbook of Mediators in Septic Shock" erstellt [12]. Nach streng wissenschaftlichen Kriterien konnten danach nur die in Tabelle 1 gelisteten Mediatoren als kausal beteiligt an der Entwicklung des septischen/endotoxischen Schocks angesehen werden. Wegen der intensiven wissenschaftlichen Aktivitäten in der Sepsisforschung kann diese Liste nur temporären Charakter haben. So hat sich beispielsweise in den letzten 3–5 Jahren gezeigt, daß dem Stickstoffmonoxid (NO) und den O_2-Radikalen eine zentrale Bedeutung in der Regulation/Dysregulation der Mikrozirkulation und der Schockprogression zukommt [13].

Humorale und zelluläre Interaktionen

Auch dieser Abschnitt kann nur ein temporäres und keineswegs ein umfassendes Bild dessen sein, was momentan als gesichert angenommen wird. Als gemeinsame Endstrecke der systemischen Entzündungsreaktion wird jedoch die generalisierte Schädigung und der Funktionsverlust der Endothelzellbarriere angesehen.

Gelangt Endotoxin, welches nicht vom Organismus detoxifiziert wurde, in den Blutkreislauf, werden parallel die o. g. spezifischen und unspezifischen Körperabwehrsysteme aktiviert. Abbildung 2 möge als Übersicht dienen.

a) Monocyten, Neutrophile, Endothelzellen
Monocyten/Makrophagen setzen nach Kontakt mit Endotoxin über sog. CD 14 Rezeptoren eine Serie von Zytokinen (TNF_α, IL_1, IL_6, etc.) frei. Diese anfänglich überschießende Entzündungsreaktion führt über die Induktion immunsuppressiver Mediatoren (z. B. IL_{10}, TGF_β) zu einer schweren Immundepression, bei der die Inaktivierung der Monocyten (Hemmung der Expression von MHC-Klasse II Molekülen) der entscheidende Parameter zu sein scheint (Immunparalyse siehe Abb. 1).

Zytokine aktivieren gleichzeitig *Neutrophile*, die ihrerseits mit Endothelzellen wechselwirken (Abb. 2). Dabei kommt es zur Exprimierung einer Vielzahl von Adhäsionsmolekülen (z. B. L-Selektin und Integrinen auf den Neutrophilen, ICAM-1, ICAM-2 und Selektinen auf der Endothelzelle). Adhärente und aktivierte Neutrophile

(PMN) sezernieren in der Folge ebenfalls proinflammatorische Mediatoren (TNF$_\alpha$, IL$_1$, IL$_6$, IL$_8$) tragen aber gleichzeitig auch zur Gegenregulation der Entzündungsreaktion bei, in dem sie IL$_1$-Rezeptorantagonisten (IL$_1$ra) exprimieren, welche die IL$_1$-Aktivität hemmen. Dem Verständnis des komplexen Interaktionsmusters zwischen Endothelzellen, Neutrophilen und Monocyten in der zeitlichen Progression eines Schockzustandes wird derzeit weltweit eine hohe Bedeutung beigemessen. Während in der Frühphase des Entzündungsgeschehens Therapieansätze (z. B. G-CSF), welche die Neutrophilenzahl steigern und darüber hinaus extravasale Neutrophile anziehen, das Infektionsrisiko senken können, wirkt sich in der Spätphase eine solche Aktivierung bei bestehenden „Endothelzellvorschädigungen" eher negativ aus. Durch die Exprimierung der Adhäsionsmoleküle ICAM und ELAM auf der Endothelzelle kommt es zur Adhärenz der Neutrophilen über den CD 11/CD 18- und CD 15 Komplex an das Endothel. Die durch die aktivierten Neutrophilen freigesetzten O$_2$-Radikale und Zytokine führen zu lokal hohen Konzentrationen und als Folge zur Zerstörung der Endothelzellbarriere. Dies ermöglicht den Austritt von Plasma und Granulocyten selbst, wodurch lokale Entzündungen (Störungen von Organfunktionen) verursacht werden können. Ein möglicher therapeutischer Ansatz mit Anti-Adhäsionsfaktoren (CD 11/18 monoklonale Antikörper) zeigte im Tierexperiment allerdings nur einen kurzfristigen Nutzen. Die längerfristige Blockade beeinträchtigt offenbar die Immunabwehr und führt zur Blockade der Endotoxin-Clearence [14].

Wenn die Endothelzelle einmal aktiviert wurde, kann sie selbständig eine Serie von inflammatorischen Mediatoren, wie die Interleukine 1, 6 und 8 bilden. Für die Regulation des Gefäßtonus kommen weiterhin dem PAF, Prostacyclin , Endothelin und Stick-

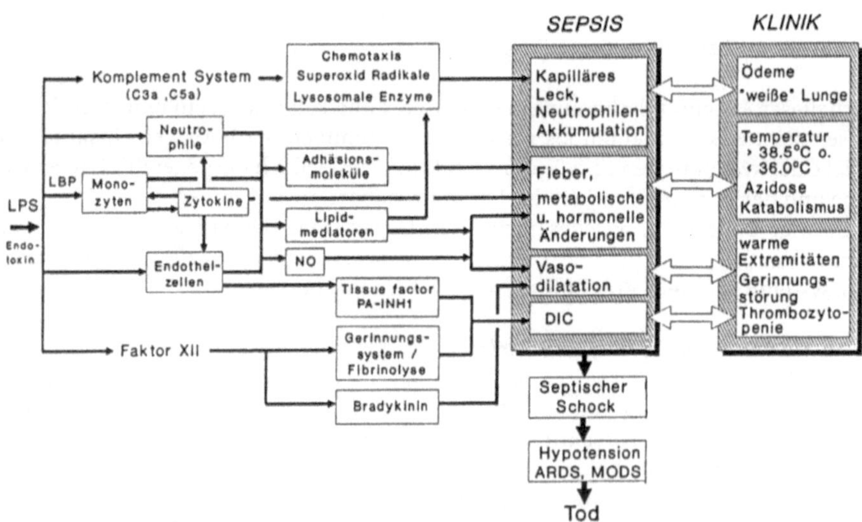

Abb. 2. Gegenwärtige Vorstellungen zur Interaktion verschiedener Zellen und Mediatoren in der Pathogenese des septischen Schocks (modif. n. Glauser et al. [25]).
LPS = Lipopolysaccharide, *LBP* = LPS-binding protein, *PA-INH1* = plasma activator inhibitor 1, *DIC* = dissiminierte intravasale Gerinnung, *NO* = Stickstoffmonooxid, *ARDS* = adult respiratory distress syndrome, *MODS* = Multiorgan-Dysfunktionssyndrom

stoffoxid wichtige Rollen zu. Im Mittelpunkt der gegenwärtigen Diskussion steht dabei die Überproduktion von NO durch die induzierbare NO-Synthase (i-NOS). Folge der gesteigerten NO-Bildung ist eine massive kontinuierliche Vasodilatation mit Blutdruckabfall und Organminderperfusion. Die durch Endotoxin oder verschiedene Zytokine verursachte Hypotension kann durch Inhibitoren der NO-Synthase blockiert werden. Untersuchungen zeigen jedoch, daß eine vollständige Blockade schädlich und ein kritischer lokaler NO-Spiegel zur Erhaltung des Gefäßtonus nötig ist [19]. Weitere Untersuchungen werden zeigen müssen, welche Effekte einer erhöhten NO-Produktion nützlich und welche schädlich sind, ob die Effekte selektiv steuerbar sind und inwieweit Wechselbeziehungen zu anderen Vasodilatatoren (s. o.) mit gleicher Lokalisation und Reaktionsweise bestehen.

b) Kaskadensysteme: Komplement-, Gerinnungs-/Fibrinolyse-, Kallikrein-Kinin System
Neben der beschriebenen zellulären Aktivierung werden durch Endotoxin gleichzeitig auch die genannten humoralen Abwehrsysteme aktiviert (Abb. 2). Die klassische Aktivierung von antikörpergebundenen Mikroorganismen führt ebenso wie der alternative Weg zur Aktivierung der Komplementfaktoren C3 und C5. Die aktiven Komponenten, das C3a und C5a können Neutrophile und Makrophagen zur Produktion von toxischen Sauerstoffradikalen anregen, die Freisetzung lysosomaler Enzyme induzieren und darüber hinaus die Synthese von Interleukinen und Prostaglandinen zur Folge haben. Es kommt zur Vasodilatation und Erhöhung der Kapillarpermeabilität (kapilläres Leck) mit hämodynamischen Veränderungen.

Der aktivierte Hagemann Faktor (Faktor XII), Endothelzellen und Makrophagen triggern die Produktion des Gewebefaktors (tissue factor) (Abb. 2). Dieser aktiviert das extrinsische Gerinnungssystem und ist für den Verbrauch von Gerinnungsfaktoren verantwortlich. Zusätzlich kommt es Faktor XII-induziert zur Konversion von Präkallikrein zu Kallikrein und schließlich zur Freisetzung von Bradykinin, einem potenten Vasodilatator. Die Hypotension und die Verbrauchskoagulopathie (DIC) sind über die Aktivierung dieser Systeme erklärbar, wie Versuche mit Antikörpern gegen Faktor XII und den Tissue-Faktor nachgewiesen haben [15–17].

Modulation des Mediatornetzwerkes

Von einem therapeutischen Ansatz kann dann der größte Nutzen erwartet werden, wenn es gelingt, den Zyklus der sich selbst verstärkenden Mechanismen möglichst frühzeitig zu unterbrechen oder durch prophylaktische Maßnahmen zu verhindern. Strategien zur Ausschaltung eines Einzelmediators erscheinen wegen der Vielfalt der gleichzeitigen Aktivierung der Mediatorsysteme ebenso wenig sinnvoll, wie die vollständige Blockade eines Mediators der gleichzeitig in meist niedrigen Konzentrationen für den Erhalt der körpereigenen Abwehr benötigt wird. Eine sinnvolle Strategie zur Modulation des Mediatornetzwerkes muß demnach so aufgebaut sein, daß die Wirkung kausal gesicherter Mediatoren zu der Zeit verhindert bzw. reguliert wird, in der sich die Schockentwicklung negativ verstärkt. Schnelle und zuverlässige Bedside-Tests zur Beurteilung der Immunlage und des Risikos für die Entwicklung einer Sepsis wären nötig, um Patienten ihrem spezifischen Mediatorprofil entsprechend zu therapieren.

Diesem Anspruch werden die bisherigen neueren Ansätze zur Therapie nur unzureichend gerecht. Im wesentlichen wurden bisher drei Strategien verfolgt:

1) Neutralisation/Elimination von Endotoxin,
   im wesentlichen durch polyklonale IgG/IgM-Antikörper
2) Blockade einzelner proinflammatorischer Mediatoren,
   im wesentlichen durch polyklonale IgG/IgM-Antikörper/Antagonisten gegen TNF,
   Interleukin 1 und PAF
3) Abschwächung der Immunsuppression und/oder Immunstimulation
   z. B. durch γ-Interferon oder GM-CSF

Zur Prüfung dieser Strategien wurden bisher 32 randomisierte klinische Studien durchgeführt, in die mehr als 10000 Patienten eingeschlossen wurden, ohne daß ein greifbares Ergebnis erzielt werden konnte [8]. Es muß deshalb berechtigt hinterfragt werden, ob dies allein auf fehlerhafte Studiendesigns zurückgeführt werden kann oder ob nicht vielmehr die Konzepte, in das komplexe Mediatornetzwerk einzugreifen, falsch waren. Schwerer, als die noch so berechtigte Kritik zum Design bisheriger klinischer Studien, auf die hier nicht näher eingegangen werden soll (siehe dazu [8, 20–22]), wiegen die Argumente der falschen oder fragwürdigen Konzeption (Hypothesen) bisheriger Therapieversuche [8]. Zusammengefaßt sind dies:

a) das *Konzept der kompletten Blockade* einzelner proinflammatorischer Mediatoren, wie z. B. TNF_α, IL_1. Dagegen spricht, daß dadurch auch die erwünschten Wirkungen der normalen Abwehr blockiert werden, eine komplette Blockade immunsuppressiv wirkt und negative Auswirkungen auf die Bakterienclearance und die Wundheilung beschrieben sind. Die kurze Halbwertszeit der meisten Mediatoren macht das Timing schwierig und unterschiedlichen lokalen bzw. systemischen Mediatorwirkungen wird keine Rechnung getragen.

b) das *Konzept der systemischen Blockade* einzelner proinflammatorischer Mediatoren. Alle bisherigen Therapieansätze zur Elimination/Neutralisation von Endotoxin und/oder proinflammatorischen Mediatoren verfolgten das Ziel, über die Senkung der Plasmaspiegel die Mortalität zu beeinflussen. Die Voraussetzung für dieses Konzept, die Existenz einer Ursache-Wirkungsbeziehung zwischen erhöhten Plasmaspiegeln und der Letalität ist jedoch für keinen der Mediatoren eindeutig erfüllt. Systemische Plasmamediatorspiegel repräsentieren bestenfalls die Spitze des Eisberges und geben nur bedingt über die lokal wirksamen Konzentrationen Auskunft. Anti-Endotoxin und anti-TNF Antikörper haben extravasal wegen des hohen Molekulargewichtes keine Wirkung.

c) das *Konzept der linearen Mediatorresponse*
   Wie oben ausgeführt sind Sepsis und septischer Schock das Ergebnis einer komplexen Wechselbeziehung zwischen dem zellulären und humoralen Immunsystem. Multiple Faktoren wirken zusammen (ihre Zusammensetzung variiert mit der Zeit, ist organabhängig und nicht immer additiv) und interagieren miteinander (Potenzierung/Hemmung). Wenn wir die Nichtlinearität der Wechselbeziehungen als Paradigma akzeptieren (und vieles spricht dafür), dann ist klar, daß es kein „magic bullet" geben kann. Alle bisherigen Therapieansätze basieren aber auf dieser simplen „Flaschenhalsphilosophie".

d) das *Konzept der Modulation pro- und antiinflammatorischer Mediatoren*
Obwohl das Konzept der Modulation der inadequaten Mediatorreaktion – Downregulation der Hyperinflammation und Immunaugmentation (siehe Abb. 1) attraktiv und zukunftsweisend ist, bleiben zunächst mehr Fragen als Antworten:
Für das optimale „Timing" und die Dauer einer Therapie ist die Charakterisierung der Immunlage des Patienten durch schnelle zuverlässige Beside-Tests nötig. Die offenen Fragen sind: Was monitoren – systemische oder lokale Konzentrationen pro- und inflammatorischer Mediatoren? Welche? Wie oft? Zusätzlich auch lösliche Rezeptoren? Sollen zusätzlich ex-vivo Untersuchungen von Monocyten, Makrophagen oder T-Zellen durchgeführt werden?
Solange nicht klar ist, was sinnvoll zu monitoren ist, bleibt auch unklar, nach welchen Richtlinien letztlich therapiert werden soll.

Zukünftige Perspektiven

Die Komplexität der Pathogenese der Sepsis und des septischen Schocks legt nahe, daß bei eingetretener Sepsis von Kombinationstherapien, eher als von Einzelansätzen, der größte Nutzen erwartet werden kann. Dies macht es aber notwendig, das komplexe Netz der Mediator-Zellinteraktionen besser verstehen zu lernen. Neben der weiter notwendigen Aufklärung von Teilmechanismen und Detailfragen auch durch die neueren Methoden der Zell- und Molekularbiologie ist die Sepsisforschung aufgefordert, jetzt integrative Methoden stärker zu verfolgen. Eine umfassende Aufklärung der beobachteten Phänomene und Wechselwirkungen bei komplexen Systemen ist auf dem reduktionistischen Weg nicht erreichbar. Ernsthafte Ansätze durch Einbeziehung von Systemtheoretikern aus anderen Wissenschaftsdisziplinen wurden bisher nicht verfolgt. Einige Perspektiven wurden von Holaday et al. [7], Sitter et al. [23] und von Gerngroß und Willy (Bundeswehrkrankenhaus, Ulm, pers. Mitteilung) aufgezeigt. Wesentliche Grundelemente sind die Akzeptanz von Nichtlinearität von Reaktionsabläufen in dynamischen Systemen und die Fähigkeit der Selbstorganisation komplexer Systeme. Die derzeitige Entwicklung der Systemforschung, der Chaosforschung und der Forschung mit neutronalen Netzen ist soweit fortgeschritten, daß auch für die Medizin erfolgversprechende Ansätze zu erwarten sind.
Neben der Therapie sollte ein weiterer Schwerpunkt künftiger Aktivitäten in der Prophylaxe septischer Krankheitsbilder liegen. Dies bedeutet zum einen, die schärfere Definition des „Patienten mit einem Risiko", eine Sepsis zu entwickeln, zum anderen die Ausschöpfung und Weiterentwicklung minimal invasiver OP-Techniken. Beim elektiven Risikopatienten könnten präoperative medikamentöse Maßnahmen den Immunstatus verbessern helfen und die Streßreaktion durch die Operation minimieren. Die Immunsuppression durch den operativen Eingriff ließe sich minimieren durch die Art des Eingriffs, die Dauer und den Zeitpunkt der Operation (z. B. primäre vs sekundäre Operation bei der Versorgung polytraumatisierter Patienten) [24]. Für beide Bereiche existiert ein erheblicher Forschungsbedarf.

Literatur

1. Office of Planning and Extramural Programs and Hospital Care Statistics, Br. Div. of Health Care Statistics. National Center for Health Statistics (1990) Increase in national hospital discharge survey rules for septicemia – United States, 1979–1987. JAMA 263:937
2. Neugebauer E, Dimmeler S, Troidl H (1995) Mediatorensysteme und Sepsis. Chirurg 66:2
3. American College of Chest Physicians/Society of Critical Care Medicine Consensus Conference (1992) Definition for sepsis and organ failure and guidelines for the use of innovative therapies in sepsis. Crit Care Med 20:864
4. Seeger W, Schütte H, Grimminger F, Suttorp N, Bhakdi S (1994) Bacterial Exotoxins and Sepsis. In: Reinhard K, Eyrich K, Sprung C (Hrsg) Sepsis – current perspectives in pathophysiology and therapy. Springer Verlag, Berlin Heidelberg New York, S 61
5. Finley RJ (1986) Animal models for the study of sepsis and septic shock. In: Sibbald WJ, Sprung CL (Hrsg) New Horizons: Perspectives on sepsis and septic shock. Society of Critical Care Medicine, Fullerton, CA, S 11
6. Eidelman LA, Sprung CL (1994) Why have new effective therapies for sepsis not been developed? Crit Care Med 22:1330
7. Holaday JW, Neugebauer E, Carr DB (1993) Meta2 – an analysis of meta-analyses of mediators in septic shock. In: Neugebauer E, Holaday JW (Hrsg) Handbook of mediators in septic shock. CRC Press, Boca Raton, Ann Arbor, London, S 523
8. Neugebauer E, Schäfer U, Rixen D, Bouillon B (1996) Modulation of the humoral mediator network in the treatment of shock and sepsis. Excerpta Medica International Congress Series 1102. Elsevier Science, Amsterdam (im Druck)
9. Doecke WD, Syrbe U, Meinecke A, Platzer C, Makki A, Asadullah K, Klug C, Zuckermann H, Reinke P, Brunner H, von Baehr R, Volk HD (1994) Improvement of monocyte function – A new therapeutic approach. In: Reinhard K, Eyrich K, Sprung C (Hrsg) Sepsis – Current perspectives in pathophysiology and therapy. Springer Verlag, Berlin Heidelberg New York, S 473
10. King LS (1957) Dr. Koch's postulate. J Hist Med Allied Sci:350
11. Neugebauer E, Lorenz W, Maroske D, Barthlen W, Ennis M (1987) The role of mediators in septic/endotoxic shock. A meta-analysis evaluating the current status of histamine. Theor Surg 2:1
12. Neugebauer E, Holaday JW (Hrsg) (1993) Handbook of Mediators in septic shock. CRC Press, Boca Raton, Ann Arbor, London
13. Schoenberg MH, Nussler AK, Beger HG (1995) Sauerstoffradikale und Stickstoffmonoxid in der Sepsis. Chirurg 66:18
14. Eichacker PQ, Hoffmann WD, Farese A, Banks SM, et al (1992) Leukocyte CD11b/18 antigen-directed monoclonal anti-body improves early survival and decreases hypoxemia in dogs challenged with tumor necrosis factor. Am Rev Respir Dis 145:1023
15. Pixley RA, De La Cedena R, Page JD, et al (1993) The contact system contributes to hypotension but not disseminated intravascular coagulation in lethal bacteremia. In vivo use of a monoclonal anti-factor XII antibody to block contact activation in baboons. J Clin Invest 91:61
16. Taylor FB Jr, Chang A, Ruf W, et al (1991) Lethal E. coli septic shock is prevented by blocking tissue factor with monoclonal antibody. Circ Shock 33:127
17. Warr TA, Rao LV, Rappaport SI (1990) Disseminated intravascular coagulation in rabbits induced by administration of endotoxin or tissue factor effect of anti-tissue factor antibodies and measurement of plasme extrinsic pathway inhibitor activity. Blood 75:1481
18. Neugebauer E, Lorenz W, Maroske D, Barthlen W (1987) Mediatoren beim septischen Schock: Strategien zu ihrer Sicherung und Einschätzung ihrer kausalen Bedeutung. Chirurg 58:470
19. Vallance P, Moncada S (1993) Role of endogenous nitric oxide in septic shock. New Horizons 1:77
20. Sibbald WJ, Vincent J-L (Hrsg) (1995) Clinical trials for the treatment of sepsis. Up date in Intensive Care and Emergency Medicine. Vol 19. Springer Verlag, Berlin Heidelberg
21. Sibbald WJ, Vincent J-L (1994) Round table conference on clinical trials for the treatment of sepsis. Brussels, March 12–14. Int Care Med 21:184
22. Lorenz W, Neugebauer E, Pilz G, Werdan K, Lorenz M (1994) Discussion Forum: Methodology of clinical trials in sepsis – Introduction. Theor Surg 9:10
23. Sitter H, Lorenz W, Klotter HJ, Lill H (1993) Models of causality assessment. In: Neugebauer E, Holaday JW (Hrsg) Handbook of Mediators in sepsic shock. CRC Press, Boca Raton, Ann Arbor, London, S 499–519
24. Neugebauer E, Dimmeler S, Bouillon B, Krämer M, Tiling Th (1995) Schockmediatoren und ihre Bedeutung in der Therapiesteuerung. Hefte zu „Der Unfallchirurg" 249:107
25. Glauser MP, Heumann D, Baumgartner JD, Cohen J (1994) Pathogenesis and potential strategies for prevention and treatment of septic shock: an update. Clin Infect Dis 18 (Suppl 2):S 205

Der Darm als Sepsisorgan

D. Berger, E. Bölke und H. G. Beger

Der Gastrointestinaltrakt wird heute nicht mehr nur als verantwortlich für die Aufnahme von Nährstoffen sondern auch als immunologisch entscheidendes Organ aufgefaßt, welches das Eindringen von pathogenen Keimen in die Zirkulation verhindert. Bereits 1979 wurde von Berg und Garlington das Phänomen einer gestörten Darmbarriere im Tierversuch beschrieben und die Aufnahme von lebensfähigen Bakterien vornehmlich in die Lymphbahn als bakterielle Translokation bezeichnet [1]. Dieses Konzept der Passage lebensfähiger Bakterien durch die makroskopisch intakte Darmwand sollte auf jede Art von Keimen und bakterielle Bestandteile wie Endotoxin ausgedehnt werden, da experimentelle und klinische Hinweise auf die Existenz und erstaunlich breitgefächerte Bedeutung dieser Vorgänge bestehen.

Bakterielle Translokation

Die Invasion von lebensfähigen Bakterien ist seit den Arbeiten von Berg und Garlington ein experimentell bestens belegtes Phänomen. So wurde im Tierversuch gezeigt, daß Trauma, Hämorrhagie, Leberresektionen, intraperitoneale Implantation von Fremdmaterial, Verbrennung, Mangelernährung, Radiatio und Sepsis mit einer Translokation von Bakterien in mesenteriale Lymphknoten vergesellschaftet sind [als Übersicht siehe 2]. Als grundlegende Ursachen hierfür sind anzuführen: Veränderungen der Quantität und Qualität der Keime im Darmlumen und Störungen der Schleimhaut durch lokal und/oder systemisch wirksame Agentien. In vitro unter Verwendung einer Zellinie, die sich aus Darmepithel ableitet, wurde gezeigt, daß vornehmlich gramnegative Keime translozieren gefolgt von gram-positiven Keimen, während Anaerobier kaum die Zellinie passieren können [3–5]. Außerdem wurde an diesem System die Abhängigkeit von der Bakterienzahl klar demonstriert [5]. Tierexperimentell ist die bakterielle Translokation bei Verbrennung extensiv untersucht worden [6–8]. Lebende Bakterien sind zeitabhängig in mesenterialen Lymphknoten, Leber und Milz in absteigender Inzidenz und Keimdichte zu finden. Bei diesem Modell zeigte sich die intramucosale Generierung von Sauerstoffradikalen über den Xanthinoxidase-Weg als pathophysiologisch bedeutsam, da deren Hemmung durch Allopurinol das Ausmaß der Translokation entscheidend verringerte [9, 10]. Nach Induktion einer sterilen Peritonitis durch Zymosan wurde ebenfalls eine bakterielle Translokation beobachtet [11, 12]. Diese war wiederum durch präperitonitische Applikation von Allopurinol oder Ibuprofen zu hemmen, was die Bedeutung der Sauerstoffradikalengeneration und des Cyclo- bzw. Lipoxygenaseweges für die Pathogenese der Translokation unterstreicht.

Einschränkend muß aber betont werden, daß die Inzidenz der Translokation nur bis 6 h nach Induktion der Peritonitis beeinflußt wurde, zu späteren Zeitpunkten war nur noch die absolute Anzahl der translozierten Keime verringert.

Weitere Untersuchungen am Verbrennungsmodell zeigten, daß eine entscheidende Voraussetzung der bakteriellen Translokation eine Endotoxinämie ist, die ihrerseits die Generation von Sauerstoffradikalen in der Darmwand begünstigt [9, 10, 13, 14]. Jones et al. konnten 1990 aber bereits nachweisen, daß in einem Modell von Verbrennung und konsekutiver Sepsis die sepsisinduzierte bakterielle Translokation nicht Sauerstoffradikal-abhängig ist, da sich zum späteren Zeitpunkt der klinisch manifesten Sepsis keine Erhöhung der Lipidperoxidation im Ileum nachweisen ließ und demzufolge die Gabe von Allopurinol auch keinen Einfluß auf Inzidenz und Quantität der Translokation hatte [15].

In eine ähnliche Richtung weisen Ergebnisse, die am Verbrennungsmodell durch Antikörper gegen Interleukin-6 eine Hemmung der bakteriellen Translokation und eine Steigerung der Kapazität, Bakterien abzutöten, belegten [16]. Der zugrundeliegende Mechanismus dieser Beobachtung bleibt bislang unklar, allenfalls hypothetisch kann ein Einfluß der Antikörper auf die Hämodynamik mit Verbesserung der intestinalen Mikrozirkulation angeführt werden. In ähnlicher Weise wird die pathogenetische Komplexität des Phänomens der bakteriellen Translokation durch neueste Arbeiten unterstützt, die sich mit der Bedeutung der Kalziumkanäle und der Phospholipase A_2 für die Translokation bei hämorrhagischem Schock befassen [17]. Diltiazem, ein Ca^{2+}-Blocker, und Quinacrin, ein Antagonist der Phospholipase A_2, hemmen die bakterielle Translokation unter den Bedingungen des Blutungsschocks.

Als in vitro-Modell zur Untersuchung der Darmbarriere findet häufig die sogenannte Ussing-Kammer Verwendung. So wurde eine transmukosale Passage von markierten E. coli bei gesunden und mit Endotoxin vorbehandelten Ratten verglichen [18]. Dabei konnten die tierexperimentellen Ergebnisse bestätigt werden, die eine Steigerung der Translokation enteraler Bakterien unter Einfluß von Endotoxin zeigten. Im gleichen Modell wurde der Einfluß verschiedener Ernährungsformen auf die Darmbarrierefunktion neugeborener Kaninchen untersucht [19]. Brustmilch-ernährte Tiere zeigten eine deutlich geringere Translokation als nach Kunstmilchernährung. Diese quantitativen Ergebnisse wurden auch morphologisch bestätigt. Im Tierexperiment wurde zumindest bei neugeborenen Tieren der Besiedelung des Dünndarms die entscheidende Bedeutung als Voraussetzung der bakteriellen Translokation zugeschrieben, da bei alleiniger Besiedelung des Dickdarmes keine Translokation in mesenteriale Lymphknoten stattfand [20]. Die klinische Bedeutung der Darmbarriere bei Neugeborenen wird durch Untersuchungen zur Wirksamkeit enteraler Immunglobulingabe bezüglich der Inzidenz der nekrotisierenden Enterocolitis (NEC) belegt [21]. Bei frühgeborenen Risikokindern wurde durch enterale Immunglobulinapplikation die Inzidenz der NEC, einer Erkrankung, die auf einer intramuralen Stimulation verschiedener Mediatorkaskaden beruht, statistisch signifikant gesenkt.

Mit Hilfe der Ussing-Kammer wurde auch der Einfluß des Darmmukus auf die Translokation demonstriert, da nach Reduktion der Mukusproduktion in vivo durch Applikation von Clonidin sowohl die Inzidenz der Translokation als auch die Zahl der translozierten Bakterien gesteigert war [22].

Die klinische Bedeutung des Phänomens der bakteriellen Translokation wird uneinheitlich beurteilt. Rush et al. fanden bei Patienten im hämorrhagischen Schock in

Tabelle 1. Einfluß enteraler Ernährung auf die Rate infektiöser Komplikationen nach abdominellem Trauma

Sepsisquelle	Enterale Ernährung	parenterale Ernährung	p
Pneumonie	6/51 (11,8%)	14/45 (31%)	< 0,02
Intraabdomineller Abszeß	1/51 (1,9%)	6/45 (13,3%)	< 0,04
Empyem	1/51 (1,9%)	4/45 (9%)	n.s.
Katheterinfekt	1/51 (1,9%)	6/45 (13,3%)	< 0,05
Abszeß (intraabdominell, Empyem)	2/51 (3,9%)	8/45 (17,8%)	< 0,03
Pneumonie und/oder Abszesse	8/51 (13,7%)	17/45 (37,8%)	< 0,02
Pneumonie, Abszesse, Katheterinfekt	9/51 (15,7%)	18/45 (40%)	< 0,02

Nach Kudsk KA et al (1992) Ann Surg 215:503–513

57% der Patienten bei Aufnahme eine positive Blutkultur [23]. Vergleichbare Ergebnisse berichteten Reed et al., die bei 13 von 16 Patienten mit perforierendem Bauchtrauma eine Translokation in mesenteriale Lymphknoten kulturell und elektronenmikroskopisch nachwiesen [24]. Indirekte Hinweise auf die klinische Bedeutung der bakteriellen Translokation bei polytraumatisierten Patienten lieferten Border et al., die eine enterale Ernährung mit kürzerer Beatmungsdauer, geringerem Bedarf an Antibiotika und einer niedrigeren Anzahl an positiven Blutkulturen verbinden konnten [25]. Diese methodisch schwierig zu interpretierende retrospektive Erhebung wurde durch eine randomisierte Erhebung von Kudsk et al. belegt [26]. Die Ergebnisse, zusammengefaßt in Tabelle 1, zeigen, daß infektiöse Komplikationen in der Gruppe mit früher enteraler Ernährung seltener auftreten. Auch bei Verbrennungspatienten konnten Deitch et al. einen positiven Einfluß der enteralen Ernährung auf den klinischen Verlauf im Sinne einer Verminderung der infektiösen Komplikationen zeigen [27]. Dem steht jedoch eine vom Design her und statistisch hervorragende Arbeit von Moore et al. entgegen [28]. In einer klinischen Studie bei Patienten mit Verletzungen des Rumpfes (ISS = 29,3 ± 2,3) waren im Pfortaderblut, durch Kanülierung der Nabelvene zugänglich gemacht, weder eine Endotoxinämie noch positive Blutkulturen nachzuweisen. Auch die Plasmaspiegel von verschiedenen Mediatoren waren sowohl im Pfortadersystem als auch in der systemischen Zirkulation nicht unterschiedlich. Neuere Arbeiten an postoperativen Patienten zeigten jedoch einen deutlich höheren Il-6-Spiegel im Pfortadersystem als in der systemischen Zirkulation [29, 30]. Als Erklärung dieser differenten Ergebnisse können nur methodische Unterschiede angeführt werden, zumal tierexperimentell im hämorrhagischen Schock der Darm als Cytokin-produzierendes Organ demonstriert werden konnte [31].

In einer neueren Untersuchung wurde der Prävalenz der bakteriellen Translokation bei abdominellen Eingriffen, also unter einer Traumatisierung geringeren Ausmaßes

Tabelle 2. Inzidenz septischer Episoden in Abhängigkeit von der bakteriellen Translokation nach abdominellen Operationen

	Positive Translokation	Negative Translokation	p
Postoperative Sepsis	7/25 (28%)	25/217 (11,5%)	< 0,05
30-Tage-Mortalität	2/25 (8%)	18/217 (8,3%)	n. s.

Nach Sedman PC et al (1994) Gastroenterology 107:643–649

als anläßlich der bisherigen Versuche bei Verbrennung, nachgegangen. Bei 10,3% von 267 Patienten wurden nach Eröffnung der Bauchhöhle vor weiteren Maßnahmen in mesenterialen Lymphknoten oder einer Serosabiopsie Bakterien nachgewiesen. Die Rate septischer Episoden war bei Patienten mit Translokation signifikant höher als bei Patienten ohne extraintestinale bakterielle Besiedelung, siehe Tabelle 2 [32].

Translokation von Endotoxin

1990 wurde von J. W. Alexander und Mitarbeitern das Phänomen der mikrobiellen Translokation am Verbrennungsmodell morphologisch untersucht [33]. Die Arbeitsgruppe zeigte, daß Candida ausschließlich transzellulär und E. coli bzw. Endotoxin vorwiegend transzellulär aber auch in allerdings geringem Ausmaß parazellulär transloziert. Endotoxin schien geradezu unbehindert die Darmwand zu durchdringen. Während Candida und E. coli nach Passage der Enterozyten in der Lamina propria großteils Opfer von Makrophagen/Monozyten wurden, erreichte Endotoxin auch die Submukosa und diffundierte parazellulär durch die Muskelschichten. Bakterien und Pilzpartikel blieben auch in den tieferen Wandschichten vorwiegend in Klumpen liegen, während sich Endotoxin diffus ausbreitete. Als weiteres wichtiges Ergebnis dieser Studie wurde die mikrobieller Translokation in die Darmwand und durch die Darmwand hindurch bereits 1 h nach dem Verbrennungstrauma beobachtet. Mesenteriale Lymphknoten werden zumindest von Bakterien erst zu einem späteren Zeitpunkt und nicht in der von Alexander et al. für die Darmwand beschriebenen Inzidenz erreicht. Die Autoren forderten anhand ihrer Ergebnisse den Begriff der bakteriellen Translokation auf die mikrobielle Translokation also die Passage von Bakterien, Pilzen und bakteriellen bzw. fungalen Bestandteilen auszudehnen.

In einer klinischen Studie konnte bei Verbrennung die Höhe der Endotoxinämie mit dem Ausmaß der Verbrennung korreliert werden [34]. Auch nach Polytrauma mehren sich die Hinweise, daß Endotoxin in der Zirkulation erscheint, auch wenn eine vielzitierte Arbeit von Moore et al. für diese Patientengruppe nicht einmal im Pfortadersystem Endotoxin nachweisen konnte [28]. Kürzlich wurde aus der eigenen Arbeitsgruppe an 39 Polytraumapatienten eine sehr frühzeitige Endotoxinämie und dieser Endotoxinämie nachfolgend eine immunologische Antwort gezeigt [35]. Der Plasmaspiegel spezifischer Anti-Endotoxin-Antikörper der Klasse IgM stieg zwischen dem 3. und 5. Tag signifikant an, sodaß eine polyklonale Stimulation durch das frühe Auftreten von Endotoxin in der Zirkulation angenommen werden kann.

Eine Störung der Darmbarrierefunktion tritt aber nicht nur nach erheblicher Traumatisierung sondern auch nach minimal-invasiven oder anderen chirurgischen Eingriffen auf. Am Beispiel der Coloskopie zeigten Kelley et al. bereits 1985 eine Endotoxinämie [36], die in der eigenen Arbeitsgruppe wiederum ebenfalls belegt werden konnte [37]. In gleicher Weise konnten wir bei abdominellen Eingriffen, Strumaoperationen und herzchirurgischen Operationen eine Endotoxinämie zeigen und mit dem klinischen Verlauf insbesondere infektiösen Komplikationen und Organversagen korrelieren [38, 39]. Diese aktuellen Untersuchungen führten uns zur Hypothese, daß die Störung der Darmbarriere mit nachfolgender Translokation von bakteriellen Bestandteilen als ein wichtiger Trigger der postoperativen Akut-Phase-Reaktion anzusehen ist. In diesem Sinne ist eine klinische Untersuchung zu verstehen, welche dem Einfluß einer präoperativen selektiven Darmdekontamination auf die peri- und postoperative Endotoxinämie bei herzchirurgischen Operationen nachging [40]. Bei vollständiger Keimelimination im Rektum war die Endotoxinämie und der Interleukin-6-Spiegel signifikant reduziert. Ein Einfluß auf klinische Parameter konnte nicht gezeigt werden, war aber auch nicht Ziel der Untersuchung und bei der geringen Inzidenz von Komplikationen bei herzchirurgischen Operationen am unselektierten Krankengut kaum nachzuweisen. Trotzdem unterstützt diese Studie die oben formulierte Hypothese.

Auch bei primär septischen Erkrankungen kommt dem Gastrointestinaltrakt als endogener Endotoxinpool eine erhebliche Bedeutung zu. Cuevas und Fine zeigten tierexperimentell bei bakterieller Peritonitis bereits 1972, daß sich das Ausmaß der Endotoxinämie durch orale Applikation von Kanamycin reduzieren ließ [41]. Reduzierter Endotoxinplasmaspiegel ging mit reduzierter Letalität einher. Auch bei steriler Peritonitis war die durch orale Vorbehandlung reduzierte Endotoxinämie mit einer Reduktion der Letalität vergesellschaftet. Bei experimenteller Okklusion der A. mesenterica superior wurde von der gleichen Arbeitsgruppe eine Endotoxinämie und insbesondere das Phänomen der Reperfusion beschrieben [42]. Nach Auflösung der Okklusion wurde eine sehr rasche und ausgeprägte Einschwemmung von Endotoxin gefunden. Sogar nach arterieller Hypotension nach Beendigung hochdosierter Noradrenalininfusion beschrieb die Arbeitsgruppe um Cuevas und Fine eine Endotoxinämie [43]. Diese kurze Zusammenstellung soll zeigen, daß bereits zu Beginn der 70er Jahre der Darm als Sepsisorgan, das Phänomen der gestörten Darmbarriere und die Bedeutung der Reperfusion als zusätzlich schädigender Mechanismus erkannt waren.

Die dargestellten Ergebnisse wurden 1992 von Rosman et al. nachvollzogen [44]. Die Induktion einer experimentellen Peritonitis durch Zymosan ging mit einer Endotoxinämie einher. Selektive Darmdekontamination reduzierte Endotoxinämie, bakterielle Translokation und Letalität.

Bei Lebercirrhose wurde im humanen Modell eine Endotoxinämie mehrfach nachgewiesen und mit dem klinischen Verlauf korreliert. 1977 untersuchten Tarao et al. bei Patienten mit Lebercirrhose mit und ohne Ascites die Endotoxinkonzentration in Ascites und Plasma [45]. 79,3% der Patienten mit Ascites hatten einen positiven Endotoxintest im Ascites und 75,2% waren auch im Plasma endotoxinpositiv. Demgegenüber waren nur 24,5% der Patienten ohne Ascites im Plasma endotoxinpositiv. 47,8% der endotoxinpositiven Patienten verstarben innerhalb von 6 Monaten, gegenüber 16,7% der endotoxinnegativen Patienten. Damit war eine klare Assoziation zwischen Endotoxinspiegel in Ascites bzw. Plasma bei Patienten mit Lebercirrhose belegt. Mit verbesserter Nachweismethodik wurde über 10 Jahre später in 92% der untersuchten Proben bei diesem Krankheitsbild eine Endotoxinämie gefunden [46]. Diese war in ihrem Ausmaß mit dem Auftreten eines Leberversagens, der hepatischen Enzephalopathie und der Letalität korreliert.

Wie die bakterielle Translokation wurde die Translokation von Endotoxin bei Verschlußikterus experimentell beschrieben [47, 48]. Anhand eines Vergleiches von keimfrei aufgezogenen und unter Normalbedingungen gehaltenen Ratten wurde gezeigt, daß Störungen der zellulären Immunität nur bei Tieren mit besiedeltem GI-Trakt auftreten, was als Hinweis auf die Bedeutung des intestinalen Endotoxinpools gedeutet wurde [49]. Als Ursache der Endotoxinämie wird eine Störung der Darmbarriere durch den verringerten oder aufgehobenen Gallefluß angenommen. Diamond et al.

verglichen die Endotoxinplasmaspiegel bei Ratten mit Verschlußikterus sowie nach interner oder externer Drainage [48]. Dabei zeigte sich, daß eine Erhöhung des Endotoxinplasmaspiegels nur bei Verschlußikterus ohne weitere Ableitung auftrat. Die Letalität war nach Applikation von Endotoxin und Bleiazetat als „sensitizer" nur in der Gruppe mit bestehendem Verschluß erhöht. Damit ist zwar die Bedeutung des intestinalen Endotoxinpools bei Verschlußikterus nachgewiesen, der zugrundeliegende Mechanismus aber als unabhängig vom intestinalen Gallepool belegt, da bei externer Ableitung weder der Endotoxinplasmaspiegel noch die Letalität bei Endotoxinapplikation erhöht war. Die Bedeutung der Gallensäuren wurde durch eine Untersuchung der Wirksamkeit enteraler Applikation von Ursodesoxycholsäure und Chenodesoxycholsäure gegenüber der Translokation von Endotoxin bei neonatalen Ratten besonders hervorgehoben [50]. Nur Ursodesoxycholsäure erwies sich in diesem Modell als translokationshemmend.

Diese Zusammenstellung zeigt, daß bei einer Vielzahl von klinischen und experimentellen Bedingungen Endotoxin in der Zirkulation nachgewiesen werden kann. Es soll aber nicht verschwiegen werden, daß für alle dargestellten Krankheitsbilder auch Publikationen vorliegen, die keine Endotoxinämie fanden, wie es für die Studie an polytraumatisierten Patienten von Moore et al. gezeigt wurde. Diese zweifellos vorhandene Diskrepanz hängt mit der Bestimmungsmethode von Endotoxin zusammen und ist Gegenstand eines weiteren Artikels im vorliegenden Buch. Prinzipiell muß aber festgehalten werden, daß Arbeitsgruppen mit sehr langer Erfahrung mit dem Nachweis von Endotoxin eher die ubiquitäre Bedeutung der Endotoxinämie unterstützen.

Zusammenfassung

Die bakterielle Translokation im Sinne einer Störung der Darmbarrierefunktion gegenüber intakten Bakterien im Gefolge verschiedenster Traumata stellt ein experimentell bestens dokumentiertes und in seiner Pathophysiologie weitgehend aufgeklärtes Phänomen dar. Auch klinisch mehren sich die Hinweise, daß nach Polytrauma, aber auch nach alleinigem operativen Trauma, enterale Bakterien sowohl mesenteriale Lymphknoten als auch die Zirkulation erreichen. Die klinische Bedeutung dieser Vorgänge wird noch uneinheitlich beurteilt. Indirekte Hinweise für die Bedeutung des Darmes als Sepsisorgan geben klinische Studien, die einen positiven Einfluß früher enteraler Ernährung auf den Verlauf nach Verbrennung und Polytrauma zeigten.

Die Funktion der Darmbarriere gegenüber Endotoxin, was als Beispiel für bakterielle Bestandteile gelten kann, ist experimentell weniger gut untersucht. Allerdings gibt es zahlreiche klinische Hinweise auf eine durch verschiedene Traumata bedingte Einschränkung dieser Funktion. Die Translokation von Endotoxin scheint ein geradezu ubiquitäres Phänomen bei Störungen der Homöostase mit nachfolgender Akut-Phase-Reaktion zu sein. Für Patienten nach großen abdominellen Eingriffen wurde auch eine Assoziation mit infektiösen Komplikationen und Organfunktionseinschränkungen beschrieben. Die Bedeutung des Darmes als Quelle systemischer Endotoxinämie wird besonders durch die Möglichkeit unterstützt, mittels selektiver Darmdekontamination das Ausmaß der perioperativen Endotoxinämie zu reduzieren.

Auch wenn der direkte Beweis für die Rolle des Darmes als Sepsisquelle noch aussteht, zeigen die beschriebenen Ergebnisse, daß dieser Aspekt weiterhin Aufmerksamkeit verdient, um deletäre Langzeitverläufe nach Sepsis, Trauma, Verbrennung oder auch belastenden operativen Eingriffen zu verhindern.

Literatur

1. Berg RD, Garlington AW (1979) Translocation of certain indigenous bacteria from the gastrointestinal tract to the mesenteric lymph nodes and other organs in a gnotobiotic mouse model. Infect Immun 23:403–411
2. Van Leeuwen PAM, Boermeester MA, Houdijk APJ, Ferwerda ChC, Cuesta MA, Meyer S, Wesdorp RIC (1994) Clinical significance of translocation. Gut (Suppl I):28–34
3. Cruz N, Lu Q, Alvarez X, Deitch EA (1994) Bacterial translocation is bacterial species dependent: results using the human Caco-2 intestinal cell line. J Trauma 36:612–616
4. Cruz N, Alvarez X, Berg RD, Deitch EA (1994) Bacterial translocation across enterocytes: results of a study of bacterial-enterocyte interactions utilizing Caco-2 cells. Shock 1:67–72
5. Cruz N, Qi L, Alvarez X, Berg RD, Deitch EA (1994) The Caco-2 cell monolayer system as an in vitro model for studying bacterial-enterocyte interactions and bacterial translocation. J Burn Care Rehabil 15:207–212
6. Baron P, Traber LD, Traber DL, et al (1994) Gut failure and translocation following burn and sepsis. J Surg Res 57:197–204
7. Tokyay R, Zeigler ST, Traber DL, et al (1993) Postburn gastrointestinal vasoconstriction increases bacterial and endotoxin translocation. J Appl Physiol 74:1521–1527
8. Deitch EA, Berg RD (1987) Endotoxin but not malnutrition promotes bacterial translocation of the gut flora in burned mice. J Trauma 27:161–166
9. Deitch EA, Specian RD, Berg RD (1991) Endotoxin-induced bacterial translocation and mucosal permeability: role of xanthine oxidase, complement activation, and macrophage products. Crit Care Med 19:785–791
10. Deitch EA, Taylor M, Grisham M, Ma L, Bridges W, Berg RD (1989) Endotoxin induces bacterial translocation and increases xanthine oxidase activity. J Trauma 29:1679–1683
11. Mainous MR, Xu D, Deitch EA (1993) Role of xanthine oxidase and prostaglandins in inflammatory-induced bacterial translocation. Circ Shock 40:99–104
12. Deitch EA, Specian RD, Grisham MB, Berg RD (1992) Zymosan-induced bacterial translocation: a study of mechanisms. Crit Care Med 20:782–788
13. Li M, Specian RD, Berg RD, Deitch EA (1989) Effects of protein malnutrition and endotoxin on the intestinal mucosal barrier to the translocation of indigenous flora in mice. J Parenter Enteral Nutr 13:572–578
14. Deitch EA, Ma WJ, Ma L, Berg RD, Specian RD (1989) Endotoxin-induced bacterial translocation: a study of mechanisms. Surgery 106:292–299
15. Jones WG, Barber AE, Minei JP, Fahey TJ, Shires GT (1991) Differential pathophysiology of bacterial translocation after thermal injury and sepsis. Ann Surg 214:24–30
16. Gennari R, Alexander JW, Pyles T, Hartmann S, Ogle CK (1994) Effects of antimurine interleukin-6 on bacterial translocation during gut-derived sepsis. Arch Surg 129:1191–1197
17. Xu D, Lu Q, Deitch EA (1995) Calcium and phospholipase A2 appear to be involved in the pathogenesis of hemorrhagic shock-induced mucosal injury and bacterial translocation. Crit Care Med 23:125–131
18. Go LL, Healey PJ, Watkins SC, Simmons RL, Rowe MI (1995) The effect of endotoxin on intestinal mucosal permeability to bacteria in vitro. Arch Surg 130:53–58
19. Go LL, Ford HR, Watkins SC, et al (1994) Quantitative and morphologic analysis of bacterial translocation in neonates. Arch Surg 129:1184–1190
20. Urao M, Moy J, Van Camp J, Drongowski R, Altabba M, Coran AG (1995) Determinant of bacterial translocation in the newborn: small bowel versus large bowel colonization. J Pediatr Surg 30:831–836
21. Eibl MM, Wolf HM, Furnkranz H, Rosenkranz A (1990) Prophylaxis of necrotizing enterocolitis by oral IgA-IgG: review of a clinical study in low birth weight infants and discussion of pathogenic role of infection. J Clin Immunol 10:72–77
22. Maxson RT, Dunlap JP, Tryka F, Jackson RJ, Smith SD (1994) The role of the mucus gel layer in intestinal bacterial translocation. J Surg Res 57:682–686

23. Rush BF, Jr, Sori AJ, Murphy TF, Smith S, Flanagan JJ, Jr, Machiedo GW (1988) Endotoxemia and bacteremia during hemorrhagic shock. The link between trauma and sepsis? Ann Surg 207: 549–554
24. Reed LL, Martin M, Manglano R, Newson B, Kocka F, Barrett J (1994) Bacterial translocation following abdominal trauma in humans. Circ Shock 42:1–6
25. Border JR, Hassett J, LaDuca J, et al (1987) The gut origin septic states in blunt multiple trauma (ISS = 40) in the ICU. Ann Surg 206:427–448
26. Kudsk KA, Croce MA, Fabian TC, et al (1992) Enteral versus parenteral feeding Effects on septic morbidity after blunt and penetrating abdominal trauma. Ann Surg 215:503–513
27. McDonald WS, Deitch EA (1991) Immediate Enteral Feeding in Burn Patients is Safe and Effective. Ann Surg 213:177–183
28. Moore FA, Moore EE, Poggetti R, et al (1991) Gut bacterial translocation via the portal vein: a clinical perspective with major torso trauma. J Trauma 31:629–636
29. Wortel CH, van Deventer SJ, Aarden LA, et al (1993) Interleukin-6 mediates host defense responses induced by abdominal surgery. Surgery 114:564–570
30. Baigrie RJ, Lamont PM, Whiting S, Morris PJ (1993) Portal endotoxin and cytokine responses during abdominal aortic surgery. Am J Surg 166:248–251
31. Deitch EA, Xu D, Franko L, Ayala A, Chaudry IH (1994) Evidence favoring the role of the gut as a cytokine-generating organ in rats subjected to hemorrhagic shock. Shock 1:141–146
32. Sedman PC, Macfie J, Sagar P, et al (1994) The prevalence of gut translocation in humans. Gastroenterology 107:643–649
33. Alexander JW, Boyce ST, Babcock GF, et al (1990) The process of microbial translocation. Ann Surg 212:496–510
34. Winchurch RA, Thupari JN, Munster AM (1987) Endotoxemia in burn patients: levels of circulating endotoxins are related to burn size. Surgery 102:808–812
35. Hiki N, Berger D, Buttenschoen K, et al (1995) Endotoxemia and Specific Antibody Behaviour against Different Endotoxins following Multiple Injury. J Trauma 38:794–801
36. Kelley CJ, Ingoldby CJ, Blenkharn JI, Wood CB (1985) Colonoscopy related endotoxemia. Surg Gynecol Obstet 161:332–334
37. Berger D, Boelke E, Stanescu A, et al (1995) Endotoxemia and mediator release during colonoscopy. Endoscopy 27:671–675
38. Berger D, Schmidt UM, Ott S, Seidelmann M, Martin R, Beger HG (1995) Incidence and pathophysiological relevance of postoperative endotoxemia. FEMS Immunol Med Microbiol 11:285–290
39. Berger D, Bölke E, Hügel H, Seidelmann M, Hannekum A, Beger HG (1995) New aspects concerning the regulation of the postoperative acute phase reaction during cardiac surgery. Clin Chim Acta 239:121–130
40. Martinez-Pellus AE, Merino P, Bru M, et al (1993) Can selective digestive decontamination avoid the endotoxemia and cytokine activation promoted by cardiopulmonary bypass? Crit Care Med 21:1684–1691
41. Cuevas P, Fine J (1972) Role of intestinal endotoxin in death from peritonitis. Surg Gynecol Obstet 134:953–957
42. Cuevas P, Fine J (1971) Demonstration of a lethal endotoxemia in experimental occlusion of the superior mesenteric artery. Surg Gynecol Obstet 133:81–83
43. Tamakuma S, Rojas Corona R, Cuevas P, Fine J (1971) Demonstration of a lethal endotoxemia of intestinal origin in refractory non-septic shock. Ann Surg 173:219–224
44. Rosman C, Wubbels GH, Manson WL, Bleichrodt RP (1992) Selective decontamination of the digestive tract prevents secondary infection of the abdominal cavity, and endotoxemia and mortality in sterile peritonitis in laboratory rats. Crit Care Med 20:1699–1704
45. Tarao K, So K, Moroi T, Ikeuchi T, Suyama T (1977) Detection of endotoxin in plasma and ascitic fluid of patients with cirrhosis: its clinical significance. Gastroenterology 73:539–542
46. Bigatello LM, Broitman SA, Fattori L, et al (1987) Endotoxemia, encephalopathy, and mortality in cirrhotic patients. Am J Gastroenterol 82:11–15
47. Diamond T, Thompson RL, McGlone E, Rowlands BJ (1989) Endotoxin concentrations following internal and external biliary drainage for obstructive jaundice. Curr Surg 46:311–313
48. Diamond T, Dolan S, Thompson RL, Rowlands BJ (1990) Development and reversal of endotoxemia and endotoxin-related death in obstructive jaundice. Surgery 108:370–374
49. Greve JW, Gouma DJ, Soeters PB, Buurman WA (1990) Suppression of cellular immunity in obstructive jaundice is caused by endotoxins: a study with germ-free rats. Gastroenterology 98:478–485
50. Schwarzenberg SJ, Bundy M (1994) Ursodeoxycholic acid modifies gut-derived endotoxemia in neonatal rats. Pediatr Res 35:214–217

Immunsuppression und abdominale Sepsis

W. Barthlen, B. Holzmann, H. Bartels und J. R. Siewert

Klinisches Problem

Die postoperative abdominale Sepsis stellt mit einer Inzidenz von 9–12% der Patienten nach großer Abdominalchirurgie [1, 2] und wegen der nach wie vor hohen Letalität von 46–82% [3, 4] ein schwerwiegendes Problem dar. Die Peritonitis aufgrund einer Anastomoseninsuffizienz oder intestinalen Leckage postoperativ und die spontane Peritonitis, verursacht durch eine Hohlorganperforation, führen unbehandelt zu einer sequentiellen Abfolge von Krankheitsbildern, die als „systemic inflammatory response syndrome" (SIRS) zusammengefaßt werden [5] (ACCP/SCCM Consensus Conference 1992).

Das SIRS manifestiert sich durch zwei oder mehrere der folgenden Symptome:

Körpertemperatur $> 38\,°C$ oder $< 36\,°C$
Herzfrequenz > 90 Schläge/min
Tachypnoe > 20 Atemzüge/min oder $PaCO_2 < 32$ mmHg
Leukozytose $> 12\,000/mm^3$ oder $< 4000/mm^3$.

Ein SIRS kann jedoch außer durch eine Infektion auch traumatisch oder durch die Operation allein bedingt sein. Entsprechend der geringen Spezifität ist die Inzidenz auf chirurgischen Intensivstationen mit bis zu 93% [6] sehr hoch. Die Letalität von 7% [7] wird ausschließlich durch die Grundkrankheit bedingt. Demgegenüber ist *Sepsis* definiert als SIRS bei nachgewiesener Infektionsquelle. Die Letalität bei Sepsis steigt auf 16% [7] an. Führt die Sepsis zu einer arteriellen Hypotension mit Perfusionsdefizit, was sich klinisch an einer Laktatazidose, Oligurie, oder Verwirrtheit manifestieren kann, so spricht man von einer *schweren Sepsis*, die mit einer Letalität von 35% assoziiert ist [6]. Eine katecholaminpflichtige Kreislaufinsuffizienz trotz adäquater Volumentherapie wird als *septischer Schock* bezeichnet, dessen Letalität 46–82% [8] beträgt.

Die Dauer der einzelnen Phasen dieses sequentiellen Geschehens kann patientenabhängig sehr stark variieren. Entsprechend schwierig ist die klinische Diagnose und der frühzeitige Therapieentscheid, der jedoch für die Prognose ausschlaggebend ist [9]. Die konventionelle Therapie der abdominalen Sepsis besteht in der chirurgischen Fokussanierung, Antibiotikagabe zur Elimination einer Bakteriämie und der intensivmedizinischen Kompensation ausgefallener Organsysteme. Trotz einer ständigen Verbesserung dieser Maßnahmen in den letzten Jahren ist es jedoch nicht gelungen, die Letalität vor allem der schweren Sepsis und des septischen Schocks entscheidend zu senken [10]. Nach neuen therapeutischen Konzepten wird daher intensiv gesucht.

Neue Therapiekonzepte

Neutralisation von Endotoxin oder proinflammatorischen Zytokinen

Die Vorstellung, wonach die direkt toxischen Wirkungen von Endo- und Exotoxinen gramnegativer und -positiver Bakterien den Organismus schädigen, ist inzwischen der Erkenntnis gewichen, daß die durch diese Toxine provozierte, überschießende Immunantwort mit massiver Freisetzung von Mediatoren wie TNF-α, IL-1 und anderen Zytokinen sowie Lipiden wie den Prostaglandinen und hochreaktiven Radikalen wie H_2O_2 und Stickoxid die Pathophysiologie der Sepsis bestimmen. Die lokal begrenzte und physiologisch regulierte Abwehrreaktion des Körpers entgleist und richtet sich schließlich gegen den Patienten selbst. Die Ursache für diese überschießende Reaktion sowie der Weg von der generalisierten Entzündungsreaktion (SIRS) zum Multiorganversagen werden zur Zeit noch nicht verstanden.

Befunde, wonach Symptome und Verlauf des septischen Schocks im Tiermodell durch i. v. Gabe von bakteriellen Toxinen (z. B. LPS oder Superantigene) oder Zytokinen wie TNF-α ausgelöst werden kann, legte es nahe, durch selektive Blockade dieser Mediatoren mittels geeigneter Antikörper oder Rezeptorantagonisten eine Protektion vor dem septischen Geschehen anzustreben. So ließ sich in zahlreichen letalen Tiermodellen des septischen Schocks [11, 12] durch Gabe von anti-Endotoxin [13], anti-TNF-α [14, 15], anti-p55 TNF-Rezeptor [16], anti-IL-1 Rezeptor [17] und anderen Inhibitoren der Mediatorkaskade ein Überleben der Tiere von bis zu 100% erreichen.

Klinische Studien konnten diese Erfolge jedoch bisher nicht reproduzieren. Weder verschiedene anti-Endotoxin Antikörper [18, 19], noch anti-TNF-α Antikörper [20], noch IL-1 Antagonisten [21] vermochten die Letalität bei septischen Patienten überzeugend zu senken.

Modulation der Immunantwort

Die alleinige Therapie mit Antikörpern gegen proinflammatorische Mediatoren scheint also aufgrund der bisherigen klinischen Erfahrungen keine ausreichende therapeutische Ergänzung zu den konventionellen Verfahren zu sein. Hierfür lassen sich mehrere Ursachen diskutieren:

Das Tiermodell mit definierter kurzfristiger Toxininfusion spiegelt nicht die klinische Situation wider. Bei Patienten beobachtet man vielmehr über einen längeren Zeitraum eine stetige oder intermittierende Einschwemmung verschiedener pathogener Mikroorganismen sowie von toxischen Substanzen wie Lipopolysacchariden gramnegativer Bakterien, Peptidoglykanen grampositiver Bakterien oder Mannanen aus Pilzen. Der Zustand des oft onkologisch kranken Patienten vor der Operation, seine internistischen Risikofaktoren, das Operationstrauma und seine Folgen, die Intensivtherapie mit multiplen invasiven Maßnahmen sowie der Zeitablauf der klinischen Sepsis bleibt in diesen Tiermodellen unberücksichtigt.

Auch die unterschiedlichen Verlaufsformen der Sepsis sind in den Tiermodellen nicht erfaßt. So werden in der Klinik hyperakute Verläufe ebenso beobachtet wie wochenlange Erkrankungen mit immer wiederkehrenden septischen Schüben. Pathologische und protektive Funktionen von Zytokinen sind bei diesen Verlaufsformen sicherlich getrennt zu bewerten.

Problematisch ist weiterhin, daß das Mediator-Antikörper-Modell den Synergismus und die Dichotomie dieser hochwirksamen biologischen Moleküle außer acht läßt. So ist die Freisetzung proinflammatorischer Zytokine von entscheidender Bedeutung für eine protektive Immunität gegen pathogene Mikroorganismen, wie am Beispiel der experimentellen Peritonitis [22] oder an gendefizienten Mausstämmen [23] gezeigt werden konnte. Auch die Spezifität der verwendeten Antikörper spielt eine wichtige Rolle. Mangelnde Spezifität scheint vor allem die fehlende therapeutische Effektivität des anti-Endotoxin Antiköpers HA-1A zu erklären [24].

Viele Fragen sind hier noch offen:

Gibt es Veränderungen des Immunsystems während eines unkomplizierten postoperativen Verlaufs? Wie reagiert die Immunantwort auf einen kleinen, lokalen Infekt? Wann kippt das System um in Richtung Sepsis und welcher Effektormechanismus ist zuerst davon betroffen? Gibt es eine Prädisposition mancher Patienten, auf bestimmte Mikroorganismen oder Antigene besonders heftig zu reagieren? Wogt die Zytokinwelle parallel zum klinischen Zustand des Patienten, oder ist sie schon längst verebbt, wenn der Patient klinisch auffällig wird? Gibt es eine Prävention?

Über funktionelle Veränderungen des Immunsystems im postoperativen Verlauf oder nach Traumen gibt es erste Hinweise. Hershman et al. [25] sowie Volk et al. [26] und auch unsere Arbeitsgruppe [27] konnten nachweisen, daß Patienten nach abdominalchirurgischen Eingriffen mit einer deutlichen Abnahme der HLA-DR Antigen Expression auf Monozyten reagierten. Bei septischem Verlauf fehlte der sonst beobachtete rasche Wiederanstieg. Da HLA-DR Moleküle eine wichtige Funktion bei der Antigenpräsentation einnehmen, wurden diese Befunde als Immunparalyse interpretiert [26].

Markewitz [28] beobachtete nach herzchirurgischen Eingriffen einen Abfall der Zahl zirkulierender CD4 T-Zellen. Die IL-2 Rezeptor Expression bei T-Zellen nahm im postoperativen Verlauf ebenso ab wie die Synthese von IL 1, IL 2 und die INF-γ Serumkonzentration. Gleichzeitig nahmen die Zahl zirkulierender CD8 T-Zellen und Monozyten zu. Diese Veränderungen waren durch eine kombinierte Therapie mit dem Cyclooxygenase-Inhibitor Indomethacin und dem T-Zell Aktivator Thymopentin reversibel.

Im Mausmodell des hämorrhagischen Schocks fand die Arbeitsgruppe um Chaudry eine deutliche Suppression der Antigenpräsentation und Zytokinproduktion von peritonealen Makrophagen [29] und der Proliferationsantwort von T Zellen nach Mitogenstimulation [30]. Diese Effekte konnten mit dem Prostaglandin E-Synthesehemmer Chloroquin oder mit INF-γ und einem monoklonalen IL-10 Antikörper antagonisiert werden. Im Vollblut von septischen Patienten wurde eine gegenüber Kontrollen verminderte Zytokinproduktion nach ex vivo LPS-Stimulation beobachtet [31].

Obwohl diese Befunde erste Hinweise für eine Suppression einzelner immunologischer Funktionen nach großen Traumen oder operativen Eingriffen liefern, ist der Kenntnisstand über detaillierte funktionelle Zusammenhänge besonders beim Menschen noch sehr lückenhaft. Eine profunde Kenntnis immunologischer Reaktionsformen ist jedoch zur Entwicklung effektiver immunmodulatorischer Therapien dringend erforderlich.

Konzept der klinischen Forschergruppe „Immunsuppression und postoperative Sepsis"

Wir gehen von der Hypothese aus, daß große abdominalchirurgische Eingriffe zu einer Immunsuppression führen, die wiederum zur Entstehung einer Sepsis prädisponiert (hyporeaktive Phase). Ein chirurgisches Problem wie eine Anastomoseninsuffizienz, oder eine sonstige Infektionsquelle (z. B. Pneumonie) kann in dieser Immunsuppression eine Sepsis auslösen. In der Sepsis selbst können immunologische Effektormechanismen entgleisen und zu einer überschießenden Reaktion und Mediatorfreisetzung führen (hyperreaktive Phase). Die Suppression der Immunantwort kann in der Sepsis sekundär verstärkt werden. Durch derartige Mechanismen könnte ein circulus vitiosus entstehen, der vom lokalen Infekt über den septischen Schock zum Multiorganversagen und Tod führt. Die Reihenfolge und kausalen Zusammenhänge der Veränderungen der Immunantwort bei den verschiedenen Zellsystemen und Interaktionen in Abhängigkeit von der Zeit zu verstehen, ist Ziel der klinischen Forschergruppe.

Forschungsprogramm der klinischen Forschergruppe „Immunsuppression und postoperative Sepsis"

Patientenbezogene Untersuchungen

Bei allen Patienten, die sich einer der folgenden abdominalchirurgischen Operationen unterziehen, wird im prä- und postoperativen Verlauf ein ausgedehntes Immunmonitoring durchgeführt: Ösophagektomie mit Rekonstruktion durch Magen oder Colon, Pankreasresektionen rechts oder links, tiefer anteriorer Rektumresektion, transhiatal erweiterter Gastrektomie, Lebertransplantation. Bei neoadjuvanter Therapie wird zusätzlich prä- und post Radiochemotherapie und bei septischem Verlauf täglich untersucht. Parallel dazu werden sämtliche verfügbaren klinischen Patientendaten einschließlich der Routine-Laborparameter dokumentiert. Ziel ist die Erfassung eines Patientenkollektivs als potentielle Risikogruppe für die Entwicklung einer postoperativen Sepsis, die Definition von Mechanismen der postoperativen Immunsuppression und eine Früherkennung septischer Komplikationen.

Die Funktion regulatorischer CD4 T-Lymphozyten ist eine der zentralen Fragestellungen des geplanten Forschungsvorhabens. Von besonderem Interesse ist dabei die Antwort auf Antigenrezeptor-vermittelte Signale, die in Stimulationsexperimenten mit gereinigten T-Zellen untersucht werden soll. Dabei sollen Systeme verwendet werden, die frei sind von antigenpräsentierenden Zellen (z. B. CD3 Antikörper) oder unabhängig von einer MHC-Restriktion wirken (z. B. Superantigene) und somit mit standardisierten antigenpräsentierenden Zellen durchgeführt werden können.

Eine Differenzierung in Helfer T-Lymphozyten vom Typ 1 (Th1 Zellen) oder Typ 2 (Th2 Zellen) ist entscheidend für die Abwehrleistungen des Immunsystems. Abhängig vom Erregerspektrum bewirken Th1 oder Th2 Effektor T Lymphozyten protektive oder deletäre Effekte für die Infektabwehr. So konnte beispielsweise gezeigt werden, daß Th1 Zellen zelluläre Immunität gegen intrazelluläre Keime oder Viren stimulieren, während Th2 Zellen wichtige Th1-vermittelte protektive Effekte supprimieren

[32]. Eine Th2-Polarisierung kann sich daher deletär auf den Verlauf einer Infektion mit intrazellulären Erregern oder Viren auswirken. Die beschriebenen Effekte lassen sich dabei auf Unterschiede im Zytokinsynthesemuster von Th1 und Th2 Zellen zurückführen. Ausgehend von diesen Beobachtungen postulieren wir, daß die Abwehr bakterieller Sepsiserreger ebenfalls durch die Differenzierung von CD4 T Lymphozyten in Th1 oder Th2 Effektorzellen entscheidend beeinflußt wird.

Eine effiziente Aktivierung peripherer T Lymphozyten erfordert die Präsentation antigener Peptid-MHC Komplexe und kostimulatorischer Liganden durch dieselbe Zelle. Studien an Patienten nach großen operativen Eingriffen oder Traumen belegen eine verminderte Expression von MHC Klasse II Molekülen auf peripheren Monozyten und lassen einen Defekt bei der Antigenpräsentation vermuten [33]. Für die Funktion von Monozyten als antigenpräsentierende Zellen sind neben der Expression von MHC Klasse II Molekülen auch kostimulatorische Rezeptoren und Zytokine von entscheidender Bedeutung. Die Expression bzw. Sekretion dieser Faktoren soll daher in der geplanten Studie detailliert untersucht werden. Daneben ist eine Untersuchung patienteneigener antigenpräsentierender Zellen in T-Zell-Stimulationsexperimenten geplant, um die funktionelle Wertigkeit dieser Parameter zu hinterfragen.

Die Synthese reaktiver Sauerstoffmetabolite durch Phagozyten sowie die Rekrutierung von Leukozyten in Entzündungsareale stellen wichtige immunologische Effektorleistungen dar und dienen physiologischerweise der Infektabwehr. Mangelnde Kontrolle oder fehlregulierte Aktivierung dieser Mechanismen kann allerdings auch Organschäden bewirken. Derartige Mechanismen wurden z. B. in Ischämie-Reperfusionsmodellen nachgewiesen [34]. Vor diesem Hintergrund sollen schließlich Parameter der Phagozytenfunktion und der Leukozytenadhärenz untersucht werden. Darüberhinaus gibt es Anhalt dafür, daß Stickoxid auch die Proliferation von Knochenmarkszellen supprimiert [35] und so zur Knochenmarksinsuffizienz im protrahierten Verlauf einer Sepsis beiträgt. Die Proliferations- und Differenzierungspotenz zirkulierender Stammzellen werden durch Anlage von „colony forming units" aus dem peripheren Blut evaluiert.

Immunsuppression und postoperative Sepsis: Flankierende Untersuchungen im Tiermodell

Zur Anwendung kommen zwei Modelle: die Gabe von Staphylokokken-Enterotoxin B und ein modifiziertes Peritonitismodell der zoekalen Ligatur und Punktion (CLP). Das Superantigen-Schockmodell mit SEB erzeugt eine Mediatorenkaskade ähnlich wie LPS bei der gramnegativen Sepsis, doch wird sie nicht durch Monozyten vermittelt, sondern durch T-Zellen [36]. Darüberhinaus induzieren Superantigene eine T-Zell Anergie, sodaß in diesem Modell Aspekte der durch bakterielle Toxine induzierten Immunsuppression studiert werden können. Im Gegensatz zum Superantigen-Schockmodell mit akutem Verlauf wird der septische Schock im CLP-Modell durch eine vorangehende Peritonitis mit verzögertem Verlauf ausgelöst. Das CLP Modell entspricht also in vielen Aspekten der klinischen Situation der abdominalen Sepsis.

In den Tiermodellen lassen sich die oben beschriebenen Fragestellungen der Patientenanalytik experimentell hinterfragen. Es wird sowohl die pathophysiologische Wirkung der Mediatorenkaskade auf die Entwicklung eines Multiorganversagens untersucht, als auch der Einfluß der Sepsis auf immunologische Funktionen. Hier ist der Zeitpunkt des Umkippens von der Hypo- zur Hyperreaktivität der Immunantwort besonders interessant. Es soll der Effekt einer gezielten Immunmodulation, zum Beispiel durch Gabe oder Blockade von Th1 oder Th2 Zytokinen, untersucht werden. Zusätzlich stehen genetisch defiziente Mäuse zur Evaluierung definierter körpereigener Mediatoren und Rezeptoren zur Verfügung.

Als weiterer Regulations- und Effektormechanismus des Immunsystems wird der Einfluß der Stickoxidbiosynthese auf die Sekretionsleistung der Kupfferzellen an Zytokinen und chemotaktischen Substanzen beobachtet. Eine mögliche Beteiligung der Stickoxidbiosynthese an der Induktion einer Knochenmarksuppression wird durch Bestimmung der Proliferations- und Apoptoserate sowie Differenzierung der Knochenmarkszellen unter septischen Bedingungen untersucht.

Die Neusynthese und Expression von induzierbaren endothelialen Adhäsionsmolekülen wird nach Induktion einer Sepsis in verschiedenen Organen analysiert, um fehlregulierte Interaktionen von Leukozyten mit Endothelzellen bei der Entstehung sepsisbedingter Organschäden zu erfassen. Die intrazellulären Signalwege sollen identifiziert werden, über die Zytokine wie TNF, IL-1 und INF-γ die Expression von endothelialen Adhäsionen und Chemokinen induzieren. Durch eine gezielte Modulation des intrazellulären Zytokin-Signals könnte eine fehlgesteuerte Aktivierung des Adhäsionssystems verhindert werden. In diesen Tiermodellen lassen sich protektive Effekte von definierten Immunmodulationen und therapeutischen Strategien anhand der Überlebensraten und -zeiten studieren.

Struktur und Organisation der Klinischen Forschergruppe

Seit 1995 wird in der Chirurgischen Klinik und Poliklink am Klinikum rechts der Isar der Technischen Universität München eine interdisziplinäre Klinische Forschergruppe mit dem Thema „Immunsuppression und postoperative Sepsis" von der Deutschen Forschungsgemeinschaft gefördert. Die Thematik und wissenschaftlichen Inhalte der klinischen Forschergruppe werden durch eine intensive Interaktion zwischen der Chirurgischen Klinik und dem Institut für Medizinische Mikrobiologie und Hygiene getragen.

Die Labors der klinischen Forschergruppe befinden sich in unmittelbarer räumlicher Nachbarschaft zur Chirurgischen Intensivstation, auf der alle abdominalchirurgischen Patienten, die sich o. g. Operationen unterziehen, in das Protokoll aufgenommen werden. Die Ausstattung der Labors ist den Anforderungen moderner zell- und molekularbiologischer Technologien entsprechend konzipiert. Für die klinische Forschergruppe wurde eine zentrale EDV geschaffen, die über eine gemeinsame Datenbank für die Patienten der Sepsisstudie verfügt. Die Terminals in den Labors sind direkt mit der Intensivstation vernetzt. Die ärztlichen und wissenschaftlichen Mitarbeiter der Forschergruppe haben somit jederzeit zu den Daten Zugang. Die EDV wird von einem Arzt mit der Zusatzbezeichnung „Medizinische Informatik" betreut.

Die wissenschaftlichen Teilprojekte der klinischen Forschergruppe werden von Klinikern und Theoretikern gemeinsam betreut. Von der Chirurgischen Klinik wurden zusätzliche Rotationsstellen eingerichtet. Je ein klinisch tätiger und ein im Labor arbeitender Assistenzarzt sind für die Infrastruktur zuständig und katalysieren den

Informationsaustausch zwischen Klinik und Labor. Im Rahmen des Rotationsprogramms werden die ärztlichen Mitarbeiter für wissenschaftliche Arbeiten freigestellt. Zusätzlich wurde ein AIP-Programm etabliert, in dem junge Ärzte vor Aufnahme der Facharztausbildung einige Monate in den Labors der klinischen Forschergruppe tätig sind und an wissenschaftliche Fragestellungen herangeführt werden.

Literatur

1. Varty PP, Linehan IP, Boulos PB (1994) Intra-abdominal sepsis and survival after surgery for colorectal cancer. Br J Surg 81 (6):915–918
2. Bartels H, Siewert JR (1991) The role of antibiotic therapy for postoperative infectious complications. Klin Wochenschr 69 (Suppl 26):53–56
3. McLauchlan GJ, Anderson ID, Grant IS, Fearon KC (1995) Outcome of patients with abdominal sepsis treated in an intensive care unit. Br J Surg 82 (4):524–529
4. Patel RT, Deen KI, Youngs D, Warwick J, Keighley MR (1994) Interleukin 6 is a prognostic indicator of outcome in severe intra-abdominal sepsis. Br J Surg 81 (9):1306–1308
5. American College of Chest Physicians/Society of Critical Care Medicine Consensus Conference (1992) Definitions for sepsis and organ failure and guidelines for the use of innovative therapies in sepsis. Crit Care Med 20 (6):864–874
6. Pittet D, Rangel-Frausto S, Li N, Tarara D, Costigan M, Rempe L, Jebson P, Wenzel RP (1995) Systemic inflammatory response syndrome, sepsis, severe sepsis and septic shock: incidence, morbidities and outcomes in surgical ICU patients. Intensive Care Med 21 (4):302–309
7. Rangel-Frausto MS, Pittet D, Costigan M, Hwang T, Davis CS, Wenzel RP (1995) The natural history of the systemic inflammatory response syndrome (SIRS). A prospective study. JAMA 273 (2):117–123
8. Salvo I, de Cian W, Musicco M, Langer M, Piadena R, Wolfler A, Montani C, Magni E (1995) The Italian Sepsis Study: preliminary results on the incidence and evolution of SIRS, sepsis, severe sepsis and septic shock. Intensive Care Med 21:S244–S249
9. Barthlen W, Bartels H, Busch R, Siewert JR (1992) Prognostic factors in diffuse peritonitis. Langenbecks Arch Chir 377 (2):89–93
10. Neugebauer E, Dimmeler S, Troidl H (1995) Mediator systems and infection. Chirurg 66 (1):2–10
11. Eskandari MK, Bolgos G, Miller C, Nguyen DT, DeForge LE, Remick DG (1992) Anti-tumor necrosis factor antibody therapy fails to prevent lethality after cecal ligation and puncture or endotoxemia. J Immunol 148 (9):2724–2730
12. Fiedler VB, Loof I, Sander E, Voehringer V, Galanos C, Fournel MA (1992) Monoclonal antibody to tumour necrosis factor alpha prevents lethal endotoxin sepsis in adult rhesus monkeys. J Lab Clin Med 120 (4):574–588
13. Mead PS, Guo JP, Lefer AM, Pierce S, Palladino M (1994) Protective effects of a monoclonal antibody against lipid A in endotoxic shock. Methods Find Exp Clin Pharmacol 16 (6):405–412
14. Emerson TE Jr, Lindsey DC, Jesmok GJ, Duerr ML, Fournel MA (1992) Efficacy of monoclonal antibody against tumor necrosis factor alpha in an endotoxemic baboon model. Circ Shock 38 (2):75–84
15. Pennington JE (1993) Therapy with antibody to tumor necrosis factor in sepsis. Clin Infect Dis 17 (Suppl 2):S515–S519
16. Jin H, Yang R, Marsters SA, Bunting SA, Wurm FM, Chamow SM, Ashkenazi A (1994) Protection against rat endotoxic shock by p55 tumor necrosis factor (TNF) receptor immunoadhesin: comparison with anti-TNF monoclonal antibody. J Infect Dis 170 (5):1323–1326
17. McNamara MJ, Norton JA, Nauta RJ, Alexander HR (1993) Interleukin-1 receptor antibody (IL-1rab) protection and treatment against lethal endotoxemia in mice. J Surg Res 54 (4):316–321
18. Wortel CH, von der Mohlen MA, van Deventer SJ, Sprung CL, Jastremski M, Lubbers MJ, Smith CR, Allen IE, ten Cate JW (1992) Effectiveness of a human monoclonal anti-endotoxin antibody (HA-1A) in gram-negative sepsis: relationship to endotoxin and cytokine levels. J Infect Dis 166 (6):1367–1374
19. Caplan ES (1993) Role of immunomodulator therapy in sepsis. Am J Surg 165 (Suppl 2A):20S–25S
20. Wherry JC, Pennington JE, Wenzel RP (1993) Tumor necrosis factor and the therapeutic potential of anti-tumor necrosis factor antibodies. Crit Care Med 21 (Suppl 10):S436–S440
21. Russell DA, Thompson RC (1993) Targets for sepsis therapies: tumor necrosis factor versus interleukin-1. Curr Opin Biotech 4:714–721

22. Echtenacher B, Falk W, Mannel DN, Krammer PH (1990) Requirement of endogenous tumor necrosis factor/cachectin for recovery from experimental peritonitis. J Immunol 145 (11): 3762–3766
23. Pfeffer K, Matsuyama T, Kundig TM, Wakeham A, Kishihara K, Shahinian A, Wiegmann K, Ohashi PS, Kronke M, Mak TW (1993) Mice deficient for the 55 kd tumor necrosis factor receptor are resistant to endotoxic shock, yet succumb to L. monocytogenes infection. Cell 73 (3):457–467
24. Rietschel ET, Kirikae T, Schade FU, Mamat U, Schmidt G, Loppnow H, Ulmer AJ, Zahringer U, Seydel U, Di Padova F (1994) Bacterial endotoxin: molecular relationships of structure to activity and function. FASEB J 8 (2):217–225
25. Hershman MJ, Appel SH, Wellhausen SR, Sonnenfeld G, Polck HC Jr (1989) Interferon-gamma treatment increases HLA-DR expression on monocytes in severely injured patients. Clin Exp Immunol 77:67–70
26. Volk HD, Thieme M, Heym S, Docke WD, Ruppe U, Tausch W, Manger D, Zuckermann S, Golosubow A, Nieter B (1991) Alterations in function and phenotype of monocytes from patients with septic disease – predictive value and new therapeutic strategies. Behring Inst Mitt 88: 208–215
27. Barthlen W, Miethke T, Bartels H, Stadler J, Wagner H, Siewert JR (1994) Prognostische Aussagekraft der Monozyten HLA-DR Antigen Expression bei abdominalchirurgischen Patienten. Chirurg. Forum für experim. u. klin. Forschung. Trede/Seifert/Hartel (Hrsg) Springer Verlag, Berlin Heidelberg
28. Markewitz A, Faist E, Weinhold C, Lang S, Endres S, Hultner L, Reichart B (1993) Alterations of cell-mediated immune response following cardiac surgery. Eur J Cardiothorac Surg 7 (4):193–199
29. Ertel W, Morrison MH, Ayala A, Dean RE, Chaudry IH (1992) Interferon-gamma attenuates hemorrhage-induced suppression of macrophage and splenocyte functions and decreases susceptibility to sepsis. Surgery 111 (2):177–187
30. Ayala A, Lehman DL, Herdon CD, Chaudry IH (1994) Mechanism of enhanced susceptibility to sepsis following hemorrhage. Interleukin-10 suppression of T-cell response is mediated by eicosanoid-induced interleukin-4 release. Arch Surg 129 (11):1172–1178
31. Ertel W, Kremer JP, Kenney J, Steckholzer U, Jarrar D, Trentz O, Schildberg FW (1995) Downregulation of proinflammatory cytokine release in whole blood from septic patients. Blood 85 (5):1341–1347
32. Paul WE, Seder RA (1994) Lymphocyte responses and cytokines. Cell 76 (2):241–251
33. Wakefield CH, Carey PD, Foulds S, Monson JR, Guillou PJ (1993) Changes in major histocompatibility complex class II expression in monocytes and T cells of patients developing infection after surgery. Br J Surg 80 (2):205–209
34. Hill J, Lindsay T, Rusche J, Valeri CR, Shepro D, Hechtman HB (1992) A Mac-1 antibody reduces liver and lung injury but not neutrophil sequestration after intestinal ischemia-reperfusion. Surgery 112 (2):166–172
35. Punjabi CJ, Laskin DL, Heck DE, Laskin JD (1992) Production of nitric oxide by murine bone marrow cells. Inverse correlation with cellular proliferation. J Immunol 149 (6):2179–2184
36. Miethke T, Wahl C, Heeg K, Echtenacher B, Krammer PH, Wagner H (1992) T cell-mediated lethal shock triggered in mice by the superantigen staphylococcal enterotoxin B: critical role of tumor necrosis factor. J Exp Med 175 (1):91–98

Klinische Studien zum Thema Sepsis und septischer Schock

J. Seifert

Da es viele Ursachen für das Auftreten einer Sepsis gibt und jeder Fachbereich, ob Innere Medizin, Gynäkologie, Urologie, Intensivmedizin oder auch Chirurgie, Besonderheiten aufweist, die nicht unbedingt übertragbar sind, soll hier nur das Thema im Rahmen der Chirurgie betrachtet werden. Das Krankheitsbild der Sepsis mit den vielartigen symptomatischen Facetten ist auch heute noch eines der großen medizinischen Probleme, worum sich sowohl die Grundlagenforschung als auch die klinische, am Patienten orientierte Forschung durch zahlreiche Untersuchungen und Verbesserungsvorschläge für das therapeutische Vorgehen intensivst bemühen.

Vor mehr als 100 Jahren berichtete der Internist E. Leyden im Verein für Innere Medizin in Berlin im Jahre 1884 über eine Letalität bei festgestellter Sepsis von über 50%. Er machte damals schon den Vorschlag, eine Peritonitis auf operativem Wege zu behandeln [27]. 1906 hat S. Cohn eine Statistik der septischen Erkrankungen aus dem gynäkologischen Bereich zusammengestellt [8]. Auch in seinem Krankengut betrug die Letalität 60%. 80 Jahre später wird sowohl in der angloamerikanischen Literatur [18] als auch in der deutschsprachigen Literatur [21] immer noch eine Letalitätsrate von 43% angegeben, an der sich bis in die heutige Zeit wenig geändert hat. Diese wenig veränderten Zahlen über den langen Zeitraum betrachtet, entmutigen auf der einen Seite, spornen andererseits aber auch an, die Grundlagen des septischen Geschehens noch besser zu verstehen und neue innovative Therapiemaßnahmen zu erproben.

Wenn etwas besser gemacht werden soll, muß man versuchen, aus der Vergangenheit zu lernen. Eine Vielzahl von Überlegungen sind zu dem Thema Diagnostik, Kategorisierung, Einflußfaktoren und Therapiemöglichkeiten der Sepsis angestellt worden und entsprechend viele Publikationen gibt es darüber. Sie lassen sich im wesentlichen unter 6 Punkten zusammenfassen:

- Studien zur frühzeitigen und sicheren Diagnostik der Sepsis
- Studien zur Vergleichbarkeit des heterogenen septischen Krankheitsbildes mittels Scores
- Studien, die die verschiedenen chirurgischen Behandlungskonzepte miteinander verglichen haben
- Studien, die den Einfluß von prä-, intra- oder postoperativer Gabe von Antibiotika untersucht haben
- Studien zu verschiedensten intensivmedizinischen Maßnahmen
- Studien, die verschiedenste adjuvante Begleittherapien untersucht haben.

Auf alle Einzelheiten, was alles an Untersuchungen, Tests und Überlegungen gemacht werden muß, um eine Sepsis frühzeitig und sicher zu diagnostizieren, kann hier nicht eingegangen werden.

Einige diagnostische Parameter sollen jedoch herausgegriffen werden, weil neuere klinische Untersuchungen belegen, daß sie zusätzlich zu anderen Routineparametern zur Diagnose „Sepsis" beitragen können. Dazu gehören die akute Phase-Proteine, insbesondere das C-reaktive Protein [37], aber auch das Fibronectin [39]. Dazu gehören auch einige Enzyme wie die Elastase [5] und die Serum-Phospholipase A_2 [7] und immer mehr Bedeutung wird den Zytokinen Interleukin-6 und dem Tumornekrosefaktor-α beigemessen [2, 34]. Zur Diagnosefindung werden neuerdings auch „Entscheidungsbäume" bzw. klinische Algorithmen vorgeschlagen, die besonders bei weniger Erfahrenen nützlich sein können [29].

Sehr wichtig für die Diagnostik von pathologischen Flüssigkeitsansammlungen im Abdomen sind bildgebende Verfahren wie das Röntgenbild, die Computertomographie und die Sonographie, die besonders für die Planung der Therapie zurate gezogen werden [36]. Ein mehr wissenschaftlicher Aspekt ist die Bestimmung des Endotoxins. Zwar wurden zwischen dem Endotoxinspiegel und dem septischen Organversagen Korrelationen beschrieben, die zweifelsfreie Bestimmung von Endotoxin ist jedoch sehr aufwendig und damit nur wenigen Zentren vorbehalten [3].

Wenn die Diagnose „septischer Infekt" oder „Sepsis" gestellt worden ist, sollte der Schweregrad mit Hilfe einer Bewertungsskala festgelegt werden. Die Vielzahl der Sepsisscores, die dazu veröffentlicht worden sind, belegen, daß die Klassifizierung und die Prognose von Peritonitiskranken damit nicht befriedigend erfaßt werden können. Dennoch haben sich durch häufige Anwendung und klinische Praktikabilität 4 Peritonitis-Indices herauskristallisiert, womit Therapieerfolge in einer Studie einfacher beschrieben werden können und wodurch Studienergebnisse untereinander besser vergleichbar sind. Das sind der Sepsis-Severity-Score (SSS) [12], der Apache II-Score [23], der Goris-Score [14] und der Mannheimer Peritonitis-Index [28]. Eine Vielzahl von prospektiven, aber auch retrospektiven Vergleichen von 2 oder mehr Scoring-Systemen an ein und demselben Patientengut [10, 25, 30, 40] mit einer Peritonitis zeigen, daß es geringe Unterschiede in der Handhabung, aber auch in der Aussagekraft zwischen den 4 genannten Bewertungssystemen gibt, daß damit aber durchaus Therapieerfolge beschrieben werden können und die Ergebnisse mit anderen Studienergebnissen vergleichbar werden. Ein ideales Scoring-System, wie von Oster [31] gefordert wird, ist bislang noch nicht verfügbar. Deswegen wird es weitere Versuche geben, die Bewertungssysteme zu verbessern [15, 26].

Die wesentlichste therapeutische Maßnahme bei der Behandlung von Infektionen im Bauchraum oder auch in anderen Körperhöhlen ist die chirurgische Intervention mit dem Ziel, den Infektionsherd zu beseitigen und Nekrosen bzw. Fibrinbeläge abzutragen. Dabei stehen 4 Konzepte zur Diskussion:

- die geschlossene Spülung mittels einer kontinuierlichen postoperativen Peritoneallavage [4],
- die programmierte Relaparotomie [42],
- die programmierte Lavage [1] und
- die offene dorsoventrale Spülung [33].

Diese unterschiedlich aggressiven Therapiekonzepte sind nicht immer bei allen Patienten gleichermaßen einsetzbar. Ein weiteres chirurgisches Problem kann der Verschluß der Bauchdecken bei Peritonitis sein. Auch dafür gibt es unterschiedliche Behandlungskonzepte, die von Bruch et al. [6] zusammenfassend dargestellt wurden.

Zum Standard einer Therapie von schweren Infektionen bzw. septischen Erkrankungen gehört die Gabe von antibakteriell wirksamen Substanzen. Eine Vielzahl von klinischen Studien beschäftigt sich mit der Effizienz ganz bestimmter Antibiotika [13, 41, 43], wobei wohl Unterschiede beobachtet werden können, die jedoch auch sehr stark abhängig sind vom Ort der Infektion, von der Art der Erreger, vom Patientengut und vielen anderen Parametern. Da bekannt ist, daß der Darm, besonders, wenn an diesem Organ operiert werden muß, Ausgangspunkt für endogene Infektionen ist, wird bei geplanten operativen Eingriffen versucht, das postoperative Infektionsrisiko durch eine präoperative selektive Darmdekontamination zu senken [17]. Da das nicht immer gelingt, und weil damit auch die Möglichkeit einer Resistenzinduktion bei den betroffenen Keimen erhöht wird [9], sollte die selektive Darmdekontamination nur ganz gezielt zur Infektionsprophylaxe eingesetzt werden.

Die große Gefahr eines lang anhaltenden fortschreitenden septischen Geschehens ist der septische Schock, der mit allen Möglichkeiten der intensivmedizinischen Versorgung bekämpft werden muß. Im Vordergrund steht dabei die Volumentherapie, die mit Kristalloiden, aber auch mit künstlichen und natürlichen kolloiden Lösungen erfolgreich durchgeführt wird. Humanalbuminlösungen haben den Vorteil, rasch expandierend und als Transportprotein zu wirken, wobei aber das ionisierte Kalzium erniedrigt wird [32], was sich negativ auf die Kontraktilität des Myokards und des peripheren Widerstandes auswirkt. Neue Ansätze für die Volumentherapie ist die Applikation von hyperosmolaren Kochsalz-Dextranlösungen, womit vor allem die kapillare Endstrombahn besser beeinflußt werden kann [19, 24]. Zur Beeinflussung der Kreislaufsituation ist häufig auch der Einsatz von vasoaktiven positiv inotropen Substanzen wie Adrenalin, Noradrenalin und Dopamin notwendig. Leider wird bei weiterem Fortschreiten des septischen Geschehens eine Form eines therapierefraktären septischen Schocks beobachtet. Durch neuere klinische Untersuchungen konnte belegt werden, daß in dieser Situation Glukokortikoide den Kreislauf wieder normalisieren können [38].

Wenn von bakteriellen Infektionen gesprochen wird, müssen gleichzeitig Überlegungen zur Abwehrkraft der Patienten angestellt werden, denn nicht jede Infektion führt zu einer klinischen Symptomatik und Manifestation. In der Regel wird eine Infektion durch die körpereigene Abwehrkraft der Patienten beherrscht und überwunden. In Ausnahmefällen ist die Abwehrkraft jedoch nicht ausreichend und eine Infektion kann stattfinden und fortschreiten. Um diese Patienten in ihrer Infektabwehr zu unterstützen, wurden adjuvante Therapieregime mit Immunglobulinen, aber auch mit Zytokinen erprobt. Nachdem der therapeutische Einsatz von polyvalenten Immunglobulin-G im Rahmen von klinischen Studien sehr widersprüchliche Ergebnisse gebracht hat [11, 22], lag die ganze Hoffnung auf der Wirksamkeit eines monoklonalen Antikörpers [45] gegen Endotoxin. Leider hat sich auch dieser Antikörper klinisch nicht bewährt, so daß jetzt wieder auf polyklonale, vor allem gegen IgM gerichtete Antikörper zurückgegriffen wird. Schedel et al. [35] konnte in einer randomisierten klinischen Studie zeigen, daß besonders Lungeninfekte und damit verbundene Komplikationen von einer Substitution mit einem IgM angereicherten Präparat profitieren können.

Von großer Bedeutung für die Immunantwort, aber auch für das entzündliche Geschehen sind die Zytokine, die wohl im Körper als Regulatoren auftreten. Da die Beeinflussung von einzelnen bekannten Zytokinen durch monoklonale Antikörper klinisch keinen therapeutischen Effekt erbracht hat, erscheint es umso interessanter, daß eine schon länger bekannte und therapeutisch genutzte Substanz, das Pentoxifyllin, klinisch in der Lage ist, TNFα und IL-6, welche im Entzündungsgeschehen heraufreguliert sind, therapeutisch zu beeinflussen. Gleichzeitig werden klinisch interessante Verbesserungen, vor allem der Mikrozirkulation und der Organfunktion beobachtet [16, 44], so daß damit der klinische Einsatz vor allem beim septischen Schock gerechtfertigt erscheint.

Nachdem geschildert wurde, welche klinischen Studien mit welchem Ergebnis in Bezug auf den septischen Patienten vor allem in den deutschsprachigen Forschungszentren durchgeführt wurden, soll hier noch einmal kurz aufgezählt werden, was bei einer Neuplanung einer Studie Berücksichtigung finden muß, um später auch klinische Aussagekraft zu haben.

Das wichtigste ist und bleibt das Ziel einer Studie. Dabei ist natürlich das überzeugendste Ergebnis einer Therapiestudie die Senkung der Letalität. Dieser harte Parameter kann jedoch wesentlich differenzierter betrachtet werden, wenn man eines der Sepsis-Scoring-Systeme anwendet und sich zusätzlich auch andere relevante Zielparameter aussucht. Sie müssen jedoch vor Beginn definiert und schriftlich fixiert sein. Sinnvoll ist es auch, vor Beginn einer größeren Studie eine orientierende Pilotstudie zu machen, um die Einschluß- und Ausschlußkriterien besser zu definieren, um die Anzahl der Studienteilnehmer besser planen zu können und um die endgültige Studienplanung sinnvoller zu gestalten. Wenn z. B. die Letalität um ein Drittel gesenkt werden soll bei einem Beobachtungsfehler von 5%, wird bei einem 2-seitigen Test mit einer Mächtigkeit von 90% eine notwendige Zahl von 800 Patienten errechnet. Natürlich gibt es auch andere statistische Möglichkeiten einer Studienplanung, um auch mit weniger Patienten auszukommen, wie z. B. einem Sequentialplan [20]. Dabei werden nach der Randomisierung der Patienten Pärchen gebildet, wobei ein Patient z. B. zusätzlich mit Immunglobulinen und der zweite Patient ohne behandelt wird. In die statistische Auswertung kommen nur Pärchen mit diskordantem Therapieausgang. Wenn die adjuvante Therapie einen sehr starken Einfluß auf den Therapieerfolg hat, dann genügen nur wenige Pärchen, um eine statistisch signifikante Aussage zu machen.

Es sollte heutzutage selbstverständlich sein, daß jeder Patient, der in eine Studie aufgenommen wird, aufgeklärt sein muß und sein Einverständnis schriftlich vorliegen muß. Sehr schwierig war es bislang und wird es auch weiterhin bleiben, bei septischen Patienten die Begleittherapie zu vereinheitlichen. Besonders, wenn eine Studie multizentrisch durchgeführt wird, werden sich Unterschiede ergeben in der Definition und therapeutischen Reaktion in Bezug auf das beginnende Organversagen oder auch bei der Auswahl der verfügbaren Medikamente, besonders der Antibiotika. Solche Dinge müssen vorher definiert werden, ebenso wie eine eventuelle Zwischenauswertung, die vorher geplant sein muß und von einem Biometriker überwacht werden sollte.

Auf die Frage, lohnt es sich überhaupt noch, eine aufwendige Therapiestudie im Zusammenhang mit septischen Patienten durchzuführen, wenn das über viele Jahre beobachtete Letalitätsergebnis sich nicht wesentlich geändert hat, muß geantwortet werden, daß jeder neue Therapieansatz auf seine klinische Relevanz überprüft werden muß, um die hohe Letalität septischer Patienten zu vermindern. Bei diesen Überlegungen sollte auch berücksichtigt werden, daß beim septischen Krankheitsbild, besonders im fortgeschrittenen Stadium, nicht nur ein Parameter wie z. B. die Immunglobuline verändert und substitutions- bzw. therapiebedürftig ist, sondern, daß beim septischen Geschehen mehrere Organfunktionen beeinträchtigt sind, wie z. B. das Gerinnungssystem oder die Komplementaktivierung oder das Zusammenspiel der Zytokine gestört ist. Somit sollte überlegt werden, ob eine neue Therapiestudie nicht multimodal ausgelegt werden müßte, um dem facettenreichen Krankheitsbild besser gerecht zu werden.

Trotz großer Forschungsanstrengungen und vieler neuer Detailerkenntnisse ist der große therapeutische Durchbruch für die Behandlung von septischen Patienten noch nicht gelungen. Das sollte Anlaß dazu geben, die klinische Sepsisforschung noch intensiver und zwischen den einzelnen Zentren noch kooperativer zu betreiben.

Literatur

1. Arbogast R, Kujath P, Domrich J (1986) Programmierte Lavage. In: Castrup HJ, Jesdinsky HJ, Seifert J, Tempel G (Hrsg) Diffuse Peritonitis. Zuckschwerdt Verlag, München
2. Barthlen W, Lehn N, Bartels H, Krönke M, Wagner H, Siewert JR (1993) Verlauf der Serumspiegel von TNF-α, IL-6 und CRP bei der postoperativen septischen Komplikation. Langenbecks Arch Chirurg Forum; Springer Verlag, Berlin Heidelberg
3. Beger HG, Gögler H, Kraas E, Bittner R (1981) Endotoxin bei bakterieller Peritonitis. Chirurg 52: 81–88
4. Beger HG, Krantzberger W, Bittner R (1985) Die Therapie der diffusen, bakteriellen Peritonitis mit kontinuierlicher postoperativer Peritoneal-Lavage. Chirurg 54:311
5. Billing A, Fröhlich D, Kostmann H, Jochum M (1989) Die Insuffizienz der intraabdominalen Infektabwehr bei eitriger Peritonitis – Folge einer gestörten Fremdkörperopsonierung. Klin Wschr 67:349–356
6. Bruch HP, Broll R, Kujath P, Woltmann A (1992) Bauchdeckenverschluß bei Peritonitis. Chirurg 63:169–173
7. Büchler M, Deller A, Malfertheimer P, et al (1989) Serum, Phospholipase A₂ in intensive care patients with peritonitis, multiple injury and necrotizing pancreatitis. Klin Wschr 67:217–221
8. Cohn S (1906) Zur Statistik und Kasuistik der septischen Erkrankungen mit besonderer Berücksichtigung des pathologisch-anatomischen Befundes. Med Inauguraldissertation, München
9. Daschner F, Geiger K (1991) Selektive Darmdekontamination – ja oder nein. Klin Wschr 69 (Suppl 27):1–5
10. Demmel N, Muth G, Maag K, Osterholzer G (1994) Prognosescores bei Peritonitis: Mannheimer Peritonitis-Index oder Apache II. Langenbecks Arch Chir 379:347–352
11. Duswald KH, Müller K, Seifert J, Ring J (1980) Wirksamkeit von i. v. Gammaglobulin gegen bakterielle Infektionen chirurgischer Patienten. Münch Med Wschr 22:832–836
12. Elebute EA, Stoner HB (1983) The grading of sepsis. Br J Surg 70:29–31
13. Gastinger I, Lippert H, Winter M, Hell K (1995) Antbiotikaanwendung bei der operativen Behandlung von 1927 Patienten mit kolorektalem Karzinom. Coloproctology 17:18–26
14. Goris RJA, Boekhorst TPA, Nuytinck JKS, Gimbrere JSF (1985) Multiple organ failure: generalized autodestructive inflammation. Arch Surg 120:1109–1115
15. Grundmann R, Papoulis C (1989) Ein einfacher Punktescore zur Definition des postoperativen Komplikationsrisikos. Zentrbl Chir 114:730–739
16. Haupt MT (1991) Pentoxifylline and the microcirculation in hemorrhagic shock. Crit Care Med 19: 1001–1002
17. Heinefeld G (1987) Selektive Darmdekontamination als Prophylaxe für endogene Infektionen. Krankenhausarzt 60:277
18. Hinsdale JG, Jaffe BM (1984) Reoperation for abdominal sepsis: Indications and results in modern critical care settings. Ann Surg 199:31–36
19. Holcroft JW, Vassar MJ, Turner JE, Derlet RW, Kramer GC (1987) 3% NaCl and 7,5% NaCl/Dextran 70 in the resuscitation of severely injured patients. Ann Surg 206:279

20. Jesdinsky HJ, Seifert J, et al (1983) Cooperative group of additional immunglobulin therapy in severe bacterial infections: Multicenter randomized controlled trial on the efficacy of additional immunoglobulin therapy in cases of diffuse fibrinopurulent peritonitis – study design. Klin Wschr 61:445–450

21. Jesdinsky HJ, Tempel G, Castrup HJ, Seifert J (1987) Cooperative groups additional immunoglobulin therapy in severe bacterial infections: results of a multicenter randomized controlled trial in cases of diffuse fibrinopurulent peritonitis. Klin Wschr 65:1132–1138

22. Jesdinsky HJ, Tempel G, Castrup HJ, Seifert J (1987) Cooperative group of additional immunglobulin therapy in severe bacterial infections: results of a multicenter randomized controlled trial in cases of diffuse fibrinopurulent peritonitis. Klin Wschr 65:1132–1138

23. Knaus WA, Draper EA, Zimmerman JE, Wagner DP (1985) Apache II: a severity of disease classification system. Crit Care Med 13:818–829

24. Kreimeier U, Meßmer K (1995) Was gibt es Neues in der Schockforschung? Chirurg 66:1029–1039

25. Krenzian J, Röding Th (1990) Zum Einsatz von Scoring-Systemen für chirurgische Intensivpatienten. Zentrbl Chir 115:1081–1089

26. Lehmkuhl P, Jeck–Thole S, Pichlmayr I (1989) A new scoring system for disease intensity in a surgical intensive care unit. World J Surg 13:252–258

27. Leyden E (1884) Über spontane Peritonitis. Dtsch Med Wschr 17:258–263

28. Linder MM, Wacha H, Feldman U, Wesch G, Streifsend RA, Gundlach EL (1987) Der Mannheimer Peritonitis-Index: ein Instrument zur intraoperativen Prognose der Peritonitis. Chirurg 58:84–92

29. Margotis CZ (1994) Clinical algorithms in sepsis trials. Theor Surg 9:43–44

30. Ohmann Chr, Wittmann DH, Wacha H, et al (1993) Prospective evaluation of prognostic scoring systems in peritonitis. Eur J Surg 159:267–274

31. Oster T (1993) Injury severity scoring: perspectives in development and future directions. Am J Surg 165:435–451 S

32. Prough DS, Johnston WE (1989) Fluid resuscitation in septic shock: no solution yet. Anesth Analg 69:699–704

33. Rehr L (1985) Offene dorsoventrale Spülbehandlung. In: Castrup HJ, Jesdinsky HJ, Seifert J, Tempel G (Hrsg) Diffuse Peritonitis. Zuckschwerdt Verlag, München

34. Ruef C (1993) Zytokine und Infektionskrankheiten; Pathogenetische und therapeutische Aspekte. Dtsch Med Wschr 118:1901–1907

35. Schedel I, Dreikhausen U, Nentwig B, Höckenschnieder M, et al (1991) Treatment of gramnegative shock with an immunoglobulin preparation: A prospective, randomized clinical trial. Crit Care Med 19:1104–1113

36. Schildberg FW, Pratschke E, Barger H (1992) Intraabdominelle Infektionen: Die Bedeutung bildgebender Verfahren für die Therapieplanung. Chirurg 63:153–161

37. Schmidt-Matthiesen A, Omerek G (1990) C-reaktives Protein zur Erkennung postoperativer infektiöser Komplikationen. Chirurg 61:895–899

38. Schneider AJ, Voerman HJ (1991) Abrupt hemodynamic improvement in late septic shock with physiological doses of glucocorticoids. Intensive Care 17:436–437

39. Seifert J, Bönecke B, Nitsche D (1984) Prä- und postoperative Fibronectin-Konzentration im Serum bei Patienten mit schwerer Peritonitis im Vergleich mit komplikationslosen postoperativen Verläufen. Chirurg 55:347–349

40. Seifert J, Schirrmacher E (1990) Retrospective comparison of two peritonitis scores on 195 patients with a diffuse purulent peritonitis. Theor Surg 5:33–35

41. Solomkin JS, Dellinger EP, Christou NV, Busutil RW (1990) Results of a multicenter trial comparing Imipenem/Cilastin to Tobramycin/Clindamycin for intraabdominal infections. Ann Surg 212:581–590

42. Teichmann W, Wittmann DH, Andreone PA (1986) Scheduled reoperations (Etappenlavage) for diffuse peritonitis. Arch Surg 121:147

43. Vestweber KH (1993) Perioperative Antibiotikaprophylaxe. Arzneimitteltherapie 11:327–338

44. Wang P, Ba ZF, Morrison MH, Ayala A, Chaudry IH (1992) Mechanism of the beneficial effects of pentoxifylline on hepatocellular function after trauma hemorrhage and resuscitation. Surgery 112:451–458

45. Ziegler EJ, Fisher CJ, Sprung CL, Straube R, Sadoff JC, Foulke GE, et al (1991) Treatment of gram-negative bacteremia and septic shock with Ha-1A human monoclonal antibody against endotoxin. N Engl J Med 324:429–439

Entzündliche Darmerkrankungen – Stand in der Chirurgischen Forschung aus der Sicht der Chirurgischen Universitätsklinik Heidelberg

Ch. Herfarth, G. Schürmann und J. Stern

1 Morbus Crohn

Einleitung

Die Diagnostik und Therapie chronisch entzündlicher Darmerkrankungen (CED) erfolgen interdisziplinär in Kooperation zwischen Internisten/Gastroenterologen und Chirurgen, wobei die langjährige medizinische Betreuung der Crohn-Patienten vornehmlich in den Händen von Internisten liegt. Auch im stationären Bereich wird das Gros der Versorgungsaufgabe bei CED von medizinischen Kliniken bzw. gastroenterologischen Kliniken geleistet, wenngleich etwa 70% der Crohn-Patienten mindestens einmal in ihrem Leben operiert werden müssen. Vor dem Hintergrund des so verteilten Patientenaufkommens ist zu verstehen, daß Forschung auf dem Gebiet chronisch entzündlicher Darmerkrankungen vornehmlich von medizinischen/gastroenterologischen Kliniken durchgeführt wird. Dies gilt für klinische Studien, zum Beispiel medikamentöse Therapiestudien, dies gilt aber auch für experimentelle Studien und die angewandte Grundlagenforschung, die Arbeit an Zellkulturen und Tiermodellen. Chirurgische klinische Forschung bei CED fokusiert auf die wissenschaftliche Analyse der chirurgischen Therapie und deren Indikationen und Ergebnisse. Einige chirurgische Kliniken beschäftigen sich aber auch mit Fragen der Ätiopathogenese von CED. Chirurgische Forschung auf dem Gebiet der CED ist, insbesondere wenn sie Grundlagenforschung miteinbezieht, oftmals in Kooperation mit gastroenterologischen Kliniken oder theoretischen Instituten organisiert.

Standardisierte chirurgische Therapie (Klinische Studien I)

Die Prinzipien der chirurgischen Therapie sind weitgehend standardisiert. Die chirurgisch-klinische Forschung besteht heute vornehmlich aus Qualitätskontrollen und Analyse der Langzeitergebnisse. Die Erfahrungen großer Zentren, die mittlerweile operative Patientenkollektive von 1000 und mehr Patienten überblicken, haben gezeigt, daß auch bei Morbus Crohn qualitativ hochwertige, sichere und komplikationsarme Operationsverfahren durchgeführt werden können. Von Zentren mit großer Erfahrung in der Crohn-Chirurgie werden Letalitätsraten von unter 1% und Komplikationsraten von unter 5% (für größere Komplikationen) vorgelegt. Die Prinzipien der Crohn-Chirurgie lassen sich wie folgt zusammenfassen:

1. Sparsame Resektion

Es hat sich gezeigt, daß durch ausgedehntere Resektionen die Rate der Crohn-Rezidive nicht gesenkt werden kann, so daß heute bis unmittelbar an den Rand der makroskopisch befallenen Darmabschnitte reseziert wird. Die intraoperative histologische Beurteilung der Resektionsränder bringt, da im Hinblick auf das Rezidivverhalten keine Unterschiede zwischen histologisch entzündungsfreien und histologisch entzündlich alterierten Absetzungsrändern bestehen, keine Vorteile.

2. Strikturoplastik

Das von Lee inaugurierte und von John Alexander-Williams weiter propagierte Verfahren der Strikturoplastik verzichtet auf die Resektion des entzündeten Darmabschnittes. Vielmehr wird bei kurzstreckigen Entzündungen durch Längsinzision und Quervernähung, die Darmpassage wieder hergestellt. Crohn-Läsionen heilen an diesen Stellen ab. Das Verfahren hat, wie wir am eigenen Patientenkollektiv nachweisen konnten, kein höheres Risiko für die Entstehung eines Lokalrezidivs (im Bereich Strikturoplastik) als die Resektion.

3. Differentielle Fisteltherapie

Etwa 30% der Patienten, die sich einem Chirurgen wegen Morbus Crohn vorstellen, haben ein Fistelleiden. Dabei muß zwischen interenterischen, enterocutanen, enterovesicalen, enterovaginalen, blindendenden und perianalen Fisteln differenziert werden. Absolute OP-Indikationen stellen die enterovesikale Fistel und viele Formen der Perianalfisteln dar.) Die Therapieprinzipien sind hier: Ausschaltung des Fistelursprungs, Resektion oder Excision der Fistelmündung (bei Einschußfisteln). Verschiedene Verfahren der Therapie von Perianalfisteln (Exkochleation, Fadeneinlage, breite Freilegung) und gegebenenfalls die zusätzliche Anlage eines protektiven Stomas zur Stuhldeviation.

Analysen des Patientenaufkommens in den letzten Jahren haben gezeigt, daß in der operativen Versorgung eine Verschiebung von den Chirurgischen Universitätskliniken auf spezialisierte nicht-universitäre Kliniken geschieht, was wahrscheinlich ohne Qualitätsverlust erfolgen kann, wenn die chirurgischen Therapieprinzipien eingehalten werden.

Sonderaspekte der chirurgischen Therapie (Klinische Studien II)

Das Rezidivproblem

Nach resezierenden Eingriffen wegen Morbus Crohn liegt das Rezidivrisiko nach 6 Jahren bei etwa 30% und nach 12 Jahren bei etwa 60% [1]. Das Rezidiv wurde hier als die Notwendigkeit definiert, im Rahmen einer Relaparotomie eine erneute Resektion oder Strikturoplastik wegen Morbus Crohn durchzuführen. Aus 30 untersuchten Variabeln im Hinblick auf Risikofaktoren für das Crohn-Rezidiv bestand ein erhöhtes Risiko für die Notwendigkeit einer Relaparotomie bei jungem Patientenalter bei Beginn der Erkrankung, bei Jejunalbeteiligung und bei enterocutanen Fisteln; es bestand ein relativ niedriges Risiko, wenn der Ersteingriff lediglich eine Ileocökalresektion war. Bei der Analyse des spezifischen Risikos für das Lokalrezidiv waren die Risikofaktoren wiederum junges Alter zu Krankheitsbeginn, Duodenal- und Jejunalbeteiligung, das Vorhandensein enterocutaner oder perianaler Fisteln, aber nicht die Durchführung einer Strikturoplastik oder das Vorliegen einer „histologischen" Entzündung am Absetzungsrand.

Stomata

Indikationen zur Stomaanlage bei Morbus Crohn sind das perianale Fistelleiden, die Anastomosenprotektion, die Notwendigkeit einer vorübergehenden Ausschaltung von Darmabschnitten von der Stuhlpassage und, oftmals nach mehreren vorangegangenen Operationen, die Anlage eines definitiven Ileostomas. Die Erfahrung mit 226 Enterostomata eines großen Zentrums für die Behandlung für die chirurgische Therapie chronisch entzündlicher Darmerkrankungen hat gezeigt, daß die führende Indikation zur Stomaanlage das perianale/genitale Fistelleiden ist [2, 3]. Stomakomplikationen traten häufiger bei Colostomata als bei Ileostomata auf. In diesem chirurgischen Kollektiv von Crohn-Patienten betrug das Risiko, 20 Jahre nach dem ersten Auftritt von Crohn-Symptomen ein permanentes Stoma zu erhalten, 41% respektive 14%. Aus einer Vielzahl von untersuchten Risikofaktoren für die Notwendigkeit einer Ileostomie zeigten vier Risikofaktoren einen unabhängigen Einfluß: 1. Rektaler aktiver Crohn-Befall, 2. Perianalfisteln, 3. Abszesse, 4. Fehlen von Dünndarmveränderungen. Weiterhin zeigte ein sehr langer Krankheitsverlauf vor dem ersten operativen Eingriff ein vermindertes Risiko für eine permanente Enterostomie. In Abhängigkeit von Hauptindikation zur Anlage einer Stuhldeviation, war die Langzeitaussicht auf den Verschluß der temporären Ileostomie 75% im Falle von Anastomosenprotektion, 79% wenn die Indikation zu Ileostomaanlage das Auftreten von postoperativen Komplikationen war, aber nur 40%, wenn die Ileostomie wegen perianaler oder genitaler Fisteln oder wegen rektaler Entzündung und Stenose angelegt war. Der rektale Befall und die perianale Fisteln waren unabhängige Risikofaktoren für eine schlechte Chance der Ileostomarückverlagerung.

Lebensqualität

Klinische Studien zur Lebenqualität haben gezeigt, daß die Patienten vor der Crohn-Operation oftmals einen langen Leidensweg hinter sich haben. Diese Studien wurden unter anderem initiiert, um Argumente für eine rechtzeitige Indikationsstellung zur operativen Therapie bei Morbus-Crohn zu liefern [4, 5]. Die Vorstellung war, daß viele psychische Sekundärerscheinungen sowie soziale Aspekte, wie langfristige Berufsunfähigkeit, familiäre Desintegration, Ausbildungsunterbrechungen usw. verbessert werden können, wenn das krankmachende Agens rechtzeitig ausgeschaltet wird und damit auch die Notwendigkeit der oftmals sehr hohen und belastenden medikamentösen Therapie entfällt. Diese Untersuchungen sind noch nicht abgeschlossen, sie haben aber gezeigt, daß bei retrospektiven Analysen methodisch Probleme bestehen, Krankheitsverarbeitung und Krankheitserlebnis aus der präoperativen Phase bei dem einzelnen Patienten zu rekonstruieren. Daneben bleibt es oftmals ungeklärt, ob besondere psychische Konstellationen Ursache oder Folge der Crohn-Erkrankung sind. Wiederholte stationäre Krankenhausaufenthalte, hochdosierte Langzeitmedikation und eventuell wiederholte Operationen, tragen zum „spezifischen" psychologischen Profil eines Crohn-Patienten bei. Andererseits sind es gelegentlich auch gerade diese persönlichen Eigenschaften, die möglicherweise eine Prädisposition zur Crohn-Erkrankung darstellen und Aktivitätsschübe der Erkrankung begünstigen können.

Interdisziplinäre/gastroenterologische Fragestellungen (Klinische Studien III)

Eine entscheidende Basis für das konservative krankheitsnahe nichtonkologische Vorgehen beim Morbus Crohn hat die prospektive chirurgisch-gastroenterologische Studie der 80er Jahre gebracht, die zeigte, daß ein endoskopisch-röntgenologisch nachweisbares Rezidiv nach intestinaler Resektion wegen eines Morbus Crohn statistisch signifikant eher auftritt, wenn eine radikale das heißt Lymphknoten- bzw. Mesenterium resezierende Operation – wenn auch mit weiterem Absetzungsrand – durchgeführt wurde. Diese Tatsache wird durch eine Prophylaxe mit Salazosulfaphyridin nicht beeinflußt [6].

Reine Therapiestudien in aktiven Krankheitsphasen und auch zur Rezidivprophylaxe werden in Deutschland nahezu ausschließlich von Internisten/Gastroenterologen durchgeführt. Eine Beteiligung chirurgischerseits besteht, wenn die Therapiestudien die Verhinderung des *postoperativen* Crohn-Rezidivs zum Ziel haben. So laufen derzeit klinische Studien zur Wirksamkeit topischer Glukocorticosteroide wie Budesonid. Mit Budesonid kann die Rate unerwünschter Wirkungen um mindestens ein Drittel gesenkt werden. Es wurde zunächst die Applikation von 3 mg Budenosid pro Tag nach kurativer Resektion geprüft (Multicenterstudie, Leitung Prof. Ewe, Mainz). Der Nachbeobachtungszeitraum betrug ein Jahr. In dieser Zeit wurden Coloskopien mit Probeentnahmen durchgeführt und es erfolgte ein Monitoring der Entzündung. Aufgrund des Studiendesigns der endoskopischen Nachkontrolle, konnten nur Patienten mit einer Anastomose im endoskopisch einsehbaren Bereich eingeschlossen werden. Die Erfahrungen haben gezeigt, daß hier kurzfristig keine wesentlichen Vorteile bestehen. Laufende Studien mit einer höheren Budesonid-Dosierung (6 mg) (Multicenterstudie, Leitung Dr. Deusch, Tübingen) zeigen wahrscheinlich einen Vorteil, sie sind in ihrer Gesamtheit jedoch noch nicht ausgewertet.

Studien zur postoperativen Rezidivprophylaxe mit 5-Aminosalicylsäuren haben geringgradige Vorteile für die Therapiegruppe gezeigt. Dieser Vorteil kommt möglicherweise aber nur besonderen Untergruppen von Patienten zu Gute, die es derzeit weiter zu spezifizieren gilt.

Experimentelle Forschung

Ätiologie und frühe Pathogenese von Morbus Crohn sind ungeklärt. Diskutiert werden eine Vielzahl pathogenetischer Faktoren, die einzeln oder im Verbund zur Crohn-

Entstehung beitragen können: infektiöse Ursachen (bakteriell, viral), primär immunologische Defekte, eine primäre intestinale Schrankenstörung im Sinne einer Permeabilitätserhöhung, primäre nervale Defekte sowie vasculäre Ursachen mit konsekutiven multiplen mukosalen Mikroinfarkten.

Analysen zur bakteriellen/viralen Ursache von Morbus Crohn [7] wurden durchgeführt. In Bestätigung zahlreicher vorangegangener Untersuchungen zeigte sich hierbei, daß mit sensitiven molekularbiologischen Methoden (RT-PCR) zwar ein Spektrum bakterieller Erreger in der Darmwand von Crohn-Resektaten nachgewiesen werden kann, daß es sich hierbei aber meist um ubiquitär vorkommende Keime handelt, die in ähnlicher Weise auch in der Darmwand von Gesunden zu finden sind. Insbesondere fand sich kein signifikant vermehrter Nachweis von Mycobacterium paratubercolosis, das zu granulomatösen Enteritiden führen kann und als infektiöses Agens bei Morbus Crohn wiederholt diskutiert wurde. Gegen eine wichtige Rolle von Mycbac. paratub. spricht weiterhin die Tatsache, daß Morbus Crohn nur bei einem Teil der mit Tuberkulostatika behandelten Patienten zur Ausheilung kommt.

Innerhalb der Arbeitshypothese „immunologische Ätiopathogenese" konkurrieren mehrere Vorstellungen über den Einfluß eines veränderten Immunsystems auf die Entstehung der Crohn-Krankheit. Denkbar ist eine Autoimmunreaktion gegen intestinale Epithelien. Denkbar ist auch eine zellzerstörende Kreuzreaktivität von (Auto-) Antikörpern gegen intestinale Epithelien. Ungeklärt ist bisher die Rolle einer primären/sekundären immunologischen Aktivierung. So könnten immunologische Supressionsmechanismen, die in der gesunden Darmschleimhaut dafür verantwortlich sind, daß eine „orale Toleranz" gegen die Vielzahl fäkaler Antigene besteht, bei Morbus Crohn gestört sein.

Bei Untersuchungen zur Immunpathogenese von Morbus Crohn wurden mononukleäre Zellen aus der Mukosa von Darmresektaten isoliert und die Reaktivität dieser Zellen auf endogene und exogene Stimuli analysiert. Dabei zeigte sich, daß gesunde Darmschleimhaut-T-Zellen im Vergleich zu T-Zellen des peripheren Venenblutes eine verminderte Reaktivität auf zahlreiche Stimuli zeigen [8], und es wird derzeit untersucht, ob diese Hyporeaktivität bei Morbus Crohn zu Gunsten einer relativen Hyperaktivität aufgehoben ist. Gesondert untersucht wird auch die Rolle von Zytokinen, insbesondere Interleukin 10. Interleukin 10 hat überwiegend immunsuprimierende Wirkung und diese Substanz wirkt nach ersten klinischen Erfahrungen bei lokaler Applikation entzündungshemmend [9].

Immunhistologisch wurden zahlreiche Zytokine (Interleukin-2, Interleukin-1b, Interleukin 6) und der Interleukin 2 Rezeptor als in Crohn Läsionen vermehrt exprimiert beschrieben [10]. Diese Daten bestätigen eine immunologische Aktivierung in der Crohn-Läsion und stellen die Grundlage für mögliche therapeutische Ansatzpunkte durch die Applikation von Antikörper gegen Zytokine dar. Sie bestätigen weiterhin, daß die in vorangegangenen Untersuchungen gefundene Erhöhung von Zytokinen der immunologischen Aktivierung im Serum von Patienten mit aktiver Crohn-Krankheit ihre Ursache in den intestinalen Läsionen hat [11].

Weitere Studienprotokolle haben die Analyse von Zytokinen in wenig befallenen Abschnitten der Crohn-Läsion zum Ziel, sowie die Bestimmung von Transkriptionsfaktoren für die Synthese dieser Zytokine. Daneben werden Untersuchungen zur Rolle der Neuropeptide in der Pathogenese der Crohn-Krankheit durchgeführt.

Immunhistologische Untersuchungen haben weiterhin gezeigt, daß bei der Entstehung des lokalen Entzündungsinfiltrates Zelladhäsionsmoleküle, die an der Oberfläche zirkulierende Zellen und an intestinalen Gefäßendothelzellen exprimiert werden, eine große Rolle spielen. Solche Adhäsionsmoleküle können zum Beispiel im Rahmen von immunologischer Aktivierung induziert und hochreguliert werden und somit zur Rekrutierung zirkulierender Entzündungszellen in die intestinalen Geweberläsionen beitragen [12]. Die Untersuchungsmethoden, die bei der Analyse von Zelladhäsionsmolekülen zum Zuge kommen, sind neben der erwähnten Immunhistochemie an Darmresektaten in situ Hybridisierungsverfahren an Resektaten und Biopsien so wie die Analyse von löslichen Zelladhäsionsmolekülen im Serum. Hierbei hat sich gezeigt, daß lösliche Zelladhäsionsmoleküle im Serum die intestinale Entzündung widerspiegeln, jedoch im klinischen Gebrauch den Stellenwert etablierter Entzündungsparameter noch nicht ersetzen. Zelladhäsionsmoleküle haben aber eine große Bedeutung für das Verständnis der Entstehung des Entzündungsinfiltrates; sie bieten außerdem Ansätze zur therapeutischen Intervention durch Applikation von Substanzen, die Zelladhäsionsmoleküle blockieren. Vor der klinischen Anwendung solcher Substanzen sind aber noch umfangreiche Forschungsarbeiten zu leisten. So wird an CED-Tiermodellen die intestinale Mikrozirkulation mittels Intravitalmikroskopie untersucht. Hiervon erhofft man sich Aufschlüsse über die Bedeutung von Zelladhäsionsmolekülen in der Entstehung des Entzündungsinfiltrates sowie die Möglichkeit der pharmakologischen Beeinflussung dieser Zelladhäsionsmoleküle und die Auswirkungen solcher Interventionen auf das Wanderungsverhalten von Entzündungszellen (Leukocyte trafficking). Derartige Untersuchungen werden zum Beispiel in Deutschland an der Chirurgischen Universitätsklinik Heidelberg in Kooperation mit der Experimentellen Chirurgie der Universität durchgeführt.

Ein weiterer experimenteller Ansatz ist die Analyse des Glutathionmetabolismus in der Darmmukosa. Hintergrund hierfür ist die massive Freisetzung von toxischen Sauerstoffradikalen infolge der Infiltration von Granulozyten und Makrophagen in die Crohn-Läsion. In diesem oxidativ wirkenden toxischen Milieu sind antioxidative Enzyme (Superoxiddismutase, Katalase) von wichtiger regulierender Bedeutung. Das Glutathionsystem ist ein bedeutender antioxidativer Mechanismus, der darüber hinaus die Redoxbalance der Zelle und die Funktion wichtiger Redox-regulierter Proteine kontrolliert. In Heidelberg werden derzeit in Kooperation mit der Abteilung für Immunchemie des Deutschen Krebsforschungszentrums wichtige Substrate für die Glutathionssynthese im Plasma und in Homogenaten von Crohn-Resektaten untersucht. Therapeutische Zielsetzung hierbei ist, durch exogene Zufuhr antioxidativer Substanzen bzw. von Substraten für die Glutathionssynthese die mukosale Imbalance im Redoxsystem durch Heraufsetzung antioxidativer Enzyme günstig zu beeinflussen.

Literatur

1. Post S, Herfarth Ch, Böhm E, Timmermanns G, Schumacher H, Golling M, Schürmann G (1996) The impact of disease pattern, surgical management and individual surgeons on the risk of relaparotomy for recurrent Crohn's disease. Ann Surg (im Druck)
2. Post S, Herfarth Ch, Schumacher H, Golling M, Schürmann G, Timmermanns G (1995) Experiences with ileostomy and colostomy in Crohn's disease. Br J Surg 82:1629–1633
3. Post S, Schürmann G, Herfarth Ch (1991) Das Enterostoma bei Morbus Crohn. Chirurg 62: 306–313

4. Post S, Kunhardt M, Herfarth Ch (1995) Subjektive Einschätzung von Lebensqualität, Schmerzen und Operationserfolg nach Laparotomie wegen Morbus Crohn. Chirurg 66:800–806
5. Tönnisen D, Schürmann G, Schwarz R, Herfarth Ch: Krankheitsverarbeitung bei chirurgischen Patienten mit Morbus Crohn. (in Vorbereitung)
6. Ewe K, Herfarth Ch, Malchow H, Jesdinsky HJ (1989) Postoperative Recurrence of Crohn's Disease in Relation to Radically of Operation and Sulfasalazine Prophylaxis: A Multicenter Trial. Digestion 42:224–232
7. Kallinowski F, Hofmann M, Wassmer A, Heesemann J, Buhr H-J, Herfarth Ch (1995) Prävalenz enteropathogene Bakterien und Toxine bei operationspflichtigen chronisch entzündlichen Darmerkrankungen. Langenbecks Arch Chir Supp Chir For:663–667
8. Qiao L, Schürmann G, Autschbach F, Wallich R, Meuer SC (1993) Human intestinal mucosa alters T cell reactivities. Gastroenterology 105:814–819
9. Schreiber S, Heinig T, Thiele H-G, Raedler A (1995) Immunoregulatory role of interleukin-10 in patients with inflammatory bowel disease. Gastroenterology 168:644–652
10. Autschbach F, Schürmann G, Qiao L, Merz H, Wallich K, Meuer SC (1995) Cytokine messenger RNA expression and proliferation status of intestinal mononuclear cells in noninflamed gut and Crohn's disease. Virchows Arch 426:51–60
11. Schürmann G, Betzler M, Post S, Herfarth Ch, Meuer SC (1992) Soluble interleukin-2 receptor, interleukin-6 an 1 interleukin-1beta in patients with Crohn's disease and ulcerative colitis: Preoperative levels and postoperative changes of serum concentrations. Digestion 51:51–59
12. Schürmann G, Bishop AE, Facer P, Vecchio M, Lee JC, Rampton DS, Polak JM (1995) Increased expression of cell adhesion nuclecule P-selectin in active inflammatory bowel disease. Gut 96:411–418

2 Colitis ulcerosa

Die Prävalenz der Colitis ulcerosa wird mit 3 bis 6 Erkrankungen pro 100 000 und Jahr angenommen. Etwa 10 bis 20% der Patienten werden im Laufe ihres Lebens einer operativen Behandlung bedürfen. Damit läßt sich schätzen, daß in der Bundesrepublik Deutschtand jährlich etwa 400 Colitis ulcerosa-Patienten operiert werden müssen. Der Regeleingriff ist dabei die Proktocolektomie, die seit der Einführung von Parks und Nicholls 1978 heute überwiegend als restaurative Proktocolektomie im Sinne einer ileoanalen Pouchoperation durchgeführt wird. Neben Ätiologie und Pathogenese der chronisch entzündlichen Darmerkrankung Colitis ulcerosa konzentriert sich die chirurgische Forschung vor allem auf technische Aspekte des komplexen operativen Vorgehens, postoperative Komplikationen, seiner funktionellen Folgen und typischen Komplikationen der chronisch entzündlichen Grunderkrankung, die sich vor allem als Pouchitiden des Neoreservoirs äußern. Die begrenzte Zahl der betroffenen Patienten limitiert dabei die Durchführung systematischer Studien, da die operativen Eingriffe an zahlreichen universitären und nicht universitären Kliniken durchgeführt werden.

Grundlagenforschung

Im Rahmen der Grundlagenforschung werden immunologische Fragen, oft im Vergleich zum Morbus Crohn, ausgegangen. Das chirurgisch resezierende Vorgehen eröffnet dabei die Möglichkeit, relativ große Organabschnitte systematisch zu untersuchen [1–3].

Die Colitis ulcerosa gilt als typische Präcanzerose, die sich in der Dysplasiecarzinomsequenz manifestiert. Während die ersten 10 Jahre nach Diagnose einer ausgedehnten Colitis kaum das Risiko einer krebsigen Entartung in sich tragen, erhöht sich

das Risiko danach um 0,5 bis 1% pro Jahr [4]. Derzeit werden die klinischen Risikofaktoren evaluiert. Die rasante Entwicklung der molekulargenetischen Methodik
innerhalb der letzten Jahre läßt erwarten, daß zukünftig hier entscheidende neue
Erkenntnisse gewonnen werden. Dysplasie und colitisassoziiertes Carcinom sind eng
miteinander verknüpft [5].

Klinische Studien

Das Hauptaugenmerk der klinischen Forschung gilt der restaurativen Proktocolektomie. Die überwiegende Indikation zum chirurgischen Eingriff ist die therapierefraktäre Situation. Von besonderer Brisanz ist jedoch das Vorgehen bei der toxischen Colitis [6]. Wenngleich ein mehrzeitiges Vorgehen angezeigt ist, läßt sich in der überwiegenden Mehrzahl der Fälle schlußendlich doch eine ileoanale Pouchoperation durchführen. Die Differentialdiagnostik zum Morbus Crohn ist für das chirurgische Vorgehen von zentraler Bedeutung [7].

1. Chirurgische Technik

Die verschiedenen Varianten des Pouchdesign wurden in internationalen Studien getestet. Eine standardisierte Laboruntersuchung ergab keinen Nachteil für den stapler-
gefertigten J-Pouch, wie er von den meisten Arbeitsgruppen verwendet wird [8–12].
Während die pouchanale Anastomose meist handgenäht wird, werden jedoch auch
von Stapleranastomosen gleich gute funktionelle Ergebnisse mitgeteilt [3, 8, 13].

2. Postoperative Komplikationen

Postoperative Komplikationen sind nach den ausgedehnten Operationsverfahren
nicht selten und werden in verschiedenen klinischen Serien mit etwas unterschiedlicher Häufigkeit mitgeteilt. Am häufigsten werden postoperative Ileus, Enge der
pouchanalen Anastomose, lokal entzündliche Komplikationen und Pouchitis berichtet
[8, 11, 14]. Ein Vergleich des Heidelberger Krankengutes mit einer Sammelstatistik von
fast 3000 publizierten Pouchoperationen ergibt eine fast identische Häufigkeit der
Komplikationen [15, 16]. Die Grunderkrankung hat dabei wesentlichen Einfluß auf die
Häufigkeit ihres Auftretens.

Metabolische Situation nach Proktocolektomie

In einer Verlaufs- und einer Vergleichsstudie zwischen verschiedenen Operationsverfahren der Proktocolektomie konnte nachgewiesen werden, daß sich der Zustand mit
ileoanalem Pouch in bezug auf den Wasser- und Elektrolythaushalt nicht wesentlich
von ileorektaler Anastomose und konventioneller Proktocolektomie mit terminalem
Stoma unterscheidet. Kontinenzerhaltende Operationen schnitten in bezug auf den
fäkalen Gallensäurenverlust positiver ab [12, 17]. Eine Reduktion der Absorption von
Gallensäuren und Vitamin B 12 wurde nachgewiesen [18].

Kontinenzfunktion

Die in Deutschland publizierten Serien zeigen ebenso wie die internationale Literatur
eine bleibende Erhöhung der postoperativen Stuhlfrequenz nach ileoanaler Pouchoperation. Die Kontinenz ist dabei insbesondere nachts teilweise eingeschränkt.
Durch Biofeedback-Training kann die Sphinkterkraft vor Rückverlagerung eines protektiven Ileostomas nach ileoanaler Pouchoperation gezielt verbessert werden [19].
Eine differenzierte Analyse des Analsphinkters erfolgte durch Braun [20]. Über
Schließmuskelersatzplastiken wird gearbeitet [21].

Postoperative Lebensqualität

Die Messung der postoperativen Lebensqualität ist nur bedingt standardisiert.
Eypasch und Mitarbeiter haben einen Index erarbeitet [22], der auch auf die Pouchoperation Anwendung findet. Es zeigt sich, daß die restaurative Proktocolektomie
zufriedenstellende Ergebnisse liefert, wobei die Patienten der Vermeidung einer permanenten Ileostomie besonders positiv gegenüber stehen [14].

Alternative Operationsverfahren

Während die restaurative Proktocolektomie zum Standardverfahren wurde [23], sind
jedoch alternative operative Techniken bei spezieller Indikation auch heute noch notwendig. Ist die Installation eines Ersatzreservoirs in analer Lage nicht möglich, so
bleibt zur Verbesserung der Lebensqualität weiterhin das Kock'sche kontinente Stoma
eine attraktive Operationsmethode [24, 25].

Ausblick

Im Rahmen der Grundlagenforschung zu Ätiologie und Pathogenese werden vor
allem durch Einsatz molekulargenetischer Methoden wesentliche Erkenntnisse zu erwarten sein. Klinisch steht vor allem das Verständnis und die Therapie der „Pouchitis",
die entzündliche Erkrankung des artifiziellen Neoreservoirs, im Mittelpunkt des Interesses.

Literatur

1. Riedl SE, Faissner A, Schlag P, Herbay A von, Koretz K, Möller P (1992) Altered content and distribution of tenascin in colitis, colon andenoma and colorectal carcinoma. Gastroenterology 103
   (2):400–406
2. Schreiber S, Heinig T, Thiele HG, Taedler A (1995) Immunoregulatory role of interleukin 10 in patients with inflammatory bowel disease. Gastroenterology 108 (5):1434–1444
3. Seitz R, Leugner F, Katschinski M, Immel A, Kraus M, Egbring R, Goke B (1994) Ulcerative colitis
   and Crohn's disease: factor XIII, inflammation and haemostasis. Digestion 55 (6):361–367
4. Gyde SN, Prior P, Allan NR, et al (1988) Colorectal cancer in ulcerative colitis: a cohort study of
   primary referral from three centres. Gut 29:332 335

5. Herbay A von, Herfarth Ch, Otto HF (1994) Cancer and dysplasia in ulcerative colitis: a histologic study of 301 surgical specimen. Z Gastroenterol 32 (7):382–388
6. Farthmann EH, Baumgartner U, Imdahl A, Ruf G (1994) Surgery in ulcerative colitis. In: Fleig WE (Hrsg) Inflammatory Bowel Diseases: New Developments and Standards. Kluwer Academic Publishers, Dordrecht Boston London, pp 259–270
7. Hildebrand U, Kraus J, Ecker KW, Schmid T, Schuder G, Feifel G (1992) Endosonographic differentiation of mucosal and transmural nonspecific inflammatory bowel disease. Endoscopy 24 (Suppl 1):359–363
8. Braun J, Treutner KH, Schumpelick V (1995) Stapled ileal pouch-anal anastomosis with resection of the anal transition zone. Int J Colorectal Dis 10 (3):142–147
9. Buhr JJ, Kroesen AJ, Stern J (1994) Pouchrekonstruktionen und anale Anastomosen. In: Thiede A, Lünstedt B (Hrsg) Standards in der Viszerosynthese. Springer, Berlin Heidelberg New York, pp 194–206
10. Engemann R, Hamelmann W, Wagner R, Thiede A (1994) Pouches im kleinen Becken. Zentralbl Chirurgie 119 (12):862–866
11. Herfarth Ch, Stern J, unter Mitarbeit von von Herbay A (1990) Colitis ulcerosa – Adenomatosis Coli. Funktionserhaltende Therapie. Springer, Berlin Heidelberg New York
12. Stern J (1993) Grenzen der anatomischen und funktionellen Wiederherstellung nach restaurativer Proktocolektomie. Die ileoanale Pouchoperation im Vergleich zu chirurgischen Alternativen. Habilitationsschrift, Heidelberg
13. Braun J, Schumpelick U (1993) Die direkte ileumpouchanale Anastomose. Chirurg 64:614–621
14. Köhler L, Troidl H (1995) The ileoanal pouch: a risk – benefit analysis. Br J Surg:443–447
15. Buhr HJ, Heuschen U, Stern J, Herfarth Ch (1993) Kontinenzerhaltende Operation nach Proktocolektomie, Indikation, Technik und Ergebnisse. Chirurg 64 (8):601–613
16. Heuschen U, Stern J, Herfarth Ch (1995) Komplikationen in der ileoanalen Pouch-Chirurgie: Strategien zur Vermeidung und Therapie. In: „Fortschritte in der Chirurgie“. Zuckschwerdt-Verlag: 270–279
17. Lerch MM, Braun J, Harder M, Hofstätter F, Schumpelick V, Matern S (1989) Postoperative adaptation of the small intestine after total colectomy and J-pouch-anal anastomosis. Dis Colon Rectum 32:600–608
18. Giebel GD, Menningen R, Karanjia ND (1994) Histochemical and metabolic changes in functioning ileal pouches after proctocolectomy for familial andenomatous polyposis and ulcerative colitis. J R Surg Edinb 39 (4):228–231
19. Kroesen AJ, Stern J, Buhr HJ, Herfarth Ch (1995) Kontinenzstörungen nach ileoanaler Pouchanlage – diagnostische Kriterien und therapeutische Folgerungen. Chirurg 66:385–391
20. Braun J (1988) Manometrische und elektrophysiologische Untersuchungen zum Wirkungsmechanismus des inneren Analschließmuskels. Habilitationsschritft MTH Aachen
21. Ecker KW, Pistorius G, Harbauer G, Feifel G (1994) Ein intestinaler Neosphinkter (INS) durch umschriebene Muskelvermehrung. Langenbecks Arch Chir 379 (6):361–367
22. Eypasch E, Wood-Dauphinée S, Williams JI, Ure B, Neugebauer E, Troidl H (1993) Der Gastrointestinale Lebensqualitätsindex (GLQI). Ein klinischer Index zur Befindlichkeitsmessung in der gastroenterologischen Chirurgie. Chirurg 64:264–274
23. Stern J, Heuschen U, Herfarth Ch (1994) Pros and sons of the ileoanal pouch. In: Fleig WE (Hrsg) Inflammatory Bowel Diseases: New Developments and Standards. Kluwer Academic Publishers, Dordrecht Boston London (S 11) 271–279
24. Ecker KW, Schmid T, Haberer M, Hildebrandt U, Feifel G (1994) Erfahrungen mit der kontinenten Ileostomie nach Kock. Zentralbl Chirurgie 119 (12):851–861
25. Schwang T, Geiger D, Wagner R, Thiede A (1994) Technik und Bedeutung des Kock-Pouches. Zentralbl Chir 119 (2):945–950

Erkrankungen des Pankreas

H. G. Beger, B. Rau, W. Schlosser, G. Fortnagel und F. Gansauge

1 Akute Pankreatitis

Charakteristisch für die akute Pankreatitis ist die große Variabilität des klinischen Bildes und im natürlichen Verlauf. Von besonderer klinischer Bedeutung sind die etiologischen Faktoren Alkohol und Gallensteinerkrankung sowie die hereditäre Pankreatitis. Nach klinischen Kriterien, insbesondere nach Art und Häufigkeit auftretender Komplikationen, werden zwei klinische Phasen im Verlauf der akuten Pankreatitis unterschieden [1]. Innerhalb der ersten 14 Tage kommt es infolge von Flüssigkeitssequestration in das Entzündungsgebiet und Freisetzung vasoaktiver und toxischer Substanzen zur Hypovolämie; es können Herz-Kreislauf-Komplikationen, insbesondere Rhythmusstörungen, Nieren- und Lungenfunktionsstörungen auftreten. Die Spätphase der akuten Pankreatitis wird von septischen Komplikationen bestimmt, insbesondere bei nekrotisierender Pankreatitis. Lokale und systemische septische Komplikationen bestimmen die Spätphase; Sepsis ist die häufigste Todesursache der schweren akuten Pankreatitis [2].

Nach pathomorphologischen, bakteriologischen und radiologischen Kriterien werden vier verschiedene Verlaufsformen der akuten Pankreatitis unterschieden (Tabelle 1). Die ödematös-interstitielle Pankreatitis ist gekennzeichnet durch eine akute interstitielle Entzündung im Pankreasparenchym mit interazinärer und perivaskulärer Ödembildung, Fettgewebsnekrosen und Azinuszelluntergängen. Über 70% aller akuten Pankreasentzündungen verlaufen als ödematös-interstitielle Entzündung, am häufigsten ausgelöst durch eine Steinerkrankung. Bei 20% aller Patienten kommt es zu einer nekrotisierenden Pankreatitis [3]. Neben einer interstitiellen Entzündung dominieren pathomorphologisch Nekrosen des Pankreasparenchyms und des Fettgewebes im Pankreas und in schweren Fällen im retroperitonealen und intramesenterialen Fettgewebe. Die nekrotisierende Pankreatitis ist eine komplikationsreiche Verlaufs-

Tabelle 1. Verlaufsformen der akuten Pankreatitis

Verlaufsform		Häufigkeit
Interstitiell-ödematöse Pankreatitis		65–75%
Nekrotisierende Pankreatitis		15–25%
mit infizierten Nekrosen	≈ 40%	
mit sterilen Nekrosen	≈ 60%	
Pankreasabszeß		2–4%
Pseudozyste nach akuter Pankreatitis		3–6%

Tabelle 2. Infizierte Nekrosen und Pankreasabszeß

	Infizierte Nekrosen	Pankreasabszeß
Morphologie	diffuse Verteilung von nekrotischen Gewebsarealen	Pseudokapselbildung mit eitrigem Material
Bakterien	bei 70–80% monomikrobielle Infektion	bei 40–60% polymikrobielle Infektion
Klinisches Bild	schwere akute Pankreatitis plus generalisierte Sepsis	klinisch indolentes Bild, wie bei abdominellem Abszeß ohne akute Pankreatitis
Krankenhausaufnahme	während der frühen Phase der akuten Pankreatitis	im Durchschnitt 1 Monat nach akuter Pankreatitis
System. Komplikationen	häufig	meistens keine
Krankenhausletatlität	20–30%	5–10%

form, die zu lebensbedrohlichen lokalen und systemischen Komplikationen führt, wenn es zu einer hämorrhagisch-nekrotisierenden oder einer bakteriellen Infektion der Nekrosen kommt. Jeder zweite Patient mit nekrotisierender Pankreatitis entwickelt eine infizierte Nekrose. Darmkeime gelangen durch Translokation in die Nekrosen und führen zum schweren Bild einer akuten Pankreatitis, in Kombination mit lokaler und systemischer Sepsis. In der Spätphase der akuten Pankreatitis, zwischen der 3. und 6. Woche, kommt es bei 5% zur Pseudozystenbildung im Pankreas, als Folge von nekrotischen, sterilen Gewebshöhlen oder peripankreatischen Flüssigkeitsansammlungen. Die postakute Pseudozyste ist in der Regel eine enzymreiche Flüssigkeitsansammlung in der Spätphase nach nekrotisierender Pankreatitis. Der Pankreasabszeß tritt als Folge einer bakteriellen Infektion in der Spätphase nach nekrotisierender Pankreatitis auf. Eine Pseudokapsel begrenzt die Eiteransammlung, in der ganz überwiegend gramnegative Keime wachsen. Der Pankreasabszeß nach akuter Pankreatitis ist gekennzeichnet durch eine intraabdominelle Sepsis, meist ohne die Zeichen einer akuten Pankreatitis (Tabelle 2). Eine peripankreatische Flüssigkeitsansammlung, insbesondere in der Bursa omentalis, tritt in der Frühphase der akuten Pankreatitis auf. Diese Flüssigkeit enthält meist hohe Konzentrationen von Pankreasenzymen und Mediatorsubstanzen, wie Endotoxin.

Diagnostik der akuten Pankreatitis und der verschiedenen Verlaufsformen

Nach Sicherung der Diagnose: akute Pankreatitis ist es für jeden Patienten erforderlich, die Verlaufsprognose möglichst frühzeitig zu stellen. Die ödematöse Pankreatitis kann heute mit hoher diagnostischer Sicherheit durch Laboruntersuchungen von der nekrotisierenden Pankreatitis diskriminiert werden. Das C-reaktive Protein, die LDH, die PLA2, die PMN-Elastase sowie das humane pankreasspezifische Protein (hPSP), Interleukin-6 und das kürzlich in die Diagnostik eingeführte Trypsinogen-Aktivierungspeptid (TAP) erlauben, ohne großen Zeitverzug eine nekrotisierende Verlaufsform zu erkennen [4]. Das dynamische Angio-CT – mit Doppelkontrastierung von Gastrointestinaltrakt und Bolusangiographie – ist das Verfahren der Wahl, um Ausmaß und Lokalisation der Nekrosen im Pankreas zu objektivieren. Bei retroperitonealen und intramesenterialen Fettgewebsnekrosen bietet das Spiral-CT derzeit die höchste Aussagegenauigkeit. Bei Patienten mit klinischen Zeichen einer Sepsis ist die ultraschall- oder CT-gesteuerte Punktion der Nekrosen mit Keimbestimmung im Aspirat der Standard [5].

Therapieprinzipien der akuten Pankreatitis

Die interstitiell-ödematöse Pankreatitis ist meistens eine leichte, häufig komplikationslos verlaufende Krankheit, die nach Beseitigung der Ursache: Extraktion eines Papillensteins bzw. der Choledocholithiasis, Vermeidung von Alkoholzufuhr ausheilt; schwerwiegende lokale oder systemische Organkomplikationen sind selten. Da es eine spezielle Therapie der akuten Pankreatitis nicht gibt, sind Schmerztherapie, Volumensubstitution und Nahrungskarenz unterstützende Therapiemaßnahmen. Patienten mit nekrotisierender Pankreatitis sollten immer intensivmedizinisch behandelt werden. Bei schwerwiegenden lokalen und systemischen Komplikationen bis hin zum Multiorganversagen ist die Anwendung von maximalen intensivmedizinischen Therapiemaßnahmen erforderlich [5]. Es besteht ein Zusammenhang zwischen dem Ausmaß der Nekrosen und der Häufigkeit und dem Schweregrad von Organfunktionsstörungen. Pulmonale Insuffizienz, renale Insuffizienz und kardiozirkulatorische Funktionsstörungen sind bei nekrotisierender Pankreatitis mit Nekrosen von 50% und mehr häufige Komplikationen. PEEP-Beatmung, Hämofiltration bis hin zur Hämodialyse sowie Herz-Kreislauf-Medikation müssen nicht selten über Tage durchgehalten werden, um einen lebensbedrohlichen Zusammenbruch von Organfunktionen zu vermeiden. Da das Risiko einer bakteriellen Infektion bei nekrotisierender Pankreatitis mit dem Ausmaß der Nekrosen und der Dauer korreliert, ist es empfehlenswert, diese Patienten antibiotisch im Sinne einer Prophylaxe zu behandeln. Da 60–70% der Erreger gram-negative Keime aus dem Gastrointestinaltrakt sind, haben die Antibiotika Imipenem, Mezlozillin, Clont und die Quinolone eine hohe Penetration und Wirkung [6]. Die medikamentöse Therapie unter Verwendung von Substanzen, die die Sekretionsleistung der Bauchspeicheldrüse hemmen, haben bisher keine signifikante Verminderung von lokalen und systemischen Komplikationen und Senkung der Letalität bewirkt. In kontrollierten Studien sind Glukagon, Aprotinin, Gabexat-Mesilat sowie Somatostatin in bezug auf Senkung der Letalität, Senkung lokaler Komplikationen und Verkürzung der Krankenhausdauer ohne erkennbaren Vorteil gegenüber Kontrollgruppen.

Indikation zur Operation

Bei Patienten mit nekrotisierender Pankreatitis und infizierten Nekrosen besteht eine Indikation zur operativen Nekrosektomie. Eine Indikation zur Operation ist auch dann gegeben, wenn der Patient bei bekannter akuter Pankreatitis Zeichen eines akuten Abdomens entwickelt, einen persistierenden und paralytischen Ileus über mehr als eine Woche hat oder eine massive intraabdominelle Blutung erleidet. Bestehen sterile Nekrosen, so ist primär eine intensivmedizinische Therapie bis hin zur Anwendung maximaler Therapieprinzipien, wie Beatmung, Ultrafiltration bzw. Hämodialy-

Tabelle 3. Indikationen zur Operation

Klinische Kriterien:	akutes Abdomen
	persistierende klinische Sepsis, verursacht durch infizierte Nekrosen
	persistierendes Organversagen mit zunehmenden system. Komplikationen trotz intensivmedizin. Therapie von mind. 3 Tagen: – pulmonale Insuffizienz – renale Insuffizienz – Schock – Leberinsuffizienz
	abdominelle Komplikationen, – Verdacht auf Hohlorganperforation, – intraabdominelle Blutung, – persistierender adynamischer Dünn-und Dickdarmileus über mind. 1 Woche
Bakteriologische Kriterien:	infizierte Nekrosen
Pathomorphologische Kriterien:	sterile Nekrosen von mehr als 50% der Bauchspeicheldrüse

se, erforderlich. Patienten, die auf intensivmedizinische Therapie bei mindestens dreitägiger Anwendung nicht ansprechen und eine kontinuierliche Verschlechterung der pulmonalen Funktion trotz mechanischer Ventilation, Entwicklung einer klinischen Sepsis und Fortbestehen einer dialysepflichtigen Niereninsuffizienz zeigen, sollten operativ behandelt werden, da die Nekrosebildung Multiorganversagen auslöst und die Prognose beim Fortbestehen eines 2- bzw. 3-Organversagens über eine Woche mit jedem Tag schlechter wird [7]. Es besteht daher bei Patienten mit sterilen Nekrosen und einem Nekroseausmaß von mehr als 50% sowie bei intra- und extraperitonealen retroperitonealen Nekrosen eine relative OP-Indikation. Patienten mit fokalen sterilen Nekrosen sprechen auf intensivmedizinische Therapie gut an (Tabelle 3). Bei postakuter Pseudozyste und Patienten mit Pankreasabszeß nach akuter Pankreatitis ist das Verfahren der ersten Wahl eine interventionelle Drainage. Ein Drittel der Patienten mit Pseudozysten sind interventionell beherrschbar. Patienten mit einem Pankreasabszeß sollten trotz interventioneller Drainage bei Fortbestehen des Sepsissyndroms operativ drainiert werden. Ziel der operativen Therapie ist die Ausräumung der Nekrosen und der peripankreatischen Flüssigkeit unter Erhaltung von vitalem Pankreasgewebe. Eine klassische Pankreasresektion oder totale Pankreatektomie stellt eine Übertherapie dar und ist heute nicht mehr zu rechtfertigen.

Operationsprinzipien (Tabelle 4)

Bei Patienten mit infizierten Nekrosen oder ausgedehnten sterilen Nekrosen, die mehr als 50% des Pankreasparenchyms einbeziehen, ist die alleinige Peritonealdialyse sowie eine interventionelle Drainage nicht indiziert, da belegt werden konnte, daß Verminderung von lokalen Komplikationen und Letalität nicht zu erreichen sind [8]. Die chirurgische Therapie basiert auf der Anwendung von zwei Prinzipien. Der entscheidende Schritt ist die Entfernung des devitalen Gewebes im Sinne einer Nekrosektomie unter Schonung von vitalem Pankreasgewebe. Die chirurgische Entfernung der Nekrosen

Tabelle 4. Therapieverfahren bet akuter Pankreatitis

	Therapieprinzip
Interstitiell-ödematöse Pankreatitis	konservativ, bei biliärer P. operative Gallensteinsanierung
Nekrotisierende Pankreatitis sterile Nekrosen	konservativ/intensivmedizin. Therapie bei < 50% Nekrosen bzw. Nichtansprechen auf ICU-Therapie: Nekrosektomie
infizierte Nekrosen	Nekrosektomie + Lavage/Etappenlavage
Pankreasabszeß	Interventionelle Drainage, bei Fortbestehen der Sepsis: Operation
Pseudozyste nach akuter P.	perkutane, ultraschallgesteuerte Drainage; bei Zystenanschluß an Gangsystem: Operation primär; interventionelle, endoskopische Drainage; Operation bei interventionell insuffizienter Drainage

bewirkt jedoch nicht die sichere und sofortige Unterbrechung des Nekroseprozesses und der lokalen Sepsis. In Kombination mit einer geschlossenen Bursalavage, die kontinuierlich über Wochen ausgeführt werden kann, werden heute auch bei schwersten Verlaufsformen Letalitätszahlen von unter 20% berichtet. Ein ähnliches Therapieprinzip stellt die Etappenlavage bzw. das „open packing" mit postoperativen Lavageschritten dar. Die kontinuierliche Lavage und Etappenlavage bewirkt Entleerung von Nekrosen, Herauswaschen von Bakterien, Entleerung von Toxinen und aktiven Enzymen aus dem Bereich der Nekrosehöhle. Die Etappenlavage und die kontinuierliche Lavage nach Nekrosektomie sind mit dem Risiko einer exogenen Infektion in etwa 20% der Fälle belastet. Bei Patienten mit einem ausgeprägten paralytischen Ileus ist es empfehlenswert, bei der ersten Operation zur Entlastung des Dickdarmes und zur raschen Wiederherstellung der Darmfunktion ein temporäres Ileostoma anzulegen. Pankreasfisteln und Darmfisteln nach Nekrosektomie stellen in der Regel keine schwerwiegenden Verlaufskomplikationen dar, da etwa 50–70% dieser Fisteln bei adäquater Therapie ohne Operation von selbst abheilen.

Forschungsschwerpunkte im Bereich akute Pankreatitis

1. Ursache der intrazellulären Aktivierung von Enzymen.
2. Schädigungsmuster der Azinuszelle durch Alkohol.
3. Mechanismus der bakteriellen Translokation bei nekrotisierender Pankreatitis.
4. Medikamentöse Beeinflussung der intrapankreatischen Enzymaktivierung bei akuter Pankreatitis.
5. Antibiotische Therapie der akuten Pankreatitis.
6. Mikrozirkulationsstörung und deren Therapie bei akuter Pankreatitis.

Literatur

1. Beger HG, Bittner R, Büchler M, Hess M, Schmitz JE (1986) Hemodynamic data pattern in patients with acute pancreatitis. Gastroenterology 90:74
2. Beger HG, Bittner R, Block S, Büchler M (1986) Bacterial contamination of pancreatic necrosis. Gastroenterology 91:433
3. Beger HG, Kunz R, Bittner R (1987) Prognostic criteria in necrotizing pancreatitis. In: Beger HG, Büchler M (Eds): Acute Pancreatitis – Research and Clinical Management. Springer, Berlin, p 198
4. Uhl W, Büchler M, Steinle A, Storck M, Schilling M, Abendroth D, Beger HG (1993) Human pancreas specific protein: A diagnostic and prognostic marker in acute pancreatitis and pancreas transplantation. Digestion 54:311
5. Beger HG, Büchler M (1986) Decision-making in surgical treatment of acute pancreatitis: Operative or conservative management of necrotizing pancreatitis? Theor Surg 1:61
6. Büchler M, Malfertheiner P, Schädlich H, Nevalainen TJ, Friess H, Beger HG (1989) Role of phospholi pase A2 in human acute pancreatitis. Gastroenterology 97:1521
7. Rau B, Pralle U, Uhl W, Schoenberg MH, Beger HG (1995) Management of sterile necrosis in instances of severe acute pancreatitis. J Am Coll Surg 181:259
8. Lang EK, Paolini RM, Pottmeyer A (1991) The efficacy of palliative and definitive percutaneous versus surgical drainage of pancreatic abscesses and pseudocysts: A prospective study of 85 patients. South Med J 84:55

2 Chronische Pankreatitis

Der Verlauf bei chronischer Pankreatitis wird von der Intensität der Oberbauchschmerzen, den lokalen Komplikationen und der systemischen Morbidität bestimmt. Lokale Komplikationen und systemische Komorbidität hängen auch vom Ausmaß und der Dauer der Alkoholüberlastung ab. Mehr als 90% der Patienten entwickeln nach einer Latenzphase von 4–7 Jahren ein zunehmendes Schmerzsyndrom; jeder zweite Patient entwickelt lokale Komplikationen. Lokale Komplikationen sind: Stenosierung des intrapankreatischen D. choledochus mit Cholestase und Ikterus, Stenosierung des Pankreashauptganges im Pankreaskopfbereich, Entwicklung von Pseudozysten, Kompression der Pfortader, Milzvenenthrombose sowie Verschluß des Pankreasganges durch Gangsteine und Stenose [1].

Der akute Entzündungsschub bei chronischer Pankreatitis geht mit Sekretstau und Gewebsnekrosen einher; Bildung von Bindegewebe, Untergang von Funktionsparenchym, Parenchymkalzifikationen, Gangstenosen und Gangsteinbildung sind die Folge. Der Pankreaskopf mit zwei getrennten Pankreasanlagen und Gangsystemen ist Schrittmacher der chronischen Pankreatitis, da hier lokale Komplikationen im Parenchym und an den Nachbarorganen am häufigsten auftreten. Eine besondere Verlaufsform der chronischen alkoholischen Pankreatitis geht mit einem entzündlichen Pankreaskopftumor einher, der jeweils eine – gelegentlich schwere – Differentialdiagnose zum Pankreaskopfkarzinom erforderlich macht [2]. Bei diesen Patienten mit einem entzündlichen Pankreaskopftumor im Verlauf einer chronischen Pankreatitis kommt es in der Regel bei jungen männlichen Patienten im Alter zwischen 25 und 40 Jahren nach 3–6 Jahren zu einer entzündlichen Vergrößerung des Pankreaskopfes, der eine Gallengangstenose, eine Pankreashauptgangstenose, eine peripapilläre Duodenumstenose und Pfortaderstenosen bis hin zum Verschluß verursachen kann.

Die Schmerzen bei chronischer Pankreatitis sind Folge der rezidivierenden Entzündungsschübe. Ursache der Schmerzen ist eine Druckerhöhung im Pankreasgewebe und im Gangsystem sowie eine pankreatitisassoziierte Neuritis der Nerven, die mit einer Liberierung von Schmerzhormonen, wie Substance P, Neuropeptid Y und Calcitonin gene-related Peptid einhergeht [3]. Bei einem Drittel der Patienten verliert sich im Verlaufe der Erkrankung das Schmerzsyndrom, es entwickelt sich eine exo- und endokrine Insuffizienz.

Wie Langzeitbeobachtungen erkennen lassen, liegt die Sterberate, verursacht durch pankreatitisspezifische Komplikationen bei 20% innerhalb der ersten 5 Jahre nach Diagnosestellung; nach 10–20 Jahren leben noch 40–50% der Patienten. Die systemische Morbidität und Mortalität ist bei Patienten mit chronisch-alkoholischer Pankreatitis vor allem auf ein häufigeres Auftreten maligner Tumoren im oberen Verdauungstrakt, kardiovaskuläre Komplikationen und Lebererkrankungen sowie schwere Infektionen zurückzuführen. 55–70% aller Patienten mit chronischer Pankreatitis müssen infolge lokaler Komplikationen bzw. medikamentös nicht beherrschbarer Schmerzen operiert werden (Tabelle 5).

Bei mehr als 90% der Patienten mit chronischer Pankreatitis stehen Oberbauchschmerzen im Vordergrund des klinischen Verlaufs. Treten täglich Schmerzen auf, die nur durch Schmerzmedikation beherrscht werden können, kommt es nach kurzer Zeit, auch wenn Alkoholgenuß vollständig vermieden wird, zu einer Schmerzmittelmehrdosierung mit Nebenwirkungen, die schließlich zur operativen Entfernung des Entzündungsherdes zwingen. Daneben sind es vor allem lokale Komplikationen, die eine operative Therapie erforderlich machen (Tabelle 5). Das Pankreasgang-Stenting ist eine temporäre Maßnahme bei singulärer Stenose des Pankreashauptganges im präpapillären Segment zur Reduktion der Schmerzen. Langzeitwirkungen des Pankreasgang-Stentings sind eher nachteilig, die verwendeten Stents haben ein hohes Okklusionsrisiko, so daß alle 8–12 Wochen ein Stentwechsel erforderlich ist. Bisher stellt die interventionelle gastroenterologische Therapie des Pankreasgang-Stentings keine Alternative zur operativen Therapie der chronischen Pankreatitis dar.

Tabelle 5. Indikation zur Operation bei chronischer Pankreatitis

Starke Bauchschmerzen:
    täglich
    medikamentös nicht beherrschbar

Lokale Komplikation:
    Choledochusstenose
    Hochgradige Duodenumstenose
    Pfortaderkompression
    Pankreasgangstenose/en
    Pankreasnekrosen
    Pankreasfistel
    Aszites (> 2 l)

Entzündlicher Pankreaskopftumor:
    mit Verdrängung von Nachbarorganen

Pseudozyste > 6 cm:
    (nach erfolgloser interventioneller Therapie)

Pankreasabszeß

Darmstenosen

Operationsprinzipien

In der Therapie der chronischen Pankreatitis dominieren seit den 80er Jahren organerhaltende und funktionsgerechte Operationsverfahren, deren Anwendung auf der Basis von ERCP- und CT-Daten mit dem Nachweis von morphologischen Organveränderungen mit lokalen Komplikationen der Pankreasnachbarorgane entschieden wird. Die Whipple-Operation ist ein Verfahren, das in der chirurgischen Therapie von malignen Läsionen im Pankreaskopfbereich indiziert ist, heute jedoch keinen Platz mehr in der chirurgischen Therapie der chronischen Pankreatitis hat. Nachteile der Whipple-Operation bei chronischer Pankreatitis sind die hohe postoperative Diabetes mellitus-Rate sowie eine hohe Spätmorbidität und -letalität. Die totale Pankreatektomie ist nur noch ausnahmsweise ein vorteilhaftes Verfahren, wenn bei ausgeprägtem Schmerzsyndrom mit lokalen Komplikationen gleichzeitig eine endo- und exokrine Insuffizienz besteht. Auch die in den 70er Jahren häufig angewandte subtotale Linkspankreatektomie, bei der bis zu 95% der Bauchspeicheldrüse unter Belassung von Teilen des Pankreaskopfes unter Erhaltung des Duodenums entfernt werden, hat infolge gravierender früh- und spätpostoperativer Komplikationen und dem häufigen Fortbestehen des Schmerzsyndroms nur noch historische Bedeutung [4]. Die Wiederherstellung des Pankreassekretflusses aus dem gestauten Pankreasgangsystem, wenn es deutlich erweitert ist, wird heute in Sinne einer Pankreatikojejunostomose angewandt. Das Verfahren der Wahl ist die Modifikation nach Partington-Rochelle [5]. Es wird der erweiterte Pankreasgang von der präpapillären Region beider Papillen bis in den Pankreasschwanz eröffnet und eine Anastomose mit einem ausgeschalteten Jejunumsegment gefertigt. Die Operationsletalität liegt unter 2%, frühpostoperative Komplikationen sind selten und 70–85% der Patienten werden durch diesen gangdrainierenden Eingriff zunächst schmerzfrei. Der langfristige Nachteil der gangdrainierenden Operation bei chronischer Pankreatitis ist das Belassen des Pankreaskopftumors, von dem dann auch das Schmerzrezidiv in der Regel ausgeht. 5 Jahre nach gangdrainierender Pankreasoperation haben 30–50% der Patienten erneut Schmerzen. In den letzten Jahren wurde in den USA eine Modifikation der Partington-Rochelle Drainage durch Frey beschrieben [6]. Er führt zusätzlich zur Gangdrainage eine lokale Exzision des ventralen Teils des Pankreaskopfes zur Reduktion des entzündlichen Prozesses aus.

Bei Patienten mit entzündlichem Pankreaskopftumor ist das Verfahren der Wahl die duodenumerhaltende Pankreaskopfresektion [7]. Die subtotale Entfernung des Pankreaskopfes bewirkt eine Entfernung des Entzündungsprozesses, Dekompression des stenosierten D. choledochus und Dekompression der eingeengten Pfortader. Die Krankenhausletalität liegt in den bisher publizierten Serien unter 1%, die Krankenhausliegezeit ist im Median 2 Wochen, nur bei 15% der Patienten kommt es frühpostoperativ zu einer Verschlechterung der Glukosewerte, bei 10% dagegen zu einer Verbesserung. Die Spätmorbidität 5 und mehr Jahre nach der duodenumerhaltenden Pankreaskopfresektion ist auffallend niedrig und liegt unter 10%. Nur 10% der Patienten erleiden weitere Pankreatitisschübe (Tabelle 6).

Die pyloruserhaltende partielle Duodenopankreatektomie bewirkt Entfernung des Pankreaskopfes und des Duodenums sowie Resektion der Gallenwege bei Erhaltung des Magens und eines postpylorischen Duodenumsegments. Eine Indikation zur Anwendung der pyloruserhaltenden Pankreaskopfresektion bei chronischer Pankreatitis

Tabelle 6. Langzeitergebnisse nach Pankreaskopf-Operation bei chronischer Pankreatitis

	Whipple-OP[a]	Pylorus-erhaltende Kopfresektion[b]	Duodenum-erhaltende Kopfresektion[c]
30-Tage-Letalität	3,2%	1,2%	0,6%
Spätletalität	20,7%	?	5%
Schmerzfreiheit	64%	74%	77%
Berufstätigkeit wiederhergestellt	?	67%	80%
Diabetes-Neuinzidenz (spätpostop.)	24%	15,6%	3,7%

[a] Whipple-OP: Howard 1990 [8], Frick 1987 [9], Gall 1990 [10], Stone 1989 [11], Morel 1990 [12]

[b] Pyloruserhaltende pDP: Traverso 1978 [13], Braasch 1990 [14], Morel 1990 [12], Büchler 1995 [15]

[c] Duodenumerhalt. pDP: Beger 1990 [16], Büchler 1995 [15], Klempa 1995 [17]

besteht, wenn ein Tumor im Pankreaskopf mit unklarer Dignität diagnostiziert wird und auch intraoperativ durch Schnellschnitt keine eindeutige Klärung möglich ist. Die pyloruserhaltende Pankreaskopfresektion bietet gegenüber der Whipple-Operation den Vorteil der Erhaltung des Magens; Postgastrektomiesyndrome und Dumpingbeschwerden treten nicht auf. Bei etwa 20% der Patienten mit Pancreas divisum – komplett oder inkomplett – führt die Ganganomalie zu einer chronischen Pankreatitis. Diese ist gekennzeichnet durch hochgradige Gangveränderungen in den getrennten oder nur spärlich kommunizierenden Gangsystemen im Pankreaskopfbereich. Die duodenumerhaltende Pankreaskopfresektion ist bei diesen – meist jungen – Patienten ein schonendes Resektionsverfahren, das mit einem sehr limitierten Parenchymverlust einhergeht und postoperativ Stillstand der chronischen Pankreatitis sowie Schmerzfreiheit bewirkt.

Pankreaspseudozysten bei chronischer Pankreatitis sind häufig; kleine Pseudozysten können bei bis zu 40% aller Patienten diagnostiziert werden. Bei großen Pseudozysten, die Organverengung bewirken und mit Schmerzen einhergehen, ist die Therapie der Wahl zunächst die ultraschallgesteuerte, CT-gestützte Drainage. Bei Pseudozysten in der Bursa omentalis und im Pankreaskopf wird in einigen Zentren mit niedriger Morbidität die endoskopische, interventionelle transgastrische oder transduodenale Drainage angewandt. Eine OP-Indikation bei Pseudozyste besteht, wenn Oberbauchschmerzen, Kompression von Magen und Duodenum bzw. Gallenwegen, Verdrängung von Milz und Mesenterialwurzel und Pseudozysten mit Anschluß an das Pankreasgangsystem diagnostiziert werden [8]. In erfahrenen Kliniken ist die Letalität der operativen Pseudozystendrainage mit einer ausgeschalteten Jejunumschlinge unter 3%.

Forschungsschwerpunkte im Bereich der chronischen Pankreatitis

1. Entstehung der chronischen alkoholischen Pankreatitis.
2. Bildung und Muster der extrazellulären Matrix bei chronischer Pankreatitis.
3. Schmerzentstehung bei chronischer Pankreatitis.
4. Beziehung zwischen chronischer Pankreatitis und Pankreaskarzinom.

5. Wert des Pankreasgang-Stentings.
6. Welches Operationsverfahren: gangdrainierend oder kopfresezierend ist bei verschiedenen Verlaufsformen anzuwenden?

Literatur

1. Amann RW, Akovbiantz A, Largiader F, Schueler G (1984) Course and outcome of chronic pancreatitis. Longitudinal study of a mixed medical-surgical series of 245 patients. Gastroenterology 86:820
2. Beger HG, Witte C, Kraas R, Bittner R (1980) Erfahrungen mit einer das Duodenum erhaltenden Pankreaskopfresektion bei chronischer Pankreatitis. Chirurg 51:303
3. Büchler M, Weihe E, Friess H, Malfertheiner P, Bockman D, Müller S, Nohr D, Beger HG (1992) Changes in peptidergic innervation in chronic pancreatitis. Pancreas 7:183
4. Gebhardt C, Zirngibl H, Gossler M (1981) Pankreaslinksresektion zur Behandlung der chronischen Pankreatitis. Langenbecks Arch Chir 354:209
5. Partington PF, Rochelle REL (1960) Modified Puestov procedure for retrograde drainage of the pancreatic duct. Ann Surg 152:1037
6. Frey CF, Smith G (1987) Description of a rationale of a new operation for chronic pancreatitis. Pancreas 2:701
7. Beger HG, Büchler M (1990) Duodenum-preserving resection of the head of the pancreas in chronic pancreatitis with inflammatory mass in the head. World J Surg 14:83
8. Howard JM, Zhang Z (1990) Pancreaticoduodenectomy (Whipple resection) in the treatment of chronic pancreatitis. World J Surg 14:77
9. Frick S, Jung K, Ruckert K (1987) Chirurgie der chronischen Pankreatitis. 1. Spätergebnisse nach Resektionsbehandlung. Dtsch Med Wochenschr 112:629
10. Gall FP, Zirngibl H, Gebhardt C, Schneider MU (1990) Duodenal pancreatectomy with occlusion of the pancreatic duct. Hepatogastroenterology 37:290
11. Stone MM, Stone NN, Meller S, Kim U (1989) Bilateral ureteral obstruction: an unusual complication of pancreatitis. Am J Gastroenterol 84:49
12. Morel P, Mathey P, Corboud H, Huber O, Egeli RA, Rohner A (1990) Pylorus-preserving duodeno-pancreatectomy: Long-term complications and comparison with the Whipple procedure. World J Surg 14:642
13. Traverso LW, Longmire WP Jr (1978) Preservation of the pylorus in pancreaticoduodenectomy. Surg Gynecol Obstet 146:959
14. Braasch JW, Gasbarro KA (1990) Fibrous bile duct obstructions. Diagnosis, treatment, prognosis. AORN J 52:818
15. Büchler MW, Friess H, Müller MW, Wheatley AM, Beger HG (1995) Randomized trial of duodenum preserving pancreatic head resection versus pylorus-preserving Whipple in chronic pancreatitis. Am J Surg 169:65
16. Beger HG, Büchler M, Bittner R, Uhl W (1990) Duodenum-preserving resection of the head of the pancreas – An alternative to Whipple's procedure in chronic pancreatitis. Hepatogastroenterology 37:983
17. Klempa I, Spatny M, Menzel J, Baca I, Nustede R, Stockmann F, Arnold W (1995) Pankreasfunktion und Lebensqualität nach Pankreaskopfresektion bei der chronischen Pankreatitis. Eine prospektive, randomisierte Vergleichsstudie nach duodenumerhaltender Pankreaskopfresektion versus Whipple'scher Operation. Chirurg 66:350

3 Pankreaskarzinom

Prognosefaktoren beim duktalen Karzinom

Am Pankreaskarzinom erkranken 8–12 pro 100 000 Einwohner; es zeigt in den westlichen Industriestaaten zunehmende Häufigkeit und ist die vierthäufigste Todesursache bei malignen Erkrankungen. Die Resektion des Karzinoms stellt die einzige kurative Therapieoption des Pankreaskarzinoms dar; allerdings haben nur 15–30% der resezierten Patienten auf der Basis der intraoperativ festgestellten, lokalen Tumorausbreitung eine tatsächliche 5-Jahres-Überlebenschance (Tabelle 7). Die nichtduktalen Pankreaskarzinome – Zystadenokarzinome und Azinuszellkarzinome, etc. – haben eine wesentlich bessere Langzeitprognose und müssen daher getrennt vom duktalen Karzinom bewertet werden.

Trotz Fortschritt in der Diagnostik und im präoperativen Staging des Pankreaskarzinoms – nach Beschwerdebeginn betrug die mittlere Diagnosezeit 1993 nur noch 4 Monate gegenüber 7 Monaten 1980 – ist die chirurgische und onkologische Therapieentscheidung beim duktalen Pankreaskarzinom auch noch heute an unscharfe und unsichere Prognosekriterien gebunden. Der wesentliche Fortschritt in der operativen Therapie des Pankreaskarzinoms im letzten Jahrzehnt kommt von operativ-technischen Veränderungen [1]. Die Senkung der Operationsletalität nach Resektion eines Pankreaskarzinoms unter 5% – bis hin zu Null-Letalitätsserien – hat die Operationstechnik aus der Reihe der prognosebestimmenden Faktoren eliminiert [1]. Die dramatische Senkung der peri- und postoperativen Morbidität mit einer sicheren und chirurgisch-technisch standardisierten Anastomosentechnik am Pankreasrest hat die Resektion insgesamt zum kalkulierbaren Eingriff mit niedrigen perioperativen und spätpostoperativen Therapiefolgen gemacht [2]. Von den operationsrelevanten Prognosefaktoren ist lediglich die Bluttransfusion von mehr als zwei Konserven als der das Langzeitüberleben negativ beeinflussende Faktor geblieben [3].

Die Prognose der Patienten mit potentiell kurativer Resektion – das betrifft ein Drittel aller Patienten mit diagnostiziertem Pankreaskarzinom – wird heute daher nicht mehr von operationsrelevanten Faktoren bestimmt, sondern vom Krankheitsstadium zum Zeitpunkt der Diagnose bzw. Operation und von tumorbiologischen Faktoren [4].

Grundlage für die Definition von tumorabhängigen Prognosefaktoren ist die Anwendung der UICC-Klassifikation des duktalen Pankreaskarzinoms; diese Klassifikation erlaubt eine wertvolle, praktikable, aber nicht ganz ausreichende Beschreibung der Tumorausbreitung auf der Basis der pTNM-Kriterien. Die Anwendung der UICC-Klassifikation beim duktalen Pankreaskarzinom macht eine onkologische Resektion nach den Kriterien der Definitionsparameter der Tumorstadien, d.h. eine systematische N-, V- und R-Dissektion, erforderlich. Eine Tumorresektion ohne systematische Lymphknotendissektion erlaubt, da sich das Pankreaskarzinom in den Lymphbahnen diskontinuierlich ausbreiten kann, keine verläßliche Nutzung der Vorteile der pTNM-

Tabelle 7. Therapieprinzipien beim resezierbaren Pankreaskarzinoms

---

Resektion Stadium I + II/III (UICC[a])
    T_1, T_2
    N +
Laparoskopie zum Ausschluß von T_x + M pos. (Perit., Hep.)
    Standard: Kausch-Whipple-OP
        + N_1- und N_2-Dissektion
        perivaskuläre Gewebsdissektion (Pfortader, 1/2 AMS)
        pyloruserhaltende pPD bei $T_{1/2}$-Karzinom
+ Adjuvante Radiochemotherapie

---

[a] UICC 1993

Klassifikation und damit der Definition von unabhängigen tumorbiologischen Prognosefaktoren [3].

Die klinische Bedeutung der UICC-Klassifikation beim duktalen Pankreaskarzinom ist jedoch in einigen Punkten noch entwicklungsfähig; durch die derzeitige TNM-Definition wird das Ausbreitungsmuster des duktalen Pankreaskarzinoms nicht voll befriedigend beschrieben. Voraussetzung für eine klinisch relevante Anwendung der pTNM-Klassifikation ist die Ausmessung der Tumorgröße am Operationsresektat zur Feststellung des T-Stadiums, die systematische Dissektion von pankreatischen und peripankreatischen Lymphknoten der N_1- und N_2-Region mit mehr als 20 Lymphknoten pro Operationspräparat zur Festlegung des N-Stadiums sowie die perivaskuläre Gewebsdissektion der V. portae und des Einmündungssegments der V. mesenterica superior sowie der A. mesenterica superior und der A. hepatica communis zur Definition des T_3-Stadiums mit Erfassung einer perivaskulären Karzinomdissemination [5]. Diese Dissektionsstandards erlauben eine volle Ausschöpfung der Vorteile der UICC-Klassifikation. Weiterentwicklungsfähige Schwachpunkte der UICC-Stadienbeschreibung des duktalen Pankreaskarzinoms sind:

1. Die fehlende Unterteilung der N-positiven Kategorien, die in einzelnen Zentren ja schon mit der Definition von N_{1a}-, N_{1b}- und N_{1c}-Stadien praktiziert wird.
2. Die Definition des Tumorstadiums II mit Karzinominfiltration in Magen, Kolon und pankreasnahe Gefäße ohne Lymphknotenmetastasierung, was nach meiner klinischen Erfahrung selten vorkommt und die Prognoserelevanz des TNM-Stadiums II unsicher macht.
3. Die UICC-Klassifikation beschreibt die peritoneale Metastasierung als M + -Stadium, ohne peripankreatische und organferne peritoneale Metastasierung isolierter zu gewichten.

Prognosefaktoren, die von der Biologie des Tumors her bestimmt werden, sind Tumorgröße, Metastasierungsmuster in die Lymphknoten, Tumorgrading sowie die perivaskuläre und perineurale Tumordissemination. Neben diesen allgemein anerkannten Faktoren hat der lokale Residualtumorstatus, beschrieben in den Kategorien R_0 oder $R_{1/2}$, prognostische Bedeutung. Unter der Voraussetzung einer standardisierten Tumor-, Lymphknoten- und perivaskulären Gewebsdissektion wird die kurative Resektion anhand der Kriterien der R_0-Resektion definiert. Der Prognosefaktor R_0-Resektion wird vom Tumorstadium bestimmt; die kurative Operation macht also die Anwendung einer erweiterten Resektion mit N_1- und N_2-Lymphknoten, perivaskulärer Gewebsdissektion um V. portae und A. mesenterica superior sowie die Resektion von infiltrierten Pankreasnachbarorganen erforderlich. R_0-Patienten haben heute eine 5-Jahres-Überlebenschance von 15–28%. Hanyu aus Tokio erreichte bei Anwendung der UICC-Klassifikation bei seiner Gruppe von R_0-resezierten Patienten eine 1-Jahres-Überlebensrate von über 60%, eine 2-Jahres-Überlebensrate von 38% und eine 5-Jahres-Überlebensrate von 27% [6]; $R_{1/2}$-Resezierte hatten dagegen eine 2-Jahres-Überlebenszeit von nur noch 7%. Diese Langzeitergebnisse bei R_0-Patienten erlauben eine positivere Gesamteinschätzung der resezierenden Therapie des Pankreaskarzinoms. Die weitere Verbesserung der Behandlungsergebnisse zielt nicht mehr auf Verbesserung der chirurgischen Technik, sondern auf die frühere Diagnostik und Anwendung neuer Therapiestrategien unter Einbeziehung adjuvanter multimodaler Therapiekonzepte.

Forschungsschwerpunkte beim Pankreaskarzinom

1. Karzinogenese des duktalen Pankreaskarzinoms.
2. Molekularbiologisches Muster zur Früherkennung des Pankreaskarzinoms.
3. Wert der adjuvanten Chemotherapie.
4. Wert der adjuvanten Radiochemotherapie als multimodale Therapie des resezierbaren Pankreaskarzinoms .
5. Stadieneinteilung des Pankreaskarzinoms auf der Basis tumorbiologischer Faktoren.
6. Frühdiagnostik des Pankreaskarzinoms.
7. Vorstufen und Risiko der Pankreaskarzinoms.

Literatur

1. Beger HG, Bittner R (Hrsg) (1986) Das Pankreaskarzinom. Springer, Berlin
2. Büchler M, Ebert M, Beger HG (1993) Grenzen chirurgischen Handelns beim Pankreaskarzinom. Langenbecks Arch Chir, Suppl II (Kongreßber):460
3. Cameron JL, Crist DW, Sitzmann JV et al (1991) Factors influencing survival after pancreaticoduodenectomy for pancreatic cancer. Am J Surg 161:120
4. Trede M, Schwab G, Saeger HD (1990) Survival after pancreatoduodenectomy. Ann Surg 211:447
5. Tsuchiya R, Noda T, Harada N et al (1986) Collective review of small carcinomas of the pancreas. Ann Surg 203:77
6. Hanyu F, Imaizumi T (1996) Extended radical surgery for carcinoma of the head of the pancreas – Japanese experience. In: Beger HG, Büchler MW, Schoenberg MH (Eds): Cancer of the Pancreas. Universitätsverlag Ulm GmbH, p 389

Forschungsschwerpunkte in der Chirurgie – Gastrointestinale Motilität

V. Schumpelick, E. Schippers, J. Faß und S. Willis

Einleitung

Motilitätsstörungen bestimmen den chirurgischen Alltag seit den Anfängen der Abdominalchirurgie. Sie sind als passagere Phänomene früh postoperativ sowie als persistierende chirurgisch induzierte, relevante Störungen dem Chirurgen geläufig. Die klinische Relevanz wurde in der Regel unterschätzt bzw. der pathophysiologische Hintergrund nicht weiter eruiert. Ursächlich hierfür war lange Zeit die fehlende Beschreibung normaler Motilitätsabläufe. In den letzten Jahren wurden eine Reihe physiologischer Motilitätsphänomene an Magen und Darm erfaßt und quantifiziert, so daß jetzt eine Darstellung pathophysiologischer Grundlagen relevanter Störungen möglich ist. Klinische Zustandsbeschreibungen lassen sich jetzt gestörten Motilitätsmustern zuschreiben bzw. sind einer chirurgischen Ursachenforschung zugänglich. In der Folge sollen daher gegliedert nach den einzelnen Organabschnitten des Gastrointestinaltraktes die chirurgisch relevanten Forschungsschwerpunkte sowie Ergebnisse und Entwicklungstendenzen dargestellt werden.

Oesophagus

Normale Physiologie

Die Hauptfunktion der Speiseröhre ist es, eine koordinierte Passage der geschluckten Speisen zu gewährleisten und aus dem Magen regurgitiertes Material auszuwerfen. Die verschiedenen Schritte des Schluckaktes beinhalten den bukopharyngealen Transport des Speisenbolus, die Relaxation des oberen Oesophagussphinkters und den anschließenden Weitertransport der Nahrung durch die sequentielle Peristaltik der quergestreiften (oberer Oesophagus) und glatten (unterer Oesophagus) Muskulatur. In dieser Phase sind die nach kaudal fortgeleitete koordinierte Kontraktion des tubulären Oesophagus (primäre Peristaltik) und die distal erfolgende oesophageale Distension (sekundäre Peristaltik) von Bedeutung. Die zeitgerechte Relaxation des unteren Oesophagussphinkters gewährleistet die störungsfreie Passage des Speisebolus in den Magen [1].

Die physiologische Kontrolle dieses Ablaufes gelingt durch wandständige myogene Kontrollmechanismen, sowie intrinsische und extrinsische Faktoren des zentralen Nervensystems und zirkulierende humorale Faktoren. Aber auch anatomische Besonderheiten wie die Länge des intraabdominell gelegenen Oesophagus und die Lage der Zwerchfellschenkel in Relation zum unteren Oesophagussphinkter ist für die Funktion von Bedeutung [2, 3].

Refluxkrankheit

Ursache der Refluxkrankheit ist eine komplexe Motilitätsstörung des unteren oesophagealen Kontinenzorganes. Charakteristisch ist eine manometrisch nachweisbare verminderte oder fehlende Hochdruckzone im Bereich des unteren Oesophagussphinkters in Kombination mit einer gestörten Motilität des tubulären Oesophagus, die in eine Verminderung der Oesophagusclearance mündet [4, 5]. Häufig findet man jedoch auch Patienten mit typischer Beschwerdesymptomatik, bei denen zwar ein gastrooesophagealer Reflux pH-metrisch nachweisbar ist, die jedoch keine Motilitätsunterschiede gegenüber gesunden Probanden aufweisen. Es hat sich gezeigt, daß in der Perfusionsmanometrie „cut-off-points" zwischen Refluxpatienten und gesunden Probanden nur schwierig zu definieren sind. Erst die Einführung einer Kombination von pH-metrischen und manometrischen Parametern im Rahmen eines Scores machte eine genauere Definition der Refluxkrankheit auf der Basis von Funktionsparametern und eine bessere Indikation zu refluxverhütenden Operationen möglich [6, 7]. Neue Meßverfahren, die die Motilitätsparameter in Kombination mit den Phänomenen des Bolustransportes untersuchen, führten in den letzten Jahren zu einer weiteren Verbesserung des Verständnisses der funktionellen Störung bei Refluxkrankheit [8–10]. Weiterhin umstritten ist die Frage, ob die im tubulären Oesophagus zu beobachtenden Motilitätsstörungen bei Refluxkrankheit Ursache oder Folge der Oesophagitis sind. Dies ist wichtig für die Indikation zur Fundoplikatio, da die Kombination einer Refluxoperation mit einer persistierenden Transportstörung des Oesophagus zur Superkontinenz und Dysphagie führen kann. Größere Studien konnten jedoch zeigen, daß die Motilitätsstörung des tubulären Oesophagus nach erfolgreicher Refluxverhütung in der Regel folgenlos ausheilt [11, 12].

Eine weitere wichtige Diskussion im Zusammenhang mit der Refluxkrankheit betrifft die Zusammensetzung des Refluates. Es konnte gezeigt werden, daß die Entwicklung einer Barrettmukosa mit konsekutivem Risiko der Karzinomentstehung eng mit dem Auftreten eines alkalischen Refluxes in Kombination mit einer schweren Oesophagusmotilitätsstörung vergesellschaftet ist [13–15]. Besondere Bedeutung erhalten diese Erkenntnisse im Hinblick auf die heute weitverbreitete konservative Therapie der Refluxkrankheit, die häufig, auch bei schwerer Sphinkterfunktionsstörung, zur Beschwerdefreiheit führt, die alkalischen Anteile des Refluxes jedoch nicht beseitigt [16]. Es wäre denkbar, daß die weltweit beobachtete Zunahme der Adenokarzinome des oesophagogastralen Überganges durch die weitverbreitete konservative Therapie der Refluxkrankheit verursacht ist.

Die postoperativen Ergebnisse der verschiedenen refluxverhütenden Operationen konnten ebenfalls im Hinblick auf ihre Auswirkung auf die Oesophagusmotilität untersucht werden. Hierbei zeigte sich, daß die klassische Fundoplikatio nach Nissen bei adäquater Technik in über 90% einen suffizienten unteren Oesophagussphinkter wiederherstellen kann [17, 18].

Achalasie

Bei der Achalasie ist die Oesophagusmotilität in zweifacher Weise gestört: Der untere Oesophagussphinkter erschlafft beim Schlucken unvollständig oder überhaupt nicht, und in der unteren Speiseröhre bleiben peristaltische Kontraktionen aus bis hin zum amotilen Megaoesophagus. Die Achalasie kann auch den Magen involvieren, erkennbar an einer verlängerten Magenentleerungszeit. Die klassischen manometrischen Befunde sind eine fehlende Relaxation des unteren Oesophagussphinkters beim Schluckvorgang sowie nichtperistaltische (simultane) schwache Kontraktionen im distalen Oesophagus [19, 20]. Nur bei der Chagaskrankheit konnte bisher die Ätiologie der Achalasie in Form einer Degeneration der inhibitorischen Neurone in den Ganglien des Plexus myentericus geklärt werden.

In der klinischen Diskussion stehen zur Zeit die klinischen und funktionellen Ergebnisse der konservativen und operativen Therapieverfahren. Während die Gegner der meist primär durchgeführten Ballondilatation auf die zwangsläufige Rezidivquote und die langfristig akkumulierende Gefahr der Oesophagusperforation hinweisen, werden gegen die chirurgische Kardiomyotomie die Gefahr der Entstehung einer schweren Refluxoesophagitis und das häufig erhöhte Operationsrisiko der Patienten angeführt [19, 21, 22]. Das Risiko einer Refluxkrankheit scheint nach Kardiomyotomie durch die Durchführung einer Dor-Fundoplikatio deutlich gesenkt werden zu können [23]. Eine weitere Verbesserung dieses Risikos wird von laparoskopischen und thorakoskopischen Techniken erwartet, da hier bei der schonenderen Präparation des unteren Oesophagussphinkterapparates eine bessere Erhaltung der supportiven Refluxbarrieren möglich erscheint [24].

Oesophagusersatz

Malignome, Verätzungen, schwere therapierefraktäre Motilitätsstörungen sowie Mißbildungen im Kindesalter sind die häufigsten Indikationen zur totalen oder teilweisen Entfernung der Speiseröhre. Dabei sind die Art des Oesophagusersatzes und die daraus folgenden Motilitätsbedingungen abhängig vom Ausmaß der Speiseröhrenresektion. Die distale Speiseröhre wird in der Regel durch eine Oesophago-Jejunostomie ersetzt (s. Magenersatz). Bei subtotaler Entfernung des Oesophagus bis in die collare Region kommt als Verfahren der Wahl die Transposition eines großkurvaturseitigen Magenschlauches oder, als aufwendigeres und komplikationsträchtigeres Verfahren, die Interposition des rechten oder linken Hemikolons zu Einsatz [25]. Die langfristige Schluckfunktion ist bei beiden Verfahren relativ gut, wenn sich auch bei manometrischen Untersuchungen gezeigt hat, daß sich weder der Magenschlauch noch ein Koloninterponat aktiv am Nahrungstransport beteiligen [26, 27]. Klinisch bedeutsam ist, daß beim langfristigen Verlauf der beiden Oesophagus-Ersatzformen aufgrund der fehlenden Dickdarmmotilität sich nach Coloninterposition ein Megaoesophagus ausbilden kann. Dies ist besonders bei der Durchführung des Oesophagusersatzes bei Kindern von Bedeutung, weshalb hier auch die Magentransposition wieder mehr in den Vordergrund rückte [28].

Anders stellt sich die Situation beim Ersatz der proximalen Speiseröhre dar. Hier wird den lokalen Rekonstruktionsverfahren der Vorzug gegeben. Die verschiedenen lipokutanen und myokutanen Lappenrekonstruktionen werden meist dann angewandt, wenn bei der Resektion Teile der Hypopharynx- und Oesophaguswand erhalten werden konnten [29]. Nach kompletter Pharyngolaryngektomie wird der entstehende Defekt heute vorzugsweise durch Interposition eines freien Jejunuminterponates mit mikrovaskulärem Anschluß überbrückt [30]. Die augenfälligen Vorteile dieses Verfahrens sind die Erhaltung des distalen Oesophagus und des kompletten Magens mit einem intakten Verschlußmechanismus der Cardia als Refluxbarriere. Auch das Jejunuminterponat nimmt bei manometrischer Untersuchung nicht aktiv am Bolustransport des Speisebreies teil. Aufgrund der oft nur kurzen Strecke von 8–10 cm ist jedoch in der Regel eine störungsfreie Schluckfunktion möglich [31].

Magen

Normale Physiologie

Der Magen weist eine funktionelle Zweiteilung auf:
1. Die proximale Funktionseinheit bestehend aus Cardia, Fundus und oberem Corpusdrittel erfüllt in erster Linie die Aufgabe der Reservoirbildung, die durch die rezeptive Relaxation und die gastrale Akkomodation bewerkstelligt wird. Die rezeptive Relaxation wird durch den Schluckakt ausgelöst und verhindert den plötzlichen Druckanstieg nach Eintritt des Speisebreies in den Magen. Während der postprandial rasch einsetzenden Sekretion paßt sich der proximale Magen durch zunehmende Erschlaffung (Akkomodation) dem steigenden intragastralen Volumen an. Beide Funktionen werden über nervale und hormonelle Mechanismen gesteuert [32]. Spinale sensorische Neurone scheinen auch für die Entwicklung der postoperativen Magenatonie von großer Bedeutung zu sein [33]. Nach rezeptiver Relaxation und Akkomodation kontrahiert sich der proximale Magen zunehmend. Es entsteht so ein gastroduodenales Druckgefälle, das zur Entleerung der flüssigen Phase des Mageninhaltes führt [34].
2. Die distale Funktionseinheit besteht aus den unteren zwei Corpusdritteln, dem Antrum und Pylorus. Charakteristisch für diesen Abschnitt ist, daß hier die Muskulatur zur Bildung rascher und zyklisch auftretender Schrittmacherpotentiale befähigt ist. An der Grenze zwischen proximalem und mittlerem Magendrittel wurde der gastrale Schrittmacher lokalisiert, der alle weiter distal gelegenen Muskelabschnitte triggert [35]. Auch hier werden die Aktionspotentiale wiederum vagal und hormonell stimuliert und bedingen eine den Magen ringförmig ergreifende peristaltische Welle, die mit zunehmender Geschwindigkeit bis zum Pylorus wandert und der Zerkleinerung solider Nahrungspartikel dient [36]. Die Magenentleerung wird durch ein kompliziertes Zusammenspiel von proximaler gastraler Kontraktion und duodenaler Erschlaffung bestimmt. Die Entleerungskinetik für einfache Flüssigkeiten wie Wasser und hochkalorische Lösung ist prinzipiell unterschiedlich [37]. Ebenso weist die Entleerung von flüssigen und festen Nahrungsbestandteilen wiederum erhebliche Unterschiede auf. Darüber hinaus wurden der Viskosität und Kaloriendichte der Nahrungsbestandteile ein großer Einfluß auf die Entleerungsgeschwindigkeit nachgewiesen [38].

Ulcuskrankheit

Bei Patienten mit Ulcuskrankheit wurden neben Hyperacidität und Helicobacterbesiedlung typische Veränderungen der antroduodenalen Koordination festgestellt. Die nachgewiesene Störung des gastroduodenalen Druckgefälles und die daraus resultierende Transportstörung soll zu einer vermehrten Säureexposition der betroffenen Schleimhautareale und somit zur Ulcusbildung führen [39]. Ob diese Phänomene letztlich Ursache oder Folge der Ulcuskrankheit sind, kann zur Zeit noch nicht endgültig beurteilt werden.

Vagotomie und subtotale Resektion

Nach subtotaler Magenresektion werden die Fragen der Erhaltung der Duodenalpassage, der Inzidenz postoperativer Syndrome sowie die Parameter der Nahrungsverwertung schon lange kontrovers diskutiert. Im Hinblick auf die Motilität kommt der Duodenalpassage nicht nur durch die Koordination exkretorischer und hormoneller intestinaler Reflexe, sondern auch durch die Schrittmacherfunktion des Duodenums Bedeutung zu. Dies gilt um so mehr, da die Parameter der Entleerung nicht nur von der Innervation und Größe des Restmagens, sondern auch von den Motilitätsbedingungen des anastomosierten Dünndarmes abhängen. So wurde im Falle der Roux-Y-Rekonstruktion eine typische Motilitätsstörung der Roux-Schlinge nachgewiesen, die im Zusammenhang mit einer Abkoppelung vom duodenalen Schrittmacher stehen soll [40, 41]. Folge sind vorwiegend lokale, nicht propulsive Kontraktionen in der Roux-Schlinge. Dieser bei der primären Rekonstruktion unerwünschte Effekt wird bei Umwandlungsoperationen wegen Frühdumpings, z.B. nach B-II Rekonstruktion, genutzt [42]. Andererseits verursacht die Rekonstruktion mit langer Roux-Schlinge durch ihre weitgehende Refluxfreiheit eine erhöhte Inzidenz von Anastomosenulcera [43]. Wegen des gleichen Phänomens wird heute nach Whipple'scher Operation wieder der Billroth-II-Rekonstruktion der Vorzug gegeben. Nach der Resektion entzündlicher Pankreaskopftumoren oder kleiner periampullärer Karzinome kann die pyloruserhaltende Rekonstruktion trotz gelegentlicher Entleerungsstörungen die Lebensqualität positiv beeinflussen [44]. Bei sicher gutartigen Befunden soll die duodenumerhaltende Pankreaskopfresektion eine weitere Verbesserung der funktionellen Ergebnisse erbringen [45].

Nach selektiv proximaler Vagotomie kann eine extramuköse Pyloroplastik die nachweisbaren Magenentleerungsstörungen beseitigen [46, 47]. Die Forschung über die Auswirkungen der Vagotomie auf die Motilität sind jedoch im Rahmen der immer seltener werdenden Indikation für dieses Operationsverfahren in letzter Zeit deutlich zurückgegangen.

Ersatzmagenbildung

Seit der ersten Jejunuminterposition 1942 durch Seo wird die gleiche Diskussion über die Erhaltung der Duodenalpassage und die möglichst optimalen Entleerungs- und Resorptionsbedingungen auch für die Ersatzmagenbildung nach totaler Gastrektomie geführt. Auch hier wurden die gleichen Argumente zugunsten der Erhaltung der Duodenalpassage geltend gemacht. Eine Reihe von Untersuchern konnten jedoch im Vergleich zwischen Jejunuminterposition und Roux-Y-Rekonstruktion keine wesentlichen Vorteile für die Lebensqualität der Patienten mit Erhaltung der Duodenalpassage erkennen [48, 49]. Andere machen das nicht ausreichende Ersatzmagenreservoir für die postoperativen Ernährungsstörungen nach Gastrektomie und die Entstehung postoperativer funktioneller Syndrome verantwortlich [48–51]. Die logische Konsequenz hieraus war die Entwicklung von Pouchbildungsverfahren, die eine Kapazitätsvergrößerung des Ersatzmagens bewirken. Im Vergleich zur einfachen Roux-Y-Rekonstruktion konnte den Pouchrekonstruktionen jedoch in einigen Studien kein Vorteil nachgewiesen werden [52, 53]. In jüngerer Zeit legen experimentelle und klinische Untersuchungen nahe, daß nicht die Größe eines Ersatzmagens entscheidend für die Reservoirfunktion ist, sondern die Motilitätsbedingungen der gesamten gastrointestinalen Funktionseinheit [54, 55]. Gleichzeitig existieren Mitteilungen, daß, entgegen den gehegten Erwartungen, Patienten mit Roux-Y-Rekonstruktion eine durch pathologische Motilitätsparameter bedingte Häufung alkalischer Refluxoesophagitis aufweisen [56]. Neben diesen elektrophysiologischen Effekten wurden auch auf inkretorischer Ebene Veränderungen identifiziert, die als weitere Ursache der gestörten intestinalen Motilität in Frage kommen [57, 58]. Die insgesamt bessere Anpassung der intestinalen Motilität nach Jejunuminterposition könnte durch eine Ankopplung des Duodenums an die Motilität des Ersatzmagens erklärt werden. Die daraus resultierenden Anpassungsphänomene des intestinalen Transits sind in der Lage den Verlust des Magenreservoirs zu kompensieren. Eine Pouchbildung könnte somit das zeitliche Fenster bis zum Einsetzen dieser Anpassungsphänomene überbrücken und würde ihren positiven Effekt vorwiegend in den ersten 6 postoperativen Monaten entfalten.

Dünndarm

Normale Physiologie

Elektromyographische Aufzeichnungen der intestinalen Motilität führten in der Vergangenheit zu einem besseren Verständnis „normaler Motilität". So beschrieb Szurszewski 1969 [1] den Migrating Myoelectric Complex (MMC), ein im nüchternen Zustand auftretendes Band elektrischer Aktionspotentiale mit großer Amplitude, welches sich nach kaudal ausbreitet. Code und Marlett [2] unterteilten das Nüchtern-Muster in vier aufeinanderfolgende, relativ scharf voneinander abgegrenzte Phasen der Aktivität. Diese Phasen, die im Magen bzw. Duodenum beginnen, wandern nach aboral teilweise bis ins terminale Ileum, um dann erneut am oralen Ausgangspunkt zu beginnen. Besonders gut abzugrenzen ist die Phase III, eine Phase maximaler Aktivität, auch „Spike-burst"-Phase genannt. Nahezu unmittelbar und im gesamten Dünndarm gleichzeitig wird dieses regelmäßige Muster bei Nahrungsaufnahme unterbrochen. Ein ungeordnetes, nicht periodisches Motilitätsmuster charakterisiert das postprandiale Muster, auch „Fed Pattern" genannt. Wiederholte Beschreibung der Nüchtern- und postprandialen Motilität in verschiedenen Tierspezies [3] und beim Menschen [4] erlaubt jetzt eine präzisere Analyse. Obwohl bisher nur begrenzte Erfassungen der Dünndarmmotilität im Menschen vorliegen, ist unter Berücksichtigung speziesbedingter Varianten dennoch eine Extrapolation tierexperimenteller Ergebnisse zur Beschreibung der Motilität im Menschen möglich.

Postoperative Atonie

Die Eröffnung des Bauchraumes führt regelhaft zur Unterbrechung der normalen Motilität des Gastrointestinaltraktes. Während sich physiologische Motilitätsmuster wie MMC und Fed Pattern nicht mehr nachweisen lassen, sind der basale elektrische Rhythmus (BER) ebenso wie vereinzelte Spike-Aktivität auch unmittelbar postoperativ zu verzeichnen [5, 6]. Tierexperimentelle Studien zur postoperativen Motilität konzentrieren sich daher auf das Wiederauftreten einer Phase III des MMC als Indikator für eine Normalisierung der Motilität in der frühen postoperativen Periode [7, 8]. Beim Menschen konnten mittels implantierter Serosa-Elektroden ausgeprägte Störungen des basalen elektrischen Rhythmus der Dünndarmwand [5] nachgewiesen werden. Manometrisch wird sowohl unmittelbar postoperativ ein Auftreten [9] als auch eine deutliche Reduktion der Phase-III-Aktivität während der ersten 24 Stunden beschrieben [6, 10]. Der Zeitpunkt für das Wiederauftreten der Phase III nach abdominalchirurgischen Eingriffen variiert in Abhängigkeit von Art und Dauer des operativen Traumas [6]. Anhand radiologischer Studien [11] wurde der frühe postoperative Ileus weniger auf fehlende Aktivität des Darmes als auf einen Mangel an Darminhalt zurückgeführt. Tierexperimentelle Studien zur postprandialen Motilität zeigten jedoch, daß Nahrungsaufnahme vor Restauration einer Phase III nicht zur Induktion eines postprandialen Patterns führt [6]. Die Beobachtung spontaner Spike-Aktivität des Intestinums unmittelbar postoperativ sowie die pharmakologische Stimulierbarkeit zeigten auf, daß der Terminus *paralytischer Ileus* für die Motilitätsstörung in der frühen postoperativen Phase unzutreffend ist [6]. Erhöhte Katecholaminspiegel im Plasma [12, 13] unmittelbar postoperativ sind als Hinweis auf eine inhibitorische Wirkung adrenerger Substanzen in der postoperativen Phase zu interpretieren. Die Bedeutung des sympathischen Nervensystems für die Entstehung des postoperativen Ileus wird durch eine Reduktion der postoperativen Darmatonie durch α- und β-Blockade unterstrichen. Unterstützt wird dies durch Verkürzung postoperativer Ileuszustände durch Splanchnikektomie [8] bzw. anästhesiologische oder chemische Blockade des sympathischen Nervensystems [13, 14]. Die Beschreibung einer rascheren Restauration der postoperativen Motilität nach laparoskopischer Cholezyektomie im Vergleich zur offenen Technik unterstreicht die Bedeutung des Abdominaltraumas für das Ausmaß des postoperativen Ileus [15].

Mechanische Obstruktion

Die mechanische Obstruktion des Dünndarms führt zu einer Akkumulation von Flüssigkeit und Gas proximal der Enge mit konsekutiver Distension des Darmes. Aufzeichnungen der interdigestiven Spike-Aktivität bei akuter Obstruktion des Dünndarms im Tierexperiment sind widersprüchlich. Distal der Obstruktion wurde sowohl geordnete Spike-Aktivität als auch irreguläre Aktivität beschrieben [16, 17]. Die postprandiale Aktivität ist jedoch deutlich verändert. Sie nimmt proximal der Obstruktion zu und ist distal reduziert. Die extrem propulsive, vermehrte Spike-Aktivität repräsentiert den Versuch des Darmes, die Obstruktion durch eine vermehrte Aktivität zu überwinden. Die Zunahme der proximalen Aktivität beruht auf Aktivierung cholinerger Mechanismen. Fehlender Darminhalt und der inhibitorische intestinale Reflex, provoziert durch Distension mit Stimulation von Mechanorezeptoren proximal der Stenose, vermindert die distale Aktivität [18]. Im Patienten alteriert die subakute Obstruktion die Nüchtern-Aktivität des Dünndarms nicht [12]. Das postprandiale Motilitätsmuster ist jedoch verändert und charakterisiert durch aboral sich fortpflanzende, gruppenförmige Kontraktionen.

Transsektion

Die Transsektion der Dünndarmwand, einhergehend mit einer Unterbrechung der myogenen und neurogenen Transmission, wird von ausgedehnten Veränderungen der intestinalen Motilität begleitet. Der Verlust der myogenen Kopplung mit dem proximalen im Duodenum gelegenen Schrittmacher führt zur Dominanz niedriger intrinsischer Frequenzen des BER aus dieser Region [19]. Die Fortleitung des MMCs über die Anastomose in der frühen postoperativen Phase ist unterbrochen [20]. Die Phase III tritt unabhängig voneinander in den einzelnen Segmenten auf [21]. In der Folge kommt es durch erneutes Einwachsen intrinsischer Nerven zu einer koordinierten Fortleitung des MMCs über die Anastomose. Zeitpunkt und Art der Restauration einer normalen Nüchternmotilität ist auch abhängig von der Art der Anastomose [22, 23]. Das postprandiale Fed Pattern, im wesentlichen durch extrinsische Fasern des autonomen Nervensystems, zirkulierende Hormone und intraluminalen Kontakt mit Speisen induziert, wird durch die Transektion wenig beeinflußt [20].

Dünndarmresektion und Bypass

Der Dünndarm hat ausgeprägte funktionelle Reserven, welche eine deutliche Reduktion in der Länge, sei es durch Resektion oder Bypass erlauben. Im Tierexperiment wurde nach ausgedehnter Dünndarmresektion sowohl eine Verkürzung des intestinalen Transits als auch eine Verlängerung des individuellen MMC-Zyklus beschrieben [24, 25]. Im Patienten wurden beim Short-Bowel-Syndrom kürzere MMC-Zyklen und eine verkürzte Phase III beobachtet [22]. Die postprandiale Motoraktivität war in den verbliebenen Dünndarmabschnitten vergleichbar mit Kontrollgruppen. Gegenstand chirurgischer Forschung sind Verfahren zur Therapie des Short-Bowel-Syndroms. Ziel ist es, eine Verlängerung der intestinalen Passage durch Anlage eines künstlichen Sphinkterapparates durch antiperistaltische Implantation von Dünndarmsegmenten oder durch intestinales Pacing zu erreichen. Der künstliche Sphinkter und das antiperistaltische Segment scheinen hierbei am vielversprechendsten. In tierexperimentellen Studien [27, 28] als auch beim Patienten [29] konnte eine Verlängerung des Transits mit Zunahme der Absorption und Verbesserung der klinischen Symptomatik nach Anlage eines Sphinkterersatzes dokumentiert werden. Beschreibungen der Motilität nach Anlage eines anisoperistaltischen Dünndarmsegmentes [30, 31] belegen einen verzögerten Transit. Die erforderliche Länge eines anisoperistaltischen Segmentes zur effektiven Verlängerung des Transits, ohne gleichzeitig eine mechanische Obstruktion zu erzeugen, ist jedoch nicht definiert. Tierexperimentelle Studien zum „Pacing" einer aus der intestinalen Passage ausgeschlossenen Schlinge führten zu einer Suppression der Motilität und zu gesteigerter Absorption [32]. Dieser Effekt ließ sich jedoch nicht durch Pacing intakter Dünndarmabschnitte hervorrufen [33]. Studien zur Motilität nach chirurgischem Bypass des Jejunums ergaben eine unveränderte Nüchternmotilität, jedoch ein deutlich verlängertes postprandiales Pattern; ein Effekt, welcher möglicherweise absorptionsfördernd ist [34].

Roux-Y-Schlinge

Die Roux-Y-Schlingenführung kommt im Rahmen der Gallenwegschirurgie zur Anlage von biliodigestiven Anastomosen sowie als rekonstruktive Maßnahme nach Magenresektion zur Anwendung. Rezidivierende Cholangitiden nach biliodigestiver Anastomose sowie der von Mathias [35] als Roux-Y-Syndrom zusammengefaßte Symptomkomplex (chronischer Abdominalschmerz, Übelkeit und Erbrechen) weisen auf eine Motilitätsstörung in der Roux-Schlinge als ursächliches Prinzip hin und sind daher Gegenstand chirurgischer Forschung. Nuklearmedizinische Untersuchungen nach Gastrektomie, als auch nach biliodigestiver Anastomose belegen einen verzögerten Transit [36] sowie hypomotile Schlingen mit Stase [37]. In symptomatischen Patienten ist nach Gastrektomie in der Roux-Schlinge manometrisch ein Verlust des MMC's sowie eine Reduktion des postprandialen Motilitätsmusters nachweisbar [35, 36]. Im Tierexperiment ließ sich elektromyographisch in der aus der normalen Passage ausgeschalteten Schlinge ein erheblicher Motilitätsverlust nüchtern und postprandial verzeichnen [38]. Die ausgeprägte Hypomotilität in der Nüchternphase geht mit einer chronischen Stase einher, welche eine bakterielle Fehlbesiedelung mit z. B. konsekutiver Cholangitis begünstigt. Der MMC kann hier seine Funktion als „interdigestiver Housekeeper" nicht mehr ausüben. Die Bedeutung der von Morrison [39] im Tierexperiment und von Vantrappen [40] im symptomatischen Patienten beschriebene Umkehr des BER-Gradienten mit retrograder Ausbreitung für die Pathogenese des Roux-Y-Syndroms ist ungeklärt.

Dünndarm-Pouch

Der Dünndarmpouch als neues Reservoirorgan ist ein etabliertes Verfahren nach Proktokolektomie. Kommt es im Vergleich zur alleinigen Ileostomie nach Pouchbildung auch zu einer deutlich verlängerten Transitzeit [41], so wird der Alltag der Patienten jedoch wesentlich alteriert durch verstärkten Stuhldrang und eine erhöhte Stuhlfrequenz [42–44]. Funktionelle Untersuchungen zur Motilität des Pouches sind daher Gegenstand der chirurgischen Forschung. Manometrische Studien im Tierexperiment ergaben eine Reduktion der Motilität in der Ileumpouch im Vergleich zum normalen Ileum [45]. Eine Füllung des Pouches führte konsekutiv zu starken Kontraktionen. In elektromyographischen Untersuchungen wurden neben dem BER sogenannte „electrical bursts" beschrieben. Diese „burst activity" korrelierte mit gleichzeitig gemessenen Druckerhöhungen in der Pouch [46]. In einer klinischen Studie am Menschen kommt es bei Füllung der Pouch bis zu einem bestimmten Schwellenwert ebenfalls zum Auftreten von starken Pouchkontraktionen, die zu Stuhldrang und konsekutiver Pouchentleerung führten [47]. Hierbei scheint sich die Pouch bei inkontinenten Patienten schneller zu füllen, das Schwellenvolumen geringer und die Entleerung unvollständiger zu sein als bei kontinenten Patienten [48]. In manometrischen Studien fand sich eine streng umgekehrte Korrelation zwischen Pouchvolumen und Stuhlfrequenz; je größer das Pouchvolumen, desto geringer war die Stuhlfrequenz [46, 49]. Vergleichende Untersuchungen unterschiedlicher Pouchformen zeigen, daß die Stuhlfrequenz bei gleichem Pouchvolumen unabhängig von dem Pouchdesign ist [43, 44]. Signifikant höher ist jedoch die Stuhlfrequenz nach Anlage eines J-Pouch im Vergleich zu eines etwa doppelt so großen W-Pouches. Die induzierte Stase mit bakterieller Überwucherung und konsekutiver Verschlechterung der funktionellen Ergebnisse begrenzt jedoch die Größe der Pouch [47]. Szintigraphische Studien belegen die Funktion des distalen Ileums als Stuhlreservoir [50]. Bei spontaner Defäkation werden unabhängig vom Design nur etwa 30%–50% des Pouchinhaltes entleert [47]. Eine signifikante Korrelation zwischen dem Ausmaß der spontanen Entleerung und der Stuhlfrequenz wurde bisher nicht nachgewiesen [46, 47]. Patienten mit einer geringen Entleerung haben jedoch eine höhere Stuhlfrequenz [48]. Der Einfluß der Motilität des proximal des Pouches gelegenen Dünndarms auf die Pouchfunktion ist unklar. Untersuchungen am Menschen ergaben Serien von Kontraktionen mit hoher Amplitude analog den Beschreibungen bei partieller Dünndarmobstruktion [51]. Der Pouch induziert möglicherweise eine funktionelle Obstruktion des proximalen Dünndarmes.

Dünndarmtransplantation

Im Vorfeld der Allotransplantation des Dünndarms wurden im Tierexperiment Langzeiteffekte der jejunoilealen Autotransplantation auf die Motilität und Absorption untersucht [52–54]. Hier zeigte sich nach initial unterbrochener normaler Motilitätsmuster eine zunehmende Organisation der Nüchternmotilität im Tierexperiment [52]. Eine Korrelation mit dem proximalen intakten Dünndarm trat jedoch nicht wieder auf. An pathologischen Motilitätsmustern ließen sich im autotransplantierten Segment in der Nüchternperiode rasch fortschreitende Gruppen von Spike Aktivität, verlängerte Perioden einer Phase-III-Aktivität und Phasen einer ununterbrochenen Spike-Aktivität nachweisen. Im Gegensatz zur sich regenerierenden Nüchternmotilität wurde die postprandiale Motilität durch die Transplantation auf Dauer deutlich alteriert. In dem extrinsisch denervierten Intestinum kommt es zu einem verzögerten Auftreten und einer verkürzten Dauer des postprandialen Motilitätsmusters. Unterstrichen wird die Bedeutung der Motilitätsstörung nach Transplantation durch den Nachweis einer signifikanten bakteriellen Fehlbesiedelung mit fäkaler Flora im Auto transplantat [53, 54].

Kolon, Rektum und Anus

Normale Physiologie

Motilitätsphänomene des Dickdarms sind komplexer als in den vorgeschalteten Darmabschnitten. Anstelle rhythmischer Potentialfluktuationen findet man im Kolon irreguläre Potentialschwankungen. Die für den Dünndarm typischen fortgeleiteten Kontraktionen werden durch haustrale Kontraktionen und Massenkontraktionen ersetzt. Haustrale Kontraktionen treten segmental begrenzt auf und dienen der Durchmischung während die Massenkontraktion mit einer Geschwindigkeit von etwa 1 cm/s nach aboral propagieren und der Darmentleerung dienen. Massenkontraktionen im Sigma führen zur einer Füllung des Rektums mit konsekutivem Stuhldrang [1]. Im Reservoirorgan Rektum findet man nichtfortgeleitete Kontraktionen mit geringer Amplitude. Die Kontinenz ist eine komplexe Summenfunktion kapazitiver (Rektumreservoir), motorischer (Spinkteren, Beckenbodenmuskulatur) und sensorischer Komponenten (Anoderm, Barorezeptoren der Paraproktien).

Kolon und Rektumresektion

Mit Ausnahme der Proktokolektomie gehen selbst ausgedehnte Resektionen des Kolons ohne wesentliche funktionelle Störungen einher bzw. werden in kürzester Zeit für den Patienten folgenlos kompensiert. Die Rektumresektion mit tiefer Anastomose interferiert jedoch zwangsläufig mit allen Komponenten der Kontinenz. Dies hat einen erhebliche Einfluß auf den Alltag der Patienten und ist daher Gegenstand chirurgischer Forschung. Retrospektive klinische Studien dokumentieren eine schlechte Kontinenz nach tiefer Rektumresektion in bis zu 42% [2–4]. Analmanometrisch lassen sich nach intersphinkterer Resektion mit Teilentfernung des M. sphinkter internus signifikant verminderte Ruhe- und Preßdrucke nachweisen [5, 6]. Eine zusätzliche Schwächung des Sphinkterapparates wurde durch das Trauma der transanalen Instrumentation sowie Verletzung der sakralen Innervation bei der Mobilisation des Rektums postuliert [7]. Defäkographien nach tiefer anteriorer Resektion zeigten eine Abflachung des Beckenbodens mit einem stumpfwinkligen anorektalen Winkel [8]. Mit Resektion des Rektums geht sowohl die Reservoirfunktion als auch die Fähigkeit zur Retropulsion verloren. Die geringe Compliance des Neorektums [8] manifestiert sich klinisch in einer erhöhten Stuhlfrequenz und in einer verkürzten Warnperiode. Protrahierte und fraktionierte Stuhlentleerung sind das Resultat der fehlenden propulsiven Peristaltik des Neorektums in 34% [3, 9]. Der Verlust des rektoanalen inhibitorischen Reflexes durch Durchtrennung intrinsischer Nerven wird nur zum Teil durch einen „neorektalen" inhibitorischen Reflex ersetzt [5, 6, 10]. Die gestörte Stuhldrangperception durch Zerstörung parapuboraler Dehnungsrezeptoren bewirkt bei dem ohnehin geschwächten analen Sphinkterapparat den Ausfall der passiven Kontinenzreaktion. Durch Anlage eines Kolonpouches läßt sich die neorektale Compliance erhöhen und Stuhlfrequenz und imperativer Stuhldrang signifikant vermindern [3, 11, 12]. Elektromyographische Untersuchungen des Kolonpouches ergaben hier eine erhebliche Motilitätsminderung; ein Effekt, der auf die Durchtrennung intramuraler Nerven bei der Pouchkonstruktion zurückgeführt wird [13]. Analer Ruhe- und maximaler Preßdruck sowie Kontinenz nach koloanalem Pouch und direkter koloanaler Anastomose sind jedoch vergleichbar [3, 14]. Nach ileopouchanaler Anastomose sind ca. 15% der Patienten inkontinent und ca. 40% leiden an episodischer Inkontinenz [15, 16]. Ursächlich ist hier eine Funktionsstörung des analen Sphinkters [17]. Ein positiver Druckgradient zwischen Dünndarmpouch und Analsphinkter bedingt unkontrolliertes Stuhlschmieren und temporäre Inkontinenz [18, 19]; ein Pathomechanismus, der vor allem für die nächtliche Inkontinenz bei Ausschaltung bewußter Kontrollmechanismen von Bedeutung ist [16].

Anale Inkontinenz

Die Diagnostik der analen Inkontinenz umfaßt endoskopische, endosonographische, elektromyographische und manometrische Untersuchungen des Anorektums. Durch Vektormanometrie ist eine Lokalisation funktionell relevanter Defekte des Schließmuskelapparates möglich [20]. Pathogenetisch unterscheidet man zwischen traumatischer und idiopathischer Inkontinenz. In der Pathogenese der idiopathischen Inkontinenz stand bisher ein elektrophysiologisch und histologisch nachgewiesener Denervierungsschaden des M. sphincter ani externus und des M. puborektalis im Vordergrund [21–23]. Zusätzlich zu einer gestörten Funktion des M. sphincter ani internus wird durch Tieftreten des Beckenbodens beim Pressen bzw. bei Entbindung ein Dehnungsschaden des N. pudendus diskutiert. Manometrisch ist neben der bekannten Erniedrigung des Ruhedrucks des inneren Schließmuskels eine abnorm häufige und langandauernde spontane Erschlaffung beschrieben [24]. Ursächlich wird neben einem verringerten Ansprechen auf Katecholamine [25] eine Störung der rektalen Perzeption für Dehnungsreize angeführt [26]. Nach traumatischer Inkontinenz mit lokalisiertem Defekt läßt sich durch überlappende Sphinkternaht in 80–90% eine ausreichende Kontinenzleistung erreichen [27]. Schwere Formen der idiopathischen Inkontinenz mit intermittierendem oder kontinuierlichem Stuhlschmieren sind in bis zu 86% durch posteriore Raffung der Sphinkteren und des Beckenbodens nach Parks chirurgisch zu therapieren [28].

Die Kontinenzfunktion des analen Sphinkterapparates wird im wesentlichen durch sigmoidale Massenkontraktionen gefordert [29]. Ziel und Gegenstand weiterer chirurgischer Forschung werden daher die Möglichkeiten einer Einflußnahme auf die sigmoidale Motilität sein.

Literatur

Ösophagus/Magen

1. Weinstock LB, Clouse RE: Esophageal Physiology: Normal and Abnormal Motor Function. Am J Gastroenterology 82, 5:399–405
2. Diamant NE (1989) Physiology of Esophageal Motor Function. Gastroenterol Clin North Am 18, 2:179–195
3. Zaninotto G, DeMeester T-R, Schwizer W, Johansson K-E, Cheng SC (1988) The Lower Esophageal Sphincter in Health and Disease. Am J Surg 155:104–111
4. Shirazi S, Schulze-Delrieu K, Custher-Hagen T, Brown CK, Ren J (1989) Motility Changes in Opossum Esophagus from Experimental Esophagitis. Dig Dis Sci 34, 11:1668–1676
5. Stein H-J, Eypasch EP, DeMeester T-R, Smyrk TC, Attwood St EA (1990) Circadian esophageal motor function in patients with gastroesophageal reflux disease. Surgery 108:769–778
6. Bumm R, Feussner H, Hölscher A, Jörg K, Dittler H-J, Siewert J-R (1992) Interaction of Gastroesophageal Reflux and Esophageal Motility: Evaluation by Ambulatory 24-Hour Manometry and pH-metry. Dig Dis Sci 37, 8:1192–1199
7. Stein H-J, DeMeester T-R (1993) Indication, Technique, and Clinical Use of Ambulatory 24-Hour Esophageal Motility Monitoring in a Surgical Practice. Ann Surg 217, 2:128–137
8. Massey BT, Dodds WJ, Hogan WJ, Brasseur JG, Helm JF (1991) Abnormal esophageal motility – an analysis of concurrent radiographic and manometric findings. Gastroenterology 101:344–354
9. Stein H-J, DeMeester T-R, Naspetti R, Jamieson J, Perry R-E (1991) Three-dimensional Imaging of the Lower Esophageal Sphincter in gastroesophageal Reflux Disease. Ann Surg 214, 4:374–384
10. Fass J, Silny J, Braun J, Heindrichs U, Dreuw B, Schumpelick V, Rau G (1993) Measuring Esophageal motility with a New Intraluminal Impendance Device – First Clinical Results in Reflux Patients. Scand J Gastroenterol 29:693–702

11. Baldi F, Ferrarini F, Longanesi A, Angeloni M, Ragazzini M, Miglioli M, Barbara L (1988) Oesophageal function before, during, and after healing of erosive oesophagitis. Gut 29:157–160
12. Escandell A-O, Martinez de Haro L-F, Parrilla Paricio P, Aguayo Albasini J-L, Garcia Marcilla J-A, Morales Cuenca G (1991) Surgery improves defective oesophageal peristalsis in patients with gastro-oesophageal reflux. Br J Surg 78-9:1095–1097
13. Stein H-J, Hoeft S, DeMeester T-R (1993) Functional foregut abnormalities in Barrett's esophagus. J of Thorac Cardiovasc Surg 105, 1:107–111
14. Stein H-J, Barlow A-P, DeMeester T-R, Hinder R-A (1992) Complications of Gastroesophageal Reflux Disease – Role of the Lower Esophageal Sphincter, Esophageal Acid and Acid/Alkaline Exposure, and Duodenogastric Reflux. Ann Surg 216, 1:35–43
15. Attwood St EA, Smyrk T-C, DeMeester T-R, Mirvish S-S, Stein H-J, Hinder R-A (1992) Duodeno-esophageal reflux and the development of esophageal adenocarcinoma in rats. Surgery 111, 5:503–510
16. Collen M-J, Strong R-M (1992) Comparison of Omeprazole and Ranitidine in Treatment of Refractory Gastroesophageal Reflux Disease in Patients with Gastric Acid Hypersecretion. Dig Dis Sci 37, 6:897–903
17. DeMeester T-R, Bonavina L, Albertucci M (1986) Nissen Fundoplication for Gastroesophageal Reflux Disease Evaluation of Primary Repair in 100 Consecutive Patients. Ann Surg 204, 1:9–20
18. Johansson J, Johnsson F, Joelsson B, Florén C-H, Walther B (1993) Outcome 5 years after 360° fundoplication for gastro-oesophageal reflux disease. Br J Surg 80, 1:46–49
19. Vantrappen G, Hellemans J (1980) Treatment of Achalasia and Related Motor Disorders. Gastroenterology 79, 1:144–154
20. Goldenberg S-P, Burrell M, Fette G-G, Vos C, Traube M (1991) Classic and Vigorous Achalasia: A Comparison of Manometric, Radiographic, and Clinical Findings. Gastroenterology 101, 3:743–748
21. Csendes A, Velasco N, Braghetto I, Henriquez A (1981) A Prospective Randomized Study Comparing Forceful Dilatation and Esophagomyotomy in Patients with Achalasia of the Esophagus. Gastroenterology 80, 4:789–795
22. Eckardt V-F, Aignherr C, Bernhard G (1992) Predictors of Outcome in Patients With Achalasia Treated by Pneumatic Dilation. Gastroenterology 103, 6:1732–1738
23. Bonavina L, Nosadini A, Bardini R, Baessato M, Peracchia A (1992) Primary Treatment of Esophageal Achalasia. Long-term Results of Myotomy and Dor Fundoplication. Arch Surg 127:222–227
24. Pellegrini C, Wetter L-A, Patti M, Leichter R, Mussan G, Mori T, Bernstein G, Way L (1992) Thoracoscopic Esophagomyotomy. Initial Experience With a New Approach for the Treatment of Achalasia. Ann Surg 216, 3:291–299
25. Schumpelick V, Dreuw B, Ophoff K, Faß, J (1995) Ösophagusersatz – Indikation, Technik, Ergebnisse. Leber Magen Darm 25:21–26
26. Lam K-H, Lim S-T-K, Wong J, Lam SK, Ong B (1979) Gastric histology and function in patients with intrathoracic stomach replacement after esophagectomy. Surgery 85, 3:283–290
27. Clark J, Moraldi A, Moossa A-R, Hall A-W, DeMeester T-R, Skinner D-B (1976) Functional Evaluation of the Interposed Colon as an Esophageal Substitute. Ann Surg 183, 2:93–100
28. Anderson K-D, Randolph J-G (1978) Gastric tube Interposition: A Satisfactory Alternative to the Colon for Esophageal Replacement in Children. Ann Thorac Surg 25, 6:521–525
29. Lam K-H, Ho C-M, Lau W-F, Wei W-I, Wong J (1989) Immediate Reconstruction of Pharyngoesophageal Defects. Arch Otolaryngol Head-Neck Surg 115:608–612
30. Fisher S-R, Cole T-B, Meyers W-C, Seigler H (1985) Pharyngoesophageal Reconstruction Using Free Jejunal Interposition Grafts. Arch Otolaryngol 111:747–752
31. Faß J, Braun J, Klimek H, Tittel A, Silny J, Schumpelick V (1993) Funktionelle Ergebnisse der freien Jejunuminterposition nach radikaler Resektion des Hypopharynx-Karzinomes. Langenbecks Arch (Chirurg Forum):111–115
32. Stadaas JO (1975) Intragastric pressure/volume relationship before and after proximal gastric vagotomy. Scand J Gastroent 10:129–134
33. Zittel T-T, Reddy S-N, Plourde V, Raybould H-E (1994) Role of Spinal Afferents and Calcitonin Gene-Related Peptide in the Postoperative Gastric Ileus in Anesthetized Rats. Ann Surg 219, 1:79–87
34. Strunz UT, Grossmann MI (1978) Effect of intragastric pressure on gastric emptying and secretion. Am J Physiol 235:E552–E555
35. Kelly KA, Code CF (1971) Canine gastric pacemaker. Am J Physiol 220:112–118
36. Richter HM, Kelly KA (1986) Intragastric movement of liquids and solids in the dog: Endoscopic observation (Abstract). Gastroenterology 90:1603

37. Mc Gregor IL, Parent J, Meyer JH (1977) Gastric emptying of liquid meals and pancreatic and biliary secretion after subtotal gastrectomy or truncal vagotomy with pyloroplasty in man. Gastroenterology 72:195–205
38. Ehrlein H-J, Bühner S, Thoma G, Schemann M, Keinke O, Tsiamitas Ch, Schumpelick V (1987) Gastric emptying after Roux-Y and Billroth-I gastrectomy depends on viscosity of meal and contractile patterns of small intestine in dogs. Dig Dis Sci 35, 5:529–537
39. Kelly K-A (1971) Gastric Motility and Ulcer Surgery. Surg Clin North Am 51, 4:927–934
40. Mathias JR, Fernandez A, Sninsky CA, Clench MH, Davis RH (1985) Nausea, vomiting and abdominal pain after Roux-en-Y anastomosis: Motility of the jejunal limb. Gastroenterology 88:101–107
41. Schippers E, Willis S, Ruckdeschel G, Schumpelick V (1996) Small intestinal myoelectrical activity and bacterial flora after Roux-en-Y-reconstruction in dogs. Br J Surg (im Druck)
42. Schumpelick V, Arlt G (1990) Surgical Intervention. In: Van Nueten JM, Schuurkes JAJ, Akkermans LMA (eds) Gastro-pyloro-duodenal Coordination. Wrightson Biomedical Publishing Ltd, pp 167–182
43. Arlt G, Schumpelick V, Klöppel G (1984) Das Ulcus-Risiko des Roux-Y Magens. Eine tierexperimentelle Studie. Langenbecks Arch Chir 362:43–52
44. Patti M-G, Pellegrini C-A, Way L-W (1987) Gastric Emptying and Small Bowel Transit of Solid Food After Pylorus-Preserving Pancreaticoduodenectomy. Arch Surg 122:528–532
45. Beger H-G, Büchler M (1990) Duodenum-preserving resection of the head of the pancreas in chronic pancreatitis with inflammatory mass in the head. World J Surg 14:83–87
46. Holle GE, Reiser SB, Frey KW (1986) Effect of selective proximal vagotomy without and with pyloroplasty on gastroduodenal motility. Am J Physiol 251:G752–G758
47. Schippers E, Vantrappen G, Braun J, Schumpelick V (1991) Elektromyographische und manometrische Studien zur Motilität des Magens nach Vagotomie. Z Gastroenterol 11, 29:581–584
48. Siewert JR, Schattenmann G, Ebert R (1979) Importance of the duodenal passage following gastrectomy. In: Herfarth C, Schlag P (Hrsg) Gastric cancer. Springer, Berlin Heidelberg New York, pp 237–247
49. Troidl H, Kusche J, Vestweber K-H, Eypasch E, Maul U (1987) Pouch versus esophagojejunostomy after total gastrectomy: A randomized clinical trial. World J Surg 11:699–712
50. Lawrence W Jr (1962) Reservoir construction after total gastrectomy. Ann Surg 155:191–198
51. Herfarth C, Schlag P, Buhl K (1987) Surgical procedures for gastric substitution. World J Surg 11:689–698
52. Cristallo M, Braga M, Agape D, Primignani M, Zuliani W, Vecchi M, Murone M, Sironi M, Di Carlo V, De Franchis R (1986) Nutritional status, function of the small intestine and jejunal morphology after total gastrectomy for carcinoma of the stomach. Surg Gyn Obstet 163:225–230
53. Staël von Holstein C, Walther B, Ibrahimbegovic E, Åkesson B (1991) Nutritional status after total and partial gastrectomy with Roux-en-Y reconstruction. Br J Surg 78:1084–1087

Dünndarm

1. Szurszewski JH (1969) A migrating electrical complex of the canine small intestine, Am J Physiol 217:1757–1763
2. Code CF, Marlett JA (1975) The interdigestive myoelectric complex of the stomach and small bowel of dogs. J Physiol 246:289–309
3. Ruckebusch M, Fioramenti J (1975) Electrical spiking activity and propulsion in small intestine in fed and fasted rats. Gastroenterology 68:1500–1508
4. Vantrappen G, Janssens J, Ghoos Y (1977) The interdigestive motor comples of normal subjects and patients with bacterial overgrowth of the small intestine. J Clin Invest 59:1158–1166
5. Dauchel J, Chang JC, Kachelhofer J, Eloy R, Grenier JF (1976) Effect of some drugs on electrical activity of the gut in the postoperative period. Eur Surg Res 8:26–38
6. Schippers E, Braun J, Erhard W, Schumpelick V (1990) Frühe postoperative Motilität nach abdominalchirurgischen Eingriffen im Tierexperiment. Langenbecks Arch Chir 375:175–180
7. Carmichael MJ, Weisbrodt NW, Copeland EM (1977) Effect of abdominal surgery on intestinal myoelectric activity in the dog. Am J Surg 133:34–38
8. Bueno L, Ruckebusch Y (1978) Origine centrale de L'action excitomotrice de L'intestin par la morphine Comptes rendus. Biologie 172:927–977
9. Benson MJ, Roberts J, Wingate DL, Rogers J, Castillo FD, Williams NS (1992) Small bovel motility following major bowel trauma. Gastroenterology 102: Abstract 424
10. Soper NJ, Sarr MG, Kelly KA (1990) Human duodenal myoelectric activity after operation and with pacing. Surgery 63–68
11. Rothnie NG, Kemp HRA, Catchpole BN (1963) Early postoperative gastrointestinal activity. Lancet II:64–67

12. Smith J, Kelly KA, Weinshilboum RM (1977) Pathophysiology of postoperative ileus. Arch Surg 112:203–209
13. Dubois A, Weise VK, Kopin IJ (1973) Postoperative ileus in the rat: Physiopathology, etiology and treatment. Ann Surg 178:781–786
14. Catchpole BN (1969) Ileus: Use of sympathetic blocking agents in its treatment. Surgery 66: 811–820
15. Schippers E, Öttinger AP, Anurov M, Polivoda M, Schumpelick V (1993) Laparoscopic cholecystectomy: a minor abdominal trauma? World J Surg 17:539–543
16. Ennochson L, Hellström PM, Nylander G, Johnson C (1987) Myoelectrical motility patterns cheering mechanical obstruction and paralysis of the small intestine in the rat. Scand J Gastroenterol 22:969–974
17. Summers RW, Yanda R, Prihoda M, Flatt A (1983a) Acute intestinal obstruction: an electromyographic study in dogs. Gastroenterology 85:1301–1306
18. Prihoda M, Flatt A, Summers RW (1984) Mechanism of motility changes during acute intestinal obstruction in the dog. Am J Physiol 247:G37–G42
19. Diamant NE, Borthoff A (1969) Nature of the intestinal slow-wave frequency gradient. Am J Physiol 216:301–307
20. Quigley EMM, Thompson JS, Lof J (1989) Disruption of jejunal interdigestive myoelectrical activity by an artificial ileocecal sphincter. Studies of the intestinal motor response to a surgically-fashionned sphincter substitute. Dig Dis Sci 45:1434–1442
21. Sarna S, Stoddard C, Belbeck L (1981) Intrinsic nervous control of migrating myoelectric complexes. Am J Physiol 241:G16–G23
22. Hocking MP, Carlson RG, Courington KR, et al (1990) Altered motility and bacterial flora after functional end-to-end anastomosis. Surgery 108:384–392
23. Nygaard K (1967d) Gastrointestinal motility after resections and bypass-operation on the small intestine in rats. The effect of different types of anastomosis. Acta Chir Scand 133: 653–663
24. Wittmann T, Crenner F, Grenier JF (1986) Cyclic motor activity and trophicity after jejunal resection and bypass in rats. Dig Dis Sci 31:65–72
25. Nylander G (1967) Gastric evacuation and propulsive intestinal motility following resection of the small intestine in the rat. Acta Chir Scand 133:131–138
26. Remington M, Malagelada JR, Zinsmeister AR (1983) Abnormalities in gastrointestinal motor activity in patients with short bowels: effect of a synthetic opiate. Gastroenterology 85:29–36
27. Stacchini A, Di Dio LJ, Primo ML (1986) Intestinal transit time is delayed by artificial sphincters after massive enterectomy in dogs. Am J Surg 151:480–483
28. Quigley EMM, Thompson JS, Lof J (1989) Disruption of jejunal interdigestive myoelectrical activity by an artificial ileocecal sphincter. Studies of the intestinal motor response to a surgically-fashionned sphincter substitute. Dig Dis Sci 34:1434–1442
29. Waddell WR, Kern F, Halgrimson CG (1970) A simple jejunocolic 'valve'. Arch Surg 100:438–444
30. Lloyd PA (1981) Antiperistaltic colonic interposition following massive small bowel resection in rats. J Pediatr Surg 16:64–69
31. Sidhu GS, Narasimharao KL, Rani VU (1985) Absorption studies after massive small bowel resection and anti-peristaltic colon interposition in rhesus monkeys. Dig Dis Sci 30:483–488
32. Reiser SB, Weiser HF, Schusdziarra V (1989) Effect of pacing on small intestinal motor activity and hormonal response in digs. Dig Dis Sci 34:579–584
33. Reiser SB, Schusdziarra V, Bollschweiler E (1991) Effect of enteric pacing on intestinal motility and hormone secretion in dogs with short bowel. Gastroenterology 101:100–106
34. Wittmann T, Crenner F, Koenig M (1988) Adaptive changes in postprandial motility after intestinal resection and bypass. Electromyographic study in rats. Dig Dis Sci 33:1370–1376
35. Mathias JR, Fernandez A, Sninsky CA, Clench MH, Davis RH (1985) Nausea, vomiting and abdominal pain after Roux-en-Y anastomosis: Motility of the jejunal limb. Gastroenterology 88: 101–107
36. Perino LE, Abcock KA, Goff JS (1988) Gastrointestinal symptoms, motility, and transit after the Roux-en-Y operation. Am J Gastroenterol 83:380–385
37. Zeman RK, Lee C, Stahl RS (1982) Ultrasonography and hepatobiliary scintigraphy in the assessment of biliary-enteric anastomoses. Radiology 145:109–115
38. Schippers E, Willis S, Ruckdeschel G, Schumpelick V (1996) Small intestinal myoelectrical activity and bacterial flora after Roux-en-Y-reconstruction in dogs. Br J Surg 83:1271–1275
39. Morrison P, Kelly KA, Hocking MP (1985) Electrical dysrhythmias in the Roux-en-Y jejunal limb and their correction by pacing. Gastroenterology 88:1508
40. Vantrappen G, Coremans G, Janssens J, Penninckx F, Kerremans R (1988) Inversion of the slow wave frequency gradient in symptomatic patients with Roux-en-Y anastomosis. Hepato-gastroenterol 35:195

41. Soper NJ, Orkin BA, Kelly KA, et al (1989) Gastrointestinal transit after proctocolectomy with ileal pouch-anal anastomosis or ileostomy. J Surg Res 46:300–305
42. Braun J, Treutner KH, Schumpelick V (1995) Stapled ileal pouch-anal anastomosis with resection of the anal transition zone. Int J Colorect Dis 10:143–147
43. Da Silva HJ, de Angelis CP, Soper NJ, Kettlewell MGW, Mortensen NJ, Jewell DP (1991) Clinical and functional autocome after restorative proctocolectomy. Br J Surg 78:1039–1044
44. Herfarth C, Stern J (1991) Ileum-Pouch: Indikationen, Techniken, Langzeitergebnisse. Dtsch med Wschr 116:1485–1490
45. Schraut WH, Block GE (1982) Ileoanal anastomosis with proximal ileal reservoir: an experimental study. Surgery:275–279
46. Pescatori M (1985) Myoelectric and motor activity of the terminal ileum after pelvic pouch for ulcerative colitis. Dis Colon Rectum 28:246–253
47. O'Connell P, Pemberton JH, Kelly K (1987) Motor function of the ileal J-pouch and its relation to clinical outcome after ileal pouch-anal anastomosis. World J Surg 11:735–741
48. Stryker SJ, Kelly K (1986) Anal and neorectal function after ileal pouch-anal anastomosis. Ann Surg 203:55–61
49. Öresland T, Fasth S, Nordgren S, Akerval S, Hulten L (1990) Pouch size: the important functional determinant after restorative proctocolectomy. Br J Surg 77:265–269
50. O'Connell PR, Kelly K, Brown ML (1986) Scintigraphic assessment of neorectal motorfunction. J Nucl Med 27:460–464
51. Chaussade S, Merite F, Hautefeuille M, Valleur P, Hautefeuille M, Couturier D (1989) Motility of the jejunum after proctocolectomy and ileal pouch anastomosis. Gut 30:371–375
52. Quigley EMM, Spanta AD, Rose SG, Lof J, Thompson JS (1990) Long term effects of jejunoileal autotransplantation on myoelectrical activity in canine small intestine. Dig Dis Sci 35:1505–1517
53. Quigley EMM, Thompson JS, Rose SG (1992) The longterm function of canine jejuno-ileal autotransplant – insights into allo-graft physiology. Transplant Proc 24:1105–1106
54. Thompson JS, Rose SG, Spanta AD (1992) The longterm effects of jejunoileal autotransplantation on intestinal function. Surgery 111:62–68

Kolon, Rektum, Anus

1. Smout AJPM, Akkermans LMA (1994) Normal and distubed motility of the gastrointestinal tract. Wrightson Biomedical Publishing Ltd, Petersfield, UK
2. Keighley MR, Matheson D (1980) Functional results of rectal excision and endoanal anastomosis. Br J Surg 67:757–761
3. Lazorthes F, Fages P, Chiotasso P, Lemozy J, Bloom E (1986) Resection of the rectum with construction of a colonic reservoir and coloanal anastomosis for carcinoma of the rectum. Br J Surg 73:136–138
4. Parks AG, Perca JP (1982) Resection and sutured colo-anal anastomosis for rectal carcinoma. Br J Surg 69:301–304
5. Braun J, Steinau G, Schumpelick V (1988) Anorektale Funktionsdiagnostik. Zentralbl Chir 113:1120–1124
6. Sun WM, Read NW, Katsinelos P, Donnelly TC, Shorthouse AJ (1994) Anorectal function after restorative Proctocolectomy and low anterior resection with coloanal anstomosis. Br J Surg 81:280–284
7. Molloy RG, Moran KT, Coulter MC, Waldron R, Kirwan WO (1992) Mechanism of sphincter impairment following low anterior resection. Dis Colon Rectum 35:462–464
8. Batignani G, Monaci I, Ficari F, Tonelli F (1991) What affects continence after anterior resection of the rectum? Dis Colon Rectum 34:329–335
9. Braun J, Treutner KH, Winkeltau G, Heidenreich U, Lerch M, Schumpelick V (1992) Results of intersphincteric resection of the rectum with direct coloanal anastomosis for rectal carcinoma. Am J Surg 163:407–412
10. Lewis WG, Williamson M, Miller AS, Sagar PM, Holdsworth PJ, Johnston D (1995) Preservation of complete anal sphincteric propioception in restorative proctocolectomy: the inhibitory reflex and fine control of continence need not be impaired. Gut 36:902–906
11. Berger A, Tiret E, Parc R, Frileux P, Hannoun L, Nordlinger B, Ratelle R, Simon R (1992) Excision of the rectum with colonic J-pouch-anal anastomosis for adenocarcinoma of the low and mid rectum. World J Surg 16:470–477
12. Hildebrandt U, Lindemann W, Ecker KW, Walter P (1994) Der koloanale Pouch: Indikation, Funktion und Ergebnisse. Zentralbl Chir 119:886–891
13. Hildebrandt U, Zuther T, Lindemann W, Ecker KW (1993) Elektromyographische Funktion des coloanalen Poches. Langenbecks Arch Chir:127–131

14. Seow-Choen F, Goh SH (1995) Prospective randomized trial comparing J colonic pouch-anal anastomosis and straight coloanal reconstruction. Br J Surg 82:608–610
15. Braun J, Schumpelick V (1993) Die direkte ileumpouchanale Anastomose. Chirurg 64:614–621
16. Ferrara A, Pemberton JH, Hanson RB (1992) Preservation of continence after ileoanal anastomosis by the coordination of ileal pouch and anal canal motor activity. Am J Surg 163:83–89
17. Heppel J, Kelly K, Phillips S, Beart R, Telander R, Perrault J (1982) Physiologic aspects of continence after colectomy, mucosal protectomy and endorectal ileo-anal anastomosis. Ann Surg 195:435–443
18. Braun J, Treutner KH, Harder M, Lerch MM, Töns C, Schumpelick V (1991) Anal sphincter function after intersphincteric resection and stapled ileal pouch-anal anastomosis. Dis Colon Rectum 34:8–16
19. O'Connell PR, Stryker SJ, Metcalf AM, Pemberton JH, Kelly K (1988) Anal canal pressure and motility after ileoanal anastomosis. Surg Gyn Obst 166:47–54
20. Braun J, Treutner KH, Dreuw B, Klimaszewski M, Schumpelick V (1994) Vectormanometry for differential diagnosis of fecal incontinence. Dis Colon Rectum 37:989–996
21. Aanestad O, Flink R (1994) Interference pattern in perineal muscles. Eur J Surg 160:111–118
22. Neill ME, Parks AG, Swash M (1981) Physiological studies of the anal sphincter musculature in faecal incontinence and rectal prolapse. Br J Surg 68:531–537
23. Snooks SJ, Swash M, Henry MM, Setchell M (1985) Obstetric sphincter division and pudendal nerve demage. Br J Obst Gyn 92:824–828
24. Sun WM, Donelly TC, Read W (1992) Utility of a combined test of anorectal manometry, electromyography, and sensation in determining the mechanism of idiopathic faecal incontinence. Gut 33:807–813
25. Speakman CTM, Hoyle CH, Kamm MA (1990) Adrenergic control of the internal anal sphincter is abnormal in patients with idiopathic faecal incontinence. Br J Surg 77:134–144
26. Rasmussen OO, Christensen B, Sorensen M (1990) Rectal compliance in the assessment with faecal incontinence. Dis Colon Rectum 33:650–653
27. Christiansen J (1992) Advances in the surgical management of anal incontinence. Chirurgie 118:277–283
28. Braun J, Töns C, Schippers E, Faß J, Schumpelick V (1991) Ergebnisse der posterioren Raffung nach Parks bei der idiopathischen analen Inkontinenz. Chirurg 62:206–210
29. Pena A (1994) The posterior sagittal approuch: Implications in adult colorectal surgery. Dis Colon Rectum 37:1–11

Ulcusforschung: Bestandsaufnahme, Perspektiven

E. C. Jehle und H. D. Becker

Einleitung

In den vergangenen Jahrzehnten bis zum Ende der 70er Jahre hatte die Chirurgie einen bedeutenden Anteil an der Ulcustherapie, und Patienten mit Magen- und Duodenalulcera stellten einen hohen Prozentsatz am abdominalchirurgischen Krankengut dar. Dementsprechend beschäftigte sich bis in die 80er Jahre hinein ein großer Teil der chirurgischen Forschung mit der Pathophysiologie der Ulcuskrankheit, vor allem aber mit der Effizienz, der Sicherheit und den Langzeitfolgen verschiedener resezierender und nicht-resezierender chirurgischer Therapieformen.

Dies hat sich in den vergangenen 15 Jahren grundlegend gewandelt. Mit der Entwicklung suffizienter säureblockierender Medikamente, zuerst der H2-Antagonisten (Black) und später der Protonenpumpenblocker (Lindberg), wurden die chirurgischen Therapieverfahren völlig in den Hintergrund gedrängt und auf die Behandlung der Ulcuskomplikationen reduziert. Parallel dazu verlor die chirurgische Forschung das Interesse an der Ulcuskrankheit. Die Entdeckung des Helicobacter pylori und die damit verbundene revolutionäre, alle bisherigen Denkgebäude auf den Kopf stellende Erkenntnis, daß der größte Teil der Magen- und Duodenalulcera, neben den durch die nicht-steroidalen Antiphlogistica (NSAIDs) bewirkten, infektbedingt sind (Marshall), ließ die klassische chirurgische Ulcusforschung, die sich immer mit der Säure als pathogenetischem Agens beschäftigte, vollends von der Bildfläche verschwinden.

Was bleibt somit an Perspektiven für eine chirurgische oder für die Chirurgie relevante Ulcusforschung? Unseres Erachtens werden in den nächsten Jahren 7 Fragenkomplexe eine Rolle spielen:
1. Helicobacter pylori
2. Ulcus-Modelle
3. Ulcusprotektion, Ulcusheilung
4. H.p.-Eradikation, H.p.-Impfung
5. Langzeitfolgen der Säureblockade: ECL-Hyperplasie, Carcinoid
6. Nicht-chirurgische (konservative, endoskopische, laparoskopische) Behandlung der Ulcus-Komplikationen (Perforation, Blutung, Stenose)
7. Renaissance klassischer Ulcuschirurgie durch die minimalinvasive Chirurgie?

Helicobacter pylori (H.p.)

H.p. und Antrumgastritis/Ulcus

Die Entdeckung der Assoziation zwischen Helicobacter pylori (damals noch Campylobacter pylori genannt) und Antrumgastritis bzw. peptischer Ulcera im Jahre 1983 (Warren, Marshall 1983, Marshall 1984) wurde anfänglich von wenigen Gastroenterologen und Chirurgen geglaubt. Die Vorstellung, daß peptische Ulcera eine Infektionskrankheit sein könnten, war zu revolutionär, alle bisherigen, angeblich festgegründeten pathophysiologischen Denkgebäude auf den Kopf stellend. Mehrere Jahre lang standen sich die „Believer" und „Non-believer" der „H.p.-Story" gegenüber. Heutzutage, 13 Jahre später, ist die Datenlage klar: Sowohl bei asymptomatischen Probanden als auch bei Patienten mit non-ulcer-dyspapsia (NUD) und Magen-und Duodenalulcera findet sich eine 100%ige Konkordanz zwischen H.p.-Besiedelung des Antrums und Antrum-Gastritis (Rauws). Umgekehrt gibt es ohne H.p.-Besiedelung keine Antrumgastritis (Rauws, Tytgat). Duodenalulcera sind in 92% mit einer Antrumgastritis und einer H.p.-Infektion assoziiert, bei Magenulcera ist diese Assoziation mit 73% nicht ganz so hoch (Tytgat). Zwei weitere Beweise für diese Kausalität ist das Neuauftreten von Antrumgastritis bei zuvor H.p.-negativen Probanden nach H.p.-Exposition (Marshall 1985) und das völlige Verschwinden der entzündlichen Veränderungen nach H.p.-Eradikation (s. u.) (Jaskiewicz). Auf Grund der oben genannten Daten ist nunmehr die enge Beziehung zwischen H.p.-Infektion, Antrumgastritis und gastroduodenalen Ulcera unumstritten und offiziell akzeptiert (NIH 1994).

Epidemiologe

Eine H.p.-Infektion tritt üblicherweise in der Kindheit auf und zwar auf fäco-oralem Wege; schätzungsweise 50% der Weltbevölkerung sind infiziert (Tompkins); somit ist H.p. weltweit die häufigste Infektionskrankheit (Soll). In Entwicklungsländern ist die Durchseuchung weit höher als in entwickelten Ländern (Graham 1991a), in den USA hängt die Prävalenz von der Rassenzugehörigkeit und damit vom sozio-ökonomischen Status ab (Graham 1991b). In entwickelten Ländern steigt die Durchseuchungsrate mit zunehmendem Alter, was weniger eine akkumulative Neuinfektionsrate im Laufe des Lebens reflektiert, sondern vielmehr eine geringere Infektionsrate der jüngeren Generation auf Grund der besseren sozio-ökonomischen Bedingungen heutzutage (Graham 1991b, Asaka). Parallel zu dieser Entwicklung zeigt sich in den entwickelten Ländern eine Abnahme der Inzidenz der Ulcus-Krankheit und der Magen-Carcinome (s. u.) (Tompkins).

Pathogenetische Mechanismen

Während also die Bedeutung des H.p. für die Antrumgastritis und die gastroduodenalen Ulcera evident ist, sind die pathogenetischen Mechanismen der Infektion bisher nicht vollständig aufgeklärt. Die Bakterien befinden sich in der die Mucosa bedeckenden Schleimschicht und sind in der Lage, sich an die Zelloberfläche anzuheften

(Tompkins, Soll). Der genaue Ablauf der dort von ihnen induzierten Entzündungsvorgänge ist bisher unbekannt; einige vom H.p. ausgebildete Cytotoxine (VacA, CagA) sind isoliert worden (Tompkins), und auch die Beteiligung von Makrophagen, verschiedenen Cytokinen und Sauerstoffradikalen an den Entzündungsvorgängen konnte nachgewiesen werden (Soll). Eine Beobachtung, die vielleicht den Schlüssel zum Verständnis der Ulcusentstehung in sich bergen könnte, ist ebenfalls bisher nicht geklärt: Zwar ist eine H.p.-Infektion extrem häufig, die meisten der Infizierten sind jedoch symptomfrei und nur ca. 10% der Infizierten entwickeln ein Ulcus (Tompkins, Soll). Auch die Tatsache, daß der H.p. trotz einer sehr starken lokalen und systemischen Immunantwort unbehandelt für Jahrzehnte den Magen besiedelt (und deshalb auch als „slow virus" unter den Bakterien bezeichnet wird (Blaser)) ist ein wichtiges, bisher völlig ungeklärtes Phänomen. Als Erklärung hierfür wird ein „Escape"-Mechanismus postuliert (Blaser).

H.p. und Magen-Carcinom

In letzter Zeit wurde zunehmend das Augenmerk auf die Assoziation zwischen H.p-Infektion und der Entstehung eines Magen-Carcinoms gelenkt, welche mittlerweile vom NIH offiziell anerkannt wurde (NIH). Die Hinweise für diese Korrelation kommen aus drei verschiedenen Richtungen:

a) In den entwickelten Ländern ist die Inzidenz des Magen-Carcinoms deutlich gesunken und betrug in den USA im Jahre 1990 gerade noch ein Drittel des Jahres 1940 (Davis). Dieser Rückgang verläuft parallel mit dem Rückgang der Durchseuchung der Bevölkerung mit H.p. (s.o.). Die Inzidenz der Magencarcinome ist hingegen in den Entwicklungländern, die einen hohen H.p.-Durchseuchungsgrad aufweisen, nicht zurückgegangen (Davis).

b) In Serumproben von Patienten mit Magen-Carcinom konnte eine signifikant höhere Durchseuchung mit H.p. nachgewiesen werden als bei gematchten Kontrollpersonen (Parsonnet, Forman, Nomura).

c) Eine unbehandelte H.p.-Infektion führt in einem gewissen Prozentsatz zu einer atrophischen Gastritis, deren Praevalenz mit der Dauer der Infektion ansteigt (Kuipers). Die atrophische Gastritis wiederum wird als potentielle Praecancerose angeschuldigt (Davis).

Obwohl also die Hinweise aus verschiedenen Richtungen für die H.p.-Infektion eine ursächliche Bedeutung oder zumindest eine Rolle als Kofaktor der Magen-Carcinom-Entstehung nahelegen, ist die Kausalkette H.p.-Infektion – atrophische Gastritis – Magen-Carcinom bisher nicht bewiesen. Dies liegt auch daran, daß bisher keine Guten Tiermodelle der H.p.-Infektion zur Verfügung standen (s.u.).

H.p. und primäres B-Zell-Lymphom des Magens (MALTOM)

Ähnlich wie für das Magen-Carcinom ist nun auch für das Maltom eine Assoziation mit einer H.p.-Infektion beschrieben worden. Im gesunden Magen gibt es kein „Mucosa-associated-lymphoid-tissue" (MALT). MALT entsteht im Magen durch die Kolonisation mit H.p. (Stolte). In einer retrospektiven Analyse von Gewebsproben von Patienten mit Antrum-Gastritis und nachgewiesener H.p.-Infektion konnten bei einem Drittel mucosale Lymphfollikel und bei 2% eine MALTOM-ähnliche Infiltration der Mucosa mit B-Lymphocyten beobachtet werden (Wotherspoon 1991). Parallel dazu konnte bei der Untersuchung von MALTOMen bei 92% histologisch eine H.p.-Infektion nachgewiesen werden (Wotherspoon 1991). Die auf Grund dieser Beobachtungen durchgeführte Behandlung von MALTOMen mit Antibiotika führte bei 5 von 6 Patienten zu einem völligen Verschwinden des Lymphoms (Wotherspoon 1993).

Auch hier bedarf es weiterer Untersuchungen, um diese Ergebnisse zu bestätigen.

Ulcusmodelle

Schon zu Zeiten, als die Bedeutung des Helicobacter pylori noch nicht erkannt war, wurde das Fehlen bzw. die Schwierigkeit der Entwicklung „physiologischer" Ulcusmodelle beklagt (Silen). Dieses Problem gilt in in besonderem Maße für die Ulcusforschung zu Zeiten von H.p. Bis vor kurzem gab es keine Tiermodelle für die H.p.-Infektion, da H.p. ein sehr enges Wirtsspektrum aufweist (Tompkins). Statt dessen wurden Tierversuche mit andern Helicobacterspezies wie H. felis durchgeführt, die jedoch gewisse, für den H.p. typische Cytotoxine wie VacA oder CagA gar nicht exprimieren (Tompkins). Erst vor kurzem ist es gelungen, ein Mausmodell für die H.p-Infektion zu etablieren (Marchetti), welches es erlaubt, die bisher nur marginal verstandenen Mechanismen der H.p.-Infektion zu untersuchen.

Ulcusprotektion, Ulcusheilung

Auch in Zeiten von H.p. ist das Konzept der Ulcus-Entstehung auf Grund eines Ungleichgewichts zwischen aggressiven und protektiven Faktoren immer noch gültig, nur ist eben auf der Seite der Aggressoren ein neuer bedeutender Faktor entdeckt worden. Soll hat ein Modell von jeweils 3 mucosalen Abwehr- und Reparaturmechanismen entwickelt: Die drei Abwehrlinien sind der epi-epitheliale Bicarbonat-haltige alkalische Mucus auf der Magen-Mucosa (im Duodenum die Bicarbonat-Sekretion), das Epithel selbst und der subepitheliale Bloodflow. Die 3 Reparaturmechanismen sind Zellersatz durch „Zusammenrücken" der benachbarten Zellen und Schließen der Lücke, Zell-Replikation und – bei manifestem Ulcus – die Wundheilung (Soll). Dieser 3. Reparaturmechanismus, die Wundheilung, wird in Zukunft sicher sehr viel Aufmerksamkeit erfahren. Im Tierversuch konnte das Abheilen experimenteller Ulcera durch Applikation von Fibroblasten Growth Factor (FGF) beschleunigt werden (Szabo) und auch der Epidermal Growth Factor (EGF) scheint im Zusammenspiel mit anderen Wachstumsfaktoren wie PDGF, GTFα und TGFβ eine wichtige Rolle bei der Wundheilung im Magen zu spielen (Calabro). Hier ergeben sich vielleicht in Zukunft therapeutische Ansätze.

H.p.-Eradikation, H.p.-Impfung

Die medikamentöse Therapie der peptischen Ulcera mit säureinhibierenden Substanzen, üblicherweise H2-Blockern oder Protonenpumpenhemmern, ist sehr effektiv und wohl etabliert. Mittlereweile stehen von beiden Substanzgruppen mehrere ähnliche Analoga mit nur marginal unterschiedlichen Charakteristica zur Verfügung. Das Problem bei dieser Behandlung ist die exorbitant hohe Rezidivhäufigkeit nach Absetzen der Therapie von 60–90% (Bell, Andersen) oder bei Langzeitapplikation die Nebeneffekte (s. u.). Durch die Entdeckung der Bedeutung der H.p.-Infektion konnte ein neues Therapieprinzip, nämlich die H.p.-Eradikation eingeführt werden. Die klassische Eradikation wurde mit einer Tripeltherapie, bestehend aus Wismutsalzen, Tetracyclinen und Metronidazol durchgeführt (Soll). Eine Vielzahl von anderen Kombinationstherapien wurde mittlerweile publiziert, die im Prinzip alle ähnlich effektiv sind. Wegen der Nebenwirkungen der Wismut-Salze wurden diese mittlerweile weitgehend verlassen. Die Eradikation wird heute üblicherweise mit einem Antibiotikum (bevorzugt Amoxycillin oder ein Tetracyclin) und einem Protonenpumpenhemmer durchgeführt (Soll). Durch die Eradikation kann die Ulcus-Rezidivrate deutlich gesenkt werden und beträgt in einigen Studien unter 5% (Bell). Die guten Langzeitergebnisse sind darauf zurückzuführen, daß die Neuinfektionsrate in entwickelten Ländern mit hohen hygienischen Standards wahrscheinlich unter 1% pro Jahr beträgt (Graham 1991a). Die meisten der Rezidive sind somit wahrscheinlich auf eine inkomplette Eradikation zurückzuführen (Soll).

Anders sieht die Situation in Entwicklungsländern mit niedrigen Hygienestandards aus. Hier ist mit einer Re-Infektionsrate mit bis zu 100% zu rechnen, so daß immer wieder eine Eradikation oder eine Dauertherapie durchgeführt werden müßte.

In dieser Situation ist die Idee einer Impfung zur aktiven Immunisierung gegen H.p. faszinierend. Trotz der oben angedeuteten Problematik des „Escape" des H.p. aus den immunologischen Prozessen wurden erste Erfolge der Immunisierung im Tierversuch berichtet: die Immunisierung mit H. felis und mit den H. pylori-Antigenen VacA und Urease Subunit B schützte die Mäuse vor einer anschließenden H. felis oder H. pylori-Infektion (Chen, Corthesy, Czinn, Marchetti, Michetti). Man muß kein Prophet sein, um vorherzusagen, daß die Entwicklung einer Vakzine gegen H. pylori eines der intensivsten Forschungsobjekte der nächsten Jahre sein wird, nicht nur auf Grund der enormen epidemiologischen Konsequenzen, sondern vor allem auch wegen der riesigen kommerziellen Perspektiven. Dies wäre ja auch eine tumorprophylaktische Vakzine, wenn denn die hypothetisierten Kausalketten zwischen H.p.-Infektion und Magencarcinom und H.p. und MALTOM stimmen sollten.

Langzeitfolgen der Säureblockade: ECL-Hyperplasie, Carcinoid

Während die zentrale Bedeutung des Histamins für die Säuresekretion spätestens seit Synthetisierung der H2-Blocker bewiesen war, blieb der Ort der Histaminproduktion und -freisetzung im Magen lange Zeit strittig. Erst in den letzten Jahren konnte bewiesen werden, daß, im Gegensatz zum übrigen Körper, die für die Säuresekretion verantwortliche Freisetzung von Histamin im Magen nicht in den dort ebenfalls reichlich vorhandenen Mastzellen, sondern aus den Enterochromaffin-like (ECL)-Zellen geschieht (Chuang, Håkanson 1986). Die ECL-Zellen sind endokrine Zellen vom „geschlossenen Typ", das heißt, sie haben keinen direkten Kontakt zum Magenlumen. Sie befinden sich in den basalen Anteilen der Magenkrypten und sind über den ganzen Magen verteilt (Håkanson 1994).

Die ECL-Zelle steht vollkommen unter Kontrolle des Gastrin: Gastrin stimuliert die Histaminfreisetzung (Sandvik), aktiviert die Histidin-Decarboxylase und damit die Histamin-Bildung (Håkanson 1974), bewirkt eine Zunahme der Zellgröße und der Zellorganellen und stimuliert die Zellproliferation (Håkanson 1994). Die Applikation von Gastrin bewirkt eine Stimulation der DNA-, RNA- und Proteinsynthese im Magen (Walsh). Dies hat eine erhebliche pathophysiologische Bedeutung: Bei einer langdauernden Hypergastrinaemie, sei es durch einen Gastrin-produzierenden Tumor (Zollinger-Ellison-Syndrom), sei es durch die Langzeitapplikation von Säureblockern (H2-Antagonisten oder Protonenpumpenblocker), kommt es neben einer generellen Verdickung der Magenmucosa und einer Zunahme der Parietalzellen speziell zu einer Hyperplasie der ECL-Zellen (Borch, Håkanson 1986).

Im Tierversuch führte dies bei Ratten in bis zu 25 Prozent zu Magencarcinoiden (Ryberg). Beim Menschen sind ECL-Carcinoide im Magen bisher nur beim Zollinger-Ellison-Syndrom (Schubert 1988) und bei der Perniciosa (Schubert 1987) beschrieben worden, nicht aber bei der Therapie mit Protonenpumpenblockern (Klinkenberg-Knol, Lamberts). Da die Protonenpumpenblocker erst seit wenigen Jahren angewandt werden, und erst in jüngerer Zeit begonnen wurde, Patienten auch über Jahre kontinuierlich damit zu behandeln, bedarf es hier sicher noch Langzeituntersuchungen, um die Situation auch beim Menschen abzuklären. Sollten sich die Tierversuchsergebnisse beim Menschen bestätigen, so hätte dies natürlich therapeutische Konsequenzen: nämlich eine Renaissance der Ulcuschirurgie bei solchen Patienten, die einer Dauerbehandlung bedürften.

Nicht-chirurgische (konservative, endoskopische, laparoskopische) Behandlung der Ulcus-Komplikationen (Perforation, Blutung, Stenose)

Ulcus-Blutung

In der Behandlung der Ulcuskomplikationen hat sich in den letzten Jahren ein Wandel vollzogen. Besonders trifft dies zu auf die Therapie der Ulcus-Blutung. Während früher die massive Ulcusblutung eine absolute OP-Indikation darstellte, und in der chirurgischen Literatur lediglich die Diskussion bestand, ob die notfallmäßige Operation nur die akute Blutung behandeln sollte oder ob gleichzeitig die definitive chirurgische Behandlung der Ulcuskrankheit in Form einer Vagotomie zu erfolgen habe, hat sich die Situation mit zunehmender Verbreitung der Endoskopie und zunehmender Erfahrung der Endoskopeure sukzessive völlig verändert. Stand Ende der 70er Jahre noch ausschließlich die endoskopische Lokalisationsdiagnostik der Blutung im Vordergrund, um dem Chirurgen den Weg zu weisen, schlug das Pendel sehr schnell zur endoskopischen Therapie um. Anfänglich war das Ziel der endoskopischen Therapie eine präliminäre Blutstillung, um den Patienten nach Stabilisierung im „freien Intervall" quasi-elektiv operieren zu können. Auch diese Phase ist längst verlassen: heute ist beinahe unumstritten, daß die erste – und häufig auch einzige – Therapie der Ulcusblutung die endoskopische ist. Auch Forrest Ia- und IIa-Blutungen lassen sich meist erfolgreich nicht nur praeliminär, sondern definitiv therapieren (Ell). Die chirurgische Intervention bei der Ulcusblutung bleibt für wenige primäre oder sekundäre Therapieversager reserviert. In einer neueren deutschen Multicenterstudie betrug die Operationsrate beim blutenden Ulcus lediglich 12% (Ell).

Ist dieses Prinzip der endoskopische Blutstillung sehr gut belegt und weitestgehend akzeptiert, bleiben jedoch eine Menge Detailfragen bisher offen: durch die bisher vorliegenden Studien nicht geklärt oder strittig und deshalb im Rahmen von zukünftigen Studien zu untersuchen sind: a) Wann sollte nach erfolgreicher endoskopischer Blutstillung eine erneute Endoskopie durchgeführt werden; b) welcher Therapieweg soll bei der Re-Blutung nach endoskopischer Therapie eingeschlagen werden (Swain 1995); c) hilft die Doppler-Sonographie des Ulcusgrundes bei der Indikationsstellung zur Re-Endoskopie bzw. erneuter Unterspritzung, vor allem bei der Forrest IIa-Blutung (Kohler); c) bieten thermische Verfahren (Laser, Argonplasmakoagulation) Vorteile gegenüber der Unterspritzung, oder unterscheiden sich die verschiedenen für die Unterspritzung verwandten Agentien (NaCl, Adrenalin, Polidocanol, Alkohol, Fibrinkleber) einzeln oder in Kombination appliziert in ihren Ergebnissen? Zu dieser letzten Frage gibt es eine Fülle von Studien mit sehr widersprüchlichen Ergebnissen (Swain). Womöglich ist bei der Injektionstherapie die „lokale Tamponade" der Blutung der entscheidende Effekt (Lai).

Etwas anders stellt sich Situation bei den anderen Ulcuskomplikationen dar, hier haben sich die Alternativen zu den klassischen chirurgischen Verfahren bisher noch nicht in breitem Maße etablieren können.

Ulcus-Perforation

Zwar wurde schon 1986 von Swain eine endoskopische Nähmaschine entwickelt (Swain 1986), breitere Anwendung hat diese jedoch nicht gefunden. Vielversprechender scheinen laparoskopische Verfahren: Mittlerweile gibt es eine Reihe von Arbeiten, die in randomisierten kontrollierten Studien die Ergebnisse laparoskopischer Therapie bei Ulcus-Perforationen untersuchten. Die dabei benützten Techniken waren einzeln oder in Kombination Ulcusübernähungen (Thompson), Aufsteppen eines Omentum-Patches mit oder ohne zusätzliche Applikation von Fibrinkleber (Matsuda, Lau) oder in der Kombination von Endoskopie und Laparoskopie mit Durchziehen des Omentums durch die Perforation (Perissat).

Eine gutdokumentierte, jedoch bis heute wenig angewandte – ja nicht einmal bekannte – Therapiemöglichkeit ist das konservative Vorgehen: mit kompletter parenteraler Ernährung, Magensonde und intravenöser Antibiotika konnten in einer randomisierten kontrollierten Studie ein Großteil der Ulcusperforationen zur Abheilung gebracht werden. Nur 28% der konservativ behandelten Patienten benötigten eine chirurgische Intervention (Crofts). Die Mortalität (5%) und Morbidität unterschied sich in den konservativ und primär operativ behandelten Patienten nicht, sodaß die Autoren folgern, daß bei strenger stationärer Beobachtung unter den genannten Therapiekautelen durchaus ein konservativer Behandlungsversuch zu vertreten ist (Crofts).

Magenausgangstenose

Hier konkurrieren endoskopische und laparoskopische Verfahren mit der klassischen offenen Pyloroplastik; Daten über erfolgreich durchgeführte endoskopische pneuma-

tische Dilatationen (Griffin, Schmudderich, Hogan) und auch erste Ergebnisse bezüglich laparoskopisch durchgeführter Pyloroplastiken (Soper) liegen vor. Es gibt jedoch
noch keine Langzeitergebnisse und keine größeren Fallzahlen, so daß die Wertigkeit
dieser Therapieoptionen bisher nicht feststeht und erst in zukünftigen Studien gesichert werden muß.

Renaissance klassischer Magenchirurgie auf minimalinvasivem Wege?

Die klassischen, durch die suffiziente medikamentöse Säureblockade sowie die H.p.-
Eradikation schon vergessen geglaubten chirurgischen Verfahren zur Behandlung der
Ulkuskrankheit erfahren zur Zeit durch das Aufkommen der minimal-invasiven Chir-
urgie eine Renaissance (McCloy). Es gibt dafür mehrere Gründe: Zum einen werden
im Zeitalter zunehmend begrenzter finanzieller Möglichkeiten und explodierender
Kosten im Gesundheitswesen immer mehr auch ökonomische Gründe in die Wahl der
Therapieverfahren einfließen. Und die Operation ist in Europa – im Gegensatz zu den
USA (Sonnenberg) – billiger als eine jahre- oder jahrzehntelange Medikamentenbe-
handlung (Johnson). Zum anderen findet durch den kleinen Zugang bei den laparoskopischen Verfahren die Operation bei den Patienten eine weit höhere Akzeptanz.
Daß die klassischen resezierenden Operationen und die Vagotomien auf laparoskopi-
schem Wege durchgeführt werden können und daß die Ergebnisse bezüglich Säurere-
duktion mit denen offener Verfahren gleichgesetzt werden können, ist nachgewiesen
(Soper). Die Langzeitfolgen der Magenchirurgie (Jehle) bleiben unabhängig von der
Art des operativen Zuganges jedoch dieselben, so daß die Frage gestellt werden muß,
ob allein eine modifizierte Technik wieder eine Operation mit erheblichen Kurz-und
Langzeitfolgen rechtfertigen kann.

Schlußfolgerungen

Aus dem oben Dargestellten ziehen wir folgende Schlüsse:
- Die klassische chirurgische Ulcusforschung ist tot.
- Ein Großteil der Forschung der nächsten Jahre wird sich mit Hilfe von neuen Tiermodellen dem Helicobacter pylori beschäftigen, um pathogenetische Mechanismen
  der H.p.-Infektion aufzuklären und um eine Vakzine gegen H.p. zu entwickeln.
- Neue Behandlungskonzepte der Ulcuskomplikationen müssen in prospektiven Studien evaluiert werden.
- Aus ökonomischen Zwängen könnte in gewissem Maße eine Renaissance der elektiven Ulcuschirurgie auf laparoskopischem Wege eintreten.

Literatur

Andersen D, Amdrup E, Hostrup H, Sorensen FH (1983) Surgery or cimetidine? Comparison of two
    plans of treatment: operation or cimetidine given as a low maintenance dose. World J Surg 7:378–384
Asaka M, Kimura T, Kudo M, Takeda H, Mitani S, Miyazaki T, Miki K, Graham DY (1992) Relation-
    ship of Helicobacter pylori to serum pepsinogens in an asymptomatic Japanese population. Gas-
    troenterology 102:760–764

Bell GD, Powell KU (1993) Eradication of Helicobacter pylori and its effect in peptic ulcer disease. Scand J Gastroenterol Suppl 28:7–11

Black JW, Duncan WAM, Durant CJ, Ganellin CR, Parsons EM (1972) Definition and antagonism of histamine H2-receptors. Nature 236:385–390

Blaser MJ (1992) Hypotheses on the pathogenesis and natural history of Helicobacter pylori-induced inflammation. Gastroenterology 102:720–727

Borch K, Renvall H, Leidberg G, Anderson BN (1986) Relations between circulating gastrin and endocrine cell proliferation in the atrophic gastric fundic mucosa. Scand J Gastroenterol 21:357–363

Calabrò A, Milani S, Paladini I, Orsini B, Salvadori G, Surrenti C (1995) Role of epidermal growth factor in peptic ulcer healing. Dig Dis Sci 40:2497–2504

Chen M, Lee A, Hazell S (1992) Immunisation against gastric Helicobacter infection in a mouse/Helicobacter felis model (letter). Lancet 339:1120–1121

Chuang CN, Tanner M, Soll AH (1992) Gastrin induction of histamine release from canine fundic mucosal cells in primary culture. Am J Physiol 263:G460–G465

Corthésy-Theulaz I, Porta N, Glauser M, Saraga E, Vaney AC, Haas R, Kraehenbühl JP, Blum AL, Michetti P (1995) Oral immunization with Helicobacter pylori urease B subunit as a treatment against Helicobacter infection in mice. Gastroenterology 109:115–121

Crofts TJ, Park KG, Steele RJ, Chung SS, Li AK (1989) A randomized trial of non-operative treatment for perforated peptic ulcer. N Engl J Med 320:970–973

Czinn SJ, Cai A, Nedrud JG (1993) Protection of germ-free mice from infection by Helicobacter felis after active oral or passive IgA immunization. Vaccine 11:637–642

Davis GR (1993) Neoplasms of the stomach. In: Sleisenger MH, Fordtran JS (eds) Gastrointestinal Disease. WB Saunders, Philadelphia, pp 763–789

Ell C, Hagenmüller F, Schmitt W, Riemann JF, Hahn EG, Hohenberger W (1995) Multizentrische prospektive Untersuchung zum aktuellen Stand der Therapie der Ulcusblutung in Deutschland. Dtsch Med Wschr 120:3–9

Forman D, Newell DG, Fullerton F, Yarnell JWG, Stacey AR, Wald N, Sitas F (1991) Association between infection with Helicobacter pylori and risk of gastric cancer: evidence from a prospective investigation. BMJ 302:1302–1305

Graham DYI (1991) Helicobacter pylori: Its epidemiology and its role in duodenal ulcer disease. J Gastro Hepatol 6:97–101

Graham DY, Malaty HM, Evans DG, Evans DJ, Klein PD, Adam E (1991) Epidemiology of Helicobacter pylori in an asymptomatic population in the United States: Effect of age, race, and socioeconomic status. Gastroenterology 100:1495–1500

Griffin SM, Chung SC, Leung JW, Li AK (1989) Peptic pyloric stenosis treated by endoscopic ballon dilatation. Br J Surg 76:1147–1148

Håkanson R, Kroesen JH, Liedberg G, Oscarson J, Rehfeld JF, Stadil F (1974) Correlation between serum gastrin concentration and rat stomach histidine decarboxylase activity. J Physiol (Lond) 243:483–498

Håkanson R, Blom H, Carlsson E, Larsson H, Ryberg B, Sundler F (1986) Hypergastrinemia produces trophic effects on the stomach but not in pancreas and intestines. Regul Pept 13:225–233

Håkanson R, Bottcher G, Ekblad E, Panula P, Simonsson M, Dohlsten M, Hallberg T, Sundler F (1986) Histamine in endocrine cells in the stomach. Histochemistry 86:5–17

Håkanson R, Chen D, Sundler F (1994) The ECL cell. In: Johnson LR (ed) Physiology of the gastrointestinal tract. Raven Press, New York, pp 1171–1184

Hogan RB, Hamilton JK, Polter DE (1986) Preliminary experience with hydrostatic balloon dilatation of gastric outlet obstruction. Gastrointest Endosc 32:71–74

Jaskiewicz K, Louw JA, Marks IN (1993) Local cellular and immune response by antral mucosa in patients undergoing treatment for eradication of Helicobacter pylori. Dig Dis Sci 38:937–943

Jehle EC, Siewert JR, Blum AL (1994) Sequelae of gastric surgery. In: Misiewicz JJ, Pounder RE, Venables CW (eds) Diseases of the gut and the pancreas. 2nd edition. Blackwell, Oxford, pp 303–318

Johnson AG (1994) Management of peptic ulcer. Br J Surg 81:161–163

Klinkenberg-Knol EC, Festen HP, Jansen JB, Lamers CB, Nelis F, Snel P (1994) Efficacy and safety of long-term treatment with omeprazole for refractory reflux esophagitis. Ann Intern Med 121:161–167

Kohler B, Riemann JF (1991) The endoscopic Doppler: Its value in evaluating gastroduodenal ulcers after hemorrhage ans as ans instrument of control of endoscopic injection therapy. Scand J Gastroenterol 26:471–476

Kuipers EJ, Uyterlinde AM, Pena S, Hazenberg HJA, Loemena E, Lindeman J, Klinkenberg-Knol EC, Meuwissen SGM (1995) Increase of Helicobacter pylori-associated corpus gastritis during acid suppressive therapy: Implications for long-term safety. Am J Gastroenterol 90:1401–1406

Lai KH, Peng SN, Guo WS, Lee YS, Chang FY, Malik U, Wang JY, Lo GH, Cheng JS, Lee SD, Tsai YT (1994) Endoscopic injection for the treatment of bleeding ulcers: local tamponade or drug effect? Endoscopy 26:338–341

Lamberts R, Creutzfeldt W, Struber HG, Brunner G, Solcia E (1993) Long-term omeprazole therapy in peptic ulcer disease: gastrin endocrine cell growth, and gastritis. Gastroenterology 104:1356–1370

Lau WY, Leung KL, Zhu XL, Lam YH, Chung SCS, Li AKC (1995) Laparoscopic repair of perforated pepic ulcer. Br J Surg 82:814–816

Lindberg P, Nordberg P, Alinger T, Brandstrom A, Wallmark B (1986) The mechanism of action of the gastric aid secretion inhibitor omeprazole. J Med Chem 29:1327–1329

Marchetti M, Aricò B, Burroni D, Figura N, Rappuoli R, Ghiara P (1995) Development of a mouse model of Helicobacter pylori infection that mimics human disease. Science 267:1655–1658

Marshall BJ (1983) Unidentified curved bacilli on gastric epithelium in active chronic gastritis. Lancet 1:1273–1275

Marshall BJ, Warren JR (1984) Unidentified curved bacilli in the stomach of patients with gastritis and peptic ulceration. Lancet 1:1311–1315

Marshall BJ, Armstrong JA, McGechie DB (1985) Attempt to fulfil Koch's postulates for pyloric Campylobacter. Med J Austr 142:436–439

Matsuda M, Nishiyama M, Hanai T, Saeki S, Watanabe T (1995) Laparoscopic omental patch repair for perforated peptic ulcer. Ann Surg 221:236–240

McCloy R, Nair R (1994) Minimal access surgery – the renaissance of gastric surgery? Yale J Biol Med 67:159–166

Michetti P, Corthesy-Theulaz I, Davin C, Haas R, Vaney AC, Heitz M, Bille J, Kraehenbühl JP, Saraga E, Blum AL (1994) Immunization of BALB7c mice against Helicobacter felis infection with Helicobacter pylori urease. Gastroenterology 107:1002–1011

NIH Consensus Development Conference (1994) Helicobacter pylori in peptic ulcer disease. National Institut of Health, Bethesda, MD

Nomura A, Stemmeramn GN, Chyou PH, Kato I, Prez-perez GI, Blaser MJ (1991) Helicobacter pylori infection and gastric carcinoma among Japanese-Americans in Hawaii. N Engl J Med 325:1132–1134

Parsonnet J, Friedman GD, Vandersteen DP, Chang Y, Vogelman JH, Orentreich N, Sibley RK (1991) Helicobacter pylori infection and the risk of gastric carcinoma. N Engl J Med 325:1127–1131

Perissat J, Collet D, Edye M (1992) Therapeutic laparoscopy. Endoscopy 24:138–143

Rauws EA, Jangenberg W, Houthoff HJ, Zanen H, Tytgat GNJ (1988) Campylobacter pyloridis-associated chronic active antral gastritis. A prospective study of its prevalence and the effects of antibacterial and antiulcer treatment. Gastroenterology 94:33–38

Ryberg B, Bishop AE, Bloom SR, Carlsson E, Hakanson R, Larson H, Mattsson H, Polak JM, Sundler F (1989) Omeprazole and ranitidine, antisecretagogues with different modes of action, are equally effective in causing hyperplasia of enterochromaffin-like cells in rat stomach. Regul Pept 25:235–246

Sandvik AK, Waldum HL, Kleveland PM, Sognen BS (1987) Gastrin evokes an immediate and dose dependent histamine release preceding acid secretion in the totally isolated vascularly perfused rat stomach. Scand J Gastroenterol 22:803–808

Schmudderich W, Harloff M, Riemann JF (1989) Through-the-scope balloon dilatation of benign pyloric stenoses. Endoscopy 21:7–10

Schubert ML, Edwards NF, Arimura A, Makhlouf GM (1987) Paracrine regulation of gastric acid secretion by fundic somatostatin. Am J Physiol 252:G485–G490

Schubert ML, Edwards MF, Makhlouf GM (1988) Regulation of gastric somatostatin secretion in the mouse by luminal acidity: a local feedback mechanism. Gastroenterology 94:317–322

Silen W (1988) Experimental models of gastric ulceration and injury. Am J Physiol 255:G395–G402

Soll AH (1993) Gastric, duodenal, and stress ulcer. In: Sleisenger MH, Fordtran JS (eds) Gastrointestinal Disease. WB Saunders, Philadelphia, pp 580–679

Sonnenberg A (1989) Costs of medical and surgical treatment of duodenal ulcer. Gastroenterology 96:1445–1452

Soper N, Brunt LN, Kerbl K (1994) Laparoscopic general surgery. N Engl J Med 330:409–419

Stolte M, Eidt S (1989) Lymphoid follicles in the antral mucosa: immune response to Campylobacter pylori. J Clin Pathol 42:1269–1271

Swain CP, Mills TN (1986) An endoscopic sewing machine. Gastrointest Endosc 32:36–38

Swain P (1995) What should be done when initial endoscopic therapy for bleeding peptic ulcer fails? Endoscopy 27:321–328

Szabo S, Vattay P, Scarbrough E, Folkman J (1991) Role of vascular factores, including angiogenesis, in the mechanisms of action of sucralfate. Am J Med 91:2A–158S

Thompson AR, Hall TJ, Anglin BA, Scott-Conner CE (1995) Laparoscopic plication of perforated ulcer: results of a selective approach. South Med J 88:185–189
Tompkins LS, Falkow S (1995) The new path to preventing ulcers. Science 267:1621–1622
Tytgat GNJ, Rauws EAJ (1988) Campylobacter pylori and its role in peptic ulcer disease. Gastroenterol Clin North Am 95:1185–1191
Walsh JH (1994) Gastrointestinal hormones. In: Johnson LR (ed) Physiology of the gastrointestinal tract. Raven Press, New York, pp 1–129
Warren JR (1983) Unidentified curved bacilli on gastric epithelium in active chronic gastritis. Lancet 1:1273
Wotherspoon AC, Ortiz-Hidalgo C, Falzon MR, Isaacson PG (1991) Helicobacter pylori-associated gastritis and primary B-cell gastric lymphoma. Lancet 338:1175–1176
Wotherspoon AC, Doglioni C, Diss TC, Pan L, Moschini A, de Boni M, Isaacson PG (1993) Regression of primary low-grade B-cell gastric lymphoma of mucosa-associated lymphoid tissue type after eradicatio of Helicobacter pylori. Lancet 342:575–577

Chirurgische Proktologie

V. Zumtobel

Die komplizierten und komplexen anatomischen und funktionellen Bedingungen der anorektalen Region des Menschen sowie die durch die besondere Körperhaltung und Lebensweise entscheidend beeinflußten Erkrankungen dieser Region lassen sich im Tierexperiment nicht nachstellen. Daher bezieht sich die Forschungsarbeit im wesentlichen auf klinische und klinisch-apparative Untersuchungen sowie Verlaufsbeobachtungen.

Zunehmend höhere Lebenserwartungen und steigende Ansprüche an die Lebensqualität haben der Proktologie eine kontinuierlich wachsende Bedeutung in der Gesamtchirurgie beschert. Wichtigstes Anliegen von Forschung und klinischer Tätigkeit ist daher die Heilung bzw. Besserung von proktologischen Erkrankungen unter weitestgehender Erhaltung oder auch Verbesserung der analen Kontinenzfunktion. Daher sind Funktionsmessungen zum Verständnis der Pathophysiologie und zur Beurteilung der Kontinenzleistung von besonderem Interesse. Anamnestische, klinische und endoskopische Untersuchungen werden durch manometrische, elektromyographische und endosonographische Prüfverfahren sowie radiologische Funktionsuntersuchungen ergänzt, um aus den Untersuchungsergebnissen spezifische und möglichst erfolgreiche Behandlungsverfahren abzuleiten [2, 3, 16].

Die anorektale Manometrie gibt Aufschluß über Qualität und Quantität des anorektalen Druckverhaltens. Sie wird mit Perfusions-, Ballon-oder Mikrotip-Kathetern vorgenommen. Für differenzierte wissenschaftliche Fragestellungen wird der aufwendigeren Perfusionsmethode allgemein der Vorzug gegeben, da sie die exakteren Meßwerte ermöglicht.

Einen besonderen Vorteil verspricht die kombinierte Manometrie und Elektromyographie als Langzeitmessung über eine 24 Std. Periode, wobei mit Hilfe von Mikrotransducern und digitaler Datenspeicherung die anorektalen Druckverhältnisse unter normalen Tagesbedingungen erfaßt werden können. Hier fehlt es noch an der Entwicklung eines preislich akzeptablen, in der Handhabung wenig komplizierten Meßgerätes. Dagegen scheint die vektorgraphische Erfassung und Darstellung der dualen Druckprofile keine weiterführenden Erkenntnisse zu vermitteln [6].

Die systematische Erfassung prae- und postoperativer analer Sphinkterdruckprofile hat gezeigt, daß jegliche Verluste an Schließmuskelmasse zu Funktionseinbußen führen, die zunächst klinisch oft kompensiert, aber mit zunehmendem Alter mehr oder weniger manifest werden. Diese kritische Neueinschätzung der funktionellen Analsphinkterreserven ist dabei, die Chirurgie der Analfisteln grundsätzlich neu zu orientieren. Inzwischen wird auf großzügige Teilspaltungen des Sphinkterapparates verzichtet und auf die Entwicklung möglichst sphinkterschonender Vorgehensweisen hingearbeitet. Die Fistelexzision mit Mucosalappenplastik sowie die Renaissance der Fadendrainage als Hilfsmittel zur etappenweisen Verkleinerung ausgedehnter Fistelsysteme sind Reaktionen auf diese geänderten Vorstellungen [1, 7].

Eine weitere entsprechend wertvolle Hilfestellung bietet die Analmanometrie bei der Objektivierung der praeoperativen Sphinkterleistung vor der Entscheidung über eine evtl. koloanale Anastomosierung oder Rektumexstirpation bei tiefsitzenden geeigneten Rektumkarzinomen [9, 10, 15].

Die anale und rektale Endosonographie wird heute meist mit hochfrequenten in einem Plastikkonus rotierenden Schallköpfen mit rechtwinkliger Schallabstrahlung vorgenommen, kann aber auch mit transversalen oder longitudinalen Sektorscannern erfolgen. Durch Kombination mit einem rechnergestützten „post processing" ist jetzt auch die Fertigung von 3-D-Bildern des Sphinkterapparates möglich. Die aktuelle Festlegung der Sonoanatomie des Analkanals erfolgt durch In-vivo-und In-vitro-Untersuchungen, durch Messungen an Patienten mit therapeutischen Sphinkterinzisionen sowie durch parallel durchgeführte elektromyographische und kernspintomographische Untersuchungen [6, 9].

Die Endosonographie ist heute die wichtigste Untersuchung in der Differentialdiagnose der Inkontinenz geworden, da sie durch ihre zuverlässige morphologische Aussage eine gute Abgrenzung zwischen neuromuskulärem Defizit und muskulärem Defekt erlaubt. Auch funktionell kompensierte postpartale oder postoperative Sphinkterdefekte lassen sich gut erfassen und gut dokumentieren. Somit wird diesen Untersuchungsverfahren in naher Zukunft auch eine wesentliche forensische Bedeutung für die Einschätzung von Schließmuskelschäden nach Unfällen, Kriegsverletzungen, Sexualdelikten und iatrogenen Maßnahmen zukommen.

Während die Leistungsfähigkeit der Endosonographie für den Verlaufsnachweis perianaler Fisteln noch unterschiedlich beurteilt wird, gilt sie bereits als zuverlässige Hilfe für die Lokalisation und Größenbestimmung periproktitischer Infiltrate oder Abszedierungen bei klinisch unklaren Befunden. Darüber hinaus stellt sie das einfachste und sicherste Verfahren zum praeoperativen Staging von Rektum- und Analkarzinomen dar und ermöglicht so bereits eine differenzierte Auswahl unter den operativen Behandlungsmöglichkeiten. Unter Studienbedingungen wurde bereits die Bedeutung der endosonographischen 3-D-Darstellung zur Erfassung des Tumorvolumens für die exakte Planung einer Strahlentherapie beim Analkarzinom evaluiert [4, 6, 14].

Die Defäkographie ermöglicht die radiologische Darstellung der Stuhlentleerungsdynamik. Mit ihr können Formveränderungen des Anorektums, die während des erfolgreichen, gestörten oder frustranen Entleerungsaktes entstehen, röntgenologisch erfaßt und dokumentiert werden. Die Umsetzung und Interpretation der erhobenen Befunde bedarf jedoch großer Erfahrung und einer engen Kooperation zwischen dem untersuchenden Radiologen und dem mit Anamnese und klinischen Befunden vertrauten, proktologisch erfahrenen Chirurgen, um adäquate therapeutische Konsequenzen zu ziehen [6, 11].

Die Defäkographie ist angezeigt bei Defäkationsstörungen mit dem Leitsymptom der behinderten Stuhlentleerung sowie bei Kontinenzstörungen i.S. gelegentlicher oder intermittierender Kontrollverluste bzw. Inkontinenz zur Erfassung von Rekto- und Enterozelen, Intussusceptionen, Teilprolapsen und evtl. Ursachen für die Entstehung eines Ulcus simplex recti.

Ein weiterer wesentlicher Forschungsschwerpunkt in der chirurgischen Proktologie bezieht sich auf die Möglichkeiten und Grenzen der vollständigen oder teilweisen Erhaltung der Sphinkterfunktion in der Rektumtumorchirurgie, ohne onkologische Zugeständnisse oder Kompromisse zu machen. Die transanale endoskopische Mikrochirurgie zur Exstirpation von Rektumadenomen und bestimmten Formen von Rektumkarzinomen bei einem selektionierten Krankengut wird derzeit in 57 Zentren in Deutschland mit noch unterschiedlich weiten Indikationsstellungen eingesetzt [5, 13]. Erste größere Nachbeobachtungsserien aus mehreren Kliniken erlauben eine objektivere Wertung der Methode im Vergleich zu anderen Verfahren.

Besonderes Interesse gilt z. Zt. auch der anatomischen Begrenzung und onkologischen Bedeutung des Mesorektums. Es ist umstritten, ab welcher Höhe des Tumorsitzes die Exstirpation des gesamten Mesorektums onkologisch erforderlich ist. Weitgehend unumstritten ist dagegen, daß bei sorgfältiger präparatorischer Einhaltung der weniger deutlichen seitlichen Grenzen des Mesorektums der untere Plexus hypogastricus einschließlich des Verlaufs seiner größeren Äste entlang der Wand des kleinen Beckens sicher dargestellt und geschont werden kann. Hierdurch lassen sich ohne Radikalitätseinbußen das Ausmaß postoperativer Blasen- und Sexualfunktionsstörungen deutlich einschränken [8, 15, 17, 18].

Das Bestreben nach onkologisch vertretbarer Kontinenzerhaltung zeigt sich auch in den Versuchen, extrem tiefe Resektionen mit koloanalen oder intersphinkteren Anastomosen vorzunehmen. Bei endosonographisch ermittelten frühen Tumorstadien T1 und T2 können mit dem intersphinkteren Vorgehen unmittelbar am Oberrand des Analkanals beginnende Tumoren noch reseziert werden. Dabei lassen sich sowohl die Anastomosen-Komplikationsraten als auch die Kontinenzeinbußen durch Anlage eines kurzen Colonpouch im Anastomosenbereich günstig beeinflussen. Die bisher vorliegenden noch relativ kleinen Verlaufbeobachtungszahlen deuten der Rektumexstirpation vergleichbare Rezidiv- und Überlebensraten an [10, 12, 15]. Es wäre sehr zu wünschen, daß die Frage nach den onkologischen Grenzen der Kontinenzerhaltung, vielleicht multizentrisch, anhand größerer Fallzahlen bald zuverlässiger beurteilt werden könnte.

Literatur

1. Athanasiadis S, Lux N, Fischbach N, Meyer B (1991) Die einzeitige Operation hoher trans- und suprasphincterer Analfisteln mittels primärer Fistulektomie und Verschluß des inneren Fistelostiums. Chirurg 62:608
2. Athanasiadis S (1992) Elektromyographische Befunde an der Beckenbodenmuskulatur von Patienten mit anorectaler Inkontinenz. Chirurg 63:822
3. Athanasiadis S (1996) Chirurgie der primären Sphincterinkontinenz. Chirurg 67:483
4. Buchmann P, De Lorenzi D, Müller A (1996) Reeingriffe bei sekundärer Inkontinenz. Chirurg 67:491
5. Bueß G, Kayser J (1996) Technik und Indikation zur sphinctererhaltenden transanalen Resektion beim Rectumcarcinom. Chirurg 67:121
6. Feifel G, Langenscheidt Ph, Ecker KW (1996) Aktuelle Proktologie – Moderne Funktionsdiagnostik. Chirurg 67:205
7. Girona J, Denkers D (1996) Fistel, Fissur, Abszeß. Chirurg 67:222
8. Heald RJ (1995) Total mesorectal excision is optimal for rectal cancer: a Scandinavian consensus. Br J Surg 82:1297
9. Herold A (1994) Methodik und Standards in der anorektalen Manometrie – Manometrie Workshop. Kontinenz 3:104

10. Hildebrandt U, Lindemann W, Kreißler-Haag D, Feifel G (1995) Die intersphinctere Rectum-resektion mit colosphincterem Pouch. Chirurg 66:377
11. Köckerling F, Schneider C, Hohenberger W (1996) Rectumprolaps – Verfahrenswahl und minimal invasive Möglichkeiten. Chirurg 62:17
12. Kroesen AJ, Stern J, Buhr HJ, Herfarth Ch (1995) Kontinenzstörungen nach ileoanaler Pouchanlage – diagnostische Kriterien und therapeutische Folgerungen. Chirurg 66:385
13. Said S, Stippel D (1996) 10jährige Erfahrungen mit der transanalen endoskopischen Mikrochirurgie. Chirurg 67:139
14. Sailer M, Leppert R, Fuchs KH, Thiede A (1995) Die endorectale Sonographie zur Beurteilung perirectaler Prozesse. Chirurg 66:34
15. Schumpelick V, Braun J (1996) Die intersphinctäre Rectumresektion mit radikaler Mesorectum-excision und coloanaler Anastomose. Chirurg 67:110
16. Stelzner F (1991) Die anarectale Inkontinenz – Ursache und Behandlung. Chirurg 62:17
17. Stelzner F (1994) Wandel in der Therapie des Rektumkarzinoms. Langenbecks Arch Chir, Kongreßber:257
18. Stelzner F (1995) Ergebnisse und Erkenntnisse bei 328 Radikaloperationen des Rectumcarcinom durch einen Operateur. Vergleich anatomischer Untersuchungen mit Brachydanio rerio und Latimeria chalumnae. Chirurg 66:1230

Hypovolämischer Schock

U. B. Brückner

Pathophysiologie

Unabhängig von jedweder zugrunde liegenden Ätiologie läßt sich das Syndrom *Schock* definieren als Mißverhältnis zwischen Sauerstoffangebot und/oder -verwertung einerseits sowie O_2-Bedarf bzw. -verbrauch auf der zellulären Ebene andererseits. Diese akute, durch den Organismus selbst nicht oder meist nur sehr kurzfristig kompensierbare Störung gilt erst recht und gerade für den hämorrhagischen Schock, eine Sonderform des hypovolämischen Schocks. Ein Volumenmangel entsteht nämlich nicht nur und alleine durch äußere und/oder innere Blutungen (hämorrhagischer Schock) mit oder ohne Gewebezerstörungen (traumatischer Schock), sondern auch durch Plasmaverluste (Verbrennungsschock) sowie in Form von Wasser-/Elektrolytverlusten (Dehydrationsschock).

Das Überleben eines Schocks ist determiniert durch eine im Falle des hämorrhagischen Schocks blutungsbedingte Reduktion der nutritiven Organdurchblutung, durch ein an den direkten Verlust von Sauerstoffträgern gebundenes limitiertes O_2-Angebot an das Gewebe sowie letztendlich durch ein schweres Einfach- und/oder Mehrfachversagen von lebenswichtigen Organen, welches entweder akut, subakut oder sogar sekundär chronisch bedingt ist.

Der zelluläre Sauerstoffmangel hängt von drei Komponenten ab: a) O_2-Transport (Herzzeitvolumen, Hämoglobingehalt), b) der Fähigkeit, Sauerstoff an das Gewebe abzugeben (Affinität, Dissoziationskurve, Kapillardurchblutung, Diffusionsstrecke) und schlußendlich c) von der Verwertung des angebotenen Sauerstoffs durch die Zellen selbst (Störungen der mitochondrialen Atmungskette, Temperatur, Vergiftung, Azidose).

Auf die allgemeinen pathophysiologischen Reaktionen des Organismus während und nach hypovolämischem Schock, wie lokale Ischämie mit fokalen Bezirken einer Minderperfusion diverser Organe [1], Störungen der metabolischen [2] Zellfunktionen und humoralen Reaktionen [3, 4], Änderungen der Lymphzirkulation [5] und des Plasmaproteintransportes [5, 6], Interaktionen immunkompetenter Zellen [7] sowie neutrophiler Granulozyten [8] mit dem (mikro)vaskulären Endothel [9], den daraus resultierenden Freisetzungsreaktionen hochpotenter vasoaktiver [10] und anderer [11] Mediatoren, Generierung von Stickstoff- [12, 13] und Sauerstoffradikalen [14], Störungen der Gerinnungs- und Fibrinolysefunktionen des Blutes [15], Aktivierung der Komplementkaskade [16], Verlust körpereigener (intrazellulärer) Antioxidantien [17, 18], Störungen der peripher- und zentralnervösen Funktionen [19], Verlust der Barrierefunktion des Darmes [20, 21] inklusive der bekannten Kompensationsmechanismen des Organismus gegen den Volumenmangel, wie sympathoadrenerge Reaktionen [22, 23] seien hier lediglich beispielhaft erwähnt.

Gleiches gilt um so mehr, wenn als auslösende Ursache (schwere) Polytraumen [24] oder gar Verbrennungstraumen [12, 25] zugrunde liegen. Die Kombination von Gewebeverletzungen mit Volumenverlust (Blut, Plasma) kompliziert die Freisetzungsreaktionen von Mediatoren sowie die Stimulierung, aber auch Hemmung von Kaskadensystemen um ein nicht abschätzbares Vielfaches. In all diesen Fällen muß auf die entsprechende reichhaltige internationale Literatur verwiesen werden (s. a. Kapitel: *Endotoxin; Sepsismediatoren; Mikrozirkulation/Adhäsionsmoleküle; Ischämie/Reperfusion*). In diesem Kapitel soll und kann nicht näher auf diese patho(physio)logischen Abläufe eingegangen werden, es sei denn, es werden spezifische Therapieansätze darauf gegründet oder therapeutische Strategien davon abgeleitet.

Modelle

Die Schwierigkeiten der Interpretation von Bedeutung und Wichtigkeit der einzelnen pathophysiologischen (Re)Aktionen und Abläufe der dabei involvierten Mediatoren, Faktoren und biologischen Substanzen sind darin begründet, daß ein, wenn nicht der hauptsächliche Teil davon in tierexperimentellen Studien erhoben wurde. Nicht diese Tatsache an sich ist für eine Wertung einschränkend, sondern die Inkonstanz der Vergleichbarkeit, die meist dahinter steckt. Aber auch die Ergebnisse von Untersuchungen an Menschen sind nicht uneingeschränkt gültig bzw. übernehmbar. Hier mangelt es fast immer an einer standardisierten Vergleichbarkeit. Als ein Beispiel sei der aus den hämodynamischen Kompensationsmechanismen abzuleitende und bereits 1967 von Allgöwer & Burri [26] definierte „Schockindex" genannt. Nach neuesten, akribisch durchgeführten Untersuchungen von Little et al. [27] kann und darf eine gültige Aussage aus dem Verhältnis von Herzfrequenz und Blutdruck, daß ein Volumenmangel vorliegt, nur für herzgesunde Patienten gemacht werden.

Grundvoraussetzung für akzeptable Schlußfolgerungen aus experimentellen Modellen sind daher folgende Kriterien: a) Unabdingbare Reproduzierbarkeit, unabhängig von der durchführenden Forschungseinrichtung, b) voraussagbare Entwicklung des hypovolämischen Schocks, c) Ähnlichkeit mit der klinischen Situation und d) die Entwicklung multipler Organdysfunktionen, welche schlußendlich eine späte Letalität nach sich ziehen. Leider sind diese (An)Forderungen nicht so einfach zu erfüllen, denn die nachfolgend aufgezählten Faktoren müssen u. a. ebenfalls berücksichtigt werden, da sie wesentlich (mit)entscheidend sind:

1. Narkose: ja/nein – evtl. Gefahr der Interferenz mit Hämodynamik, ZNS, Mediatorausschüttung
2. Beatmung: ja/nein – wenn ja, welcher FiO_2
3. Trauma: ja/nein – wenn ja, vor/nach dem Blutverlust
4. begleitende Pharmakotherapie: ja/nein – z. B. Heparin, Antibiotika
5. Konstanz von (niedrigem) Blutdruck oder (vermindertem) Volumen – oder gar Gleichhalten elektrophysiologischer Größen, wie Depolarisation/Ruhepotential der Zellen [28]
6. Dauer der Entzugs- sowie der Hypovolämie- bzw. Hypotoniephase(n)
7. klinische Situation – akuter, subakut bis subchronischer, kontinuierlich-chronischer Volumenverlust (Blut)

8. schweres einfaches Organversagen – was soll betroffen sein: Lunge, Niere, Leber – oder Mehrfachversagen von Organen – nacheinander/gleichzeitig
9. (abschließende) Volumentherapie: ja/nein – welche Art Volumenersatz
10. Reinfusion des zuvor entzogenen Eigenblutes: ja/nein
11. Wahl der Spezies – Maus, Hamster, Ratte, Meerschweinchen, Kaninchen, Frettchen, Katze, Hund, Schwein, Ziege, Schaf, Kalb, Primaten (Meerkatze, Pavian, Schimpanse)

Seit vielen Jahren gibt es jedoch auch Versuche, bei (gesunden) Probanden eine Hypovolämie im Sinne eines „hämorrhagischen Schocks" oder eines Plasmaverlustes modellhaft und standardisiert nachzuvollziehen. Auch dabei werden die auftretenden Änderungen von Hämodynamik, Mediatoren etc. gemessen.

1. Lower Body Negative Pressure – LBNP

Bereits 1834 beschrieb Junod [29] ein Dekompressionsverfahren der unteren Körperhälfte, das er „Hemospasia" nannte. Durch einen subatmosphärischen Druck (genauer Sog) verschiedener Stärkegrade wurden in den nachfolgenden 130 Jahren entweder diverse „Krankheiten therapiert" oder aber physiologische Untersuchungen durchgeführt. Mehrminütige Episoden eines „negativen" Drucks von > 50 mmHg induzierten gar gewollt kardiale Synkopen über einen simulierten Blutverlust bis zu 30% des zirkulierenden Blutvolumens. Auslösende Ursache der LBNP-Methode ist die Reduktion des venösen Rückstroms zum Herzen.

Murray und Mitarbeiter benutzen 1968 [30] und 1969 [31] erstmals diese Methode, um reproduzierbar bei gesunden Probanden eine progressive Hypovolämie auszulösen und deren Effekte insbesondere auf Herz und Kreislauf zu untersuchen. In den folgenden Jahren bis zur Neuzeit wurden über unterschiedlichste Dekompressionsdrücke von − 20 mmHg [32] bis − 40 mmHg [33] moderate Zustände eines Volumenmangels induziert und intensiv untersucht.

2. Kopftieflage

Dieses Verfahren wird meist in Kombination mit der LBNP-Technik angewandt, um eine stärkere Hypovolämie auszulösen [34, 35].

3. Intravasaler Ballon

Eine Reduktion des venösen Rückstroms zum Herzen wird durch Aufblasen eines Ballons in der Vena cava inferior ausgelöst und kann damit einen Volumenmangel, beispielsweise bei „Probanden" simulieren [36].

4. Blutentzug

Akute makrohämodynamische Druck- und Flußänderungen können direkt nach akutem Blutentzug von bis zu 10% des zirkulierenden Blutvolumens gemessen werden [37].

5. Epidurale Narkose

Diese Narkoseform führt teilweise zu einer zentralen Hypovolämie, welche einem verminderten venösen Rückstrom bzw. einer Reduktion des Herzzeitvolumens von ca. 25% entspricht [38].

6. Diuretika
Geringere Volumenverluste von etwa 10% lassen sich durch akute Applikation größerer Mengen an Diuretika über eine akute Reduktion des Plasmavolumens simulieren [39].

Von allen hier beschriebenen Modellen, einen Volumenmangel beim gesunden Menschen auszulösen und insbesondere unter standardisierten Bedingungen zu simulieren, erscheint die LBNP-Methode die einzig reelle zu sein. Mit dieser Technik können fein abgestufte Dekompressionsdrücke in Abständen von 5 mmHg sowie konstante Zeitintervalle für jeden Schritt eingehalten werden.

Therapie(ansätze)

Mehr noch als für die pathophysiologischen Überlegungen, welche von Untersuchungen an verschiedenen Modellen und eben auch Spezies abgeleitet werden, gilt für die Evaluierung möglicher therapeutischer Konsequenzen ein sehr vorsichtiges Taktieren und Abwägen. Auf der Basis der vielen in die Hypovolämie bzw. im hämorrhagischen Schock und deren Folgen einbezogenen Mediatoren, Stimulierung von Faktoren und Kaskadensystemen sind fünf Therapiestrategien vorstellbar. Einige davon sind Standard bzw. bereits etabliert, andere befinden sich im Prüfstadium oder sind gerade mal „experimentell angedacht".

1. Normalisierung der Makro-(Mikro-?)hämodynamik
Die sofortige Kreislaufauffüllung mit einem Volumenersatzmittel ist das primär wichtigste und direkt vorzunehmende Procedere. Selbstverständlich gilt es in dieser initialen Phase auch, die Blutungsquelle zu finden und die Blutung sofort zu stoppen, um einen weiteren Volumenverlust zu verhindern [40].

Die Art der Flüssigkeitstherapie an sich ist unwichtig, solange es sich um die Gabe eines Volumenersatzmittels handelt. Damit scheiden reine Elektrolytlösungen als alleiniger Flüssigkeitsersatz aus, ohne daß hier auf den alten, teilweise sehr emotional geführten Streit eingegangen werden soll, ob Kolloide oder kristalline Lösungen besser als Primärtherapie geeignet wären. Elektrolytlösungen bergen neben ihrer sehr kurzen intravasalen Verweildauer und der daraus resultierenden Gefahr einer (erneuten) nicht erkannten Hypovolämie, noch zusätzliche Risiken, insbesondere, wenn sie in größeren Mengen verabreicht werden. Neben der Möglichkeit, ein akutes interstitielles Lungenödem zu provozieren, ist der unphysiologisch hohe Chloridgehalt nicht zu vernachlässigen [41] sowie auch die nachgewiesene Kardiotoxizität von D-Laktat [42].

Volumenersatz für größere Mengen an verlorenem Blut kann nur über Kolloidlösungen erfolgen [43]. Hierbei hatte bislang der Vorzug der einen oder anderen künstlichen Kolloidform – Dextran, Hydroxyethylstärke, Gelatine – vorwiegend „weltanschauliche" Gründe. Die Frage, welche Art künstlicher Kolloide besser geeignet sei, welche eventuellen Nebenwirkungen oder sonstigen Auswirkungen diese haben könnten, hat sich in allerjüngster Zeit mehr auf eine andere Ebene verlagert. Ob diese Kolloide einen Einfluß auf die Zytokinfreisetzung haben und wie dieser evtl. geartet sein könnte, d. h. ob sie möglicherweise sogar die Schockfolgen perpetuieren könnten, wird derzeit diskutiert [44–50].

Prinzipiell gilt, daß heutzutage die Wahl des geeigneten Kolloids zur Volumen-expansion auf der Basis adäquater, d. h. korrekter pharmakologischer, (patho)physio-logischer und klinischer Überlegungen erfolgen muß. Es existieren nicht nur größere Unterschiede bezüglich des Vermögens, das Blut- bzw. Plasmavolumen zu expandie-ren oder in der intravasalen Verweildauer der einzelnen Substanzen, sondern auch die Einwirkungen auf die Hämostase, Rheologie, Leukozytenadhäsion, den mikrovas-kulären Blutfluß und die Kaskadensysteme sind verschieden [51, 52]. Jedoch sollte auch hier bei Ersatz großer Volumina der relativ hohe Chloridgehalt der Infusions-lösungen mit in das Kalkül einfließen [42]. Blut sollte, wenn überhaupt, allenfalls bei extremen Verlusten von Sauerstoffträgern und dann lediglich in Form von Erythro-zytenkonzentraten in Verbindungen mit Elektrolytlösungen verabreicht werden, kei-nesfalls jedoch als sogenanntes natürliches Kolloid. Humanalbumin hat seine Berech-tigung nur bei großen Proteinverlusten [53]. Ansonsten sind Eiweißfraktionen (des Blutes) mit ihren spezifischen Indikationen gezielt einzusetzen.

Zum Monitoring makrohämodynamischer Einflußgrößen bei der Hypovolämie so-wie der anschließende Volumentherapie sei auf eine kürzlich erschienene Übersichts-arbeit verwiesen [54].

2. Erhöhung der globalen Sauerstoff-Transportkapazität

a) Hyperbare Beatmung. Eine bislang nur experimentell beschriebene Möglichkeit be-steht in der Darreichung reinen Sauerstoffs unter Überdruckbedingungen bis zu 3 bar [55]. Die erzielten guten Langzeitergebnisse werden als best ausgewiesene Basis einer klinischen Phase II-Prüfung angesehen. Eine solche ist derzeit in den USA in Planung.

b) Stromafreie Hämoglobin(Hb-)lösungen. Seit vielen Jahren wird versucht, soge-nanntes „künstliches Blut" herzustellen und entsprechend anzuwenden. In letzter Zeit erscheint dieser „Traum" näher zu rücken, seitdem es gelang, die Verweildauer der Substanzen im Kreislauf bis auf 6–10 Stunden zu erhöhen, die Abspaltung freier Hb-Moleküle zu verhindern und die toxischen Eigenschaften zu minimieren. Ver-schiedene physikalische bzw. chemische „Kunstgriffe" wie Polymerisation, sogenann-tes cross-linking, Konjugation an andere Substanzen sowie der Einschluß in künstli-che Liposomen führte zu diesen Erfolgen [56]. Das diesen ultrareinen Lösungen zu-grunde liegende Hb-Molekül stammt entweder aus Rinderblut (günstigerer P_{50}-Wert), ist humanen Ursprungs (aus alten Blutkonserven) oder wird neuerdings gentechnolo-gisch hergestellt.

Auf der Grundlage des bislang sehr guten Abschneidens verschiedenster Lösungen in hämorrhagischen Schockmodellen bei unterschiedlichen Spezies sind bereits eini-ge klinische Phase I- bzw. Phase II-Studien abgeschlossen [57]. Fortführende Phase III-Untersuchungen sind derzeit geplant bzw. werden vorbereitet.

c) Perfluorocarbone (PFC). Hier handelt es sich um chemisch inerte Substanzen, wel-che eine hohe physikalische Löslichkeit für O_2 besitzen. Die Beziehung von O_2-Partial-druck und O_2-Gehalt im Blut ist jedoch linear, wobei die Steigung der Geraden die Sauerstoffspeicherkapazität der PFC-Lösung charakterisiert. Ein Nachteil ist, daß hohe O_2-Partialdrücke vonnöten sind, um eine „optimale O_2-Sättigung" zu erreichen. Andererseits ist die Bioverfügbarkeit, d.h. die Abgabe des Sauerstoffs so hoch, daß eine Beatmung mit reinem Sauerstoff ($FiO_2 = 1{,}0$) völlig ausreicht [58].

Für ein Perfluorocarbon der neuesten Generation, das Perflubron (Perfluorooctyl Bromid) sind bereits die ersten klinischen Phase II-Studien abgeschlossen – allerdings zunächst als Alternative zum intraoperativen Blutersatz [59]. Weitere prospektiv-unabhängige, randomisierte und kontrollierte Multizenterstudien zum Einsatz dieser PFC-Lösung sind in den USA und Europa unterwegs.

d) Rekombinantes humanes Erythropoietin (rHuEPO). Vereinzelte tierexperimentelle Studien mit diesem Hormon erbrachten einen immensen Vorteil bezüglich der Überlebenszeit, aber auch der Überlebensrate nach ansonsten tödlichem hämorrhagischen Schock [60]. Inwieweit rHuEPO tatsächlich als mögliche Therapievariante für den Gebrauch beim Menschen in Frage kommt, muß derzeit noch abwartend beurteilt werden.

3. Hemmung der Freisetzung von Mediatoren
Außer für den Einsatz von Antikörper gegen das Zytokin Tumornekrosefaktor (TNFα), für den eine klinisch kontrollierte Phase II-Studie beschrieben ist [61], gibt es für andere Mediatorblockaden lediglich experimentelle Ansätze. Einmal handelt es sich um Leukotriene [62], Anti-TNF-Antikörper [63, 64] sowie die Phosphatidinsäure [65]. Als „aussichtsreich" getestet wurden verschiedenste Antioxidantien [66–69], welche gleichzeitig auch mögliche positive Effekte auf die Leukozytenadhäsion aufweisen. Die Gabe von Hemmstoffen der induzierbaren Stickstoffmonoxidsynthase (iNOS) wird sowohl positiv [70, 71] als auch sehr ablehnend [72, 73] beurteilt.

Unklar ist auch, ob beispielsweise Vasopressoren [74] verstärkt eingesetzt werden sollen oder möglicherweise eine allgemeine Stimulation von Ganglien [75] zu empfehlen ist. Positiv gesehen wird in jedem Falle die Verabreichung von ATP entweder in Form von ATP-MgCl$_2$ [76] oder eingekapselt in Liposomen [77]. Günstig soll auch die Extragabe von Glukose zur Erzeugung einer Hyperglykämie wirken [78]. Beide letztgenannten „Therapie"maßnahmen fördern angeblich die Bereitstellung von Energie und helfen somit, die Freisetzung schädlicher Mediatoren zu verhindern.

4. Mediatorinhibitoren
Für diese Therapiestrategie kommen entweder monoklonale Mediatorantikörper oder Rezeptoren-blockierende Substanzen in Frage. In diesem „therapeutischen Feld", das ganz gezielt in die Pathophysiologie von Mediatoren eingreift, existieren bislang auch die meisten klinischen Studien. Im Falle eines hämorrhagischen bzw. hypovolämischen Schocks haben diese Forschungsansätze den Anspruch, den direkten Auswirkungen schnellstmöglich entgegenzuwirken bzw. den mediatorbedingten (Spät)Folgen vorzubeugen.

Tierexperimentell verhindert ein Antikörper des Mediators ,platelet activating factor' eine Immundepression [79]. Klinische Studien nach Hypovolämie und Schock gibt es derzeit lediglich in der Planung, während bei Patienten mit schwerer Sepsis bereits eine kontrollierte Phase II Studie läuft. Ebenfalls an Patienten mit einem Sepsissyndrom vermochte der rekombinant hergestellte Interleukin-1-Rezeptorantagonist (IL-1ra) in einer plazebo-kontrollierten, doppelblinden Phase II-Studie die Überlebenszeit dosisabhängig zu steigern [80]. Die nachfolgende Multizenterstudie an wesentlich mehr Patienten konnte jedoch diesen anfänglich positiven Befund nicht bestätigen [81]. Eine retrospektive Nachanalyse unter Einschluß aller Patienten ergab, daß mit zunehmendem Schweregrad der Sepsis die Wirkung von IL-1ra offensichtlich nachläßt. Daraus muß gefolgert werden, daß die Ergebnisse der ersten Studie – sowie jeder anderen Untersuchung mit dieser Substanz auch – von der Zusammensetzung des rekrutierten Patientenkollektives abhängt.

Die Unterdrückung der pulmonalen Zytokinexpression gelang in einem experimentellen Tiermodell mit Hilfe eines Konjugates aus den löslichen Dimeren des menschlichen sogenannten p80-TNF-Rezeptors und der Fc-Region der menschlichen Immunglobulinfraktion IgG_1 [82]. Allerdings war dieser Erfolg nicht begleitet von einer Verhinderung akuter Lungenschäden, was das eigentliche Therapieziel war. Dazu paßt, daß erst kürzlich eine multizentrische Phase III-Studie an ca. 140 Patienten abgebrochen werden mußte, weil die Letalität in der Plazebogruppe deutlich niedriger lag als in der Verumgruppe [83].

In einer plazebo-kontrollierten, randomisierten, tierexperimentellen Studie verlängerte die kombinierte, jeweils selektive Blockade der Leukotriene LTD_4/E_4-Rezeptoren sowie des Thromboxan TxA_2-Rezeptors sowohl die Rate als auch die Zeit des Überlebens signifikant [10]. Ähnliche Ergebnisse wurden auch berichtet nach Hemmung der Rezeptoren für Glukokortikoide [84]. Die durch diese Inhibierung bewirkte Verbesserung der Leberdurchblutung wurde als das den positiven Effekt auslösende Grundereignis angesehen. Dies scheint tatsächlich von eminenter Bedeutung zu sein, denn eine praktisch normalisierte Leberperfusion auf der Grundlage der Hemmung bzw. zumindest Reduktion der Leukozytenadhäsion [85, 86] geht offensichtlich in die gleiche Richtung, langfristige Spätfolgen eines Volumenmangels jedweder Art zu mindern.

Die Blockade von Histamin (H_1 bzw. H_2)-Rezeptoren wird sowohl für aussichtsreich [87] gehalten, als auch im Gegenteil als praktisch nutzlos angesehen [88]. Auch dazu gibt es bislang keine Ergebnisse aus klinischen Vergleichsstudien. Nicht ganz so widersprüchlich sind die Befunde, welche nach einer Blockadetherapie von Kalziumkanälen mittels Diltiazem vorliegen [89].

Als durchaus erfolgversprechend wird die Hemmung der Phosphodiesterase mittels Xanthinderivate angesehen. Sowohl in tierexperimentellen Studien als auch insbesondere in humanen Untersuchungen [90] werden positive Schutzeffekte mit der Substanz Pentoxifyllin (PTX) für das Immunsystem nachgewiesen. Darauf aufbauend läuft zur Zeit in Deutschland eine Phase II-Studie mit PTX bei Patienten nach Hypovolämie und Schock.

Trotz aller tierexperimentell nachgewiesener Vorteile hat sich die (Anti)Mediatortherapie in plazebo-kontrollierten klinischen Untersuchungen als nicht annähernd so erfolgreich erwiesen, wie gehofft wurde. Dies ist nicht ganz so verwunderlich. Legt man nämlich das komplizierte und komplexe, ineinander verschachtelte und sich gegenseitig beeinflussende und bedingende Geschehen während und nach einem Schock zugrunde, so kann eine „einfache" Blockade bzw. Behandlung mit einer einzigen Substanz – überspitzt und ursprünglich sehr hoffnungsvoll apostrophiert als „magic bullet" – nur als wenig sinnvoll angesehen werden.

5. Small Volume Resuscitation

Die Verbesserung der Mikrozirkulation mit Hilfe kleiner Volumina an hochkonzentrierten (7,0–7,5%) NaCl-Lösungen (>2200 mosmol/L) mit und ohne gleichzeitige Gabe eines hyperonkotischen Kolloids (6–10% Dextran 60/70 bzw. 6–10% Hydroxyethylstärke 200/0,5–0,62) wird seit mindestens 5 Jahren heftigst propagiert [91, 92]. Grundlage dieser Strategie ist die sofortige Wirkung im Bereich der Mikrozirkulation. Bereits während der Bolusinfusion von ca. 4 ml/kg – dies entspricht etwa 250 ml bei einem 70 kg schweren Menschen –, welche innerhalb von 5 min verabreicht werden muß, kommt es zur Rekrutierung von endogener Flüssigkeit. Der sich rasch aufbauende osmotische Gradient zwischen Extra- und Intrazellularraum mobilisiert aus den zumeist infolge der Ischämie angeschwollenen Gefäßendothelzellen Wasser und führt zu einem sofortigen Anstieg des Plasmavolumens. Die Konsequenz daraus ist eine meßbare, sich vorteilhaft auswirkende Zunahme des Herzzeitvolumens. Ansonsten wird Flüssigkeit hauptsächlich aus dem mit großvolumigen Zellen versehenen Skelettmuskel rekrutiert [93].

In den bislang abgeschlossenen klinischen Phase III-Studien über den Einsatz von hyperosmolaren [94] bzw. hyperosmolar-hyperonkotischen Lösungen [95–97] wurde regelmäßig ein „gewisser Vorteil" evaluiert. Jedoch konnte nie ein definitiver Beweis erbracht werden, daß dieses Therapiekonzept der „Small Volume Resuscitation" einer (aggressiven) konventionellen Volumentherapie (mit Kolloiden) überlegen ist. Im Gegenteil, innerhalb der in den letzten 30 Jahren zu diesem Themenkomplex erschienene mehr als 650 umfassenden Publikationen tauchen immer wieder warnende Stimmen auf, die vor einer „automatischen" Anwendung hyperton(-hyperonkotischer) Lösungen warnen [98–100]. Andererseits werden diesen Gegenargumenten von verschiedensten Arbeitsgruppen neueste (tierexperimentelle) Befunde und Studien entgegengesetzt [101–103].

Auch über dieses, primär sehr vielversprechend und aussichtsreich scheinende Therapiekonzept ist somit noch keineswegs das letzte Wort gesprochen Die Einführung der sogenannten Small Volume Resuscitation als klinische Routine bedarf daher mit Sicherheit weiterer Studien insbesondere jedoch Ergebnisse auf der Basis kontrollierter randomisierter *klinischer* Untersuchungen mit standardisierten Ausgangsbedingungen. Trotz aller möglichen Vorteile darf nicht vergessen werden, daß die Infusion solcher hyperton-hyperonkotischer Lösungen lediglich als *Initialmaßnahme* im Konzept einer Volumen(ersatz)therapie beim hämorrhagischen bzw. hypovolämischen Schock verstanden werden darf. Nach erfolgreicher Stabilisierung der Makro- *und* Mikrohämodynamik infolge dieser Primärtherapie muß die weitere Flüssigkeitszufuhr mit Kolloiden *und* Elektrolytlösungen fortgeführt werden, um die intra- und extrazellulären Räume wieder aufzufüllen.

Schlußfolgerungen

Trotz aller Teilerfolge ist bislang noch keines der beschriebenen, auf der pathophysiologischen Grundlage von Mediatorwirkungen basierenden Therapiekonzepte in der Klinik etabliert. Dies mag einerseits daran liegen, daß die mehr oder weniger fehlgeschlagenen klinischen Prüfungen teilweise falsch konzipiert waren und so auch nicht das erzielt bzw. bewiesen werden konnte, was man wollte. Andererseits ist zu vermuten, daß die klinische Situation vor Ort mit allen Unwägbarkeiten und individuellen Streumöglichkeiten zu wenig berücksichtigt und zu sehr auf (einfache) theoretische Grundsätze aufgebaut wurde. Offensichtlich ist die „klinische Situation" doch sehr viel komplizierter als man bisher (vereinfachend) annahm und stimmt nicht (immer) mit

den Modellvorstellungen überein. Im komplexen Netzwerk der endogenen Mediator-
und Kaskadensysteme kann zudem bislang nicht sicher entschieden werden, welche
Sequenzen eher Indikatorcharakter haben und welche Mediatoren hierarchisch entscheidende Effektoren sind. Nicht nur proinflammatorische, sondern ebenso antiinflammatorische Mechanismen kommen zum Tragen, welche beide einen (ausgeprägten) Einfluß auf die Immunkompetenz des Organismus haben (können). Nicht zu
vergessen ist zudem, daß viele Zytokine einen „Januskopf" besitzen, d. h. in ihrer Wirkung auf den Organismus sowohl positiv schützend als auch negativ schädigend aus-
fallen. Wahrscheinlich ist dies eine Frage der Quantität der Freisetzung, des Auftretens.

Häufig wird die *Letalität* – entweder als Frühletalität, meist jedoch als Versterben
nach einem bestimmten Zeitraum (z. B. 28 Tage) definiert – als *das* entscheidende
Kriterium eines Erfolges angesehen, d. h. Endpunkt = outcome. Nach Meinung von
W. Lorenz aus Marburg [persönliche Mitteilung 1995] eignet sich diese Variable jedoch nicht unbedingt dazu, a priori das ausschlaggebende Hauptziel einer klinischen
Studie über den Schock und seine Folgen zu sein. Es müssen vielmehr andere, diffe-
renziertere Maßstäbe, wie krankheitsspezifische Bewertungskriterien, (Ko)Morbi-
dität, dynamische Scores, aber auch Entscheidungsfindungsprozesse, Lebensqualität
(= humanitärer Preis), Spätfolgen, verbleibende Organdefekte, ökonomische Kosten
für die Gemeinschaft, Aus- und Rückwirkungen auf die Familie, etc. als Instrumente
von Evaluation und Beurteilung herangezogen werden. Erst auf Grundlage solcher
nach „modernen" Betrachtungsweisen konzipierten, kontrollierten, prospektiven klinischen Studien kann der Wert einzelner „neuer" Therapiekonzepte abgeschätzt und
für den Patienten letztendlich gewinnbringend eingesetzt werden.

Literatur

 1. Vollmar B, et al (1993) Zentralbl Chir 118:218–225
 2. Clemens MG, et al (1994) Shock 2:1–9
 3. Hoyt DB, et al (1993) In: Schlag G, Redl H (eds) Pathophysiology of Shock, Sepsis, and Organ
    Failure. Springer, Berlin–Heidelberg–New York, pp 111–130
 4. Cavaillon JM, et al (1992) Circ Shock 38:145–152
 5. Lloyd SJ, et al (1996) Shock 5:416–423
 6. Tucker VL, et al (1995) Shock 3:189–195
 7. Chaudry IH, Ayala A (1993) Curr Opin Anaesthesiol 6:385–392
 8. Simms HH (1995) Shock 4:225–231
 9. Marzi I, et al (1993) Circ Shock 40:105–114
10. Patel JP, et al (1995) Crit Care Med 23:231–237
11. Johnson KB, et al (1995) Shock 3:343–349
12. Szabó C, Thiemermann C (1994) Shock 2:145–155
13. Åneman A, et al (1995) Circ Shock 44:111–114
14. Kapoor R, Prasad K (1994) Circ Shock 43:79–94
15. Hewson JR, et al (1991) Crit Care Med 19:253–259
16. Zilow G, et al (1990) Clin Exp Immunol 79:151–157
17. Eddleston JM, Sharer NM (1996) In: Vincent J-L (ed) Yearbook of Intensive Care and Emergen-
    cy Medicine. Springer, Berlin–Heidelberg–New York, pp 96–104
18. Zoch E (1995) Vitaminspur 10:190–197
19. Kirkman E, Little RA (1993) In: Schlag G, Redl H (eds) Pathophysiology of Shock, Sepsis, and
    Organ Failure. Springer, Berlin Heidelberg New York, pp 352–370
20. LaRocco MT, et al (1993) Circ Shock 40:212–220
21. Russell DH, et al (1995) Shock 4:50–55
22. Schlichting E, et al (1995) Shock 3:109–115

23. Szabó C, Salzman AL (1996) Shock 5:391–394
24. Donnelly TJ, et al (1994) Crit Care Med 22:768–776
25. Dong YL, et al (1993) J Trauma 34:417–421
26. Allgöwer M, Burri C (1967) Dtsch Med Wschr 43:1–10
27. Little RA, et al (1993) In: Schlag G, Redl H (eds) Pathophysiology of Shock, Sepsis, and Organ Failure. Springer, Berlin Heidelberg New York, pp 505–513
28. Evans JA, et al (1991) Ann Surg 213:549–556
29. Junod VT (1834) Revue Med Franc Etrang 3
30. Murray RH, et al (1968) Am Heart J 76:799–811
31. Murray RH, et al (1969) Circulation 39:55–63
32. Sjoevall H, et al (1990) Scand J Gastroenterol 25:73–80
33. Berdeaux A, et al (1992) Kidney Int 41, Suppl 37:S29–S33
34. Loellgen H, et al (1986) Aviat Space Envir Med 57:406–412
35. Sander-Jensen K (1991) Dan Med Bull 38:443–457
36. Moruzzi P, et al (1989) Resuscitation 18:183–193
37. Fortney SM, et al (1981) J Appl Physiol 50:292–298
38. Sander-Jensen K, et al (1990) Angiology 687–695
39. Fortney SM, et al (1983) J Appl Physiol 55:884–890
40. Oakley PA, Morrison PJ (1994) Curr Opin Anaesthesiol 7:177–183
41. Edwards JD (1995) In: Vincent J-L (ed) Yearbook of Intensive Care and Emergency Medicine 1995. Springer, Berlin Heidelberg New York, pp 927–934
42. Delman K, et al (1996) Shock 5:298–303
43. Prough DS (1991) Curr Opin Anaesthesiol 4:212–217
44. Eastlund DT, et al (1992) Transfusion 32:855–860
45. Krombach F (1995) Infusionsther Transfusionsmed 22:330–331 (Editorial)
46. Sirtl C, et al (1995) Infusionsther Transfusionsmed 22:332–338
47. Dieterich H-J, Brosig A (1996) Intensive Care Med 22, Suppl 1:S18 (abstract)
48. Oelschlager BR, et al (1994) Shock 2:141–144
49. Napolitano LM (1995) Crit Care Med 23:795–797 (editorial)
50. Schmand JF, et al (1995) Crit Care Med 23:806–814
51. Haljamäe H (1993) Acta Anaesthesiol Scand 37, Suppl 98:25–28
52. Menger MD, et al (1993) Circ Shock 41:248–255
53. Yim JM, et al (1995) Arch Intern Med 155:2450–2455
54. Messinger G, et al (1993) Curr Opin Anaesthesiol 6:393–399
55. Adir Y, et al (1995) Undersea Hyperb Med 22:23–30
56. Deutscher Anästhesiekongreß 1996 (1996) Anaesthesist 45, Suppl 2:A36–A37 (Abstracts)
57. Deby-Dupont G, et al (1994) In: Vincent J-L (ed) Yearbook of Intensive Care and Emergency Medicine 1994. Springer, Berlin Heidelberg New York, pp 264–275
58. Faithfull NS (1994) In: Vincent J-L (ed) Yearbook of Intensive Care and Emergency Medicine 1994. Springer, Berlin Heidelberg New York, pp 237–251
59. Keipert PE (1995) Artif Cells Blood Subst Immob Biotech 23:381–394
60. Buemi M, et al (1993) Nephron 65:440–443
61. Dinarello CA, et al (1993) JAMA 269:1829–1835
62. Bitterman H, et al (1988) Circ Shock 24:159–168
63. Zabel P, et al (1992) Immun Infekt 20:80–83
64. Marzi I, et al (1995) Shock 3:27–33
65. Abraham E, et al (1995) J Exp Med 181:569–575
66. Freitas JP, Filipe PM (1995) Biol Trace Elem Res 47:307–311
67. Fleckenstein AE, et al (1991) Circ Shock 35:223–230
68. Prasad K, et al (1992) Circ Shock 36:265–276
69. Varani J, et al (1996) Shock 5:395–401
70. Zingarelli B, et al (1992) J Cardiovasc Pharmacol 19:982–986
71. Klabunde RE, et al (1993) Circ Shock 40:47–52
72. Harbrecht BG, et al (1995) Shock 4:332–337
73. Brown IP, et al (1995) Shock 3:292–298
74. Rudis MI, et al (1996) Crit Care Med 24:525–537
75. Guarini S, et al (1992) Experientia 48:663–667
76. Wang P, et al (1992) J Surg Res 52:364–371
77. Konno H, et al (1996) Eur Surg Res 28:140–145
78. Ljungqvist O, Alibegovic A (1994) Eur J Surg 160:465–469
79. Zellweger R, et al (1995) J Surg Res 59:366–370
80. Fisher CJ, et al (1994) JAMA 271:1836–1843

 81. Fisher CJ, et al (1994) Crit Care Med 22:12–21
 82. Fisher CJ, et al (1996) N Engl J Med 334
 83. Abraham E, et al (1994) Clin Exp Immunol 98:29–34
 84. Xu RB, et al (1995) Ann NY Acad Sci 761:391–394
 85. Bauer C, et al (1995) Shock 4:187–192
 86. Wikström T, et al (1995) Shock 3:40–45
 87. Noc M, et al (1993) Circ Shock 40:194–199
 88. Tikiz H, et al (1991) Pharmacology 43:47–52
 89. Singh G, et al (1993) Circ Shock 39:231–236
 90. Faist E, et al (1994) Immun Infekt 22:203–213
 91. Kreimeier U, et al (1993) Curr Opin Anaesthesiol 6:400–408
 92. Dubick MA, Wade CE (1994) J Trauma 36:323–330
 93. Onarheim H (1995) Shock 3:350–354
 94. Younes RN, et al (1992) Surgery 111:380–385
 95. Mattox KL, et al (1991) Ann Surg 213:482–491
 96. Kröll W, et al (1994) Wien Klin Wschr 106:8–14
 97. Vassar MJ, et al (1994) J Trauma 34:622–632
 98. Dawidson I (1990) Crit Care Med 18:245 (editorial)
 99. Krausz MM (1995) Shock 3:69–72
100. Zornow MH, Prough DS (1995) New Horiz 3:488–498
101. Elgjo GI, Knardahl S (1996) Shock 5:52–58
102. Mazzoni MC, et al (1990) Ann Emerg Med 19:350–358
103. Schmoker JD, et al (1991) J Trauma 31:1607–1613

Adhäsionsmoleküle: Bedeutung für die Pathophysiologie chirurgischer Erkrankungen

M. D. Menger und B. Vollmar

Einleitung

Die Möglichkeiten, biochemische und molekulare Mechanismen der Zell-Zell-Interaktion zu untersuchen, haben nicht nur das Spektrum der Grundlagenforschung verändert, sondern stellen heute eine neue Herausforderung für den Chirurgen zur Erarbeitung eines besseren Verständnisses der Pathophysiologie bestimmter chirurgischer Erkrankungen dar. Diese beinhalten den hämorrhagischen und den septischen Schock, das Ischämie-Reperfusions-Syndrom, die immunologische Abstoßung nach Organtransplantation, sowie Arteriosklerose, Thrombose, Karzinogenese und Tumor-Metastasierung.

Während der letzten zehn Jahre wurde eine große Zahl von Zell-Oberflächen-Rezeptoren (Adhäsionsmoleküle), welche zelluläre Interaktionen vermitteln, identifiziert und deren Struktur analysiert. Ihrer biochemischen Struktur entsprechend werden sie in verschiedene Familien – Integrine, Immunglobuline, Cadherine, und Selektine – unterteilt (Tabelle 1).

Tabelle 1. Adhäsionsmoleküle: Familien und ihre Mitglieder

Integrine	Immunglobuline
$\alpha_1\beta_1$ (VLA-1, CD49a/CD29)	ICAM-1 (CD54)
$\alpha_2\beta_1$ (VLA-2, CD49b/CD29)	ICAM-2 (CD102)
$\alpha_3\beta_1$ (VLA-3, CD49c/CD29)	ICAM-3 (CD50)
$\alpha_4\beta_1$ (VLA-4, CD49d/CD29)	VCAM-1 (CD106)
$\alpha_5\beta_1$ (VLA-5, CD49e/CD29)	PECAM-1 (CD31)
$\alpha_6\beta_1$ (VLA-6, CD49f/CD29)	MAdCAM-1
$\alpha_7\beta_1$	NCAM
$\alpha_8\beta_1$	
$\alpha_V\beta_1$ (CD51/CD29)	
$\alpha_L\beta_2$ (LFA-1, CD11a/CD18)	*Cadherine*
$\alpha_M\beta_2$ (Mac-1, CD11b/CD18)	E-Cadherin
$\alpha_X\beta_2$ (p150,95, CD11c/CD18)	N-Cadherin
	P-Cadherin
$\alpha_{IIb}\beta_3$ (gpIIb/gpIIIa, CD41/CD61)	B-Cadherin
$\alpha_6\beta_3$ (CD51/CD61)	M-Cadherin
	R-Cadherin
$\alpha_V\beta_4$ (CD49f/CD104)	T-Cadherin
	EP-Cadherin
$\alpha_V\beta_5$	XB-Cadherin
	U-Cadherin
$\alpha_4\beta_6$	
$\alpha_4\beta_7$	*Selektine*
$\alpha_{IEL}\beta_7$	L-Selektin (LAM-1)
$\alpha_V\beta_8$	E-Selektin (ELAM-1)
	P-Selektin (PADGEM)

Adhäsionsmoleküle

Integrin-Superfamilie: Integrine sind transmembranäre Zelloberflächen-Proteine, welche an das Zytoskelett binden und extrazelluläre Signale übertragen [1]. Als Heterodimere bestehen sie aus einer α- und einer β-Kette, welche die Zell-Adhäsion vermitteln, und damit u.a. für Lymphozyten-*„homing"*, Leukozyten-Endothelzell-Interaktion bzw. Zell-Matrix-Interaktionen verantwortlich sind [2]. Die meisten Gewebezellen exprimieren $\alpha_1\beta_1$, $\alpha_2\beta_1$, $\alpha_3\beta_1$ und $\alpha_6\beta_1$, während der $\alpha_5\beta_1$ Fibronectin Rezeptor hauptsächlich auf Endothelien der großen Gefäße zu finden ist. Zellen epithelialen Ursprungs exprimieren α_v in Verbindung mit β_5 und β_6 Untereinheiten, weniger dagegen den Vitronectin Rezeptor $\alpha_v\beta_3$ [3, 4]. Leukozyten exprimieren β_2-Integrine sowie $\alpha_4\beta_1$, $\alpha_4\beta_7$, $\alpha_5\beta_1$, und $\alpha_6\beta_1$ [2, 5–8], während $\alpha_{IIb}\beta_3$ primär auf Thrombozyten zu finden ist [9].

Immunglobulin-Gen-Superfamilie: Adhäsionsmoleküle der Immunglobulin-Gen-Superfamilie sind ebenfalls transmembranäre Zelloberflächen-Proteine und an Antigen-Erkennung (C1-Typ: MHC-Antigene, CD4, CD8, T-Zell-Rezeptor), Komplement-Bindung, und Zell-Adhäsion (C2-Typ) beteiligt. So wird Zell-Adhäsion z.B. über die Moleküle CD2, CD58 (LFA-3) und CD56 (NCAM), und – für die leukozytäre Kommunikation – in Sonderheit über ICAM-1 (intercellular adhesion molecule-1), ICAM-2 und ICAM-3, VCAM-1 (vascular cell adhesion molecule-1), PECAM-1 (platelet-endothelial cell adhesion molecule-1) und MAdCAM-1 (mucosal addressin cell adhesion molecule-1) vermittelt. Die Mitglieder der Immunglobulin-Gen-Superfamilie, welche auf verschiedenen Subpopulationen der Leukozyten, auf Endothelzellen, Fibroblasten und dendritischen Zellen exprimiert werden, sind ebenfalls an Lymphozyten-*„homing"*, Leukozyten-Endothelzell Interaktion bzw. transendothelialer Migration beteiligt [1, 2].

Cadherin-Superfamilie: Cadherine sind Kalzium-abhängige transmembranäre Glycoproteine. Sie werden auf einer Vielzahl parenchymatöser und neuronaler Zellen exprimiert und sind entscheidend an Prozessen wie Morphogenese und Embryogenese beteiligt, aber auch für den Erhalt der normalen Gewebe-Architektur beim Erwachsenen verantwortlich [10]. Dadurch daß sie als Zell-Adhäsionsmoleküle mit sich selbst interagieren (homophile Bindung), bestimmen sie die Adhäsionsspezifität der einzelnen Gewebe-Typen. Obwohl eine Vielzahl von verwandten Molekülen mit zum Teil unterschiedlichen Funktionen als Mitglieder der Cadherin-Familie klassifiziert werden konnten, sind nur vier von ihrer molekularen Struktur charakterisiert: E-Cadherin (epithelial cadherin (uvomorulin), cell-CAM 120/80, Arc-1), N-Cadherin (neural cadherin (A-CAM, N-Cal-CAM)), P-Cadherin (placental cadherin) und L-CAM (liver cell adhesion molecule) [11]. Die Homologie zwischen Cadherinen von unterschiedlichem Gewebe und verschiedenen Spezies liegt bei 50 bis 60% [12].

Selektin-Superfamilie: Der initiale Kontakt (intermittierende Interaktion, *„rolling"*) zwischen Leukozyten und dem mikrovaskulären Endothel wird durch Adhäsionsmoleküle der Selektin-Superfamilie vermittelt. Diese Familie beinhaltet drei nah verwandte Zell-Oberflächenmoleküle: L-Selektin (MEL-14, LAM-1, LECAM-1, CD62L) wird auf der Oberfläche von Leukozyten exprimiert, E-Selektin (ELAM-1, CD62E) findet sich auf vaskulärem Endothel und P-Selektin (PADGEM, GMP-140, CD62P) auf beiden, Thrombozyten und Endothelien [13, 14]. Selektine binden an Zell-Oberflächen über Strukturen wie sialyl Lewis^x bzw. Kohlehydrat-verwandte Strukturen.

Bedeutung von Adhäsionsmolekülen für die Pathophysiologie chirurgischer Erkrankungen

Eine Reihe von Untersuchungen der letzten Jahre konnte nachweisen, daß verschiedene Erkrankungen entweder mit verminderter Expression bzw. Dysfunktion, oder aber mit vermehrter Expression bestimmter Adhäsionsmoleküle einhergehen. Die entscheidende Bedeutung des Defektes bestimmter Moleküle zeigt sich am besten bei den vererbten Erkrankungen der Leukozyten-Adhäsions-Defizienz Typ 1 und 2 (LAD-1 und LAD-2), welche durch die verminderte Expression von CD18 [15] bzw. sialyl Lewis^x [16] charakterisiert sind, und häufige Infektionen aufgrund der fehlenden Infiltration von neutrophilen Granulozyten bewirkt [17]. Im Gegensatz hierzu finden sich eine Vielzahl von erworbenen oder genetisch mitbestimmten Erkrankungen, welche mit einer vermehrten Expression spezifischer Adhäsionsmoleküle einhergehen: Hierzu zählen die Glomerulonephritis, Enzephalomyelitis, Arthritis, verschiedene Vaskulitiden (Polyarteritis nodosa, Kawasaki Disease, Wegener's Granulomatosis), Asthma und entzündliche Erkrankungen der Leber (Hepatitis B, Alkohol-induzierte Hepatitis, primär biliäre Zirrhose, primär sklerosierende Cholangitis) und der Haut (Psoriasis, atopische Dermatitis, Sklerodermie, Erythema multiforme, Lupus erythematosus), welche verschiedene Muster einer erhöhten Expression von E-Selektin, ICAM-1 bzw. VCAM-1 zeigen. Die Bedeutung dieser Moleküle für die Auslösung/Manifestation der Erkrankungen wird dadurch belegt, daß – zumindest im Experiment – mit entsprechend spezifischen Antikörpern erfolgreich behandelt werden kann [siehe 17, 18].

Andere pathologische Bedingungen, wie Entzündung (Peritonitis, Pankreatitis, Sepsis) bzw. spezifische entzündliche Erkrankungen (Colitis ulcerosa, Morbus Crohn), Hypoxie/Anoxie und Reoxygenation (Ischämie, Schock), immunologische Abstoßung (Organ-Transplantation), Angiogenese (Wundheilung, Tumorwachstum), sowie Arteriosklerose und Thrombose, sind für den Chirurgen von besonderem Interesse, und ebenfalls mit der Funktion bzw. Dysfunktion von Adäsionsmolekülen assoziiert.

Entzündung und Sepsis: Entzündliche Prozesse sind durch die Freisetzung bestimmter Mediatoren (Zytokine, Arachidonsäure-Metabolite, Sauerstoff-Radikale, etc.) charakterisiert, welche sowohl Leukozyten als auch Endothelien aktivieren. Der Aktivierung der Leukozyten kommt entscheidende Bedeutung zu, da sie schlußendlich den entzündlichen Gewebeschaden vermitteln [19]. Die leukozytäre Gewebeinfiltration involviert – sequentiell – unterschiedliche Adhäsionsmoleküle. Während Selektine für die primäre Leukozyten-Endothelzell-Interaktion verantwortlich sind, vermitteln β_2 Integrine auf der Oberfläche der Leukozyten und ICAM-1 auf dem Endothel die sekundäre (feste) Adhärenz [20]. Entsprechend zeigen intravitalmikroskopische Untersuchungen, daß die Induktion einer Entzündung, insbesondere die Exposition mit LPS, zur mikrovaskulären Akkumulation von Leukozyten mit primärer („*rolling*") und sekundärer Adhärenz, vorzugsweise in postkapillaren Venolen, führt [21].

Die Analyse molekularer Determinanten für LPS-induzierte Leukozyten-Akkumulation geben in der Tat Hinweis auf die Beteiligung von E- und P-Selektin [22–24] sowie β_2 Integrine und ICAM-1 [25]. Entsprechend kann durch monoklonale Antikörper gegen CD11b/CD18 (aber nicht CD11a/CD18) und ICAM-1 die LPS-induzierte Gewebetoxizität effektiv vermindert werden [25–27]. Neuere Untersuchungen zeigen jedoch, daß, trotz Reduktion der Gewebetoxizität, die Blockade von ICAM-1 nach LPS-Exposition nicht unbedingt die mikrovaskuläre Leukozyten-Akkumulation verhindern muß [28, 29]. Dies wird auch durch Beobachtungen an ICAM-1-defizienten Mäusen bestätigt, welche keine Beeinflussung der initialen, durch LPS-induzierten, Neutrophilen-Infiltration, jedoch eine signifikante Reduktion der Letalität berichten [30]. Dies läßt den Schluß zu, daß alternative molekulare Mechanismen für die LPS-induzierte Leukozyten-Adhärenz mit gegebenenfalls unterschiedlicher Bedeutung für den Gewebeschaden bzw. die Organ-Dysfunktion bestehen.

Unspezifische lokale Entzündungsprozesse, wie beispielsweise die Peritonitis, sind vergleichbar dadurch gekennzeichnet, daß die Leukozyteninfiltration über die Hochregulation von Adhäsionsmolekülen, einschließlich PECAM-1 (CD31) gesteuert wird [31]. Dies gilt auch für andere lokale entzündliche Erkrankungen, welche eine Autoimmun-Pathogenese beinhalten. So sind für Colitis ulcerosa und Morbus Crohn genetische Variationen von ICAM-1 sowie die vermehrte Expression von E-Selektin und VCAM-1 beschrieben [siehe 31].

Ischämie/Reperfusion und Schock/Resuscitation: Nach Ischämie/Reperfusion bzw. Schock/Resuscitation steht, neben kapillarem Perfusionsversagen (*„no-reflow"*) [32, 33], ebenfalls die inflammatorische Antwort (*„reflow-paradox"*) [34, 35] mit zellulären Interaktionen über Selektine und, in Sonderheit, über CD11b/CD18 auf neutrophilen Granulozyten und dessen endothelialen Liganden ICAM-1 im Vordergrund. Mit Hilfe der intravitalen Fluoreszenzmikroskopie konnte in einem Ischämie/Reperfusionsmodell des quergestreiften Skelettmuskels sowohl die Bedeutung von P- und L-Selektin für die primäre Leukozyten-Endothelzell Interaktion [36], als auch die Funktion von CD11b/CD18 und ICAM-1 *in vivo* nachgewiesen werden [37]. Darüber hinaus zeigen fluoreszenzmikroskopische Untersuchungen der Leber, daß die Blockade der postischämischen Leukozyten-Endothelzell Interaktion mit einem monoklonalen Antikörper gegen ICAM-1 nicht nur den mikrovaskulären Reperfusionsschaden, sondern auch die hepatozelluäre Desintegration und damit die Organdysfunktion signifikant vermindert [38]. Vergleichbar findet sich nach hämorrhagischem Schock bei Blockierung der leukozytären bzw. endothelialen Adhäsionsmoleküle eine Verminderung des Gewebeschadens mit Verbesserung der Organfunktion und der Überlebensrate [39–41]. Aus diesen Ergebnissen kann geschlossen werden, daß der postischämische Reperfusionsschaden über Adhäsionsmolekül-vermittelte Leukozyten-Endothelzell Interaktion induziert wird, und daß die Blockierung der Funktion dieser Moleküle die Manifestation des Organschadens effektiv verhindern kann.

Transplantation und Abstoßung: Der frühe Organschaden nach Transplantation wird durch den ischämischen Insult und die nachfolgende Reoxygenation verursacht. In vivo Studien zeigen, daß sowohl die Zell-Zell-Interaktion als auch der Gewebeschaden von der Ischämiedauer [42] und den verwendeten Konservierungs- und Spüllösungen [43, 44] abhängig sind. Die frühe Adhäsionsmolekül-vermittelte Leukozyten-Adhärenz nach Transplantation [45] wird wohl über reaktive Sauerstoffmetabolite getriggert, da der Einsatz von Radikalfängern erfolgreich die leukozytäre Adhärenz verhindert und, nachfolgend, den Gewebeschaden reduziert [42–45]. Neuere Untersuchungen geben weiter Anhalt, daß die Sauerstoffradikal-induzierte Leukozyten-Adhärenz auch zur Transplantatabstoßung beiträgt, da durch einmalige Applikation eines Radikalfängers während der frühen Reperfusionsphase sowohl die akute als auch die chronische Abstoßung von Nierentransplantaten vermindert werden kann [46].

In der Tat finden sich zunehmend Hinweise, daß spezifische Adhäsionsmoleküle an dem Prozeß der Transplantatabstoßung beteiligt sind [47, 48]. So zeigen verschiedene Studien nach allogener Herz-, Leber-, Niere-, Pankreas- und Dünndarm-Transplantation die vermehrte Expression von P- und E-Selektin bzw. ICAM-1 und VCAM-1 [siehe 31]. Die Bedeutung dieser Moleküle für die Transplantatabstoßung wurde durch experimentelle Studien belegt, welche unter Verwendung von monoklonalen Antikörpern oder Oligosense-Nukleotiden zu deren spezifischen Blockierung bzw. mit Hilfe von Gen-manipulierten Tieren (fehlende Expression der Adhäsionsmoleküle) die Transplantatabstoßung signifikant vermindern konnten [49–55]. Erste klinische Studien zur Blockierung von LFA-1 bzw. ICAM-1 konnten entsprechend eine Reduktion der Abstoßung bei Patienten nach Nierentransplantation nachweisen [56, 57]. Eine derartig spezifische Blockade der zellulären Interaktion muß gegenüber der heute üblicherweise angewendeten unspezifischen Immunsuppression als das zu bevorzugende Behandlungsverfahren zur Verhinderung der Transplantatabstoßung diskutiert werden.

Angiogenese und Wundheilung: Endotheliale Adhäsionsmoleküle ermöglichen die Infiltration von Leukozyten in entzündliches Gewebe, welche in der Tat Angiogenese/Gefäßneubildung stimulieren und damit entscheidend zum Prozeß der Wund-Reparation beitragen [58]. Die detaillierte Bedeutung einzelner Adhäsionsmoleküle für die Wundheilung ist allerdings nicht eindeutig geklärt. Untersuchungen von Gamble und Mitarbeitern [59] zeigten, daß *in vitro* die Blockade der Integrine $\alpha_2\beta_1$ und $\alpha_v\beta_3$ die Formation von neuen Gefäßen („*capillary tubes*") fördert, während andere Studien das $\alpha_v\beta_3$ Integrin als Marker für Angiogenese in der Wundheilung identifizierten [60]. Demgegenüber scheint die Bedeutung von E-Selektin und VCAM-1 sowie ihrer Liganden sialyl Lewis^x und $\alpha_4\beta_1$ als Promotoren der Angiogenese geklärt zu sein [61, 62].

Der Prozeß der Wundheilung beinhaltet die komplexe Interaktion von Mediatoren, zellulärer Aktivierung und molekularer Kommunikation. Der Gewebeschaden bewirkt die Bindung von Blut-Plättchen an die exponierte Matrix über β_1 und β_3 Integrine, welche über Thrombin-induzierte Aktivierung des $\alpha_{IIb}\beta_3$ Integrins zur weiteren Plättchen-Aggregation führt [9]. Thrombozyten, Fibrinogen, Fibrin und Fibronektin bilden eine provisorische Wundmatrix. Die nachfolgend über Thrombozyten, Thrombin und Gewebefaktor ausgelöste entzündliche Reaktion mit Aktivierung von Leukozyten und mikrovaskulärem Endothel sowie Adhäsion und Freisetzung von Zytokinen bewirkt die Hochregulation von Integrinen auf Makrophagen und Fibroblasten mit entsprechender Migration in die Wunde [9].

Neben Angiogenese und Formation einer Matrix ist die Migration von Keratinozyten essentieller Bestandteil der kutanen Wundheilung. In der normalen Haut finden sich die Keratinozyten auf der aus Laminin und Kollagen Typ IV bestehenden Basalmembran und exprimieren eine Reihe verschiedener Integrine [63]. Während der Wundheilung werden die Keratinozyten aktiviert und beginnen ihre Migration über vermehrte Expression von ICAM-1, α_v-Untereinheiten, und $\alpha_5\beta_1$ Integrinen (Fibronectin Rezeptor) [63, 64]. Die Expression dieser Moleküle reduziert sich schrittweise dann wieder, wenn eine Basalmembran ausgebildet und epitheliale Integrität gewährleistet ist. Inwieweit eine gestörte Wundheilung, wie z. B. bei Diabetes mellitus oder ischämischen Erkrankungen, mit einer Dysfunktion dieser Adhäsionsmoleküle einhergeht, ist bisher nicht geklärt.

Arteriosklerose und Thrombose: Die Entwicklung der Arteriosklerose beinhaltet eine entzündliche Reaktion mit intimaler Akkumulation von Makrophagen, Proliferation und Migration von glatten Muskelzellen sowie extrazelluläre Matrix-Depositionen [65]. Sämtliche Prozesse erfordern die Funktion spezifischer Adhäsionsmoleküle. Dabei geht der Ausbildung der Arteriosklerose die Adhärenz mononukleärer Leukozyten am vaskulären Endothel sowie deren intimale Migration voraus. Entsprechend findet sich *in vitro* durch oxidierte LDL eine vermehrte Leukozyten-Endothelzell-Interaktion [66]. *In vivo* Studien haben nun bestätigt, daß oxidierte LDL die Interaktion zwischen Leukozyten und vaskulärem Endothel induziert, und daß die Interaktion nicht nur über Rezeptoren für Plättchen-aktivierenden Faktor [67], sondern auch über den leukozytären CD11b/CD18 Glykoprotein-Komplex vermittelt wird [68]. Weiterhin zeigen *in vitro* und *in vivo* Untersuchungen, daß atherogene Lipoproteine und lipidreiche Diäten VCAM-1 und ICAM-1 auf Endothelien [69] und VCAM-1 auf Monozyten [70, 71] induzieren. Vergleichbar findet sich auf atheromatösen Läsionen eine vermehrte Induktion von E-Selektin auf arteriellem Endothel und ICAM-1 auf Endothelien, mononukleären Leukozyten und glatten Muskelzellen [72–74].

Mit der Tatsache, daß Thrombose einen multizellulären Prozeß dastellt, muß die Plättchen-Aggregation und ihre Bindung zu Fibrinogen, Neutrophilen und Monozyten als Zell-Adhäsions-vermitteltes Geschehen angesehen werden. Neuere Untersuchungen zeigen auf, daß der Prozeß der Thrombose β_1 und β_3 Integrine, P-Selektin, sowie den $\alpha_v\beta_3$ Vitronectin Rezeptor und Thrombospondin involviert [75–77]. Zusätzlich ist die Aktivierung der Blut-Plättchen mit der Hochregulation der $\alpha_5\beta_1$ (gpIc-IIa) und $\alpha_{IIb}\beta_3$ (gpIIb-IIIa) Komplexe, welche die Bindung mit Fibrinogen und Fibronectin vermitteln, assoziiert [78, 79]. Entsprechend bewirken Antikörper gegen diese Glykoproteine bzw. RGD-Peptide sowohl *in vitro* als auch *in vivo* eine effektive Blockierung der Plättchen-Aggregation und Adhäsion [79–81], und können daher als ein interessantes neues Konzept zur Prävention bzw. Behandlung der Thrombose angesehen werden.

Tumorinfiltration und Metastasierung: Verschiedene Zelloberflächen-Moleküle werden als verantwortliche Komponenten für Tumorinfiltration und Metastasierung diskutiert: E-Cadherin, ICAM-1, VCAM-1, β Integrine sowie E-Selektin und dessen Liganden sialyl-Le^x. Für die Tumormetastasierung kommt dem Verlust der E-Cadherin Expression besondere Bedeutung zu. Während sich bei hoch-differenzierten Karzinomen mit geringer Metastasierungsrate – vergleichbar zum normalen Gewebe – eine starke und homogene Expression von E-Cadherin findet, ist das niedrig differenzierte, aggressiv wachsende und metastasierende Karzinom durch ein heterogenes Verteilungsmuster, oder gar durch den Verlust der E-Cadherin Expression charakterisiert [11]. Entsprechend zeigen neuere klinische Untersuchungen, z. B. für das kolorektale Karzinom, eine strenge Korrelation zwischen der E-Cadherin mRNA Expression im Tumorgewebe und der Langzeit-Überlebensrate der Patienten [82]. Tumore mit starker E-Cadherin mRNA Expression gehen mit einer hohen Überlebensrate einher, während die Überlebensrate für Patienten mit Tumoren mit geringer E-Cadherin mRNA Expression deutlich reduziert ist.

Für die Tumormetastasierung wird bezüglich der Adhäsionsmoleküle folgende Pathogenese diskutiert: Der Freisetzung einzelner Tumorzellen aus dem Zellverband aufgrund fehlender E-Cadherin Expression folgt die Migration dieser Zellen in Lymphgänge und Blutgefäße, die intravasale Adhärenz an Leukozyten und Blut-Plättchen, anschließend die Adhärenz am mikrovaskulären Endothel distal des Tumors, transendotheliale Migration, und, schlußendlich, Metastasen-Ansiedlung und Wachstum [12]. Im Gegensatz zur reduzierten E-Cadherin Expression wird für letztere Schritte die vermehrte Expression anderer Adhäsionsmoleküle, wie β-Integrine, ICAM-1 und E-Selektin, benötigt [12].

Die heutigen Kenntnisse über die Funktion/Dysfunktion von Adhäsionsmolekülen bei malignen Erkrankungen geben Hilfestellung für diagnostisches Vorgehen und prognostische Einschätzung, sie erlauben jedoch noch keine therapeutischen Interventionen [siehe 31].

Schlußfolgerung

Eine Vielzahl von Untersuchungen der letzten Jahre geben deutlichen Hinweis, daß individuellen Adhäsionsmolekülen entscheidende Bedeutung bei der Manifestation verschiedener chirurgisch relevanter Erkrankungen zukommt. Mit der Tatsache, daß für nahezu alle Rezeptoren die molekulare Struktur und ihre sterische Anordnung bekannt sind, und die Herstellung von monoklonalen Antikörpern bzw. Gen-defizienten Tieren möglich ist, können nicht nur die molekulare Pathophysiologie (Determinanten) dieser Erkrankungen analysiert, sondern auch neue Therapieansätze erarbeitet werden.

Literatur

1. Hynes RO (1992) Integrins: Versatility, modulation, and signaling in cell adhesion. Cell 69:11–25
2. Carlos TM, Harlan JM (1994) Leukocyte-endothelial adhesion molecules. Blood 84:2068–2101
3. Cheresh D, Smith J, Cooper H, Quaranta V (1990) A novel vitronectin receptor integrin (α_v/β_x) is responsible for distinct adhesive properties of carcinoma cells. Cell 57:59–69
4. Sheppard D, Rozzo C, Starr L, Quaranta V, Erle DJ, Pytela R (1990) Complete amino acid sequence of a novel integrin β subunit (β6) identified in epithelial cells using the polymerase chain reaction. J Biol Chem 265:11502–11507
5. Hemler ME (1990) VLA proteins in the integrin family: Structures, functions and their role on leukocytes. Annu Rev Immunol 8:365–400
6. Lobb RR, Hemler ME (1994) The pathophysiologic role of α4 integrins in vivo. J Clin Invest 94:1722–1728
7. Erle DJ, Ruegg C, Sheppard D, Pytela R (1991) Complete amino acid sequence of an integrin β subunit (β7) identified in leukocytes. J Biol Chem 266:11009–11016
8. Berlin C, Bargatze RF, Campbell JJ, von Andrian UH, Szabo MC, Hasslen SR, Nelson RD, Berg EL, Erlandsen SL, Butcher EC (1995) α4 integrins mediate lymphocyte attachment and rolling under physiologic flow. Cell 80:413–422
9. Albelda SM, Buck CA (1990) Integrins and other cell adhesion molecules. FASEB J 4:2868–2880
10. Shapiro L, Fannon AM, Kwong PD, Zhompson A, Lehmann MS, Grübel G, Legrand J-F, Als-Nielsen J, Colman DR, Hendrickson WA (1995) Structural basis of cell-cell adhesion by cadherins. Nature 374:327-337

11. Takeichi M (1991) Cadherin cell adhesion receptors as a morphogenetic regulator. Science 251: 1451–1455
12. Albelda SM (1993) Biology of disease. Role of integrins and other cell adhesion molecules in tumor progression and metastasis. Lab Invest 68:4–17
13. Lasky LA (1992) Selectins: Interpreters of cell-specific carbohydrate information during inflammation. Science 258:964–969
14. Tedder TF, Steeber DA, Chen A, Engel P (1995) The selectins: vascular adhesion molecules. FASEB J 9:866–873
15. Anderson DC, Springer TA (1987) Leukocyte adhesion deficiency: an inherited defect in the Mac-1, LFA-1, and p150,95 glycoproteins. Annu Rev Med 38:175–194
16. Etzioni A, Frydman M, Pollack S, Avidor I, Phillips ML, Paulson JC, Gershoni-Baruch R (1992) Recurrent, severe infections caused by a novel leukocyte adhesion deficiency. N Engl J Med 327: 1789–1792
17. Bevilacqua MP, Nelson RM, Mannori G, Cecconi O (1994) Endothelial leukocyte adhesion molecules in human disease. Annu Rev Med 45:361–378
18. Bruijn JA, de Heer E (1995) Biology of disease: Adhesion molecules in renal diseases. Lab Invest 72:387–394
19. Granger DN, Kubes P (1994) The microcirculation and inflammation: modulation of leukocyte endothelial cell adhesion. J Leukoc Biol 55:662–675
20. Butcher EC (1991) Leukocyte-endothelial cell recognition: three (or more) steps to specifity and diversity. Cell 67:1033–1036
21. Vollmar B, Glasz J, Senkel A, Menger MD, Messmer K (1993) Role of leukocytes in the initial hepatic microvascular response to endotoxemia. Zbl Chir 118:691–696
22. Essani NA, McGuire GM, Manning AM, Jaeschke H (1995) Differential induction of mRNA for ICAM-1 and selectins in hepatocytes, Kupffer cells and endothelial cells during endotoxemia. Biochem Biophys Res Comm 211:74–82
23. Engelberts I, Samyo SK, Leeuwenberg JFM, van der Linden CJ, Buurman WA (1992) A role for ELAM-1 in the pathogenesis of MOF during septic shock. J Surg Res 53:136–144
24. Redl H, Dinges HP, Buurman WA, van der Linden CJ, Pober JS, Cotran RS, Schlag G (1991) Expression of endothelial leukocyte adhesion molecule-1 in septic but not traumatic/hypovolemic shock in the baboon. Am J Pathol 139:461–466
25. Essani NA, Fisher MA, Farhood A, Manning AM, Smith CW, Jaeschke H (1995) Cytokine-induced upregulation of hepatic intercellular adhesion molecule-1 messenger RNA expression and its role in the pathophysiology of murine endotoxin shock and acute liver failure. Hepatology 21: 1632–1639
26. Chang HR, Vesin C, Grau GE, Pointaire P, Arsenijevic D, Strath M, Pechère J-C, Piguet P-F (1993) Respective role of polymorphonuclear leukocytes and their integrins (CD-11/18) in the local or systemic toxicity of lipopolysaccharide. J Leukoc Biol 53:636–639
27. Jaeschke H, Faarhood A, Smith CW (1991) Neutrophil-induced liver cell injury in endotoxin shock is a CD11b/CD18-dependent mechanism. Am J Physiol 261:G1051–1056
28. Harris NR, Russell JM, Granger DN (1994) Mediators of endotoxin-induced leukocyte adhesion in mesenteric postcapillary venules. Circ Shock 43:155–160
29. Vollmar B, Senkel A, Menger MD (1995) In vivo evidence that intercellular adhesion molecule-1 does not mediate endotoxin-induced hepatic leukocyte-endothelial cell interaction. J Hepatol 23: 613–616
30. Xu H, Gonzalo JA, Pierre YS, Williams IR, Kupper TS, Cotran RS, Springer TA, Gutierrez-Ramos J-C (1994) Leukocytosis and resistance to septic shock in intercellular adhesion molecule 1-deficient mice. J Exp Med 180:95–109
31. Menger MD, Vollmar B (1996) Adhesion molecules as determinants of disease: from molecular biology to surgical research. Br J Surg 83:588–601
32. Menger MD, Steiner D, Messmer K (1992) Microvascular ischemia-reperfusion injury in striated muscle: significance of „no-reflow". Am J Physiol 263:H1892–1900
33. Vollmar B, Glasz J, Post S, Leiderer R, Menger MD (1994) Hepatic microcirculatory perfusion failure is a determinant for liver dysfunction in warm ischemia-reperfusion. Am J Pathol 145: 1421–1431
34. Menger MD, Pelikan S, Steiner D, Messmer K (1992) Microvascular ischemia-reperfusion injury in striated muscle: significance of „reflow-paradox". Am J Physiol 263:H1901–1906
35. Vollmar B, Menger MD, Glasz J, Leiderer R, Messmer K (1994) Impact of leukocyte-endothelial cell interaction in hepatic ischemia/reperfusion injury. Am J Physiol 267:G786–793
36. Nolte D, Vestweber D, Hecht R, Meßmer K (1995) Monoclonal antibodies to L- and P-selectin reduce postischemic reperfusion injury in striated muscle. Langenbecks Arch Chir Forum 95: 399–403

37. Nolte D, Hecht R, Schmid P, Botzlar A, Menger MD, Neumueller C, Sinowatz F, Vestweber D, Messmer K (1994) Role of Mac-1 and ICAM-1 in ischemia-reperfusion injury in a microcirculation model of Balb/C-mice. Am J Physiol 267:H1320–1328
38. Vollmar B, Glasz J, Menger MD, Messmer K (1995) Leukocytes contribute to hepatic ischemia/reperfusion injury via intercellular adhesion molecule-1-mediated venular adherence. Surgery 117:195–200
39. Vedder NB, Winn RK, Rice CL, Chi EY, Arfors KE, Harlan JM (1988) A monoclonal antibody to the adherence-promoting leukocyte glycoprotein, CD18, reduces organ injury and improves survival from hemorrhagic shock and resuscitation in rabbits. J Clin Invest 81:939–944
40. Vedder NB, Winn RK, Rice CL, Chi EY, Arfors KE, Harlan JM (1990) Inhibition of leukocyte adherence by anti-CD18 monoclonal antibody attenuates reperfusion injury in the rabbit ear. Proc Natl Acad Sci USA 87:2643–2646
41. Nakano H, Kuzume M, Namatame K, Yamaguchi M, Kumada K (1995) Efficacy of intraportal injection of anti-ICAM-1 monoclonal antibody against liver cell injury following warm ischemia in the rat. Am J Surg 170:64–66
42. Marzi I, Knee J, Bühren V, Menger M, Trentz O (1992) Reduction by superoxide dismutase of leukocyte-endothelial adherence after liver transplantation. Surgery 111:90–97
43. Post S, Palma P, Rentsch M, Gonzalez AP, Menger MD (1993) Differential impact of Carolina rinse and University of Wisconsin solutions on microcirculation, leukocyte adhesion, Kupffer cell activity, and biliary excretion after liver transplantation. Hepatology 18:1490–1497
44. Post S, Rentsch M, Gonzalez AP, Palma P, Otto G, Menger MD (1993) Effects of Carolina rinse and adenosine rinse on microvascular perfusion and intrahepatic leukocyte-endothelium interaction after liver transplantation in the rat. Transplantation 55:972–977
45. Monden K, Arii S, Ishiguro S, Nakamura T, Fujita S, Mise M, Niwano M, Sasaoki T, Imamura M (1995) Involvement of ICAM-1 expression on sinusoidal endothelial cell and neutrophil adherence in the reperfusion injury of cold-preserved livers. Transplant Proc 27:759–761
46. Land W, Schneeberger H, Schleibner S, Illner WD, Abendroth D, Rutili G, Arfors KE, Messmer K (1994) Beneficial effect of human recombinant superoxide dismutase on both acute and chronic rejection events in recipients of cadaveric renal transplants. Transplantation 57:211–217
47. Halloran PF, Broski AP, Batiuk TD, Madrenas J (1993) The molecular immunology of acute rejection: an overview. Transplant Immunol 1:3–27
48. Heemann UW, Tullius SG, Azuma H, Kupiec-Weglinsky J, Tilney NL (1994) Adhesion molecules and transplantation. Ann Surg 219:4–12
49. Isobe M, Yagita H, Okumura K, Ihara A (1992) Specific acceptance of cardiac allograft after treatment with antibodies to ICAM-1 and LFA-1. Science 255:1125–1127
50. Orosz CG, Ohye RG, Pelletier RP, Van Buskirk AM, Huang E, Morgan C, Kincade PW, Ferguson RM (1993) Treatment with anti-vascular cell adhesion molecule 1 monoclonal antibody induces long-term murine cardiac allograft acceptance. Transplantation 56:453–460
51. Yang H, Issekutz TB, Wright JR Jr (1995) Prolongation of rat islet allograft survival by treatment with monoclonal antibodies against VLA-4 and LFA-1. Transplantation 60.71–76
52. Zeng Y, Gage A, Montag A, Rothlein R, Thistlethwaite JR, Bluestone JA (1994) Inhibition of transplant rejection by pretreatment of xenogeneic pancreatic islet cells with anti-ICAM-1 antibodies. Transplantation 58:681–689
53. Miwa S, Kawasaki S, Makuuchi M, Miyasaka M, Yamazaki S, Sekiguchi M, Isobe M (1995) Role of ICAM-1 and LFA-1 in a cardiac xenograft rejection model. Transplant Proc 27:111–112
54. Schowengerdt KO, Zhu JY, Stepkowski SM, Tu Y, Entman ML, Ballantyne CM (1995) Cardiac allograft survival in mice deficient in intercellular adhesion molecule-1. Circulation 92:82–87
55. Stepkowski SM, Tu Y, Condon TP, Bennett CF (1995) Induction of transplantation tolerance by treatment with ICAM-1 antisense oligonucleotides and anti-LFA-1 monoclonal antibodies. Transplant Proc 27:113
56. Haug CE, Colvin RB, Delmonico FL, Auchincloss H Jr, Tolkoff-Rubin N, Preffer FI, Rothlein R, Norris S, Scharschmidt L, Cosimi AB (1993) A phase I trial of immunosuppression with anti-ICAM-1 (CD54) mAb in renal allograft recipients. Transplantation 55:766–773
57. Hourmant M, Le Mauff B, Le Meur Y, Dantal J, Cantarovich D, Giral M, Caudrelier P, Albericci G, Soulillou JP (1994) Administration of an anti-CD11a monoclonal antibody in recipients of kidney transplantation. A pilot study. Transplantation 58:377–380
58. Folkman J, Shing Y (1992) Angiogenesis. J Biol Chem 267:10931–10934
59. Gamble JR, Matthias LJ, Meyer G, Kaur P, Russ G, Faull R, Barndt MC, Vadas MA (1993) Regulation of in vitro capillary tube formation by anti-integrin antibodies. J Cell Biol 121:931–943
60. Brooks PC, Clark RA, Cheresh DA (1994) Requirement of vascular integrin alpha v beta 3 for angiogenesis. Science 264:569–571
61. Nguyen M, Strubel NA, Bischoff J (1993) A role for sialyl Lewis-X/A glycoconjugates in capillary morphogenesis. Nature 365:267–269

62. Koch AE, Halloran MM, Haskell CJ, Shah MR, Polverini PJ (1995) Angiogenesis mediated by soluble forms of E-selectin and vascular cell adhesion molecule-1. Nature 376:517–519
63. Luscinskas FW, Lawler J (1994) Integrins as dynamic regulators of vascular function. FASEB J 8: 929–938
64. Juhasz I, Murphy GF, Yan HC, Herlyn M, Albelda SM (1993) Regulation of extracellular matrix proteins and integrin cell substratum adhesion receptors on epithelium during cutaneous human wound healing in vivo. Am J Pathol 143:1458–1469
65. Ross R (1993) The pathogenesis of atherosclerosis: a perspective for the 1990s. Nature 362: 801–809
66. Steinberg D (1993) Modified forms of low-density lipoprotein and atherosclerosis. J Intern Med 233:227–232
67. Lehr HA, Seemüller J, Hübner C, Menger MD, Messmer K (1993) Oxidized LDL-induced leuko-cyte/endothelium interaction in vivo involves the receptor for platelet-activating factor. Arterioscler Thromb 13:1013–1018
68. Lehr HA, Kröber M, Hübner C, Vajkoczy P, Menger MD, Nolte D, Kohlschütter A, Messmer K (1993) Stimulation of leukocyte/endothelium interaction by oxidized low-density lipoprotein in hairless mice. Involvement of CD11b/CD18 adhesion receptor complex. Lab Invest 68:388–395
69. Kume N, Cybulsky MI, Gimbrone MA Jr (1992) Lysophosphatidylcholine, a component of athero-genic lipoproteins, induces mononuclear leukocyte adhesion molecules in cultured human and rabbit arterial endothelial cells. J Clin Invest 90:1138–1144
70. Cybulsky MI, Gimbrone MA Jr (1991) Endothelial expression of a mononuclear leukocyte adhesion molecule during atherogenesis. Science 251:788–791
71. Li H, Cybulsky MI, Gimbrone MA Jr, Libby P (1993) An atherogenic diet rapidly induces VCAM-1, a cytokine-regulatable mononuclear leukocyte adhesion molecule, in rabbit aortic endothelium. Arterioscler Thromb 13:197–204
72. Poston RN, Haskard DO, Coucher JR, Gall NP, Johnson-Tidey RR (1992) Expression of intercel-lular adhesion molecule-1 in atherosclerotic plaques. Am J Pathol 140:665–673
73. van der Wal AC, Das PK, Tigges AJ, Becker AE (1992) Adhesion molecules on the endothelium and mononuclear cells in human atherosclerotic lesions. Am J Pathol 141:1427–1433
74. Printseva OY, Peclo MM, Gown AM (1992) Various cell types in human atherosclerotic lesions express ICAM-1. Am J Pathol 140:889–896
75. Furie B, Furie BC (1995) The molecular basis of platelet and endothelial cell interaction with neu-trophils and monocytes: Role of P-selectin and the P-selectin ligand, PSGL-1. Thromb Haemo-stasis 74:224–227
76. Cerletti C, Evangelista V, Molino M, de Gaetano G (1995) Platelet activation by polymorphonu-clear leukocytes: Role of cathepsin G and P-selectin. Thromb Haemostasis 74:218–223
77. Hawiger J (1995) Mechanisms involved in platelet vessel wall interaction. Thromb Haemostasis 74:369–372
78. Peerschke EIB, Reid KBM, Ghebrehiwet B (1993) Platelet activation by C1q results in the induction of α_{IIb}/β_3 integrins (GPIIb-IIIa) and the expression of P-selectin and procoagulant activity. J Exp Med 178:579–587
79. Beumer S, Ijsseldijk MJW, de Groot PG, Sixma JJ (1994) Platelet adhesion to fibronection in flow: dependence on surface concentration and shear rate, role of platelet membrane glycoproteins GP IIb/IIa and VLA-5, and inhibition by heparin. Blood 84:3724–3733
80. Kotzé HF, Badenhorst PN, Lamprecht S, Meiring M, Van Wyk V, Nuyts K, Stassen JM, Vermylen J, Deckmyn H (1995) Prolonged inhibition of acute arterial thrombosis by high dosing of a mono-clonal anti-platelet glycoprotein IIb/IIIa antibody in a baboon model. Thromb Haemostasis 74: 751–757
81. Takiguchi Y, Asai F, Wada K, Nakashima M (1995) Comparison of anti-thrombotic effects of GPIIb-IIIa receptor antagonist and TXA_2 receptor antagonist in the guinea-pig thrombosis model: Possible role of TXA_2 in reocclusion after thrombolysis. Thromb Haemostasis 73:683–688
82. Dorudi S, Hanby AM, Poulsom R, Northover J, Hart IR (1995) Level of expression of E-cadherin mRNA in colorectal cancer correlates with clinical outcome. Br J Cancer 71:614–616

Pathophysiologie und klinische Relevanz der postischämischen Organschäden durch Sauerstoffradikale

M. H. Schoenberg

Zusammenfassung

Postischämische Schäden nach zeitlich begrenzter Ischämie sind in zunehmendem Maße klinisch relevant. Bislang wurde angenommen, daß diese Schäden primär hypoxischer Genese sind. Seit einiger Zeit wissen wir, daß nach Reperfusion Sauerstoffradikale freigesetzt werden, die zu erheblichen Schäden führen. Sie entstehen zunächst über das Hypoxanthin-Xanthinoxidasesystem, wirken jedoch nicht nur direkt schädigend, sondern lösen als „molekularer Trigger" postischämische Entzündungsreaktionen aus, die für den Großteil der Gewebsschäden verantwortlich sind. Chemische Substanzen, die in der Lage sind, entstehende Radikale abzufangen („scavengers"), können bei richtigem Einsatz diese postischämischen Schäden verhindern. Entscheidend für den Erfolg der Therapie ist jedoch, daß das betroffene Organ im sogenannten „therapeutischen Fenster" (Zeitintervall, bei dem nach dem ischämischen Insult Reperfusionsschäden noch entstehen) behandelt wird. Klinische Studien sind nach wie vor selten und verliefen, wie z. B. zur Behandlung myokardialer Ischämien, bislang enttäuschend. Positiv erwies sich die antioxidative Therapie bei Patienten, die sich einer Nierentransplantation unterzogen sowie als Additivum zu Transplantatkonservierungslösungen. Gut kontrollierte prospektiv randomisierte klinische Studien sollten organisiert werden, um die Wertigkeit antioxidativer Therapie nach zeitlich begrenzter Ischämie und Reperfusion zu bestimmen.

Summary

Postischemic damages after ischemia and reperfusion are of growing clinical relevance. It was assumed that these damages were due to hypoxia. It has been shown that during reperfusion oxygen radicals are generated in high concentrations adding significantly to the damage. These oxygen radicals are generated by the hypoxanthine xanthine oxidase system. They do not only damage directly but trigger the accumulation and migration of PMN-leukocytes within the inflicted tissue. PMN-leukocytes induce a non-specific postischemic inflammatory reaction which is responsible for the severe reperfusion damages. Oxygen radicals can be treated successfully by so-called radical scavengers. Thereby, it is essential to initiate the therapy during the so-called "therapeutic window", a time interval in which reperfusion aggravates the ischemic lesions. Only few clinical studies have been performed. The results concerning scavenger treatment after myocardial infection have been disappointing. In transplantation surgery, however, antioxidative therapy has proven to be beneficial. Well-defined double blind randomized well-stratified clinical studies are now essential in order to assess the possibilities of antioxidative therapy after time-limited ischemia and reperfusion.

Einleitung

Gewebsischämie führt, abhängig von der Dauer des ischämischen Insults und dem Gewebe selbst, zu hypoxischen Zellschäden. Das bedeutet, die kurzfristige Ischämie wird von den meisten Geweben gut toleriert, langandauernder Sauerstoffmangel führt unausweichlich zu irreversiblen hypoxischen Schäden. Ist jedoch der ischämische Insult zeitlich begrenzt, wird ein Großteil der Schäden erst nach primärer Therapie sichtbar, d. h. zu den bereits in der hypoxischen Phase erkennbaren Schäden treten nach Reperfusion und/oder Reoxygenierung z. T. erhebliche Veränderungen hinzu. Insbesondere im Bereich der Skelettmuskulatur sind die postischämischen Mikrozirkulationsveränderungen gekennzeichnet durch 1. eine heterogene kapilläre Perfusion mit Verminderung der Anzahl perfundierter Kapillaren im Gewebe („no reflow"-Phänomen) und 2. durch die Akkumulation von PMN-Leukozyten in den Kapillaren und Venolen sowie Erhöhung der Permeabilität von Mikrogefäßen, die zu einem postischämischen interstitiellen Ödem führen („reflow paradox") [32, 33]. Extravasale Kompression und Verlegung der Gefäße durch das postischämische Ödem bzw. Mikrothromben vermindern die Anzahl der perfundierten Kapillaren im Gewebe, verstärken sekundär die bereits bestehenden Schäden und führen im Sinne eines „Circulus vitiosus" letztendlich zu irreversiblen Organschäden [29, 64]. Diese sind gekennzeichnet durch gewebsspezifische, morphologische und funktionelle Veränderungen der einzelnen Organe. Infarkte der Arteria mesenterica sowie Strangulation und Inkarzeration des Darmes führen nach Wiederdurchblutung und Ausbildung eines Ödems zu schweren hämorrhagischen Ulzerationen der Mukosa [3], ebenso kommt es nach Nierenischämie zur Obstruktion der Tubuli durch zerstörte Epithelien [30]. Im Muskel entwickeln sich, nach Ödem und konsekutiver Verminderung der durchbluteten Kapillaren, petechiale Einblutungen und Fibrinablagerungen im Gewebe [13].

Postischämische Schäden nach zeitlich begrenzter Ischämie treten auch im klinischen Alltag immer häufiger auf. Werden Patienten, die an einem thromboembolischen Gefäßverschluß leiden, relativ schnell einer geeigneten Therapie (Embolektomie, Lysetherapie, PTCA) zugeführt, so können die postischämischen Läsionen der mangeldurchbluteten Gewebe den initialen Behandlungserfolg in Frage stellen bzw. zu einer Vergrößerung der ischämisch geschädigten Gewebsareale führen. Bei diesen Patienten kann die Größe des Infarktareals zunehmen. Im Bereich der Unterschenkelmuskulatur entwickelt sich in der postischämischen Phase das sogenannte „Kompartmentsyndrom", das den weiteren klinischen Verlauf verlängert und kompliziert.

Bei verschiedenen Behandlungsverfahren und Operationen wie gefäßrekonstruktiven Eingriffen sowie unfallchirurgischen Operationen im Bereich der Extremitäten, die in Blutleere durchgeführt werden, wird eine zeitlich begrenzte Ischämie bewußt in Kauf genommen. Nach Wiederdurchblutung des abgeklemmten Gefäßabschnittes bzw. nach Entfernung des Tourniquets kommt es zu beträchtlichen Muskel- und Hautödemen. Diese Ödeme können die Wundheilung und damit den Erfolg der Operation zum Teil erheblich beeinträchtigen [40].

Nach initialer Therapie protrahierter Schockverläufe aufgrund von Sepsis, Blutverlust und Trauma kommt es ebenfalls zu ausgedehnten postischämischen Organveränderungen, die zu schwerwiegenden Konsequenzen für den weiteren Krankheitsverlauf führen können [51, 53].

Bislang wurde angenommen, daß diese Schäden primär hypoxischer Genese sind. Die erneute und rasche Reoxygenierung der Gewebe wurde als vordringliches Therapieziel angesehen. Seit nunmehr 15 Jahren ist bekannt, daß bei einer Reihe von Organen diese o. g. Schäden nicht während der hypoxischen Phase entstehen, sondern nach Wiederherstellung der Gewebsdurchblutung. Wie tierexperimentell bewiesen, entstehen in dieser Phase, d. h. nach Reperfusion und Reoxygenierung, sogenannte Sauerstoffradikale, die zu irreversiblen Zell- und Organveränderungen führen.

Bildung von Sauerstoffradikalen nach Reoxigenierung ischämischer Gewebe

Es gibt mehrere Pathomechanismen, die zur vermehrten Bildung von Sauerstoffradikalen führen. In den meisten Organen scheint jedoch der Ausgangspunkt für die erhöhte Konzentration von Sauerstoffradikalen nach Hypoxie und Reoxigenierung das Hypoxanthin-Xanthinoxidasesystem zu sein [38].

Hypoxie führt in allen Geweben zum Abbau energiereicher Phosphate und zu einer Akkumulation von Hypoxanthin, da ein weiterer Abbau zu Harnsäure aufgrund des fehlenden Sauerstoffs nicht möglich ist. Tierexperimentell konnten nach zeitlich limitierter Ischämie des Herzens, der Niere, der Leber und des Dünndarms bis zu 20fach erhöhte Hypoxanthinkonzentrationen in den entsprechenden Organen gemessen werden [7, 8, 15, 52]. Normalerweise wird anfallendes Hypoxanthin über das Enzym Xanthindehydrogenase zu Xanthin und schließlich Harnsäure abgebaut. Bei dieser Reaktion ist das Nikotinadenindenukleotid (NAD$^+$) der Elektronenakzeptor [63]. Wie Roy und Mitarbeiter an verschiedenen Organen der Ratte (Dünndarm, Herz, Milz, Leber, Niere) feststellten, kann in ischämisch geschädigten Geweben die niedrige intrazelluläre Kalziumkonzentration nicht mehr aufrechterhalten werden, da der energieverbrauchenden Kalziumpumpe der Zellmembran nicht genügend ATP zur Verfügung steht. Der Anstieg der Kalziumkonzentration in der Zelle aktiviert jedoch zelluläre Proteasen, die ihrerseits Xanthindehydrogenase in die sauerstoffabhängige Xanthinoxidase umwandeln. Tatsächlich zeigte sich, daß in allen wichtigen Organen, d. h. Leber, Niere, Herz, Dünndarm und Milz, abhängig von der Dauer der Ischämie, der überwiegende Teil der Xanthindehydrogenase in ihrer Oxidaseform vorliegt [48]. Nach Wiederherstellung der Durchblutung, d. h. nach erneuter Zufuhr von Sauerstoff, wird nunmehr Hypoxanthin über Xanthin zur Harnsäure abgebaut. Gleichzeitig entstehen, als Nebenprodukt dieser sauerstoffverbrauchenden Reaktion, vermehrt Sauerstoffradikale und überfordern die Schutzmechanismen der Zelle [31] (Abb. 1, 2).

Schädigungsmechanismen von Sauerstoffradikalen (Abb. 3)

Alle biologischen Substanzen, z. B. Proteine, Polysaccharide oder Nukleinsäuren, reagieren mit Sauerstoffradikalen. Am empfindlichsten jedoch sind, wegen ihrer Doppelbindungen, die mehrfach ungesättigten Fettsäuren. Reaktionen dieser Verbindungen

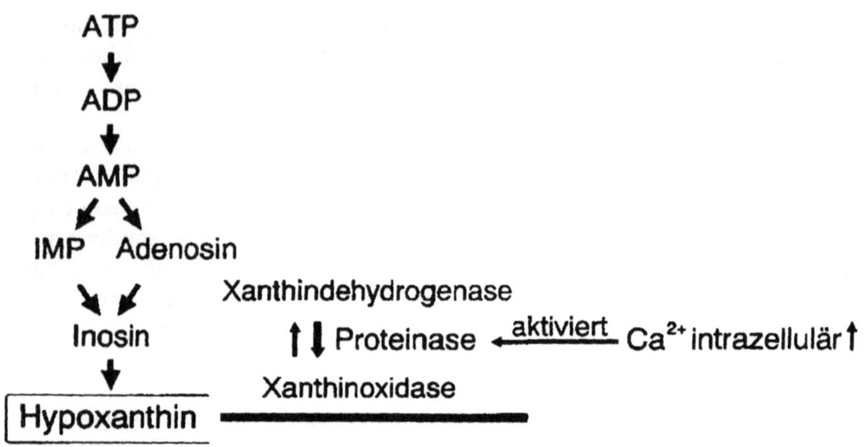

Abb. 1. Veränderungen des Purinstoffwechsels und des Verhältnisses zwischen Xanthindehydrogenase und Xanthinoxidase während Ischämie

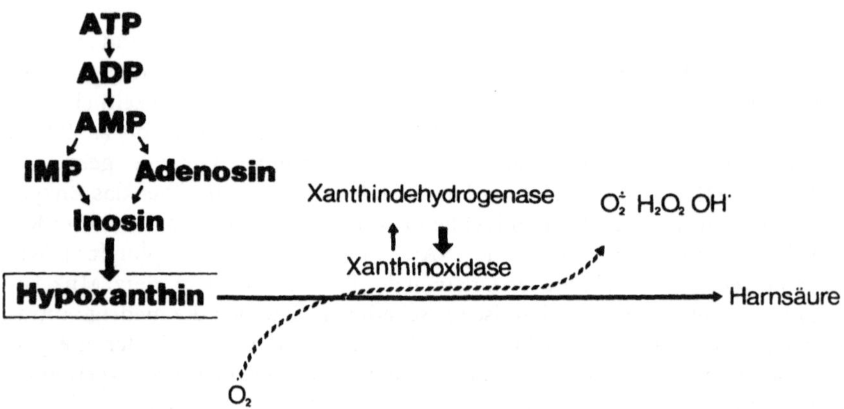

Abb. 2. Schematische Darstellung der Entstehung von Sauerstoffradikalen nach Wiederdurchblutung ischämischer Gewebe

mit Sauerstoffradikalen führen zur sogenannten Lipidperoxidation im Sinne einer Kettenreaktion [43].

Als Bestandteile von Phospholipiden liegen mehrfach ungesättigte Fettsäuren in hohen Konzentrationen im Bereich der Zellmembranen vor. Reaktionen dieser Zellkomponenten mit freien Radikalen führen zu Lipidhydroperoxiden, die nicht nur die äußere Membran an der Zelle, sondern auch alle anderen Zellorganellen irreversibel schädigen. Solche schwerwiegenden Zellveränderungen, insbesondere an den Endothelien der Kapillaren und Venolen, äußern sich nicht nur in irreversiblen morphologischen Schäden, sondern auch in einer Zunahme der Gefäßpermeabilität.

Gleichzeitig zu ihrer direkt schädigenden Wirkung auf Zellstrukturen induzieren Sauerstoffradikale die Akkumulation von PMN-Leukozyten im betroffenen Gewebe

Abb. 3. Direkte und indirekte
Wirkung der Sauerstoffradikale

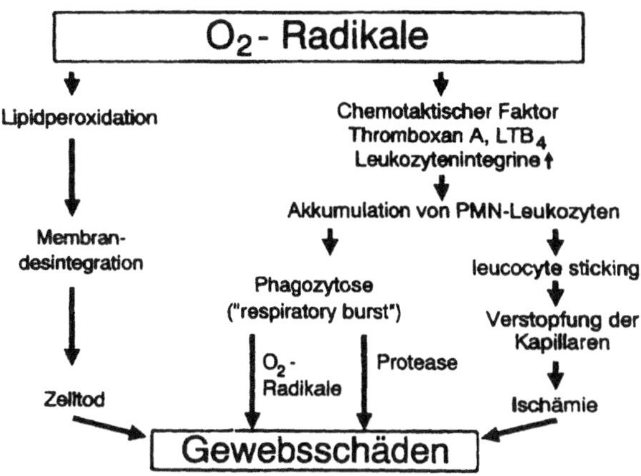

[41]. Petrone et al. postulierten einen chemotaktischen Faktor, der durch Sauerstoffradikale aktiviert wird, ohne ihn in seiner Struktur näher zu bestimmen. Bislang ist nach wie vor der genaue Mechanismus zwischen der vermehrten Entstehung von Sauerstoffradikalen und chemotaktischer Aktivität nicht eindeutig geklärt. Eine der möglichen Verbindungen, die nach Ischämie und Reperfusion chemotaktisch wirken könnten, sind die Metabolite des Arachidonsäurestoffwechsels [42]. Bekanntlich werden nach Ischämie und Reperfusion hohe Konzentrationen von Metaboliten des Lipoxygenase- und Zyklooxygenasestoffwechsels gemessen. Ausgangspunkt dieser vermehrten Entstehung von Arachidonsäureverbindungen ist die Aktivierung der plasmamembrangebundenen Phospholipase A$_2$ durch einen deutlichen Anstieg des intrazellulären Kalziums während der Ischämiephase. Interessanterweise handelt es sich hierbei um den gleichen Mechanismus, der zur Aktivierung der Proteasen und zur Umwandlung der Xanthindehydrogenase zu Xanthinoxidase führt [16, 48]. Diese Arachidonsäure produkte können durch drei verschiedene Pathomechanismen die Akkumulation von PMN-Leukozyten nach Ischämie und Reperfusion induzieren. Zum einen sind besonders das Leukotrien B4 sowie der Zyklooxygenasemetabolit Thromboxan A2 eine außerordentlich wirksame chemotaktische Verbindungen [20, 60]. Tatsächlich konnten Mullane et al. sowie Klausner et al. zeigen, daß die kompetitive Hemmung der Leukotriene die Akkumulation und Aktivierung der PMN-Leukozyten nach Reperfusion des ischämischen Myokards oder der Extremitäten deutlich verhindern konnte [28, 34]. In gleicher Weise konnten Klausner et al. zeigen, daß antioxidative Therapie, d. h. Entgiftung der vermehrt entstehenden Sauerstoffradikale in der Reperfusionsphase, nicht nur die Akkumulation und Aktivierung der PMN-Leukozyten deutlich vermindert, sondern auch die vermehrte Freisetzung der Arachidonsäuremetabolite verhindert [28]. Neben der Bedeutung des gesteigerten Arachidonsäurestoffwechsels für die durch Sauerstoffradikale induzierte Akkumulation von PMN-Leukozyten können Sauerstoffradikale auch direkt die Adhäsion und nachfolgende Akkumulation von PMN-Leukozyten in den Kapillaren und postkapillären Venolen beeinflussen. Aufgrund von in vitro-Untersuchungen konnten Patel et al. zeigen, daß Endothelzellen, die nur eine kurze Zeit mit dem Oxidans Wasserstoffperoxid in Verbindung gebracht wurden, den Rezeptor GMP-140, ein P-Selektin, das über sialyl Lewis an L-Selectin von

Leukozyten bindet, vermehrt exprimiert wird. Monoklonale Antikörper gegen GMP-140 verhinderten völlig die PMN-Adhärenz der durch das Oxidans Wasserstoffperoxid behandelten Endothelzellen [39]. Dieser erste Schritt der Leukozytenendothelinteraktion, die als „rolling" bezeichnet wird, ist eine notwendige Vorbedingung für die feste Adhärenz der Leukozyten an den Gefäßendothelien [4]. Erst danach kommt es zu einer endgültigen Adhärenz der PMN-Leukozyten an den Endothelien, die durch eine vermehrte Expression der Endothelmembran-' und Leukozytenintegrine induziert wird. Auch dieser Mechanismus wird durch Sauerstoffradikale direkt induziert, wie vor kurzem Gansauge et al. feststellen konnten. In in vitro-Experimenten zeigte sich, daß die Exposition von PMN-Leukozyten mit Sauerstoffradikalen zu einer vermehrten Expression der membrangebundenen Leukozytenintegrine führte [19]. Dies bedeutet, daß die entscheidenden Schritte der Adhärenz der PMN-Leukozyten an den mikrovaskulären Endothelien direkt oder indirekt durch vermehrte Freisetzung von Sauerstoffradikalen induziert und damit gesteuert werden. Folglich müßte die Blokkierung dieser Interaktion durch monoklonale Antikörper oder Antioxidanzien nach Ischämie und Reperfusion die normalerweise zu beobachtende Adhärenz und Akkumulation von PMN-Leukozyten verhindern. Tatsächlich konnten Menger et al. anhand von Mikrozirkulationsuntersuchungen am postischämischen Skelettmuskel zeigen, daß Radikalenfänger bzw. die Hemmung der Xanthinoxidase durch Allopurinol die verschiedenen Schritte der Leukozytenadhärenz und Akkumulation signifikant vermindern [33].

PMN-Leukozyten setzen nach ihrer Aktivierung (z. B. durch Phagozytose) verschiedene Substanzen frei, wie Proteasen, Prostaglandinmetabolite und in erheblichen Mengen Sauerstoffradikale (im Englischen als „respiratory burst" bezeichnet) [5]. Diese vermehrte Freisetzung von Sauerstoffradikalen wird wiederum durch Metabolite des Arachidonsäurestoffwechselweges potenziert. Insbesondere Leukotrien B4 scheint ein potenter Stimulus für PMN-Leukozyten zur vermehrten Freisetzung von Wasserstoffperoxid und Elastase zu sein [57]. Sauerstoffradikale, die von PMN-Leukozyten freigesetzt werden, potenzieren ihrerseits die schädigenden Auswirkungen der freigesetzten Mediatoren und Proteasen, z. B. durch Inaktivierung der α-1 Proteaseinhibitoren. Kürzlich konnte z. B. gezeigt werden, daß Sauerstoffradikale α1 Proteaseninhibitoren inaktivieren, so daß die freigesetzten Leukozytenproteasen ungehindert ihre schädigende Wirkung entfalten können [54].

Insgesamt wirken somit Sauerstoffradikale nicht nur direkt schädigend, sondern lösen auch entzündliche Reaktionen und andere Stoffwechselvorgänge aus, die im Sinne eines Circulus vitiosus die schädigenden Mechanismen immer wieder in Gang halten. Sauerstoffradikale sind somit neben anderen Mediatoren die „molekularen Trigger" der postischämischen Schäden. Dabei sind sie für die postischämischen Entzündungsreaktionen, welche die gemeinsame Endstrecke aller Reperfusionsschäden sind, zumindest mitverantwortlich.

Betrachtet man die postischämischen Mikrozirkulationsveränderungen im Hinblick auf eine vermehrte Freisetzung von Sauerstoffradikalen in dieser Phase, so scheint das „no reflow-Phänomen", ein Synonym für die verminderte Perfusion der vormals ischämischen Kapillaren, nicht durch oxidative Schäden bedingt zu sein [32, 61]. Im Gegensatz dazu wird zumindest teilweise das „reflow paradox", das gekennzeichnet ist durch die vermehrte Adhärenz von PMN-Leukozyten am Endothel postkapillärer Venolen bei gleichzeitiger Erhöhung ihrer Permeabilität durch Sauerstoffradikale, induziert. Diese intravitalmikroskopisch beobachteten Veränderungen können tatsächlich gut durch die beschriebenen Schädigungsmechanismen von Sauerstoffradikalen erklärt werden. Diese Hypothese wird darüber hinaus gestützt durch Ergebnisse von in vivo-Studien am Muskel [33] und am Mesenterium [22, 61]. In diesen Studien konnte durch antioxidative Therapie mit Superoxiddismutase, Katalase, Allopurinol und Oxypurinol die postischämisch normalerweise zu beobachtende Leukozytenadhärenz und Zunahme der Permeabilität verhindert werden.

Messungen von Sauerstoffradikalen und Möglichkeiten ihrer Detoxifikation

Bis vor kurzem war die direkte Messung von freien Radikalen aufgrund ihrer hohen Reaktivität und des damit verbundenen engen Wirkungskreises nicht möglich [56]. Deshalb bedienten sich zahlreiche Forschungsgruppen der induktiven Methode, d. h. durch spezifische Hemmung oder Unterbrechung der verschiedenen Stoffwechselvorgänge, die zur Entstehung von Sauerstoffradikalen führen, wurde versucht, die postischämischen Schäden zu verhindern. Diese Vorgehensweise zeigte auch gleichzeitig therapeutische Wege zur Prophylaxe oder Behandlung der Reperfusionsschäden auf. Substanzen, die in diesem Sinne wirken, greifen im wesentlichen an drei Punkten der postischämischen Sauerstoffradikalenentstehung an.
1. Proteaseninhibitoren verhindern durch Inaktivierung intrazellulärer Proteasen die Umwandlung von Xanthindehydrogenase zu Xanthinoxidase.
2. Durch verschiedene Inhibitoren, wie z. B. Allopurinol, Folinsäure, etc. wird das Enzym Xanthinoxidase kompetitiv gehemmt.
3. Substitution der Schutzenzyme Superoxiddismutase (SOD) und Katalase verwandeln die toxischen Sauerstoffradikale in weniger schädliche Metabolite bzw. reduzieren sie zu Wasser.

Insbesondere die enzymatischen Schutzenzyme SOD und Katalase sind in ihrer Wirkung so spezifisch, daß positive Effekte nach Ischämie und Reperfusion gleichsam als Beweis für das Vorhandensein radikalisch induzierter Reperfusionsschäden angesehen wurden. Es gibt darüber hinaus eine Reihe von Verbindungen, sogenannte „Scavengers", d. h. Radikalenfänger, die die toxischen Wirkungen der freien Radikale blockieren. Ihre Wirkweise ist sehr unterschiedlich, vielfach jedoch handelt es sich um Medikamente wie Mannitol, Vitamin E und C, N-Acetylcystein, Disulfiram sowie auch synthetische Derivate dieser Radikalenfänger, die auch bereits in der Klinik aus anderer Indikationsstellung verwandt werden. Bei manchen dieser Pharmaka war deren Wirksamkeit gegen postischämische Schäden bereits bekannt. Es wurde jedoch ein völlig anderer Wirkmechanismus angenommen.

Seit den ersten Publikationen von Granger et al. und Schoenberg et al., die erstmals den Zusammenhang zwischen Entstehung von Sauerstoffradikalen und postischämischen Schäden im Dünndarmbereich beschrieben, beschäftigten sich zahlreiche Forschungsgruppen mit der Behandlung postischämischer Schäden durch Anwendung der hochspezifischen Radikalenfänger und Antioxidanzien [21, 49]. Seit 10 Jahren ist die Anzahl der Publikationen, die sich mit diesem Thema befassen, exponentiell gestiegen. Dabei konnte indirekt gezeigt werden, daß im Dünndarm, Magen, Leber, Pankreas, Herz, Lunge, Haut, Niere, im Skelett, Muskulatur und im Gehirn Xanthinoxidase initial die vermehrte Freisetzung von Sauerstoffradikalen triggert. Dieser uniforme Pathomechanismus ergibt sich aus der Tatsache, daß Xanthinoxidase überwiegend in der Membran der Gefäßendothelien zu finden ist [10].

Es war jedoch aufgrund der fehlenden direkten Messung nicht möglich, Zeitpunkt und Kinetik der Sauerstoffradikalenentstehung festzustellen. Nilsson et al. gelang es, mit dem sogenannten „Spin trapper" OXANOH in ESR-Technik Sauerstoffradikale quantitativ und im zeitlichen Verlauf nach intestinaler Ischämie und Reperfusion zu bestimmen [35]. Tatsächlich entsteht nach zeitlich begrenzter intestinaler Ischämie bereits in den ersten Sekunden nach Reperfusion ein Großteil der Sauerstoffradikale. Diese vermehrte Freisetzung der Sauerstoffradikale jedoch nimmt in der späteren Reperfusionsphase nicht ab. Um festzustellen, welche Pathomechanismen zur vermehrten Freisetzung von Sauerstoffradikalen führen, wurden die Xanthinoxidase wie auch die Akkumulation und Aktivierung der PMN-Leukozyten in der Reperfusionsphase selektiv gehemmt. Es zeigte sich, daß initial die Sauerstoffradikale, wie bereits angenommen, über den Xanthinoxidasemechanismus vermehrt freigesetzt werden. Der Anteil der Sauerstoffradikalen an der Gesamtfreisetzung nach intestinaler Ischämie und Reperfusion beträgt jedoch etwa ein Drittel. Der größte Teil der Sauerstoffradikale entsteht durch die Akkumulation und Aktivierung der PMN-Leukozyten („respiratory burst") und trägt, wie histologische Untersuchungen an der Darmmukosa zeigten, wesentlich zu den postischämischen Schäden bei [36, 55]. Inwieweit diese Verhältnisse für andere Organe Geltung haben, ist noch ungeklärt. Die im Dünndarm gefundenen Pathomechanismen jedoch bestätigen die Hypothese, daß O_2-Radikale, die durch die Umwandlung der Xanthindehydrogenase in Xanthinoxidase entstehen, nur wenig zu Schäden beitragen. Sie sind vielmehr ein Signal an das retikuloendotheliale System und führen zur Akkumulation und Aktivierung der Phagozyten [11]. Reperfusionsschäden entstehen somit durch eine „fehlgeleitete" Entzündungsreaktion auf freigesetzte Sauerstoffradikale, die zu mikrovaskulären Schäden bis hin zum Multiorganversagen führen. Diese Hypothese unterstützen Untersuchungen an verschiedenen Organen, die zeigen konnten, daß eine medikamentös induzierte Leukopenie bzw. Agranulozytose die postischämischen Schäden bzw. Funktionsveränderungen des Herzens [34, 47], des Cerebrums [27], des Dünndarms [25], des Magens [58], der Leber [26], der Nieren [23, 37], der Lunge [2] und des Skelettmuskels [12] verhindern.

Die Anwendung von antioxidativer Therapie hat jedoch häufig bei verschiedenen Organen zu völlig unterschiedlichen Ergebnissen geführt. Dies hat im wesentlichen zwei Gründe:

1. Sämtliche Organe scheinen bzgl. der Freisetzung von Sauerstoffradikalen und ihrer Therapierbarkeit ein sogenanntes „therapeutisches Fenster" zu besitzen. Dies bedeutet, bei lang andauernden ausgeprägten ischämischen Insulten, die zur völligen Anoxie des Gewebes führen, sind die sich daraus entwickelnden Schäden so ausgeprägt, daß ein möglicher Reperfusionsschaden keine Rolle mehr spielt. Eine kurzzeitige, wenig ausgeprägte Mangelversorgung des Gewebes mit Sauerstoff dagegen kann von diesem in der Regel gut kompensiert werden, so daß weder in der ischämischen noch in der Reperfusionsphase nennenswerte Gewebsveränderungen auftreten. Es ergibt sich somit ein zeitliches und durch den ischämischen Insult geprägtes Intervall, in dem nennenswerte Konzentrationen an Sauerstoffradikalen entstehen und damit auch erfolgreich therapiert werden können. Dieses „therapeutische Fenster" ist von Organ zu Organ unterschiedlich. Für das Gehirn und das

Herz ist es sicherlich nur sehr eng, d. h. zerebrale und myokardiale Gewebsischämie führt rasch zu irreversiblen hypoxischen Schäden. Tatsächlich konnten Henry et al. im Myokard zeigen, daß es nur nach einem relativ kurzzeitigen ischämischen Insult zu einer vermehrten Freisetzung von Sauerstoffradikalen kommt. Eine längere ischämische Zeitspanne führt zu keiner wesentlichen Erhöhung der direkt gemessenen Sauerstoffradikalenkonzentration, die Schäden und der Funktionsverlust sind im wesentlichen ischämiebedingt [24]. Für andere Organe und Gewebe jedoch scheint das Zeitintervall ausreichend lang zu sein, so daß es therapeutisch und somit klinisch relevant ist [9]. Es ist daher unabdingbar, sich vor einer möglichen antioxidativen Therapie zu vergegenwärtigen, ob tatsächlich radikalisch bedingte Reperfusionsschäden entstehen (s. Abb. 4).

2. Der „Goldstandard" für die antioxidative Therapie ist die Substitution der Enzyme Superoxiddismutase und Katalase. Um Sauerstoffradikale effizient zu entgiften, müssen jedoch diese Enzyme eine Plasmakonzentration von 10 µg/ml erreichen. Da jedoch die biologische Halbwertszeit beider Enzyme nur wenige Minuten betragen [6], müßten sie kontinuierlich appliziert werden bzw. die renale Ausscheidung verhindert werden. In vielen Versuchen, die keinen Erfolg nach antioxidativer Therapie gesehen haben, wurden diese Enzyme falsch und unzureichend dosiert. Darüber hinaus erscheint eine klinische Anwendung der Enyzme beim jetzigen Kenntnisstand zu teuer und zu kompliziert zu sein und kann möglicherweise zu Unverträglichkeitsreaktionen führen. Um diese Probleme zu lösen, wurden die antioxidativen Enzyme mit Makromolekülen wie Polyethylenglycol (PEG) konjugiert [6] bzw. mit Liposomen umkleidet [55]. Diese konnte die biologische Halbwertszeit der antioxidativen Enzyme deutlich verlängern [6] bzw. die Konzentration der Superoxiddismutase und Katalase innerhalb der Zelle 44- bzw. 23fach erhöhen [6]. Neben den „klassischen" antioxidativen Enzymen gibt es, wie bereits oben erwähnt, verschiedene Substanzen, die sowohl den Stoffwechselweg inhibieren als auch die weiteren Reaktionen der Sauerstoffradikale verhindern. Es handelt sich hierbei um Xanthinoxidascinhibitoren (z. B. Allopurinol) wie auch den Eisenchelator Deferoxamin, die aus anderen Indikationen bereits in der klinischen Medizin Anwendung finden. Ebenso könnte eine gezielte therapeutische Vitaminsubstitu-

Abb. 4. Schematische Darstellung des „therapeutischen Fensters" im Sinne des Verhältnisses zwischen ischämischen und Reperfusionsschäden nach Bulkley GB, Schiller HJ, Andreoni KA: Free radicals ablation therapy – prevention of postischemic renal failure following renal transplantation. Klin Wochenschr 69 (1991) 1083 1094

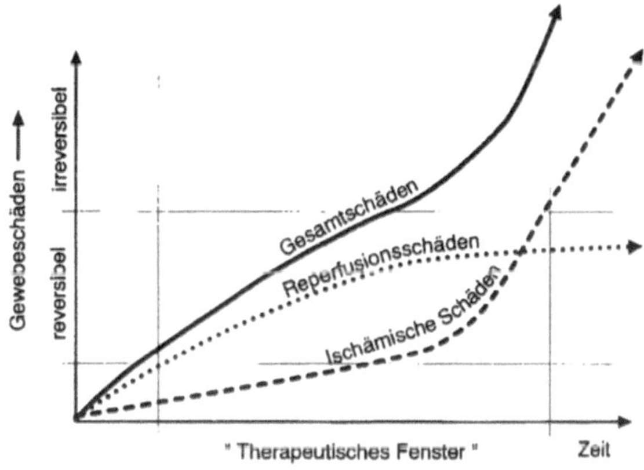

tion des hydrophilen Vitamin C oder des lipophilen Vitamin E als Prophylaxe vorhersehbare Reperfusionsschäden verhindern helfen. Insgesamt muß jedoch darauf geachtet werden, daß das richtige Antioxidans (hydrophil oder lipophil) zum richtigen Zeitpunkt (vor Reperfusion), in der richtigen Dosierung im richtigen Kompartment (intra- und/oder extrazellulär) im betroffenen Gewebe vorhanden ist.

Klinische Relevanz

Alle bislang beschriebenen Befunde und Ergebnisse sind tierexperimentell ermittelt worden: Es konnte auch beim Menschen gezeigt werden, daß es durch ischämische Schäden am Herzen und der Niere und nach ausgedehnten Gefäßoperationen zu hohen Hypoxanthinkonzentrationen im Gewebe und im Blut kommt [45, 50]. Diese hohen Hypoxanthinspiegel könnten nach Reoxigenierung Ausgangspunkt für die vermehrte Bildung von Sauerstoffradikalen sein. Darüber hinaus stellten Friedl et al. indirekt fest, daß es nach gefäßrekonstruktiven Eingriffen im Bereich der Bauchaorta nach Reperfusion zu einer vermehrten Freisetzung von Sauerstoffradikalen im Bereich der Extremitätenmuskulatur der Beine kommt [17]. Ebenso beobachteten Das et al. bei Patienten, die im Rahmen von Herzoperationen an die extrakorporale Zirkulation angeschlossen wurden, 5 min nach Reperfusion des Herzens im Blut aus dem Koronarsinus deutlich erhöhte Konzentrationen von Hydroxylradikalen [14]. Auch Ganguly et al. konnten in einer klinischen Studie zeigen, daß es bei Patienten mit einem frischen Myokardialinfarkt zu einer vermehrten Freisetzung von Sauerstoffradikalen aus den PMN-Leukozyten kommt, die mit dem Ausmaß der myokardialen Ischämie zu korrelieren schien [18]. Diesen mehrheitlichen indirekten Bestätigungen der tierexperimentellen Befunde in der Klinik folgten jedoch überraschend wenige klinische Studien guter Qualität, in denen die Wertigkeit einer antioxidativen Therapie nach Ischämie und Reperfusion überprüft wurde. Tatsächlich konnten vorläufige klinische Untersuchungen zur Bedeutung einer antioxidativen Therapie nach Herzinfarkt keine wesentlichen Verbesserungen für die Patienten zeigen. Diese Studien jedoch waren nicht gut stratefiziert, da das „therapeutische Fenster" im Bereich des Myokards sehr „eng" ist und die Patientenpopulation insgesamt zu heterogen war. Im Gegensatz dazu konnten entsprechend der oben beschriebenen Befunde von Das et al. drei gut organisierte prospektive randomisierte kontrollierte Studien zeigen, daß die kompetitive Hemmung der Xanthinoxidase mit Allopurinol die myokardiale Kontraktilität nach Globalischämie im Rahmen der extrakorporalen Zirkulation bei Herzoperationen deutlich verbesserte [14].

Direkte und konsekutive Messung von Sauerstoffradikalen im Rahmen von Organtransplantation bei Patienten wurden nicht durchgeführt. Indirekt konnten Risby et al. nach Lebertransplantation sowie Taylor et al. nach Transplantation der Niere [46, 62] indirekt durch Messung der Lipidperoxidationsprodukte im Blut sowie Bestimmung der Ethanproduktion in der Ausatemluft der Patienten eine vermehrte Freisetzung von Sauerstoffradikalen beobachten. Trotz dieser überzeugenden Befunde wurde bislang nur eine doppelblind prospektive plazebokontrollierte Studie an 100 Patienten bei Nierentransplantation durchgeführt. Diese zeigte zunächst keine wesentliche Verbesserung der Sofortfunktion und der Inzidenz von Akutabstoßungsreaktionen nach antioxidativer Therapie. Interessanterweise jedoch stellte sich nach einem längeren zeitlichen Verlauf von über drei Jahren heraus, daß die antioxidative Therapie mit SOD signifikant die Transplantatüberlebenszeit positiv beeinflußte [1]. Als Konsequenz werden heute antioxidative Substanzen auch bei den Transplantatkonservierungslösungen angewendet. Zusätze von Allopurinol und Glutathion sowie eine Reihe anderer Verbindungen verhindern oder vermindern vermutlich das akute Nierenversagen nach Nierentransplantation.

Schock gleich welcher Genese führt zu Sauerstoffunterversorgung der meisten Organe. Folglich müßten nach primärer Therapie, d.h. nach Wiederherstellung von stabilen Kreislaufverhältnissen, vermehrt Sauerstoffradikale gebildet werden, die dann zumindest für einen Teil der Schäden verantwortlich sind. Klinisch konnte eine Therapie mit Superoxiddismutase bei polytraumatisierten Patienten tatsächlich die Inzidenz eines Multiorganversagens vermindern. Eine Verbesserung der Überlebensrate jedoch konnte in dieser Studie nicht festgestellt werden. Möglicherweise sind die Zusammenhänge beim traumatisch-hämorrhagischen Schock wesentlich komplizierter, nur in Kombination mit anderen Therapeutika kann eine deutliche Verbesserung der Überlebensrate erzielt werden [59].

Zusammenfassung und Ausblick

Nach den vorliegenden experimentellen und ersten klinischen Befunden scheinen nach zeitlich begrenzter Ischämie Sauerstoffradikale an den postischämischen Veränderungen der meisten Organe beteiligt zu sein. Dieser Pathomechanismus, auch „Sauerstoffparadoxon" genannt, steht jedoch nur scheinbar im Gegensatz zu früheren Vorstellungen, die hypoxische Schäden als Ursache der beschriebenen Veränderungen vermuteten. Die Voraussetzung zur Bildung von freien Radikalen werden durch den Sauerstoffmangel der Gewebe geschaffen. Ein Teil der morphologischen und funktionell faßbaren Schäden entsteht jedoch erst nach Wiederdurchblutung und Reoxigenierung aufgrund von vermehrt gebildeten Sauerstoffradikalen. Nichtsdestotrotz sollten Patienten, die an ischämisch bedingten Veränderungen leiden, baldmöglichst einer adäquaten Therapie zugeführt werden. Es wäre jedoch sinnvoll, die Behandlung der Sauerstoffmangelzustände zusammen mit Radikalenfängern durchzuführen, um damit die reperfusionsbedingten Schäden zu verhindern. Wie in jedem neuen wissenschaftlichen Feld hat die Bedeutung der Sauerstoffradikalen viel Enthusiasmus ausgelöst. Leider jedoch wurden nach zahlreichen tierexperimentellen Untersuchungen klinische Studien durchgeführt, die nicht ausreichend durchdacht waren, d.h. Mängel in der Durchführung, Anwendung der antioxidativen Therapie und Stratifizierung der Patienten aufwiesen. Die daraus resultierenden Ergebnisse lassen nicht immer den Schluß zu, daß antioxidative Therapie sinnvoll ist. Diese zum Teil ernüchternden Studien haben viele Forscher entmutigt, da, wie so häufig, die beteiligten Pathomechanismen sehr viel komplexer und positive Ergebnisse nicht so schnell zu erwarten sind. Stattdessen sollten gut kontrollierte prospektive, randomisierte klinische Studien organisiert werden, um die Wertigkeit einer antioxidativen Therapie nach zeitlich begrenzter Ischämie und Reperfusion zu bestimmen. Die Möglichkeit, postischämische Schäden durch antioxidative Therapie erfolgreich zu behandeln, würde in der Tat völlig neue und aufregende therapeutische Optionen für die betroffenen Patienten eröffnen.

Literatur

1. Abendroth D, Schneeberger H, Schleibner S, Illner W-D, Land W (1992) Stellenwert der Behandlung mit Radikalenfängern nach Nieren- und Pankreastransplantation. Zentbl Chir 117:502–508
2. Adkins WK, Taylor AE (1990) Role of xanthine oxidase and neutrophils in ischemia-reperfusion injury in rabbit lung. J Appl Physiol 69:2012–2018
3. Ahren C, Haglund U (1973) Mucosal lesions in the small intestine of the cat during low flow state. Acta Physiol Scand 88:541–549
4. von Andrian UH, Hansell P, Chambers JD, Berger, EM, Filho IT, Butcher EC, Arfors K-E (1992) L-selectin function is required for β_2-integrin-mediated neutrophil adhesion at physiological shear rates in vivo. Am J Physiol 263:H1034–H1044
5. Babior BM, Kipnes RS, Curnett JT (1973) Biological defense mechanism: the production of superoxide – a potential bactericidial agent. J Clin Invest 52:741–744
6. Beckman JS, Freeman BA (1987) Antioxidant enzymes as mechanistic probes of oxygen-dependent toxicity. In: Taylor AE, Matalon S, Ward PA (eds) Physiology of Oxygen Radicals. Clinical Physiology Series. Williams & Wilkins, Baltimore, American Physiological Society, pp 39–53
7. Berne KM (1963) Cardiac nucleotides in hypoxia: Possible role in regulation of coronary blood flow. Amer J Physiol 204:317–322
8. Buhl MS, Jörgensen S (1974) Breakdown of 5′adenine nucleotides in ischemic renal cortex, as estimated by oxypurine during perfusion. Scand J Clin Lab Invest 35:211–220
9. Bulkley GB, Schiller HJ, Andreoni KA (1991) Free radicals ablation therapy – prevention of postischemic renal failure following renal transplantation. Klin Wochenschr 69:1083–1094
10. Bulkley GB (1993) Free radicals and other reactive oxygen metabolites: Clinical relevance and the therapeutic efficacy of antioxidant therapy. Surgery 113:479–483
11. Bulkley GB: Endothelial xanthine oxidase: a radical transducer of inflammatory signals in the reticuloendothelial system. Br J Surg (in press)
12. Carden DL, Smith JK, Korthuis RJ (1990) Neutrophil-mediated microvascular dysfunction in postischemic canine skeletal muscle: role of granulocyte adherence. Circ Res 66:1436–1444
13. Dahlbäck LO, Rais O (1966) Morphological changes in striated muscle following ischemia. Acta Chir Scand 131:430–440
14. Das DK, Engelman RM, Liu X, Maity S, Rousou JA, Flack J, Laksmipati J, Jones RM, Prasad MR, Deaton DW (1992) Oxygen-derived free radicals and hemolysis during open heart surgery. Mol Cell Biochem 111:77–86
15. Deuticke B, Gerlach E, Dickermann R (1966) Abbau freier Nucleotide im Herzen, Skelettmuskel, Gehirn und Leber der Ratte bei Sauerstoffmangel. Pflügers Arch 192:239–245
16. Ernster L (1988) Biochemistry of reoxygenation injury. Crit Care Med 16:947–953
17. Friedl HP, Smith DJ, Till GO, Thomson PD, Louis DS, Ward PA (1990) Rapid Communication. Ischemia – reperfusion in humans. Am J Pathol 136:491–495
18. Ganguly NK, Nalini K, Wahi S, Dhawan V, Meenakshi S, Chakravarti RN (1992) Free radicals in myocardial injury: experimental and clinical studies. Mol Cell Biochem 111:71–76
19. Gansauge F, Poch B, Schoenberg M, Gansauge S, Beger HG (1993) Oxygen radicals cause a contrary expression of the selectin LECAM-1 on neutrophils and lymphocytes. Eur Surg Res 25 (Suppl 1):60–61
20. Gimbrome MA, Brock AF, Schafer AI (1984) Leukotriene B_4 stimulates polymorphonuclear leukocyte adhesion to cultured vascular endothelial cells. J Clin Invest 74:1552–1555
21. Granger D, Rutili G, McCord JM (1981) Superoxide radicals in feline intestinal ischemia. Gastroenterology 81:22–29
22. Granger DN, Benoit JN, Suzuki M, Grisham MB (1989) Leukocyte adherence to venular endothelium during ischemia-reperfusion. Am J Physiol 257:G683–G688
23. Hellberg POA, Kallskog O, Wolgast M (1988) Effects of neutrophil granulocytes on the inulin barrier of renal tubular epithelium after ischaemic damage. Acta Physiol Scand 134:313–315
24. Henry TD, Archer SL, Nelson D, Weir EK, From AHL (1993) Postischemic oxygen radical production varies with duration of ischemia. Am J Physiol 264:H1478–H1484
25. Hernandez LA, Grisham MB, Twohig B (1987) Role of neutrophils in ischemia/reperfusion-induced microvascular injury. Am J Physiol 253:H699–H703
26. Jaeschke H, Farhood A, Smith CW (1990) Neutrophils contribute to ischemia/reperfusion injury in rat liver in vivo. FASEB J 4:3355–3359
27. Kochanek PM, Hallenbeck JM (1992) Polymorphonuclear leukocytes and monocytes/macrophages in the pathogenesis of cerebral ischemia and stroke. Stroke 23:1367–1379
28. Klausner JM, Paterson IS, Valeri CR, Shepro D, Hechtman HB (1988) Limb ischemia-induced increase in permeability is mediated by leukocytes and leukotrienes. Ann Surg 208:755–760

29. Kloner RA, Ganobe CE, Jennings RB (1974) The no-reflow phenomenon after temporary coronary occlusion in the dog. J Clin Invest 54:1494–1508
30. Leaf AJ, Cheung JY, Mills JW, Bonventre JV (1983) Nature of cellular insult in acute renal failure. In: Brenner BM, Lazerus JM (eds) Acute Renal Failure. Saunders, Philadelphia, S 2–20
31. McCord JM, Roy RS (1982) The pathophysiology of the superoxide: roles in inflammation and ischemia. Canad J Physiol Pharmacol 60:1346–1352
32. Menger MD, Steiner D, Messmer K (1992) Microvascular ischemia-reperfusion injury in striated muscle: significance of „no reflow". Am J Physiol 263:H1892–H1900
33. Menger MD, Pelikan S, Steiner D, Messmer K (1992) Microvascular ischemia-reperfusion injury in striated muscle: significance of „reflow paradox". Am J Physiol 263:H1901–H1906
34. Mullane KM, Read N, Salmon JA (1984) Role of leukocytes in acute myocardial infarction in anesthetized dogs: relationship to myocardial salvage by anti-inflammatory drugs. J Pharmacol Exp Therap 228:510–522
35. Nilsson UA, Lundgren O, Haglund E (1989) ESR-measurement of radical production during in-vivo intestinal ischemia and reperfusion in the cat. Am J Physiol 257:G409–G414
36. Nilsson UA, Schoenberg MH, Aneman A, Poch B, Magadum S, Beger HG, Lundgren O (1994) Free radicals and pathogenesis during ischemia and reperfusion of the cat small intestine. Gastroenterology 106:629–636
37. Olof P, Hellberg A, Kallskog OT (1990) Peritubular capillary permeability and intravascular RBC aggregation after ischemia: effects of neutrophils. Am J Physiol 258:F1018–F1025
38. Parks DA, Bulkley GB, Granger DN, Hamilton SR, McCord JM (1982) Ischemic injury of the cats small intestine: Role of superoxide radicals. Gastroenterology 82:9–15
39. Patel KD, Zimmermann GA, Prescott SM, McEver RP, McIntyre TM (1991) Oxygen radicals induce human endothelial cells to express GMP-140 and bind neutrophils. J Cell Biol 112:749–759
40. Perry MO (1988) Compartment syndromes and reperfusion injury. Surg Clin Norh Am 68:853–864
41. Petrone WF, English DK, Wong K, McCord JM (1980) Free radicals in inflammation: Superoxide-dependant activation of a neutrophil chemotactic factor in the plasma. Proc Nat Acad Sci (Wash) 77:1159–1163
42. Pinckard RN, O'Rourke RA, Crawford MH (1980) Complement localization and mediation of ischemic injury in baboon myocardium. J Clin Invest 66:1050–1056
43. Pryor WA, Stanley JP (1975) A suggested mechanism for the production of malondialdehyd during the autooxidation of polyunsaturated fatty acids. J Org Chem 40:3615–3617
44. Rangan U, Bulkley GB: Prospects for treatment of free radical-mediated tissue injury. Br Med J (in press)
45. Remme WJ, DeJong JW, Verdomo PD (1977) Effects of pacing-induced myocardial ischemia on hypoxanthine efflux from the human heart. Am J Cardiol 40:55–62
46. Risby TH, Maley W, Scott RPW, Bulkley GB, Kazui M, Sehnert SS, Schwarz KB, Potter J, Mezey E, Klein AS, Colombani P, Fair J, Merritt WT, Beattie Ch, Mitchell MC, Williams GM, Perler BA, Donham RT, Burdick JF (1994) Evidence for free radical-mediated lipid peroxidation at reperfusion of human orthotopic liver transplants. Surgery 115:94–101
47. Romson JL, Hook BG, Kunkel SL (1983) Reduction of the extent of ischemic myocardial injury by neutrophil depletion in the dog. Circulation 67:1016–1023
48. Roy RS, Mc Cord JM (1983) Superoxide and ischemia: Conversion of xanthine dehydrogenase to xanthine oxidase. In: Greenwald RA, Cohen G (eds) Oxy radicals and their scavenger systems. Vol II: Cellular and Medical Aspects. Elsevier, New York, S 145–153
49. Schoenberg MH, Younes M, Muhl E, Fredholm BB, Sellin D, Haglund U, Schildberg FW (1983) Free radical involvement in the ischemic damage of the small intestine. In: Greenwald RA, Cohen G (eds) Oxy radicals and their scavenger systems. Vol 2: Cellular and medical aspects. Elsevier, New York, pp 153–160
50. Schoenberg MH, Fredholm BB, Hohlbach G (1983) Veränderungen in Säure-Basen Status, der Serum-Laktat Konzentration und im Purinstoffwechsel bei arteriellen Gefäßrekonstruktionen. Chirurg 54:728–733
51. Schoenberg MH, Lundberg C, Gerdin B, Smedegard G, Messmer K, Arfors KE (1985) Hemorrhagic shock in the dog. II. Studies on central hemodynamics and regional blood flow. Res Exp Med 185:469–482
52. Schoenberg MH, Fredholm BB, Haglund U, Younes M, Sellin D, Schildberg FW (1985) Studies on the oxygen radical mechanism involved in the small intestinal reperfusion damage. Acta Physiol Scand 124:581–589
53. Schoenberg MH, Beger HG (1988) Sauerstoffradikale im septischen Schock. Chirurg 59:836–841

54. Schoenberg MH, Beger HG (1992) The involvement of oxygen radicals and their derivatives in ARDS. In: Rügheimer E (ed) New Aspects on Respiratory Failure. Springer, Berlin Heidelberg, pp 75–84
55. Schoenberg MH, Beger HG (1993) Reperfusion injury after intestinal ischemia. Crit Care Med 21: 1376–1386
56. Slater TF (1984) Free radical mechanism in tissue injury. Biochem J 222:1–15
57. Smedly LA, Tonnesen MG, Sandhaus RA (1986) Neutrophil-mediated injury to endothelial cells. Enhancement by endotoxin and essential role of neutrophil elastase. J Clin Invest 77:1233–1243
58. Smith SM, Rutili LH, Perry MA (1987) Role of neutrophils in hemorrhagic shock-induced gastric mucosal injury in the rat. Gastroenterology 93:466–471
59. Sonnekalb U, Marzi I, Nitz R, Dike J, Bühren V (1992) Sequence of leukocyte activity and membrane injury after severe polytrauma. Eur Surg Res 24 (Suppl 2):31
60. Spagnuolo PJ, Ellner JJ, Hassid A, Dunn MJ (1980) Thromboxane A_2 mediates augmented polymorphonuclear leukocyte adhesiveness. J Clin Invest 66:406–414
61. Suzuki M, Grisham MB, Granger DN (1991) Leukocyte-endothelial cell adhesive interactions: role of xanthine oxidase-derived oxidants. J Leukocyte Biol 50:488–494
62. Taylor JE, Scott N, Hill A, Bridges A, Henderson IS, Stewart WK, Belch JJ (1993) Oxygen free radicals and platelet and granulocyte aggregability in renal transplant patients. Transplantation 55: 500–504
63. Waud WK, Rajagopala KV (1984) Purification and properties of the NAD dependant and oxygen dependant forms of the rat liver xanthine dehydrogenase. Arch Biochem Biophys 172:354–464
64. Zweifach BW, Fronek A (1975) The interplay of central and peripheral factors in irreversible hemorrhagic shock. Progr Cardiovasc Dis 18:147–180

Forschung in der Chirurgie endokriner Organe

M. Rothmund

Obwohl sich zahlreiche chirurgische Abteilungen an Universitätskliniken, Lehrkrankenhäusern und nicht-akademischen Krankenhäusern täglich mit der Diagnostik und operativen Therapie endokriner Organe, vor allem mit den Erkrankungen der Schilddrüse beschäftigen, mangelt es vielerorts an einer systematischen und wissenschaftlichen Aufarbeitung des endokrin-chirurgischen Krankengutes hinsichtlich der Effektivität diagnostischer Methoden und den Resultaten unterschiedlicher chirurgischer Therapiekonzepte.

Grundlagenforschung zur Pathogenese und Pathophysiologie endokriner Erkrankungen, sowie zu Tumorgenese und Metastasierungsverhalten endokriner Tumoren findet in den meisten chirurgischen Abteilungen aus unterschiedlichen Gründen nicht statt. Es sind im wesentlichen 8 chirurgische Universitätskliniken, namentlich die in Düsseldorf, Essen, Hamburg, Halle, Hannover, Heidelberg, Mainz und Marburg, in denen endokrinologischen Erkrankungen vorwiegend Tumoren endokriner Organe ein spezifisches Interesse entgegengebracht wird. Hier werden eine Vielzahl klinischer Studien sowie ein breites Spektrum molekularbiologischer, molekulargenetischer und immunologischer Grundlagenforschung bezüglich endokrin-chirurgischer Erkrankungen durchgeführt. Ein Großteil der Projekte wird aus dem regulären Kliniksbudget finanziert, wobei jedoch in zunehmendem Maße vor allem die Projekte der molekularbiologischen und molekulargenetischen Grundlagenforschung durch Drittmittelgelder unterstützt werden. Die Grundlagenforschung erfolgt entweder in interdisziplinären Forschungslabors oder in rein chirurgischen Labors, die unter der Leitung eines wissenschaftlich qualifizierten Chirurgen stehen. Viele chirurgische Laborleiter und Labormitglieder haben sich während einer 1- bis 2jährigen Tätigkeit in einem in- oder ausländischen Labor die notwendigen Grundvoraussetzungen und Kenntnisse zur Durchführung der jeweiligen Forschungsvorhaben angeeignet. Die durch Drittmittel geförderten Forschungsgruppen werden zudem meist durch einen Biologen und ein oder mehrere Biologisch-Technische Assistenten ergänzt. Ein besonders bemerkenswerter Umstand in der endokrin-chirurgischen Forschung besteht darin, daß viele der o. g. Kliniken sehr enge Kooperationen mit renommierten in- und ausländischen Labors eingegangen sind, um eine erfolgreiche und hochqualifizierte interdisziplinäre Forschung zu gewährleisten. Nicht zuletzt seit 1993 Mutationen am RET-Protoonkogen als verantwortlich für die hereditären medullären Schilddrüsenkarzinome im Rahmen des MEN 2a Syndroms identifiziert wurden, stellen molekulargenetische Untersuchungen bei endokrinen Tumoren zur Aufdeckung von Mutationen in Onkogenen und Tumorsuppressorgenen einen besonderen Schwerpunkt endokriner Forschung dar. Hier dürfte in näherer Zukunft mit völlig neuen Erkenntnissen zur Tumorgenese und Karzinogenese endokriner Tumoren zu rechnen sein, aus denen sich möglicherweise neue diagnostische und therapeutische Konzepte entwickeln lassen. Ein Paradebeispiel hierfür ist das genetische Screening nach Mutationen im RET-Protoonkogen bei Angehörigen von MEN 2A- und FMTC-Familien mit nachfolgender prophylaktischer Thyreoidektomie bei Trägern einer Keimbahnmutation.

Dieser Beitrag gibt einen kurzen Überblick über derzeit durchgeführte endokrinchirurgische Forschungsprojekte in den o. g. Zentren.

Schilddrüse

Derzeit befassen sich nur noch wenige Projekte mit den benignen Erkrankungen der Schilddrüse. Die meisten klinischen und basiswissenschaftlichen Forschungsvorhaben in der Endokrinen Chirurgie beschäftigen sich mit den differenzierten Schilddrüsenkarzinomen und dem C-Zell-Karzinom.

Benigne Schilddrüsenerkrankungen

Molekularbiologie und Molekulargenetik

Untersuchungen zur spezifischen Expression von Wachstumsfaktoren und Onkogenen bei Immunthyreopathien (Projektleiter: G. F. Scheumann, F. Schuppert, Hannover; Projektförderung durch die Gesellschaft der Freunde der MHH).

Klinische Studien

Prospektive Studie zum Einfluß der subtotalen Schilddrüsenresektion unter Kortison auf den Verlauf der endokrinen Orbitopathie (Projektleiterin: A. Frilling, Förderung durch Forum Schilddrüse und Industrie).

Klinische Analyse der chirurgischen Behandlung des Morbus Basedow unter besonderer Berücksichtigung unterschiedlicher Restgrößen (Projektleiter: P. Goretzki, J. Witte, Düsseldorf).

Prospektiv randomisierte Studie zum Einfluß der Ligatur der A. thyreoidea inferior auf laborchemische und klinische Parameter bei der subtotalen Strumaresektion (Projektleiter: C. Nies, Marburg).

Prospektiv randomisierte Studie zum Einfluß der präoperativen Plummerung auf die Schilddrüsendurchblutung (Projektleiter: F. W. Eigler, Essen).

Schilddrüsenkarzinome

Molekulargenetik und Molekularbiologie

Spezifische Expression von Adhäsionsmolekülen und Onkogenen bei differenzierten Schilddrüsenkarzinomen (Projektleiter: G. F. Scheumann, G. Brabant, R. v. Wasilewski, Hannover).

Untersuchung der Onkogenese von Schilddrüsenkarzinomen mittels Mutationsanalysen der Ras-Onkogene, des RET-Protoonkogens, des Tumorsuppressorgens P53 und Bestimmung des Verlustes der Heterozygosität (LOH) (Projektleiterin: A. Frilling, Hamburg; Projektförderung durch die DFG).

Therapiepilotstudie zur Redifferenzierung und zum Arrest der Dedifferenzierung von menschlichen Schilddrüsenkarzinomen durch Retinsäure. (Projektleiter: D. Simon, Düsseldorf, in Zusammenarbeit mit J. Köhrle, C. Reiners, Würzburg; Förderung durch die Wilhelm-Sander-Stiftung, München).

Mutationsanalysen von Onkogenen und Tumorsuppressorgenen bei differenzierten Schilddrüsenkarzinomen (Projektleiter: P. Goretzki, Düsseldorf; Projektförderung durch die DFG).

Untersuchungen zur Bedeutung der TSH-Rezeptor- und RET-Protoonkogen-Expression für die Regulation und Mechanismen der Metastasierung beim Schilddrüsenkarzinom (Projektleiter: H. Dralle, Halle; Projektförderung durch das BMBF-Programm).

Identifizierung und Charakterisierung von Genen mit Expressionsunterschieden beim medullären Schilddrüsenkarzinom mittels Differential Display (Projektleiter: G. F. Scheumann, R. Pichlmayr, S. A. Wells Jr., Hannover, St. Louis; Projektförderung durch die DFG).

Genetisches Screening von MEN-Patienten (Projektleiterin: A. Frilling, Hamburg, in Zusammenarbeit mit der CRC Cancer Research Group Cambridge; Projektförderung durch die Deutsche Krebshilfe/Mildred-Scheel-Stiftung).

Erfassung von Keimbahnmutationen bei Familienangehörigen von MEN 2 Familien und prophylaktische Thyreoidektomie bei Nachweis dieser Keimbahnmutationen (Projektleiter: H. D. Röher, C. Dotzenrath, Düsseldorf, Projektförderung: Gesellschaft zur Krebsbekämpfung in Nordrhein-Westfalen).

Nuclear Organizer Regions- und Morphometrie Analyse (NORMA) follikulärer Schilddrüsenkarzinome und Hürthle Zell Tumore (Projektleiter: A. Zielke, Marburg).

Invasion und Metastasierung bei differenzierten Schilddrüsenkarzinomen in vitro und in vivo (A. Zielke, Marburg, Projektförderung: Kempkes-Stiftung).

Stellenwert der Signaltransduktion via Protein Kinase C (PKC) für Wachstum und Invasion bei differenzierten Schilddrüsenkarzinomen. Hierbei soll u. a. die therapeutische Effizienz von PKC-Antagonisten und ihrer Analoge für das invadierte und metastasierte Schilddrüsenkarzinom in vitro und in vivo untersucht werden (Projektleiter: Th. Hölting, Heidelberg; Projektförderung: Forschungsförderung der Med. Fakultät Heidelberg).

Prognostische Bedeutung der Expression der Adhäsionsmoleküle E-Cadherin und CD44 für das Schilddrüsenkarzinom (Projektleiter: H. Dralle, Halle, Projektförderung durch die Deutsche Krebshilfe).

Prognostische Bedeutung der bildanalytischen DNS-Zytometrie bei Schilddrüsenkarzinomen (Projektleiter: Th. Böttger, Mainz).

Klinische Studien

Retro- und prospektive Beobachtungsstudie zur Evaluierung der intraoperativen I-131 Lokalisationsmessung bei differenzierten Schilddrüsenkarzinomen (Projektleiter: F. W. Eigler, Essen).

Prospektive Langzeitanalyse von Patienten mit differenzierten Schilddrüsenkarzinom (Projektleiter: G. F. Scheumann, Hannover; Projektförderung durch kassenärztliche Vereinigung und Gesellschaft der Freunde der MHH).

Prospektive Analyse von Patienten mit organüberschreitendem Schilddrüsenkarzinomwachstum (Projektleiter: G. F. Scheumann, Hannover; Projektförderung durch Kassenärztliche Vereinigung und Gesellschaft der Freunde der MHH).

Prognostisch relevante Faktoren bei Schilddrüsenkarzinomen (Projektleiter: Th. Böttger, Mainz).

Klinische Analyse der Bedeutung verschiedener Radikalitätsprinzipien bei der chirurgischen Behandlung von differenzierten Schilddrüsenkarzinomen (Projektleiter: P. Goretzki, C. Dotzenrath, Düsseldorf).

Analyse der Bedeutung lymphogener Metastasierungswege sowie Metastasierungshäufigkeit beim Schilddrüsenkarzinom (Projektleitung: G. F. Scheumann, Hannover; Projektförderung durch Kassenärztliche Vereinigung und Gesellschaft der Freunde der MHH).

Prognostische Bedeutung der lymphogenen Metastasierung, klinische Analyse des Ausmaßes der Lymphadenektomie, prophylaktische Thyreoidektomie beim hereditären medullären Schilddrüsenkarzinom (Projektleiter: H. Dralle, Halle).

Analyse der Komplikationen, funktioneller Resultate und onkologischer Spätresultate beim differenzierten Schilddrüsenkarzinom und C-Zell Karzinom (Projektleiter: F. Willeke, Heidelberg).

Prospektive Beobachtungsstudie zur chirurgischen Therapie des sporadischen und familiären C-Zell-Karzinoms (Projektleiter: K. Hoffmann, Marburg).

Nebenschilddrüsen

Molekularbiologie und Molekulargenetik

Analysen von Nebenschilddrüsengewebe der Patienten mit autonomem renalen Hyperparathyreoidismus. Dazu wird der LOH spezifischer Gewebeabschnitte von sog. Target-Genen bestimmt sowie eine semiquantitative Darstellung der Expression des Vitamin D-Rezeptors durchgeführt (Projektleiter: C. Dotzenrath, P. Goretzki, Düsseldorf; Projektförderung: Lise Meitner-Stipendium).

Molekulargenetische Analysen rezidivierender hyperplastischer Nebenschilddrüsengewebe mit und ohne histologische Zeichen des Malignoms. Zudem Transfektion von Nebenschilddrüsentumorzellen mit spezifischen Genen, um deren Bedeutung für das Zellverhalten zu untersuchen (Projektleiter: C. Dotzenrath, P. Goretzki, Düsseldorf; Projektförderung: DFG).

Mutationsanalyse des RET-Protoonkogens bei sporadischen Erkrankungen der Nebenschilddrüsen (Projektleiter: M. v. Knebel Doeberitz, K. Schackert, Heidelberg; Projektförderung durch BMBF).

Transplantation und Immunologie

Iso-, Allo- und Xenotransplantation mikroenkapsulierten Nebenschilddrüsengewebes zur Behandlung des persistierenden postoperativen Hypoparathyreoidismus (Projektleiter: C. Hasse, Marburg; Projektförderung durch die DFG).

Evaluierung des monoklonalen Antikörpers BB5 zur Lokalisationsdiagnostik der Nebenschilddrüsen (Projektleiter: H. Seesko, Marburg; Projektförderung durch die DFG).

Sonstige experimentelle Studien

Tierexperimentelle Studien zur Optimierung von Kryopräservationstechniken für Nebenschilddrüsengewebe (Projektleiter: S. Walgenbach, Mainz).

Klinische Studien

Prospektive Beobachtungsstudie zur Parathormonkinetik nach Operation wegen Hyperparathyreoidismus. Ziel ist die Entwicklung und Evaluierung eines Schnelltestes zur intraoperativen Anwendung (Projektleiter: F. W. Eigler, Essen).

Evaluierung des unilateralen Vorgehens bei primärem HPT (Projektleiter: F. W. Eigler, Essen).

Prospektive Beobachtungsstudie zur Operationstaktik, Komplikationen und funktionellen Resultaten beim pHPT und sHPT (Projektleiter: F. Willeke, Heidelberg).

Prospektive Beobachtungsstudie zur Erfassung des klinischen Verlaufes sowie der Entwicklung der Laborparameter nach operativer Therapie eines HPT (Projektleiter: S. Walgenbach, Mainz).

Prospektive Beobachtungsstudie zu funktionellen Ergebnissen beim pHPT und sHPT, in Abhängigkeit der vorliegenden pathologischen Veränderungen der Nebenschilddrüsen und der chirurgischen Verfahrenswahl (Projektleiter: C. Hasse, M. Rothmund, Marburg).

Prospektive Anwendungsstudie zur Lokalisation von Nebenschilddrüsentumoren mit Tc99-Sestamibi Szintigraphie (Projektleiter: J. Geks, K. Joseph, Marburg).

Prospektive randomisierte Studie zum Einfluß der präoperativen Sonographie auf Operationszeit und Komplikationen bei primärem Hyperparathyreoidismus (Projektleiter: J. Geks, Marburg).

Prospektive Beobachtungsstudie zum Einfluß von Somatostatin auf die Laborparameter von Patienten mit primärem und sekundärem HPT (Projektleiter: C. Hasse, Marburg).

Prospektive Studie zu katamnestischen Symptomen bei Patienten mit „asymptomatischem" pHPT (Projektleiter: C. Hasse, Marburg).

Nebennieren

Molekularbiologie und Molekulargenetik

Untersuchung der Invasion und Metastasierung maligner Phäochromozytome durch Bestimmung der Korrelation der Expression, Präsentation, und Adhäsionsverhalten spezifischer Adhäsionsmoleküle der β-Integrinfamilie in vitro und dem Metastasierungsverhalten in vivo (Projektleitung: A. Zielke, Marburg, Q. J. Duh, San Francisco).

Differentielle Expression von IGF 1 und IGF 2 Wachstumsfaktoren, Charakterisierung der Bindungsproteine und Rezeptoren bei malignen Phäochromozytom-Zellinien (Projektleiter: A. Zielke, Marburg, F. Kies, Gießen: Förderung beantragt).

Mutationsanalysen der Ras-Onkogene und des P53 Tumorsuppressorgens sowie Analyse des LOH bestimmter Chromosomenabschnitte bei Phäochromozytomen (Projektleitung: A. Frilling, Hamburg; S. A. Wells Jr., St. Louis).

Identifikation neurogener Mediatoren, die an der Pathogenese des Phäochromozytoms durch die Übertragung mitogener und neoplastischer Stimuli beteiligt sind (Projektleitung: M. Colombo-Benkmann, Heidelberg; Projektförderung: DFG).

Untersuchungen zur veränderten Genexpression der neoplastischen chromaffinen Zellen beim Phäochromozytom mittels Differential Display (Projektleitung: M. Colombo-Benkmann, Heidelberg, Projektförderung durch die DFG beantragt).

Endokrin-physiologische Projekte und Transplantationsprojekte

Syngene und allogene Nebennierenrindentransplantation im experimentellen Tiermodell (Projektleitung: G. F. Scheumann und Th. Schürmeyer, Hannover; Projektförderung durch die DFG).

Untersuchungen zum Regenerationsverhalten und der Steroidneogenese an Nebennierenrindenzellen an der LEWIS-Ratte (Projektleiter: G. F. Scheumann, S. H. Mellon, Hannover; Projektförderung durch die DFG).

Untersuchungen zur Funktion, Antigenexpression und Toleranzinduktion zellulärer Nebennierenrindentransplantate im Modell der H-2KB- und T-Zellrezeptor transgener Mäuse (Projektleiter: G. F. Scheumann, Hannover; Projektförderung durch die DFG).

Klinische Studien

Langzeitkontrolle nach Operation des adrenalen Hypertonus (Projektleiter: D. Simon, Düsseldorf).

Prospektive Anwendungsstudie zur Operationstaktik, Komplikationen und funktionellem Erfolg der transperitonealen laparoskopischen Adrenalektomie (Projektleitung: C. Nies, Marburg).

Klinisch-biochemische Anwendungsstudie zur Evaluierung der operativen, hämodynamischen und hormonellen Auswirkungen bei retroperitoneoskopischen Adrenalektomien (Projektleitung: M. K. Walz, Essen).

Prospektive Anwendungsstudien zur lumbalen extraperitonealen endoskopischen Adrenalektomie: Untersuchungen zur Beurteilung intraoperativer hämodynamischer und pulmonaler Veränderungen sowie Erfassung des intra- und postoperativen Verlaufs (Projektleiter: A. Heintz, Mainz).

Endokrine Pankreastumoren und Karzinoide

Molekularbiologie und Molekulargenetik

Prognostische Bedeutung der DNS-Zytometrie bei benignen und malignen neuroendokrinen Pankreastumoren sowie bei Karzinoiden (Projektleiter: Th. Böttger, Mainz).

LOH-Bestimmung und Mutationsanalysen von Target-Genen sowie Somatostatinrezeptorsubtypnachweis bei sporadischen und hereditären endokrinen Pankreastumoren (Projektleitung: A. Frilling, Hamburg; Projektförderung: DFG).

Klinische Studien

Retro- und prospektive Beobachtungsstudie zum Stellenwert der Lokalisationsdiagnostik beim organischen Hyperinsulinismus (Projektleitung: Th. Böttger, Mainz).

Retro- und prospektive Anwendungsstudie zum Stellenwert der Somatostatinrezeptorszintigraphie in der präoperativen Lokalisationsdiagnostik endokriner gastrointestinaler Tumore (Projektleitung: O. Kisker, K. Joseph, Marburg).

Prospektive Beobachtungsstudie zur Analyse des onkologischen Resultates nach chirurgischer Therapie von Karzinoiden und Duodenalwand-Gastrinomen (Projektleitung: O. Kisker, M. Rothmund, Marburg).

Sonstige chirurgisch-endokrine Forschungsprojekte

Untersuchungen zu Veränderungen des Endokriniums nach Lebertransplantation (Projektleitung: Ch. Broelsch, A. Frilling, Hamburg).

Prospektive klinische Dokumentation und Verlaufskontrolle mit Analyse der funktionellen Resultate und Komplikationen bei der kombinierten Nieren-Pankreastransplantation (Projektleitung: B. Greger, M. Rothmund, Marburg).

Gewebebänke

Kontinuierliche Erstellung einer Gewebebank für differenzierte Schilddrüsenkarzinome und neuroendokrine Karzinome, die z. Zt. über 600 Gewebe von differenzierten Schilddrüsenkarzinomen umfaßt (Projektleiter: G. F. Scheumann, Hannover; Projektförderung: Kassenärztliche Vereinigung, Gesellschaft der Freunde der MHH).

Kontinuierliche Erstellung einer Gewebebank, in der seit 1987 die Gewebe resezierter endokriner Tumore, darunter aller Nebenschilddrüsentumoren, katalogisiert und kryokonserviert werden (Projektleiter: C. Hasse, Marburg).

Zusammenfassung

Insgesamt können die Forschungsaktivitäten auf dem Gebiet der Endokrinen Chirurgie in Deutschland als zufriedenstellend und aussichtsreich bezeichnet werden. Dies bedeutet nicht, daß nicht noch mehr und besser gearbeitet werden könnte. Vor allem fällt der geringe Anteil an Drittmittel-geförderten Projekten auf. Entsprechende Anträge hätten bei adäquater Qualität sicher Aussicht auf Erfolg. Was noch in den Anfängen steckt, ist die multizentrische Kooperation, die sich gerade im Feld der Endokrinologie anbieten würde, in dem relativ häufig seltene Krankheitsbilder vorkommen. Hier denke ich an eine prospektive nationale Erfassung und Auswertung bei Kindern nach prophylaktischer Thyreoidektomie bei MEN 2a-Syndrom, an prospektive Untersuchungen zur Sinnhaftigkeit einer systematischen Lymphadenektomie bei differenzierten Schilddrüsenkarzinomen und vieles andere. Die Etablierung neuer, „junger" Arbeitsgruppen an einigen Universitätskliniken läßt hier hoffen.

Künstliche Organe

E. S. Bücherl

Seit der ersten erfolgreichen Transplantation der Niere im Jahre 1954 sind zunehmend andere Organe wie Herz, Leber, Pancreas und Lunge dazugekommen.

Voraussetzungen dafür sind:
1. eine gewisse immunologische Kompatibilität zwischen Empfänger und Spender, deren Testung großen Aufwand und Zeit erfordern, so daß, wie z. B. bei einem Herzinfarkt, akut kein Transplantat zur Verfügung stehen kann.
2. eine permanente medikamentöse Behandlung mit gewissen negativen Nebenwirkungen. Fast alle Organe funktionieren in den ersten 3–5 Jahren gut, allerdings besteht die Gefahr einer akuten Insuffizienz und Abstoßungsreaktion. Beides macht permanente, oft aufwendige Kontrollen notwendig, um sofort medikamentöse Gegenmaßnahmen einleiten zu können. Häufig sind sie dann beherrschbar.

Zu 70–80% besteht die Chance, langfristig mit dem Organ zu überleben. Allerdings stellen sich später morphologische, meist vaskuläre Veränderungen ein, die zur Funktionseinbuße führen und letztlich eine weitere Transplantation erfordern können.

Dies vergrößert wiederum das Hauptproblem der Organtransplantation, nämlich die Tatsache, daß der Organbedarf heute nur zu etwa einem Viertel durch Spender gedeckt werden kann. Weltweit warten deshalb etwa 70–80 000 Patienten auf ein Transplantat.

Mit etwa 80% steht an erster Stelle die Niere, gefolgt von der Leber mit etwa 60%. Der Rest verteilt sich auf Herz, Lunge und Pancreas. Etwa 25–30% der Empfänger erleben schließlich das Eintreffen des Transplantates nicht mehr.

Bei den extrem hohen Kosten im Gesundheitswesen fällt auch noch ins Gewicht, daß Organtransplantationen sehr teuer sind. Die Transplantation einer Niere kostet etwa DM 50–60 000,—, eines Herzens DM 150 000,—, die Nachbehandlung weitere DM 15–20 000,— pro Jahr. Diese Situation macht verständlich, daß nach Alternativen intensiv gesucht wird.

Sieht man zunächst einmal davon ab, Tiere, transgenetisch verändert, als Spender zu verwenden, wobei neben ethischen Bedenken noch erhebliche immunologische Probleme bestehen, dann bleibt nur die Anwendung künstlicher Organe, an deren Entwicklung weltweit mit großer Intention gearbeitet wird (Tab. 1).

Bei der Definition „künstliches Organ" trifft man auf gewisse Schwierigkeiten [1].

Soll es nur darum gehen, technisch vorwiegend physikalische Funktionen wie Blutfluß und Austausch von Ionen zu ersetzen (z. B. Herz, Lunge, Niere) oder gilt es auch, biochemische Vorgänge einzubeziehen wie bei der Leber oder dem Pancreas. Im ersteren Falle heißt dies, geeignetes Material in anatomiegerechte Form zu bringen und

Tabelle 1. Jahresproduktionszahlen einiger künstlicher Organe in den USA (1984)

Blut-Oxygenatoren	310 000
Künstl. Blutgefäßprothesen	150 000
Herzschrittmacher	140 000
Künstl. Herzklappen	70 000
Hüftgelenk-Prothesen	120 000
Brust-Prothesen	105 000
Implantierbare Augenlinsen	280 000
Künstliche Nieren (Dialysatoren)	6 500 000
Blutführende Schläuche (PVC)	1 000–2000 km/Tag (Bundesrepublik Deutschland)

mit einem Antrieb sowie physiologischer Steuerung zu versehen [2]. Für den zweiten ist man auf die Mitwirkung von Zellen oder Substanzen angewiesen, die solche Arbeit leisten können.

Diese Biotechnologie ist inzwischen in der Tat soweit fortgeschritten, daß sich verschiedene Zellen, z. B. Hepatocyten, Keratocyten, Nierenglomeruli und Tubuli nicht nur gewinnen, sondern sogar züchten lassen. Inkubiert man sie in ein 3-dimensionales Biomaterialnetzwerk, können sie Wachstumsfaktoren produzieren und zu einem funktionierenden neuen, sog. hybriden Organ werden. So scheint der Weg zu einem implantierbaren Organ möglich, das anatomiegerecht angeschlossen werden kann.

Ob man schon bei der alleinigen Injektion von Zellen, z. B. Inselzellen, die Insulin produzieren, oder Hepatocyten von einem künstlichen Organ sprechen kann, muß offen bleiben. Noch ferner liegt die Injektion von inkapsulierten lebenden Escheria-Colibakterien, die gelernt haben, Harnstoff abzubauen, damit letztlich eine Hauptfunktion der Niere übernehmen können.

Vorwiegend durch die intensiven Arbeiten von Chang mit der Entwicklung künstlicher Zellen, welche Enzyme oder Adsorbentien beinhalten und eine große Oberfläche haben (2,5 qm in 300 ml bei einem Zelldurchmesser von 2–5 mm) bieten sich weitere Entwicklungen für die Therapie verschiedener Erkrankungen an [3]. Dieses große Spektrum für den Bedarf und die Möglichkeit der Entwicklung hat weltweit die Forschung stimuliert, wobei die USA (Houston, Salt Lake City, Cleveland, St. Francisco, New York) und Japan (Tokio, Osaka, Sapporo, Kyoto) absolut die Spitze halten. Auch Korea hat ein großes Forschungsprogramm eingeleitet.

Spezielle Projekte werden auch in Europa, so z. B. in England (transgenetische Schweinezüchtung in Cambridge) und in Schweden (Oberflächenmodifizierung von Biomaterialien in Stockholm) bearbeitet.

Vorwiegend Fortschritte in der Entwicklung und erkennbare klinische Erfolge haben jetzt auch die Industrie interessiert und zur Aufnahme von Forschung und Produktion veranlaßt. Über 30 Firmen sind heute in den USA involviert, und der Markt für das Jahr 1996 in Millionen Dollar stellt sich folgendermaßen dar:

Haut	370 Mill. USD		Herz	43
Niere	203		Lunge	13
Leber	84		Pancreas	8,5

Neben der Förderung durch das Nat. Inst. of Health investieren die meisten Firmen selbst noch Millionen-Dollar-Beträge in die Entwicklung, was sie deswegen können, weil zum Teil schon beträchtliche Umsätze erzielt werden. Dabei überrascht weniger der hohe Marktwert für die Niere als der für die Haut, worin sich die große Zahl von Verbrennungen und chronischen Ulcera nachhaltig dokumentiert. In Japan hat das Government eine großzügige Forschungsförderung begonnen.

Eine kurze Zusammenstellung soll die Situation im Spezifischen noch erläutern:

Herz

Methoden:	Grundsätzlich pulsierende oder nicht pulsierende Blutströmung (4)
Perfusionsformen:	a) 1. Linksherzbypass
	2. Rechtsherzbypass
	3. Biventrikulärer Bypass
	Pumpen extern mit transcutaner Schlauchzuleitung
	oder
	b) Orthotopischer Anschluß
	Pumpen intern
Pumpentypen:	a) Blutsack, extern oder intern
	Antrieb mechanisch, pneumatisch oder fluiddynamisch
	b) Centrifugalpumpen
	Antrieb elektromagnetisch Flügelp.
	c) Cardiomyoplastik. M. latissimus dorsi implantiert um das insuffiziente Herz oder um einen Blutsack mit Ventilen.
Energie:	Zuleitung per- oder transcutan durch einen Schlauch oder ein Elektrokabel (Batterien im Gürtel oder auch mit internem Speicher)
	Latissimus dorsi: Muskel elektrostimuliert
Probleme:	Biomaterialveränderungen, Bluttraumatisierungen, Achsenthrombosen, Komplementstörungen, Infektionen
Aktivitäten:	Vorwiegend USA und Japan
	Helmholtzinstitut Aachen
	Labor Bio-Fluid Univ. Klinik Virchow Berlin
Klinische	Herzzentrum Berlin
Anwendung:	Herzklinik Bad Oeynhausen
	Chirurg. Univ. Klinik Heidelberg
	Chirurg. Univ. Klinik München
Industrie:	Berlin-Heart-AG (Pumpen- und Antriebsherstellung)
	MEDOS Aachen

Lunge [5, 6]

Methoden:	a) Membranoxygenator	
	b) Capillaroxygenator	extern, transcutane Schlauchzuleitung, Perfusion mit Pumpen
	c) IVOX	mit O_2 durchströmtes Kunststoffkapillarbündel in V. cava
Probleme:	Biomaterial	
	Koagulation, Blutveränderung	
	Infektion	
	begrenzter Volumenaustausch von O_2 und CO_2	

Aktivitäten:	für offene Herzoperationen in allen entsprechenden Kliniken in Gebrauch bei vorwiegend pulmonaler Insuffizienz im Inst. für Anaesthesie der Univ. Klinik Virchow Berlin IVOX Prüfung im Herzzentrum Berlin

Leber [7]

Methoden:	Hybrides System (Hepatocyten, fixiert auf Polyurethancapillaren) Plasmapherese und Hämofiltration
Probleme:	Zellgewinnung, Zellzüchtung, Konservierung Adhäsion auf Kunststoff Coagulation Systemgestaltung Anschluß an Empfänger Funktionsprüfung
Aktivitäten:	Chir. Univ. Klinik R. Virchow Berlin Chir. Univ. Klinik München Chir. Univ. Klinik Hannover
Industrie:	Fa. Braun-Melsungen, Kunststoffbearbeitung

Pancreas [8]

Methoden:	Hybrides System Inselzellen auf Biomaterial Insulinpumpe mit Regulation durch Glukosesensor Injektion inkapsulierter Inselzellen
Probleme:	Gewinnung und Konservierung der Inselzellen Implantation Regulation durch Glukosesensor
Aktivitäten:	Diabetesinstitut der Univ. Ulm Chir. Univ. Klinik München

Niere [9]

Methoden:	Hämodialyse Membran-Capillare Hämophorese
Probleme:	Biomaterial Koagulation
Aktivitäten:	in allen Zentren für klinische Hämodialyse großes Forschungsprogramm an der Med. Klinik München
Industrie:	Fa. Fresenius, Herstellung verschiedener Module

Haut [10]

Methoden:	Biomaterialfolien nur zum kurzfristigen Schutz, z.B. bei Verbrennungen Hybrides System, Züchtungen von Keratocyten u.a. zum Epidermis- und Dermisersatz auf resorbierbarem Kunststoff

Probleme: Zellzüchtung und Verbindung verschiedener Zellarten
Aktivitäten: in Deutschland gering
                     Med. Hochschule Hannover
                     Univ. Unfallklinik Tübingen
                     Univ. Klinik Köln
                     Univ. Klinik Freiburg

Plasmapherese [11]
Methoden: Trennung anticoagulierten Blutes in Plasma und Zellen in der
                     Zentrifuge, Mebrantrenntechnologie, Rückgabe der Zellen in
                     Albuminlösung
Probleme: Biomaterialveränderungen, Zellschädigung, Coagulation
Aktivitäten: Mehrere Med. Univ. Kliniken, besonders München

Die entscheidenden Publikationen zum Thema „künstliche Organe" finden sich in den Zeitschriften:
Artificial Organs, Blackwell Science Inc.
ASAIO Journal, Lippincott
Intern. Journal of Artificial Organs, Wichtig Editore Milano
Artif. Organs and Tissues Markets, Report No. 471/995. Theta Corp., Middlefield Theta

Eine Übersicht in deutscher Sprache:
Künstliche Organe von E. S. Bücherl, wiss. Buchgesellschaft 1995

Literatur

1. Bücherl ES (Hrsg): Künstliche Organe. Wissenschaftliche Buchgesellschaft Darmstadt 1995
2. Lemm W. Biomaterialien als Blut-Kontakt-Werkstoffe für künstliche Organe. In: Bücherl ES (Hrsg): Künstliche Organe. Wissenschaftliche Buchgesellschaft Darmstadt 1995, SS. 5–31
3. Chang TMS. Artificial Cells. In: Dulbecco R (Ed): Encyclopedia of Human Biology. San Diego 1991; 1:377–383
4. Bücherl ES. Das künstliche Herz. In: Bücherl ES (Hrsg): Künstliche Organe. Wissenschaftliche Buchgesellschaft Darmstadt 1995, SS. 41–53
5. Trudell LA, Peirce EC, Teplitz C et al. A surgical approach to the implantation of an artificial lung. Trans Am Soc Artif Intern Organs 1979; XXV:462–465
6. Hennig E. Künstliche Lunge. In: Bücherl ES (Hrsg): Künstliche Organe. Wissenschaftliche Buchgesellschaft Darmstadt 1995, SS. 54–81
7. Gerlach J. Hybride Organe und hybride Organunterstützungssysteme. In: Bücherl ES (Hrsg): Künstliche Organe. Wissenschaftliche Buchgesellschaft Darmstadt 1995, SS. 82–106
8. Pfeiffer EF. Künstliches endokrines Pankreas: Glukose-kontrollierte kontinuierliche Insulin-Infusion und implantierbare Glukose-Sensoren. In: Bücherl ES (Hrsg): Künstliche Organe. Wissenschaftliche Buchgesellschaft Darmstadt 1995, SS 107–129
9. Gahl GM, Jörres A. Die künstliche Niere. In: Bücherl ES (Hrsg): Künstliche Organe. Wissenschaftliche Buchgesellschaft Darmstadt 1995, SS.130–148
10. Weise K. Künstliche Haut. In: Bücherl ES (Hrsg): Künstliche Organe. Wissenschaftliche Buchgesellschaft Darmstadt 1995, SS: 178–199
11. Samtleben W. Gurland HJ. Plasmapherese. In: Bücherl (Hrsg): Künstliche Organe. Wissenschaftliche Buchgesellschaft Darmstadt 1995, SS. 149–177

Wundheilung

C. Andree, J. Kopp und G. B. Stark

Physiologie und Pathologie der Wundheilung

Die Vorgänge der Wundheilung sind seit Jahrtausenden Grundlage der Tätigkeiten der chirurgischen Fächer (des „Wundarztes"). Die morphologischen Vorgänge des Wundheilungsprozesses wurden aber erst seit der Jahrhundertwende systematisch untersucht.

Die rasante Fortentwicklung der *Molekularbiologie* der letzten 20 Jahre gibt uns nun langsam Einblicke von interzellulären und Zell-Matrix-Interaktionen sowie deren Effekte in der Wundheilung. Insbesondere sind hier von Bedeutung die rekombinante DNS-Synthese, monoklonale Antikörper und die vereinfachte in-vitro Kulturtechnik für Zellen verschiedenster Gewebe. Wir stehen an der Schwelle der klinischen Anwendung dieser *Grundlagenforschung* über den Multiplikator *Biotechnologie*.

Chronische Wunden durchlaufen nicht diesen zeitlich geordneten Reparationsprozeß, oder nur unvollständig und gelangen daher nicht zur anatomischen und funktionellen Wiederherstellung, oder aber durchlaufen den Heilungsprozeß, ohne ein bleibendes anatomisches und funktionelles Ergebnis zu erlangen. Dies stellt ein großes medizinisches sowie sozioökonomisches Problem dar. Alleine in den Vereinigten Staaten von Amerika wird bei einer geschätzten Inzidenz für Hautulzera von ca. 5% beim älteren Patienten mit jährlichen Kosten für das Gesundheitswesen in Höhe von bis zu 1 Milliarde Dollar gerechnet. Mit Zunahme der Lebenserwartung ist in der Zukunft für derartige Wundheilungsprobleme mit einem weiteren Anstieg der Häufigkeit zu rechnen. Zudem ist im Langzeitverlauf eines chronischen Wundheilungsproblems die Gefahr der malignen Entartung von Bedeutung.

Aufgrund des gesetzmäßigen Ablaufes des physiologischen Wundheilungsprozesses ist es kaum möglich, die Heilung vollständig zu unterbrechen. Es können bei einer nicht heilenden Wunde limitierende Korrekturmaßnahmen, wie zum Beispiel die Keimreduktion durch Verbandstoffe, Debridement, die Hauttransplantation (autolog, allogen), die lokale Applikation von Wachstumsfaktoren sowie die genetische Manipulation dieser Wunden bereits ausreichend sein. Dies kann die soziale Wiedereingliederung des Patienten beschleunigen.

Der Prozeß der Wundheilung (Abb. 1) wird in drei *Phasen* eingeteilt: die inflammatorische (zelluläre) Phase, die Proliferationsphase und die Reparationsphase (Abb. 2). Ein unspezifischer inflammatorischer Prozeß steht am Anfang der Wundheilung und wird vornehmlich durch physikalische Verletzung, trophisch (venös, arteriell, Stoffwechsel), eine mediatorgesteuerte Reaktion und/oder durch Infektion ausgelöst. Dieser zelluläre und vaskuläre Prozeß hat eine vorübergehende Vasokonstriktion mit folgender Vasodilatation zur Folge, indem es zu einer vermehrten primären Anreiche-

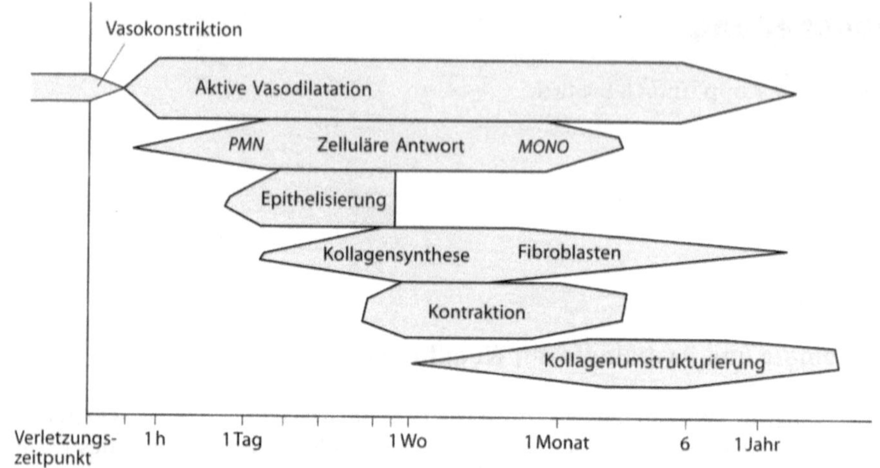

Abb. 1. Chronologischer Ablauf der Vorgänge während der klassischen Wundheilung. *PMN* – polymorphkernige Leukozyten; *MONO* – Monozyten

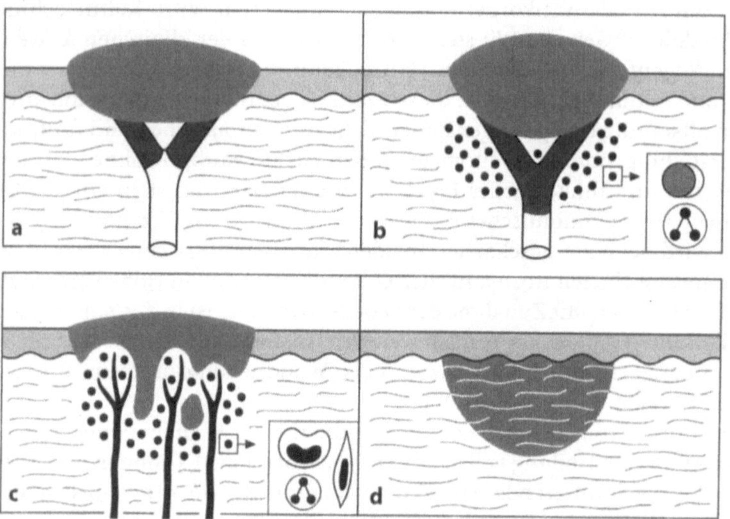

Abb. 2. Stadien der Wundheilung. **a** Bildung eines Wundschorfes. **b** Inflammatorische (zelluläre) Phase. **c** Proliferationsphase. **d** Reparationsphase

rung (Migration, Adhäsion, Akkumulation) von Leukozyten, Thrombozyten und Erythrozyten kommt. Diese Zellen setzen *Mediatoren* frei, die lokal auf den Entzündungsprozeß einwirken. *Fibronektin* ermöglicht die Adhäsion und Migration von Neutrophilen, Monozyten, Fibroblasten und Endothelzellen in das Wundgebiet. Die genaue Interaktion dieser Entzündungszellen und Mediatoren ist bis heute nicht bekannt, man vermutet jedoch, daß ICAM 1 und VCAM 1 in diesem Prozeß eine Rolle spielen. In zwei bis drei Tagen migrieren die ortsständigen *Fibroblasten* entlang eines (neugebildeten) Netzwerkes von Fibrin in das Wundgebiet, um spezifische Matrixkomponenten zu produzieren und sezernieren: Hyaluronsäure, Chondroitin-4-Sulfat, Dermatansulfat und Heparansulfat bilden zusammen mit einer amorphen Grundsubstanz und spezifischen Enzymen den Grundstein der Kollagenfibrillen [6]. Diese Kollagenfibrillen werden über die anfänglichen drei bis vier Tage hinaus vermehrt synthetisiert, sodaß der Kollagenanteil in den nächsten drei Wochen in dem Wundgebiet ansteigt, während die Fibroblastenproduktion nachläßt und sich allmählich ein Aus-

Tabelle 1. Quelle und Wirkung von Wachstumsfaktoren [WF]. (+) *Stimulation;* (−) *Hemmung*

WF	Lokalisation	Biologische Wirkung	
		in vitro	in vivo
TGF-α	Thrombozyten, Makrophagen	10- bis 100fach wirksamer als EGF bei best. Zell-Linien	(+) Angiogenese, epidermale Regeneration, Bildung von Granulationsgewebe
TGF-β	Thrombozyten, Makrophagen	(+) Exprimierung von Strukturproteinen und Adhäsionsmolekülen (+) Chondrogenese, Epithelzellproliferation (+) Wachstum und Zellkinetik von Epithelzellen und Fibroblasten	(+) Fibroblasten (+) Wundheilung, Ansammlung von Gesamtprotein, Kollagen (−) Hämatopoese und Myogenese
PDGF	zirkulierende Zellen (Thrombozyten, mononukleäre Phagozyten, Megakaryozyten) ortsständige Zellen (Endothelzellen, gl. Gefäßmuskelzellen, Fibroblasten) Tumorzellen	(+) Kontraktion gl. Gefäßmuskelzellen, Freisetzung von Prostaglandinen (+) LDL-Rezeptor-Ausbildung	Initialisierung des Wundheilungsprozesses (+) Fibroblasten, gl. Muskelzellen synergistische Wirkung mit anderen WF wichtig für Wundheilung
FGF	ubiquitär	(+) Fibroblasten, Gefäßendothelien, Myoblasten, Chondrozyten, Osteoblasten, gliale Astrozyten (+) Zellmigration (+) Bildung von Plasminogenaktivatoren, Kollagenase	(+) Wundheilung (+) Angiogenese (+) Fibroblastenproliferation (+) Erythropoese
EGF	Fibroblasten, Thrombozyten, Sekrete	(+) Keratinozyten (+) Tumorzellen	(+) Wundheilung (+) Kornea- und Lungenepithel (−) Haarwachstum
IGF	Leber, Skelettmuskulatur, Haut, Gehirn, Tumore	(+) Zellproliferation insulinähnlich an Fett- und Muskelzellen	(+) Mitogenität, DNA-Synthese (+) Fibroblasten, Osteoblasten, Chondrozyten (+) Erythropoese
KGF	mesenchymale Zellen	(+) Keratinozyten	(+) Wundheilung (+) Angiogenese (+) Lungenentwicklung

gleich zwischen Auf- und Abbau einstellt [38]. In der sich anschließende Phase, der Regenerations- und Organisationsphase, organisieren sich die Kollagenfasern und es findet eine Reifung von Kollagen Typ III in Kollagen Typ I im Verhältnis 1:4 statt [45].

Im Rahmen der Wundheilung kann es vor allem bei genetischer Disposition und jungen Patienten zur Bildung hypertropher Narben und Keloiden kommen [33, 41, 44] (Tabelle 1). Grundsätzlich wird bei jedem Säuger, im Gegensatz zu den Amphibien, jede Defektwunde reparativ durch eine bindegewebige Narbe ersetzt. Ein rascher Abschluß in der Wundheilung bedeutet eine *geringe* Narbenbildung. In der frühen Wundheilungsphase zeigt sich kein Unterschied von Keloiden zu Wunden mit normaler Narbenbildung – es findet sich weder eine überschießende Fibroplasie, eine Verlangsamung der physiologischen Herunterregulation, die fibroblastäre Mitoserate ist normal [16, 49]. Es läßt sich jedoch eine exzessive Kollagensynthese verbunden mit einer Vermehrung von Fibroblasten beobachten [11]. Trotz intensiver Forschung konnte weder die Entstehungsursache noch ein Unterschied in histologischer und biochemischer Hinsicht zwischen beiden Narbenformen gefunden werden. Die Behandlung reduziert sich auf die topische Applikation von Salben [50, 62], Laser-Behandlung [25], externe Kompression [35] oder adjuvante Röntgenbestrahlung zur Chirurgie [20].

Während der Wundheilungsphasen sind die *Neovaskularisation* und die *Angiogenese* von großer Bedeutung. Die Neubildung und Einsprossung von Gefäßen beginnt schon frühzeitig in das neugebildete Kollagengewebe und ist abhängig von vielen variablen Faktoren, wie zum Beispiel dem Alter des Patienten, Art der Wunde, Lokalisation und genetische Disposition. Ein pathologisches Potential zur Angiogenese kann die Ursache für die Wundentstehung beziehungsweise ausbleibende Heilung sein [47].

Die *epitheliale* Regeneration erfolgt durch Mobilisation, Migration, Mitose und Differenzierung von randständigen Keratinozyten (Epidermiszellen). Die Keratinozyten migrieren unter dem gebildeten Fibrin-Blutkoagel durch die obere Schicht des Granulationsgewebes [18], wobei Interleukin I und bestimmte Mediatoren chemotaktisch wirken. In dieser Schicht formieren Blutkoagel eine vorübergehende Matrix, die Fibrin, Fibronektin und Typ V-Kollagen enthält [56]. Fibronektin wird ursprünglich durch das aus den Blutgefäßen heraustretende Plasma bereitgestellt, wird aber bereits nach wenigen Tagen von dem regenerierenden Epithel selbst produziert [9]. Die Ba-

Tabelle 2. Ätiologie und Inzidenz hypertropher Narben und Keloide: + + *stark*; + *mäßig*; – *nicht nachweisbar*	Prädispositionsfaktoren	Hypertrophe Narben	Keloide
	Familiäre Häufung	+	+ +
	Weiße Hautfarbe	+ +	+
	Schwarze Hautfarbe	+ +	+ +
	Altersgruppe 10–30 J.	+	+ +
	Altersgruppe –10 J.	+ +	–
	Eigenschaften		
	Reversibilität	+ / –	–
	Entstehung	verzögerte Heilung >2 Wochen	bis zu ein Jahr nach Trauma
	Gelenküberschreitende Kontrakturen	+ +	+

salzellen der Epidermis benutzen die fibronektinreiche Matrix als eine Zwischenschicht für Zellanheftung und Migration während der Reepithelialisierung [19].

Es sind viele wichtige chemische Regulatoren in dem Prozeß der Wundheilung in den letzten Jahren beschrieben worden. Die vielleicht interessantesten Regulatoren sind die *Wachstumsfaktoren* (Tabelle 2). Wachstumsfaktoren sind multifunktionale Peptide, die die Zellproliferation beeinflussen, indem sie einzeln oder in Kombination an spezifische Oberflächenrezeptoren der Zelle binden und somit unter anderem einen Einfluß auf die Fibroblasten- und Keratinozytenproliferation, auf die Angiogenese und auf den Prozeß der Matrixformation haben [22, 37, 42, 48]. Es ist bekannt, daß *spezifische* Wachstumsfaktoren nur zu bestimmten zeitabhängigen Phasen während der Wundheilung von Thrombozyten, Makrophagen, Fibroblasten und Keratinozyten sezerniert werden und spezifische Bindungen an Rezeptoren eingehen und sich gegenseitig beeinflussen können.

Experimentelle Modelle

In vivo-Modelle (Tiermodelle) werden vor allem aus drei Gründen für die Forschung verwendet: Sie sind immunologisch kompetent, können verwendbare Vorversuche und -ergebnisse für humane Studien sein und erlauben die Untersuchung von Effektivität und Toxizität einer Substanz oder Methode. Zur Sicherung reproduzierbarer Ergebnisse ist die Anlage standardisierte Wunden erforderlich. Deren wesentlicher Nachteil ist ihre nicht immer gewährleistete Übertragbarkeit, da chronische Wunden in der Klinik eine multifaktorielle Genese zeigen, was besonders bei Therapiestudien problematisch erscheint. Leader und Padget [34] führen mehrere Kriterien für ein verwendbares Tiermodell auf: *Reproduzierbarkeit, Übertragbarkeit, Verfügbarkeit, genetische Charakterisierbarkeit* und *Praktikabilität.*

In vitro-Modelle sind eine sinnvolle Ergänzung zu etablierten, standardisierten Tiermodellen, können diese jedoch nicht ersetzen. Vorteile sind *Reproduzierbarkeit* und ihre *Praktikabilität.* Resultate, die in in vitro-Studien erzielt werden, können nicht immer direkt auf die in vivo-Situation übertragen werden, da sie komplexe physiologische Vorgänge des Vertebraten sich nicht komplett in die Zellkultur übertragen lassen. Die sinnvolle Ergänzung beider Modelle kann durch bessere experimentelle Planung, statistisches Design und Analyse zu einer Reduzierung der Tierexperimente beitragen.

Aktuelle Forschungsansätze

Hautersatz

In der Bundesrepublik Deutschland werden jedes Jahr etwa 10 000 bis 15 000 Menschen aufgrund einer Verbrennung intensivpflichtig.

Durch Frühexision und eine perfektionierte Intensivmedizin überleben primär Patienten mit Verbrennungen, die mehr als 70% der Körperoberfläche betreffen [58]. Die chirurgische Versorgung dieser ausgedehnten Schädigungen stellt ein Problem dar, das mit *Standardmethoden* wie der autologen Spalthautdeckung („goldener Stan-

dard") nicht mehr beherrschbar ist, da die Ausdehnung der Verbrennung die Verfügbarkeit der Spenderhautareale limitiert. Zur passageren Deckung offener Wundflächen nach Nekrektomie können allogene Haut (frisch, glyzerinisiert, kryokonserviert) [26, 31, 32] oder Xenotransplantate [3, 46] verwendet werden, welche nach Regeneration von autologen Spalthautentnahmestellen wieder entfernt werden, um dann
mit autologen Transplantaten den Verschluß zu ermöglichen [59].

Eine Verbesserung der chirurgischen Standardtechniken stellen allo-autologe
Mischhauttransplantationstechniken dar: „Sandwich"-Technik [1, 28], „Intermingled-
grafts" [17, 63] und die „Microskin"-Transplantate [36, 66–68], die mechanische Ex-
pansionen der Resthautresourcen von 1:9 bis 1:40 erlauben, wobei ein allogenes un-
expandiertes Hauttransplantat als Überdeckung verwendet wird.

Eine Anzahl weiterer innovativer Techniken zum Wundverschluß wurde entwickelt,
um der Problematik ausgedehnter Wundflächen gerecht zu werden. Die Transplantation *in vitro* kultivierter autologer Hautzelltransplantate („sheet grafts") auf exzidier-
te Wunden [23] oder auf eingeheilte Fremddermis nach passagerer Deckung mit
Allotransplantaten [24], ist zu einer Standardmethode geworden, die trotz bekannter
Nachteile [27] immer häufiger zur Anwendung kommt. Die Transplantation *in vitro*
kultivierter autologer Keratinozyten-Einzelzell-Suspensionen in einer Fibrinmatrix
mit und ohne allogener Spalthautauflage sind klinisch und in experimenteller Untersuchung erfolgversprechend eingesetzt worden [30, 53–55]. Neben einer deutlich
kostengünstigeren Herstellung zeigt die Keratinozyten-Einzelzell-Suspension im Vergleich zu den sogenannten „Sheet"-Transplantaten folgende Vorteile: frühe Verfügbarkeit, einfache Handhabung sowie Transplantation migrativ-proliferativer hochpotenter Zellen auf die Wunden, deren Matrix in der Frühphase der epithelialen Rekonstruktion der polymerisierte Fibrinkleber ist. In zunehmendem Maße werden auch
allogene Zelltransplantate zum Wundverschluß eingesetzt, wobei vor allem deren ex-
kretorische Aktivität eine beschleunigte Reepithelisierung durch autologe Keratinozyten unterstützt [39].

Außer für Verbrennungswunden eignen sich diese Methoden auch zur Therapie
anderer flächenhafter Wunden.

Wundmilieu

Das migrative und proliferative Verhalten von Zellen ist unter anderem auch abhängig
vom Wundmilieu. In vergleichenden Studien konnte gezeigt werden, daß die epitheliale
Regeneration von Wunden durch eine feuchte Umgebung gefördert wird [60]. Scheinbar paradoxerweise kommt es bei offener, trockener Wundbehandlung mit passager
zur Deckung aufgetragener allogener Haut sowie bei Reepithelisierungsvorgängen zu
gleichen Beobachtungen [29]. Moderne experimentelle Ergebnisse zeigen und begrün-
den den Wert klassischer Behandlungsmethoden, die bisher leider nur ungenügend
erforscht und nicht ausreichend in der ärztlichen Ausbildung demonstriert wurden.

Wachstumsfaktoren

Die biochemische und analytische Technologie für die Reinigung von Mediatoren und
die Herstellung von rekombinanter DNA, eröffnete den Einblick in die komplexen mo-

lekularen Regelvorgänge durch Wachstumsfaktoren. Es können jetzt ausreichende Mengen von den rekombinanten synthetisierten Wachstumsfaktoren produziert und experimentellen Versuchen zur Verfügung gestellt werden. Wachstumsfaktoren sind benannt entweder nach dem Gewebe aus dem sie stammen, den Zielzellen oder deren Aktivität in Tumorzellkulturen (Tabelle 2). Sie werden entweder endokrin (IGF-I), parakrin (PDGF, TGF-β) oder autokrin (EGF) im Wundgebiet freigesetzt [12, 13]. Die Effektivität hängt ab von spezifischen Rezeptoren, die größtenteils entweder durch die Tyrosinkinase und/oder durch eine protoonkogene Transkription die Zellen aktivieren. Zusätzlich zur Stimulation der Tyrosinkinase, erhöhen einige Wachstumsfaktoren (PDGF, TGF-β) die Transkription von c-fos und c-myc. Hohe Expression von diesen Genen hat eine Zellproliferation oder eine Tumorgenität zur Folge. Die Wirkungsweise von Wachstumsfaktoren wird mit folgendem endokrinologischen Modell erklärt [15] (Abb. 3): Beim klassischen *endokrinologischen Modell* werden Hormone (Corticoide, T3/T4, STH) von sekretorischen Granula ins Blut freigesetzt und zu Effektororganen transportiert, an denen sie nach Anbindung an spezifische Rezeptoren eine entsprechende zelluläre Reaktion auslösen und einen Einfluß auf die Wundheilung haben können. Beim *parakrinen Modell* („paracrine loop") werden Wachstumsfaktoren lokal sezerniert und agieren auf Nachbarzellen, wogegen im *autokrinen Modell* („autocrine loop") ein einziger Zelltyp Wachstumsfaktoren für sein eigenes Wachstum produziert. Im *intrakrinen Modell* („intracrine loop") verbleiben die intrazellulären Faktoren in situ und wirken direkt an ihrem Syntheseort [43]. Es wäre jedoch nicht richtig, einzelne Wachstumsfaktoren als alleinigen Promotor in dem Wundheilungsprozeß zu sehen. Es ist vielmehr ein ineinandergreifender unabhängiger Prozeß

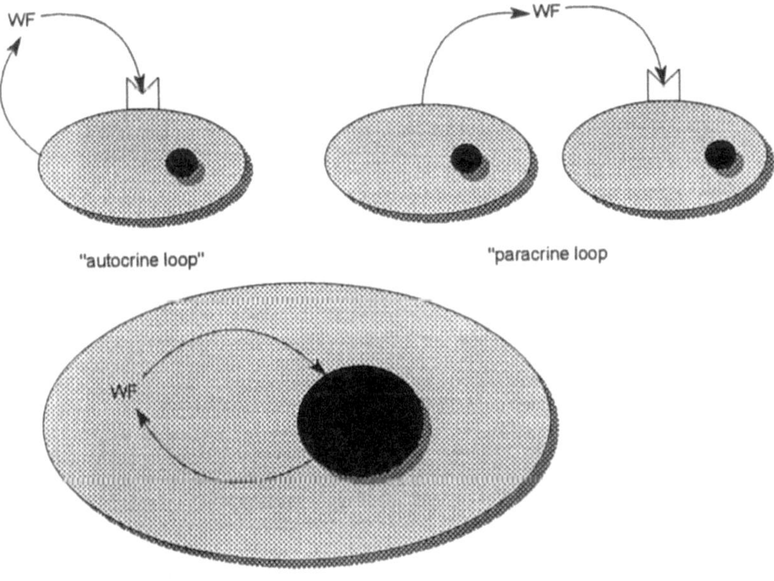

Abb. 3. Regulationsmechanismen der Wachstumsfaktorexpression

von sich stimulierenden und hemmenden Prozessen. Erste Versuche der topisch-therapeutischen Applikation definierter Dosen von Wachstumsfaktoren sind beschrieben [4, 5, 7], jedoch durch das Aufbringen des Faktors auf die Wundfläche in kleiner Quantität mit Hilfe von Cremes oder getränkter Gazen als Vehikelträger in ihrer Effektivität umstritten [10]. Die Verwendung von extrahierten Wachstumsfaktoren aus Thrombozyten bedarf noch der kritischen Untersuchung (kurze Halbwertzeit, Bioverfügbarkeit in sezernierender Wunde) [51].

Gentherapie

Seit den ersten klinischen Studien mit transfizierten Zellen sind enorme Fortschritte in der somatischen Gentherapie zu verzeichnen [40]. Es wurde erstmalig von verschiedenen Arbeitsgruppen gezeigt, daß Keratinozyten in vitro genetisch so verändert werden können, daß diese Zellen nach Transplantation das gewünschte Peptid exprimieren können. Ferner konnte erstmalig mit dem Einsatz von Markergenen demonstriert werden, daß die transfizierten Zellen nach Transplantation in der Wunde überleben [61]. Diese Arbeitsgruppe demonstrierte, daß nach retroviraler Transfektion von Schweinekeratinozyten und nachfolgender Transplantation dieser Zellen als Suspension in einem Wund-Kammermodell, die mit hGH transfizierten Zellen das Hormon sezernieren und die mit β-Galactosidase transfizierten Zellen bis zu 27 Tage in der Wunde nachgewiesen werden können. Desweiteren gab es keinen Anhalt für eine maligne Entartung dieser Zellen. Eming et al. transfizierten humane Keratinozyten viral mit einem Wachstumsfaktor (PDGF) und zeigten einen biologischen Effekt auf das sich neugebildete Granulationsgewebe nach Transplantation dieser Zellen als „Sheets" auf athymische Mäuse [21]. Die retrovirale Transfektion ist durch den in vitro Schritt arbeitsintensiv und einige limitierende Faktoren sind beschrieben worden [14, 57].

Neuere Techniken im non-viralen Gentransfer ermöglichen im Gegensatz zur *in vitro*-Transfektion und nachfolgender Transplantation von Zellen eine direkte *in vivo*-Applikation von Genen auf Zielzellen in der Wunde. Nach Keratinozytentransfektion in situ sind die transfizierten Wund-Keratinozyten in der Lage, selbst die für sie nötigen Faktoren zu produzieren („autocrine loop") oder für andere Zellen zur Verfügung zu stellen („paracrine loop") [2]. Eine dieser non-viralen Gentransfer-Methoden ist die Goldpartikel-Gentransfer-Methode, welche nachgewiesenermaßen sehr effizient bei Säugetierzellen angewendet wurde [8]. Die vorher mit der gewünschten DNA beladenen Goldpartikel werden unter hoher Geschwindigkeit auf das Zielgewebe geschossen und penetrieren durch Gewebe, Zellen und Organe [64]. Die Goldpartikel und somit die DNA gelangen in die Zellen und werden von dieser eingebaut, produzieren und sezernieren die erwünschten Peptide. Es konnte gezeigt werden, daß durch diese Methode Spalthautwunden am Schwein nach *in vivo*-Transfektion mit EGF signifikant schneller heilen als Kontrollwunden [2]. Andere Transfektionsmethoden zeigten vergleichbare Effektivität in der Transfektion von Zellen bei anderer Fragestellung [65].

Zusammenfassung und Diskussion

Die chirurgischen Fächer sind aufgrund ihrer Geschichte, ihrer Ausbildungsgänge und ihrer Aufgaben in der Krankenversorgung vor allen anderen auf die Kenntnis von

Wundheilungsvorgängen gegründet und für die Behandlung von Problemwunden verantwortlich. Dieser Tatsache entspricht leider nicht die geringe Rolle, welcher der Grundlagenforschung über Wundheilungsvorgänge wie auch der Ausbildung in der Wundbehandlung von angehenden Chirurgen verschiedener Gebiete eingeräumt wird. Das zunehmende Auseinanderdriften zwischen pflegerischem und ärztlichem Sektor hat leider auch den früher bestimmenden Lehrer erfahrene(r) Stationsschwester-/pfleger zur Rarität werden lassen.

Wenn sich die Chirurgen nicht ihrer federführenden Rolle bei der Wundbehandlung und Forschung bewußt werden, droht dieser Bereich von Fächern absorbiert zu werden, denen die wesentliche operative Erfahrungskomponente fehlt (vor allem der Dermatologie). Ebenso problematisch ist die Übernahme von Ergebnissen der Grundlagenforschung oder gar pharmazeutischen Industrie ohne klinisch-chirurgische Reflexion. Einmal mehr werden hier die medizinischen und auch sozioökonomischen Gefahren deutlich, welche eine Trennung von Forschung und Klinik nach sich ziehen kann. Im Kreis der chirurgischen Fächer sind es bisher vor allem die plastischen Chirurgen und Verbrennungschirurgen sowie teilweise Kopfhals-Chirurgen (MKG/HNO), welche sich in der BRD mit dieser sozioökonomisch zunehmend aktuellen Problematik befaßt haben. Diese klinisch geleiteten Forschungen schaffen die Voraussetzungen, daß die alternative oder synergische Wirkung von operativer Behandlung mit biotechnologischen Therapien adäquat bewertet werden können. Daß diese Anstrengungen im internationalen Vergleich relativ beschränkt sind, dürfte an der spezifischen Unterrepräsentation des Faches an den deutschen Universitäten liegen. Bei der Entwicklung der westlichen Gesundheitssysteme zeichnet es sich immer deutlicher ab, daß klinische und wissenschaftliche Ressourcen in Zukunft auch aus ökonomischen Gründen umgeleitet werden: Von seit Jahrzehnten laufenden Anstrengungen bei der Maximaltherapie prinzipiell infauster Erkrankungen mit marginal objektiv-statistischem und nicht selten subjektiv negativem Therapieerfolg unter maximal ökonomischem Einsatz hin zu vernachlässigten Bereichen der chronisch-invalidisierenden Erkrankungen mit hohem Impact auf unser Sozialsystem und die Lebensqualität bei zunehmender Überalterung [52]. Ausgedehnte und chronische Wunden erzeugen einen zunehmenden ökonomischen Druck: Therapieentscheidungen haben erhebliche Implikationen. Wissenschaftliche Aussagen zur Effektivität haben somit erhebliche ökonomische Folgen, da sowohl Therapien als auch deren möglicher Mißerfolg teuer sind. Bisher entsprechen klinische Studien über neue Therapiemodalitäten, oft als Auftragsarbeit der Industrie und nicht selten wenig mehr als illustrierte Falldarstellungen, in keiner Weise dieser Bedeutung. Die Industrie hat diesen Markt entdeckt, und viele Kliniker und das Pflegepersonal (das in steigendem Maße die Behandlung unter Ausschluß der Ärzte übernimmt) sind diesem Material oft relativ schutzlos ausgeliefert. Eine adäquate Qualitätskontrolle als chirurgische Aufgabe ist nicht nur moralisch sondern auch ökonomisch gegeben: Eingesparte Mittel werden zunehmend dringend für andere wichtige Aufgaben benötigt. Hier sind Kostenträger als die unmittelbar Profitierenden der wissenschaftlichen Forschung gefragt: Wenn nach neueren gesundheitspolitischen Vorstellungen Universitätskliniken von der Forschung „entlastet" werden sollen, müssen die Universitäten umgekehrt die Krankenkassen sozusagen als Nutznießer solcher Forschung auf ihre Verantwortung als Drittmittelgeber aufmerksam machen dürfen.

Zu fordern ist deshalb die Emanzipation der chirurgischen (im weiten Sinn) Grundlagenforschung von rein industrie-konzipierten Studien: Es müssen abgesicherte chirurgische Forschungsschwerpunkte (z. B. SFB's) an geeigneten Universitätszentren mit Anbindung an Grundlagenforschung (Gentechnologie, Immunbiologie etc.), Forschungslabors mit eigenen Grundlagenforschern und zeitweise in der Forschung vollzeittätigen Chirurgen der verschieden betroffen chirurgischen Fächer geschaffen werden. Bei der Wundheilungsforschung, die den biotechnologischen Gewebeersatz („Tissue Engineering") mit einschließt, ist eine kontinuierliche und interdisziplinäre Kooperation conditio-sine-qua-non. Diese Kooperation muß selbstverständlich die Industrie im Sinne einer produktiven Partnerschaft einschließen, was eine ausreichende Beschäftigung von uns Chirurgen mit komplexen biochemischen, immunologischen und biotechnologischen Grundlagen voraussetzt. Relevante Langzeitergebnisse in der Wundheilungsforschung durch isolierte Habilitationsdissertationen sind ebensowenig zu erwarten, wie durch die unkritische Weitergabe von neuem Verbandsmaterial für „pay studies" an junge Assistenten. Der forschende Einzelkämpfer ist auch in diesem Forschungsgebiet Geschichte (zumindest wenn er erfolgreich sein will). Zu komplex sind die ineinander greifenden Vorgänge geworden: Geht es zunächst nur um das Erreichen des Endzieles Wundheilung per se, so geht es als nächstes um die Steuerung der Heilung cum defectu (Narbe guter oder schlechter Qualität) und schließlich in naher Zukunft zum komplexen Ersatz verschiedener Gewebe sine defectu („Tissue Engineering"). Dieser Forschungsbereich könnte auch gerade im Wundheilungsbereich, wo die deutsche Industrie bei Verbandsmitteln traditionell stark ist, ein wichtiger gesamtökonomischer Faktor des Wirtschaftsstandortes Deutschland in den Bereichen Biotechnologie und Gentechnologie werden. Zur optimalen Verzahnung hat sich in der eigenen Erfahrung das Vorhandensein einer Zentralstelle für Technologietransfer an der Universität bewährt. Aus mittlerer Sicht ist anzustreben, daß analog zu unseren Tumorzentren *Wundheilungszentren* aufgebaut werden sollten, die nicht nur Forschung betreiben, sondern auch dem Praktiker zur Seite stehen. In den USA sind diese bereits Realität.

Literatur

1. Alexander JW, MacMillan BG, Law E, Kittur DS (1981) Treatment of severe burns with widely meshed skin autograft and meshed skin allograft overlay. J Trauma 21:433 ff
2. Andree C, Swain WF, Page CP, Macklin MD, Slama J, Hatzis D, Eriksson E (1994) In vivo transfer and expression of a human epidermal growth factor gene accelerates wound repair. Proc Natl Acad Sci USA 91:12188–12192
3. Bromberg BE, et al (1965) The use of pig skin as a temporary biological dressing. Plast Reconstr Surg 36:80 ff
4. Brown GL, Curtsinger L, Jurkiewicz MJ, Nahai F, Schultz G (1991) Stimulation of healing of chronic wounds by epidermal growth factor. Plast Reconstr Surg 88:189 ff
5. Brown GL, Nanney LB, Griffen J, Cramer AB, Yancey JM, Curtsinger LJ, Holtzin L, Schultz GS, Jurkiewicz MJ, Lynch JB (1989) Enhancement of wound healing by topical treatment with epidermal growth factor. N Engl J Med 321:76 ff
6. Bryant WM (1977) Wound healing. CIBA Clinical Symposia Vol 29, No 3
7. Buckley A, Davidson JM, Kamerath CD, Wolt TB, Woodward SC (1987) Epidermal growth factor increases granulation tissue formation dose dependently. J Surg Res 43:322–328
8. Cheng L, Ziegelhoffer PR, Yang N-S (1993) In vivo promoter activity and transgene expression in mammalian somatic tissues evaluated by using particle bombardment. Proc Natl Acad Sci USA 90:4455–4459

9. Clark RAF, Winn HJ, Dvorak HF, Colvin RB (1983) Fibronectin beneath reepithelializing epidermis in vivo: sources and significance. J Invest Dermatol 80:26s–30s
10. Cohen IK, Crossland MC, Garrett A, Diegelmann RF (1995) Topical application of epidermal growth factor onto partial-thickness wounds in human volunteers does not enhance reepithelialization. Plast Reconstr Surg 96 (2) 251–254
11. Cohen IK, McCoy BJ (1980) The biology and control of surface overhealing. World J Surg 4:289–295
12. Cohen S (1962) Isolation of a mouse submaxillary gland protein accelerating incisor eruption and eylid opening in the new-born animal. J Biol Chem 237 (5):1555–1562
13. Cohen S (1965) The stimulation of epidermal proliferation by a specific protein. Develop Biol 12: 394 ff
14. Cornetta K, Morgan RA, Anderson WF (1991) Safety issues related to retroviral-mediated gene transfer in humans. Hum Gene Ther 2:5–14
15. Daughaday WH, Rotwein P (1989) Insulin-like growth factors I and II peptide, messenger ribonucleic acid and gene structures serum and tissue concentrations. Endocrin Rev 10:68–90
16. Diegelmann RF, Cohen IK, McCoy BJ (1979) Growth kinetics in collagene synthesis of normal skin, normal scar, and kelloid fibroblasts in vitro. J Cell Physiol 98:341
17. Ding Y, Pu S, Wu D (1983) Clinical and histological observations on the application of intermingled auto and porcineskin heterografts in third degree burns. Burns 9:381 ff
18. Donaldson DJ, Mahan JT (1983) Fibrinogen and fibronectin as substrates for epidermal cell migration during wound closure. J Cell Sci 62:117–127
19. Donaldson DJ, Mahan JT (1988) Keratinocyte migration and the extracellular matrix. J Invest Dermatol 90:623–628
20. Doornbos JF, Stoffel TJ, Hass AC (1990) The role of kilovoltage irradiation in the treatment of keloids. Int J Radiat Oncol Biol Phys 18:833–839
21. Eming SA, et al. J Invest Dermatol, in press
22. Finch P, Rubin P, Miki T, Ron D, Aaronson SA (1989) Human KGF is FGF-Related with properties of a paracrine effector of epithelial cell growth. Science 245:752–755
23. Gallico GG, O'Conner NE, Compton CC, Kehinde O, Green H (1984) Permanent coverage of large burn wounds with autologous cultured epithelium. New Engl J Med 311 (7):448–451
24. Heck EL, Bergstresser PR, Baxter CR (1985) Composite skin graft: frozen dermal allografts support the engraftment and expansion of autologous epidermis. J Trauma 25:106 ff
25. Hendry PJ, Mikat EM, Anstadt MP, Plunkett MD, Lowe JE (1993) Argon beam coagulation compared with cryoablation of ventricular subendocardium. Annals of Thoracic Surgery 55:135–139
26. Hermans RP (1983) The use of human allografts in the treatment of scalds in children. Panminerva Med 25:155 ff
27. Herndon DN, Rutan RL (1992) Comparison of cultured epidermal autograft and massive excision with serial autograft in plus homograft overlay. J Burn Care Rehabil 13 (1):154–157
28. Horch R, Stark GB, Kopp J (1994) Histology after grafting of cultured keratinocyte-fibrin-glue suspension (KFGS) with allogenic split-thickness-skin (STS) overlay. Ellipse 11:1–6
29. Horch R, Stark GB, Kopp J, Spilker G (1993) Cologne Burn Centre: clinical experiences and histological findings using glycerol-preserved allogenic skin: overgraft and sandwich technique. Burns 19
30. Kaiser HW, Stark GB, Kopp J, Balcerkiewiecz A, Spilker G, Kreysel HW (1994a) Cultured autologous keratinocytes in fibrin glue suspension exclusively and combined with STS allograft (preliminary clinical and histological report of a new technique). Burns 20:23 ff
31. Kreis RW, Hoekstra MJ, Mackie DP, Vloemanns AFPM, Hermans RP (1992) Historical appraisal of the use of skin allografts in the treatment of extensive full skin thickness burns at the Red Cross Hospital Burns Centre, Beverwijk, The Netherlands. Burns 18:Supplement 2, S19 ff
32. Kreis RW, Vloemans AF, Hoekstra MJ (1989) The use of non-viable glycerol-preserved cadaver skin combined with widely expanded autografts in the treatment of extensive third degree burns. J Trauma 29:51 ff
33. Lawrence WT (1991) In search of the optimal treatment of keloids: report of a series and a review of the literature. Ann Plast Surg 27:164–178
34. Leader RW, Padget GA (1981) The genesis and validation of animal models. Am J Path 101:11–17
35. Leman CJ (1992) Splints and accessories following burn reconstruction [Review]. Clinics in Plastic Surgery 19:721–731
36. Lin S-D, Lai C-S, Chou C-K, Tsai C-W, Wu K-F, Chang C-W (1992) Microskin autograft with pigskin xenograft overlay: a preliminary report of studies on patients. Burns 18:321–325
37. Lynch SE, Colvin RB, Antoniades HN (1989) Growth factors in wound healing. J Clin Invest 84: 640–646
38. Madden JW, Peacock EE (1971) Studies on the biology of collagen during wound healing. III. Dynamic metabolism of scar collagen and remodeling of dermal wounds. Ann Surg 174:511

39. Mühlbauer W, Henckel von Donnersmarck G, Hoefter E, Hartinger A (1995) Keratinozytenzüchtung und -transplantation bei Verbrennungen. Chirurg 66:271–276
40. Mulligan RC (1993) The basic science of gene therapy. Science 260:926–932
41. Murray JC, Pollack SV, Pinnel SR (1981) Keloids: a review. J Am Acad Dermatol 4:461–470
42. Mustoe TA, Pierce GF, Thomason A, Gramates P, Sporn MB, Deufel TF (1987) Accelerated healing of incisional wounds in rats induced by transforming growth factor-β. Science 237:1333–1336
43. O'Malley BW (1989) Editorial: Did eucaryotic steroid receptors evolve from intracrine gene regulators. Endocrinology 125:1119–1120
44. Oluwasanmi JO (1979) In Plastic Surgery in the Tropics. London, MacMillan
45. Peacock EE (1980) Collagenolysis: The other side of the equation. World J Surg 4:297–299
46. Rappaport I, et al (1970) Early use of xenografts as biologic dressing in burn trauma. Am J Surg 120:144 ff
47. Roesel JF, Nanney LB (1995) Assessment of differential cytokine effects on angiogenesis using an in vivo model of cutaneous wound repair. J Surg Res 58 (5):449–459
48. Rohrich RJ, Robinson JB (1992) Wound healing and closure, abnormal scars tattoos, envenomation and extravasation injuries. Selected Readings in Plastic Surgery July
49. Russel JD, Witt WS (1976) Cell size and growth characteristics of cultured fibroblasts isolated from normal and keloid tissue. Plast Reconstr Surg 57:207
50. Sawada Y (1993) Pressure developed under pressure garment. British Journal of Plastic Surgery 46:538–541
51. Slavin J, Unemori E, Hunt TK, Amento E (1994) Transforming growth factor beta (TGF-β) and dexamethasone have direct opposing effects on collagen metabolism in low passage human dermal fibroblasts in vitro. Growth factors 11:205–213
52. Spilker G, Stark GB (1991) Quality-of-life considerations in plastic and reconstructive surgery. Theor Surg 6:216–220
53. Stark GB, Kaiser HW (1994) Cologne Burn Center experience with glycerol-preserved allogeneic skin: Part II: Combination with autologous cultured keratinocytes. Burns 20:34–38
54. Stark GB, Kaiser HW, Horch R, Kopp J, Spilker G (1995) Cultured autologous keratinocytes suspended in fibrin glue (KFGS) with allogenic overgraft for definitive burn wound coverage. Eur J Plast Surg 18:267–271
55. Stark GB, Kaiser HW, Kopp J, Balcerkiewiecz A, Spilker G, Kreysel HW (1992) Kultivierte autologe Keratinozyten in einer Fibrin-Matrix zur Deckung von Brandwunden. 30th Annual Meeting of the German Society for Plastic and Reconstructive Surgery, Berlin, 8–10 October
56. Stenn KS, Madri JA, Roll FJ (1979) Migrating epidermis produces AB 2 collagen and requires continued collagen synthesis for movement. Nature 137:158
57. Temin HM (1990) Safety considerations in somatic gene therapy of human diseases with retrovirus vectors. Hum Gene Ther 1:111–123
58. Tompkins RG, Burke JF (1986) Burn therapy 1985: acute management. Intensive Care Med 12:289 ff
59. Tompkins RG, Burke JF, Schoenfeld DA, Bondoc CC, Quinby WC, Behringer GC, Ackroyd FW (1986) Prompt eschar excision: a treatment system contributing to reduced burn mortality. A statistical evaluation of burn care at the Massachusetts General Hospital (1974–1984). Ann Surg 204:272 ff
60. Vogt PM, Andree C, Breuing K, Liu PY, Slama J, Helo G, Eriksson E (1995) Dry, moist, and wet skin wound repair. Ann plast surg 34 (5):493–499
61. Vogt PM, Thompson S, Andree C, Liu PY, Breuing K, Hatzis D, Brown H, Mulligan RC, Eriksson E (1994) Genetically modified keratinocytes transplanted to wounds reconstitute the epidermis. Proc Natl Acad Sci USA 91:9307–9311
62. Willital GH, Heine H (1994) Efficacy of Contractubex gel in the treatment of fresh scars after thoracic surgery in children and adolescents. International Journal of Clinical Pharmacology Research 14:193–202
63. Yang CC, Shih TS, Chu TA, Hsu WS, Kuo SY, Chao YF (1981) The intermingled transplantation of auto- and homografts in severe burns. Burns 6:141–145
64. Yang N-S (1992) Gene transfer into mammalian somatic cells in vivo. Crit Rev Biotechnol 12:335–356
65. Yang N-S, Burkholder J, Roberts B, Martinelli B, McCabe D (1990) In vivo and in vitro gene transfer to mammalian somatic cells by particle bombardment. Proc Natl Acad Sci USA 87:9568–9572
66. Zhang ML, Chang ZD, Hanx, et al (1986a) Microskin grafting. I. Animal experiments. Burns 12:540 ff
67. Zhang ML, Chang ZD, Wang CY (1988) Microskin grafting in the treatment of extensive burns: a preliminary report. J Trauma 28:804 ff
68. Zhang ML, Wang C-Y, Chang ZD, et al (1986b) Microskin grafting. II. Clincal report. Burns 12:544 ff

Die biomechanische Forschung in der Chirurgie

L. Claes

Das wichtigste Ziel der biomechanischen Forschung in der Chirurgie war und ist die Wiederherstellung einer durch Verletzung oder Erkrankung verloren gegangenen biomechanischen Funktion eines Organteiles oder Organes.

Diese Wiederherstellung sollte möglichst gut erfolgen, den Patienten wenig belasten und für das Gesundheitssystem kostengünstig sein.

Neben dieser Optimierung der Therapieverfahren gewinnt die Biomechanik in zunehmendem Maße auch eine Bedeutung in der Diagnose von biomechanischen Funktionsstörungen und in der Qualitätskontrolle der chirurgischen Therapie.

Traditionell liegen die Schwerpunkte der biomechanischen Forschung im Bereich des Bewegungsapparates und betreffen die medizinischen Fachrichtungen Orthopädie, Chirurgie, Rehabilitation und Sportmedizin.

Im Fach Chirurgie ist es vor allem die Unfallchirurgie, die für die Behandlung von Verletzungen des Bewegungsapparates die biomechanische Forschung benötigt. Weiterhin spielt die Biomechanik des Kreislaufes und die Strömungsmechanik des Blutes eine große Rolle in der Herz- und Gefäßchirurgie.

Bei der Befragung der Deutschen Gesellschaft für Chirurgie zum Stand der chirurgischen Forschung an deutschen Universitätskliniken gaben 12 Kliniken die Biomechanik als einen Methodenschwerpunkt an.

Elf Kliniken davon waren unfallchirurgische Kliniken, die alle biomechanische Probleme des Bewegungsapparates bearbeiten. Damit haben etwa die Hälfte der unfallchirurgischen Universitätskliniken die Biomechanik als einen Forschungsschwerpunkt angegeben. Nur eine Klinik, das Deutsche Herzzentrum in Berlin, machte Angaben zum Bereich der Strömungsmechanik.

Organisation der biomechanischen Forschung in der Chirurgie

Die typische Organisationsform der biomechanischen Forschung in der chirurgischen Klinik ist die Durchführung von Projekten durch ärztliche Mitarbeiter der Abteilung in kleinen abteilungseigenen Laboren. Nur in einem Drittel der Kliniken wird die Biomechanik von einem Ingenieur oder Naturwissenschaftler durchgeführt oder geleitet.

In drei Universitätskliniken (Hamburg, Münster, Ulm) erfolgt die biomechanische Forschung in Kooperation mit einem Lehrstuhl für Biomechanik (Arbeitsbereich Biomechanik der Technischen Universität Hamburg-Harburg, Abteilung Unfallchirurgische Forschung und Biomechanik der Universität Ulm) oder einem Institut (Experimentelle Biomechanik der Universität Münster).

Die Anzahl der wissenschaftlichen Mitarbeiter in der biomechanischen Forschung schwankt stark zwischen 0 und 6 (Im Mittel 2,4) pro Klinik. Dabei ist keine genaue Aussage darüber möglich, welchen Anteil der Arbeitszeit diese Mitarbeiter in Krankenversorgung oder Forschung aufwenden. Die Anzahl der ausschließlich der biomechanischen Forschung zugewiesenen Mitarbeiter ist wesentlich niedriger, nur 4 Kliniken haben je 1–2 Mitarbeiter dafür abgestellt. Fast alle Kliniken verfügen über eigene Forschungsflächen, die in der Größe von 20–70 m² liegen.

Der sehr niedrige Anteil von ausschließlich und langfristig für die Forschung freigestellten wissenschaftlichen Mitarbeitern ermöglicht kaum eine Kontinuität in der mittel- und langfristigen Forschung. Hinzu kommt, daß nur sehr selten Ingenieure oder Naturwissenschaftler eingesetzt werden, was eine komplexe und anspruchsvolle biomechanische Forschung erschwert.

Der einzige Lehrstuhl in der Unfallchirurgie, der sich ausschließlich der biomechanischen Forschung widmet, ist die Abteilung für Unfallchirurgische Forschung und Biomechanik im Universitätsklinikum Ulm. Hier wird mit 28 ausschließlich in der Forschung tätigen Mitarbeitern auf ca. 600 m² Institutsfläche im Bereich Verletzungen und Behandlungen des Bewegungsapparates geforscht. Die Forschergruppe setzt sich dabei interdisziplinär aus Ingenieuren, Chirurgen, Physikern, Biologen, Sportwissenschaftlern, Tierärzten, Informatikern und technischem Personal zusammen.

Ein Schwerpunkt in der biomechanischen Forschung der Herzchirurgie stellt das Deutsche Herzzentrum in Berlin dar. Hier wird mit 15 ausschließlich in der Forschung tätigen Mitarbeitern (Ingenieure, Naturwissenschaftler, Mediziner und technische Mitarbeiter) auf 180 m² Forschungsfläche an der Entwicklung eines Linksherzunterstützungssystems geforscht.

Biomechanische Forschungsschwerpunkte und Entwicklungstendenzen

Biomechanisch induzierte Gewebsanpassung

Seit Roux und Wolff die Anpassungsfähigkeit des Knochens auf veränderte mechanische Bedingungen in den sechziger Jahren des 19. Jahrhunderts demonstrierten, wissen wir um dieses biomechanische Prinzip, das in ähnlicher Weise für die meisten Bindegewebe gilt.

Das Phänomen des biomechanisch induzierten Gewebean- und Abbaus wurde vielfach morphologisch beschrieben, auf der zellulären Ebene, wo der Gewebean- und Abbau letztlich stattfindet, jedoch noch nicht vollständig verstanden. So ist bisher nicht eindeutig geklärt, welche Mechanorezeptoren an der Zelle für die Signalverarbeitung verantwortlich sind und wie sie die biochemischen und molekularbiologischen Prozesse der Zelle beeinflussen. Das Wissen um diese biomechanischen Gesetzmäßigkeiten ist eine wichtige Voraussetzung für eine optimierte chirurgische Therapie, wenn es um die Gewebsneubildung und Vermeidung von Gewebeatrophie geht. Nur eine biomechanische Forschung auf zellulärer Ebene wird es erlauben herauszufinden, welchen mechanischen Stimulus eine Zelle benötigt, um die von ihr erwünschte Leistung zu erbringen.

Gewebsneubildungsprozesse werden heute vielfach therapeutisch genutzt, wie z. B. in der Kallusdistraktion zur Knochendefektschließung, der Gefäß-und Nervendistraktion nach Verletzungen oder der Hautexpansion zur Behandlung von Wunden oder Tumoren.

Auf der anderen Seite kann eine zu geringe oder zu hohe Belastung zu Gewebeabbau führen. Solch ein Problem liegt zum Beispiel bei der Augmentation von Patellarsehnentransplantaten zur Rekonstruktion von insuffizienten vorderen Kreuzbändern des Kniegelenkes vor.

Zu geringe biomechanische Beanspruchungen des Transplantates, hervorgerufen durch eine zu starke Schutzfunktion des augmentierenden Implantates führen zur Atrophie des Sehnentransplantates. Zu hohe Beanspruchungen führen zu frühzeitigen Nachdehnungen und erneuten Insuffizienz.

Minimalinvasive Chirurgie

Die Tendenz zur gewebsschonenden und minimalinvasiven Chirurgie zwingt auch die biomechanische Forschung zur Veränderung und Anpassung etablierter Methoden und Implantate.

So ist in der Frakturheilung die Forderung nach einer möglichst „biologischen" Osteosynthese gestellt, die mit einem Minimum an Implantaten auskommen sollte, aber dennoch eine ausreichende Stabilität für eine gute Knochenheilung gewährleisten muß.

Dabei ist bis heute nicht geklärt, unter welchen biomechanischen Bedingungen die günstigsten Heilungsergebnisse erzielt werden können.

Implantate

Wegen der Infektionsproblematik bei homologen Transplantaten wird der Einsatz von Implantaten zur Wiederherstellung biomechanischer Funktionen an Bedeutung zunehmen. Dies gilt für die Unfallchirurgie, Tumorchirurgie, Herz- und Gefäßchirurgie in ähnlicher Weise. Die Entwicklung geeigneter Osteosyntheseimplantate, Gelenkprothesen, Knochenersatzmittel, Gefäßprothesen und eines künstlichen Herzens macht die Mitarbeit des Biomechanikers in der Biomaterialforschung zwingend notwendig. Die biomechanische Funktion kann in den meisten Fällen nur dann auf Dauer gewährleistet werden, wenn die Implantatwerkstoffe eine ausreichende Biokompatibilität aufweisen.

Dabei zeichnet sich ab, daß ein Implantatwerkstoff nicht zugleich alle mechanischen und biologischen Anforderungen erfüllen kann. Kompositmaterialien, wie z.B. mit Zellen besiedelte technische Materialien sind die neuen Perspektiven.

Diagnose und Qualitätskontrolle

Sowohl in der Diagnose von biomechanischen Insuffizienzen als auch in der Qualitätskontrolle über die chirurgisch erreichte biomechanische Funktionsverbesserung fehlt es zur Zeit noch weitgehend an geeigneten Meßverfahren. Die Entscheidung für oder gegen eine chirurgische Therapie oder für eine spezielle Operationsmethode basiert nicht selten auf ungenügend abgesicherten Daten. So ist es für die Therapie einer chronischen Sprunggelenksinstabilität wichtig zu wissen, ob diese aufgrund eines insuffizierten Bandapparates besteht oder es sich um eine neuro-muskulär bedingte funktionelle Instabilität handelt. Erst mit einem in letzter Zeit neu entwickelten biomechanischen Meßverfahren läßt sich diese differenzierte Diagnose stellen. Bei einer funktionellen Instabilität würde eine Operation nicht helfen, vielmehr wäre eine krankengymnastische Behandlung angezeigt. Liegt bei einer gravierenden mechanischen Instabilität eine Operationsindikation vor, so wäre in einer postoperativen Verlaufskontrolle mit objektiven biomechanischen Meßverfahren zu prüfen, welches Operationsverfahren zu den besten Ergebnissen geführt hat.

Versuchsmodelle

Aufgrund der komplexen biologischen Prozesse im lebenden Organismus stellt der Tierversuch nach wie vor das beste Modell zum Studium biomechanischer Probleme dar. Für die Erforschung von Heilungsvorgängen nach chirurgischer Behandlung von Verletzungen hat sich in der unfallchirurgischen Forschung hauptsächlich das Schaf als Versuchstier durchgesetzt, da es dem Menschen im Hinblick auf die Gewebsheilung sehr ähnlich ist. Ratten und Kaninchen haben einen wesentlich höheren Stoffwechsel und eine andere mechanische Belastung. Heilungsprozesse laufen bei diesen Tieren wesentlich rascher ab als beim Menschen.

Biomechanische Einflüsse, die in vivo auf zellulärer Ebene einwirken, sind im Tierversuch häufig nicht von anderen Effekten zu trennen und nicht auf zellulärer Ebene meßbar. Deshalb können mikromechanische Untersuchungen in Zellkulturen sehr hilfreich sein, um mehr Wissen über die zelluläre Biomechanik zu gewinnen. Dieses noch sehr junge Forschungsgebiet eröffnet ganz neue Möglichkeiten der Forschung. Die neuen Erkenntnisse, die mit dieser Methode gewonnen werden, müssen jedoch immer kritisch diskutiert werden, da es sich bei jeder Zellkulturuntersuchung um ein künstliches, den in vivo Bedingungen bei weitem nicht mehr vergleichbares System handelt. Eine Forderung an die Forschung auf diesem Gebiet ist deshalb die Entwicklung „physiologischer" Zell- oder Organkulturmethoden.

Die klassischen „in vitro Modelle der Biomechanik", die Testungen an anatomischen Präparaten und physikalischen Modellen werden immer ihre Berechtigung behalten, wenn die mechanische Problemstellung im Vordergrund steht. Sie sind auch generell vor tierexperimentellen Versuchen zu fordern, um sicherzustellen, daß das Tierversuchsmodell geeignet ist und um die Anzahl der Tierexperimente zu minimieren. Ähnlich wie für die Zellkulturforschung ist jedoch auch für die in vitro Biomechanik zu fordern, daß die Versuchsbedingungen den in vivo Bedingungen so ähnlich wie möglich zu gestalten sind. So ist z. B. heute zu fordern, daß biomechanische Untersuchungen zur Stabilität von operativen Fusionen an der Wirbelsäule die Wirkung der wichtigsten Muskelkräfte berücksichtigen.

Mathematische Modelle und Simulationen biologischer Prozesse sind ein noch sehr junges Forschungsgebiet, das zunehmend an Bedeutung gewinnt. In der Biomechanik seit langem etabliert ist die Berechnung mechanischer Spannungen und Verformungen von Organen mit Hilfe der Finiten Elemente Methode. Diese in der Technik zur Berechnung und Optimierung von technischen Bauteilen mit Erfolg eingesetzte Methode hat den Nachteil, daß sie von homogenen, isotropen und sich nicht verändernden Materialeigenschaften ausgeht.

Alle diese Voraussetzungen sind für biologische Materialien nicht gegeben. Die Anpassung der für die technische Anwendung ausreichenden Methoden an die Erfordernisse der Biomechanik beginnt erst jetzt und ist mit enormem Aufwand verbunden. Mit sehr rasch fortschreitender Computertechnologie und Rechenleistung sind zumindest von der technischen Seite die Voraussetzungen für komplexere Modell- und Simulationsverfahren gegeben. Um diese Verfahren jedoch zu einem guten Werkzeug für die biomechanische Forschung der Zukunft zu machen, bedarf es noch großer Anstrengungen von interdisziplinären Forschergruppen. Wenn solche geeigneten Modelle verfügbar wären, könnten dadurch Tierexperimente in erheblichem Maße reduziert werden.

Verbesserung und Förderung der biomechanischen Forschung

Biomechanik darf nicht nur technische Mechanik am biologischen Präparat sein, wie es lange Zeit überwiegend verstanden wurde und es darf sich auch nicht in der Anwendung technischer Verfahren auf biomechanische Probleme, wie z. B. der Finiten Elemente Methode erschöpfen.

Das Beherrschen der Mechanik und technischen Werkzeuge sind essentielle, aber eben nicht einzige Voraussetzungen zur erfolgreichen biomechanischen Forschung. Die Biologie gewinnt zunehmend an Bedeutung in der Biomechanik und wird in Zukunft nicht mehr wegzudenken sein. Dies bedeutet für die Konzeption einer professionellen biomechanischen Forschung, vor allem wenn sie in den Bereich der Grundlagenforschung hineinreicht, daß neben dem Chirurgen und Ingenieur (oder Physiker) ein Biologe in ein interdisziplinäres Forscherteam gehört. Wie die Analyse der biomechanischen Forschung in Deutschland ergeben hat, ist dies bisher nur an sehr wenigen Universitäten realisiert.

Die Ingenieure und Naturwissenschaftler dieses interdisziplinären Teams sollten eine mittel- bis langfristige berufliche Perspektive haben. Da es einen interdisziplinären Studiengang „Biomechanik" nicht gibt, müssen sich diese Mitarbeiter erst über Jahre in die Biomechanik einarbeiten und lernen, die chirurgischen Problemstellungen zu verstehen.

Danach sind es diese Mitarbeiter, die die Kontinuität im „know how" und in den komplexen Methoden gewährleisten müssen. Für die chirurgischen Mitarbeiter wäre es wichtig, durch weitgehende Freistellung (1–2 Jahre) von den klinischen Pflichten eine intensive Einarbeitung in ihr wissenschaftliches Projekt zu ermöglichen.

Die geeignete Organisationsform für eine professionelle biomechanische Forschung wäre eine Sektion oder ein institutionalisiertes Forschungslabor in einer klinischen Abteilung. Dieses könnte mit einem Ingenieur oder Physiker, einem Biologen und einem Chirurgen (Rotation mit Klinik) sowie etwa 2 technischen Mitarbeitern besetzt sein. Drittmitteleinwerbung mit zeitlich befristeten Stellen kann die Forschergruppe erweitern und damit die nötige kritische „Masse" für eine qualifizierte Forschung erreichen.

Enterale und parenterale Ernährung

P. Thul und J. M. Müller

Die Voraussetzung zur Aufrechterhaltung der Homoeostase des menschlichen Organismus ist eine adäquate Ernährung. Die Homoeostase kann gestört werden durch Trauma, fehlende Passage im Verdauungstrakt sowie Erkrankungen, die mit einer Anorexie einhergehen.

Die Erkenntnisse der letzten Jahre haben es möglich gemacht, Patienten langfristig auf parenteralem als auch auf enteralem Wege zu ernähren.

Das geplante Ernährungsregime hat sich an den individuellen Bedingungen des Patienten auszurichten, die sich aus seinem Ernährungszustand, der erforderlichen Dauer der Ernährungstherapie, den gesteckten Zielen, den organisatorischen Möglichkeiten und dem Kosten-Nutzenverhältnis orientieren.

Die Art der parenteralen Ernährung richtet sich nach der geplanten Dauer der Infusionstherapie. Bei einer Kurzzeiternährung von wenigen Tagen kommen hypo- bis normokalorische Lösungen infrage, die sowohl peripher- als auch zentralvenös appliziert werden können. Eine vollständige langfristige Ernährung erfordert aufgrund der hohen Osmolarität der Lösungen einen zentralvenösen Katheter. Aufgrund der guten Handhabung und der Komplikationsarmut werden zunehmend all-in-one-Mischungen bevorzugt.

Die Zusammensetzung der Nährstofflösung orientiert sich bei längerfristiger Ernährung am Kalorienbedarf: Bezogen auf den Energieanteil betragen die Nährstoffrelationen für Aminosäuren 15 bis 20%, für Kohlenhydrate 50 bis 55% und für Fett 30%. In den letzten Jahren gehen die Empfehlungen dahin, den Kohlenhydratanteil zu verringern und den Fettanteil zu erhöhen. Begründet ist dies in der Erkenntnis, daß die Verwertbarkeit von Glukose nicht unbeschränkt ist. Die tägliche Glukosezufuhr sollte deutlich unter 400 g liegen. Eine exzessive Zufuhr von Glukose führt zur Fettsynthese und damit zur steigenden endogenen Kohlendioxidproduktion, was theoretisch in extremen Situationen, wie dem weaning vom Respirator, für den Patienten schädlich sein kann. Die Zufuhr von Glukoseaustauschstoffen Fruktose, Sorbit und Xylit bietet keine besonderen Vorteile, da die gleiche Obergrenze wie für Glukose allein gilt, jedoch bestehen spezielle Stoffwechselrisiken wie die hereditäre Fruktoseintoleranz.

Methoden zur Erfassung des Ernährungszustandes

Zur Erfassung und Bewertung des Ernährungszustandes sind eine Vielzahl von Indices entwickelt worden, die in der Klinik geeignet erscheinen, jene Patienten auszuwählen, die von einer künstlichen Ernährung profitieren können [2, 3]. Das Spektrum der Methoden reicht von der anamnestischen Erhebung von Veränderungen des Körpergewichts bis zur Bestimmung der In-vivo-Neutronenaktivierung. Die Indices enthalten nicht selten Variablen, die durch subjektive Einflüsse des Untersuchers verfälscht werden können. Dies hat zur Folge, daß die Indices nicht an jedem Ort, nicht bei jedem Untersucher valide sind.

Ein neues Verfahren zur Erfassung der Körperkompartemente lean body mass und total body fat, total body water und extracelluläres Wasser ist die bioelektrische Impedanzanalyse. Das Verfahren ermöglicht bei geringem technischem Aufwand und fehlender Beeinträchtigung des Patienten innerhalb kurzer Zeit die Bestimmung der Körperzusammensetzung. Da neue Operationsverfahren wie das endoskopische gastric banding zur Behandlung des Übergewichts rasch an Bedeutung gewinnen, steht mit der Bioimpedanzanalyse ein Möglichkeit zur Kontrolle des Erfolgs zur Verfügung.

Indirekte Kalorimetrie

Nicht nur die qualitative Zusammensetzung der parenteralen Ernährung ist von entscheidender Bedeutung, sondern auch die adäquate Zufuhr von Kalorien. Mitteilungen aus den siebziger Jahren zum Energieverbrauch führten zu klinischen Studien und Therapieregimen, die bei normalgewichtigen Patienten bis zu 5000 Kcal pro Tag zuführten. Diese Annahmen wurden insbesondere bei septischen Patienten gemacht. Unsere Untersuchungen aus den achtziger Jahren zeigten, daß bei septischen Patienten der Energieverbrauch deutlich niedriger war, als angenommen [15]. Mitteilungen der letzten Jahre bestätigen diese Ergebnisse, eine Erklärung für die früheren hohen Werte kann nicht gegeben werden.

Die Geräte zur indirekten Kalorimetrie waren aufwendig und kompliziert, deshalb wurden sie nur selten angewandt. Die jetzt in der Klinik laufenden Messungen zeigen, daß der Ruheenergieumsatz bei chirurgischen Patienten deutlich niedriger ist als bisher vermutet wurde. Hieraus ergeben sich Konsequenzen für zukünftige Strategien bei der parenteralen Ernährung.

Kohlenhydrate

Die derzeit zur parenteralen Ernährung benutzten Kohlenhydrate sind Glukose und die Austauschstoffe Fruktose, Xylit und Sorbit [7]. Sieht man von den Besonderheiten der Metabolisierung dieser Substanzen ab, besteht das Problem, daß keine in einer höheren Konzentration periphervenös zugeführt werden kann, da die Osmolarität zu Venenreizungen führt. Klinische Untersuchungen mit Maltose als Austauschstoff sind trotz guter Verträglichkeit bei periphervenöser Zufuhr nicht fortgeführt worden, da das Kosten-Nutzen-Verhältnis ungünstig war.

Aminosäuren

Bisher war die Herstellung von glutaminhaltigen Infusionslösungen nicht möglich, da die Substanz hitzeinstabil ist und eine geringe Löslichkeit hat. Durch Herstellung von

Dipeptiden, wie Alanylglutamin und Glyzylglutamin können haltbare Infusionslösungen hergestellt werden. Die Dipeptide werden nach intravenöser Applikation durch Dipeptidasen mit einer Halbwertzeit von 10 min gespalten.

Glutamin ist mit mehr als 60% des gesamten Aminosäurepools die häufigste Aminosäure im Körper. Als Energiesubstrat für den Intestinaltrakt wird es primär in den Mukosazellen verbraucht, die die größte Masse an schnell proliferierenden Zellen im Körper darstellen. Unter Fasten kommt es zu einer Reduzierung der Villushöhe und einer Verminderung der Zellumsatzrate in der Mukosa. Nach Glutamin-Supplementierung kann im Tiermodell eine normale Villushöhe in Abhängigkeit von der parenteralen Ernährung erreicht werden. Bei stark reduzierten Glutaminspiegeln wurde im Tiermodell eine erhöhte bakterielle Translokation am Darm gesehen [4].

Immunologische Funktionen sind von der Glutaminversorgung abhängig. Eine adäquate Versorgung mit Glutamin ist als Voraussetzung für alle Stufen der Lymphozytenaktivierung anzusehen, weiterhin für die Proliferation von Immunzellen sowie tumorgerichtete Immunfunktionen wie natürliche Killeraktivität [13]. Hohe Glutaminkonzentrationen führen in vitro bei menschlichen Karzinomzellen zu einer verkürzten Verdoppelungszeit und einer geringen Differenzierung. Bei In-vivo-Modellen wurden jedoch geringere Tumorgewichte und Tumorvolumina gesehen, was als immunvermittelter Antitumoreffekt interpretiert werden kann.

Laufende klinische Studien sollen positive Auswirkungen einer normalen Glutaminkonzentration auf das Immunsystem im Tiermodell überprüfen. Derzeit ist noch nicht zu differenzieren, ob klinisch nachgewiesene bessere Infektabwehr alleine auf eine Beeinflussung des Immunsystems durch Glutamin-Substitution oder auf anderweitige Effekte einer Glutaminsubstitution unter Streßbedingungen zurückzuführen ist.

Sichere vorteilhafte Effekte der Dipeptid-Lösungen Glycylglutamin und Glycylthyrosin auf den postoperativen Proteinstoffwechsel konnten bisher nicht beobachtet werden. Glyzylglutaminhaltige Infusionslösungen führten bei chirurgischen Patienten bei einer Gabe über 3 Tage und dann einsetzender oraler Ernährung am 10. postoperativen Tag zu einem Abfall des freien Glutamin in der Muskulatur um 22,1% und in der glutaminfrei ernährten Patientengruppe um 20,1%, am 20. bzw. 30. postoperativen Tag waren die Spiegel wieder normal [4].

Fette

Neben den bisher in der Therapie verwendeten Fettemulsionen von LCT-Fett und Gemischen von LCT- und MCT-Fetten pflanzlicher Herkunft, sind in Kürze Präparate zu erwarten, die Komponenten maritimen Ursprungs enthalten und somit reich an Omega-3-Fettsäuren sind.

Omega-3- und Omega-6-Fettsäuren wirken immunsuppressiv, wenn sie die jeweiligen Hauptquellen der Fettzufuhr sind. Je ausgewogener das Verhältnis von Omega-3 zu Omega-6 ist, desto geringer ist die Immunsuppression. Bei einem Verhältnis von Omega-3 zu Omega-6 wie 1 zu 2 ist kein immunsuppressiver Effekt nachweisbar.

Schwere Verletzungen oder größere postoperative Eingriffe führen zu einer postoperativen Dysregulation des Immunsystems und damit einer erhöhten Empfänglichkeit für Infektionen. Durch mikrobielle Infektionen kommt es zur exzessiven Produktion von inflammatorischen Mediatoren wie Leukotrien (LTB-4), einem Produkt der Omega-6-Fettsäuren. Omega-3-Fettsäuren führen zu dem biologisch weniger aktiven LTB-5.

Mikronährstoffe

Mikronährstoffe wie Spurenelemente und Vitamine sind bei Infusionsdauern über 7 Tage den Lösungen zuzuführen. Über den tatsächlichen Bedarf ist derzeit noch wenig bekannt. Die von den nationalen Ernährungsgesellschaften vorgeschlagenen Zufuhrmengen können bei langfristiger künstlicher Ernährung sowohl zu einer Mangelversorgung als auch zu einer Überdosierung führen [19].

Zum Elektrolyt- und Spurenelementstatus unter langfristiger parenteraler Ernährung liegen wenige klinische Untersuchungen vor.

Die Untersuchungen sind erschwert, da es sehr wenige Patienten gibt, die tatsächlich oral keine Nahrung oder Flüssigkeit aufnehmen; die gastrointestinale Resorptionskapazität ist im Einzelfall nicht bekannt, der Bedarf ist abhängig vom Alter, der klinischen und metabolischen Situation und Verlusten über den Darm oder Fisteln.

Zu den Substanzen, die von aktueller Bedeutung sind, zählen Aluminium, Mangan und Calcium. Bei langfristiger Zufuhr dieser Elemente in nicht adäquater Menge sind klinische Symptome aufgetreten. Unsere früheren Untersuchungen hatten gezeigt, daß nach 6 Wochen parenteraler Ernährung die Serumkonzentration von Mangan auf das 3fache des Ausgangsniveaus ansteigt. Hinweise auf eine Intoxikation waren damals nicht gesehen worden. Die mittlerweile beobachteten neurologischen Störungen führten zu einer Reduktion der empfohlenen Manganzufuhr bei langfristig parenteral ernährten Patienten.

Mangelernährung in der Chirurgie

Die Inzidenz einer Kachexie im elektiven chirurgischen Krankengut liegt zwischen 1 und 2%. Nur bei diesen Patienten besteht die Indikation zu einer präoperativen Ernährungstherapie. Eine Mangelernährung ist bei den übrigen Patienten schwer zu diagnostizieren. Daraus ergibt sich, daß die Effektivität einer präoperativen künstlichen Ernährung nicht eindeutig geklärt ist. Gesichert ist, daß ein mehrtägiger präoperativer Krankenhausaufenthalt mit Immobilisation und durch diagnostische Maßnahmen bedingte Nahrungskarenz zu einer katabolen Stoffwechsellage mit Abfall der Plasmaproteine mit kurzer Halbwertszeit führt. Durch eine parenterale Ernährung kann dies verhindert werden [12]. Bei katabolen Patienten, die präoperativ kontinuierlich an Gewicht abgenommen haben, kann durch eine parenterale oder enterale Ernährung eine anabole Stoffwechselsituation mit positiver Stickstoffbilanz bei Anstieg einzelner Proteinfraktionen erreicht werden. Nicht geklärt ist, ob dadurch die postoperative Komplikationsrate gesenkt werden kann [9–11].

Langzeitparenterale Ernährung

Eine Umfrage bei den Zentren, die bekannterweise langfristig parenteral ernährte Patienten betreuen, hat ergeben, daß in Deutschland die Zahl der Patienten mit

Kurzdarmsyndrom abgenommen hat, so daß es nur noch wenige Institutionen gibt, die einige Patienten betreuen, bei denen langfristige Untersuchungen durchführbar wären [1]. Die Zahl der Patienten, die wegen einer nicht behebbaren Passagestörung oder fehlender Absorptionskapazität aufgrund eines Malignoms parenteral ernährt wird, hat in Deutschland deutlich zugenommen [18].

Ein wesentliches Problem der langfristigen parenteralen Ernährung sind Störungen des Knochenstoffwechsels. Zu den potentiellen Ursachen dieser pathogenetisch noch nicht geklärten Störung zählen die nicht ausreichende Calciumzufuhr, die Beeinflussung des Knochens durch inadäquat hohe Vitamin-D-Zufuhr, die Wirkung von chronischer Heparinzufuhr und die Kontamination von Infusionslösungen mit Aluminium [5, 6]. Aufgrund der einerseits schwierigen und nicht an jedem Ort verfügbaren Analysemethoden und der andererseits nur an wenigen Zentren vorhandenen Patienten, ist bisher sehr wenig zu diesem, die Lebensqualität der Patienten sehr beeinträchtigenden Symptom bekannt [8, 16]. Die laufenden Untersuchungen zeigen Knochendichten, die weit unter der altersentsprechenden Norm liegen.

Intensivtherapie

Seit vielen Jahren wird der Einfluß der Zusammensetzung der parenteralen Ernährung auf die Entwöhnung vom Respirator untersucht. Aus theoretischen Gründen könnte eine fettreiche, kohlenhydratarme Infusionstherapie Vorteile bieten. Ein sicherer Beweis für diese Hypothese konnte nie erbracht werden.

Unter den vor Jahren üblichen Kohlenhydratgaben von mehr als 400 Gramm pro Tag und der geringen Zufuhr von Fett wurden respiratorische Quotienten über 1,0 gemessen. Allein durch Deckung des Energiebedarfs durch Zufuhr der Substrate in normaler Relation ist der RQ auf Werte um 0,85 zu senken [15]. Zur Erleichterung des weaning kann eine hypocalorische Infusionstherapie durchgeführt werden, was zu kürzeren weaning Perioden führt.

Enterale Ernährung

Ist eine künstliche Ernährung sowohl auf enteralem als auf parenteralem Weg möglich, so ist der enteralen Ernährung der Vorzug zugeben. Die enterale künstliche Ernährung hat in den letzten Jahren einen beträchtlichen Aufschwung durch neuere Verfahren wie perkutane Gastrostomie und Katheterjejunostomie erfahren. Die nasogastrale und nasoenterale Zufuhr ist eher seltener geworden. Voraussetzung für eine enterale Ernährung sind eine intakte Digestion und Absorption der Nährstoffe. Indiziert ist eine enterale Ernährung bei Wegsamkeitsstörungen im oberen Darmtrakt.

Eigene Untersuchungen bei Patienten, die langfristig (170000 Patiententage) über PEG-Sonden ernährt wurden, zeigen, daß die Ernährung selbst sehr komplikationsarm ist und die Lebensqualität der Patienten verbessert werden kann. Wird die PEG bei Patienten mit Malignomen des Oropharynx als unterstützende Maßnahme bei Eingriffen mit kurativer Intention eingesetzt, ist in ca. 1% der Fälle mit Implantationsmetastasen am Sondendurchtritt durch die Bauchdecke zu rechnen.

Die enterale Ernährung gewinnt bei Intensivpatienten an Bedeutung, da tierexperimentelle Untersuchungen Hinweise daraufgegeben haben, daß durch eine enterale Ernährung die Integrität der Darmwand postoperativ erhalten werden kann. Die bakterielle Translokation stellt eine potentielle Gefahr gerade für den Intensivpatienten dar.

Die Anreicherung der Sondennahrung mit Fett und die Reduktion des Kohlenhydratanteils bietet bei beatmeten Patienten aus theoretischen Gründen Vorteile. Eine Senkung des RQ in der weaning-Phase könnte die Beatmungsdauer verkürzen.

Der Zusatz von Arginin, Omega-3-Fettsäuren und Ribonukleinsäuren soll einen positiven Einfluß auf die Immunfunktion haben. Sie läßt sich messen an der Zahl der Lymphozyten und deren Subpopulationen, Interferon-Gamma-Konzentration und Immunglobulin-Konzentration. Der Vergleich einer supplementierten Nährlösung mit einer konventionellen enteralen Ernährung ergab in der frühpostoperativen Periode eine verbesserte immunologische Antwort und eine raschere Erholung aus der immunologischen Depression nach chirurgischem Trauma.

Da eine frühpostoperative Immunnutrition Vorteile in der postoperativen Phase zeigte, ist vermutet worden, daß noch günstigere Ergebnisse durch eine präoperative Behandlung erreichbar seien. In einer prospektiven Studie wurden 2 Patientenkollektiven 5 Tage vor einem größeren abdominellen Eingriff wegen eines Karzinoms eine mit Arginin, Omega-3-Fettsäuren und Nukleotiden angereicherte Nährlösung verabreicht. Das erwartete Ergebnis konnte nicht erzielt werden. Signifikante Unterschiede in der Lymphozytenproliferation wurden nicht beobachtet. Leukotriene der B5-Serie stiegen an ohne gleichzeitigen Abfall der B4-Serie. In der Supplementgruppe war die Zahl der postoperativen infektiösen Komplikationen gleich hoch. Insgesamt ergab sich aus der Immunnutrition kein klinischer Vorteil [17].

In der Praxis ergeben sich jedoch zahlreiche Hindernisse für eine postoperative enterale Ernährung. Die Sondenspitze sollte distal der untersten Anastomose liegen. Diese Forderung ist nur bei Eingriffen im oberen Gastrointestinaltrakt zu erreichen. Mit dem transnasalen Zugang ist ein Diskomfort des Patienten verbunden, der häufig nur kurzfristig ertragen wird.

Nach Anastomosen am Kolon ist es überhaupt fraglich ob eine künstliche Ernährung erforderlich ist. Bei einem Beginn der enteralen Ernährung in den ersten 12 Stunden nach Operationsende kann weder der Flüssigkeitsbedarf noch der Minimalbedarf an Kalorien gedeckt werden, so daß eine zusätzliche intravenöse Zufuhr erforderlich ist. Eine forcierte Steigerung macht um den 4. bis 5. postoperativen Tag eine vollständige enterale Ernährung möglich.

Ein tatsächlicher Nutzen für den Patienten konnte bisher nicht nachgewiesen werden. Führt man hingegen die enterale Ernährung nach großen Oberbaucheingriffen über eine Katheterjejunostomie bis zum Ende des Krankenhausaufenthaltes oder noch darüber hinaus vor, so besteht ein Nutzen für die Patienten, da die orale Kalorienaufnahme während der postoperativen Phase ungenügend ist, selbst wenn keine Limitierung besteht [14].

Die Ergebnisse der Kostenanalyse einer frühen postoperativen enteralen Ernährung im Vergleich zur parenteralen Ernährung sind unterschiedlich. Wird eine enterale Sondenernährung nur bis zu dem Zeitpunkt durchgeführt, an dem der Patient wieder oral Nahrung aufnimmt, das ist in der Regel um den 6. bis 7. Tag, so besteht kein finanzieller Vorteil. Bei Kalkulation sämtlicher Kosten ist eine enterale Ernährung für eine kurze Phase eher teurer.

Literatur

1. Allison S, Balzola F, Boggio-Bertinet D, Bouletreau G, Guanieri G, Irving M, Ladefoged K, Lochs H, Messing B, Miglioli M, Pironi L, Salis G, Thul P (1995) Organisation, management, legal and ethical aspects of home artificial nutrition: comparison among European countries. Clinical Nutrition 14 (Suppl 1):92–94
2. Brenner U, Wolters U, Müller JM (1989) A simple system for preoperative assessment of operative risk. Theoret Surg 4:17–21
3. Buzby GP, Mullen JL, Matthews DC, Hobbs CL, Rosato EF (1980) Prognostic nutritional index in gastrointestinal surgery. Am J Surg 139:159–164
4. Fürst P, Stehle P (1995) Glutaminsupplementierte Ernährung in der klinischen Praxis - Anwendung von glutaminhaltigen Dipeptiden. Infusionsther Transfusionsmed 22:317–324
5. Gramm HJ, Brätter P, Rösick U, Kopf A, Bohge P, Recknagel S (1994) Parenteral Aluminium Loading in Critical Care Medicine: Repose to Aluminium Load from Long-Term Parenteral Nutrition. Infusionsther Transfusionsmed 21:298–303
6. Ittel TH, Siebert HG (1994) Aluminiumkontaminierte Infusionslösungen: Ein wenig beachtetes iatrogenes Risiko in der Intensivmedizin. Infusionsther Transfusionsmed 21:292–294
7. Jauch KW, Kröner G, Hermann A, Inthorn D, Hartl W, Günther B (1995) Postoperative Infusionstherapie: Elektrolytlösung im Vergleich zu hypocalorischen Glucose- bzw. Zuckeraustausch-Aminosäurenlösungen. Zentralbl Chir 120:682–688
8. Keller HW, Thul P, Müller JM, Gawenda M (1996) Ambulante künstliche Ernährung: Erfahrungen an der Chirurgischen Universitätsklinik Köln über 15 Jahre. Zentralbl Chir 121:243–249
9. Müller JM (1995) Diagnostik und Therapie des Risikofaktors „Mangelernährung". Zentralbl Chir 120:667–669
10. Müller JM, Brenner U, Keller HW, Walter M, Holzmüller M (1986) Mangelernährung - Ein Risikofaktor in der Chirurgie. Klin Ernährung 20:3–17
11. Müller JM, Keller HW, Walter M (1985) Verfahren zur Erfassung des Ernährungszustandes. In: Rügheimer E, Pasch T (Hrsg) Notwendiges und nützliches Messen. Anästhesie und Intensivmedizin. Springer, Berlin Heidelberg New York Tokio, S 362–373
12. Müller JM, Brenner U, Dienst C, Pichlmaier H (1982) Preoperative parenteral feeding with gastrointestinal carcinoma. Lancet i:68–71
13. Schäfer G, Röhn U, Korff G, Schenk HD, Schauder P (1995) Enhancement of interleukin2 production following parenteral use of a lipid emulsion containing fish oil. Clinical Nutrition 14 (Suppl 2):12
14. Senkal M, Kemen M, Homann HH, Eickhoff U, Zumtobel V (1995) Praktische Durchführung enteraler Ernährung. Dt Ärztebl 92:A-754–762
15. Thul P, Müller JM (1992) Energieverbrauchsmessungen am septischen beatmeten Patienten. In: Hörl M, Bruch HP, Kern E (Hrsg) Pathogenese und Beeinflußbarkeit der katabolen Stoffwechsellage beim chirurgischen Problempatienten. Thieme, Stuttgart
16. Thul P, Müller JM, Heitkamp I, Gämlich A (1991) Lebensqualität unter ambulanter parenteraler Ernährung. Infusionstherapie 18:17
17. Wachtler P, Hilger RA, König W, Bauer KH, Kemen M, Köller M (1995) Influence of a pre-operative enteral supplement on functional activities of peripheral leukocytes from patients with major surgery. Clinical Nutrition 14:275–282
18. Van Gossum A, Bakker H, De Francesco A, Ladefoged K, Leon-Sanz M, Messing B, Pironi L, Pertkiewicz M, Shaffer J, Thul P, Wood S (1996) Home parenteral nutrition in adults: a multicentre survey in Europe in 1993. Clinical Nutrition 15:53–59

Laparoskopische Chirurgie

F. Köckerling, M. A. Reymond und W. Hohenberger

Einleitung

Im sog. Delphi-Report [33], einer Wissenschaftsprognose des Japanischen und Deutschen Wissenschaftsministeriums, der auch als Grundlage der Forschungsförderung dient, wird der nicht invasiven oder minimal invasiven Diagnostik und Behandlung für das nächste Jahrtausend ein zentraler Stellenwert eingeräumt. In diesem Bericht wird festgestellt, daß die Weiterentwicklung der minimal invasiven Chirurgie in Zukunft die operativen Disziplinen stark verändern wird. Weiterhin wird prognostiziert, daß sich der Einzug der Mikroelektronik in die Operationssäle weiter fortsetzen wird. Nach Herfarth (1995) ist das Ziel des Fortschritts in der Chirurgie eindeutig auf den Patienten ausgerichtet: weniger Leiden, weniger Schmerzen, mehr an Heilung, bessere Vorbeugung, bessere Funktionserhaltung, weniger Verstümmelung und möglicherweise für die Chirurgie selbst auch ein Weniger an Chirurgie. Nach Beger (1995) gehört es zur Innovationszuständigkeit des Chirurgen, Lösungsmöglichkeiten für die Minimalisierung von chirurgischen Techniken zu erarbeiten. Somit kommt der wissenschaftlichen Auseinandersetzung mit der minimal invasiven Chirurgie eine zunehmende Bedeutung in der Chirurgischen Forschung zu. Dabei lassen sich folgende Schwerpunkte aufzeigen:
- Neu- und Weiterentwicklung operativer Techniken, tierexperimentelle Modelle
- Klärung grundlegender Fragen (Auswirkungen des Pneumoperitoneums, onkologische Grundsatzfragen, Immunantwort, Adhäsionsbildung, postoperative Schmerzreduzierung, reduziertes Trauma und Mediatorwirkungen)
- Klinische Bewertung im Vergleich zur konventionellen Chirurgie
- Entwicklung von Instrumenten und Geräten
- Qualitätssicherung
- Erarbeitung von Trainingsmöglichkeiten, In-vitro-Modelle.

Neu- und Weiterentwicklung operativer Techniken

Im wesentlichen ist die Entwicklung der laparoskopischen Chirurgie in den letzten 5 Jahren gekennzeichnet durch die experimentelle Neu- und Weiterentwicklung operativer Techniken und ihrer Einführung in die Klinik. Dabei hat sich als klinischer Routineeingriff bisher nur die laparoskopische Cholezystektomie durchgesetzt. Alle anderen Indikationen zu minimal invasiven Operationsverfahren in der Viszeralchirurgie werden noch diskutiert oder haben experimentellen Charakter [24, 79, 80, 81, 86, 92,

93]. Wesentliche Gründe dafür sind zum Beispiel unzureichende technische Voraussetzungen, nicht ausgereifte Operationsverfahren, onkologische Bedenken [37], fehlendes Training, zu hoher technischer Aufwand, unsichere Langzeitergebnisse usw. Ein Schwerpunkt der wissenschaftlichen und experimentellen Forschung auf dem Gebiet der laparoskopischen Chirurgie wird somit die Neuentwicklung, Weiterentwicklung, Vereinfachung und Anpassung der Operationsverfahren an die sich ständig erweiternden technischen Möglichkeiten sein. Hierzu dürften tierexperimentelle Untersuchungen unverzichtbar sein.

Das am häufigsten eingesetzte tierexperimentelle Modell ist aufgrund der spezifischen Anforderungen das Schwein [3, 15, 28, 31, 39, 40, 41, 45, 46, 52, 62, 77, 78, 87]. Nur wenige Arbeitsgruppen haben mit dem Hundemodell gearbeitet [9, 11, 83, 91]. Ein wesentliches Argument gegen das Hundemodell ist die Tierschutzproblematik. Kleintiere sind für laparoskopische Fragestellungen nur begrenzt geeignet, da das klinisch eingesetzte minimal invasive Equipment und die Gerätschaft einen Einsatz an der Ratte oder dem Kaninchen nicht ermöglichen. Deshalb müssen Kanülen als Trokare und ausschließlich 5 mm Instrumente verwendet werden [34, 72]. An einem Schwein mit mehr als 20 kg können in der Regel die üblichen Trokare, Instrumente und Gerätschaften wie beim klinischen Einsatz eingesetzt werden. Die Besonderheiten der Schweine-Anatomie machen zwar häufig gewisse operationstechnische Abweichungen in der Durchführung von Operationen notwendig [41], dennoch bietet das Schweinemodell in der experimentellen Forschung auf dem Gebiet der laparoskopischen Chirurgie ideale Voraussetzungen nicht nur in der Neu- und Weiterentwicklung von Operationsmethoden, sondern auch für die Klärung von grundsätzlichen Fragen, wie den Auswirkungen des Pneumoperitoneums, der Beherrschung von Komplikationen oder dem Einsatz neuer Technologien. Bei technisch korrekter Durchführung der laparoskopischen Eingriffe werden sie von den Tieren so gut toleriert, daß Überlebensversuche möglich und vertretbar sind, um entsprechende Langzeitauswirkungen des Eingriffes überprüfen zu können [15, 77, 78]. Im Sinne des Tierschutzes muß natürlich darauf hingewiesen werden, daß in Vorversuchen am Pelvitrainer mit Organen von Schlachthoftieren oder ganzen Eingeweide-Entnahmen mit maschineller Perfusion zur Simulation von Blutungen die Fragestellung vorbereitet wird, um nicht unnötig viele Tiere im Rahmen des Versuchsvorhabens zu benötigen [14, 65, 89].

Man muß davon ausgehen, daß einerseits durch neue instrumentelle und gerätetechnische Entwicklungen als auch durch die zunehmende Erfahrung mit der laparoskopischen Chirurgie eine ständige Neu- und Weiterentwicklung der laparoskopischen Techniken an experimentellen Modellen notwendig wird (Tabelle 1). Die Weiterentwicklung wird auch durch Erfahrungen aus anderen Disziplinen immer wieder beeinflußt werden. Deshalb erscheint die Etablierung von interdisziplinären wissenschaftlichen Arbeitsgruppen wünschenswert, um gemeinsam Erfahrungen am tierexperimentellen Modell zu sammeln und weiterzugeben. Dies führt schnell in allen Disziplinen zu einem hohen technischen Standard und Effizienz in der Forschung.

Wünschenswert ist die Etablierung dieser Forschungsgruppen und des tierexperimentellen Modells für die Laparoskopie an den Universitäten, natürlich auch deshalb, um die Unabhängigkeit in der Forschung und Weiterentwicklung der laparoskopischen Technik sicherzustellen. Der Stellenwert der von der Industrie eingerichteten Institute mit tierexperimentellen Arbeitsmöglichkeiten erscheint eher den Trainingsprogrammen unter fachkundiger chirurgischer Anleitung vorbehalten und nicht etwa

Tabelle 1. Tierexperimentelle Neu- und Weiterentwicklungen in der laparoskopischen Chirurgie

- Zugangswege
- Techniken zur Komplikationsvermeidung und -beherrschung
  (Zugang, Strom, Lagerung, Instrumente usw.)
- Anastomosentechniken
  - Dickdarm – Dickdarm
  - Dickdarm – Dünndarm
  - Dünndarm – Dünndarm
  - Dünndarm – Magen
  - Dünndarm – Gallenwege
- Automatisierung einzelner Arbeitsschritte (Klammernahttechnik)
- Dissektionstechniken (Strom, Laser, Ultraschall)
- Gewebemanipulalion
- Bergetechniken (Bergetrokar, Bergebeutel, intrakorporale Präparatebearbeitung, alternative
  Bergewege)
- Nahttechniken
- Blutstillungstechniken (Koagulation, Naht, Clip, Fibrinkleber)
- Pneumoperitoneum (verschiedene Gase) – Gaslose Laparoskopie
- 2D versus 3D-Laparoskopie
- Endoskopisch – Laparoskopische Kombinationseingriffe

der tierexperimentellen Forschung. Einige chirurgische Forschungseinheiten verfügen nicht über die räumlichen und organisatorischen Voraussetzungen zur Haltung von Großtieren, was für einen Forschungsschwerpunkt Laparoskopie aber unabdingbar erscheint. Deshalb sollten in diesen Fällen die entsprechenden Strukturen und organisatorischen Voraussetzungen geschaffen werden oder aber alternative Einrichtungen unter universitärer Führung mit dem Forschungsschwerpunkt Minimal Invasive Chirurgie etabliert werden.

Klärung grundlegender Fragen
(Auswirkungen des Pneumoperitoneums, onkologische Grundsatzfragen, Adhäsionsbildung, postoperative Schmerzreduzierung, reduziertes Trauma und Mediatorwirkungen) [8, 13, 23, 104].

Im Zusammenhang mit der laparoskopischen Chirurgie stehen zahlreiche grundlegende Fragen im Mittelpunkt wissenschaftlicher experimenteller und klinischer Untersuchungen (Tabelle 2). Die zahlreichen Probleme im Zusammenhang mit der Laparoskopie können nur durch eine Vielzahl experimenteller und klinischer Methoden und Modelle beantwortet werden. Die Ergebnisse dieser Untersuchungen werden aller Wahrscheinlichkeit nach entscheidenden Einfluß nehmen auf die Akzeptanz und den Stellenwert laparoskopischer Operationsverfahren in der Zukunft.

Klinische Bewertung im Vergleich zur konventionellen Chirurgie

Wesentliche Aspekte in der Bewertung dieser neuen chirurgischen Technologien sind nach Neugebauer (1992) folgende:
- Machbarkeit (Sicherheit und Durchführbarkeit)
- Effizienz (Vorteil für den Patienten in Spezialkliniken)
- Effektivität (Vorteil für den Patienten in Krankenhäusern der Normalversorgung)
- Ökonomische Analyse (Kosten Nutzen-Analyse).

Dabei müssen die Beurteilungskriterien für die Lebensqualität nach chirurgischen Eingriffen (subjektive Reaktionen bezogen auf Schmerzen, Kosmetik und vollständige Wiederherstellung) überprüft und validiert werden [64, 88, 96]. Ebenso bedeuten betriebs- und volkswirtschaftliche Überprüfungen des chirurgischen Handelns nicht bekannte Bewertungskriterien und bedürfen einer entsprechenden Präzisierung und Standardisierung [1, 5, 17, 29, 48, 61, 71, 73, 82, 84].

Grundlage der Bewertung sind exakte wissenschaftliche Studien an entsprechend großen Fallzahlen. Dabei gilt als „Goldstandard" die prospektive, randomisierte, kontrollierte Studie [27]. Alternativ bietet sich die prospektive Beobachtungsstudie an. Statistisch signifikante Therapieunterschiede erfordern große Patientenkollektive und können in überschaubaren Zeiträumen nur in multizentrischen Studien ermittelt werden (Tabelle 3). Retrospektive Datenerhebungen besitzen in der Regel eine beschränkte Aussagefähigkeit und werden international nur mit Vorbehalt akzeptiert.

Wie oben bereits ausgeführt, kann zum jetzigen Zeitpunkt eine Bewertung wohl nur schlüssig für die laparoskopische Cholezystektomie vorgenommen werden. Prospektiv randomisierte Studien laparoskopische versus konventionelle Cholezystektomie werden nicht mehr durchgeführt. Sie gelten ethisch als nicht mehr vertretbar [95]. Die Problematik der Komplikationen und ihre Vermeidung werden im wesentlichen an Hand von umfangreichen Literaturzusammenstellungen, uni- und multizentrischen prospektiven Erhebungsstudien beantwortet [7, 21, 22, 30, 32, 47, 54, 63, 74, 98, 100, 101, 103]. Zentrales Problem der chirurgischen Forschung zum Thema laparoskopische Cholezystektomie scheint die systematische Fehler- und Komplikationsvermeidung zu sein [10, 12, 16, 25, 50, 85]. Hier kommt der Eliminierung von Fehlerquellen und der Verbesserung einzelner Operationsschritte eine wichtige Bedeutung zu. Der

Tabelle 2. Grundsatzfragen der Laparoskopie

Auswirkungen des Pneumoperitoneums:	– Lungenfunktion und Gasaustausch, Hyperkapnie – Kreislauf – Herzfunktion – Eingeweidedurchblutung – Thrombose – Gasembolie – Peritonitis
Auswirkungen der Lagerung:	– Lagerungsschäden – Thromboseprophylaxe
Adhäsionsbildung:	– Objektivierung – Vergleich
Onkologische Grundsatzfragen:	– Port-site-Metastasen – Metastasen in Bergelaparotomie – Staging – Zytologie – Adäquate Lymphknotendissektion – Multimodales Konzept
Trauma, Immunantwort, Mediatorwirkung:	– Acute phase response – Auswirkungen auf den Stoffwechsel – Darmischämie
ZNS, Schmerz:	– Schmerzmessung – Lebensqualität-Index

Tabelle 3. Prospektive multizentrische Studien zur laparoskopischen Chirurgie

Studie	Studiendesign	Stand
Laparoskopische Cholezystektomie (Schlumpf et al. 1993, 1994)	Prospektive Beobachtungsstudie	Publikation
Laparoskopische Cholezystektomie (Orlando et al. 1993)	Prospektive Beobachtungsstudie	Publikation
Laparoskopische Appendektomie versus offene Appendektomie (Ortega et al. 1995)	Prospektiv randomisiert	Publikation
Laparoskopische Antireflux Chirurgie (Toupet versus Rosetti-Hell versus Rosetti-Hell + Hiatusraffung) (Cuschierie 1993)	Prospektive Beobachtungsstudie	Publikation
Laparoskopische Hernienreparation (TAPP versus IPOM versus Extraperitoneal) (Fitzgibbons 1995)	Prospektive Beobachtungsstudie	Publikation
Konventionell anteriore versus laparoskopische Leistenhernienreparation (Liem et al. 1997)	Prospektiv randomisiert	Publikation
Laparoskopische kolorektale Chirurgie beim Karzinom (H. Nelson 1995)	Prospektiv randomisiert	In 2 Jahren ca. 300 Patienten
Laparoskopische kolorektale Chirurgie (Ortega et al. 1995)	Prospektive Beobachtungsstudie (nicht konsekutiv)	Studienzahl: 1200 Patienten Publikation
Laparoskopische kolorektale Chirurgie bei selektionierten Indikationen (D, CH, A) (Köckerling et al. 1996)	Prospektive Beobachtungsstudie (konsekutive Fälle)	In 21 Monaten 949 Patienten Studienzahl: 1000 Patienten

Schwerpunkt der experimentellen Forschung bei dieser inzwischen als Routineeingriff zu bezeichnenden laparoskopischen Operation kommt der Entwicklung neuer Instrumente und Hilfsmittel zu, die die Operation einfacher, schneller erlernbar und sicherer machen. Erwähnt seien hier die offene Laparoskopie zur Vermeidung von Punktionsverletzungen [43], die Gestaltung der Gallenblasenbergung, die einen Steinverlust verhindert, verbesserte Techniken zur Blutungsbeherrschung und Techniken zur Vermeidung der Gallenwegsverletzungen.

Alle anderen Eingriffe können zum jetzigen Zeitpunkt in ihrem Stellenwert nur schwer beurteilt werden, weil sie entweder kontrovers diskutiert werden, die nötigen Fallzahlen durch eine Institution nicht erbracht werden können oder Langzeitergebnisse bisher nicht vorliegen [4, 26, 35, 44, 51, 53, 58, 66–70, 90, 94, 97, 102]. Ein wesentliches Beurteilungskriterium neuer Operationsverfahren stellt auch die Anwendbarkeit in allen bestehenden chirurgischen Einrichtungen dar. Nur so kann sichergestellt werden, daß die laparoskopische Chirurgie Teil der Allgemein- bzw. Viszeralchirurgie bleibt. Dies erscheint unbedingte Voraussetzung zu sein, um den Indikationsbereich nicht zu überziehen und als Beurteilungsbasis die Erfahrungswerte aus der konventionellen Chirurgie zu belassen. Somit erscheint eine wesentliche Aufgabe der chirurgischen Forschung in der laparoskopischen Chirurgie die Initiierung von prospektiven multizentrischen Studien zu sein. Sie erlauben eine Registrierung entsprechender Fallzahlen in einem vertretbaren Zeitraum durch ein standardisiertes Protokoll und die Sicherstellung einer Nachsorge der Patienten.

Grundsätzlich erscheint es wünschenswert, für alle wichtigen potentiellen Indikationen zu einem laparoskopischen Eingriff vergleichbare prospektive multizentrische Studien zu etablieren. Dieses gilt vor allen Dingen für die Appendektomie, die Leistenhernienreparation, die Refluxtherapie, die kolorektale Chirurgie und andere.

Wenn möglich sollten solche Studien als prospektiv randomisierte Studien laparoskopische versus konventionelle Chirurgie konzipiert werden. Dabei stellen sich jedoch mannigfaltige Probleme. Zum einen ist es ein Problem des Studiendesign, daß die Randomisierung häufig nur intraoperativ erfolgen kann, wenn durch Laparoskopie festgestellt wird, daß dieser Eingriff potentiell laparoskopisch vorgenommen werden kann. Dies wirft natürlich erhebliche Probleme bei der Aufklärung der Patienten auf. Zum anderen bereitet häufig auch die Finanzierung der Patientenversicherung für eine solche Studie Probleme. Damit bleibt nur der Ausweg einer Beobachtungsstudie. Hier zeigt sich das Dilemma zwischen Anspruch und Realisierbarkeit [27] in der chirurgischen Forschung.

Anhand von multizentrischen Studien läßt sich auch die Einsetzbarkeit dieser neuen operativen Techniken in der Breite überprüfen (Tabelle 3).

Wir selbst haben eine solche prospektive multizentrische Beobachtungsstudie zum Thema „Laparoskopische kolorektale Chirurgie" initiiert [42]. Die bei selektionierten Indikationen durchgeführten laparoskopischen Eingriffe werden nach einem vorgegebenen Dokumentationsbogen erfaßt, zentral gesammelt und ausgewertet. An dieser Studie nehmen 26 Kliniken aus dem deutschsprachigen Raum teil. Seit dem 1. August 1995 wurden 949 laparoskopisch kolorektale Eingriffe aus den verschiedensten Indikationen komplett erhoben. Die Studie wird etwa 2 Jahre laufen und soll mindestens 1000 Patienten erfassen. In der Studie wird die Indikation zum laparoskopischen kolorektalen Eingriff von den einzelnen Kliniken selbst festgelegt. Im Rahmen der Studie wurde besonders darauf hingewiesen, daß bei in kurativer Intention durchgeführten Eingriffen eine extreme Zurückhaltung bewahrt und nur vertretbare Indikationen gestellt werden sollen. Die in kurativer Intention durchgeführten Eingriffe werden nach dem erweiterten patho-histologischen Erhebungsbogen der Arbeitsgemeinschaft Deutscher Tumorzentren dokumentiert. Die Nachbeobachtung wird mindestens 5 Jahre erfolgen.

Entwicklung von Instrumenten und Geräten

Die Weiterentwicklung der Minimal Invasiven Chirurgie wird nicht nur von der Beantwortung grundsätzlicher Fragen, sondern auch in erheblichem Umfang von der technischen Entwicklung neuer Instrumente [56] und Geräte abhängen (Tabelle 4). Wir selbst haben es alle erlebt, daß vieles, was wir heute routinemäßig in unseren Operationssälen durchführen, vor einigen Jahren für uns alle noch völlig unvorstellbar war. Wegbereiter für diese Entwicklung war ganz sicherlich die technische Innovation. Technische Entwicklungen sind schwer vorhersehbar. Häufig werden uns technische Entwicklungen von der Industrie angeboten, die zunächst einen unbestimmbaren

Tabelle 4. Gerätetechnischer und instrumenteller Entwicklungsbedarf

Anastomosentechniken:	– automatisierte extraluminale Organverbindungstechniken – automatisierte Tabaksbeutelnaht
Bergetechniken:	– intracorporale Präparatebearbeitung
Nahttechniken:	– Nähapparat, bzw. Cliptechniken für alle Situationen
Koagulationsinstrumente, Präparationsinstrumente:	– funktionstüchtige monopolare oder sichere bipolare Instrumente (Isolation) – Weiterentwicklung der Ultraschalltechnik
Blutstillungstechniken:	– automatisierte Techniken (Clip, Schlinge, Klebung)
Spül-Saug-System:	– effektiver, störunanfälliger, ohne Einfluß auf Pneumoperitoneum
Räumliches Sehen:	– praktikable 3-D-Systeme
Gewebeerkennungssysteme:	– sichere Identifizierung von anatomischen Strukturen
Zugangswege:	– weitere Verbesserung der Trokareigenschaften

Tabelle 5. Ungünstige Trends in der Instrumentenentwicklung

Kombinationsinstrumente:	– Einzelfunktion nicht optimal – Wartung aufwendig – technisch anfällig
Zerlegbare Instrumente:	– arbeiten nicht präzise genug – keine funktionelle Stabilität
computergesteuerte Instrumente und Telechirurgie:	– unrealistische Perspektive in naher Zukunft – Feinführung durch die chirurgische Hand nicht ersetzbar – Verschiedenartigkeit der Komplikationen nicht vorhersehbar
Fehlende Normierung:	– Instrumente häufig nicht kompatibel
Fehlende vorgegebene Sicherheitskriterien:	– selbst bei unsachgemäßer Verwendung Sicherheitsspielraum notwendig
Einzelgeräteentwicklungen:	– fehlendes Gesamtkonzept für das Equipment. Integrierte Gesamtkonzepte

Nutzen im Operationssaal aufweisen. Um hier nicht sinnlos Ressourcen zu binden (Tabelle 5), sollte eine enge Kooperation zwischen Chirurgen und der Industrie bestehen, um praxisrelevante instrumentelle und gerätetechnische Entwicklungen voranzutreiben und erkennbare Fehlentwicklungen zu vermeiden. Auch hier könnten sich interdisziplinäre Arbeitsgruppen, bestehend aus Chirurgen, Physikern, Chemikern und Technikern sowie Ingenieuren formieren, die nach dem Prinzip der „Problem oriented innovation" relevante Problembereiche bearbeiten. Nach dem Vorbild der Fraunhofer-Institute mit speziellen Entwicklungsschwerpunkten könnten hier sogar Forschungsinstitute entstehen. Hier gilt es von chirurgischer Seite entsprechenden Einfluß zu nehmen.

Qualitätssicherung

Im Rahmen der rasanten Entwicklung der Minimal Invasiven Chirurgie und zunehmender Berichte über schwerwiegende Komplikationen und ihren verheerenden Aus·

wirkungen ist der Ruf nach einer weitreichenden Qualitätssicherung bei allen diesen Eingriffen laut geworden. Das geht hin bis zur pflichtmäßigen Videodokumentation aller minimal invasiven Eingriffe. Die Gegner einer solchen verpflichtenden Dokumentation werfen natürlich berechtigter Weise ein, daß diese Forderungen gleichlautend auch für alle konventionellen Eingriffe gestellt werden könnten. Die auf freiwilliger Basis beruhenden Qualitätssicherungsmaßnahmen in Baden-Württemberg und Nordrhein-Westfalen zeigen jedoch eindeutig, daß die Chirurgen derartigen Qualitätssicherungsmaßnahmen bei ausgewählten Diagnosen offen gegenüberstehen. Es muß jedoch im Moment offen bleiben, wie eine solche Qualitätssicherungsmaßnahme flächendeckend für alle chirurgischen Eingriffe realisierbar sein kann. Wir Chirurgen sollten jedoch ein Interesse daran haben, hier auf wissenschaftlicher Ebene im Rahmen unserer Fachgesellschaften nach Lösungen zu suchen, bevor uns von politischer Seite oder von Seiten der Kostenträger entsprechende Maßnahmen auferlegt werden.

Erarbeitung von Trainingsmöglichkeiten, In-vitro-Modelle
[2, 38, 49, 99, 105, 106]

Die Empfehlungen der Chirurgischen Arbeitsgemeinschaft für Endoskopie der Deutschen Gesellschaft für Chirurgie und des Berufsverbandes der Deutschen Chirurgen sieht zum Erlernen der Minimal Invasiven Chirurgie die Notwendigkeit verschiedenster Trainingskurse vor. Sie reichen vom Grundkurs über Aufbaukurse mit praktischen Übungen am Großtier-Modell hin zu Weiterbildungskursen mit klinischen Lehrassistenzen und Weiterbildungskursen für Fortgeschrittene [19, 20]. Die Phantomkurse werden am Pelvitrainer mit Schlachthoforganen oder am sog. Poptrainer mit Simulation von Blutungen vorgenommen. Dieses sind sinnvolle Maßnahmen für initiale Trainingsübungen zum beidhändigen Operieren, Nähen, Klippen und Staplern, Kanülieren und Dissezieren [14, 65, 89]. Wie bei den tierexperimentellen Untersuchungen im Rahmen der Neu- und Weiterentwicklung operativer Techniken reduziert das die notwendigen Tierversuche auf ein Minimum. Welchen Beitrag die in Entwicklung befindlichen, auf den ersten Blick attraktiv erscheinenden Computer-Simulationsverfahren im Rahmen des Trainings einnehmen werden, kann zum jetzigen Zeitpunkt noch nicht sicher beurteilt werden. Für die Erlernung fortgeschrittener laparoskopischer Techniken erscheint jedoch das Training am Großtier unverzichtbar, um unnötige Komplikationen im Rahmen der klinischen Einführung zu vermeiden. Wie in der bisherigen Tradition der Chirurgenschulen wird jedoch die Bedeutung der klinischen Trainingsprogramme zunehmen. So werden bereits in Amerikanischen Kliniken Fellowships für interessierte Kollegen angeboten.

Zusammenfassung

Die wissenschaftliche Auseinandersetzung mit der laparoskopischen Chirurgie gliedert sich in inhaltlich sehr verschiedenartige Aspekte. Sie reicht von molekularbiologischen Fragestellungen bis hin zu ökonomischen Aspekten. Zusätzlich muß der Auseinandersetzung mit technischen Problemen ein entsprechender Stellenwert beigemessen werden. Während einige Bereiche der Chirurgie durch das Aufkommen interventioneller Techniken oder medikamentöser Therapie an Bedeutung eingebüßt haben, tut sich hier ein neues und weites Gebiet chirurgischer Tätigkeit und Forschung auf. Um dieses Ziel zu erreichen, müssen jedoch die kontroversen Fragen in der Entwicklung der laparoskopischen Chirurgie auf eine entsprechende wissenschaftliche Basis gestellt werden. Nur so lassen sich die aufgeworfenen Fragen beantworten.

Literatur

1. Apelgren KN, Blank ML, Slomski CA, Haadjis NS (1994) Reusable instruments are more cost-effective than disposable instruments for laparoscopic cholecystectomy. Surg Endosc 8:32–34
2. Airan MD, Ko ST (1994) Effectiveness of strict credentialing and proctoring guidelines on outcomes of laparoscopic cholecystectomy in a community hospital. Surg Endosc 8:396–399
3. Ambroze WL, Orangio GR, Tucker JG, Baird D, Herndon M, Lucas GW (1993) Laparoscopic assited proctosigmoidextomy with extracorporeal transanal anastomosis. Surg Endosc 7:29–32
4. Attwood SEA, Hill ADK, Murphy PG, Thornton J, Stephens RB (1992) A prospective randomized trial of laparoscopic versus open appendectomy. Surgery 112:497–501
5. Bass EB, Pitt HA, Lillemoe KD (1993) Cost-Effectiveness of Laparoscopic Cholecystectomy Versus Open Cholecystectomy. Am J Surg 165:466–471
6. Beger HG (1995) Grundlagenforschung in der chirurgischen Klinik – vom Defizit zum Konzept. Langenbecks Arch Chir Suppl II:783–789
7. Berggren U, Grodh T, Grama D, Haglund U, Rastad J, Arvidsson D (1994) Laparoscopic versus open cholecystectomy: hospitalization, sick leave, analgesia and trauma responses. Br J Surg 81:1362–1365
8. Bessler M, Whelan RL, Halverson A, Treat MR, Nowygrod R (1994) Is immune function better preserved after laparoscopic versus open colon resection? Surg Endosc 8:881–883
9. Böhm B, Milsom JW, Kitago K, Brand M, Fazio VW (1994) Monopolar electrosurgery and Nd:YAG Contact Laser in laparoscopic intestinal surgery. Surg Endosc:677–681
10. Bordelon BM, Hobbay KA, Hunter JG (1993) Laser vs Electrosurgery in Laparoscopic Cholecystectoma. Arch Surg 128:233–236
11. Bundy ChA, Zera RT, Onstad GA, Bilodeau LL, Bubrick MP (1992) Comparative surgical and colonoscopic appearance of colon anastomoses constructed with sutures, staples, and the biofragmentable anastomotic ring. Surg Endosc 6:18–22
12. Byron JW, Markenson G, Miyazawa K (1993) A randomized comparison of verres needle and direct trocar insertion for laparoscopy. Surg Gyn Obstet 177:259–262
13. Christen Y, Reymond MA, Vogel J-J, Klopfenstein C-E, Morel Ph, Bounameaux H (1995) Hemodynamic Effects of Intermittent Pneumatic Compression of the Lower Limbs During Laparoscopic Cholecystectomy. Am J Surg 170:395–398
14. Clerici T, Lange J, Zerz A, Beller S, Szinicz G, Losert UO, Siegl H, Függer R (1995) Ausbildungsmöglichkeiten in minimal invasiver Chirurgie. Wien Klin Wochenschr 107:43–48
15. Cohen SM, Clem MF, Wexner SD, Jagelman DG (1994) An initial comparative study of two techniques of laparoscopic colonic anastomosis and mesenteric defect closure. Surg Endosc 8:130–134
16. Cox MR, Wilson TG, Jeans P, Padbury RTA, Toouli J (1994) Minimizing the Risk of Bile Duct Injury at Laparoscopic Cholecystectomy. World J Surg 18:422–427
17. Cuschieri A (1993) Cost-Effectiveness of endoscopic surgery. Health economics 2:367–369
18. Cuschieri A, Hunter J, Wolfe B, Swanstrom LL, Hutson W (1993) Multicenter prospective evaluation of laparoscopic antireflux surgery – preliminary report. Surg Endosc 7:505–510
19. Deutsche Gesellschaft für Chirurige (1993) Empfehlungen der Chirurgischen Arbeitsgemeinschaft für Endoskopie (CAE) der Deutschen Gesellschaft für Chirurgie und des Berufsverbandes der Deutschen Chirurgen (BDC) zum Erlernen der intrakavitären – hier laparoskopischen – Chirurgie 93/I. Mitteilungen der Deutschen Gesellschaft für Chirurgie 4:173
20. Deutsche Gesellschaft für Chirurgie (1994) Trainingskurse der chirurgischen Arbeitsgemeinschaft für Endoskopie (CAE) der Deutschen Gesellschaft für Chirurgie für die „Minimal-Invasive Chirurgie" – Empfehlungen der CAE und des Berufsverbandes der Deutschen Chirurgen (BDC) zu Struktur und Inhalt der Weiterbildungskurse zum Erlernen der intrakavitären – hier laparoskopischen – Chirurgie 93/II. Chirurg BDC 33:142

21. Deveney KE (1993) The Early Experience With Laparoscopic Cholecystectoma in Oregon. Arch Surg 128:627–632
22. Deziel DJ, Millikan KW, Economou SG, Doolas A, Ko S-T, Airan MC (1993) Complications of Laparoscopic Cholecystectoma: A National Survey of 4292 Hospitals and an Analysis of 77 604 Cases. Am J Surg 165:9–14
23. Eisenhauer DM, Saunders CJ, Ho HS, Wolfe BM (1994) Hemodynamic effects of argon pneumoperitoneum. Surg Endosc 8:315–321
24. Feussner H, Siewert JR (1994) „Minimal-invasives" Operieren – Bestandsaufnahme und Perspektiven. Münch med Wschr 136:385–387
25. Fitzgibbons RJ Jr, Annibali R, Litke BS (1993) Gallbladder and Gallstone Removal, Open Versus Closed Laparoscopy, and Pneumoperitoneum. Am J Surg 165:497–504
26. Frazee RC, Roberts JW, Symmonds RE, Snyder SK, Hendricks JC, Smith RW, Custer MD III, Harrison JB (1994) A prospective randomized trial comparing open versus laparoscopic appendectomy. Ann Surg 219:725–731
27. Friess H, Büchler MW (1995) Klinische Forschung in der Chirurgie – das Dilemma zwischen Anspruch und Realisierbarkeit. Langenbecks Arch Chir Suppl II:794–799
28. Függer R, Herbst F, Gnant M, Götzinger P, Sautner Th, Windberger U, Siegl H, Losert U, Fritsch A (1992) Die experimentelle laparoskopische Sigmaresektion, Minimal Invasive Chirurgie 1:167–168
29. Fullarton GM, Darling K, Williams J, MacMillan R, Bell G (1994) Evaluation of the cost of laparoscopic and open cholecystectomy. Br J Surg 81:124–126
30. Gadacz ThR (1993) US Experience With Laparoscopic Cholecystectomy. Am J Surg 165:450–454
31. Gastinger I, Köckerling F, Schneider B, Krause W, Gall FP (1992) Zum Problem der Präparatebergung im Rahmen der laparoskopischen kolorektalen Chirurige. Minimal Invasive Chirurgie 1:73–75
32. Go PMNYH, Scholand F, Gouma DJ (1993) Laparoscopic cholecystectomy in the Netherlands. Br J Surg 80:1180–1183
33. Grupp H (1995) Der Delphi-Report – Innovationen für unsere Zukunft. Deutsche Verlags-Anstalt, Stuttgart
34. Gutt CN, Berguer R, Stiegmann GV (1993) Laparoskopische Chirurgie an der Ratte: Beschreibung einer neuen Technik. Zentralbl Chir 118:631 –634
35. Hebebrand D, Troidl H, Spangenberger W, Neugebauer E, Schwalm T, Günther MW (1994) Laparoskopische oder klassische Appendektomie? Chirurg 65:112–120
36. Herfarth C (1995) Chirurgische Forschung – Motor des Fortschritts in der Chirurgie. Langenbecks Arch Chir Suppl II:778–782
37. Hermanek P, Wittekind Ch (1994) Inwieweit sind laparoskopische Verfahren in der onkologischen Chirurgie vertretbar? Chirurg 65:23–28
38. Hunter JG, Sackier JM, Berci G (1994) Training in laparoscopic cholecystectomy. Surg Endosc 8:28–31
39. Köckerling F, Gastinger I, Schneider B, Krause W, Gall FP (1992) Laparoskopische kolorektale Chirurgie: Kolon- und Rektumanastomosen in Triple-Stapling-Technique. Minimal Invasive Chirurgie 1:44–50
40. Köckerling F, Gastinger I, Schneider B, Krause W, Gall FP (1992) Die laparoskopische Versorgung iatrogener kolorektaler Perforationen. Minimal Invasive Chirurgie 1:60–62
41. Köckerling F, Gastinger I, Remmel E, Gall FP (1992) Die laparoskopische tubuläre Rektum- und Kolonresektion. Eine tierexperiementelle Untersuchung. Zentbl Chir 117:103–110
42. Köckerling F, Schneider C, Reymond MA, Wittekind Ch and the Laparoscopic Colorectal Study Group (1995) Laparoscopic Colorectal Surgery – Indications and Concept of a Multicentric Study. Dig Surg 12:288–292
43. Köckerling F, Schneider C, Reck Th (1996) Die offene Laparoskopie zur Vermeidung von Punktionsverletzungen. Chirurg 67:183–187
44. Kum CK, Ngoi SS, Goh PMY, Tekant Y, Isaac JR (1993) Randomized controlled trial comparing laparoscopic and open appendicectomy. Br J Surg 80:1599–1600
45. Lange V, Meyer G, Schardey HM, Gutschow Ch, Schildberg FW (1993) Verschiedene Techniken für die laparoskopische Dünndarmanastomosierung. Chirurg 64:408–411
46. Lirici MM, Gueß G, Melzer A, Weinreich S, Wehrmann M, Becker HD (1993) New technique for sigmoid colectomy. Br J Surg 80:1606–1609
47. Löhde E, Raude H, Kleine U, Schairer W, Kraas E (1994) Erfahrungen nach 2200 laparoskopischen Cholezystektomien als Behandlungskonzept des Gallensteinleidens. Zentralbl Chir 119:371–377
48. MacFadyen BV, Lenz S (1994) The economic considerations in laparoscopic surgery. Surg Endosc 8:748–752
49. Mckellar DP, Dutro JA, Peoples JB (1993) Education – Impact of Laparoscopic Cholecystectoma on Resident Training. Current Surgery 50:216–218

50. McMahon AJ, Baxter JN, O'Dwyer PJ (1993) Preventing complicatons of laparoscopy. Br J Surg 80:1593–1594
51. Metzger A, Wehrli H (1992) Die laparoskopische Appendektomie: Techniken und Resultate in der Schweiz. Helv chir Acta 59:927–932
52. Metzger P, Gamal EM, Kiss J, Imre R, Furka I, Mikó I (1993) Experimental Laparoscopic Resection of the Rectum. Chirurgisches Forum:59–62
53. Mompean JAL, Campos RR, Paricio PP, Aledo VS, Ayllon JG (1994) Laparoscopic versus open appendicectomy: a prospective assessment. Br J Surg 81:133–135
54. National Institutes of Health (1993) Consensus Development Conference Statement on Gallstones and Laparoscopic Cholecystectomy. Am J Surg 165:390–397
55. Nelson H, Weeks JC, Wieand HS: A Proposed Phase III Trial Comparing Laparoscopic-Assisted Versus Open Colectomy for Colon Cancer. Mayo Clinic, Rochester, Minnesota
56. Neubacher S, Baumann R, Gaitzsch T (1994) Instrumente für die laparoskopische Cholecystektomie – Probleme und Anforderungen, Umfrageergebnisse und retrospektive Analyse 1994. Minimal Invasive Medizin 5:13–19
57. Neugebauer E, Ure BM, Dietrich A, Lefering R, Troidl H (1992) Technologiebewertung der endoskopischen Chirurgie. Minimal Invasive Chirurgie 1:127–132
58. Olsen JB, Myrén CJ, Haahr PE (1993) Randomized study of the value of laparoscopic before appendicectomy. Br J Surg 80:922–923
59. Orlando R III, Russel JC, Lynch J, Mattie A (1993) Laparoscopic Cholecystectomy. Arch Surg 128:494–499
60. Ortega AE, Beart RW Jr, Steele GD Jr, Winchester DP, Greene FL (1995) Laparoscopic Bowel Surgery Registry – Preliminary Results. Dis Colon Rectum 38:681–686
61. Ota DM (1995) Laparoscopic colon resection for cancer. Surg Endosc 9:1318–1322
62. Peitgen K, Walz MK, Krause U, Eigler E-W (1994) Experimentelle Untersuchungen zur laparoskopisch unterstützten Rektumresektion mit koloanaler oder kolorektaler Anastomose. Langenbecks Arch Chir 379:237–240
63. Perissat J (1993) Laparoscopic Cholecystectomy: The european Experience. Am J Surg 165:444–449
64. Pfeifer J, Wexner SD, Reissman P, Bernstein M, Nogueras JJ, Singh S, Weiss E (1995) Laparoscopic vs open colon surgery – Costs and outcome. Surg Endosc 9:1322–1326
65. Pier A, Götz F (1992) Simulationstrainer für die endoskopischen Operationstechniken. Chirurg 63:387–392
66. Pier A, Götz F, Bacher Ch, Ibald R (1993) Laparoscopic Appendectomy. World J Surg 17:29–33
67. Pier A, Götz F (1993) Zum Für und Wider der laparoskopischen Appendektomie. Chir Gastroenterologie 9:382–388
68. Reiertsen O, Trondsen E, Bakka A, Andersen OK, Larsen S, Rosseland AR (1994) Prospective Nonrandomized Study of Conventional Versus Laparoscopic Appendectomy. World J Surg 18:411–416
69. Rocjards WO, Sawyers JL (1991) Laparoscopic Hernioplasty. Arch Surg 126:1449
70. Richards W, Watson D, Lynch G, Reed GW, Olsen D, Spaw A, Holcomb W, Frexes-Steed M, Goldstein R, Sharp K (1993) A review of the results of laparoscopic versus open appendectomy. Surg Gyn Obstet 177:473–480
71. Rutkow IM (1992) Laparoscopic Hernia Repair – The Socioeconomic Tyranny of Surgical Technology. Arch Surg 271:1271
72. Sakuramachi S, Kimura T, Harada Y (1994) Experimental study of laparoscopic selective proximal vagotomy using a carbon dioxide laser. Surg Endosc 8:857–861
73. Sattler J, Glaser K, Klingler A, Schwelberger HG, Bodner E (1992) Klinische und experimentelle Studien zur endoskopischen Chirurgie. Minimal Invasive Chirurgie 1:148–151
74. Scherer MA, Blümel G (1992) 20840 laparoskopische (LC) versus 21747 offene Cholezystektomien (OC). Minimal Invasive Chirurgie 1:152–154
75. Schlumpf R, Klotz HP, Wehrli H, Herzog U (1993) Laparoskopische Cholecystektomie in der Schweiz. Chirurg 64:307–313
76. Schlumpf R, Klotz HP, Wehrli H, Herzog U (1994) A nation's experience in laparoscopic cholecystectomy – Prospective multicenter analysis of 3722 cases. Surg Endosc 8:35–41
77. Schneider IHF, Schneider C, Thaler K, Reck T, Köckerling F (1994) Intrakorporale Kolonanastomose mit laparoskopischer Tabaksbeutelnahtklemme und VALTRAC-Ring. Langenbecks Arch Chir 379:188–192
78. Schneider I, Gastinger I, Reck T, Köckerling F (1994) Laparoscopic Resection of the Sigmoid with Intracorporeal Anastomsis in Pigs. Coloproctology 16, 3:150–160
79. Schumpelick V, Töns Ch, Kupczyk-Joeris D (1991) Operation der Leistenhernie – Klassifikation, Verfahrenswahl, Technik und Ergebnisse. Chirurg 62:641–648

80. Schumpelick V, Schippers E, Schildberg FW, Lange V, Peiper H-J, Rosso R, Rothenbühler JM, Harder F, Eßer G (1992) Hat die laparoskopische Appendektomie noch einen Stellenwert bei der akuten Appendizitis? Langenbecks Arch Chir 377:317–321
81. Schumpelick V, Treutner KH, Arlt G (1994) Inguinal hernia repair in adults. Lancet 344:375–379
82. Schurz JW, Arregui ME, Hammond JC (1995) Open vs laparoscopic hernia repair. Surg Endosc 9:1311–1317
83. Schwenk W, Böhm B, Stock W (1994) Das Hundemodell in der Ausbildung zur laparoskopischen kolorektalen Chirurgie. Minimal Invasive Chirurgie 1:34–39
84. Scott-Conner CEH (1994) Laparoscopic cholecystectomy – An economic perspective. Surg Endosc 8:739–740
85. Siewert JR, Feussner H, Scherer MA, Brune IB (1993) Fehler und Gefahren der laparoskopischen Cholezystektomie. Chirurg 64:221–229
86. Soper NJ (1993) Introduction to symposium on Laparoscopic Surgery. World J Surg 17:2
87. Soper NJ, Brunt LM, Dunnegan DL, Meiniger TA (1994) Laparoscopic distal pancreatectomy in the procine model. Surg Endosc 8:57–61
88. Stiff G, Rhodes M, Kelly A, Telford K, Armstrong CP, Rees BI (1994) Long-term pain: less common after laparoscopic than open cholecystectomy. Br J Surg 81:1368–1370
89. Szinicz G, Bller S, Bodner W, Zerz A, Glaser K (1993) Simulated operations by pulsatile organ-perfusion in minimally invasive surgery. Surg Laparosc Endosc 3:315–317
90. Tate JJT, Chung SCS, Dawson J, Leong HT, Chan A, Lau WY, Li AKC (1993) Conventional versus laparoscopic surgery for acute appendicitis. Br J Surg 80:761–764
91. Tittel A, Schippers E, Treutner K-H, Anuroff M, Polivoda M, Öttinger A, Schumpelick V (1994) Laparoskopie versus Laparotomie – Eine tierexperimentelle Studie zum Vergleich der Adhäsionsbildung im Hund. Langenbecks Arch Chir 379:95–98
92. Töns Ch, Muck-Töns A, Schumpelick V (1993) Leistenhernienchirurgie in Deutschland 1992: Eine Umfrage an 1656 deutschen Kliniken. Chirurg 64:635–641
93. Trede M, Farthmann EH, Salm R, Troidl H, Feussner H, Schumpelick V, Schippers E, Herfarth Ch (1994) Welche laparoskopischen Eingriffe sehen Sie derzeit in Ihrer Indikation als gesichert an? Langebecks Arch Chir 379:310–316
94. Troidl H, Gaitzsch A, Winkler-Wilfurth A, Müller W (1993) Fehler und Gefahren bei der laparoskopischen Appendektomie. Chirurg 64:212–220
95. Ure BM, Troidl H, Spangenberger W, Dietrich A, Lefering R, Neugebauer E (1994) Pain after laparoscopic cholecystectoma. Surg Endosc 8:90–96
96. Ure BM, Neugebauer E, Troidl H (1994) Endoskopische Chirurgie – eine Möglichkeit zur postoperativen Schmerzreduktion? Chirurg BDC 33:97–102
97. Vallina L van, Velasco JM, McCulloch CS (1993) Laparoscopic Versus Conventional Appendectomy. Ann Surg 218:685–692
98. Vincent-Hamelin E, Pallares AC, Felipe JAR, Roselló EL, Caperochipi JA, Cantero JLB, Gomis FD, Corvinos FF, Sanchez SP, Lesquereux JP, Puig OP (1994) National survey on laparoscopic cholecystectomy in Spain. Surg Endosc 8:770–776
99. Waclawiczek HW (1992) Der Stellenwert der experimentellen Chirurgie in der minimal invasiven Chirurgie. Minimal Invasive Chirurgie 1:125
100. Wayand W, Woisetschläger R, Gitter T (1993) Laparoskopische Cholecystektomie in Österreich. Chirurg 64:303–306
101. Wexier MJ, Hinchey EJ, Sampalis J, Barkun J (1993) Canadian Laparoscopic Surgery Survey. Can J Surg 10:217–224
102. Wexner SD (1993) Laparoscopic hernia repair: a plea for science and statistics. Surg Endosc 7:150–151
103. White JV (1993) Registry of Laparoscopic Cholecystectomy and New and Evoling Laparoscopic Techniques. Am J Surg 165:536–540
104. Windberger U, Siegl H, Woisetschläger R, Schrenk P, Podessr B, Losert U (1994) Hemodynamic Changes during Prolonged Laparoscopic Surgery. Eur Surg Res 26:1–9
105. Yamashita Y, Kurohiji T, Kakegawa T (1994) Evaluation of Two Training Programs for Laparoscopic Cholecystectomy: Incidence of Major Complications. World J Surg 18:279–285
106. Zucker KA, Bailey RW, Graham SM, Scovil W, Imbembo AL (1993) Training for Laparoscopic Surgery. World J Surg 17:3–7

Forschung in den chirurgischen Fächern

Forschung in der Viszeralchirurgie

F. W. Schildberg und F. Löhe

Viszeralchirurgie und onkologische Chirurgie sind zwei Bereiche, die sich sowohl in der Forschung als auch in der Krankenversorgung deutlich überschneiden. Tatsächlich ist heute durch die Fortschritte der konservativen Behandlung gutartiger Erkrankungen der größte Teil der Viszeralchirurgie Tumortherapie – wenngleich die häufigsten durchgeführten Operationen nach wie vor wegen benigner Leiden erfolgen (Appendizitis, Hernia inguinalis, Cholecystolithiasis etc.). Eine Betrachtung der viszeralchirurgischen Forschung ohne Berücksichtigung onkologischer Aspekte engt also den Blickwinkel ein.

Im Vordergrund viszeralchirurgischer Forschung der vergangenen Jahre – andauernd bis heute – stand die minimal invasive Chirurgie (MIC). Nach dem überwältigendem Erfolg der laparoskopischen Cholecystektomie und Appendektomie konzentrierte sich die Aufmerksamkeit auf die Ausweitung dieser Technik in andere Bereiche. So werden gutartige Erkrankungen des Magens und des ösophagogastrischen Übergangs mit gutem Erfolg zunehmend minimal invasiv angegangen. Darüberhinaus finden sich auch Berichte über Eingriffe an der Leber bis hin zu atypischen und anatomischen Resektionen, für die bestimmte technische Voraussetzungen vorgehalten werden müssen (s. u.). Auf weitere Forschungsansätze mit diesem neuen operativen Zugang wird später eingegangen werden. Problematisch bleibt unverändert die Frage nach der Sicherheit bei onkologischen Operationen, worüber bis heute noch keine ausreichenden Erfahrungen vorliegen.

Untersuchungen aus der Vergangenheit über den gastroösophagealen Reflux wurden auch neuerdings fortgeführt, wobei die Refluxmechanismen einerseits und neue therapeutische Ansätze andererseits im Mittelpunkt des Interesses standen. Durch die Entwicklungen der laparoskopischen Chirurgie hat dieser Bereich neuerlich klinische Relevanz erhalten.

Nach wie vor werden in der Chirurgie des Gastro-Intestinaltrakts die verschiedenen Anastomosenformen zum Teil experimentell, zum Teil aber auch in klinischen Studien überprüft. Neuere Methoden, die sich im Gegensatz zur handgenähten Anastomose auf die Verwendung mechanischer Hilfsmittel stützen, sind in ihrem Langzeitverhalten zu untersuchen. Die MIC stellt auch an die intrakorporale Herstellung von Anastomosen neue Anforderungen, die noch einer Lösung bedürfen.

Die spannungsfreie Hernienchirurgie unter Verwendung von alloplastischem Material hat die Diskussion über die effizienteste und preiswerteste Form der Hernienchirurgie erneut belebt, wobei sowohl laparoskopische als auch offene Verfahren zum Einsatz kommen. Fragen der Effizienz werden obendrein ergänzt durch Aspekte der operativen Schwierigkeit (weiteres s. u.).

Auch Fragen aus der Allgemeinen Chirurgie werden unverändert mit großem Interesse bearbeitet. Die Gesamtbelastung und das Risiko einzelner Operationen hat bereits unter dem Eindruck der minimal invasiven Chirurgie neues Interesse gefunden. Das Verständnis komplexer pathophysiologischer Zusammenhänge hat sich durch die Auseinandersetzung mit den Grundlagen der Chirurgie deutlich erweitert. Insbesondere haben Forschungen zu den Konsequenzen aus Trauma, Schock und Sepsis in der Chirurgie erheblich weiter geführt. Diese Untersuchungen müssen auch zukünftig fortgesetzt werden, damit sie möglichst bald in Form neuer Therapieansätze Eingang in die klinische Chirurgie finden.

Schließlich waren es eine Reihe von neuen Techniken, deren Anwendbarkeit und praktische Bedeutung überprüft wurden. Hierzu gehören technische Verfahren wie die des Jet-Cutter, des Ultraschallskalpells, der Argon-Plasma-Koagulation, etc.

Damit sind – ohne Anspruch auf Vollständigkeit – einige wesentliche Forschungsaktivitäten genannt, soweit sie publiziert wurden oder in DFG geförderten Anträgen ihren Niederschlag gefunden haben. Sie sollen im folgenden durch Beispiele ergänzt werden, die z. T. aus den Forschungsarbeiten der eigenen Klinik entnommen sind.

1. Die Prävention der Nahtinsuffizienz nach Gastrektomie – Eine prospektiv randomisierte doppelblind plazebokontrollierte Multizenterstudie

(M. Schardey)

Das Magenkarzinom ist nach dem Mamma- und Kolonkarzinom der Frau sowie dem Lungen, Prostata- und Kolonkarzinom beim Mann die dritt- bzw. vierthäufigste tumorbedingte Todesursache in der alten BRD [22]. Die Zahl der jährlichen Neuerkrankungen liegt in Deutschland bei ca. 20000; zwei Drittel der operablen Patienten werden gastrektomiert [4].

Die Nahtinsuffizienz nach Gastrektomie ist eine der Hauptursachen für die hohe Morbidität und Letalität bei dieser Operation. Die Insuffizienz der Ösophago-Jejunostomie ist die häufigste Komplikation nach Gastrektomie, ihre Rate wird gemäß aktueller Multizenterstudien unterschiedlich angegeben; im Mittel beträgt sie rund 10%. Die Insuffizienz-bezogene Letalität beträgt bis zu 45% [4].

Die Pathogenese der Insuffizienz der ösophago-intestinalen Anastomose ist bis heute nicht hinreichend geklärt. Unzureichende Blutzufuhr, Störungen der Mikrozirkulation [49], technische Fehler oder Fremdkörper (Nahtmaterial) [14, 15] wurden in den vergangenen 100 Jahren als Ursachen ermittelt.

Aufgrund der Tatsache, daß Patienten mit ösophago-jejunaler Anastomoseninsuffizienz ein septisches Krankheitsbild aufweisen und einer Vielzahl von Untersuchungen, die belegen, daß Bakterien einen inhibitierenden Einfluß auf die Wundheilung ausüben, wurde davon ausgegangen, daß Bakterien als zusätzlicher, möglicherweise entscheidender Faktor in der Pathogenese der Nahtinsuffizenz eine Rolle spielen. Eine Vielzahl klinischer Studien, besonders in der Intensivmedizin zur Pneumonieprophylaxe [58], haben gezeigt, daß durch eine Dekontamination pathogene Erreger erfolgreich aus dem oberen Gastrointestinaltrakt entfernt werden können. In vorausgehenden tierexperimentellen Studien haben wir hochsignifikant den vorteilhaften Effekt einer Dekontamination auf die Anastomosenheilung zeigen können [50, 51].

Wir haben daraufhin in einer prospektiv randomisierten doppelblind angelegten plazebo-kontrollierten Studie an sechs chirurgischen Kliniken in Deutschland den präventiven Einfluß einer lokalen antimikrobiellen Prophylaxe auf die Nahtinsuffizienzrate nach Gastrektomie untersucht [52].

Primäre Endpunkte der Studie waren Nahtinsuffizienz der Ösophago-Jejunostomie, andere Infektionen und Letalität. Es wurden ausschließlich gastrektomierte Patienten in die Studie aufgenommen. Alle Patienten erhielten perioperativ eine i.v. Prophylaxe mit Cefotaxim. Außerdem erhielten alle Patienten per os entweder eine Plazebo- oder Verum-Medikation in 6-stündlichen Intervallen von Tage vor der Operation bis zum 7. postoperativen Tag. Die Verummedikation enthielt Polymyxin B (100 mg), Tobramycin (80 mg), Vancomycin (125 mg) und Amphotericin B (500 mg). Nahtinsuffizienzen wurden mit einem Gastrografinschluck radiologisch nachgewiesen und dokumentiert, so daß auch asymptomatische Insuffizienzen, wie z. B. blind endende Fisteln erfaßt wurden. Ein intensives bakteriologisches Monitoring mit Abstrichen aus Magensaft, Drainagen, Opropharynx und Rektum wurde sowohl präoperativ als auch an 5 Intervallen im postoperativen Verlauf in einer Untergruppe von 20 Plazebobehandelten und 20 dekontaminierten Patienten durchgeführt zur Überprüfung der Wirksamkeit der Dekontamination als Kolonisationsprophylaxe sowie Überwachung der Resistenzlage isolierter Erreger.

Es wurden 260 Patienten randomisiert. In 55 Fällen war intraoperativ gegen eine Gastrektomie entschieden worden; sie wurden nicht ausgewertet. Von den 205 Patienten, die ausgewertet werden konnten, gehörten 103 in die Plazebo- und 102 in die Verumgruppe. Die Patientenkollektive waren bezüglich allegemeiner und tumorbedingter Erkrankungen sowie demographische und operationstechnischer Parameter vergleichbar.

Die Auswertung erfolgte auf Basis „Intention-to-treat".

Es wurde eine signifikante Senkung der Nahtinsuffizienzrate der Ösophago-Jejunostomie von 11 (10,6%) in der Plazebogruppe auf 3 (2,9%) unter Dekontamination erzielt (p < 0,05) Die Letalität konnte von 11 (10,6%) auf 5 (4,9%) in der Plazebogruppe gesenkt werden (p = 0,1).

Durch das verwendete Dekontaminationsregime konnten Staphylococcus aureus (p = 0,0001), aber auch gramnegative Erreger (p = 0,0030) und Candida (p = 0,07) während der frühen Phase der Wundheilung im Vergleich zur Kontrollgruppe in ihrer Zahl signifikant reduziert werden, ohne daß es Hinweise für eine vermehrte Resistenzentwicklung gab.

Bei der „On-Treatment"-Betrachtung trat unter Dekontamination nur eine klinisch asymptomatische Anastomoseninsuffizienz auf (p = 0,0061). Unter der Prophylaxe betrug die klinisch relevante Nahtinsuffizienzrate somit 0%.

Zur Klärung der Frage, ob die Dekontamination bei gastrektomierten Patienten kostenneutral durchgeführt werden kann, wurde abschließend eine Kostenvergleichsanalyse [53] durchgeführt. Die Analyse bezog sich auf die „On-Treatment"-Ergebnisse. Die Kostenermittlung umfaßte die orale Prophylaxe, Pflegekosten der Normal- und Intensivstation, Nachsorgeklinik, Antibiotika sowie Reoperationen und Interventionen. Sie beschränkte sich ausschließlich auf die ersten 6 postoperativen Wochen. Die Gesamtkosten der Plazebogruppe beliefen sich pro Patient auf DM 20 000. Die durchschnittlichen Gesamtkosten pro Patient in der Prophylaxegruppe betrugen dagegen nur DM 16 200, weil weniger Patienten für kürzere Zeiträume intensivmedizinisch be-

handelt werden mußten, signifikant weniger Patienten antibiotisch therapiert wurden
und die Anzahl der Reoperationen und Reinterventionen geringer war, als in der Plazebogruppe.

Die Durchführung der Prophylaxe zum Preis von DM 400 senkte die postoperativen
Behandlungskosten also um DM 3800 oder 19% pro Patient.

Die Prophylaxe kann empfohlen werden, weil sie die Letalität, Morbidität und die
Kosten der Gastrektomie senkt.

Weitere Fragen, die in den nächsten Jahren bearbeitet werden sollen:

A. klinisch
1. Hat die Dekontamination auch bei der Heilung colorektaler Anastomosen einen
   protektiven Effekt?

B. experimentell
1. Wie gestaltet sich die Reparation der Mikrozirkulation bei der Anastomosenheilung?
2. Wie beeinflußt die lokale oder systemische Infektion die Reparation der Mikrozirkulation bei der Anastomosenheilung?
3. Wird die Störung der Anastomosenheilung durch körpereigene Mediatoren oder
   durch bakterielle Toxine vermittelt?
4. Welche quantitative Beziehung besteht zwischen Mikrozirkulationsstörungen und
   Anfälligkeit für lokale Infektionen der Nahtreihe?

2. Organersatz nach resezierenden Operationen am Gastrointestinaltrakt: Ersatzmagen, Becken-Pouch

(F. Löhe)

Magen und Rektum haben als Reservoirorgane des Gastrointestinaltrakts die Aufgabe
der Speicherung, Durchmischung und diskontinuierlichen Entleerung, jeweils wesentlich mitgesteuert durch übergeordnete Sphinktermechanismen.

Die operative Rekonstruktion nach Resektion des Magens soll daher nicht nur die
Wiederherstellung der gastrointestinalen Passage zum Ziel haben, sondern durch eine
Ersatzorganbildung die verlorene Funktion weitgehend imitieren und damit den
eigentlichen Organverlust kompensieren.

Das heute am häufigsten verwendete Rekonstruktionsverfahren stellt die Y-Roux-
Oesophagojejunostomie dar, gefolgt von der isoperistaltischen Jejunuminterposition
mit Erhalt der duodenalen Nahrungspassage. Beiden gemeinsam ist die in der Folge
auftretende agastrale Dystrophie, die durch Gewichtsreduktion, Eisenmangelanämie
und Hypoproteinämie gekennzeichnet ist. Ziel der Rekonstruktion eines Ersatzmagens durch eine Pouchanlage ist die Reduktion dieser Folgen und die Verbesserung
der Lebensqualität.

Heute kann etwa ein Drittel der Magenkarzinome im Sinne einer R0-Resektion kurativ therapiert werden. Da diese Patienten eine 5-Jahresüberlebensrate von etwa 45%
besitzen, erscheint die Ersatzmagenbildung durch einen Pouch bei der fehlenden Limitierung durch die Grunderkrankung gerechtfertigt [54].

Seit Jahren werden experimentelle und klinische Untersuchungen zum Wert der
Pouchbildung durchgeführt, neuere Arbeiten versuchen deren bisher nicht eindeutig
belegten Wert zu beschreiben. An gastrektomierten Ratten wurden Jejunuminterposi-

tion und Rekonstruktion in der Y-Roux-Technik, jeweils mit und ohne Anlage eines Pouch, miteinander verglichen. Hierbei zeigte sich, daß die agastrische Dystrophie sowie die durch Pankreassekret bedingte alkalische Refluxoesophagitis bei den Tieren mit Pouchanlage am geringsten ausgeprägt war. Das Pouchvolumen nahm nach 6–9 Monaten auf das dreifache zu [2].

In einer prospektiven randomisierten Vergleichsuntersuchung bei Patienten mit Jejunuminterposition mit und ohne Pouch war bei gleichen somatischen Daten der beiden Gruppen die subjektive Lebensqualität der Patienten mit Pouch besser, Symptome wie Völlegefühl, Erbrechen, Dumping und Sodbrennen waren seltener zu beobachten [54]. Jedoch erreichten diese Unterschiede – vielleicht auch wegen der geringen Fallzahl – keine statistisch signifikanten Werte. Ähnliches gilt für den Vergleich zwischen der Oesophagojejunostomie in Y-Roux-Technik mit und ohne Pouch [6]. Die subjektive Lebensqualität war nach Y-Roux mit Pouchanlage tendentiell höher, von den Patienten wurde seltener über Dumping geklagt, endoskopisch fanden sich gerin
gere Anzeichen einer Refluxoesophagitis. Die szintigraphische Untersuchung der Magenpassage zeigte eine Verweildauer von etwa 50% der applizierten Radioaktivität nach 20 Minuten und 30% nach 45 Minuten, hingegen ließ sich bei der Y-Roux-Anastomose ohne Pouch keine Reservoirfunktion demonstrieren. Insgesamt war im postoperativen Verlauf das individuelle Körpergewicht signifikant günstiger nach Anlage eines Pouch, obwohl nur ca. 10% der Patienten das Körpergewicht wie vor der Operation erreichten [6]. Die postoperative Komplikationsrate war unter Studienbedingungen sowohl bei der Jejunuminterposition wie auch bei der Y-Roux-Technik mit Anlage eines Pouches nicht erhöht. Insgesamt gesehen, existiert derzeit noch keine randomisierte prospektive Studie, die zeigt, daß durch die Erweiterung der Operation tatsächlich eine wesentliche und statistisch signifikante Verbesserung der agastrischen Dystrophie erreicht werden kann.

Der Verlust der Reservoirfunktion des Rektums durch eine tiefe anteriore Resektion mit Rekonstruktion der Darmkontinuität durch eine koloanale oder ileoanale Anastomose bedeutet für viele Patienten eine erhebliche Einschränkung der Lebensqualität durch erhöhte Stuhlfrequenz und Inkontinenz unterschiedlicher Ausprägung.

Bezüglich der Kontinenz besteht zwischen der koloanalen Anastomose und dem koloanalen J-Pouch kein signifikanter Unterschied, jedoch liegt die Stuhlfrequenz nach Pouchanlage deutlich unter der von Patienten mit koloanaler Anastomose. Auch ist der imperative Stuhldrang bei Patienten mit Pouch geringer ausgeprägt. Als Ursache dieser positiven Aspekte wird allgemein das erhöhte Reservoirvolumen des J-Pouch angesehen, obwohl kein Unterschied des Sphinkterruhedrucks und des Sphinkterwillkürdrucks des J-Pouches zur coloanalen Anastomose besteht. Allerdings kann es auch zu inkompletten Stuhlentleerungen aus dem Pouch kommen. Ursache hierfür sind entweder ein zu großer Pouch oder ein nicht unmittelbar an den Oberrand des Analkanals anastomosierter Pouch [20]. In einer Untersuchung an Patienten, die wegen einer Familiären Polyposis Coli oder einer Colitis ulcerosa mit einer Koloproktomukosektomie und ileoanaler J Pouch Anlage operativ behandelt wurden, zeigte sich, daß die präoperativen Ruhe- und Kontraktionsdrücke des Sphincters wieder annähernd erreicht wurden. Allerdings lagen bei diesen Patienten die präoperativ manometrisch gemessenen Sphinkterdrücke bereits unter den Werten gesunder Kontrollpersonen. Das volumometrisch bestimmte tolerierte Maximalvolumen des Pouch lag sogar über dem präoperativen Volumen des natürlichen Reservoirs [33].

Eine Erweiterung der Optionen zur koloanalen Rekonstruktion nach totaler Rektumresektion stellt die ileozökale Interposition dar. Dabei wird ein ileozökales Segment isoliert und um 180° um den ileokolischen Gefäß-Nerven-Stiel rotiert und isoperistaltisch in das kleine Becken verlagert [60]. Die Passage wird proximal durch eine descendoileale und distal durch eine ascendoanale Anastomose wieder hergestellt. Die funktionelle Analyse ergab eine komplette Kontinenz für 92% der Patienten bei kompletter Entleerung. Die durchschnittliche tägliche Stuhlfrequenz lag bei 2,4 [61].

3. Grenzen der resezierenden Therapie parenchymatöser Organe am Beispiel der Leberchirurgie

(H. Rau)

Die Grenzen chirurgischer Therapie lassen sich unter anderem an einer „Risiko-Nutzen-Relation" ablesen. Auch in der Leberchirurgie ist die Forschung dahingehend ausgerichtet, spezifische Risikofaktoren besser zu definieren und damit sowohl die perioperative Morbidität und Mortalität zu senken wie die Langzeitprognose zu verbessern.

Eine Vielzahl von Fragestellungen ergibt sich hieraus. Auf einige soll im folgenden detailliert eingegangen werden.

- Wie ausgedehnt darf ein Tumor der Leber sein, um ihn mit möglichst geringem Risiko noch entfernen zu können und – kann dieses Risiko z. B. in einer zirrhotischen Leber individuell vorherbestimmt werden?
- Kann dieses Risiko beeinflußt werden (Downstaging, lokale Zytoreduktion)?
- Gibt es tumorunabhängige Faktoren, welche die Prognose beeinflussen?
- Sind Operationstechniken in Aussicht, die eine Senkung der postoperativen Morbidität erwarten lassen?

Im Rahmen der Risikoabklärung vor einer Leberresektion gehört neben der Berücksichtigung allgemeiner Faktoren insbesondere die Abschätzung der zu erwartenden postoperativen Leberfunktion. Diese bestimmt sich aus der Stoffwechselaktivität und dem verbleibenden Restlebergewebe. Funktionsmessungen wie z. B. die Indozyaningrün-Clearance, der C14-Aminopyrin Atemtest oder der MEGX Test messen bestimmte Stoffwechselfunktionen der Leber. Mit diesen Daten alleine läßt sich die zu erwartende postoperative Leberfunktion nur eingeschränkt abschätzen. Dies gelingt wesentlich genauer, wenn man zusätzlich das verbleibende Lebergewebe anhand der Computertomographien volumetrisch bestimmt und die erhobenen Daten zu einem Score zusammenfaßt:

$$\text{Leber-Resektions-Index (LRI)} = \frac{\text{Aminopyrin-Atemtest} \times 100}{\text{PHRR} \times \text{Alter} \times \text{Tumoranteil an der Gesamtleber}}$$

Die Parenchymale Hepatische Resektionsrate (PHRR) nach Okamoto wird anhand der präoperativen Computertomographie des Abdomens ermittelt als

$$\text{PHHR} = \frac{(\text{Reseziertes Lebervolumen} - \text{Tumorvolumen})}{(\text{Gesamtlebervolumen} - \text{Tumorvolumen})}$$

Der aus retrospektiven Untersuchungen gewonnene hohe prädiktive Wert des LRI für das Eintreten eines fatalen postoperativen Leberversagens von 97% hat uns veranlaßt, diese Messungen im Vorfeld jeder ausgedehnteren Leberresektion durchzuführen. Möglicherweise ist dadurch eine Senkung des postoperativen Leberversagens möglich [7].

Ist der Tumor zu groß oder liegt er zentral, so daß eine operative Behandlung primär nicht in Frage kommt, können palliative Maßnahmen angewandt werden, die das Prinzip der lokalen Zytoreduktion verfolgen. Sie werden z. B. beim HCC zur alleinigen Behandlung aber auch zum Downstaging eingesetzt, in der Absicht das Verhältnis des Tumorvolumen zugunsten des gesundem Lebervolumens zu verschieben. An erster Stelle ist die Chemoembolisation zu nennen. Hierbei wird das Antracyclin Epirubizin an Lipiodol gebunden selektiv in die A. hepatica injiziert [30]. Durch die Embolisation verbleibt das Chemotherapeutikum vor Ort und kann seine Wirkung am Tumor im Vergleich zu einer systemischen Behandlung um das 8fache stärker entfalten. Mit diesem Verfahren wird die gesamte Leber behandelt, was bei dem bekannten multilokuären Auftreten des HCC von Vorteil ist.

Ein weiteres effektives Verfahren zur Zytoreduktion stellt die perkutane Injektion von Äthanol in den Tumor dar [31].

Andere Techniken zur lokalen Tumorzerstörung sind die Kryotherapie, die interstitielle Laserung und die Mikrowellentherapie, bei denen zum einen der Tumor lokal eingefroren oder mit Hitze koaguliert wird.

Systemische Behandlungsverfahren konnten bislang noch keine hinreichenden Ansprechraten erzielen. Diese liegt für die Chemoembolisation mit Epirubizin bei 85% und wird deshalb international favorisiert.

Hinsichtlich der Prognose konnten in Multivarianzanalysen nicht nur tumorabhängige Faktoren also z. B. Tumorgröße und Stadium sondern auch operationsabhängige Faktoren z. B. Sicherheitsabstand und Blutverlust bestimmt werden. Um den Blutverlust zu vermindern, wurden eine Vielzahl von Hilfstechniken entwickelt. Beginnend von der selektiven Ballonocclusion von Pfortaderästen, über das Hemi-Pringel und Pringel-Manöver, also dem teilweise und vollständigen Abklemmen des Leberhilus bis hin zu der „Totalen Vascular Exclusion" (TVE). In dieser Reihenfolge der genannten Abklemmverfahren resultiert auch das zunehmende Ausmaß der für die Leber schädlichen Warmischämie. Der Blutverlust läßt sich aber auch durch differenzierte Dissektionsverfahren vermindern. Dies gelang zunächst mit dem Ultraschallaspirator (CUSA). Gegenüber dieser Technik kann der Blutverlust mit einem Wasserstrahl-Dissektor (Jet-Cutter) nochmals signifikant reduziert werden. Diese Technik nutzt einen 0.1 mm feinen Hochdruck-Flüssigkeitsstrahl, der das Leberparenchym von den Gefäßen abspült, so daß diese unter Sicht zwischen Ligaturen durchtrennt werden können. Gleichzeitig kann die Dissektion signifikant schneller durchgeführt werden, wodurch sich die Hilusabklemmzeit und somit die Warmischämiezeit verkürzen läßt [43].

Die Laparoskopie wurde früher an der Leber lediglich zu diagnostischen Zwecken eingesetzt. Da die konventionelle Leberchirurgie stets einen großen Zugang erfordert, der mit einem entsprechenden Trauma an der Bauchdecke verbunden ist, können Patienten, bei denen die minimal invasiven Techniken anwendbar sind, in besonderem Maße profitieren. In unserer Klinik wurden bisher 17 große symptomatische Leberzysten erfolgreich entdeckelt, so daß dieser Indikationsbereich der MIC zugesprochen werden kann. Ermutigt durch die positiven Erfahrungen mit dem Jet-Cutter konnte diese Technik auch für die MIC nutzbar gemacht werden, so daß bei 7 besonders ausgewählten Patienten mit dieser Technik erfolgreich Lebersegmentresektionen durchführen wurden [42, 43].

4. Haut- und Weichteilersatz

(R. Baumeister)

Im Rahmen der Viszeralchirurgie ergeben sich für den Haut-Weichteil-Ersatz neue Ansätze, wesentlich ermöglicht durch die Mikrochirurgie.

Der Ersatz abdomenferner Anteile des Verdauungstraktes, wie des Pharynx, Teile der Mundschleimhaut und auch des Anfangsteils des Ösophagus wird bereits seit längerem durch eine freie mikrochirurgische Jejunumtransplantation praktiziert [10]. Neben dem Ersatz der Stimmbildung durch die Anlage einer Darmschlinge zwischen dem cranialen Ende der Trachea und dem ersetzten kranialen Ösophagus läßt sich auf diese Weise auch eine zusätzliche Rekonstruktion zerstörten Haut-Weichteilgewebes bewerkstelligen [5]. Hierbei wird ein zusätzlich gestielter Teil des frei transplantierten Darmes antimesenteriell eröffnet und damit ein flächiger Gewebeverband geschaffen. Durch eine U-förmige Umformung mit Vereinigung der Gewebekanten durch Nähte läßt sich dieser deutlich vergrößern und quadratisch, bzw. rechteckig umformen. Nach Entfernung der Mucosa kommt ein gut durchbluteter, auch mechanisch belastbarer Gewebegrund in Form der Muscularis des transplantierten Darmes zur Darstellung. Auf dieser Unterlage können entweder primär oder sekundär Spalthauttransplantate aufgebracht werden. Damit lassen sich insbesondere im Halsbereich simultan Defekte des Schluckweges, der Phonation, wie auch der Hautweichteile mit nur einer mikrochirurgischen arteriellen und venösen Anastomosierung erzielen [1].

5. Onkologische Chirurgie

(M. M. Heiss)

Das zunehmende biologische Verständnis der Tumorerkrankung hat erkennen lassen, daß bei lokalen Tumorerkrankungen oftmals eine systemische Komponente vorliegt, welche von teilweise bereits charakterisierten biologischen Risikofaktoren bestimmt wird, und daß zudem in vielen Fällen eine genetisch bestimmte (somatisch-spontane oder hereditär vorbestimmte) Erkrankung des gesamten Organs besteht. In Konsequenz bedeutet dies, daß die chirurgische Therapie solider Tumore in vielen Fällen multimodalen Charakter aufweisen muß. So hat die systematische chirurgisch-onkologische Forschung in den vergangenen Jahren eine Entwicklung über die wissenschaftlich fundierte Standardisierung chirurgischer Techniken hin zu tumorbiologisch adaptierten Therapieformen genommen, deren weitere Entwicklung in Orientierung an den grundlagenwissenschaftlichen Erkenntnissen der Tumorforschung auf dem Gebiet der Biologie und Molekularbiologie vorgezeichnet ist.

Standardisierung chirurgischer Techniken

Die klinische Forschung konnte während des letzten Jahrzehntes den Fortschritt in der Behandlung von soliden Tumoren vor allem durch die Definition standardisierter

Resektionsformen aufzeigen. Beispielhaft ist dies für das kolorektale Karzinom und das Magenkarzinom gelungen. Durch die systematische N2-Lymphadenektomie des Magenkarzinoms wie auch die en-bloc Resektion des Lymphabstromgebietes beim kolorektalen Karzinom ist die Langzeitprognose im historischen Vergleich tumorstadienbezogen angestiegen [13, 47]. Als entscheidendes Qualitätskriterium hat sich die R0-Resektabilität dargestellt. Der Einfluß der individuellen Durchführung des operativen Eingriffs läßt sich an der Zahl resezierter Lymphknoten aber auch am Ausmaß der Bluttransfusion festmachen, letzterem kommt darüber hinaus ein eigenständiger immunmodulatorischer Effekt zu [18]. Die Ergebnisse der deutschen Studiengruppe Kolorektales Karzinom (SGKRK) zeigten, daß auch dem „Risikofaktor" Chirurg eine dominierende Stellung für die Langzeitprognose zukommt [21].

Tumorbiologische Adaptation chirurgischer Techniken

Die Anpassung des chirurgischen Eingriffs an die Biologie des Tumors hat in der Behandlung verschiedener gastrointestinaler Karzinome zu Fortschritten geführt. Die histomorphologische Klassifikation des Magenkarzinoms nach Laurén und der Sitz des Primärtumors mit daraus ableitbaren Lymphabflußstationen bestimmen heute die Wahl und die Ausdehnung des resezierenden Eingriffs [47]. Die unterschiedlichen tumorbiologisch definierten lymphatischen und perineuralen Ausbreitungsmuster bei verschiedenen Lokalisationen des Primärtumors beim Kolonkarzinom ließen klar definierte Resektionsformen herausarbeiten, deren Qualitätsmerkmal vor allem durch die lokale Rezidivrate definiert ist [13]. Ähnliches gilt für das Rektumkarzinom, welches aufgrund der Kenntnisse über die diskontinuierliche Tumorausdehnung im Mesorektum heute grundsätzlich unter Einschluß des kompletten Mesorektums reseziert wird [35]. Die Möglichkeiten der weniger traumatisierenden lokalen Exzisionen von Tumorfrühstadien (T_1-Tumoren), sowohl im Magen als auch im Rektum, sind eindeutig durch biologische Risikofaktoren bestimmt und können trotz eingeschränkter Radikalität zu durchaus vergleichbaren Ergebnissen führen [29]. Die Chirurgie von Lebermetastasen kolorektaler Karzinome und die Therapie des hepatozellulären Karzinoms (HCC) durch Leberteilresektionen sind Beispiele tumorbiologisch-orientierter Therapie, da in die Indikationsstellung sowohl Wachstumsgeschwindigkeit wie auch Dissemination klinischer Metastasen mit einfließen.

Prognoseassoziierte systemische Therapieformen

Durch die Tatsache, daß die Prognose bei einem Großteil der chirurgisch behandelten Tumorpatienten bereits durch die Dissemination klonogener Tumorzellen vorbestimmt ist, ist die Suche nach ergänzenden systemischen Therapieformen ein wichtiger Themenbereich chirurgisch-onkologischer Forschung. Mehrere Wege werden hierzu beschritten. Während die klassische adjuvante aber auch neo-adjuvante Chemotherapie, bis auf die Behandlung des Mammakarzinoms, keine überzeugenden Fortschritte erzielen konnte, ist es der adjuvanten Chemo-Immuntherapie (5-FU, Levamisol) aber auch der alleinigen Immuntherapie (MAb-17 1A) gelungen, beim kolorektalen Karzinom im Stadium der Lymphknotenmetastasierung eine Prognoseverbesserung zu erzielen [38, 46].

Tabelle 1. Forschungsansätze neuer prognoseassoziierter systemischer Therapieformen

- Immuntherapie/Chemotherapie
- Angioneogenese-Inhibitoren
- Apoptoseinduktion
- Tumorassoziierte Protease-Inhibitoren
- Gentherapie/Antisense-Oligonukleotide

Die Definition neuer Risikofaktoren und daraus ableitbarer Therapieoptionen ist Gegenstand intensiver Forschungsbemühungen, da diese Ansätze möglicherweise eine mehr individualisierte prognoseassoziierte Therapie ermöglichen. Beispiele dieser Forschungsrichtungen sind die Charakterisierung von tumorassoziierten Proteasen und Angiogenesefaktoren, welche über definierte molekulare Antagonisten neue Therapieoptionen eröffnen (Tabelle 1).

Multimodale Therapie

Die synergistischen Effekte von Strahlen- und Chemotherapie sind Forschungsgegenstand in der chirurgischen Behandlung fortgeschrittener Oesophagus-, Magen-, Pankreas- und Rektumkarzinome. Diese multimodale Therapie hat vor allem hinsichtlich einer lokalen Tumorverkleinerung („Down-Staging") mit daraus resultierender verbesserter Resektabilität und lokaler Tumorkontrolle Erfolge aufweisen können, ohne aber bisher prognostische Verbesserungen zu erreichen [32]. Umfangreiche gegenwärtig laufende klinische Studien mit modifizierten Bestrahlungs- und Chemotherapieprotokollen lassen eine abschließende Bewertung zum jetzigen Zeitpunkt noch nicht zu. Auch der Einsatz dieser Protokolle in adjuvanter und neo-adjuvanter Strategie nach kurativer Resektion bietet Optionen, die sowohl beim Magen-, Rektum- und Pankreaskarzinom aufgrund der systemischen Therapiekomponente eine Prognoseverbesserung erhoffen lassen.

Chirurgische Therapie genetischer Risikopatienten

Dieses Feld der chirurgisch-onkologischen Forschung ist durch die Ergebnisse der modernen Molekularbiologie wissenschaftlich erweitert worden. Allerdings wurden auch vor dieser Ära durch systematische klinische Forschung die Behandlungsprinzipien bei Risikogruppen wie beispielsweise bei Familiärer Adenomatöser Polyposis (FAP), Kolitis ulzerosa, Magenadenomen bzw. Morbus Ménétrier definiert, welche auch heute unter Sicht molekularbiologischer Erkenntnisse Bestand haben. Der rein prophylaktische chirurgische Eingriff bei Nachweis von molekularbiologischen Risikofaktoren wird auch in Zukunft sicherlich die Ausnahme bleiben, wie beispielsweise die Mastektomie beim Nachweis von BRCA-1. Es wird jedoch zunehmend deutlich, daß hereditäre Risikomarker möglicherweise auf die Wahl und Ausdehnung des chirurgischen Eingriffes Einfluß nehmen könnten..

Der Einsatz gentherapeutischer Methoden, sowohl durch Manipulation immunologischer Effektorzellen wie auch durch Transfektion protektiver Informationen in defiziente Organzellen ist ebenfalls bereits Gegenstand chirurgisch-onkologischer Forschung in der Viszeralchirurgie [48].

6. Laparoskopische Chirurgie

(G. Meyer)

Die laparoskopische Chirurgie befindet sich abgesehen von der Cholezystektomie in der Phase klinischer Erprobung mit Dokumentation von Komplikationen und Operationserfolg in Gegenüberstellung zu den bewährten Verfahren in konventioneller Technik. Dementsprechend überwiegen hier klinische Beobachtungsstudien und vereinzelte randomisierte Untersuchungen.

In der laparoskopischen Chirurgie in Deutschland liegt ein Forschungsschwerpunkt auf der Entwicklung und Standardisierung der colorektalen Eingriffe. Köckerling aus Erlangen etablierte nach tierexperimentellen Studien die laparoskopische abdomino-perineale Rektumamputation und die onkologische Sigmaresektion jeweils mit der hohen Durchtrennung der A. mesenterica inferior [28]. Für die Sigmaresektion wurde eine endoskopische Tabaksbeutelnahtklemme entwickelt und sowohl tierexperimentell wie auch klinisch getestet. Die Anastomose wird transanal in Staplingtechnik hergestellt.

Vollständig intrakorporale End-zu-End Anastomosentechniken wurden von mehreren Arbeitsgruppen mit unterschiedlichen Ansätzen tierexperimentell untersucht. Drei Triangulationsanastomosen wurden von der Arbeitsgruppe um Meyer entwickelt und untersucht. Es handelt sich dabei um eine $^2/_3$ evertierende und $^1/_3$ invertierende Technik sowie um eine komplett evertierende Technik mit Einzelklammern des Hernienstaplers und um die evertierende Anastomose mit dem linearen Endo-TA 60. Die $^2/_3$ evertierende und $^1/_3$ invertierende Triangulationsanastomose wurde bereits klinisch eingesetzt [37]. Erstmals wurde dabei über Kontinuitätsresektionen von Colon ascendens und Colon transversum mit intrakorporaler End-zu-End Anastomose berichtet. Die Arbeitsgruppe um Hildebrandt untersuchte die End-zu-End Anastomose in manueller fortlaufender Nahttechnik [56] und die Arbeitsgruppe um Köckerling den laparoskopischen Einsatz des Valtrac Ringes (BAR-biofragmentable anastomotic ring) [55]. Über die beiden letzten Verfahren liegen noch keine klinischen Ergebnisse vor.

Zum gegenwärtigen Zeitpunkt findet eine internationale Beobachtungsstudie laparoskopischer kolorektaler Eingriffe unter der Leitung der Universität Erlangen statt, die auch Aufschlüsse über die laparoskopische Therapie von Karzinomen geben wird. Die zunächst geplante randomisierte Studie scheiterte an versicherungstechnischen Problemen. Inzwischen können bereits eine Vielzahl größerer städtischer Kliniken recht umfangreiche Serien mit bis zu 100 Patienten laparoskopisch-assistierter Kolonresektionen (auch für Karzinome) aufweisen.

Der Rektumprolaps ist ein weiterer klinischer Schwerpunkt, wobei entweder nach Verfahren von Wels oder Sudeck [39] laparoskopisch erprobt werden (ggf. in Kombination mit einer Resektion).

Der Stellenwert der diagnostischen Laparoskopie wird überwiegend beim Staging des Magenkarzinoms untersucht und kann derzeit noch nicht beurteilt werden.

Die laparoskopische Chirurgie des Magens umfaßt ein breites Spektrum, das von der Versorgung perforierter Duodenalulcera über verschiedene Vagotomieverfahren, palliativer Gastro-Enterostomien, atypischer und B-II-Resektionen bis hin zur Gastrektomie reicht. Allerdings handelt es sich bei den meisten Berichten um kleinere Fallzahlen oder Kasuistiken. Anders verhält es sich mit der Antirefluxchirurgie. Hier hat die Arbeitsgruppe um Fuchs bei inzwischen großen Fallzahlen und einer detaillierten

Analyse der Patienten als Basis einer differenzierten Indikationsstellung einen Standard erarbeitet [12]. Die Fundoplicatio nach Nissen und die Hemifundoplicatio, ggf. auch kombiniert mit einer Vagotomie, kommen zur Anwendung.

Die Technik der laparoskopische Hernioplastik wurde nach anfänglichen hohen Rezidivraten weiterentwickelt. Es hat sich schließlich die spannungsfreie Versorgung aller Bruchpforten mit einem großen Polypropylennetz (mindestens 13 × 8 cm) mit niedrigen Frührezidivraten und einer geringen perioperativen Morbidität als Standardverfahren durchgesetzt. Die Präparation der Leiste und das Einbringen des Netzes kann extraperitoneal oder transperitoneal erfolgen. Die meisten Chirurgen geben dem transperitonealen Zugang den Vorrang, weil hier die Übersicht besser und die lokale Komplikationsrate geringer ist. Die Frühergebnisse einer randomisierten Studie wurden von Leibl [34] vorgestellt. Sie zeigen bei gleicher Komplikationsrate einen Vorteil gegenüber konventioneller Nahttechniken bezüglich Schmerzfreiheit, Morbidität und Arbeitsunfähigkeit.

7. Endoskopische Chirurgie am Gastrointestinaltrakt

(M. Kaps)

Die Einführung der fiberoptischen Endoskope im Gastrointestinaltrakt in den frühen siebziger Jahren eröffnete über die diagnostischen Möglichkeiten hinaus auch ein therapeutisches Einsatzgebiet, das fachübergreifend von den Bereichen Chirurgie, Innere Medizin und Radiologie geprägt wurde. Als entscheidender Vorteil zeigt sich dabei die geringe Belastung des Patienten bei einer Endoskopie des oberen Gastrointestinaltraktes.

Bei palliativen Behandlungen fällt die geringere Belastung des Patienten durch die endoskopische Methode ins Gewicht. Die Minimalisierung des Narkoserisikos und des Gewebetraumas verringern die Morbidität und Mortalität, vor allem bei Risikopatienten, erheblich. Allerdings schränkt der durch die endoluminalen Instrumente nur beschränkt mögliche Zugang die Radikalität eines Eingriffs ein. So kommen in der Therapie maligner Tumorerkrankungen nur lokal begrenzte Befunde in Frage (T1-Stadium), bei denen man einen Befall der Lymphknoten weitgehend ausschließen kann, um eine kurative Therapieintention zu rechtfertigen.

In Deutschland wurde bereits 1983 von Buess die Transanale Endoskopische Mikrochirurgie (TEM) klinisch eingeführt. Eine luftdicht abschließende rektoskopische Arbeitseinheit ermöglicht die Entfernung von Tumoren aus dem Rektum. Im Experiment (1) wurden verschiedene Schneide-Techniken *in vitro* und *in vivo* verglichen: monopolare und bipolare Hochfrequenz-Chirurgie, Nd:YAG-Laser und Water-Jet. Derzeit stellt sich die bipolare Hochfrequenz-Technik als geeignetste Methode dar, um präzise Schnittergebnisse und eine zuverlässige Blutstillung zu erreichen.

Die kurative Mukosektomie von Tumoren des oberen Gastrointestinaltraktes mittels endoskopischer Schlingenabtragung findet vor allem in Japan (50% Anteil an Patienten mit Magenfrühkarzinomen) Verbreitung. In Deutschland gewinnt eher die palliative endoskopische Behandlung von fortgeschritteneren Karzinomen des oberen Gastrointestinaltraktes an Bedeutung.

Erste klinische Erfahrungen werden dabei mit der photodynamischen Therapie (PDT), zum Beispiel bei der Behandlung inoperabler Ösophaguskarzinome, gewonnen [29].

Die PDT verbindet die Anwendung eines Photosensibilisators (PS) mit einer Bestrahlung durch eine Lichtquelle mit entsprechendem Absorptionsmaximum. Ein großes Problem in der klinischen Anwendung stellte bisher die generalisierte Photosensibilisierung des Patienten nach systemischer PS-Gabe dar, die es dem Patienten wochenlang nicht erlaubte, sich einer stärkeren Lichteinstrahlung wie dem Tageslicht auszusetzen, ohne phototoxische Schäden zu erleiden. Die Anwendung von 5-Aminolävulin-Säure induziert eine Photosensibilisierung der Haut von nur 1–2 Tagen [36] und verbessert damit die Möglichkeiten der klinischen Anwendung ebenso wie die intraläsionale Anwendung eines PS [40]. Eine höhere Effektivität der PDT wird durch eine Fraktionierung der Lichtbestrahlung erzielt [36].

Die bereits 1979 durch Soehendra und Mitarbeiter propagierte palliative Versorgung der Gallenwege mit Stents über die ERCP bei malignen obstruierenden Prozessen konnte weiter verbessert werden. Initial waren meistens Polyethylen-Stents mit Seitenöffnungen verwendet worden. Ein klinisch relevantes Problem war dabei das Verstopfen dieser Stents durch einen „Biofilm", der aus einer Matrix von bakteriellem Zellmaterial und fibrillären Zellprodukten besteht, die zur Sludge-Bildung führen. Der heute eingesetzte „Tannenbaum"-Stent ist aus Teflon und ohne Seitenöffnungen konzipiert. In einer Pilot-Studie konnte eine signifikant verbesserte Funktionsfähigkeit dieses Stentmodells gezeigt werden, auf Grund der geringeren Anfälligkeit für eine Verlegung durch Sludge-Bildung [3].

Palliative Wertigkeit hat auch die prophylaktische Sklerotherapie von Ösphagusvarizen bei Leberzirrhose. In einer prospektiven kontrollierten Langzeitstudie konnte zwar die Frequenz der Varizenblutungen signifikant gesenkt werden, eine Verbesserung der Überlebenszeit wurde jedoch nicht erreicht, da die Lebenserwartung der Patienten durch die zugrundeliegende Lebererkrankung limitiert wird [23].

8. Die Bedeutung der *Helicobacter pylori*-Infektion in der Pathogenese des Magenkarzinoms – Ergebnisse aktueller Forschung

(R. A. Hatz)

Die „Milieu-Theorie" postuliert, daß maligne Entartungen innerhalb des Gastrointestinaltrakts aufgrund lokaler Einflüsse einschließlich Infektion und Entzündung im Zusammenspiel mit einer bestimmten hereditären Prädisposition des Individuums entstehen [59]. In unserem Jahrhundert wurde die Assoziation zwischen chronisch bakterieller Besiedlung und dem Blasenkarzinom, der Salmonella-Infektion und dem Gallenblasenkarzinom und der sekundären bakteriellen Besiedlung der Ösophagusschleimhaut bei der Achalasie und dem Ösophaguskarzinom erkannt. Der Gedanke, daß ein infektiöses Agens mit der durch ihn hervorgerufenen Entzündung eine zumindest cokarzinogene Wirkung zeigt, ist also nicht neu. In diesem Sinne zeigen die von unserer Arbeitsgruppe erstmals in der Bundesrepublik erhobenen epidemiologischen Daten eindeutig die statistisch nicht von der Hand zu weisende Assoziation der *H. pylori*-Infektion mit dem Magenkarzinom des distalen Magenabschnitts auf [16].

Kürzlich wurde *H. pylori* als „definitives Karzinogen" (Gruppe I der Karzinogenitätsklassifikation) von der „International Agency for Research on Cancer" (IARC) der Weltgesundheitsorganisation (WHO) eingestuft [21]. Es gibt allerdings bisher keine eindeutigen Hinweise darauf, daß der Keim eine direkte karzinogene Wirkung besitzt. Vielmehr wird vermutet, daß seine Bedeutung in seiner Funktion als wichtiger Kofaktor innerhalb eines multifaktoriellen Geschehens liegt. Die *H. pylori*-assoziierte Gastritis stellt einen über Jahrzehnte andauernden Entzündungsprozeß dar, der schließlich zur chronischen Atrophie und intestinalen Metaplasie führt. Da eine intestinale Metaplasie häufig bei Patienten mit Magenkarzinom nachgewiesen wird, stellt sich die Frage, ob eine kausale Beziehung zwischen intestinaler Metaplasie und Magenkarzinom besteht. Correa [8] vermutete eine Sequenz von intestinaler Metaplasie über Dysplasie zum Karzinom. Dabei erscheint die durch *H. pylori* induzierte chronische Gastritis für die Karzinogenese von entscheidender Bedeutung zu sein. Es werden in diesem Zusammenhang mehrere persistierende schleimhautschädigende Mechanismen, die zur Mutagenese beitragen, diskutiert:

1. Die *H. pylori*-Gastritis bedingt eine starke Abnahme der Sekretion von Ascorbinsäure in das Magenlumen. Die Ascorbinsäure verhindert die Bildung von karzinogenen Nitrosaminen aus Nitriten und Aminen. Folglich führt die Reduktion der Vitamin C-Sekretion zur Erhöhung der Nitrosamin-Konzentration.

2. Eigene Forschungsergebnisse [11, 44] unterstützen die Vorstellung, daß die direkte Stimulation neutrophiler Granulozyten durch *H. pylori*-Bestandteile über die Aktivierung der plasmamembran-gebundenen NADPH-Oxidase zur erhöhten Freisetzung reaktiver Sauerstoffmetabolite einschließlich freier Sauerstoffradikale – auch unter dem Begriff „Reactive oxygen metabolites" (ROM) bekannt – führt. Diese ROM können direkte mutagene Wirkungen auf die DNA entfalten. Beim Magenkarzinom werden häufige Mutationen im p53-Gen beobachtet, die als direkte Konsequenz von Guanin zu Adenosin (G zu A) Konversionen aufgrund der Fehlreplikation von 8-Hydroxy-deoxyguanosin, das durch die Einwirkung von Sauerstoffradikalen gebildet wird, entstehen können. Ein ähnlicher Mechanismus trifft auch für die Guanin zu Thymidin (G zu T) Konversionen im Kodon 12 des Ki-*ras* und Ha-*ras* Gens zu.

3. Indirekte mutagene Effekte können durch eine nachweisbare signifikante Steigerung der Epithelproliferation bei der *H. pylori*-Infektion hervorgerufen werden. Diese stetige Hyperproliferation kann durch verschiedene Bestandteile und Produkte von *H. pylori* wie Ammoniak, Phospholipasen und vor allem durch das *H.pylori*-spezifische Zytotoxin (Vac A) angeregt und aufrechterhalten werden. Die erstmals von unserer Arbeitsgruppe beschriebene immunologisch-vermittelte direkte Gastrinfreisetzung im menschlichen Magenantrum durch *H. pylori* [17] führt ebenfalls zur Hyperproliferation. Dieser Mechanismus repräsentiert ein erhebliches mutagenes Potential und wird auch in der Pathogenese von anderen gastrinrezeptor-tragenden Tumoren wie z. B. beim Kolonkarzinom diskutiert.

4. Kürzlich wurde von unserer Arbeitsgruppe ein neuer mutagener Pathomechanismus durch die Bildung von Stickoxid (NO) innerhalb der *H. pylori*-Gastritis beschrieben [45]. Makrophagen und Epithelzellen bilden zur Abwehr bakterieller Infektionen mittels der induzierten Stickstoffoxidsynthase (iNOS) NO. Dieses Molekül kann mit den ebenfalls in der Gastritis anwesenden reaktiven Sauerstoffspezies Peroxynitrit bilden, dessen Reaktionsprodukte hoch mutagen sind.

Obwohl die Karzinogenese des Magenkarzinoms ein multifaktorielles Geschehen darstellt weisen aktuelle Forschungsergebnisse darauf hin, daß die über Jahrzehnte bestehende *H. pylori*-assoziierte Gastritis eine präkanzeröse Kondition repräsentiert, die eine Karzinomentstehung wesentlich begünstigt. Für die klinische Praxis könnten diese Erkenntnisse eine umwälzende Bedeutung erlangen. Die frühzeitige Erkennung solcher „Risiko-Gastritiden" könnte durch eine rechtzeitig durchgeführte Eradikationstherapie die Entwicklung eines Magenkarzinoms im distalen Magenabschnitt verhindern. Präventivstudien in Ländern mit besonders hoher Magenkarzinomsterblichkeit (Venezuela und Kolumbien) haben bereits begonnen.

9. Hepatozyten in immobilisierender Matrix: Ein neues Zell-Kulturverfahren als Entwicklungsbasis einer künstlichen Leber

(H. G. Koebe)

Das Leberversagen in der Folge akuter oder chronischer Krankheitsverläufe stellt in seinen schwerwiegenden Ausprägungen für den Patienten eine konservativ nicht beherrschbare und damit lebensbedrohende Entwicklung dar. Die Transplantation des Organs ist dann die einzig wirksame Therapieform. Aber der Bedarf an Spenderorganen ist weit höher als das Angebot, so daß hier ein Engpaß besteht. Darüber hinaus ist diese Therapie mit einem erheblichen logistischen und finanziellen Aufwand verbunden, und für den Patienten resultiert postoperativ die Notwendigkeit einer lebenslangen Immunsuppression.

Andererseits ist die große Regenerationsfähigkeit der Leber bekannt, und viele Organe könnten möglicherweise nach Wegfall der auslösenden Noxe wieder funktionsfähig werden, wenn es gelänge, den Patienten für die Zwischenzeit mit einem Substitut zu versorgen. So könnten Organe selektiv auf solche Empfänger verteilt werden, deren Lebern tatsächlich ausgetauscht werden müssen. Notfallindikationen, die regelmäßig mit Kompromißlösungen hinsichtlich der Biokompatibilität von Spenderorgan und Empfänger einhergehen, könnten in elektive Indikationen umgewandelt werden. Auch für die perioperative Zeit von großen Eingriffen am Organ Leber, sowie für die temporäre Behandlung von Intensivpatienten mit einem Leberversagen z. B. auf dem Boden einer Sepsis, wäre ein extrakorporaler Organersatz wünschenswert.

Reine Entgiftungsanlagen (Dialyse, Plasmapherese) konnten die Letalität des Leberversagens wohl aufgrund der komplexen Leberfunktion nicht senken. Daher lag es nahe, biologische Funktionsträger einzusetzen: Dies geschah zunächst experimentell und später vereinzelt in klinischen Anwendungen über die Perfusion von Primaten-Lebern.

Später wurden externe Kreislaufsysteme mit isolierten Lebern von Spendertieren zur Therapie des experimentell induzierten Organversagens bei Versuchstieren eingesetzt.

Wegen großer technischer und logistischer Schwierigkeiten, sowie ethischen Bedenken haben diese Versuche bislang keine Bedeutung für die Klinik erlangt. Schließlich wurden isolierte Leberzellen verschiedener Spezies in Perfusionskammern eingebracht, in der Hoffnung, daß die Hepatozyten darin ihre differenzierte Funktionsfähigkeit beibehalten würden. Diese biohybriden Konstruktionen (Anordnung von biologischen Anteilen in künstlicher Umgebung) haben bislang noch keinen Effektivitätsbeweis geleistet. Zur Zeit sind drei dieser Systeme bereits in der klinischer Anwendung, ohne daß im Tierversuch oder am Patienten ein Beweis der Zellvitalität oder -funktion bislang gelungen wäre [27].

Im Rahmen der eigenen Forschungsarbeiten wurden ausgewählte Problembereiche des künstlichen Organersatzes der Leber untersucht, um bei erfolgreicher Bearbeitung ein Fundament zu bilden für die realistische Planung biohybrider Systeme:

1. Unlimitierte Versorgung der Systeme mit vitalem Zellmaterial und Entwicklung eines geeigneten Zellkultursystems zum Erhalt differenzierter Zellfunktionen *in vitro*.
2. Etablierung eines geeigneten Perfusionskultur-Systems zur Darstellung der Hepatozytenfunktionen in einem geschlossenen Kreislauf.
3. Einfrierkonservierung von kompletten Kultursystemen für den bedarfs- und zeitgerechten Einsatz der Funktionsträger.
4. Darstellung einer engen *in vitro-in vivo* Korrelation der Leberzell-Leistung im Vergleich ihrer Aktivität in Kultur und im Mutterorgan anhand vergleichender Studien (Humane Leberzellen, inkubiert mit 14C-markierten Xenobiotika im Vergleich mit den Ergebnissen aus klinischen Validierungsstudien im Rahmen des Zulassungsverfahrens dieser Xenobiotika).

1. Erstmalig wurden im Rahmen der hier vorgestellten Studien Hepatozyten aus Schlachthoforganen vom Schwein erfolgreich und in unlimitierter Anzahl durch eine neu entwickelte Isolationstechnik verfügbar gemacht [26]. Um die Leber eines erwachsenen Menschen zu 10% von Seiten der Parenchymzellzahl zu ersetzen bedarf es einer Gesamtzellzahl von ca. 2,5 × 10E10 Hepatozyten. Mit der hier vorgestellten Technik müssen dafür ca. 2,5 kg Lebergewebe aufbereitet werden; angesichts großer Vorräte in den Schlachthöfen erscheint diese Zellquelle für hybride Reaktoren realistisch.

Im Bereich der Zellkulturtechnik wurde ein neues Matrixsystem vorgestellt [9, 25, 62]: Die Funktion der Leberzelle ist abhängig von ihrer organotypischen Anordnung im Zellverband mit polarer Ausrichtung auf basale und apikale Grenzflächen; die geometrischen Eckpunkte der Azinus-Struktur im Mutterorgan müssen von der angewendeten Kulturtechnik nachgeahmt werden, um den Hepatozyten auch *in vitro* differenzierte Funktionen ermöglichen zu können.

Mit der Beschreibung der Sandwich (Double-Gel) und der Immobilisations-Kulturtechnik für Hepatozyten konnte eine wesentliche Verbesserung der *in vitro*-Bedingungen für Hepatozyten gegenüber dem bis dahin verwendeten Standard-Kulturverfahren erreicht werden [9, 25]. Zuvor eingesetzte Techniken erlaubten keine Aufrechterhaltung differenzierter Funktionen von Hepatozyten über längere Zeiträume außerhalb des Mutterorgans.

Morphologische Untersuchungen wiesen intakte Zellverbände in den lichtmikroskopischen Darstellungen, sowie ungestörte Ultrastrukturen in den elektronenmikroskopischen Aufnahmen nach. Dabei wurde erstmals die Ausbildung interzellulärer Gallekapillaren in der Transmissions-EM nachgewiesen. Die spezifischen Nachweise der Hepatozytensynthese wurden anhand der Albuminexkretion, der Cholinesterasesekretion, der Gallensäurensekretion, der Glukoneogenese und der Laktatsynthese unter Fruktose-Zusatz belegt. Die Entgiftungsfunktion der Leberzellen wurde mit Hilfe der Harnstoffsynthese (mit und ohne Zugabe von Ammoniumchlorid), sowie der Glukuronidierungs- und Sulfatierungskapazität der Hepatozyten gezeigt.

Die Metabolisierungsfunktionen wurden u. a. mit Cytochrom P450 IA1-abhängigen Stoffwechselschritten (Phase I-Reaktionen der Leberzellen), z. B. der Ethoxycumarindeethylase-Aktivität, demonstriert.

2. Unter kontrollierten Verhältnissen ließen sich Kulturen z. B. von Schweinehepatozyten in einem dynamischen System (Reaktor) außerhalb eines Inkubators ansiedeln und über den Zeitraum einer Woche vital und funktionsfähig erhalten [62]. Die Beurteilung der morphologischen Integrität der Zellkulturen erfolgte mittels Videomikroskopie.

3. Die Ergebnisse der Kryokonservierung zeigten, daß Leberzellen aus Schlachthoforganen am dritten Kulturtag eingefroren werden können, und die vitalen Zellen nach dem Auftauen eine licht-, elektronen- und fluoreszenzmikroskopisch weitgehend unveränderte Morphologie im Vergleich zur unbehandelten Kontrollgruppe aufweisen [24, 41]. Die Funktionsvergleiche der Kulturen zeigten nur ganz geringe Einbußen nach Kryokonservierung.

4. Einen weiteren Nachweis der differenzierten Synthese- und Stoffwechselaktivität von Leberzellen in immobilisierender Matrix bietet die Untersuchung der Funktionen von humanen Leberzellen in der neuen Kulturform [25]:

In Langzeitkulturen (50 Tage) ergaben sich stabile Werte der Albuminsekretion, der Laktatsynthese, der Cholinesterasesekretion und der Harnstoffsynthese bei niedrigen ALAT-Werten als Zeichen eines weitgehenden Zell- und Funktionserhalts. Der Phase I-Metabolismus der Zellen wurde als Demethylierungsrate des p-Nitroanisols zu p-Nitrophenol mit einer 1,5fachen Induzierbarkeit nach Zugabe von 1 mM Phenobarbital dargestellt.

Der Phase II-Metabolismus wurde u.a. durch die stabile Glukuronidierung und Sulfatierung des n-Acetyl-p-Aminophenols (Paracetamol) dokumentiert im Vergleich der Ergebnisse am 3. und 16. Kulturtag. Auch die vergleichenden Untersuchungen zur Verstoffwechslung einer markierten Prüfsubstanz (Pimobendan) zeigten eine enge Korrelation der Metabolisierungsmuster mit der *in vivo* Situation, so daß von einer differenzierten Funktion der Leberzellen ausgegangen werden kann. Hier könnte ein wesentlicher Beitrag für den Tierschutz darin bestehen, humane Leberzellkulturen als *in vitro*-Technologie zu etablieren, um Tierversuche in der Entwicklung von Pharmaka zu reduzieren.

Die gegenwärtig angeschlossenen Untersuchungen beschäftigen sich mit folgenden Fragestellungen:
1. Hybride Peritonealdialyse beim hepatektomierten Versuchstier
2. Hypotherme Langzeitlagerung von Leberzellen und Leberzellkulturen zur Etablierung einer Zellbank [41]
3. Video- und funktionstechnische Beschreibung des Einflusses definierter Toxine und Patientenplasma auf Hepatozyten im Perfusionsmodell

Literatur

1. Baumeister RGH, Gabka J, Wustrow TPH, Wilmes E, Schilling V (1994) Weichteildeckung am Hals mit Rekonstruktion des Schluckweges – gestielter versusfreier Gewebetransfer. Langenbecks Arch Chir Suppl, S 640
2. Beese G, Fuchs KH, Thiede A (1994) Experimentelle Untersuchungen zur Wertigkeit des Pouches nach Gastrektomie. Zentralbl Chir 119:904–910
3. Binmoeller KF, Seitz U, Seifert H, Thonke F, Sikka S, Soenhendra N (1995) The Tannenbaum Stent: A new plastic biliary stent without side holes. A J G 90:1764–1768
4. Böttcher K, Siewert JR, Roder JD, Busch R, Hermanek P, Meyer HJ (1994) Deutsche Magencarcinom Studiengruppe. Risiko der chirurgischen Therapie des Magencarcinoms in Deutschland. Chirurg 65:298–306

5. Bootz F, Müller GH (1992) Mikrovaskuläre Gewebetransplantation im Kopf-Halsbereich: Rekonstruktion des Hypophyarynx, Verschluß von pharyngocutanen Fisteln. Thieme Verlag, Stuttgart, S. 71
6. Buhl K, Lehnert T, Schlag P, Herfarth C (1995) Reconstruction after gastrectomy and quality of life. World J Surg 19:558–564
7. Cohnert TU, Rau HG, Jauch KW, Sauter G, Schildberg FW (1995) Präoperative Risikoeinschätzung bei der chirurgischen Therapie von Lebermetastasen. Langenbecks Arch Chir Suppl II:365–368
8. Correa P (1988) A human model of gastric carcinogenesis. Cancer Res 45:3554–3560
9. Dunn JCY, Yarmush ML, Koebe HG, Tompkins RG (1989) Hepatocyte function and extracellular matrix geometry: Long-term culture in a sandwich configuration. FASEB J 3:174–177
10. Ehrenberger K, Wicke W, Piza H, Roka R, Grasl M, Swoboda H (1985) Jejunal Grafts for Reconstructing a Phonotory Neoglottis in Laryngectomized Patients. Arch Oto-Rhino-Laryngol 242:217
11. Enders G, Brooks W, v Jan N, Lehn N, Bayerdörffer E, Hatz R (1995) Expression of adhesion molecules on human granulocytes after stimulation with *H. pylori* water soluble proteins: comparison with other bacteria. Infect Immun 63:2473–2477
12. Fuchs KH, Freys SM, Heimbucher J, Thiede A (1993) Erfahrungen mit der laparoskopischen Technik in der Antirefluxchirurgie. Chir 64:317–323
13. Gall FP, Hermanek P (1992) Wandel und derzeitiger Stand der chirurgischen Behandlung des colorectalen Carcinoms. Chirurg 63:227
14. Gross E, Eigler FW (1989) Die nahtlose Kompressionsanastomose am distalen Colon und Rektum. Chirurg 60:589–593
15. Halsted WS (1887) Circular suture of the intestine: an experimental study. Am J Med Sci 94:436–461
16. Hatz RA, Lehn N, Leyh S, Kaps M, Bayerdörffer E, Stolte M, Schildberg F-W (1996) Die Assoziation der *Helicobacter pylori*-Infektion mit dem Magenkarzinom. Chirurg 67:403–408
17. Hatz RA, Rieder G, Lehn N, Stolte M, Bayerdörffer E, Enders G (1996) *H. pylori* proteins stimulate gastrin release. Gastroenterology 110:A131
18. Heiss MM, Mempel W, Delanoff Ch, Jauch KW, Gabka Ch, Mempel M, Dieterich H-J, Eissner H-J, Schildberg FW (1994) Blood-transfusion-modulated tumor recurrence: first results of a randomized study of autologous vs allogeneic blood transfusion in colorectal cancer surgery. J Clin Oncol 12 (9):1859–1867
19. Hermanek P jr, Wiebelt H, Riedl St, Staimmer D, Hermanek P (1994) Langzeitergebnisse der chirurgischen Therapie des Coloncarcinoms. Chirurg 65:287–297
20. Hidebrandt U, Lindemann W, Ecker KW, Walter P (1994): Der koloanale Pouch: Indikation, Funktion und Ergebnisse. Zentralbl Chir 119:886–891
21. International Agency for Research on Cancer (IARC) Schistosomes, liver flukes and Helicobacter pylori: IARC Monographs on the evaluation of carcinogeneric risks to humans. WHO Publications Vol. 61, Geneva 1994, 177–241
22. Jauch KW (1992) Gastrointestinale Tumoren, in Tumorzentrum München (Hrsg.) mit Empfehlung zur Diagnostik, Therapie und Nachsorge onkologischer Erkrankungen. Schriftenreihe des Tumorzentrums München an den Medizinischen Fakultät der Ludwig- Maximilians-Universität der Technischen Universität, München 1992; 67–94
23. Koch H, Binmoeller KF, Grimm H, Soehendra N, Henning H, Oehler G (1994) Prophylactic sclerotherapy for esophageal varices: long-term results of a prospective study. Endoscopy 26:729–733
24. Koebe HG, Dunn JCY, Toner M, Sterling L, Hubel A, Cravalho EG, Yarmush ML, Tompkins RG (1990) A new approach to the cryopreservation of hepatocytes in a sandwich culture configuration. Cryobiology 27:576–584
25. Koebe HG, Pahernik S, Eyer P, Schildberg FW (1994) Collagen gel immobilisation – A useful cell culture technique for long term metabolic studies on human hepatocytes. Xenobiotica 24 (2):95–107
26. Koebe HG, Pahernik SA, Sproede M, Thasler WE, Schildberg FW (1995) Porcine Hepatocytes from Slaughterhouse Organs: An Unlimited Resource for Bioartificial Liver Devices. ASAIO J 41 (2):189–193, Apr–Jun
27. Koebe HG, Thasler W, Schildberg FW (1993) Bioartifizieller Organersatz der Leber. Zentralbl Chir 118:697–701
28. Köckerling F, Gastinger I, Schneider B, Krause W, Gall FP (1992) Laparoskopische abdomino-perineale Rektumexstirpation mit hoher Durchtrennung der Arteria mesenterica inferior. Chirurg 63:345–348
29. Köckerling F, Hermanek P, Gall RF (1994) Lokale Therapie des Rektumkarzinoms – Ergebnisse in Erlangen. In: Hermanek P, Marzoli GP (Hrsg) Lokale Therapie des Rektumkarzinoms. Springer, Berlin-Heidelberg-New York, S 121

30. Kohz P, Baethge J, Steiner W, Stangl M, Jauch KW, Pfeiffer M, Berger H (1995) Chemoembolisation beim primären Leberzellcarcinom (HCC). Ergebnisse einer prospektiven Studie. Chirurg 196–201
31. Kotoh K, Sakai H, Morotomi J, Nawata H (1995) The Use of percutaneous Ethanol Injection Therapy for Recurrence of Hepatocellular Carcinoma. Hepato-Gastroenterology 42:197–200
32. Krämling H, Wilkowski R, Dühmke E, Cramer C, Willich N Schildberg FW (1996) Adjuvante intraoperative Strahlentherapie (IORT) beim Magenkarzinom. Langenbecks Arch Chir Suppl II: 211–213
33. Kroesen AJ, Stern J, Buhr HJ, Herfarth Ch (1994) Kontinenzstörungen nach ileoanaler Pouchanlage – diagnostische Kriterien und therapeutische Folgerungen. Chirurg 66:385–391
34. Leibl B, Däubler P, Schwarz J, Ulrich M, Bittner R (1995) Standardisierte laparoskopische Hernioplastik vs. Shouldice-Reparation. Ergebnis einer randomisierten Studie. Chir 66:895–898
35. MacFarlane JK, Ryall RD, Heald RJ (1993) Mesorectal excision for rectal cancer. Lancet 341: 471–472
36. Messmann H, Mlkvy P, Buonaccorsi G, Davies CL, MacRobert AJ, Bown SG (1995) Enhancement of photodynamic therapy with 5-aminolaevulinic acid-induced porphyrin photosensitisation in normal rat colon by treshold and light fractionation studies. Br J Cancer 72:589–594
37. Meyer G, Lange V, Rau HG, Schardey HM, Schildberg FW (1994) Laparoskopische Einzelklammernaht – erste klinische Erfahrungen. Chirurg 65:361–366
38. Moertel CG, Fleming TR, MacDonald JS, Haller DG, et al (1990) Levamisole and fluorouracil for adjuvant therapy of resected colon carcinoma. N Engl J Med 322:352
39. Müller G, Herold A, Schiedeck Th, Bruch HP (1995) Laparoskopische Rektumchirurgie – Indikation, Technik, Resultate. Minim Invas Chir 4:33–40
40. Orth K, Rück A, Stanescu A, Beger HG (1995) Intraluminal treatment of inoperable oesophageal tumours by intralesional photodynamic therapy with methylene blue. Lancet 345:519–520
41. Pahernik SA, Thasler WE, Mueller-Hoecker J, Schildberg FW, Koebe HG (1996) Hypothermic Storage of Pig Hepatocytes: Influence of Different Storage Solutions and Cell Density. Cryobiology 33 (5):552–566
42. Rau HG, Meyer G, Cohnert TU, Schardey HM, Jauch K, Schildberg FW (1995) Laparoskopic Liver resection with the water-jet dissector. Surg Endosc 9:1009–1012
43. Rau HG, Meyer G, Jauch K, Cohnert TU, Buttler E, Schildberg FW (1996) Leberresektion mit dem Wasser-Jet. Konventionell und laparoskopisch. Chirurg in print
44. Rieder G, Hatz RA, Moran AP, Walz A, Stolte M, Enders G. The role of adherence for IL-8 induction in *H. pylori*-associated gastritis. Infect Immun 1997 (in press)
45. Rieder G, Hatz RA, Stolte M, Enders G (1996) iNOS in *H. pylori*-associated gastritis: possible role in carcinogenesis. Gastroenterology 110:A1002
46. Riethmüller G, Schneider-Gädicke E, Schlimok G, Schmiegel W, Raab R, Höffken K, Gruber R, Pichlmaier H, Hirche H, Pichlmayr R, Buggisch P, Witte J (1994) Randomised trial of monoclonal antibody for adjuvant therapy of resected Dukes'C colorectal carcinoma. Lancet 343:1177–1183
47. Roder JD, Böttcher K, Siewert JR, Hermanek P, Meyer HJ and the German Gastric Cancer Study Group (1992) Prognostic factors in gastric carcinoma. Results of the German Gastric Carcinoma Study. Chirurg 72:2089
48. Schackert HK, Frost Ph (1993) Gentherapie maligner Tumoren. Chirurg 64:678–83
49. Schäfer K, Löweneck H, Stanka H, Ernst R, Zumtobel V (1990) Mikrozirkulationsstörungen bei Colonanastomosen und ihre Bedeutung für die Pathogenese der Nahtinsuffizienz. Langenbecks Arch Chir 375:24–32
50. Schardey HM, Kamps T, Rau HG, Gatermann S, Baretton G, Schildberg FW (1994) Bacteria – a major pathogenic factor for anastomotic insufficiency. Antimicrob Agents and Chemother 38: 2564–2567
51. Schardey HM, Kamps T, Rau HG, Baretton G, Gatermann S, Exner H, Schildberg FW (1997) Can oesophago-intestinal anastomotic leakage develop in the complete absence of bacteria? A comparison of normal and germ-free rats. Int J Surg Sci 2. No (im Druck)
52. Schardey HM, Joosten U, Finke U, Staubach KH, Schauer R, Heiss A, Kooistra A, Rau HG, Nibler R, Lüdeling S, Unertl K, Ruckdeschel G, Exner H, Schildberg FW (1997) The prevention of anastomotic leakage following total gastrectomy with local decontamination: a prospective, randomised, double-blind, placebo-controlled multi center trial. Ann Surg 2:172–180
53. Schardey HM, Joosten U, Finke U, Schauer R, Staubach KH, Exner H, Schildberg FW (1997) Kostensenkung durch Dekontamination zur Prävention der Nahtinsuffizienz nach Gastrektomie. Chirurg 68:416–424
54. Schmitz R, Moser KH, Treckmann J (1994) Lebensqualität nach prograder Jejunuminterposition mit und ohne Pouch. Chirurg 65:326–332
55. Schneider HF, Schneider C, Tahler K, Reck T, Köckerling F (1994) Intrakorporale Kolonanastmosen mit laparoskopischer Tabaksbeutelnahtklemmen und Valtrac-Ring. Langenbecks Arch Chir 379:188–192

56. Schuder G, Pistorius G, Plusczyk T, Hildebrandt U (1995) Technik und Qualität laparoskopisch-handgenähter Darmanastomosen im Experiment. Zentralblatt Chir 120:409–414
57. Schurr MO, Werhmann M, Kunert W, Melzer A, Lirici MM, Trapp R, Kanehira E, Buess G (1994) Histologic effects of different technologies for dissektion in endoscopic surgery Nd:YAG laser, high frequency and water-jet. End Surg 2:195–201
58. Selective Decontamination of the Digestive Tract Trialist Collaborative Group (1993) Meta-analysis of randomized controlles trials of selective decontamination of the digestive tract. BMJ 307:525–532
59. Triolo VA (1965) Nineteenth century foundations of cancer research advances in tumour pathology: Nomenclature, and theories of oncogenesis. Cancer Res 25:75–106
60. v. Flüe M, Harder F (1994) A new technique for pouch-anal reconstruction after total mesorectal excision. Dis Colon Rectum 37:1160–1162
61. v. Flüe M, Harder F (1997) Rektumchirurgie. Sphinktererhaltung und Rektumersatz. Springer-Verlag Berlin Heidelberg New York
62. Wick M, Koebe HG, Schildberg FW (1996) Extracorporeal Artificial Liver: The Influence of a Second Cell Layer on the Morphology and Function of Immobilized Human Hepatocytes. The International Journal of Artificial Organs 19 (7):415–421

Forschung in der Unfallchirurgie

K. P. Schmit-Neuerburg und U. Obertacke

Rahmenbedingungen

Der Schwerpunkt Unfallchirurgie ist 1996 an 27 von 36 Medizinischen Fakultäten der Bundesrepublik Deutschland vertreten. 22 universitäre Abteilungen verfügen über eigene Forschungsräume mit entsprechender Ausstattung für klinische und tierexperimentelle Forschung. Eine tatsächliche Forschungsinfrastruktur mit Räumen, Geräten, Mitarbeitern und eigenen Budgets haben allerdings nur 15 universitäre Abteilungen, davon 7 ausschließlich über Drittmittelfinanzierung. Kontinuierliche Forschung konnten sich zusätzlich an einigen berufsgenossenschaftlichen Unfallkliniken etablieren. Nur 8 der 27 unfallchirurgischen Abteilungen verfügen über eine Forschungseinrichtung, die eine qualifizierte Forschung auf internationalem Niveau zuläßt [25].

Die finanzielle Forschungsförderung stammt aus Mitteln der DFG, BMBF, AO-Foundation und zu einem geringen Anteil aus Forschungsgeldern der Industrie. Von 104 Millionen DM Forschungsmitteln der DFG für Sachbeihilfen im Normalverfahren 1994 entfielen 10 Millionen auf die Chirurgie und davon 3,5 Millionen auf die Unfallchirurgie [8]. Mit weiteren 3,5 Millionen wurden außerdem 3 DFG/BMBF-Forschergruppen finanziert.

1996 existieren 4 kontinuierlich über einen längeren Zeitraum geförderte Forschungsbereiche in der Unfallchirurgie:

- *Bundesanstalt für Straßenwesen: Verkehrsunfallforschung*
  Vor-Ort-Aufnahme und Analyse von Verkehrsunfällen
  Unfallchirurgische Klinik der Medizinischen Hochschule Hannover
  (H. Tscherne, D. Otte)

- *DFG-Forschergruppe Biomechanik und Biologie der operativen Behandlung des Bewegungsapparates*
  Abteilung für Unfallchirurgie, Forschung und Biomechanik der Universität Ulm
  (L. Claes, L. Kinzl)

- *DFG-Klinische Forschergruppe Schock und Multiorganversagen*
  Abteilung für Unfallchirurgie des Universitätsklinikum – GHS – Essen
  (F. U. Schade, K. P. Schmit-Neuerburg)

- *BMBF-Verbundvorhaben Neurotraumatologie*
  – Systemanalyse zur präklinischen/klinischen Akutversorgung nach Schädel-Hirn-Trauma und Polytrauma
  Universitätskliniken Köln
  (E. Neugebauer, K. E. Rehm, Th. Tiling)

Organisation und Konzepte

Organisatorisch ist die unfallchirurgische Forschung strukturell und personell auf Forschungskonzentration und Schwerpunktbildung ausgerichtet mit Bildung von Arbeitsgruppen, Öffnung der Personalschlüssel für Naturwissenschaftler und kontinuierliche Einbindung klinischer Mitarbeiter in die grundlagenorientiere Forschung, die sich tierexperimentell an etablierten Groß- und Kleintiermodellen orientiert und sich verstärkt mikromorphologischer, molekularbiologischer, biochemischer und gentechnischer Untersuchungstechniken bedient. Fach- und klinikübergreifende, themenkonzentrierte Arbeitsgruppen werden vor allem auf dem Gebiet der Klinischen Forschung in der Deutschen Gesellschaft für Unfallchirurgie und in der Deutschen Sektion der Internationalen Arbeitsgemeinschaft für Osteosynthesefragen gebildet und und zum Teil auch finanziert.

Wesentliche Inhalte und Perspektiven der Unfallchirurgischen Forschung sind:

Präklinische Akutversorgung des Polytrauma-Patienten
Pathobiochemie von Schock und Multiorganversagen nach schwerem Trauma
Behandlung des schweren Weichteilschadens
Pathophysiologie der Wunde und der Gewebeverletzung
Implantatdesign und Implantationstechnik
Biomechanik der Frakturheilung
Band- und Knochenersatz
Intensivtherapie
Medizinische Technik

Aktuelle Forschungsschwerpunkte und -perspektiven

Aus dem großen Spektrum unfallchirurgischer Forschungsthemen werden im folgenden 5 zentrale und zukunftsorientierte Forschungskomplexe mit herausragenden Ergebnissen oder innovativen Forschungsansätzen dargestellt. Die Bereiche „Wundheilung" und „Biomechanik" werden in gesonderten Kapiteln abgehandelt.

1 Forschungskomplex Verkehrsunfall – Präklinische Notarztbehandlung – Erstversorgung in der Klinik

Die Prognose Schwerverletzter hängt entscheidend von der schnellen Erkennung und Einschätzung der Unfallverletzungen und von der sach- und stadiengerechten präklinischen und klinischen Primärversorgung ab. Methodisch dominiert die klinische Datenerhebung und explorative Analyse. Der Forschungskomplex läßt sich in 3 klinische Forschungsbereiche mit randomisiert-kontrolliertem Studiendesign gliedern:

Verkehrsunfallforschung
Präklinische Unfallrettung
Klinische Erstversorgung

Verkehrsunfallforschung

Die Verkehrsunfallforschung ist mit ca. 1 Mio. DM pro Jahr die förderintensivste Forschergruppe an der Unfallchirurgischen Klinik der Medizinischen Hochschule Hannover, die durch zeitnahe Erhebungen eines Teams aus Unfallchirurgen und Ingenieuren die Bedingungen der Unfall- und Verletzungsentstehung am Unfallort untersucht. Die Datenaufnahme erfaßt den Ablauf des Unfallgeschehens inklusive technischer Fahrzeug-Analysen, Dokumentation von Einzelverletzungen und Rekonstruktion des Unfallhergangs. Seit 1973 wurden 12 000 Unfälle aufgenommen, es liegen Informationen über 20 500 Fahrzeuge, 30 800 beteiligte Personen und 74 000 Einzelverletzungen vor [26]. Die Datenbank mit 28 Mio Einzeldaten findet u. a. im Rahmen des PROMETHEUS (Program for a European Traffic with highest Efficiency and Unprecedented Safety)-Forschungsprojekts der Europäischen Gemeinschaft für die Entwicklung intelligenter Elektronik im Fahrzeug zur positiven Beeinflussung des Fahrer-/Fahrzeugsystems Anwendung und erlaubt Schlußfolgerungen auf vermeidbare Ursachen der häufigsten Unfälle. Die Ergebnisse der Verkehrsunfallforschung wurden außerdem bei der Entschärfung der PKW-Außenkonturen, Optimierung von Sicherheitsgurten, bei der Entwicklung des Zweirad-Helms sowie bei der Gestaltung der europäischen Prüfnorm CEN für Zweiradhelme und bei der Entwicklung von Protektoren in der Schutzkleidung für Motorradfahrer etc. genutzt. Weitere Forschungsziele sind die Nutzung für gutachterliche Fragestellungen und die Umsetzung in aktive und passive unfallpräventive Maßnahmen [3].

Präklinische Unfallrettung

Ein Schwerpunkt der Präklinischen Forschung am Universitätsklinikum Köln Merheim zielt auf die Bedingungen der ersten notärztlichen Behandlung: Daten der präklinischen Versorgung von Unfallverletzten werden in einem Forschungsprojekt EDV-gestützt erfaßt und zur Qualitätssicherung sowie zur Definition von Standards für die notärztliche Therapie genutzt [4]. Methodisch werden die von der Arbeitsgruppe prospektiv gewonnenen Daten u. a. für die Entwicklung eines Trauma-Registers der Deutschen Gesellschaft für Unfallchirurgie genutzt, das multizentrisch präklinische und klinische Therapiedaten und Behandlungsergebnisse von Schwerverletzten erfaßt und die Grundlage für eine international vergleichbare Outcome-Study bildet [1]. Ergänzend wird eine prospektiv-kontrollierte klinische Untersuchung zur Effektivität der Unfallrettung durchgeführt, die verschiedene Maßnahmen der präklinischen Notarzttätigkeit im Hinblick auf Überleben und Komplikationshäufigkeit analysiert [9].

Klinische Erstversorgung

Ein Schwerpunkt bei der Erforschung der lebens- und funktionserhaltenden diagnostischen und therapeutischen Maßnahmen der Klinischen Erstversorgung ist die Entwicklung und Weiterentwicklung von detaillierten Handlungsanleitungen bzw. Algorithmen für die Therapie von der Schockraumbehandlung bis zum Beginn der primären Operationen. Diese fußen auf der Auswertung Klinischer Studien zur Bedeutung der einzelnen Behandlungsschritte, die von einer Arbeitsgruppe der LMU München durchgeführt werden [15].

2 Forschungskomplex Schock und Multiorganversagen

Im Zentrum der Polytraumaforschung steht die Aufklärung der Pathogenese des Multiorganversagens als wesentliche Ursache des Spättodes von Mehrfachverletzten nach traumatisch-hämorrhagischem Schock [22]. Das Ziel der Grundlagenforschung ist die Aufklärung der gemeinsamen Mechanismen der Systemischen Inflammatorischen Reaktion nach schwerem Trauma: Methodisch wurden neben in-vitro Untersuchungen an ausgewählten Zell- und Organsystemen klinisch vergleichbare Großtiermodelle des posttraumatischen Multiorganversagens entwickelt, an dem parallele Forschungsfragestellungen zur Pathophysiologie und therapeutischen Beeinflussungen untersucht werden [10]. Innerhalb der Pathogenese des traumatisch-hämorrhagischen Schocks steht als Auslöser für das Multiorganversagen der Reperfusionsschaden infolge Extremitätenischämie oder Darm-Ischämie mit nachfolgender bakterieller Translokation im Vordergrund [18]. Intensive Forschungsarbeiten haben bereits gezeigt, daß eine Extremitäten-Ischämie oder die mangelhafte Perfusion des Darmes die Granulozyten stimuliert, die bei der Reperfusion den Endothelzellschaden und damit die erhöhte Gefäßpermeabilität u. a. in der Lunge, aber auch in der Leber verursachen [19]. Mit einer Blockade der Granulozyten-Haftung versucht man die Schädigung des Endothels zu reduzieren oder zu vermeiden und dadurch den Reperfusionsschaden signifikant zu reduzieren. Einen ähnlichen Ansatz bietet die Verbesserung der Darmdurchblutung in der frühposttraumatischen Phase, welche die Gefahr der bakteriellen Translokation senkt und möglicherweise den Organismus vor dem Einschwemmen von Bakterien und Endotoxinen schützt. Einen Durchbruch in der Erforschung der Bedingungen der Endothel-Adhäsion polymorphkerniger Granulozyten in der Frühphase des Schocks brachte die Intravital-Mikroskopie am Rattenmodell, welche die systematische Erforschung von Einflußfaktoren auf die Adhäsion nach hämorrhagischem Schock erlaubt [2, 14].

Einen weiteren aktuellen Ansatzpunkt bildet die Charakterisierung und molekularbiologische Quantifizierung der pro- und antiinflammatorischen körpereigenen Potentiale nach schwerem Trauma: Intrazelluläre m-RNA für diverse pro- und inflammatorische Zytokine in Immun- und Parenchymzellen sowie inhibitorische Potentiale werden bei polytraumatisierten Patienten und bei der Ischämie-/Reperfusions-geschädigten Leber von der klinischen Forschergruppe Schock und Multiorganversagen am Universitätsklinikum Essen bestimmt [13, 27].

Sekundär durchgeführte operative Eingriffe zur Stabilisierung von Frakturen langer Röhrenknochen beim Polytraumatisierten bedeuten eine zusätzliche Belastung durch Markraumfett und Bohrmehl oder Zelldebris bei der Femurmarknagelung, insbesondere bei Patienten mit kombiniertem Thoraxtrauma und Lungenkontusion. Am Staub'schen Schafsmodell und am Lungenkontusions-Modell des Schweines wurden klinisch vergleichbare experimentelle Bedingungen geschaffen, welche die Effekte alternativer Stabilisierungsverfahren auf die Lungenfunktion beim Polytrauma und bei begleitender Lungenkontusion aufzeigen [16, 32].

3 Forschungskomplex Knochenbruchheilung

Traditionell liegt ein Schwerpunkt unfallchirurgischer Forschung in der Untersuchung von Heilungsbedingungen des Skelettsystems. Zielpunkte sind Histomorphometrie und mechanische Belastungseigenschaften von osteotomierten Knochen unter verschiedenen Fixations- und Belastungsbedingungen. Neben der Knochenbruchheilung ist die Reaktion des ossären Gewebes auf operative Intervention und Implantateinbringung eine wesentliche Fragestellung. In den letzten Jahren sind Überlegungen zu den Auswirkungen verschiedener Therapieverfahren der Knochenbruchbehandlung unter besonderen Verletzungsbedingungen nicht nur auf die Knochenheilung, sondern auch auf die systemische Reaktion des Körpers hinzugekommen [17, 24]. Es bestehen eine Reihe von kontinuierlich arbeitenden Arbeitsgruppen an den verschiedenen Forschungsabteilungen. Wichtigste Methode ist das Großtiermodell des Schafes zur Simulation von Knochendefekten und Testung von Implantatwirkungen. Für molekularbiologische und biochemische Fragestellungen wurden außerdem Kleintiermodelle mit Kaninchen und Ratte entwickelt [12, 23, 30].

Ein innovatives Konzept ist die Messung der Auswirkung verschiedener Fixations- und Belastungsarten auf die Knochenheilung am Modell der Tibiaosteotomie des Schafes [21]. Die Ergebnisse können zur Entwicklung von wirklichkeitsnah an die biologischen Rahmenbedingungen angepaßten Implantations- und Fixierungssystemen führen. Eine Ergänzung hierzu bilden erste molekularbiologische Forschungsschritte, welche die intrazelluläre Expression von m-RNA für einen Kollagenbestandteil (a-1-Prokollagen) in Osteoblasten unter verschiedenen Belastungsbedingungen bestimmen (Modell Kaninchen-Humerus) [30].

In Kleintiermodellen wird der prinzipielle Einfluß von Pharmaka auf die Knochenbruchheilung untersucht: Die Wirkung des Gerinnungsfaktors XIII auf die Knochenheilung konnte mikromorphoplogisch (Kallusausreifung am Kaninchen-Femur) und durch zusätzliche mechanische Testungen (intramedullär stabilisierte Tibiafraktur beim Kaninchen) verifiziert werden [7, 20]. Eine weitere Arbeitsgruppe beschäftigt sich mit den Auswirkungen von Implantaten und Verletzungen auf die Wachstumsfugen der Knochen beim Kaninchen [5, 23].

4 Forschungskomplex Kallusdistraktion

Die Kallusdistraktion eröffnete im letzten Jahrzehnt neue Perspektiven in der Wiederherstellung von traumatisch geschädigten und langstreckig zerstörten Extremitätenabschnitten. Die grundlegenden klinischen Erkenntnisse von Ilizarov werden derzeit systematisch klinisch und experimentell untermauert und die Methode weiterentwickelt [6]. Die Forschung wird in wenigen, jedoch konstanten Arbeitsgruppen geleistet. Im Vordergrund stehen Klinische Studien zur Anwendbarkeit, zur Technik und zu den Grenzen der Methode [28, 31].

Im Gegensatz zur klinischen Etablierung des Verfahrens und der Sicherheit der Anwendung stehen die bisher geringen Erkenntnisse zur Pathophysiologie: Ein Tiermodell für die systematische Erforschung der Pathomechanismen der Distraktion wurde erst 1993 etabliert [12]. Systemische Wirkungen der Kallusdistraktion konnten durch den in-vitro Nachweis der Wirkung von Patientenseren auf Osteoblasten-Zellinien gezeigt werden: Osteotomie oder Distraktion führte zu unterschiedlichen in-vitro Zellproliferationen und TFG-β Freisetzung [11]. Grundlegende technische Fragen der Kallusdistraktionsmethode können jedoch nur an Großtiermodellen gelöst werden, welche die Arbeitsgruppe Brutscher/Rüter (Augsburg) etabliert hat [6].

5 Forschungskomplex Band- und Knochenersatz

Die Häufigkeit von Kreuzbandverletzungen beim Sportunfall hat wesentlich zur Entwicklung der Arthroskopie und minimal invasiver Techniken beim Kreuzbandersatz beigetragen. In Zusammenarbeit mit der Universität Pittsburgh hat eine Arbeitsgruppe der MHH ein hochpräzises Testsystem entwickelt, mit dem sich propriozeptive Leistungen quantifizieren lassen. Zukünftig scheint eine Verbesserung der Bandchirurgie durch die biologische Stimulation zur beschleunigten Bandheilung möglich. Hierzu können Zytokine, also bioaktive Proteine wie Wachstumshormone, eingesetzt werden. Dazu wurde ein Konzept der lokalen Produktion von Wachstumshormonen durch ortsständige Zellen entwickelt: Die genetische Information wurde in Form von DNA in die ortsständigen Fibroblasten implantiert. So konnte erstmalig gezeigt werden, daß es am Kaninchen möglich ist, mittels Vektoren (z. B. Viren), Markergene in Fibroblasten einzuführen, die dort über Wochen spezifische Proteine produzieren. Für einen Gentransfer z. B. in ein Kreuzbandtransplantat stehen 2 Verfahren zur Verfügung: Bei der in-vivo Technik kann ein Adenovirus direkt in das Band appliziert werden, bei der ex-vivo Technik werden Zellen aus dem Band entnommen, in-vitro modifiziert und anschließend in das Transplantat zurückgegeben [25].

Zahlreiche Arbeitsgruppen beschäftigen sich mit dem Knochenersatz durch allogene Transplantate und Knochenersatzstoffe, welche eine Verpflanzung von allogenem oder autogenem Knochen erübrigen. An Segmentdefekten der Schafstibia werden verschiedene Knochenersatzstoffe, z. B. Hydroxylapatit-Keramiken, untersucht. Mit Knochenmark, BMP- oder Fibroblast Growth Factor-augmentierte Hydroxylapatit-Keramiken sind nach 3 Monaten Beobachtungszeit mit den biomechanischen Ergebnisse der autogenen Spongiosaplastik vergleichbar. Nach 6 Monaten kommt es allerdings zur signifikanten Zunahme der Spongiosaplastik, während in der Keramikgruppe keine Veränderung beobachtet wurde. Die Keramiken werden generell von neugebildeten Knochen erschlossen, jedoch nicht resorbiert. Es steht jedoch ein Knochenersatzstoff zur Verfügung, welcher unter menschlichen Bedingungen eines diaphysären Segmentdefektes Ergebnisse aufweist, welche der autogenen Spongiosaplastik nur geringfügig nachstehen [29].

Die Ergebnisse klinischer und experimenteller Forschungen in der Unfallchirurgie werden zunehmend häufiger international publiziert und haben wesentlich zum Bekanntheitsgrad der klinischen und experimentellen Forschungsergebnisse der Unfallchirurgie beigetragen. Allerdings ist der Anteil englischsprachiger Originalarbeiten bisher noch zu gering: Von 1992 bis 95 wurden von den 557 Medline-registrierten Publikationen nur 25% in englischsprachigen Zeitschriften mit peer-review-System veröffentlicht. Mit Einführung des Science Citation Index als Parameter für die Forschungsqualität wird der Anteil englischsprachig publizierter Originalarbeiten zunehmen und den Ergebnissen der unfallchirurgischen Forschung auch international vermehrt Aufmerksamkeit sichern.

Literatur

1. Bardenheuer M, AG Scoring der DGU (1994) Das Traumaregister der Deutschen Gesellschaft für Unfallchirurgie. Unfallchirurg 97:230–237
2. Bauer C, Marzi I, Bauer M, Fellger H, Larsen R (1995) Interleukin-1 receptor antagonist attenuates leukocyte-endothelial interactions in the liver after hemorrhagic shock in the rat. Crit Care Med 23:1099–1105
3. Blauth M, Schmidt U, Otte D, Haas N (1994) Verletzungen des Dens axis im Kleinkindesalter. Biomechanische Analyse sowie operative und konservative Behandlung in 2 Fällen. Unfallchirurg 97:413–418
4. Bouillon B, Krämer M, Paffrath T, Dimmeler S, Neugebauer E, Tilling T (1994) Qualitätssicherung in der Versorgung Schwerstverletzter. Unfallchirurg 97:191–198
5. Boelitz R, Dallek M, Meenen NM, Jungbluth KH (1994) Die Reaktion der Epiphysenfugen auf fugenkreuzende Bohrdrahtosteosynthesen. Unfallchirurgie 20:131–137
6. Brutscher R, Rüter A, Rahn B, Perren SM (1993) Kortikotomie oder Osteotomie beim Ilizarov-Verfahren. H Unfallchirurg 2230:1140–1144
7. Claes L, Boch W, Wilke HJ, Gerngroß H (1994) Dosisabhängige Beschleunigung der Frakturheilung durch systemische Faktor XIII Gabe. H Unfallchirurg 241:201–205
8. Deutsche Forschungsgemeinschaft (1994) Jahresbericht
9. Dresing K, Obertacke U, Orda U, Bardenheuer M (1994) Ansätze zur Effektivitätsanalyse in der Unfallrettung. Notarzt 10:47–52
10. Grotz M, Regel G, Dwenger A, Pape HC, Hainer C, Vaske R, Tscherne H (1995) Ein standardisiertes Großtiermodell zum Multiorganversagen nach schwerem Trauma. Unfallchirurg 98:63–71
11. Holbein O, Neidlinger-Wilke C, Suger G, Kinzl L (1995) Ilizarov callus distraction produces systemic bone cell mitogens. J Orthop Res 13:629–638
12. Kossmann T, Giebel G, Glombitza A, Trentz O (1993) Tiermodell für die Kallusdistraktion. H Unfallchirurg 230:1131–1139
13. Majetschak M, Schade FU, et al (1996) Pro- und antiinflammatorische Prinzipien bei Polytrauma. Intensivmed Notfallmed 33:366–374
14. Marzi I, Bauer C, Hower R, Bühren V (1993) Leucocyte-endothelial cell interactions in the liver after hemorrhagic shock in the rat. Circ Shock 40:105–114
15. Nast-Kolb D, Waidhas C, Kanz KG, Schweiberer K (1994) Algorithmus für das Schockraummanagement beim Polytrauma. Unfallchirurg 97:302
16. Neudeck F, Obertacke R, Wozasek G, Thurnher M, Schlag G, Schmit-Neuerburg KP (1994) Pathophysiologische Konsequenzen verschiedener Osteosyntheseverfahren beim Polytrauma. Teil I: Experimentelle Untersuchungen zur intramedullären Druckentwicklung bei der gebohrten und ungebohrten Marknagelung sowie Plattenosteosynthese am Femur. Akt Traumatol 24:114–120
17. Pape HC, Regel G, Dwenger A, Krettek C, Mehler D, Sturm JA, Tscherne H (1992) Effekte unterschiedlicher intramedullärer Stabilisierungsverfahren des Femur auf die Lungenfunktion beim Polytrauma. Unfallchirurg 95:634–640
18. Pape HC, Kleemann W, Regel G, Goris RJA, Tscherne H (1994) Organ response after severe trauma – A comparison between clinical and morphological patterns. J Europ Urgency and Resuscitation (JEUR) 7:13–14
19. Pape HC, Dwenger A, Regel G, Aufmkolk M, Gollub F, Wisner D, Sturm JA, Tscherne H (1994) Increased gut permeability after multiple trauma. Br J Surg 81:850–852
20. Pistor C, Schlenzka R (1993) Pharmakologische Modulation der knöchernen Heilung – Objektivierung der osteoinduktiven Wirkung durch experimentelle Kallotaxis. H Unfallchirurg 232:363–364
21. Rack Th, Sturmer KM (1994) Zur Elastizitat des Kallusgewebes wahrend der sekundaren Knochenbruchheilung – intravitale Bewegungsmessung und histologische Gewebsdifferenzierung. H Unfallchirurg 241:185–187
22. Regel G, Grotzki M, Weltner T, Sturm JA, Tscherne H (1996) Pattern of organ failure following severe trauma. World J Surg 20:422–429
23. Rudolph B, Dallek M, Meenen NM, Jungbluth KH (1993) Zum Verhalten künstlich erzeugter Epiphysenfugendefekte beim Kaninchen. Unfallchirurgie 19:131–137
24. Runkel M, Wenda K, Rudig L, Ritter G (1995) Kortikaler Umbau nach unaufgebohrter Verriegelungsnagelung. H Unfallchirurg 249:281–285
25. Tscherne H, Regel G (1995) Klinische Forschung in der Chirurgie – das Dilemma zwischen Anspruch und Realisierbarkeit am Beispiel der Unfallchirurgie. Langenbecks Arch Chir Suppl II (Kongreßbericht 1995):790–793
26. Tscherne H (1996) Forschungsbericht der Unfallchirurgischen Klinik der Medizinischen Hochschule Hannover für die Jahre 1993–1995. Vortrag gehalten auf der Jahrestagung der Deutschen Sektion der AO-International vom 3. bis 4. Mai 1996

27. Schade FU, Franke C, Schlegel J, Rietschel ETh (1995) Formation of a TNF synthesis inhibitor in endotoxin tolerance. Progr Clin Biol Res 392:513–521
28. Schmidt HGK, Sasse S, Schneider E, Schümann U, Schultz JH, Wolter D (1994) Die Lastverteilung auf die defektüberbrückenden Gewindestangen im Ringfixateur bei langstreckigem Knochendefekt. H Unfallchirurg 241:238–241
29. Schnettler R, Dingeldein E, Stahl JP (1995) Knöcherne Integration einer HA-Keramik sowie Fibroblasten-Wachstumsfaktor. Langenbecks Arch Chir Suppl II:230–232
30. Voigt C, Müller-Mai C, Peljak P, Gross UM, Rahmanzadeh R (1995) Die Expression von m-RNA für alpha-1-Procollagen in Knochenzellen des Endosts am Kaninchenhumerus bei Änderung der Belastung. H Unfallchirurg 249:275–280
31. Wagner S, Rüter A, Brutscher R (1995) Komplikationen der Kallusdistraktion. H Unfallchirurg 249:57–61
32. Wenda K, Runkel M, Degreif J, Ritter G (1993) Pathogenesis and clinical relevance of bone marrow embolism in medullary nailing. Injury 24:73–81

Forschung in der Thoraxchirurgie

L. Sunder-Plassmann, M. Storck und F. Liewald

Zur Skizzierung des aktuellen Standes experimenteller und klinischer Forschung im Bereich Thoraxchirurgie wurden einerseits wissenschaftliche Original-Publikationen aus Deutschland sowie die publizierten Beiträge des Chirurgischen Forums der Deutschen Gesellschaft für Chirurgie der letzten beiden Jahre herangezogen.

Darüber hinaus wurden thoraxchirurgische Kliniken und Schwerpunktabteilungen informell angeschrieben und um eine Kurzbeschreibung ihrer Aktivitäten gebeten. Von 40 Angeschriebenen antworteten 18 (siehe Tabelle 1). Ganz überwiegend zur herzchirurgischen Krankenversorgung (Coronar-/Klappenchirurgie) ausgerichtete Zentren wurden nicht einbezogen, da herzchirurgische Forschung anderweitig abgehandelt ist.

Der Begriff „Forschung" ist vielschichtig und reicht von Grundlagenforschung einerseits bis zur wissenschaftlich statistischen Aufarbeitung klinischer Behandlungserfolge andererseits. Im Bereich Thoraxchirurgie würde dies bedeuten, von der Reaktion grundlegender Pneumozytenstoffwechselvorgänge auf das Operationstrauma bis zur Überlebensstatistik nach stadienadaptierter Lungenresektion bei Bronchialcarcinom.

Naturgemäß ist von klinisch tätigen Schwerpunktabteilungen wenig „Grundlagenforschung" in der obigen Definition zu erwarten, sondern eher die Beantwortung vordergründiger klinischer Fragestellungen mit wissenschaftlichen Methoden. Dabei ist

Tabelle 1. Thoraxchirurgische Forschungszentren, deren Angaben zu Forschungsaktivitäten vorlagen

Bad Berka	(Thorax-/Gefäßchirurgie)
Berlin/Charité	(Allgemeinchirurgie)
Berlin/Heckeshorn	(Lungenchirurgie)
Düsseldorf	(Thorax-/Herzchirurgie)
Duisburg	(Thorax-/Herzchirurgie)
Essen/Ruhrlandklinik	(Lungenchirurgie)
Freiburg	(Lungenchirurgie)
Giessen	(Allgemeine/Thoraxchirurgie)
Halle	(Herz-/Thorax-/Gefäßchirurgie)
Hannover	(Herz-/Thorax-/Gefäßchirurgie)
Hemer	(Thorax-/Gefäßchirurgie)
Jena	(Thorax-/Gefäßchirurgie)
Frankfurt/Nordwest	(Gefäß-/Thoraxchirurgie)
München/Gauting	(Thoraxchirurgie)
München/Großhadern	(Allgemeine, Thorax- und Gefäßchirurgie)
Münster	(Herz-/Thorax-/Gefäßchirurgie)
Stuttgart/Schillerhöhe	(Thoraxchirurgie)
Ulm	(Thorax-/Gefäßchirurgie)

es durchaus möglich, daß die Inanspruchnahme des Begriffs „Wissenschaft" zugunsten der wesentlich weniger attraktiven Definition „Krankenversorgung" zwischen Theoretikern und Klinikern mitunter beträchtlich differiert. Auch im folgenden wird diese Definition ein ums andere Mal möglicherweise weit gefaßt erscheinen, was aber im Sinn der Zielsetzung dieser ersten Bestandsaufnahme „Forschung in der Chirurgie" gerechtfertigt erscheint.

Folgende Schwerpunkte lassen sich gegeneinander abgrenzen:

Schwerpunkt Onkologie

Ca. 70% der heutigen Thoraxchirurgie sind onkologische Chirurgie mit der Zielsetzung, überwiegend interdisziplinäre Behandlungsstrategien des Lungencarcinoms und von Lungenmetastasen zu erarbeiten und auszuwerten. Wissenschaftlich daran ist die Erprobung neuer, zeit- und dosisvariierter Kombinationen verschiedener Chemotherapeutika sowie unterschiedlich fraktionierter Dosisapplikationen der Bestrahlung mit konventionellen Resektionsverfahren. Diese zumeist multizentrisch durchgeführten Studien haben für die Krankenversorgung aller Patienten mit fortgeschrittenem Bronchialcarcinom erhebliche Bedeutung.

Daneben existiert – häufig in Zusammenarbeit thoraxchirurgischer Abteilungen mit Instituten für Immunologie, Molekularbiologie, Krebsforschungszentren, etc. – die eigentliche onkologische Grundlagenforschung, die, wie bei anderen Primärtumoren auch, beim Bronchialcarcinom auf die Definition möglichst zahlreicher molekulargenetischer Proliferationsmarker abzielt. Auch die neuen Ergebnisse über Wege und Ablauf der Einzelzelldisseminierung im Lymphknoten und Knochenmark sind so entstanden.

Stellenwert und onkologischer Sinn der schon länger eingeführten Metastasenchirurgie der Lunge sind noch immer nicht generell akzeptiert. Zuviele Irrtümer und Verallgemeinerungen bei der Interpretation der frühen Ergebnisse, insbesondere der Prognosefaktoren, wurden in der Vergangenheit publiziert. Eine internationale Studie mit deutscher Beteiligung akquiriert nun zum ersten Mal Langzeitergebnisse nach Primärtumortypen getrennt und analysiert echte Prognosefaktoren. Die zunehmende klinische Akzeptanz dieser Metastasenchirurgie bewirkt darüber hinaus einen Forschungsschub in Richtung auf die histopathologische Abklärung der Einzelschritte pulmonaler Metastasierung von der reaktionslosen Tumoreinzelzelle in der Lunge bis zum sichtbaren Metastasenknoten.

Schwerpunkt Operationsverfahren und -techniken

Es war ein gemeinsames Charakteristikum verschiedener intraabdomineller und intrathorakaler videoskopischer Operationsverfahren, daß die Gelegenheit, von Anfang an einen methodisch sauberen, prospektiv randomisierten Vergleich zwischen konventionell offener und videoskopischer Methode durchzuführen, nicht genutzt wurde. Zu schnell und zu radikal erfolgte die Umstellung auf die videoassistierte thorakoskopische Operation (VATS). Einige Studien sind zur Zeit bemüht, multizentrisch zumindest gemeinsam rasch Ergebnisse zu akquirieren (z. B. Operation beim Spontanpneumothorax), um dann im historischen Vergleich den Stellenwert der neuen Methode zu definieren. Der auf diesem Gebiet erzielte Fortschritt ist vor allen Dingen ein technischer und nur teilweise ein echt wissenschaftlicher.

Nicht wirklich neue Technik, wohl aber neue Indikationsausweitung, bedeutet die aus USA (wieder) eingeführte Emphysemchirurgie, gleichgültig, ob offen oder videoskopisch durchgeführt. Dabei kommt es gelegentlich noch zu unzulässigen Begriffsüberschneidungen zwischen der Lungenvolumenreduktion bei diffusem Emphysem und der klassischen, schon seit 30 Jahren bekannten Bulla-Chirurgie. Nur die erstere bietet womöglich eine unter Umständen zeitlich begrenzte Überbrückung zur Transplantation der Lunge.

Ein enormer Forschungsschub geht nach wie vor von der thorakalen Transplantationschirurgie, hier besonders von der Lungen-, respektive Herz-Lungen-en-bloc-Transplantation, aus. Forschungsschwerpunkte sind hier Einzelheiten der Perfusion/Reperfusion, das Immunmonitoring, die Iniziierung und Inhibierung der Abstoßungsreaktion und endothel-, sowie leukozyten-vermittelte Beeinflussungen der pulmonalen Mikrozirkulation. Unverzichtbar bei der Beantwortung dieser Fragestellung sind Lungenperfusionsmodelle, die in zunehmender Zahl an verschiedenen Zentren zur Zeit etabliert werden.

Schließlich sind auch Einzelaktivitäten mit eng umschriebenem Forschungsziel zu nennen, so die schon seit Jahren andauernden Untersuchungen zum Trachealersatz, der offenen Laseranwendung am Lungenparenchym, der Einfluß perioperativer Bluttransfusionen auf die Prognose nach onkologischen Operationen, sowie neuere Untersuchungen über die Metabolisationskapazität der Lunge und schließlich Studien zur Lebensqualität sowie zur Qualitätssicherung nach thoraxchirurgischen Eingriffen.

Bei der Abfassung des Manuskripts stellte sich schnell heraus, daß die ursprünglich geplante, exakte Zuordnung einzelner Forschungsergebnisse zu jeweils einer Forschungseinrichtung zuviel willkürliche Wertung, womöglich auch unbeabsichtigte Weglassungen enthalten würde. Nachfolgend sind deshalb die Forschungsaktivitäten der oben genannten Zentren nur zusammenfassend – zum Teil im Rahmen international ablaufender Trends – zugeordnet und nur dort, wo seit mehreren Jahren publizierte Ergebnisse vorliegen, erfolgt auch eine geographische Zuordnung und Namensnennung. Eine vollständige Evaluation jedes befragten Zentrums lag weder im Rahmen der Möglichkeiten noch der Zielsetzung.

Schwerpunkt Onkologie

Hier lassen sich Untersuchungen zur Verbesserung der Diagnostik (präoperatives Tumorstaging) von denen der Therapie abgrenzen.

Diagnostisch werden zur Zeit die Vorteile des *Spiral-CT* gegenüber der konventionellen Computertomographie diskutiert. In der Metastasenchirurgie scheint die bessere Auflösung des Spiral-CT tatsächlich ein realeres Bild zu liefern, der Übergang zum nicht mehr differenzierbaren „weißen Fleck" in der Peripherie der Lunge, der einem winzigen Gefäßquerschnitt, einem kleinen Lymphknoten, etc., entsprechen könnte, ist jedoch fließend. Die Gefahr der „Überdiagnose" der Metastasierung ist also vorhanden, das frühere „Übersehen" dagegen scheint besser vermeidbar (München/Großhadern, Münster). Ob sich hieraus aus der Anwendung des Spiral-CT eine Erwei-

terung der Indikation zur thorakoskopischen Metastasenchirurgie (fehlender Tastbe-
fund) ergibt, bleibt abzuwarten. Nach neueren Vorstellungen wäre die einzige onkologisch adäquate Untersuchungstechnik natürlich auch nicht die heute als „Standard"
verwendete Finger/Daumen-Palpation, sondern das Absuchen der Lunge mit dem Mikroskop, um die verschiedenen Stadien der Metastasierungsschritte sichtbar zu machen. Möglicherweise würde sich dadurch der Umfang der Metastasenchirurgie um 50
bis 70% reduzieren, da man die pulmonale Generalisierung der Metastasierung belegen könnte (Bochum, Pathologie Bergmannsheil).

Beim Lungencarcinom ist das T-Stadium allenfalls als Phänomen der Grenzflä-
cheninfiltration in der Diagnostik noch problematisch. Während das CT zur Visuali-
sierung des intrapulmonalen T-Stadiums ausreicht, scheint das NMR bei Grenzflä-
chenphänomenen (Vorhof, Thoraxwand, Wirbelkörper, Pleura) überlegen. Die drei-
dimensionale Darstellung sowie die aus diesem Datensatz abgeleitete *virtuelle Bron-
choskopie* sind in ihrer Bedeutung noch nicht definiert (Ulm).

Die *Endosonographie* wird zur Staginguntersuchung hilärer und mediastinaler
Lymphknoten evaluiert (Charité/Berlin, Jena). Lymphknotengröße allein ist jedoch
kein Parameter mit spezifischer Aussagekraft. Die genannten Untersuchungen zielen
daher darauf ab, vereinfachte Lymphknotenpunktionen zu ermöglichen, letztlich also
in Konkurrenz zur Mediastinoskopie.

Prinzipiell ähnliche Ziele, wenn auch mit höherem Spezifitätsanspruch, verfolgen
prä- und postoperative Untersuchungen mit der *Positronen-Emissions-Tomographie*
(Ulm, Münster), die auf der Akkumulation von 18-Fluor-Deoxyglucose im primären
Lungencarcinom sowie Lymphknotenmetastasen beruht. Eine Spezifität von 85% sowie Accuracy von 91% sind beim Primärtumor sowie mediastinalen Lymphknotenmetastasen vielversprechend.

Ebenso treffsicher scheint die im CT allein oft zweifelhafte Diagnose des intratho-
rakalen Lokalrezidivs. Die Zukunft liegt hier sicherlich im „Fusionsbild" aus Datensät-
zen der Positronen-Emissions-Tomographie und der Spiral-Computertomographie.

Therapeutisch sind in Deutschland insbesondere die Stadien III a und III b des Lungencarcinoms Ziel multizentrischer Therapiestudien. Im Mittelpunkt steht auch hier
die zeitlich allerdings unterschiedlich plazierte Operation. Die (in USA auch im Stadium II studienmäßig praktizierte) *neoadjuvante* Chemotherapie, kombiniert mit
ultrafraktionierter Radiotherapie und anschließender Operation mit Mediastinoskopie und Remediastinoskopie als wesentlichem Staging und Erfolgskriterium läuft in
Essen (Beteiligung München/Großhadern, München/Gauting), ebenfalls mit neoadju-
vantem Protokoll in Münster, Hemer, Duisburg, sowie Stuttgart/Schillerhöhe.

Ebenso existiert ein *adjuvantes* Chemo/Radiotherapie-Protokoll mit intraoperativer mediastinaler Lymphadenektomie als Stagingkriterium (Marburg, Heidelberg,
Stuttgart, Ulm und weitere Zentren). Die Wiedergabe der exakten Protokolle würde
diesen Rahmen sprengen, sie sind in Essen, Münster, Marburg anzufordern.

Unabhängig davon erfolgt eine Studie mit postoperativer, randomisierter Applikation eines monoklonalen Antikörpers (C-46) in München/Großhadern. Das Stagingkriterium ist hier eine hohe Anzahl „mikrometastatischer Einzelzellen im Knochenmark", nachgewiesen durch Cytokeratinexpression (C18-8 Antikörper).

Auch zahlreiche Studien beim *kleinzelligen Bronchialcarcinom* im Stadium I und II
mit adjuvanter, respektive neoadjuvanter Operation befinden sich in der Durchführung, in der Regel jedoch nicht übergreifend multizentrisch (Freiburg, Halle, Ber-

lin). Eine Ausnahme ist die europäische Studie (Prof. Karrer) zur Evaluation des Operationseffektes im Stadium I und II im Rahmen der üblichen Chemo/Radiotherapie des Kleinzellers.

Untersuchungen zu Tumormarkern im Serum (München/Großhadern) und an der Tumoreinzelzelle haben in den letzten drei Jahren zur Definition von über 33 sogenannten zellulären *Prognosefaktoren des Lungencarcinoms* geführt, die sich zum Teil in Multivarianzanalysen als signifikant erwiesen. Zum Beispiel zeigen Tumoren mit DNS-aneuploiden Zellen, einer hohen S-Phasen-Fraktion, einer häufigen Anzahl von Mitosen, dem Nachweis von „nuclear organizing regions", einen prognostisch ungünstigen Verlauf (Heidelberg, Ulm, Giessen, Stuttgart, Berlin, Halle). Weitere molekulargenetische Marker sind die K-RAS-Onkogenaktivierung, die RAS-Genproteinproduktion (starke P21-Färbung), sowie die C-erb-B2 Proteinexpression, welche eine ungünstige Prognose implizieren. Es ist umstritten, ob die p53-Tumorsuppressorgen-Expression einen prognostischen Einfluß auf das weitere Tumorgeschehen besitzt. Langfristiges Ziel ist es, sog. genetische Fingerabdrücke von Tumorzellen der Lunge zu definieren und darauf basierend ein routinemäßiges Verfahren zu entwickeln, mit dem es möglich ist, an einer kleinen Zahl von Zellen zu einer sicheren Früherkennung des Bronchialcarcinoms zu kommen (Frankfurt/Nordwest). Die Untersuchung auf Proliferationsmarker sowie die Identifizierung von früher Tumorzelldisseminierung

Tabelle 2. Zusammenstellung einiger unabhängiger Prognosefaktoren beim Bronchialcarcinom

– *Klinisch*	Gewichtsverlust, Karnovsky-Index, Serum-Albumin
– *Pathologisch-Anatomisch*	TNM-Klassifikation Histologischer Typ (Bronchioloalveolär) Grading Mitoseindex Plasmazellinfiltration, Riesentumorzellen
– *Molekulargenetisch*	K-ras Punktmutation > Mutation p12 RAS Genprotein: p21 C-erb-B2 Protein p53 Überexpression Rb-Protein: negativ Bcl-2 Protein: negativ
– *Differenzierung*	ABO-Antigen Expression H, Le^y, Le^b Antigen: Negative MIA-15-5-Färbung
– *Proliferation*	Duchflußzytometrie: Diploidie > Aneuploidie geringe S-Phasen-Fraktion Mitose-Index: < 13 Ki-67 nukleoläres Antigen: < 3,5 U/ml Thymidin-Labeling: TLI < 2,9 Nucleolar Organizing Region: < 3,8/Zellen Proliferating cell nuclear antigen: < 5%
– *Metastasierung*	Angiogenese: Faktor VIII Mikrogefäßfärbung Basalmembran: extensive Ablagerungen Etablierungen von in-vitro-Zellen löslicher IL2-Rezeptor (Serumspiegel 2 Wochen postop.) Immunhistochemie (CK18-8 positive Zellen in regionalen LK) Einzelzelldissemination ins Knochenmark intraoperative Pleuralavage (PAP-positive Zellen)

ins Knochenmark (siehe unten) könnte zu einer *Erweiterung des TNM-Systems* führen. Weiterhin wäre vorstellbar, daß unterschiedliche Prognosefaktoren zu einem erweiterten Therapiekonzept mit adjuvanter/neoadjuvanter Radio/Chemotherapie beim fortgeschrittenen, nichtkleinzelligen Bronchialcarcinom führen könnten. Zukünftige Studien werden zeigen, ob eine Subklassifizierung von Tumoren somit eine bessere Selektionierung der Patienten aufgrund gesicherter Prognosefaktoren möglich macht.

Noch immer ist die Einschätzung des Stellenwertes der *Metastasenchirurgie der Lunge* Gegenstand der Diskussion, insbesondere die Bemessung der Indikationsstellung und die onkologische Sinnhaftigkeit. Das Grundproblem dieser Chirurgie ist, daß sie zum Teil technisch anspruchslos, also überall durchführbar ist, daß aber aus ethischen Erwägungen nie prospektiv randomisierte Studien durchgeführt und einen tatsächlichen Überlebensvorteil durch Resektionsbehandlung belegt hätten. Hinzu kommt, daß keine Methode existiert, die Lunge präoperativ mit dem Mikroskop abzusuchen, um weitere Metastasen in der Entstehungsphase zu identifizieren. Demnach ist mit letzter Sicherheit nie bekannt, ob der Patient sich am Anfang oder Ende eines Metastasenschubs befindet. Aufklärung bringt hier in Kürze eine Multicenter-Studie (USA/Europa) mit insgesamt ca. 6000 Patienten (deutsche Beteiligung: Heidelberg, Stuttgart/Schillerhöhe), die erstmals eine ausschließlich Primärtumor-spezifische Analyse betreibt, also konkrete Aussagen zum Einzelfall gestattet, z. B.: Patient mit fünf bilateralen Metastasen, zwei Jahre nach Hypernephrom, welches im Stadium T3 N1 reseziert wurde. Die ersten Auswertungen dieser Studie haben Dank der großen Anzahl rekrutierter Patienten hier bereits klare Aussagen geliefert und *tumorfreies Intervall* und *Metastasenzahl* bei bestimmten Primärtumoren als Prognosefaktoren klar in den Vordergrund gestellt. Patienten mit chemotherapie-sensiblen Primärtumoren sind hiervon vollständig verschieden, denn Metastasenzahl und tumorfreies Intervall treten prognostisch hinter den Remissionsgrad nach Chemotherapie ganz in den Hintergrund.

Als positives Feedback dieser Metastasenchirurgie wird zur Zeit der Grundmechanismus der *intrapulmonalen Metastasenentstehung* von der Einzelzellnidation bis zum Metastasenknoten untersucht (Bochum, Pathologie Bergmannsheil). Eine grundlegende Beeinflussung der klinischen Indikationsstellung erscheint in Zukunft nicht ausgeschlossen.

Experimentelle Untersuchungen zur Chemoperfusion der Metastasenlunge laufen zur Zeit in Stuttgart. Weitere Lungenperfusionsmodelle existieren bzw. sind im Aufbau in München/Großhadern (Pharmakokinetik von Chemotherapeutika, Reperfusionsphänomene), Hannover (zelluläre Strukturschäden nach Konservierung mit unterschiedlichen Perfusaten, Prävention des Reperfusionsschadens), Ulm (Reperfusion, Chemoperfusion, xenogene Perfusion).

Immuncytochemisch nachgewiesene, CH-2 positive Zellen im Knochenmark bei Bronchialcarcinom wurden bzw. werden inzwischen in mehreren Abteilungen untersucht (München/Großhadern, München/Gauting, Ulm, Giessen). Da vereinzelt bereits die Nachweisbarkeit solcher Zellen als unabhängiger Prognosefaktor eingestuft wird, erfolgt auch die schon bereits erwähnte Phase I-Studie, in der Patienten mit einer hohen Anzahl knochenmarkspositiver Zellen, randomisiert mit *monoklonalem Antikörper* (C46), respektive Placebo behandelt werden (München/Großhadern).

Ein weiterer neuer Prognosefaktor außerhalb der TNM-Klassifikation scheint durch die Methode der *intraoperativen Pleuralavage* sich abzuzeichnen, wobei die aus

Giessen publizierten Ergebnisse bisher nur in Japan und nur zum Teil bestätigt sind. Die sogar im Stadium I zeitlich noch vor Tumorpräparation in der Lavage nachweisbaren Tumorzellen scheinen danach die Prognose deutlich zu verschlechtern. Andererseits ist nicht geklärt, warum sich in dieser Gruppe vermehrt hämatogene Fernmetastasen einstellen sollen. Weitere Untersuchungen mit der Frage der Reproduzierbarkeit dieser Giessener Ergebnisse sind zur Zeit auf dem Wege (Stuttgart, Halle, Berlin).

Schwerpunkt Operationstechnik

Ein aus den USA „re"importiertes Verfahren wird zur Zeit besonders intensiv evaluiert, die sogenannte Volumenreduktion der Lunge im Endstadium des diffusen Emphysems. Charakteristisch ist, – ähnlich wie bei der Metastasenchirurgie – daß die Ausführung selbst technisch sehr anspruchslos, die Indikationsstellung aber äußerst delikat ist. Nicht zu verwechseln mit der lange bekannten Bulla-Chirurgie, reseziert dieses Verfahren so exakt wie möglich, je nach Perfusions-/Ventilationsverhalten, entweder die apico-lateralen Anteile, wie beim chronisch substantiellen Emphysem, oder aber die dorso-caudalen, wie z. B. beim Alpha-1-Antitrypsinmangel und Mucoviscidose, und zwar jeweils die am deutlichsten überblähten peripheren Lungenanteile – in der Regel ca. 30% des Totalparenchyms. Je nachdem, welche Patientengruppe überwiegt, ist im ersten Fall der transsternale Zugang leicht praktikabel und erfolgreich, im zweiten unter Umständen – wenn die dorso-caudalen Segmente überwiegend betroffen sind – die videoskopische Methode, unter Umständen unter einzeitig bilateraler Durchführung. Mittelbar werden die FEV 1 und der 5-min-Gehtest signifikant verbessert, unmittelbar die muskuläre Zwerchfellvorspannung, das Residual- und Totalvolumen, sowie die Ruhelage der Lungenelastizität, so daß sie sich „bei Ausatmung besser verkleinern kann" (*elastic recoil*).

Ob die FEV 1 der sinnvollste Parameter ist, scheint fraglich, denn die Ergebnisse verschiedener Arbeitsgruppen sind da sehr variabel: Einige beginnen präoperativ bei 600 ml und sind postoperativ bei 900, exakt dort, wo andere präoperativ beginnen, die postoperativ bei 1200 bis 1300 ml liegen. Indikation, VATS versus offene Methode und Dauer des erzielten Effektes sind zur Zeit in der Erforschung, nachdem die praktisch operativen Aspekte keine größeren Probleme bieten (Essen, Hannover, Wien, Bern). Wegen der aufwendigen Vor- und Nachbehandlung sind diese Operationen Zentren mit entsprechender pulmonologischer Strukturkompetenz vorbehalten.

Nach Einführung der *videoassistierten Thorakoskopie* (*VATS*) in die Thoraxchirurgie beschäftigen sich weltweit zahlreiche, in Deutschland einige wenige multizentrische Studien, mit dem direkten Vergleich der offenen versus thorakoskopischen Methode. Die Chance des prospektiv randomisierten Vergleichs von Anfang an wurde leider nicht genutzt. Eine multizentrische Erhebung VATS versus offene Methode beim Pneumothorax wird zur Zeit von Stuttgart, Berlin/Heckeshorn und Jena aus durchgeführt. Auch die Quantifizierung des unterschiedlichen Muskeltrauma sowie die daraus ableitbaren funktionellen atemphysiologischen Differenzen werden erforscht (München/Gauting, Stuttgart, Ulm), ebenso die Möglichkeiten der verbesserten Rundherdortung. Ein einheitliches, multizentrisches Studienregime, das ähnlich wie in den USA die Unterschiede zwischen VATS und konventioneller Chirurgie prospektiv randomisiert nach einheitlichen Kriterien, wie postoperativem Schmerzempfinden, funktionellen Parametern des *Gasaustausches und Schmerzmediatoren* beurteilt, existiert leider nicht.

Schließlich sind noch kleinere, vorwiegend auf praktisch-klinische Lösungen abzielende Projekte in Arbeit mit zum Teil technisch-klinischer Fragestellung, etwa neue *Klebetechniken* an Lunge und Bronchus (Gelatine-Glutaldehyd-Kleber) in Freiburg, Stenosebehandlung der großen Atemwege mit *Laser-* respektive *Cryo-Technik* (Freiburg), Temperaturmessungen bei offener Laseranwendung am Lungenparenchym (Bad Berka), sowie alloplastischer *Trachealersatz* im Tierexperiment (Jena).

Schwerpunkt Transplantation

Neben der Onkologie gehen nach wie vor die meisten Forschungsimpulse von den Transplantationsaktivitäten im Thorax aus, die vorwiegend in Universitätsabteilungen, entweder im Rahmen der Allgemeinchirurgie in Kooperation mit der Herzchirurgie, oder zumeist in Abteilungen für Herz-, Thorax- und Gefäßchirurgie durchgeführt werden (Hannover, München, Berlin). Obwohl die operativ technischen Probleme der uni- und bilateralen Lungentransplantation zum Teil als gelöst gelten, ist die klinische Lungentransplantation nach wie vor auf wenige Zentren konzentriert. Die bearbeiteten klinischen und experimentellen Fragestellungen beziehen sich auf Probleme der optimalen *Organkonservierung*, der Patientenauswahl, sowie den Zeitpunkt der Transplantation, der korrekten Einschätzung perioperativer Risikofaktoren, der Verbesserung der Nahttechnik der trachealen Anastomose, der *optimalen Immunsuppression*, sowie Probleme der Nachsorge, insbesondere der Erkennung und Vermeidung einer das Langzeit-Ergebnis limitierenden *Bronchiolitis obliterans*. Der Zusammenhang zwischen Reperfusionsschädigung und Langzeit-Organfunktion spielt auch bei dem Organ Lunge eine entscheidende Rolle. Die Häufigkeit akuter Abstoßungen und CMV-Infektionen scheint das Auftreten der Bronchiolitis obliterans zu begünstigen, obwohl deren formale Pathogenese nach wie vor einer definitiven Klärung bedarf. Klinisch leicht erfaßbare Parameter, wie die Herzfrequenzvariabilität als indirekter Parameter der autonomen Reinervation des Herzens, z. B. nach Herz-Lungentransplantation, wird ebenso wie die rechtsventrikuläre Kontraktilität in ihrer Wertigkeit untersucht (Hannover). Ziel dieser Bemühungen ist es, die Organfunktion nach Transplantation einem Monitoring zu unterziehen; hierfür sind einfache Bluttests nicht ausreichend. Demgegenüber ist das *immunologische Monitoring* nach Transplantation ungleich schwieriger. Wie auch bei anderen Organen bereitet die Abgrenzung einer Abstoßung von einer atypischen oder auch viralen oder Pilz-Pneumonie Schwierigkeiten. Hier wird neben einer bronchialen Mukosabiopsie im Transplantat auch eine *thorakoskopische periphere Parenchymbiopsie* zur Verbesserung der histomorphologischen CMV-Diagnostik empfohlen (München/Großhadern). Bei 65% aller Patienten erweist sich auch das zytoimmunologische Monitoring als frühester und empfindlichster Parameter zur Erkennung einer Abstoßung nach isolierter Lungentransplantation. Dieses Monitoring erfolgt über die tägliche Auswertung des peripheren Blutbildes unter dem Mikroskop hinsichtlich Lymphoblasten und aktivierter Lymphozyten und ist im Ergebnis stark untersucherabhängig.

Wie bereits erwähnt, stellt das Problem der *Organkonservierung* mit der extremen zeitlichen Limitierung eine Herausforderung für die klinische und experimentelle

Forschung dar. Die Untersuchungen an Ratten- und Schweinelungen sind einerseits nur bedingt auf den Menschen übertragbar, andererseits stehen humane Organe für Forschungszwecke naturgemäß nicht zur Verfügung. Viele Experimente werden daher im isolierten ex-vivo *Lungenperfusionsmodell* durchgeführt, in welchem sowohl neue Zusätze zu bereits existierenden, wie auch grundsätzlich neue Perfusionslösungen getestet werden (Hannover, Berlin, Ulm, Stuttgart). Neue pathophysiologische Erkenntnisse der Rolle von *Sauerstoffradikalen* (gesichert) oder von *Adhäsionsrezeptoren* zur Blockade der T-Zell-Endothelinteraktion (weniger gesichert) nebst anderen Parametern der Reperfusionsschädigung müssen allerdings noch klinisch überprüft werden.

In zum Teil DFG-geförderten Projekten werden unter anderem zur Zeit folgende Fragen aufgegriffen:

Im Rattentransplantationsmodell werden molekulare *Leukozyten-Endothelinteraktionen* bei postischämischen, entzündlichen sowie abstoßungsbedingten Vorgängen untersucht. Die Inhibition der T-Zell-Interaktion mit dem Lungenendothel wird hierbei auch unter dem Aspekt der Toleranzinduktion, zumindest aber unter dem Aspekt der Verbesserung der Immunsuppression und der Vermeidung eines zu stark ausgeprägten Reperfusionssyndromes am Organ Lunge getestet (Hannover). Die Rolle einer *Surfactant-Substitution* (bovin oder synthetisch) nach experimenteller Transplantation wird von mehreren Arbeitsgruppen untersucht (Münster, Hannover), wiederum andere beschäftigen sich mit Zusätzen zur Konservierung wie beispielsweise PAF-Antagonisten, Xanthin-Derivaten oder kaliumarmen, kolloidalen Lösungen (München, Großhadern). Weitere Größen, wie Molekulargewicht und Art der hochmolekularen Bestandteile, Temperatur, CAMP, L-Arginin und Perfusions-flußrate werden ebenfalls getestet (Hannover). Neue Perfusionslösungen, wie beispielsweise die *ET-Kyoto Lösung* oder die „*Perfadex*"-Lösung, befinden sich teilweise bereits im klinischen Einsatz.

Zusammenfassung

Besonders die zuletzt gemachten Ausführungen zur Transplantation, zum Teil aber auch die vorangegangenen können naturgemäß nicht vollständig sein. Die angesprochenen Punkte, adjuvante und neoadjuvante Multicenterstudien beim Nichtkleinzeller im Stadium III a und III b, sowie zum Teil beim Kleinzeller, Onkogene, Suppressor- und Proliferationsparameter der Tumoreinzelzelle beim Bronchialcarcinom, Relevanz der Einzelzelldisseminierung, Spätergebnisse der Metastasenchirurgie, multizentrische Evaluation der videoassistierten Chirurgie mit Mediatoruntersuchung, in-vitro-Lungenperfusionsmodelle (ARDS, Reperfusion), die Volumenreduktion und schließlich das umfangreiche Gebiet der Transplantation sind lediglich immer wiederkehrende Schwerpunkte bei der Befragung thoraxchirurgischer Zentren und in der Literatur. Es ist durchaus möglich, daß einzelne Abteilungen ihre Repräsentation und Namensnennung vermissen. Dies liegt daran, daß – wie eingangs bemerkt – eine vollständige, flächendeckende Evaluation jedes bekannten Zentrums hier nicht der Zielsetzung entsprach, sondern lediglich eine schwerpunktmäßige Zusammenfassung der Forschungsinhalte.

Literatur

1. Buhr J, Gonner S, Berghäuser KH, Kelm C, Padberg WM: Intraoperative Pleuralavage und intrapulmonale Tumorzellausbreitung als Prognosefaktoren beim Bronchialcarcinom
2. Hoffmann H, Bittmann I, Moroder E, Reichenspurner H, Dienemann H (1995) Videothoracoscopic wedge resection of the lung for the diagnosis of acute rejection in lung transplant recipients. Transplant Proc 27:2002–2003
3. Izbicki JR, Passlick B, Karg O, Bloechle C, Pantel K, Knoefel WT, Thetter O (1995) Impact of radical systematic mediastinal lymphadenectomy on tumor staging in lung cancer. Ann Thorac Surg 59:209–214
4. Kayser K, Liewald F, Kremer K, Tacke M, Storck M, Faber P, Bonomi P (1994) Alteration of integrated optical density and intercellular structure after induction chemotherapy and survival in lung carcinoma patients treated surgically. Analyt Quant Cytol Histol 16:18–24
5. Kivisto KT, Fritz P, Linder A, Friedel G, Beaune P, Kroemer HK (1995) Immunohistochemical localization of cytochrome P450 3A in human pulmonary carcinomas and normal bronchial tissue. Histochem Cell Biol 103:25–29
6. Krieg P, Wahler T, Hartrumpf M, Rohde R, Schneider B (1996) Vernebeltes Prostaglandin E1 (PGE1) in Kombination mit Stickstoffmonoxid (NO) zur Therapie der pulmonalen Hypertonie – Eine neue Strategie in der thorakalen Organtransplantation. Langenbecks Archiv Chir Suppl I (Forumband):S 285–290
7. Müller C, Hoffmann H, Bittmann I, Isselhard W, Messmer K, Schildberg FW (1996) Ist die hypotherme Perfusion zur Konservierung der Lunge erforderlich? Langenbecks Archiv Chirurgie Suppl I (Forumband):577–582
8. Pantel K, Izbicki JR, Passlick B, Anstwurm M, Häussinger K, Thetter O, Riethmüller G (1996) Frequency and prognostic significance of isolated tumour cells in bone marrow of patients with non-small cell lung cancer without overt metastases. Lancet 347:649–653
9. Passlick B, Izbicki JR, Haussinger K, Thetter O, Pantel K (1995) Immunohistological detection of P53 protein is not associated with a poor prognosis in non-small cell lung cancer. J Thorac Cardiovasc Surgery 109:1205–1211
10. Reichenspurner H, Girgis RE, Robbins RC, Yun K, Berry GJ, Theodore J, Reitz BA: Analysis of risk factors in obliterative bronchiolitis after pulmonary transplantation: diagnosis and management in 184 patients over 14 years. The Society of Thoracic Surgeons, 32. Annual meeting, Abstract 41 (S 124–125)
11. Steinhoff G, Behrend M, Richter N, Haverich A (1995) Endothelial adhesion molecules in human heart and lung transplants. Transplant Proc 27:1274–1276
12. Storck M, Grimmel S, Henrich MM, Liewald F, Reske SN, Sunder-Plassmann L (1994) Diagnostische Wertigkeit der Positronen-Emissions-Tomographie mit Fluor-Deoxy-Glukose (18-FDG) bei Patienten mit Bronchialcarcinom. Z Herz Thorax Gefäßchir 8:126–130
13. Struber M, Cremer J, Harringer W, Hirt SW, Costard-Jackle A, Haverich A (1995) Nebulized synthetic surfactant in reperfusion injury after single lung transplantation. J Thorac Cardiovasc Surg 110:563–564
14. Wagner TO, Haverich A, Fabel H (1994) Lungen- und Herz-Lungen-Transplantation: Indikation, Komplikationen und Prognose. Pneumologie 48:110–120
15. Will BM, Wahlers T, Fehrenbach H, Hirt SW, Haverich A, Richter J (1995) Human lung preservation with Euro-Collins solution: early postoperative transplant function correlates with ultrastructural alterations of the contralateral donor lung. Transplant Proc 27:1997–1999

Forschung in der plastischen Chirurgie

E. Biemer

Obwohl seit 1978 Teilgebiet der Chirurgie und seit 1991 eigenes Fachgebiet, ist die Plastische Chirurgie bisher nur an 7 Universitäten mit eigenen Abteilungen bzw. Kliniken vertreten. Dieser Umstand macht Grundlagenforschung in der Plastischen Chirurgie sehr schwer bzw. fast unmöglich. Hinzu kommt, daß diese universitären Einrichtungen meist personalmäßig sehr limitiert sind bzw. Neugründungen darstellen.

Dennoch ist es erstaunlich, welch große Innovation im klinischen Bereich von diesem Fach in den letzten 10 Jahren in Deutschland ausging – was ja letztlich auch zur Anerkennung zum eigenen Fachgebiet in unserem Lande mit geführt hat. Dies wurde und wird häufig auch getragen von Abteilungen in Häusern mit privatem Träger oder Städtischen Kliniken.

Die derzeitige Forschung in der Plastischen Chirurgie in Deutschland kann, soweit von mir im einzelnen überblickbar, in 4 Gruppen gegliedert werden, Projekte und Forschungen laufen in folgenden Bereichen:

1. Verbrennungsbehandlung (an Kliniken, denen Verbrennungszentren angegliedert sind)
2. Qualitätssicherung
3. Entwicklung und Verfeinerung von Techniken und Operationsverfahren
4. Untersuchung mit Wachstumsfaktoren.

Verbrennungsbehandlung

Auf dem Gebiet der Verbrennungsbehandlung sind es besonders Forschung und Arbeiten mit der Testung und Entwicklung für epidermalen Hautersatz. Schwerpunkt zur Zeit ist einmal die Keratinozytenzüchtung zum Hautersatz für die frühzeitige Deckung großflächiger Hautdefekte. Zur Verbesserung der Stabilität und Aufbau auch einer koriumähnlichen Struktur wird versucht, Kollagen-Elastin-Membranen ebenfalls herzustellen, auf die dann in einer zweiten Schicht Keratinozyten aufgebracht werden.

Ferner werden immunologische Fragen zur Infektprophylaxe, zur Verminderung von Streßulcerationen sowie Untersuchungen zur frühenteralen Ernährung an größeren Patientenkollektiven untersucht.

Auf technischer Seite versucht man z. B. mit gepulstem CO_2 Laserstrahl die Abtragung von Verbrennungsnekrosen zu optimieren und vor allem zu beschleunigen.

Daneben laufen verschiedene retrospektive Studien zur Festlegung von outcome scores nach ausgedehnten Verbrennungen, einerseits nach funktioneller Bewertung, andererseits nach sozio-ökonomischen Fakten.

Qualitätssicherung

Qualitätssicherung ist traditionsgemäß ein wichtiges Forschungsgebiet in der Plastischen Chirurgie, da gerade in diesem Fachgebiet die Spätergebnisse der Behandlung meist ersichtlich und damit der Bewertung und Kritik des Patienten in erheblichem Maße ausgesetzt sind.

Durch die rasante Entwicklung der freien Gewebetransplantation mit immer neuen Spendebezirken stand zunächst natürlich der rekonstruktive Aspekt im Vordergrund der Behandlung. Heute laufen verschiedene Studien zur Beurteilung des Hebedefektes, damit die dortige Mortalität in die Gesamtbeurteilung miteinbezogen werden kann.

Vergleichende Untersuchungen werden durchgeführt auf diesem Hintergrund zwischen konkurrierenden Verfahren der Wiederherstellung, wie etwa bei der Brustrekonstruktion. Auf diesem Gebiet, auch angestoßen durch die Diskussion über die möglichen Risiken von Silikongelaustritten in das Gewebe, erfolgten 2 groß angelegte, retrospektive Untersuchungen über die mögliche Auslösung von Autoimmunerkrankungen. Hier wurden auch zusätzlich Fragen der Kapselbildung, der Implantatart und dergleichen mitdiskutiert.

Ein zusätzliches Feld ist die retrograde Evaluierung von Replantationsergebnissen, die seit 1975 auch in Deutschland routinemäßig durchgeführt wurden. Aus solchen Outcomestudien ergeben sich wichtige Rückschlüsse wiederum für die Indikationsleitlinien.

Entwicklung und Verfeinerung von Operationstechniken und -verfahren

In den letzten 20 Jahren war die Plastische Chirurgie wie kaum ein anderes operatives Fach innovativ im Hinblick auf Entwicklung von Operationsverfahren. Gerade durch die Entwicklung der Mikrochirurgie der Nerven und Gefäße erlebte die rekonstruktive Chirurgie einen enormen Aufschwung. Entsprechend groß sind die Aktivitäten auf diesem Gebiet zur Optimierung dieser Möglichkeiten, wie etwa bei der Brustrekonstruktion mit Eigengewebe, primär oder sekundär, der Wiederherstellung von Greiffunktionen bei schwer geschädigten Händen durch Zehentransplantation, verbesserten Möglichkeiten der Konstruktion bei Fehlbildungen der Extremitäten. Die aktuellsten und interessantesten Forschungen in diesem Zusammenhang sind sicherlich Projekte, die unter dem Gebiet „prefabricted flaps" zusammengefaßt werden können. Dies bedeutet, daß hier besonders günstige Spenderregionen mit wenig Morbidität durch Verlagerung von Gefäßstielen in diese Region mit zusätzlicher Kombination weiterer Gewebe zu komplexen, freien Transplantaten mit mikrovaskulären Anschlußmöglichkeiten zusammenstellen – wie etwa die Vorformung einer kompletten Nase, etc. Dies hat den Vorteil, daß nicht mehrere Einzeloperationen, etwa im Gesicht, durchgeführt werden müssen und daß die Nachteile eines möglichen Hebedefektes sehr gering gehalten werden können.

Im Rahmen der mikroinvasiven Chirurgie hat sich das Endoskop auch bereits einen Platz in der Plastischen Chirurgie erobert. Obwohl hier kaum in vorgefertigten Höhlen gearbeitet wird, haben sich doch bereits deutliche Indikationen herauskristallisiert, neuere Indikationen werden erarbeitet.

Auf dem Gebiet der craniofazialen Fehlbildungen wären als neue Operationsverfahren die Untersuchung über Distraktionsmethoden im Mittelgesichtsbereich zu erwähnen, bei denen bereits eigene Instrumentarien an der Abteilung für Plastische und Wiederherstellende und Handchirurgie, Zentrum für Schwerbrandverletzte, Krankenhaus München-Bogenhausen, entwickelt wurden.

Wachstumsfaktoren spielen eine immer größere Rolle, besonders bei den „oberflächlichen" Problemen, mit denen sich Plastische Chirurgie beschäftigt. Hier laufen Untersuchungen besonders mit neurotropen Wachstumsfaktoren zur Verbesserung der Regeneration von peripheren Nerven. Ferner wird der Einfluß auf die Wundheilung untersucht mit Wachstumsfaktoren, die aus Thrombozyten des Patientenblutes gewonnen werden. Alle diese Einzelprojekte, die sich naturgemäß auf die Universitätskliniken, großen BG-Kliniken bzw. Abteilungen an Städtischen Krankenhäusern beschränken, werden fast ausschließlich über Drittmittel finanziert. Wegen der Kleinheit der plastisch-chirurgischen Einheiten bedeutet Forschung fast immer eine Tätigkeit in der eigentlichen Freizeit der ärztlichen Mitarbeiter, da eigene Forschungsstellen nicht zur Verfügung stehen.

Zur weiteren Illustration bezüglich der Forschungsprojekte möchte ich 3 Programme detailliert vorstellen.

1. Möglichkeiten zur Behandlung großflächiger Verbrennungswunden unter Verwendung neuartiger Kollagenfolien

aus der Klinik für Verbrennung- und Plastische Wiederherstellungschirurgie, Klinikum der RWTH Aachen, Pauwelsstr. 30, 52057 Aachen.

Eine aus Schweinen gewonnene Kollagen-Elastin-Membran wurde als Koriumersatz in Verbindung mit in vitro gezüchteten autogenen Keratinozyten als Epidermisersatz im Tiermodell getestet.

Der Prozeß der Geweberekonstruktion und des Abbaus der transplantierten Membranbestandteile wurde mittels histologischer, immunhistochemischer und elektronenmikroskopischer Methoden untersucht.

Im Tierexperiment an der Ratte (DA) waren die von uns getesteten Membranen nach ca. 20 Jahren in der Regel vollständig vaskularisiert und von verschiedenen Zelltypen besiedelt. Am Endpunkt der Versuchsreihe (41 Tage p. o.) waren die Kollagenfasern der Membran weitgehend abgebaut und durch neugebildete ersetzt worden, wohingegen die elastischen Fasern noch größtenteils vorhanden waren. Langzeitversuche zeigten, daß nach 140 Tagen das Membrankollagen vollständig abgebaut war, während immer noch Reste des Membranelastins gefunden wurden.

In einem zweiten Schritt wurden bereits integrierte Membranen mit nach der Methode von Rheinwald und Green in vitro gezüchteten Keratinozyten besiedelt. Im Durchschnitt waren nach 8–11 Tagen Zellwachstum 47% des Transplantats epithelisiert. Schon 6 Tage nach der Zellapplikation war stellenweise ein mehrschichtiges, differenziertes Epithel ausgebildet. Zwischen den Epithelzellen wurden Lymphozyten und Langerhanszellen gefunden. Nach 10 Tagen Zellwachstum war eine komplette Basalmembran mit deutlich ausgebildeten Anchoring fibrils vorhanden .

Die Wundkontraktion wurde durch eine Transplantation dieser Membranen deutlich verringert.

Erste Versuche deuteten darauf hin, daß eine der Transplantation vorausgehende Besiedelung der Membranen mit dermalen Fibroblasten sowohl den Prozeß der Integration in den Wundgrund als auch die Epithelisierung günstig beeinflußt.

Damit vereinen die Membranen viele Eigenschaften, wie sie für ihre Verwendung im Sinne eines Template zur Neubildung einer Koriumsstruktur bei tiefen Hautdefekten gefordert werden müssen. In dieser Hinsicht ist sie sämtlichen anderen derzeit bekannten Materialien, die für ähnliche Zwecke entwickelt wurden, überlegen [1, 7, 9, 10, 14, 18].

2. Das zusammengesetzte, allogene Nerventransplantat vom Neugeborenen – Eine Möglichkeit der Verminderung der Abstoßungsreaktion ohne Immunsuppression?

aus der Klinik für Plastische, Hand- und Wiederherstellungschirurgie, Schwerverbrannten-Zentrum, Experimentelle Plastische, Hand- und Wiederherstellungschirurgie der Medizinischen Hochschule Hannover, Podbielskistr. 380, 30659 Hannover.

In Kooperation mit:
dem Institut für Neuropathologie der Medizinischen Hochschule Hannover, Konstanty-Gutschow-Str. 8, 30625 Hannover, und
der Policlinic Orthopédique de Lyon – Clinique du Parc, Chirurgie et Microchirurgie de la Main et du Membre Supérieur, Chirurgie des Paralysies, 86 Bd des Belges, 69006 Lyon/Frankreich, und
dem Institut National de la Santé et de la Recherche Médical (INSERM) Unité 80, Pavillion P, Hopital Edouard Herriot, Place d'Arsonval, 69347 Lyon/Frankreich, und
dem Centre d'Etudes Metaboliques par Spectroscopic de Resonance Magnétique, INSERM u 80, CNRS URA 1177, Pavillion P, Hopital Edouard Herriot, Place d'Arsonval, 69347 Lyon/Frankreich
und Finanzierung durch
Science-Stipendium der Europäischen Gemeinschaft (ERB 400 1 GT 910 553) und Stipendium der Freunde der Medizinischen Hochschule Hannover.

Problemstellung

Wie mehrere tierexperimentelle und klinische Studien in den letzten Jahren gezeigt haben, scheint fötales und Neugeborenengewebe (und Zellen) eine verminderte bis fehlende immunologische Abstoßungsreaktion nach Transplantation zu provozieren und darüberhinaus funktionell befriedigende Ergebnisse zu erbringen. Auch für Nervengewebe im Bereich der Stammganglien (zentrales Nervensystem) konnte experimentell und klinisch eine verminderte Abstoßung von allogenem fötalen Nervengewebe mit ermutigenden funktionellen Ergebnissen beschrieben werden.

Für periphere Nervengewebe liegen weder tierexperimentelle noch klinische Erfahrungen bezüglich möglicher funktioneller und immunologischer Ergebnisse nach allogener Transplantation von fötalem oder Neugeborenengewebe vor. Dies war der Ausgangspunkt in einer tierexperimentellen Studie an Inzuchtratten folgende Hypothesen zu überprüfen:

1. Es ist technisch nicht möglich, das fragile periphere Nervengewebe neugeborener
   Ratten als Transplantationsmaterial zur Überbrückung von segmentalen Nervendefekten bei adulten Ratten zu verwenden.
2. Es bestehen keine Unterschiede hinsichtlich der funktionellen Ergebnisse nach
   Transplantation von allogenen neugeborenen oder allogenem adulten peripheren
   Nervengewebe.
3. Es bestehen keine Unterschiede hinsichtlich der immunologischen Abstoßung
   nach Transplantation von allogenem neugeborenen oder allogenem adulten peripheren Nervengewebe.

Material und Methode

Nach anatomischen und histologischen Untersuchungen an Ratten wurde in der 1.
Phase das „zusammengesetzte Nerventransplantat vom Neugeborenen" entwickelt. In
einem 2. Schritt wird das „zusammengesetzte Nerventransplantat vom Neugeborenen" in einer tierexperimentellen Studie an Inzuchtratten (Fischer 344/Han und
Brown Norway) in einem Allotransplantationsmodell untersucht.

Bei 196 Ratten, welche in 7 Gruppen zu je 28 Tieren aufgeteilt werden, wird ein seg-
mentaler Defekt von 10 mm Größe am N. peroneus communis der linken hinteren
Extremität gesetzt (Tabelle 1).

In Gruppe I (Gap) wird der Defekt ohne Therapie belassen, um die spontane Regenerationsfähigkeit des N. peroneus zu evaluieren. In Gruppe II (adultes isologes Transplantat) wird das resezierte Nervenstück invertiert und in epi-perineuraler Technik
mit 11/0 Faden wieder eingenäht. In Gruppe III (adultes allogenes Transplantat) wird
das resezierte Nervensegment des genetisch unterschiedlichen Rattenstammes invertiert und eingenäht. In Gruppe IV (neugeborenes isologes Transplantat) wird ein
„zusammengesetztes Neugeborenen Nerventransplantat von genetisch identischen

Tabelle 1. Gruppenbildung, operativer Eingriff und Fragestellung

Gruppe	Art des Transplantates	Zu untersuchendes Merkmal	Anzahl der Tiere	Zeitpunkt der Untersuchung			
				1	2	8	16
I	keine Rekonstruktion	spontane Regeneration	28	7	7	7	7
II	autolog adult	Referenzwert nach Nerventransplantation	28	7	7	7	7
III	allogen adult	Referenzwert für Abstoßungsreaktion	28	7	7	7	7
IV	autolog neugeboren	Einfluß von Material und Arrangement	28	7	7	7	7
V	allogen neugeboren	gesuchte Größe	28	7	7	7	7
VI	Kontrolle BN	Kontrollwerte ohne OP	28	7	7	7	7
VII	Kontrolle F 344/Han	Kontrollwerte ohne OP	28	7	7	7	7
			196	49	49	49	49

Tieren eingenäht. In Gruppe V (neugeborenes allogenes Transplantat) wird ein „zu-sammengesetztes Neugeborenen Nerventransplantat" von genetisch unterschiedli-chen Tieren eingenäht. Gruppe VI (BN) und VII (F 344/Han) bestehen aus je 28 nicht-operierten Kontrolltieren der beiden verwendeten Rattenstämme. In jeder Gruppe wurden Untergruppen zu je 7 Tieren gebildet, welche nach 1, 2, 8 und 16 Wochen aus-gewertet wurden (Tabelle 1).

Untersuchungsmethoden

Neben der klinischen Untersuchung führen wie eine computergestützte Ganganalyse, elektrophysiologische Untersuchungen, Muskelgewichtsbestimmungen, morphome-trische Axonzählungen im Bereich des distalen Nervenstumpfes und immunhistologi-sche Untersuchungen durch.

Zwischenergebnisse

Als Zwischenergebnisse der eigenen Studie kann man sagen, daß es technisch möglich ist, das fragile periphere Nervengewebe neugeborener Ratten als Transplantationsma-terial zur Überbrückung von segmentalen Nervendefekten bei adulten Ratten zu ver-wenden.

Aufgrund der bisher vorliegenden Ergebnisse zeigt das allogene periphere Nerven-gewebe vom Neugeborenen hinsichtlich der funktionellen Ergebnisse verglichen mit dem allogenem adulten peripheren Nervengewebe, ohne systemische Immunsuppri-mierung, deutlich bessere Ergebnisse [2, 4, 8, 11, 12, 15, 16].

3. Präformierte, frei transplantierbare Gewebelappen

aus der Abteilung für Plastische und Wiederherstellungschirurgie des Klinikums rechts der Isar der Technischen Universität München, Ismaninger Str. 22, 81675 München.

Finanziert durch ein DFG-Stipendium mit 2jähriger Laufzeit
Kooperation mit dem Institut für Experimentelle Chirurgie der Technischen Univer-sität München.

Die freie mikrovaskuläre Transplantation einer autologen, gefäßgestielten Gewebeein-heit vom Entnahmeort zum Empfängerareal unter Verwendung mikrochirurgischer Techniken ist eine verläßliche und etablierte Methode in der Plastischen Chirurgie geworden. Gewebeareale mit den dazu notwendigen anatomischen Voraussetzungen eines axilalen Gefäßstiels sind am menschlichen Körper limitiert oder können durch vorausgegangene Verletzungen reduziert sein. Häufig ist die Entnahme nur unter Erzeugung eines funktionellen oder ästhetischen Hebedefektes möglich. Für die Rekonstruktion filigraner Strukturen, wie z.B. Ohr und Nase, sind gestielte Gewebe-lappen aus Haut, Subcutangewebe und Faszie häufig zu dick und zu plump. Aus die-sem Grund ist es erstrebenswert, unabhängig anatomischer Gegebenheiten Lappen von benötigter Gewebezusammensetzung, Größe und Funktion durch Implantation eines Gefäßstieles herstellen zu können. Diese Kriterien erfüllt der präformierte, frei transplantierbare Lappen.

Das Prinzip beruht auf einer chirurgischen Zusammenführung eines Gefäßstieles und eines entsprechenden Transplantatgewebes. Beide Gewebe können aus verschiedenen Spenderarealen stammen, so daß sich die Wahl der entsprechenden Spenderareale flexibler und damit schonender gestalten läßt.

Nach einer gewissen, noch genauer zu definierenden Zeit wachsen vom implantierten Gefäßstiel ausgehend Blutgefäße in das umliegende Transplantatgewebe ein. Als Folge dieser Neovaskularisation entsteht nun eine axial gestielte, mikrovaskulär transplantierbare Gewebeeinheit aus Gefäßstiel und Transplantatgewebe. In einem zweiten Operationsschritt kann dieser, nun präformierte, frei transplantierbare Lappen an den endgültigen Ort der Verwendung transponiert werden.

Die Vorteile liegen in einer flexibleren Wahl der Entnahmestellen und damit einer Reduzierung der Defektmorbidität sowie in der freien Wahl der Gewebekomponenten des präformierten Lappens im Hinblick auf die gewünschte Funktionalität [3, 5, 6, 13, 17, 19, 20, 21].

Literatur

1. Beele H, Naeyaert JM, Monstrey S, Kint A (1995) Ulcers in pretibial epidermolysis bullosa. Grafting with autologous meshed split-thickness skin and allogenic cultured keratinocytes. Arch Dermatol 131 (9):990-992
2. Bernstein JJ, Goldberg WJ (1987) Fetal spinal cord homografts ameliorate the severity of lesion-induced hind limb behavioral deficits. Exp Neurol 98 (3):633-644
3. Cavadas PC, Vera-Sempere FJ (1994) Prefabrication of a vascularized nerve graft by vessel implantation: preliminary report of an experimental model. Microsurgery 15 (12) 877-881
4. Clowry GJ, Vrbova G (1992) Observations on the development of transplanted embryonic ventral horn neurones grafted into adult rat spinal cord and connected to skeletal muscle implants via a peripheral nerve. Exp Brain Res 91 (2):249-258
5. Frank JM, Vaneko S, Joels C, Tobin GR, Banis JC, Barker JH (1994) Microcirculation research, angiogenesis and microsurgery. Microsurgery 15:399-404
6. Khouri RK, Upton J, Shaw WW (1991) Prefabrication of composite free flaps through staged microvascular transfer: an experimental and clinical study. Plast Reconstr Surg 87:108-115
7. Krejci NC, Cuono CB, Langdon RC, McGuire J (1991) In vitro reconstitution of skin: fibroblasts facilitate keratinocyte growth and differentiation on acellular reticular dermis. J Invest Dermatol 97 (5):843-848
8. Milanov NO, Chausev SN, Arsenii VI, Zlotnikova AD (1993) Morphometic rationale for utilization or peripheral nerves of the hum fetus as vascularized allografts. Khirurgiia, Mosk (2):32-34
9. Myers S, Navsaria H, Sanders R, Green C, Leigh I (1995) Transplantation of keratinocytes in the treatment of wound. Am J Surg 170 (1):75-83
10. Navsaria HA, Myers SR, Leigh IM, McKay IA (1995) Culturing skin in vitro for wound therapy. Trends Biotechnol 13 (3):91-100
11. Nogradi A, Vrbova G (1994) The use of embryonic spinal cord grafts to replace identified motoneuron pools depleted by a neurotoxic lectin, volkensin. Exp Neurol 129 (1):130-141
12. Rosario CM, Aldskogius H, Carlstedt T, Sidman RL (1993) Differentiation and axonal outgrowth pattern of fetal dorsal root ganglion cells orthotopically allografted into adult rats. Exp Neurol 120 (1):16-31
13. Shen Tzu Yao (1981) Vascular implantation into skin flap: experimental study and clinical application: a preliminary report. Plast Reconstr Surg 68:404-409
14. Schaller E, Meyer H, Mailander P, Berger A (1991) Die akute und definitive Versorgung von Brandwunden mit gezüchteten Keratinozyten und freiem Gewebetransfer. Langenbecks Arch Chir Suppl Kongressbd:623-627
15. Tessler A, Himes BT, Houle J, Reier PJ (1988) Regeneration of adult dorsal root axons into transplants of embryonic spinal cord. J Comp Neurol 270 (4):537-548

16. Ueda S, Tanabe T, Ihara N, Sano Y (1989) Immunohistochemical study on fetal raphe samples transplanted into the leptomeningeal tissue of 5,6-dihydroxytryptamine-treated adult rats. Cell Tissue Res 256 (3):457–463
17. Valauri FA, Hirase Y, Buncke HJ (1988) Prefabricated neovascularized free muscle flaps: pedicle variations. J Reconstr Microsurg 4:203–207
18. Wilke B, Bandemir B (1989) Methodologic aspects in cultivating human keratinocytes. Dermatol Monatsschr 175 (10):635–646
19. Yajima H, Tamai S, Ishida H, Kisanuki O (1995) Prefabricated vascularized periosteal grafts using fascial flap transfers. J Reconstr Microsurg 11 (3):201–205
20. Yap-Legaspi EC, Nozaki M, Takeuchi M (1995) The contribution of perivascular tissue to the neovascularization of full thickness skin grafts, prefabricated flaps: an experimental study. Br J Plast Surg 48 (2):89–92
21. Zhang L, Tuchler RE, Chang B, Bakshandeh N, Shaw WW, Siebert JW (1992) Prefabrication of free flaps using the omentum in rats. Microsurgery 13:214–219

Forschung in der Herzchirurgie

H.-R. Zerkowski und J. Chr. Reidemeister*

Forschung in der Kardiovaskularchirurgie war von den Anfängen in den frühen 50er Jahren bis ungefähr 1970, der Phase der Innovation nach Kirklin [1], auch in Deutschland geprägt von praktischer, chirurgischer Forschung im Sinne von Pionierleistungen [2].

Was während der nächsten Phase das ausgesprochene Ziel klinischer Forschung war, den Herz-Thorax-Chirurgen in die Lage zu versetzen, Bedeutung, Wert und Auswirkungen operativer Behandlungsverfahren evaluieren zu können [3], begann mit den 70er Jahren in den US-amerikanischen Zentren, und wenig zeitversetzt in Europa und Deutschland: die Phase der Konsolidierung [1]: Evaluierung standardisierter Operationstechniken und Behandlungskonzepte anhand großer Fallzahlen und deren Langzeitbeobachtung waren vorrangige Aufgabe.

Erst Mitte der 80er Jahre, mit weitestgehender Standardisierung auch neuer Verfahren wie der Transplantationsmedizin, wurde dann begonnen, Wissenschaftlichkeit im „engeren Sinne" auch in die Chirurgie einzuführen, im Sinne der wissenschaftlichen Weiterentwicklung und kliniknahen Grundlagenforschung [1], die in den letzten Jahren Raum gegriffen hat, in der Umsetzung zweier grundlegender Ideen:

1. der konsequenten Umsetzung des Hawthorne-Effektes [4], d. h. der fortwährenden Selbstevaluierung chirurgischer Ergebnisse und Rückführung dieser praktischen Ergebnisse in die eigene, anwendungsbezogene Forschung zur Verbesserung des täglichen Arbeitskonzeptes, was nicht nur in weiten Bereichen einer internen Qualitätssicherung gleichkommt, sondern auch Anstoß wiederum gibt zu
2. kliniknaher Grundlagenforschung, die beginnt das alleinige chirurgische Feld zu verlassen und zunehmend klinische Forschergruppen in interdisziplinärer Arbeit einzubinden.

Standortbestimmung

Somit soll in dieser kurzen Zusammenstellung ein Überblick gegeben werden, Konzepte, Organisation und Möglichkeiten der chirurgischen Forschung in der Herzchirurgie zusammenzufassen.

Hierbei ist sicherlich von Bedeutung, daß bei 77 herzchirurgischen Einheiten in Deutschland nach Umfrage der Deutschen Gesellschaft für Thorax-, Herz- und Gefäßchirurgie zum Jahreswechsel 1995 überhaupt nur 31 Kliniken eine eigene experimentelle Forschungsmöglichkeit hatten.

---

* Für die Deutsche Gesellschaft für Thorax-, Herz- und Gefäßchirurgie

Analysiert man die grundlegenden Arbeitsbedingungen, basierend auf Umfrageergebnissen des Vorstandes und der Jahresstatistik der Deutschen Gesellschaft für Thorax-, Herz- und Gefäßchirurgie sowie der Analyse der Medline-Datenbank der Jahre 1990 bis 1996, bleibt festzuhalten, daß von 67 tätigen herz-thorax-gefäßchirurgischen Einheiten 48 (entsprechend 72%), in irgendeiner Weise forschend tätig waren. Dies reicht vom funktionierenden eigenen Grundlagenforschungslabor über die Einbindung in klinische Forschergruppen, Sonder-Forschungsbereiche und Einzelkooperationen bis zur rein klinischen Forschung in Form von Retrospektivanalysen oder laufenden randomisierten Studien.

Die wesentlichen herzchirurgischen Forschungsgebiete der letzten 2 bis 3 Jahre lassen sich subsummieren unter den Themenkreisen thorakale Transplantationsmedizin, Pathophysiologie von extrakorporaler Zirkulation, Ischämie und Reperfusion, Arterioskleroseentstehung, Endothelfunktionsuntersuchungen (von Morphologie bis Biochemie), Biomaterialien, spezielle Pharmakologie, Elektrophysiologie sowie auch heute noch chirurgisch-praktische Evaluierung von Operationstechniken, -verfahren sowie Geräten und Konzeptinnovationen.

Während sich unter experimentellen Gesichtspunkten allein 13 bis 15 Arbeitsgruppen der Herz- und 3 bis 4 Arbeitsgruppen der Lungentransplantation widmen, sind dies im klinischen Bereich zusätzlich etwa 15 Forschungsgruppen/-projekte.

Breiten Raum nehmen experimentelle Untersuchungen zur Myokardprotektion im Transplantationsbereich ein, was die präischämische, metabolische Konditionierung sowie die Restitution bzw. Reperfusion nach Ischämie einschließt.

In überwiegendem Maße werden heute Großtierversuche in der Regel als orthotope Herztransplantation bei Schweinen durchgeführt, Untersuchungen an Kleinnagern oder Fetaltieren dienen in der Regel nur noch isolierten, meist immunologischen oder biochemischen Fragestellungen.

Die Evaluierung von Immunsuppressiva oder immunsuppressiven Regimen findet in aller Regel an standardisierten Kleintiermodellen statt.

Breiten Raum nimmt in neuerer Zeit die Xenotransplantation am Tiermodell ein. Hierbei reicht das Spektrum von der grundlegenden immunologischen Analyse von nahen Artverwandtschaften bis zur praktischen Durchführung im Großtierversuch.

Auch spezielle pädiatrische Fragestellungen, wie das Wachstumsverhalten von Herz- und/oder Lungentransplantaten, werden extensiv bearbeitet.

Die Ischämieprotektionsforschung im Rahmen der thorakalen Transplantation hat den engen Sektor der Untersuchung von Konservierungslösungen verlassen, der Einfluß von zu übertragenden Donororganeigenschaften, systemischen Auswirkungen des vorgeschädigten Empfängers wie vor allen Dingen hämatologisch-immunologische Bedingungen stehen im Vordergrund des Interesses.

Die auf dem Gebiet der experimentellen thorakalen Transplantation gewonnenen Ergebnisse werden in aller Regel klinisch umgesetzt. Daneben sind eine Vielzahl mono- bzw. multizentrischer Studien organisiert worden, die alle Aspekte der Organtransplantation berühren (Nierenprotektion, Abstoßungsdiagnostik, Prävention usw.) Die Grundlagenerarbeitung zur Pathogenese und Verhütung der Transplantatvaskulopathie des Herzens blieb auch in den letzten Jahren ein vorrangiges Thema und findet bei der Lungentransplantation seine Entsprechung im Rahmen der Untersuchung der Bronchiolitis obliterans. Hier bleibt sicherlich zu bedenken, daß, – ganz ähnlich wie in der Arterioskleroseforschung – für diese Bedingungen ein valide übertragbares Tiermodell fehlt.

Auf dem Gebiet der pathophysiologischen Forschung im Rahmen der extrakorporalen Zirkulation, der Post-Ischämie und Reperfusion arbeiten weiterhin rund 8 etablierte Gruppen, die sich in aller Regel schon seit langen Jahren diesen Themen widmen und so unter experimentellen wie unter klinischen Gesichtspunkten insbesondere die auch klinisch in Untersuchung stehenden Verfahren betrachten:

Kristalloide- versus Blutkardioplegie, Applikationswege wie ante- und retrograde Kardioplegie, Konditionierung vor Ischämie wie Verbesserung der Restitution der Funktion nach ischämischer Phase. Hierbei gibt es kaum einen Bereich von der Metabolitenbestimmung über Mediatorenfreisetzung zur Untersuchung von Enzymkaskaden und Radikalenelimination u.v.a.m., der nicht mit unterschiedlichsten Methoden erforscht wird. Gerade hier scheint eine hohe Spezialisierung stattgefunden zu haben.

Neben diesen Kernbereichen herzchirurgischer grundlagenbezogener und kliniknaher Forschung wird traditionell eine kaum noch systematisch darzustellende anwendungsorientierte Klinikforschung betrieben. So sind neben drei großen multizentrischen prospektiven Klappenstudien 39 unterschiedliche Konzepte klappentypspezifischer Studien in der Literatur identifizierbar. Gleiches gilt für eine Vielzahl von diagnostischen oder therapeutischen Verfahren insbesondere im intensivmedizinischen Bereich, wo vom Streßecho über die intraoperative Anwendung des IVUS bis zu Szintigrafie, PET und neurophysiologischen Untersuchungen eine Vielzahl kleinerer Studien betrieben werden.

In den letzten zwei Jahren ist überraschend ein weiterer Trend zu verzeichnen, der die Phase zwei und eins nach Kirklin rekapituliert, was Anfang der 90er Jahre für nicht mehr möglich gehalten worden ist.

So wird nach nahezu 10 Jahre dauernder Standardisierung der parakorporalen wie voll implantierbaren mechanischen Unterstützungssysteme dieses mittlerweile probate klinische Verfahren der Überbrückung zur Transplantation einer weitergehenden Evaluierung mit Mitteln der Grundlagenforschung unterzogen. Sowohl Möglichkeiten der Optimierung der technischen Bedingungen mit dem Fernziel des voll implantierbaren Dauerersatzes des Herzens werden untersucht, als auch Fragestellungen, die immer größere Aktualität bei Ausweitung der Indikation und nicht weiter steigerbaren Spenderaufkommens gewinnen, inwieweit ein (bi)ventrikuläres Unterstützungssystem eine neue Qualität eigenständiger Therapie entwickeln könnte, so es denn gelänge, eine Patientengruppe zu identifizieren, die nach definierten Unterstützungszeiten im Rahmen dieser Therapie auf eine konsekutive Transplantation verzichten kann (z.B. bei Myokarditis mit Herzinsuffizienz).

Auch die Grundidee der chirurgisch praktischen Innovation der 50er Jahre kommt wieder zu neuen Aspekten; die minimal-invasive Koronar- wie Klappenchirurgie mit und ohne extrakorporale Zirkulation wird ebenso klinisch evaluiert, wie die transmyokardiale Laserrevaskularisation, bei der – sicherlich extrem selten in der Medizingeschichte – auf breiter klinischer Basis ein Verfahren zur Anwendung kommt, dessen Nutzen und Kurz- wie Langzeiteffekt weder im Experiment, noch kontrolliert klinisch evaluiert oder gar bewiesen sind.

Daneben findet auf oftmals extrem hohem Niveau Verbundforschung statt, bei der von Molekularbiologie bis zur Biochemie alle Grundlagenforschungsmethoden der dann in aller Regel beteiligten theoretischen Institute zum Einsatz kommen.

Bei Sichtung von Literatur, Kongreßbeiträgen und im Einzelnen bekannten Forschergruppen fällt jedoch auf, daß gerade Verbundforschung dieser Art geeignet ist, eine extreme Beschleunigung der Umsetzung von Basisbefunden in klinische Phase I–III-Studien zu bewirken.

Umgekehrt findet eine auffallend erfreuliche Befruchtung theoretischer Arbeitsgruppen durch klinische Blickwinkel statt. Während Verbundforschung dieser Art entweder von individuellen Initiativen oder oftmals auch von den Grundlagenforschungsinstituten ausgehen, nimmt die aktuelle Richtung des „tissue-engineering" genauso häufig in den chirurgischen Kliniken selbst ihren Anfang.

Hierbei wird die seit einigen Jahren untersuchte isolierte Forschungsrichtung der Endothelialisierung von Bioklappen- und Gefäßprothesen, Innenauskleidung von Unterstützungssystemen oder die Oberflächen„beschichtung" mit biologischem Material von Homografts verlassen und dieses Modell durchaus auch auf Grundsatzuntersuchung übertragen wie die Beschichtung mit individuellem körpereigenem Endothel bei Elektiveingriffen u. ä.

Daneben findet natürlich auf weiter Front und in Abhängigkeit von den lokalen klinischen Gegebenheiten klassische intensivmedizinische patientennahe Forschung statt.

Zusammenfassend kann gesagt werden, daß die chirurgische Forschung in der Herzchirurgie in Deutschland einen mittlerweile auch international hohen Stellenwert erhalten hat. Themenvielfalt, Methoden, Angebot und Größe der beteiligten Gruppen sind im Rahmen dieser Kurzübersicht kaum noch darstellbar.

An Trends sind hervorzuheben eine Renaissance klinisch praktischer Innovation, die insbesondere in enger Zusammenarbeit mit forschender Industrie stattfindet, das nahezu auf breiter Front sich durchsetzende Prinzip der Verbundforschung zur interdisziplinären gegenseitigen Anregung, besseren Mittelnutzung und schnellerer Adaptierung auch hochspezialisierter Techniken der Grundlagenforschung, sowie die sofortige Umsetzung auch auf den ersten Blick nur auf die Grundlagenforschung beschränkter Befunde in den chirurgischen (meist intensivmedizinischen oder transplantationsmedizinischen) Alltag.

Die Aufgabe, der Deutschen Gesellschaft für Chirurgie in diesem Kapitel eine aktuelle Übersicht zu Forschungsschwerpunkten, Methoden, Modellen oder gar Ergebnissen abzuliefern, hat sich als unmöglich erwiesen; die Beschäftigung mit dieser Thematik im Rahmen der Herzchirurgie muß aus unserer Sicht zur Vermeidung von Reibungsverlusten, besseren Mittelausnutzung und Konzentration der immer spärlicher werdenden Forschungsmöglichkeiten unter dem allgemeinen Kostendruck zur Forderung führen, daß die Fachgesellschaft für ihre an Forschung interessierten Einrichtungen eine möglichst multimediale, EDV-gestützte Version eines „Weißbuches" herausgibt, durch das in einem Thema neu beginnende oder an Ausweitung interessierte Forschergruppen in die Lage versetzt werden, praktikable und damit allen nutzende Querverbindungen aufzubauen. Durch eine Optimierung und bessere Ausnutzung der Forschungsressourcen bleibt darüberhinaus die Möglichkeit, dem Nachwuchs in Ermangelung ausreichender Anzahl mittlerer und gehobener Führungspositionen in der Herzchirurgie der nächsten 20 Jahre ein Betätigungsfeld zu eröffnen, das es gestattet, in der Profilierung von in den Kliniken beheimateten oder diesen angeschlossenen Forschergruppen langfristige Beschäftigungsmöglichkeiten zu eröffnen, die dem ganzen Fortschritt des Faches dienen und dem Einzelnen die Selbstverwirklichung ohne zwangsläufiges Erreichenmüssen klinischer Führungspositionen offenlassen.

Literatur

1. Kirklin JW (1990) The science of cardiac surgery. Eur J Cardiothorac Surg 4:63–71
2. Borst HG, Hetzer R (1982) Die Rolle des Experiments in der Kardiovaskularchirurgie. Fortschr Med 41:1889–1892
3. Julian OC (1967) Clinical research in Cardiovascular Surgery. Arch Surg 5:693–697
4. End A, Wolner E (1993) Clinical and experimental results as a basis of surgical practice. Wien Klin Wochenschr 105/9:245–249

Danksagung
Die Autoren danken den Herren PD Dr. J. Cremer, Hannover und Dr. F. Redling, Halle, für die redaktionelle Mitarbeit.

Forschung in der Kinderchirurgie

P. Schweizer

Forschung in der Onkologie

Beteiligung an kooperativen Studien

Onkologisch tätige Kinderchirurgen beteiligen sich an kooperativen Studien der GPO, besonders an der Neuroblastom-, Nephroblastom- und Hepatoblastomstudie, der Weichteilsarkomstudie und der Studie über Keimzelltumore. Einige Kinderchirurgen arbeiten auch in der Hepatoblastomstudie der SIOP und an Europäischen Weichteilsarkomstudien mit.

WILMS-Tumor: Die Forschungsaktivitäten konzentrieren sich zur Zeit auf die Chirurgie der doppelseitigen Wilmstumore, die inzwischen als eigene Entität aufgefaßt werden und auf die biologische Charakterisierung der Nephroblastome. Im Hinblick auf die biologischen Eigenschaften findet der WAGR-Symptomenkomplex und das Denys-Drash-Syndrom erhöhte Aufmerksamkeit. Der WAGR-Symptomenkomplex ist durch die Merkmale: Wilms-Tumor, Aniridie und Growth-Retardation gekennzeichnet. Bisher konnte ein Wilms-Tumor-Gen (WT 1) und eine Deletion auf 11 p13 nachgewiesen werden. Es gibt auch Hinweise, daß WT 1 für ein „Zinkfinger"-Protein codiert, das wahrscheinlich ein Transskriptionsregulator ist. Im Rahmen der Entstehung von Wilms-Tumoren wird auch die second-hit-Theorie erörtert, weil sich das WT 1-Gen wie ein rezessives Onkogen verhält. Ein zweiter Genort für die Wilms-Tumorentstehung wird auf 11 p15.5 angegeben. Das Denys-Drash-Syndrom ist durch die Assoziation eines Wilms-Tumors mit einer diffusen mesangialen Sklerose und einem Hermaphroditismus masculinus gekennzeichnet. Man vermutet Mutationen im WT 1-Gen [1].

Neuroblastom: Da sich die Prognose des Neuroblastoms trotz Optimierung der Chemo- und Radiotherapie in den letzten 1 $^1/_2$ Jahrzehnten nicht verbesserte, beschäftigt sich die Forschung zur Zeit besonders intensiv mit prognosebestimmenden Mustern der biologischen Eigenschaften. Ausgegangen wird von der Beobachtung, daß sich Neuroblastome des Säuglings- und des Kleinkindesalter unterschiedlich verhalten, wofür hypothetisch biologische Eigenschaften verantwortlich gemacht werden. Mit molekularbiologischen Methoden werden daher Neuroblastome definiert und mit den Prognosen korreliert. Verschiedene molekularbiologische Merkmale wurden in den letzten Jahren nachgewiesen: Die Ploidi, multiple N-myc-Amplifikationskopien, eine Deletion am kurzen Arm des Chromosoms 1, ein tRK-Expressionsmangel, eine niedrige H-ras-Expression, ein Mangel an CD-44-Oberflächenantigen und ein Mangel an Neurofibromin. Am Onkologischen Labor der Kinderchirurgie Tübingen und am Krebsforschungsinstitut Heidelberg wurden inzwischen die methodischen Voraussetzungen zur Charakterisierung der Neuroblastome mit den genannten molekularbiologischen Merkmalen etabliert. Diese Untersuchungen sollten noch durch die Bestimmung der Somatostatinrezeptoren ergänzt werden, wofür die methodischen Voraussetzungen in Tübingen geschaffen werden.

Ein zweiter Forschungsansatz untersucht die immunologischen Kontrollmechanismen von Neuroblastomen. Ein Untersuchungsschritt beschäftigt sich mit der antikörpervermittelten zellulären Cytotoxizität. Da die meisten Neuroblastomzellen Gangliosid GD-2 exprimieren, wird eine Tumorzell-Lyse mit gegen GD-2 gerichteten Antikörpern versucht. Die antikörper-vermittelte Cytotoxizität wird mit verschiedenen Effektorzellen, beispielsweise Lymphozyten, Granulozyten, angereicherten NK-Zellen erprobt, die mit Interleukin II stimuliert werden können. Inzwischen gibt es neben einem murinen Antikörper gegen GD-2 auch einen gentechnologisch hergestellten primären Antikörper, wobei ein Teil des Antikörpermoleküls aus dem murinen, ein anderer aus einem humanen Antikörper besteht. Dieser chimäre Antikörper erreichte eine höhere Cytotoxizität als der bloße murine. Darüberhinaus wird auch mit einem Fusionsprotein experimentiert, das aus einem chimären Anti-GD-2-Antikörper und Interleukin-II besteht (Onkologisches Labor der Kinderklinik Tübingen).

Ein weiterer experimenteller Ansatz geht von der Vorstellung aus, daß eine membrangeschwächte Neuroblastomzelle sowohl für chemotherapeutische Substanzen als auch für Immunzellen angreifbarer wird. In einer ersten Untersuchung wird derzeit die Änderung der Fluidität der Zellmembran durch Hemmung des Schlüsselenzyms der Cholesterinsynthese verfolgt. In Zellkulturen zeigten so behandelte Zellen eine Proliferationshemmung um ca 40%. In einem weiteren Ansatz wird die Verankerung des P-21-ras-Proteins blockiert, dessen Verankerung an der Proliferation von Neuroblastomzellen wesentlich beteiligt ist (Onkologisches Labor der Kinderchirurgie, Tübingen) [2, 3, 4].

Im Hinblick auf die chirurgischen Möglichkeiten der Therapieoptimierung wurde aktuell von der amerikanischen Neuroblastomstudie herausgearbeitet, daß (im Gegensatz zur geltenden Auffassung) die komplette Resektion des Primärtumors unter Mitnahme sämtlicher regionaler Lymphknoten die Überlebenschancen beim generalisierten Neuroblastom signifikant verbessert. Die Aussagen zur Debulking-Operation müssen daher überprüft werden [5].

Hepatoblastom: Hepatoblastome werden prospektiv und kooperativ sowohl in der GPO- als auch SIOP-Studie statistisch erfaßt und analysiert. Die laufende Forschung beschäftigt sich ebenfalls mit der biologischen Charakterisierung der Hepatoblastome. Mit immunhistochemischen Methoden wird die jeweilige Expression von Zelloberflächenantigenen in den verschiedenen epithelialen und mesenchymalen Gewebskomponenten dargestellt. Bisher konnte gezeigt werden, daß mit einer geringer werdenden Differenzierung der epithelialen Tumorzellen die Intensität von Aminopeptidase N (CD13) E-cadherin, C-kitt (SCF-Rezeptor) und EGF-R abnimmt, während eine Zunahme von Calla (CD-10) und Hacam (CD-44) zu beobachten ist. Auf allen epithelialen Hepatoblastomzellen ließ sich c-met-Protein (HGF-SF-Rezeptor) nachweisen. Andere Blutzellantigene sowie leukozytäre und endotheliale Adhäsionsmoleküle wurden von epithelialen Tumorzellen nicht exprimiert. Ein andersartiges Expressionsmuster zeigen primitive mesenchymale Areale in gemischten Hepatoblastomen. An ihnen kann die embryonale Form des Ncam-Moleküls nachgewiesen werden, jedoch keine HLA-Klasse 1 und CD-13 Moleküle. In weiteren Studien sollen Zusammenhänge zwischen der Expression von Adhäsionsmolekülen auf verschieden differenzierten Tumorzellen und deren Potenz zu invasivem Wachstum, zur Induktion von intratumoraler Vascularisierung und zur Metastasierung untersucht werden. Darüberhinaus werden Untersuchungen zum P170-Glycoprotein, zur Expression des mdr-1-Gens auf RNS-Ebene durchgeführt. Diese Untersuchungen sollen Aufschluß über die Entwicklung einer Zytostatikaresistenz geben. Untersuchungen zu Mitoseraten, zur Expression von Ki-67-Antigen und zu Transferrinrezeptoren, zur Nucleolus organisierenden Region und zum DNS-Proliferationsindex sollen Aufschluß über die Entdifferenzierung, Differenzierung und Proliferationsaktivität von foetalen, embryonalen, anaplastischen und mesenchymalen Tumorzellen bringen. Ein weiterer Untersuchungsschritt befaßte sich mit Xenotransplantaten in immundefizienten, nackten Mäusen. Es konnte bisher gezeigt werden, daß sie wie die Originaltumore AFP produzieren. Im Gegensatz zu Hepatoblastomen in vivo verursachen sie jedoch keine Thrombozytose. Damit konnte die Hannoveraner Untersuchungsgruppe ein in vivo Modell etablieren, an dem z. B Untersuchungen über die Wirksamkeit von Cytostatika durchgeführt werden können. Die experimentelle Untersuchung von Hepatoblastomen konnte auch zeigen, daß epitheliale Hepatoblastomzellen IL-1 Beta sezernieren und mesenchymale Stromazellen zu einer erhöhten Produktion von IL-6 stimulieren können. Dieses Ergebnis gibt einen Hinweis auf die Entstehung von Fieber und Thrombozytose bei Kindern mit großen Hepatoblastomen. Darüberhinaus konnten epitheliale Tumorzellen EPO und SCF produzieren, während alle anderen untersuchten haematopoetischen Wachstumsfaktoren nur im Stroma nachweisbar waren. Die Ausbildung von haematopoetischen Herden ist ein histologisches Merkmal von Hepatoblastomen sowohl in vivo als auch in Xenotransplantaten. In ihnen konnten erythropoetische Vorläuferzellen und Megakariozyten nachgewiesen werden. Zudem wurden einzelne CD34 + haematopoetische Stammzellen gefunden, die möglicherweise aus dem peripheren Blut stammen. In keinem Hepatoblastom waren jedoch Zellen der granulopoetischen Reihe nachweisbar. Diese Befunde deuten daraufhin, daß epitheliale Hepatoblastomzellen mit Hilfe der Cytokine IL-1-Beta EPO und SCF nur eine lokale Erythropoese und Megacariopoese induzieren können; sie lassen die klinischen Beobachtungen interpretieren, daß Hepatoblastome auf die Ausschüttung von Cytokinen reagieren, daß Cytokine die Proliferation von Hepatozyten und damit die Leberregeneration steuern. Auf Hepatoblastomzellen wurden die Rezeptoren der drei wichtigsten Cytokine (EGF, TFG-alpha und HGF-SF) nachgewiesen [6, 7].

Über diese experimentellen molekularbiologischen Untersuchungen hinaus beschäftigt sich die Hannoveraner und die Tübinger Arbeitsgruppe mit Methoden zur weiteren Optimierung der Kultivierung normaler Leber- und von Hepatoblastomzellen. Ziel soll es sein, über Untersuchungen an Xenotransplantaten hinaus, unabhängig von Tierversuchen, Untersuchungen an Zellkulturen durchführen zu können.

Weichteilsarkome (Rhabdomyosarkome): Analysen von Daten der CWS 86 und CWS-92-Studie führten zu einem neuen Therapiekonzept, das neben einer modifizierten Chemotherapie den Stellenwert und Zeitplan der Radiotherapie und des chirurgischen Eingriffes formuliert. Die Korrelation der Prognosen mit der Tumorbiologie, den Tumorgrößen und den anatomischen Lokalisationen ergab, daß den anatomischen Lokalisationen im Hinblick auf die Beurteilung der Operationsindikation, das operative Vorgehen und die Prognose Dominanz zukommt. Lokalisation und Tumorausdehnung in funktionswichtige Organsysteme bestimmen jetzt die Stratifizierung und die Prognosen. Führendes Beurteilungskriterium in der Indikationsstellung muß die Frage nach der Wahrscheinlichkeit einer R0-Resektion sein. Es zeigte sich statistisch eindeutig, daß transtumorale Resektionen, Tumorrupturen und Debulkingresektionen die Prognose erheblich verschlechtern. Für die einzelnen Lokalisationen konnten Voraussetzungen formuliert werden, die eine R0-Resektion wahrscheinlich erscheinen lassen. Wenn die Möglichkeit der R0-Resektion nicht gegeben ist, müssen vor jedem chirurgischen Eingriff alle anderen therapeutischen Maßnahmen ausgeschöpft werden. Diese Erkenntnisse führten zu einem detaillierten Therapiekonzept, das für jede einzelne Lokalisation definiert werden muß. Trotz der Konzentration auf die einzelnen Lokalisationen konnten zwei Regionengruppen definiert werden, die eine R0-Resektion wahrscheinlich oder unwahrscheinlich erscheinen lassen. Sie werden derzeit als high- und low-risk-Regionen beschrieben [11, 12].

Forschung in der Kinderurologie

Mit einer kooperativen prospektiven Studie wurden 1994 Formen, Folgen und Langzeitergebnisse bei Urethralklappen beschrieben. Diese Ergebnisse bilden nun eine rationale Grundlage sowohl für die primäre Korrektur als auch die Folgeeingriffe bei intramuralen Urinabflußstörungen.

Nephrologisch-urologisch ausgerichtete Studien verglichen die Langzeitergebnisse konservativer und operativer Behandlungsverfahren vesico-ureteraler Refluxe. Bisher konnten die Ergebnisse jedoch nicht befriedigend klären, welches Vorgehen unter Kalkulierung der operativen Komplikationsraten, der häufigen Antibiotikatherapien, der langfristigen Antibiotikaprophylaxen, der Compliance und der Spontanausheilungsraten das „beste" Vorgehen ist. Detaillierte prospektive Untersuchungen zu jedem Refluxgrad, zu jedem Patientenalter und zur Frequenz von Harnwegsinfektionen sind noch notwendig.

Die Arbeitsgruppe „Kinderurologie der Kinderchirurgie" beschäftigt sich aktuell mit der Standardisierung der Therapien bei den verschiedenen Megaureterformen (Halle, Hannover, Herne, Lübeck, München, Siegen, Tübingen).

Ein weiterer Forschungsansatz beschäftigt sich mit Untersuchungen zur Entwicklung, zum Wachstum und zur Differenzierung der Uretero-Vesicalen-Verbindung Erste Ergebnisse zeigen, daß in embryonalem Gewebe verschiedene Wachstumsfaktoren beim Wachstum und bei der Differenzierung eine Rolle spielen. In diesem Differenzierungsprozeß kommt dem embryonalen muskarinischen System (EMS) eine zentrale Rolle zu. An gefriergetrockneten Serienschnitten konnten auf dem Urothel und der Lamina propria die verschiedenen Komponenten des EMS (ACHE, BCHE u. a.) nachgewiesen werden. Im Rahmen der Untersuchungen zum Wachstum und zur Differenzierung der Uretero-Vesicalen Verbindung wurde auch der Ausprägung, Entwicklung und Ausdehnung des mesenchymalen und des muskulären Gewebes Aufmerksamkeit geschenkt. Zur Zeit wird das EMS an resezierten Harnleitern, an Ureteren von Mäuseembryonen und jungen Mäusen untersucht; es laufen Untersuchungen zu den Antrogenrezeptoren im ureteralen und paraureteralen Mäuseembryogewebe, planimetrische Untersuchungen zum Fibrosegrad distaler Ureterresektate, morphologische Vergleiche zwischen intraoperativer 3D-Ureterosonographie und 3D-Rekonstruktion distaler Ureterresektate, Untersuchungen zum Einfluß verschiedener Wachstumsfaktoren an distalen Ureterresektaten (Tübingen).

Vergleichende Untersuchungen zu funktionellen und ästhetischen Langzeitergebnissen verschiedener Hypospadieplastiken werden von der Arbeitsgruppe Herne durchgeführt.

Innervations- und Motilitätsstörungen des Enddarmes

In einer Konsensuskonferenz wurden 1994 die Formen der Innervationsstörungen des Enddarmes formuliert, um eine Basis für vergleichende Untersuchungen zu bekommen. In Zusammenarbeit mit verschiedenen Neuropathologischen Instituten werden von Arbeitsgruppen aus Heidelberg, Herne, Kiel, Köln, Lübeck, Mainz, Mannheim, München, Tübingen immunhistochemische und histologische Untersuchungen zu Vernetzungsstörungen, zur Synapsenmorphologie und -funktion bei Morbus Hirschsprung und Intestinalen Neuronalen Dysplasien durchgeführt. Die Erkenntnisse über Vernetzungsstörungen auf den verschiedenen Ebenen der neuralen Verschaltung werden mit Motilitätsstörungen korreliert. Weiterentwickelt werden auch im Hinblick auf Motilitätsstörungen die Methoden der Rektummanometrie, der Vektormanometrie, die speziellen Indikationen, beispielsweise der Untersuchung umschriebener Sphinkterdefekte vorbehalten bleibt, und der sonographischen 3D-Darstellung (Dresden, Heidelberg, Herne, Köln, München, Tübingen). Mit diesen Methoden sollen Kontinenzergebnisse nach Durchzugsoperationen beim Morbus Hirschsprung und bei anorektalen Atresien überprüft, eine Therapiekontrolle bei Obstipationsbehandlung einschließlich der Biofeedback-Verfahren etabliert und diagnostische Verfahren herausgearbeitet werden, die in der Differenzierung von Aganglionosen, Hypoganglionosen, Dysganglionosen, Sphinkterachalasien, neurogenen Sphinkterinsuffizienzen und anderen Transportsstörungen des Anorektums helfen können. Neben dem Interesse an einer Optimierung der Diagnostik ist es Ziel der Untersuchungen, die Verfahren so zu standardisieren, daß besonders postoperative Ergebnisse verglichen werden können. Dazu werden technische und prozedurale Weiterentwicklungen verfolgt.

Intrauterine Kinderchirurgie

Die Forschungsaktivitäten in der intrauterinen Kinderchirurgie erlebten in den letzten 15 Jahren Höhepunkte und Pausen. In der Bundesrepublik werden zwar an verschiedenen geburtshilflichen Institutionen in Zusammenarbeit mit Kinderchirurgen sonographisch kontrollierte intrauterine Drainageverfahren, beispielsweise bei Hydrocephalus und bei Blasenentleerungsstörungen im Rahmen subvesikaler Abflußstörungen durchgeführt, die Anzahl solcher Eingriffe blieb bisher indessen klein, die Eingriffe waren wenig erfolgreich. Zur Zeit werden in USA und Australien intrauterine Eingriffe im Tierversuch erprobt. Ziel soll besonders die intrauterine Behandlung von

Zwerchfelldefekten, des Hydrocephalus, der Urinabflußstörungen bei pelvo-ureteralen Stenosen und bei subvesikalen Abflußhindernissen sein. In der Bundesrepublik wird z. Zt. in Berlin ein Projekt geplant, das die Grundlagen zur intrauterinen Behandlung von Zwerchfelldefekten im Tierversuch definieren soll.

Mißbildungsforschung

Zur Zeit werden besonders zwei Projekte verfolgt. Die Hamburger Gruppe beschäftigt sich mit der Etablierung eines Tiermodells zum Studium angeborener Darmfehlbildungen. Ziel soll die Schaffung eines Verständnisses der Pathogenese von Darmfehlbildungen, besonders der Analatresien, Dünndarmatresien, Malrotationen sein. Diese Gruppe beschäftigt sich auch mit der Etablierung eines Tiermodells zum Studium der angeborenen Zwerchfellhernie und der Lungenhypoplasie. In diesen Rahmen gehören auch Untersuchungen zur Behandlung der Lungenhypoplasie bei angeborener Zwerchfellhernie durch NO-Gabe. Methodikschwerpunkte für diese Untersuchungen sind die Mikrochirurgie, die Rasterelektronenmikroskopie, die konventionelle Histologie und die Morphometrie. Die Institution ist mit einem Präparationsmikroskop mit Kameraanschluß und Diskussionseinrichtung, einem Morphometriearbeitsplatz, einem Rasterelektronenmikroskop, einer Hellfeldeinrichtung fürs Mikroskop, einem Fotomikroskop, einem U-Matic-Besteck-Recorder HB, mit Monitoren und Brutschränken gut ausgerüstet. Die Hamburger Arbeitsgruppe kann bereits Ergenbisse zur Pathologie des inneren Schließmuskels bei anorektalen Malformationen, zur Pathogenese der Hypospadie, zur Nitrofeninduktion der Zwerchfellhernie, zur Entwicklung des gemeinsamen nephritischen Ganges und seiner Bedeutung für Abnormalitäten des oberen Harntraktes vorlegen. In gleicher Weise beschäftigt sich auch die Dresdener Arbeitsgruppe mit experimenteller Forschung zur Embryologie des Zwerchfelles. Auch diese Arbeitsgruppe induziert Zwerchfelldefekte mit Nitrofen und verfügt über eine ausreichende mikroskopische Präparationseinrichtung [13, 14].

Cholestaseforschung

Choledochuszysten: Hinsichtlich ihrer Pathogenese liegen Untersuchungsergebnisse verschiedener Gruppen vor (Berlin, Herne, Jena, Köln, Tübingen). Die Korrelation klinischer, manometrischer und morphometrischer Befunde konnte die Hypothesen japanischer und amerikanischer Autoren untermauern, daß eine Hemmungsfehlbildung zum Common channel Syndrom führt, die hypertrophe, rigide Sphinktermuskulatur des Common channels Ursache der Druckerhöhung im Ductus choledochus ist und als Folge eine Entwicklungsstörung der Wand des Ductus choledochus auftritt. Ergebnisse und Verlaufsbeobachtungen bei früh entdeckten Choledochusdilatationen und -zysten nach partieller extraduodenaler Sphinkterotomie mit konsekutiver Drucksenkung unterstützen die These vom therapeutischen Ansatz her. Der Reflux von Pankreassaft als Ursache für die Schädigung der Wand des Ductus choledochus spielt im Gegensatz zur landläufigen Auffassung jedoch eine untergeordnete Bedeutung, da sich Choledochuszysten auch entwickeln können, wenn ein rigider Sphinkter choledochus superior einen Pankreassaftreflux verhindert. Weitere Studien müssen zeigen, ob bei der frühentdeckten Choledochusdilatation eine Sphinkterotomie langfristig gesehen ausreicht und eine Hepatico-Jejunostomie vermeiden kann. Für spät entdeckte Choledochuszysten mit bereits eingetretener starrer Fibrosierung der Wand kann die Sphinkterotomie nicht empfohlen werden, intraoperative Druckmessungen zeigten, daß eine Drucksenkung nicht mehr erreicht werden kann. Morphologische Untersuchungen weisen zudem daraufhin, daß die Textur der Wand des Ductus choledochus derart ist, daß eine Tonisierung nicht mehr erfolgen kann [15, 16].

Gallengangsatresie: Die Neugier an den ätiologischen und pathogenetischen Aspekten ist aktuell reaktiviert worden. Eine Hannoveraner Arbeitsgruppe übernahm und etablierte ein experimentelles virales Infektionsmodell, mit dessen Hilfe bei Tierembryonen ein Gallengangsverschluß erzeugt werden kann. Eine Tübinger Arbeitsgruppe konnte jedoch in früheren viralen Infektionsmodellen bei einer anderen Tierspezies keine der EHGA-ähnlichen morphologischen Veränderungen des Gallengangs erzeugen. Zudem wies die Zwillingsforschung der Tübinger Gruppe, die zusammen mit einer japanischen Arbeitsgruppe der Jichi Medical School, Tochigi/Japan durchgeführt wird, daraufhin, daß sowohl bei dizygoten als auch monozygoten Zwillingen jeweils nur ein Kind eine Gallengangsatresie bekam. Ausgewertet werden konnten inzwischen die Befunde von 17 Zwillingen aus Japan, 8 Zwillingen der Tübinger Serie und 10 Zwillingen aus einer Literaturrecherche. Bei 28 Zwillingen gab es Befunde, die eine Kategorisierung in konkordant oder diskordant, monozygot und dizygot zuließen. Aufgrund der morphologischen Untersuchungen der Placenta, der amniotischen und choriogenen Membranen, der Bestimmung von HLA-Faktoren konnten 11 Kinder als monozygot bestätigt werden, 17 waren dizygot. Dieser Befund ist ein starkes Argument gegen eine genetische Krankheit, gegen eine intrauterine oder perinatale virale, toxische oder immunologische Ursache.

Ein weiterer Ansatz zur Aufdeckung der ätiologischen und pathogenetischen Aspekte der Gallengangsatresie geht von immunologischen Mechanismen aus. Deshalb werden an Lebergewebe und Serum Untersuchungen auf Antikörper gegen Basalmembranen (GBM), glatte Muskulatur (SMA), Mitochondrien (AMA), nukleäre DNA (n-DNA), cytoplasmische Antigene in neutrophilen Granulozyten (P-ANKA) durchgeführt. Die Ergebnisse von inzwischen 16 Kindern mit EHGA ergaben bisher jedoch keinen Hinweis auf immunologische Mechanismen (Tübingen). Ein tierexperimenteller Ansatz beschäftigt sich mit Untersuchungen am Neunauge, das physiologischerweise beim Übergang vom Larvenstadium ins adulte Stadium eine Obliteration der Gallengänge mit Gallestau in der Leber erfährt. Auch hier laufen die Untersuchungen, Ergebnisse liegen noch nicht vor (Tübingen). Eine Arbeitsgruppe aus Jena [Berlin] entwickelte ein Zellkulturmodell mit Gallengangsepithelien menschlicher und boviner Herkunft. In Occulationsstudien an primären menschlichen Zellkulturen zeigten lichtmikroskopische Untersuchungen einen zytopathischen Effekt für Adenovirus, Poliovirus, Herpes-Virus, Rubella jedoch nicht auf Reovirus Typ III. An den gleichen Zellkulturen wurde auch überprüft, welche Wachstumsfaktoren einen wachstumfördernden Effekt auslösen. Für die Wachstumsfaktoren epidermal growth-Faktor (EGF) konnte kein Effekt nachgewiesen werden, für Cholecystokenin (CCK) jedoch eine Zellzahlvermehrung [17, 18, 19].

Technische Entwicklungen in der Kinderchirurgie

Arbeitsgruppen in Berlin, München, Münster und Tübingen untersuchen in prospektiven Studien Anwendungsgebiete für Lasertechniken. Der Wert der Lasertechnik konnte für endotracheale Eingriffe und für Harnröhrenklappen bestätigt werden. Für die Parenchymchirurgie ließen sich im Vergleich mit anderen blutstillenden Techniken bisher keine Vorteile bestätigen [20, 21].

Einsatz von MIC in der Kinderchirurgie

Nach einer Phase der Entwicklung geeigneter Instrumente konzentriert sich die wissenschaftliche Arbeit nun auf die Definition von Einsatzbereichen. Für Cholecystektomien bei Gallenblasensteinen konnten die umfangreichen Ergebnisse aus der Erwachsenenchirurgie übernommen werden. Ebenso konnten die Verfahren zur Entfernung von Ovarialzysten, femininer oder gemischter Gonaden aus der Gynäkologie übernommen werden. Überprüft werden jedoch in prospektiven Serien in Berlin, Mannheim, München, Münster, Tübingen die Einsatzmöglichkeiten beim gastro-oesophagealen Reflux, bei der Diagnostik extrahepatischer Gallengänge, für Durchzugsoperationen, beim Kryptorchismus. Prospektive (kooperativ geplante) Studien sollen im Vergleich mit konventionellen Methoden den Wert aufzeigen [22].

Andere Forschungsaktivitäten*

Forschungsrichtungen, die in diesem allgemeinen Teil nicht erwähnt sind, werden im speziellen Teil unter den Forschungsschwerpunkten aufgeführt. Dazu gehören beispielsweise Untersuchungen zur ECMO, zur Transplantation foetaler Zellen und wissenschaftliche Projekte aus der Traumatologie (Erlangen, Halle, Leipzig, Mainz, Mannheim, München) [23–28].

Literatur

1. Hildebrandt F et al (1996) Molekulare Genetik von Nierenerkrankungen. Dt Ärzteblatt 93: 308–313
2. Girgert R, Schweizer P (1994) Inhibition of the membrane localization of p21 ras Proteins in tumor cells possesing a mutated – N-ras-Gene. – Oncology 51:320–322
3. Girgert R, Schweizer P (im Druck) Untersuchungen zur mRNA Expression der Gene N-myc und c-fos in der Neuroblastomzell-Linie IMR 32 und Sk-N-SH. Onkologie
4. Handgretinger R (1996) Das Neuroblastom. Habilitationsschrift, Tübingen 1996

---

* In diesem allgemeinen Teil des Forschungsberichtes konnten nicht alle Forschungsaktivitäten genannt werden, beschrieben wurden nur Bereiche, aus denen dem Autor detaillierte Angaben mitgeteilt wurden. Eine Wertung liegt weder der Nennung noch dem Ausmaß der Berichterstattung zugrunde. Im Vergleich mit der internationalen Forschung zeigt sich, daß die Fragestellungen überall die selben sind und Antworten besonders mit molekularbiologischen, immunologischen und immunhistochemischen Methoden gesucht werden. Auf vielen Gebieten liegen inzwischen zwar zahlreiche Einzelergebnisse vor, eine Synopsis steht meistens jedoch noch aus.

5. De Cou JM, Laura C, Bowman (1995) Infants with metastatic neuroblastoma have improved survival with Resection of Primary tumor. J Pediat Surg 30:937–941
6. Schweinitz D (1995) Das Hepatoblastom Biologische und klinische Untersuchungen. Habilitationsschrift, Hannover 1995
7. Ruck P, Kaiserling E, Schweizer P (1992) Extracellular matrix in hepatoblastoma, an immunhistochemical investigation. Histopathol 21:115–126
8. Treuner J (1995) Cooperative Weichteilsarkomstudie CWS-96P. Studienprotokoll 1995
9. Catton CN et al (1994) Outcome and prognosis in retroperitoneal soft tissue sarcoma. Int J Radiation Oncology Biol Phys 29:1005–1010
10. Nagel M et al (1994) Ergebnisse der chirurgischen Therapie bei Weichteilsarkomen des Retroperitoneums. Zbl Chir 199:488–494
11. Schweizer P (1994) Resezierbarkeit maligner Weichteilsarkome – Analyse der Daten CWS86. Klin Pädiatr 206:263–268
12. Schweizer P (1988) Leistungen der Tumorchirurgie beim Weichteilsarkom. Langenbecks Arch 34:525–529
13. Kluth D, Lambrecht W (1993) SD-mice – an animal model for complex anorectal malformations. Pediatr Surg Int 8:34–37
14. Kluth D, Lambrecht W (1990) Nitrofen – induced diaphragmatic hernia in rats – an animal model. J Pediatr Surg 25:850–854
15. Schweizer P (1995) Pathogenesis of choledochal cyst. Pediatr Surg Int 10:475–477
16. Schweizer P (1993) Pankreaticobiliary long common channel syndrome and congenital anomalous dilatation of the choledochal duct. Eur J Pediatr Surg 3:15–21
17. Schmeling DJ et al (1991) Experimental Obliterative Cholangitis. Ann Surg 213:350–355
18. Schweizer P (1988) Discordant findings in EHBA in 8 Sets of Twins. Z Kinderchir 43:72–75
19. Schier F (1988) Gallengangsepithel und Gallengangsatresie. Z Kinderchir 43:76–80
20. Waldschmidt J (1991) Laser application in pediatric surgery. Lasermedizin 7:115
21. Schweizer P, Schier F (1992) Hepato biliary Surgery. Schattauer 1992
22. Waldschmidt J (1991) Laparoscopical surgery in neonates and infants. Europ J Ped Surg 1:145
23. Fritz W (1993) Umkehrplastik nach Borggreve. Monatsschr Kinderheilkd 141:104
24. Benz R (1992) Morphologische Gefäßbaumanalysen des frühkindlichen Röhrenknochens im experimentellen Modell. Unfall Chir 18:325–329
25. Sigge W (1994) In vivo Züchtung von Neomucosa. Focus MUL 11:95–102
26. Waag KL (1992) Indication for Using ECMO in congenital diaphragmatic hernias and pulmonary hypoplasia. Eur J Ped Surg 2:81–86
27. Dietz HG (1991) Morphology of Diaphragmatic Muscle in CDH. Eur J Ped Surg
28. Trammer A, Kellnar S (1994) Transplantation of fetal adrenal glands in syngenic rat strains. Eur Ped Surg 4:249–251

Stand der chirurgischen Forschung
auf der Basis der Umfrage

Universitäre Einrichtungen

H. G. Beger, A. Schwarz, U. B. Brückner und W. Hartel

I Organisationsstand der chirurgischen Forschung

An alle chirurgischen Abteilungen an deutschen Universitätskliniken wurden Fragebögen zum Organsationsstand ihrer Forschung gesandt. Beantwortet wurden die Erhebungsbögen von 45 Abteilungen für Visceralchirurgie, 17 unfallchirurgischen Abteilungen, 17 Abteilungen für Gefäß- bzw. Thoraxchirurgie und 7 selbständigen Instituten/Abteilungen für chirurgische Forschung (hier und später als „Experimentelle Chirurgie" apostrophiert). Einzelne Kliniken wurden jeweils mehrmals angeschrieben. Die Darstellung der Daten beschränkt sich auf diejenigen Abteilungen, welche vollständig geantwortet haben. Angeschrieben wurden insgesamt 98 Abteilungen. Lückenlos geantwortet haben insgesamt 86 Abteilungen, was einer mittleren Responserate von 88% entspricht. Zwei Neuberufene aus dem Bereich Allgemeinchirurgie konnten wegen laufender Berufungsverhandlungen noch keine vollständigen Angaben machen. Im Bereich Visceralchirurgie liegt die Antwortquote bei 96%, im Bereich Traumatologie bei 71%, im Bereich Gefäß- bzw. Thoraxchirurgie bei 85% und im Bereich „Experimentelle Chirurgie" bei 100%.

In 7 visceralchirurgischen Abteilungen bestehen zusätzlich jeweils nichtselbständige Sektionen für Chirurgische Forschung (C3-Stellen), in 4 weiteren visceralchirurgischen Abteilungen bestehen „Funktionsbereiche" für chirurgische Forschung.

Die Daten dieser insgesamt 11 Einrichtungen wurden wegen ihrer personellen, räumlichen und finanziellen Verzahnung bei der Auswertung den Abteilungen für Visceralchirurgie zugeordnet. Außerdem sind Einzeldarstellungen aus diesen 11 Einrichtungen in Tabelle 3 zusammengefaßt.

Die Abteilungen für Gefäßchirurgie und für Thoraxchirurgie wurden in der Auswertung zusammengefaßt, da eine Unterscheidung zwischen „reinen" Gefäßchirurgen und Thoraxchirurgen nicht immer möglich ist. In den meisten Fällen werden beide Fachgebiete innerhalb der gleichen Abteilung abgedeckt, allerdings mit recht unterschiedlicher Gewichtung.

Die Kliniken/Abteilungen für Herzchirurgie wurden in diese Auswertung nicht aufgenommen, da der Rücklauf der Fragebögen unter 50% lag und innerhalb der Herzchirurgie eine unabhängige Erhebung eingeleitet wurde.

Desweiteren verzichten wir auf die Darstellung der Daten aus den Gebieten Kinderchirurgie und Plastische Chirurgie, da infolge niedriger Rücklaufraten keine repräsentativen Aussagen möglich waren.

Personalausstattung (Tabellen 1–3)

In den 45 Abteilungen für Visceralchirurgie sind derzeit im wissenschaftlichen Dienst insgesamt 229,5 Stellen mit Wissenschaftlern besetzt, die im Vollzeitverhalten ausschließlich chirurgische Forschung betreiben. Im einzelnen handelt es sich dabei um 105 Mediziner, 5 Tiermediziner, 22 Biochemiker, 42,5 Biologen, 4 Pharmazeuten, 4,3 Elektrotechniker, 5 Mathematiker, 6,6 Physiker, 11,1 Informatiker und 24 sonstige Wissenschaftler.

Im technischen Dienst sind derzeit insgesamt 255,75 Stellen mit Personen besetzt, die ausschließlich in der chirurgischen Forschung arbeiten. Es handelt sich dabei in der überwiegenden Mehrheit um 168 medizinisch-technische Assistenten, 25,5 biolo-

Tabelle 1. Personalausstattung wissenschaftlicher Dienst
– Gesamtzahl der Wissenschaftler, die sich ausschließlich mit chirurgischer Forschung beschäftigen

	Visceral-chirurgie[a] [n = 45]	Unfall-chirurgie [n = 17]	Gefäß- und Thoraxchirurgie [n = 17]	„Experimentelle Chirurgie"[b] [n = 7]	Gesamt [n = 86]
Mediziner	105	16	19,5	38	178,5
Tiermediziner	5	0	2	5	12
Biochemiker	22	4	2	2	30
Biologen	42,5	3	0	6	51,5
Pharmazeuten	4	0	0	0	4
Elektrotechniker	4,3	0	1	0	5,3
Mathematiker	5	0	1	3	9
Physiker	6,6	0,5	1,5	6	14,6
Informatiker	11,1	0,5	1	1	13,6
Sonstige Wissenschaftler	24	1	0	15	40
Gesamt	229,5	25	28	76	358,5

[a] einschließlich der 7 nichtselbständigen Sektionen für Chirurgische Forschung und der 4 Funktionsbereiche innerhalb der Visceralchirurgie;
[b] selbständige Institute/Abteilungen für Chirurgische Forschung („Experimentelle Chirurgie").

Tabelle 2. Personalausstattung technischer Dienst
– Gesamtzahl der technischen Angestellten, die sich ausschließlich mit chirurgischer Forschung beschäftigen

	Visceral-chirurgie[a] [n = 45]	Unfall-chirurgie [n = 17]	Gefäß- und Thoraxchirurgie [n = 17]	„Experimentelle Chirurgie"[b] [n = 7]	Gesamt [n = 86]
MTAs	168	20	35	38	261
BTAs[c]	25,5	3	2	5	35,5
Dokumentationsassistenten	34,75	5	6,75	3,5	50
Sonstige	27,5	4	18	4,5	54
Gesamt	255,75	32	61,75	51	400,5

[a] einschließlich der 7 nichtselbständigen Sektionen für Chirurgische Forschung und der 4 Funktionsbereiche innerhalb der Visceralchirurgie;
[b] selbständige Institute/Abteilungen für Chirurgische Forschung („Experimentelle Chirurgie");
[c] biologisch-technische Assistenten.

Tabelle 3. Einzeldarstellung der Daten der 7 Sektionen und der 4 Funktionsbereiche für chirurgische Forschung: Anzahl der eingeworbenen Drittmittelstellen

	Eingeworbene Drittmittelstellen					
	Uni/Klinik/Land	DFG/BMBF	Stiftungen	Industrie	andere	gesamt
Wissenschaftler	3	9,5	1	2	2	17,5
Technische Angestellte	3	17	5	2,5	5	32,5

gisch-technische sowie 34,75 Dokumentationsassistenten und um 27,5 sonstige technische Angestellte.

In den 17 unfallchirurgischen Abteilungen sind derzeit im wissenschaftlichen Dienst insgesamt 25 Stellen mit Wissenschaftlern besetzt, die chirurgische Forschung in Vollzeit betreiben. In diesem Bereich arbeiten 16 Mediziner, 4 Biochemiker, 3 Biologen, 0,5 Physiker, 0,5 Informatiker und 1 sonstiger Wissenschaftler.

Im technischen Dienst sind derzeit insgesamt 32 Personen mit ausschließlich chirurgischer Forschung beschäftigt. Auch hier sind es meistenteils 20 medizinisch-technische und nur 3 biologisch-technische Assistenten, 5 Dokumentationsassistenten und 4 sonstige technische Angestellte.

In den 17 Abteilungen für Gefäß- bzw. Thoraxchirurgie sind derzeit im wissenschaftlichen Dienst insgesamt 28 Stellen mit Wissenschaftlern besetzt, die ausschließlich chirurgische Forschung betreiben. Das Verhältnis der einzelnen Berufsgruppen beträgt 19,5 Mediziner, 2 Tiermediziner, 2 Biochemiker, 1 Elektrotechniker, 1 Mathematiker, 1,5 Physiker und 1 Informatiker.

Im technischen Dienst, der insgesamt 61,75 Stellen umfaßt, arbeiten 35 medizinisch-technische Assistenten, 2 biologisch-technische Assistenten, 6,75 Dokumentationsassistenten und 18 sonstige technische Angestellte.

In den 7 selbständigen Instituten/Abteilungen für chirurgische Forschung („Experimentelle Chirurgie"; zumeist C4-Stellen) sind derzeit insgesamt 76 Wissenschaftler beschäftigt. Im einzelnen handelt es sich um 38 Mediziner, 5 Tiermediziner, 2 Biochemiker, 6 Biologen, 3 Mathematiker, 6 Physiker, 1 Informatiker und 15 sonstige Wissenschaftler. Im technischen Dienst, zur Zeit mit insgesamt 51 Stellen besetzt, arbeiten 38 medizinisch-technische Asistenten, 5 biologisch-technische Assistenten, 3,5 Dokumentationsassistenten und 4,5 sonstige technische Angestellte.

Räumlichkeiten (Tabellen 4 und 5)

Bei den der chirurgischen Forschung zur Verfügung stehenden Räumlichkeiten wird unterschieden zwischen eigenen Räumen der Abteilung und Räumlichkeiten zur Mitnutzung bei anderen Abteilungen.

Eigene Räumlichkeiten

Den 45 Abteilungen für Visceralchirurgie stehen für die chirurgische Forschung durchschnittlich 290 m² eigene Flächen zur Verfügung. Diese setzen sich zusammen

Tabelle 4. Anzahl der Kliniken, welche über eigene Forschungslabore verfügen bzw. Forschungslabore anderer Einrichtungen mitnutzen

	Visceral- chirurgie[a] [n = 45]	Unfall- chirurgie [n = 17]	Gefäß- und Thoraxchirurgie [n = 17]	„Experimentelle Chirurgie"[b] [n = 7]
Eigene Labors	40	14	14	7
Mitnutzung	21	7	10	1

[a] einschließlich der 7 nichtselbständigen Sektionen für Chirurgische Forschung und der 4 Funktionsbereiche innerhalb der Visceralchirurgie;
[b] selbständige Institute/Abteilungen für Chirurgische Forschung („Experimentelle Chirurgie").

Tabelle 5. Mittlere Fläche der eigenen Räumlichkeiten. Flächenangaben in m^2; Mittelwert $\pm$ SEM

	Visceral- chirurgie[a] [n = 45]	Unfall- chirurgie [n = 17]	Gefäß- und Thoraxchirurgie [n = 17]	„Experimentelle Chirurgie"[b] [n = 7]
Labore	172,3 ± 20,5	77,9 ± 27,1	41,9 ± 6,9	430,5 ± 153,6
Tier-OP's	45,9 ± 15,3	27,3 ± 14,7	12,4 ± 5,2	178,7 ± 84,4
Werkstatt	4,6 ± 2,0	0,5 ± 0,5	2,3 ± 1,6	59,4 ± 22,5
Büroräume	37,5 ± 7,2	21,7 ± 8,3	11,4 ± 5,0	169,5 ± 30,2
SonstigeRäume	29,3 ± 8,0	1,7 ± 1,7	1,9 ± 1,6	346,7 ± 180,6
Gesamtfläche	289,6 ± 36,3	129,1 ± 43,2	69,9 ± 10,5	1184,8 ± 380,7

[a] einschließlich der 7 nichtselbständigen Sektionen für Chirurgische Forschung und der 4 Funktionsbereiche innerhalb der Visceralchirurgie;
[b] selbständige Institute/Abteilungen für Chirurgische Forschung („Experimentelle Chirurgie").

aus 172 m^2 Laborflächen, 46 m^2 für Tieroperationen, 5 m^2 Werkstattflächen, 38 m^2 Büroflächen und 29 m^2 sonstigen Räumen.

Die 17 unfallchirurgischen Abteilungen verfügen für die chirurgische Forschung durchschnittlich über 129 m^2 eigene Flächen. Diese spalten sich auf in 78 m^2 Laborflächen, 27 m^2 Tier-Operationsräume, 22 m^2 Büroflächen und 2 m^2 sonstige Räume.

Die 17 Abteilungen für Gefäß- bzw. Thoraxchirurgie weisen für die chirurgische Forschung durchschnittlich 70 m^2 eigene Flächen nach. Diese bestehen aus 42 m^2 Laborflächen, 12 m^2 für Tieroperationen, 2 m^2 Werkstattflächen, 11 m^2 Büroflächen und 2 m^2 sonstigen Räumen.

Den 7 selbständigen Instituten/Abteilungen für chirurgische Forschung („Experimentelle Chirurgie") stehen durchschnittlich 1185 m^2 an eigenen Flächen zur Verfügung. Davon sind ausgewiesen 430 m^2 an Laborflächen, 179 m^2 Tier-Operationssäle, 59 m^2 Werkstattflächen, 170 m^2 Büroflächen und 347 m^2 sonstige Räume.

Räumlichkeiten anderer Abteilungen zur Mitnutzung für chirurgische Forschung

Die 45 Abteilungen für Visceralchirurgie haben in anderen Institutionen das Mitnutzungsrecht für die chirurgische Forschung an durchschnittlich 83 m^2. Davon betroffen

Tabelle 6. Mittlere Fläche der Räumlichkeiten anderer Institute zur Mitnutzung. Flächenangaben in m²; Mittelwert ± SEM

	Visceral- chirurgie[a] [n = 45]	Unfall- chirurgie [n = 17]	Gefäß- und Thoraxchirurgie [n = 17]	„Experimentelle Chirurgie"[b] [n = 7]
Labore	36,2 ± 10,9	39,2 ± 22,8	31,9 ± 13,8	14,3 ± 13,2
Tier-OP's	30,9 ± 9,2	22,1 ± 7,6	28,1 ± 6,1	20,0 ± 13,4
Werkstatt	6,1 ± 3,1	15,8 ± 9,9	4,7 ± 3,5	5,7 ± 5,3
Büroräume	2,1 ± 1,2	14,1 ± 9,4	14,2 ± 11,3	k. A.
Sonstige Räume	7,7 ± 6,6	2,4 ± 2,3	10,2 ± 8,6	k. A.
Gesamtfläche	83,0 ± 20,6	86,5 ± 36,5	80,2 ± 38,6	40,0 ± 26,9

[a] einschließlich der 7 nichtselbständigen Sektionen für Chirurgische Forschung und der 4 Funktionsbereiche innerhalb der Visceralchirurgie;
[b] selbständige Institute/Abteilungen für Chirurgische Forschung („Experimentelle Chirurgie");
k. A.: keine Angaben

sind 36 m² Laborflächen, 31 m² Tier-OPs, 6 m² Werkstattflächen, 2 m² Büroflächen und 8 m² sonstige Räume.

Die 17 unfallchirurgischen Abteilungen benutzen in anderen Institutionen für die chirurgische Forschung durchschnittlich 93 m² mit. Dies beinhaltet 39 m² Laborflächen, 22 m² Tier-OPs, 16 m² Werkstattflächen, 14 m² Büroflächen und 2 m² sonstige Räume.

Den 17 Abteilungen für Gefäß- bzw. Thoraxchirurgie wird von anderen Institutionen für die chirurgische Forschung durchschnittlich 89 m² eingeräumt. Es handelt sich dabei um 32 m² Laborflächen, 28 m² Tier-OPs, 5m2 Werkstattflächen, 14 m² Büroflächen und 10 m² sonstige Räume.

Die 7 selbständigen Institute/Abteilungen für Chirurgische Forschung („Experimentelle Chirurgie") nutzen in anderen Institutionen durchschnittlich lediglich 40 m². Diese setzen sich zusammen aus 14 m² Laborflächen, 20 m² Tier-OPs und 6 m² Werkstattflächen.

II Tierexperimentelle Forschung – Stand der Organisation
(Tabellen 7 und 8)

Von den 45 Abteilungen für Visceralchirurgie haben knapp die Hälfte eine eigene Tierhaltung an der Institution selbst (11 × ist die Haltung von Großtieren und 19 × die Haltung von Kleintieren ausgewiesen).

Die überwiegende Mehrzahl von 30 Abteilungen nutzt zur tierexperimentellen Forschung eine zentrale Tierhaltung (24 × Großtiere, 28 × Kleintiere).

Von den 17 unfallchirurgischen Abteilungen hat eine einzige Abteilung eine eigene Tierhaltung an der Institution, wobei es sich ausschließlich um Kleintiere handelt. 12 Abteilungen partizipieren an einer zentralen Tierhaltung (10 × Großtiere, 12 × Kleintiere).

Von den 17 Abteilungen für Gefäß- bzw. Thoraxchirurgie weisen 4 Abteilungen eine eigene Tierhaltung an der Institution selbst nach. Zweimal ist die Haltung von Großtieren und 4 × die Haltung von Kleintieren möglich.

Tabelle 7. Anzahl der Abteilungen mit eigener Tierhaltung an der Institution

	Visceral-chirurgie[a] [n = 45]	Unfall-chirurgie [n = 17]	Gefäß- und Thoraxchirurgie [n = 17]	„Experimentelle Chirurgie"[b] [n = 7]
Eigene Tierhaltung	19	1	4	5
– Großtiere	11	0	2	5
– Kleintiere	19	1	4	5

[a] einschließlich der 7 nichtselbständigen Sektionen für Chirurgische Forschung und der 4 Funktionsbereiche innerhalb der Visceralchirurgie;
[b] selbständige Institute/Abteilungen für Chirurgische Forschung („Experimentelle Chirurgie").

Tabelle 8. Anzahl der Abteilungen mit ;otnutzung einer zentralen Tierhaltung

	Visceral-chirurgie[a] [n = 45]	Unfall-chirurgie [n = 17]	Gefäß- und Thoraxchirurgie [n = 17]	„Experimentelle Chirurgie"[b] [n = 7]
Mitnutung	30	12	15	2
– Großtiere	24	10	12	2
– Kleintiere	28	12	10	2

[a] einschließlich der 7 nichtselbständigen Sektionen für Chirurgische Forschung und der 4 Funktionsbereiche innerhalb der Visceralchirurgie;
[b] selbständige Institute/Abteilungen für Chirurgische Forschung („Experimentelle Chirurgie").

Bei 15 Abteilungen erfolgt die Mitnutzung einer zentralen Tierhaltung (12 × Haltung von Großtieren, 10 × Haltung von Kleintieren).

Von den 7 selbständigen Instituten/Abteilungen für chirurgische Forschung („Experimentelle Chirurgie") haben 5 Abteilungen eine eigene Tierhaltung an der Institution (5 × Haltung von Großtieren, 5 × Haltung von Kleintieren).

Zwei Abteilungen nutzen eine zentrale Tierhaltung (2 × Haltung von Großtieren, 2 × Haltung von Kleintieren).

III Forschungsfinanzierung (Tabelle 9)

Tabelle 9 erlaubt einen Überblick über die Zusammensetzung des Forschungsetats. Angegeben ist der jeweils prozentuale mittlere Anteil am Forschungsbudget, der von den jeweiligen Geldgebern erbracht bzw. eingeworben wird.

Der von den Universitäten bzw. Klinika über das Land finanzierte Forschungsanteil liegt bei den einzelnen Abteilungen zwischen 30% und 51%.

Von den Drittmittelgebern unterscheidet sich insbesondere der über die DFG finanzierte Forschungsanteil in den verschiedenen Fachrichtungen deutlich. So finanzieren beispielsweise die selbständigen Institute/Abteilungen für chirurgische Forschung („Experimentelle Chirurgie") ihre Forschung zu 25% aus Geldern von der DFG, während unfallchirurgische Abteilungen nur zu 9% auf die Finanzhilfe durch die DFG zurückgreifen können. Insgesamt gesehen wird die chirurgische Forschung im Durchschnitt zu 36,5% aus Landesmitteln der Universitäten/Klinika, zu 18% aus Mit-

Tabelle 9. Durchschnittliche Zusammensetzung des Forschungsetats der verschiedenen Fachgebiete – die Zahlenwerte sind Prozentzahlen des Anteils am Forschungsetat

	Visceral- chirurgie[a] [n = 45]	Unfall- chirurgie [n = 17]	Gefäß- und Thoraxchirurgie [n = 17]	„Experimentelle Chirurgie"[b] [n = 7]
Universität/Klinikum	7,6%	30,2%	34,6%	51,4%
DFG	17,0%	9 %	14,3%	25 %
BMBF	6,3%	9,2%	5,6%	5 %
Landesschwerpunkte	2,3%	2,3%	2,9%	0 %
EU	1,3%	0,8%	0 %	1,4%
Stiftungen	11,8%	14,7%	14,6%	9,3%
Industrie	20,1%	23,8%	25,1%	7,8%
andere[c]	3,6%	10 %	2,9%	0 %
Gesamt	100 %	100 %	100 %	100 %

[a] einschließlich der 7 nichtselbständigen Sektionen für Chirurgische Forschung und der 4 Funktionsbereiche innerhalb der Visceralchirurgie;
[b] selbständige Institute/Abteilungen für Chirurgische Forschung („Experimentelle Chirurgie");
[c] z.B. Fraunhofer Gesellschaft; AO

teln der DFG, zu 6,5% aus Mitteln des BMBF, zu 1,5% über Landesschwerpunkte, zu 0,5% über die EU, zu 12,5% von Stiftungen, zu 20,4% über die Industrie und zu 4,1% über sonstige Förderungseinrichtungen, wie z. B. die Fraunhofer Gesellschaft oder die Arbeitsgemeinschaft für Osteosynthesetechniken gefördert.

Forschungs- und Methodenschwerpunkte

Visceralchirurgie, Unfallchirurgie, Gefäß- und Thoraxchirurgie, selbständige Institute

H. G. Beger, A. Schwarz, U. B. Brückner und W. Hartel

Visceralchirurgie

Aachen   Chirurgische Klinik der Medizinischen Fakultät
Prof. Dr. Dr. med. V. Schumpelick

F[1]: Gastrointestinale Motilität; Laparoskopische Chirurgie; Schock und Sepsis

M[2]: Elektromyographie; Laparoskopie; Szintigraphie; Histomorphometrie

Berlin-FU   Universitätsklinikum Benjamin Franklin, Freie Universität Berlin
Chirurgische Klinik, Prof. Dr. med. H. J. Buhr

F: Entzündliche Darmerkrankungen; benigne und maligne Pankreaserkrankungen; Kolorektales Karcinom, Metastasierungsverhalten; Lebermetastasen: Lasertherapie, Drug Targeting; Arteriosklerose: Wachstumshormone

M: Mikrozirkulation; Motilitätsmessungen; Permeabilitätsmessungen; Spektroskopie; HPLC

Berlin-HU   Universitätsklinikum Charité, Humboldt-Universität Berlin
Chirurgische Klinik, Prof. Dr. med. J. M. Müller

F: Minimal invasive Chirurgie des Gastrointestinaltrakts, der Lunge und des aorto-iliacalen Gefäßabschnitts; Onkologische Chirurgie; Perioperative Immunologie und Immunstimulation

Berlin-HU   Universitätsklinikum Rudolf Virchow, Humboldt-Universität
Chirurgische Klinik, Prof. Dr. med. P. Neuhaus

F: Lebertransplantation: Immunologie der akuten und chronischen Abstoßung; Konservierung und Ischämie/Reperfusionsschaden; Bestimmung und Charakterisierung von Onkogenen; Autotransplantation von Nebenschilddrüsengewebe; Mediatoren der Sepsis; Entwicklung von hybriden Leberunterstützungssystemen

---

[1] Forschungsschwerpunkte
[2] Methodenschwerpunkte

M: Mikrochirurgie (Organtransplantation); Zelluläre Immunologie; Hepatozyten-langzeitkultur; Molekularbiologische Methoden (PCR/nested PCR)

Berlin-HU   Universitätsklinikum Rudolf Virchow, Humboldt-Universität, Robert-Rössle-Klinik, Abteilung für Chirurgie und Chirurgische Onkologie, Prof. Dr. P. M. Schlag

F: Randomisierte Studie zum Vergleich der Wirksamkeit der präoperativen Radio-chemotherapie mit und ohne Hyperthermie bei lokal fortgeschrittenen Rektumkarzi-nomen; Randomisierte Studie zur adjuvanten Immuntherapie (ASI) nach der Resek-tion kolorektaler Lebermetastasen; Perinealer Neosphinkter aus glatter Muskulatur zur Erhaltung einer Pseudokontinenz nach abdomino-perinealer Rektumexstirpati-on; Projekt „OP 2000": Verbesserung und Verfeinerung chirurgisch-onkologischer Techniken durch Telekommunikation, Telepräsentation und Telemanipulation, ein-schließlich Virtual Realitiy; Entwicklung eines Screening-Programmes für Patienten mit hereditärem nichtpolypösem kolorektalem Carcinom-Syndrom (HNPCC) durch Identifikation von genomischer Instabilität in Tumoren und durch DNA-Sequenzie-rung; Identifizierung und Charakterisierung von tumorprädisponierenden Genen bei Mamma-Ca-Patientinnen; diagnostische und prognostische Relevanz von molekula-ren (E-Cadherine, Catenine, CD44 etc.) und biochemischen (Sialyltransferase Sia T) Markern bei malignen Tumoren

M: Tumorzellkulturen/Adhäsions-Assays; Molekularbiologie, Molekulare Genetik; HPLC-Analytik; Immunhistochemie; Laserinduzierte Fluoreszenzdiagnostik, Photodynamische Therapie; Gentransfer, Antisense-Strategie

Bochum   Chirurgische Universitätsklinik, Marienhospital Herne
                     Prof. Dr. med. G. Hohlbach

F: Laserknorpelabrasio; Laserflowmetrie; Synovitisinduktion; Kollagenstoffwechsel

M: Laserverfahren

Bochum   Chirurgische Klinik, St. Josef-Hospital, Prof. Dr. med. V. Zumtobel

F: Einfluß künstlicher Ernährung auf den Immunstatus; Kombinierte operative und konservative Behandlung arterieller und venöser Thrombosen; Morphologie und funktionelle Abläufe der Wundheilung; Pathophysiologische jodmangelinduzierte Schilddrüsenerkrankungen

Bonn   Klinik für Chirurgie, Prof. Dr. med. A. Hirner

F: Traumabewertung (immunologische Grundlagen) im Vergleich offene gegen mini-mal invasive Chirurgie; Lebertransplantation (Perfusionsschaden, Reperfusion, Durchblutung); Mesenterialinfarkt (medikamentöse Begleittherapie) am Schwein; Gallensäurestoffwechsel; Erythropoetinforschung; Bakterielle Translokation

M: Immunologie; Mikrozirkulation; Hämodynamik der Leberperfusion

Bonn   Abteilung Experimentelle Chirurgie in der Chirurgischen Klinik (N.N.)

F: Nebenwirkungen von Anästhetika auf Reizbildung, Reizleitungssystem und Refraktärparameter des Herzens; Präsystemische Extraktion oral applizierte Pharmaka; Xeninwirkung auf Pankreasfunktion und Motilität des Darms; Experimentelle Untersuchungen zur Verbesserung der kardiopulmonalen Reanimation; Stoffwechsel von Rattenlebergewebe unter Anwendung verschiedener Konservierungslösungen

M: HIS-Bündel-EKG (Elektrophysiol. Parameter und Refraktärparameter des Herzens); Pharmakokinetik (orale, intravenöse und intraportale Appl.); Mikrozirkulation (Mikrosphären); Herz- Kreislauf-Überwachung (fortlaufende Druckmessungen, HZV-Messung/Kathetertip-Manometer, elektromagn. Flowmeter); Gewebezüchtung

Dresden   Klinik für Visceral-, Thorax- und Gefäßchirurgie,
        Prof. Dr. med. H. D. Saeger
        sowie Abteilung für Chirurgische Forschung,
        Prof. Dr. med. H. K. Schackert

F: Molekulare Diagnostik und Therapie; Tumorimmunologie humaner Malignome; Immunologische Folgen der Sepsis; Praediktoren des ARDS

M: Molekularbiologische Techniken; Immunologische Techniken

Düsseldorf   Klinik für Allgemeine und Unfallchirurgie, Prof. Dr. med. H.-D. Röher

F: Onkogenese und Tumorsuppressorgene bei endokrinen Tumoren; Familiäre Tumorerkrankungen und deren molekularbiologische Grundlage; Entwicklung von Screeningverfahren für häufige Tumoren (Colon); Second-Messager-Systeme und deren Bedeutung für die funktionelle Aktivität endokriner Tumoren

M: Molekulargenetik (PCR, Hybridisierung, Subclonierung); Molekularbiologie (Proteinauftrennung, Westernplot, biologische Aktivierung von G-Proteinen); Zellbiologie (Etablierte Zellinien: Tumor und Lymphblasten, Transfektion)

Düsseldorf   Funktionsbereich Theoretische Chirurgie, Prof. Dr. C. Ohmann

F: Medizinische Entscheidungsfindung (Prognoseforschung, Scores); Expertensysteme, Informationssysteme (Sepsis, Peritonitis); Multicenterstudie: Ulcusblutung, Peritonitis, Magenlymphom, Sepsisprophylaxe

M: Medizinische Informatik (Konzeption und Rechisation von Kommunikations-, Experten und Informationssystemen; Statistik, medizinische Entscheidungsfindung (Entscheidungssäume, multivariate Analyse, Prognose, automatische Wissensgenerierung, etc.); Epidemiologie in der Chirurgie; Diagnose- und Therapiestudien

Erlangen   Chirurgische Klinik, Prof. Dr. med. W. Hohenberger
        sowie Abteilung Experimentelle Chirurgie, Prof. Dr. P. O. Schwille

F: Regulation des Mineralstoffwechsels; Folgezustände gastrointestinaler Resektionen und Denervationen; Organtransplantation (Pancreas, Leber, Niere); Methodenentwicklung zur Messung von Anionen und Energiephosphaten im Gewebe; Knochen- und Mineralstoffwechsel nach Parathyreoidektomie

M: Immunoassays (RIA, PBA); HPLC (PPIC; Fluoreszenz, UV), Elektrophorese; Mikrochirurgie (Ratte: Organtransplantation, Nebenschilddrüsen-Chirurgie, etc.); Glucose-Kinetik (Tracer-Techniken); Gewebekultur (primär; Gewebeverband)

Essen   Abteilung für Allgemeinchirurgie, Prof. Dr. med. F. W. Eigler

F: Lebertransplantation: Leberischämie und Reperfusion, auxiläre Lebertransplantation; Extremitätenperfusion im Rahmen der Tumortherapie (Exp. Progr. am Hund)

M: Schock: Proteinbiochemie, Molekularbiologie; Immunolog. Monitoring (sHLA)

Frankfurt   Klinik für Allgemeinchirurgie, Prof. Dr. med. A. Encke

F: Transplantationsimmunologie; Regionale Chemotherapie von Lebermetastasen; Pathophysiologie laparoskopischer Eingriffe bei gasloser Laparoskopie; Sepsis und Intensivmedizin; Schilddrüsencarcinom; Ischämie- und Reperfusionsschäden bei experimenteller Lebertransplantation; Chirurgische Onkologie des GI-Traktes

M: Immunologie, Zellkulturen; Rattenlebertransplantation; endoskopische Mikrochirurgie; Regionale Perfusions- und Embolisationsverfahren

Freiburg   Chirurgische Universitätsklinik, Abteilung Allgemeine Chirurgie
                  Prof. Dr. med. E. H. Farthmann
                  sowie Chirurgische Forschung, Prof. Dr. Dr. B.-U. v. Specht

F: Sepsis: Prognosefaktoren und neue Behandlungsmethoden; Kolonkarzinom: Wachstumsfaktoren, Signaltransduktion; Tissue engineering, Wundheilung und Gentherapie; Biomechanik der Osteosynthese am proximalen Femur; Charakterisierung tumorinfiltrierender Zellen bei Tumoren des Urogenitaltrakts und des Kolons; Erektile Dysfunktion; Adoptiver Transfer von T-Zellklonen gegen Tumorantigene

M: Chronisches Sepsismodell am wachen Schwein, Cytokine, Hämodynamik; Tissue engineering, Keratinocyten, Knorpel und Zellkulturen; Charakterisierung der tumorinfiltrierenden Zellen, Genexpression; Pseudomonas aeruginosa Impfstoff, Molekularbiologische Methoden

Gießen   Klinikum für Allgemein- und Thoraxchirurgie,
                  Prof. Dr. med. K. Schwemmle

F: Immunsuppression bei Allo-und Xenotransplantation; Pleuralavage beim Bronchialkarzinom; Regionale Chemotherapie primärer und sekundärer Lebermalignome sowie Extremitätenmalignome; Zytokine in der Peritoneallavage bei kolorektalen

Tumoren; Anastomosentechnik und Sauerstoffpartialdruckmessung an Darmanastomosen; Endoskopische Laserfasziotomie beim chronisch venösen Stauungssyndrom; Heterotope Autotransplantation von Milzgewebe

M: Mikrochirurgische Organtransplantation im Kleintiermodell; Interleukinmessung, Immunhistologie sowie -zytologie; Lymphozytenstimulation und -zytotoxizitätsteste; Endoskopische Laserfasziotomie

Göttingen   Klinik für Allgemeinchirurgie, Prof. Dr. H. Becker

F: Hepatozelluläre Transplantation; Peptiderge Regulatoren der Tumorprogression; Physiologie der exokrinen Pankreassekretion; Physiologie des unteren Oesophagussphinkters; Mikrovaskuläre Manifestationen chronisch-entzündlicher Darmerkrankungen; Molekularbiologie hereditärer intestinaler Karzinome;

M: Entwicklung und Anwendung sensitiver Analytik bei gastrointestinalen Hormonen; Zellkulturen; Molekularbiologie; Intravitalmikroskopie

Greifswald   Klinik für Chirurgie, Prof. Dr. med. D. Lorenz

F: Videomanofluoroskopische Untersuchungen am oberen Ösophagussphincter; Motilitätsuntersuchungen bei Peritonitis mit Non-ulcus-Dyspepsie; Mediatoren bei Peritonitis, Peritonitis-Prognose-Index; Kompatibilitätstestung von Gefäßprothesen; Biochemische, histologische und immunhistochemische Untersuchungen bei Multiorganentnahme in Korrelation zur verwendeten Konservierungslösung

M: Motilität und Manometrie des oberen GI-Traktes; Enzymhistochemische elektronen-mikroskopische und morphometrische Untersuchungen; Zytokine und Hormone

Halle   Klinik für Allgemeinchirurgie, Prof. Dr. med. H. Dralle

F: Modulation xenotransplantierter Tumoren; Modulation experimentell induzierter Schilddrüsentumoren bei der Ratte; Einfluß des thyreotropen Hormons auf die Zell-Zell-Interaktion von Schilddrüsenkarzinomen; Einfluß von Adhäsionsproteinen auf das Metastasierungsverhalten; Screening von APC-Gen-Mutationen bei FAP-Patienten; Korrelation von p53-Autoantikörpern mit Magen-Darm-Tumoren

M: Xenotransplantation von Tumorgeweben; Metastasierungsmarker; Genetische Untersuchungen zur Früherkennung von Tumoren

Hamburg   Chirurgische Klinik, Prof. Dr. med. Dr. h. c. mult. C. E. Broelsch

F: Transplantation von größenreduzierten Lebersegmenten; Transplantation von Lebersegmenten von Verwandtenspendern; Hepatitis- und Zytomegalievirusprophylaxe bei Transplantierten; Karzinogenese des Schilddrüsenkarzinoms; Präsymptomatisches genetisches Screening beim C-Zell-Karzinom; Wachstumsfaktoren, Adhäsionsmoleküle und Matrixproteine beim Pankreaskarzinom

M: Leberfunktionsteste; Größenreduktion von Lebersegmenten; Nachweis von RET Proto-Onkogen Mutationen (Schilddrüsenkarzinom); Kryopreservation von Gefäßen; Mikrometastasen (MHC Moleküle)

Hannover   Klinik für Abdominal- und Transplantationschirurgie, MHH
                  Prof. Dr. med. R. Pichlmayr

F: Analyse und Induktion von immunologischer Toleranz nach Organtransplantation; Immungenetik des MHC der Ratte; Immunologische Überwachung von Transplantationspatienten; Xenotransplantation; Analyse des T-Zellrezeptorrepertoires und der T-Zell-Aktivierung; Mechanismen der Immunsuppression mit monoklonalen Antikörpern; Bedeutung der Blutspiegeluntersuchung von immunsuppressiven Medikamenten bei Organtransplantation

M: Zell- und Gewebekultur; Durchflußzytometrie; Immunhistologie; Molekularbiologie (Genklonierung, Sequenzierung, PCR); Organtransplantation und Organperfusion in Groß- und Kleintiermodellen

Heidelberg   Chirurgische Klinik, Prof. Dr. med. Ch. Herfarth

F: Chirurgische Molekularbiologie: Krebsassoziierte Molekulargenetik, molekulare Diagnostik, tierexperimentelle „molekulare Therapie"; Chirurgische Onkologie: Evaluation neuer Therapiemodalitäten; Chronisch-entzündliche Darmerkrankungen: Immunologie der M. Crohn-Krankheit; Pathophysiologie des intrapelvinen Reservoirs; Leber- und Pankreastransplantation: Reperfusionsschaden, Mikrozirkulation, Rejektionsmechanismen; Thorakoabdominelles Aneurysma; Chirurgische Endokrinologie: molekularbiologische Untersuchungen

M: Mikrozirkulation, Intravitalmikroskopie (Leber und Pankreas); Molekularbiologie (Sequenzierung, Vektorbildung, Untersuchung zum Gentransfer); Untersuchungen an Zellkulturen; Untersuchungen an isolierten Zellen aus der Darmschleimhaut; Immunhistologie und in situ-Hybridisierung

Homburg   Abteilung für Allgemeine Chirurgie, Abdominal-
                 und Gefäßchirurgie, Prof. Dr. med. G. Feifel

F: Endoskopische Operationen; Refluxverhütende Operationen; Endotoxin bei septischen Baucherkrankungen; Pathophysiologie der akuten Pankreatitis; Intraooperatives Neuromonitoring in der Carotischirurgie; Pyomyositis in Afrika; Inselisolierung und Transplantation

M: Intravitalmikroskopie; Endosonographie; Kryotechnik und -therapie; Transcranielle Dopplersonographie; Farbdopplersonographie

Jena   Abteilung Allgemeine und Viscerale Chirurgie Prof. Dr. med. J. Scheele

F: Metastasierendes kolorektales Karzinom; Prognosekontrolle des Ösophaguskarzinoms nach transthorakaler-transabdomineller Resektion; Rekanalisationsverfahren am Digestionstrakt; perkutane endoskopische Coecostomie und Colonlavage

M: Endosonografie des Digestionstraktes; Interventionelle Endoskopie Digestionstrakt

Kiel   Klinik für Allgemeine Chirurgie und Thoraxchirurgie
Prof. Dr. med. B. Kremer

F: Rolle der Cytokine und Chemokine im Pancreastumor; Zellzyklus-Dysregulation und Apoptose; Immunologischer und molekularbiologischer Nachweis von Mikrometastasen bei GI-Tumoren; Adjuvantes targeting mit CVF-konjugierten Antikörpern; Stimulierung von cytotoxischen T-Zellen durch Vakzinierung mit synthetischem Muc 1-Peptiden; Donorspezifische Toleranzinduktion mittels MHC-Peptiden; Alloreaktive NK-Zellfunktion nach allogener Herz-, Leber- und Dünndarmtransplantation

M: Immunologischer und RT-PCR-Nachweis von einzelnen Tumorzellen; Transplantationsmodelle; Cytotoxizitätsanalysen (51Cr-release, MLC); Cytokinanalyse auf mRNA-, Protein- und Funktionsebene; Antisense Oligonukleotide und Gentransfektion

Kiel   Sektion Experimentelle Chirurgie, Prof. Dr. J. Seifert

F: Resorption von Makromolekülen und Partikeln aus dem Magen-Darm-Trakt und Einfluß von Medikamenten; Translokation von Bakterien aus dem Magen-Darm-Trakt unter dem Einfluß der Sepsis; molekulare Onkologie; Bedeutung der NK-Zellen im Transplantat; Bedeutung von Mikrometastasen

M: Resorptionsmethoden; Isotopentechn. Methoden; Schockmodelle; Bakterientranslokationsmodelle; Transplantationen

Köln   Klinik für Visceral-und Gefäßchirurgie, Prof. Dr. med. A.H. Hölscher

F: Chirurgische Onkologie: Kardiakarzinome, Therapie, Metastasierung und Prognose; Experimentelle Onkologie: Molekulare Genese des Barret-Karzinoms; Tumoren des Gastrointestinaltraktes: Lymphknotenmetastasierung; Transplantation: Quantifizierung der Leberfunktion; Transplantation: Bioartefizielle Leber; Vascular Remodeling

M: Molekularbiologie: PCR-Technologie, DNA-Sequenzierung, RNA-Sequenzierung; Immunologische Methoden: Immunhistochemie, Western Blotting; FACS-Analysen: S-Phase und Ploidiemessung; Lasertechnologie: Photochemotherapie; Neuronale Netze

Köln-Merheim II. Chirurgischer Lehrstuhl, Krankenhaus Köln-Merheim,
Chirurgische Klinik, Prof. Dr. med. H. Troidl
sowie Biochemische und experimentelle Abteilung
Prof. Dr. E. Neugebauer

F: Entwicklung und Bewertung neuer Verfahren in der endoskopischen Chirurgie; Entwicklung klinimetrischer Indices zur Messung von Lebensqualität und Schmerz; Polytrauma: Effektivitätsanalysen und Qualitätssicherung; Pathogenese des Multiorganversagens nach Polytrauma und Prophylaxetherapie; Sepsis und septischer Schock; Chirurgische Intensivmedizin: Algorithmen, Scoring, Qualitätskontrolle und Ökonomie; Akuter Schmerz in der Chirurgie

M: Methoden der klinischen Forschung zur Technologiebewertung, klinische Studien, Meta-Analyse, Risikoanalyse; Zellbiologische Methoden: Toxizität, Permeabilität, Adhäsion, Signaltransduktion; Methoden zur Messung von Schockmediatoren, -enzymen und Streßhormonen: HPLC, ELISA, RIA; Experimentelle Modelle an Schwein und Ratte: Sepsis, Endotoxin, Hämorrhagischer Schock; Funktionelle Untersuchungen an GI-Trakt und Gelenken: Manometrie, pH-Metrie, Tonometrie

Leipzig   Chirurgische Klinik II, Abdominal-, Transplantations- und Gefäßchirurgie, Prof. Dr. med. J. Hauss

F: Lebertransplantation – Reperfusionsschaden; Mikrozirkulationsforschung (Leber, Niere, Pankreas); Inselzelltransplantation; Immunologie: Serologische Abstoßungsdiagnostik

M: Gewebe-PO2-Messung, Intravitalmikroskopie; Immunologische Forschung (Zellaktivierung, Abstoßungsdiagnostik)

Lübeck   Klinik für Chirurgie der Medizinischen Universität Lübeck
Prof. Dr. med. H.-P. Bruch

F: Immunhistochemische und molekularbiologische Untersuchungen an gastrointestinalen Tumoren; Molekularbiologische Charakterisierung des Ki-67 Antigens durch Expressionsstudien in Zellkultur; Nachweis freier Tumorzellen in Peritoneallavage mittels PCR (CD44-Rezeptor); Tierexperimentelle Untersuchungen zur Bakterientranslokation durch die Darmwand im Peritonitis-Modell; Kontraktilitätsuntersuchungen an der Gallenblase mittels isometrischer Kraftmessung im Organbad; Untersuchungen an einem pulsatilen Kreislaufmodell; Tierexperimentelle Untersuchungen zur Wirkung des Wasserstrahlschneidegerätes (Jet-Cutting)

M: Immunhistochemie; Molekularbiologie (PCR, in-situ Hybridisierung, Klonierung); Zellkultur; Isometrische Kraftmessung; Bestimmung von Strömungsparametern am Kreislaufmodell

Magdeburg   Zentrum für Chirurgie, Prof. Dr. med. H. Lippert
sowie Abteilung für Experimentelle Chirurgie, PD Dr. W. Halangk

F: Pathogenese der akuten Pankreatitis; Entzündungsreaktionen bei Pankreatitis, Peritonitis und Sepsis; Ischämietoleranzerhöhung durch Hypothermie; Immunologie der Geschwülste des zentralen Nervensystems

M: Azinuszellstoffwechsel (in vivo-Modelle der akuten Pankreatitis; in vitro-Untersuchungen); Hirntumorbehandlung (laserinduzierte Hyperthermie)

Mainz   Klinik für Allgemein- und Abdominalchirurgie,
            Prof. Dr. med. Th. Junginger

F: Endoskopische Chirurgie; Risikoanalyse, chirurgische Qualitätskontrolle; DNS-Analyse bei Tumoren; Prospektive Langzeitstudien Endokrinologie; Sepsisforschung; Endosonographie

Mannheim   Chirurgische Klinik, Prof. Dr. med. M. Trede

F: Tumormetabolismus gastrointestinaler Tumoren; Perioperatives Immunmonitoring bei onkolog. Patienten und bei akuter Pankreatitis; Reperfusionssyndrom; Identifikation von Mutagenen in Replikationsgenen bei Tumorzellen

Marburg   Klinik für Allgemeinchirurgie, Prof. Dr. med. M. Rothmund

F: Operationsindikation: Wert der Intuition; Perioperatives Risiko; Computerunterstützte DD akuter Bauchschmerz; Interaktion perioperativer Prophylaxe; Lebensqualität in der onkologischen Nachsorge; Zytokine und abdominelle Sepsis; Minimal invasive Chirurgie: Outcome research

M: Zell- und Molekularbiologie: Sepsis, Prophylaxen; Klinische Pharmakologie: Perioperatives Risiko; Informatik: akuter Bauchschmerz; Kogn. Psychologie: Lebensqualität, Intuition; Biochemie: Minimal-invasive Chirurgie

München-   Chirurgische Klinik, Klinikum Großhadern,
Großhadern   Prof. Dr. med. F. W. Schildberg

F: Transplantationsimmunologie (Leber, Lunge, Knochen, Dünndarm); Immunologische Veränderungen nach Trauma, Schock und Sepsis; Tumorimmunologie; Eigenbluttransfusion; Implantatentwicklung (Wirbelsäulenchirurgie, resorbierbares Osteosynthesematerial); Jetcutting; Intraoperative Strahlentherapie

M: Transplantationsimmunologie; Immunhistochemie; Zytokinmessung; Mikrozirkulation/Intravitalmikroskopie; Zellkultur (temporärer Leberersatz)

München-   Chirurgische Klinik, Klinikum Innenstadt, Universität München
Innenstadt   Prof. Dr. med. L. Schweiberer
            sowie Funktionsbereich Chirurgische Forschung, Prof. Dr. F. Eitel

F: Notfallmedizin, Algorithmen, Polytrauma, prae- und frühklinische Versorgung; Qualitätsmanagement, Qualitätszirkel; Osteoregeneration; Onkogenese; Implantatentwicklung

M: Intravitalmikroskopie, Histomorphometrie, Einbettungstechniken; Ausbildungs-
u. Evaluationsinstrumentation, qualitative Datenanalyse; Multi-Hypermedia-Program-
mentwicklung, Networking; biochemische Methoden; biomechanische Methoden

München-TU Chirurgische Klinik, Klinikum rechts der Isar,
                Technische Universität München, Prof. Dr. med. J. R. Siewert

F: Biologische Prognosefaktoren bei gastrointestinalen Tumoren; Tumorsuppressorgene und Wachstumsfaktorrezeptorgene in der Pathogenese von Karzinomen; Klinische Evaluierung der konventionellen Prognosefaktoren bei gastrointestinalen Tumoren; Tumor-Response und neoadjuvante Radio-/Chemotherapie; Immunsuppression
und postoperative Sepsis; Robotronik in der minimalinvasiven Chirurgie; Risikofaktoren des postoperativen Verlaufs

M: Tumorbiologie (Immunhistologie, Flowzytometrie, Extraktions-ELISA); Molekularbiologie (PCR, DNA-Sequenzierung, Immunhistochemie); Zellstoffwechsel (Enzym-
analyse, molekularbiologische Methodik, Tiermodell); Infektionsimmunologie (Durchflußzytometrie, quantitative reverse Transkriptase PCR, Lymphozytenaktivierung, Leukozytenadhäsion); Minimalinvasive Therapie (Telechirurgie, Mikroelektronik)

Münster   Klinik für Allgemeine Chirurgie, Prof. Dr. med. N. Senninger
                 sowie Forschungseinheit „Chirurgische Forschung"
                 PD Dr. med. Dipl.-Ing. H. U. Spiegel

F: Transplantation; Onkologie; Chronisch entzündliche Darmerkrankungen; Endokrine Chirurgie

M: Lokale Gewebe pO_2-Messung, Intravitalmikroskopie; Humane Karzinomzell-
züchtung; Molekularbiologie der Proteine; ELISA, HPLC, FLOW-Zytometrie;

Regensburg   Klinik für Chirurgie, Prof. Dr. med. K.-W. Jauch

F: Tumormikrometastasierung, Tumorangiogenese; Tumormikrozirkulation; Tumor-
Wirt-Interaktion; Tumorstoffwechsel; Lebertransplantation: Ischämie/Reperfusion

M: Mikrospin – PCR – Gentransfer; Intravitalmikroskopie – Fluoreszenzspektroskopie;
Tiermodelle: Hamsterrückenhautkammer; Adhäsionsessay (HUVEC) – Plasmasepa-
ration; HPLC

Rostock   Klinik für Chirurgie, Prof. Dr. med. U. T. Hopt

F: Transplantation Langerhans'scher Inseln beim Schwein; Ischämie und Reperfusionsschaden beim Pankreas, ischämische Pankreatitis; Rationelle Antibiotikaprophylaxe und -therapie bei Patienten mit akut nekrotisierender Pankreatitis

M: Immunologische Untersuchungen mittels in vitro Funktionstest und Phänotypen-
analysen; Untersuchungen von lokalem Blut am Transplantatpankreas; HPCG-ge-
stützte Konzentrationsmessungen in Flüssigkeiten und Geweben

Tübingen   Abteilung für Allgemeine Chirurgie, Prof. Dr. H. D. Becker

F: Neuro-Immunologie des GI-Traktes; Molekularbiologie der Wundheilung; Technologie-Transfer in der Chirurgie; Pathophysiologie der Hypoxie; Pathophysiologie des Magens; Motorik des GI-Traktes

M: Molekularbiologische Techniken; Neurophysiologische Techniken; Zellbiologische Techniken (Intrazellulärer pH, Ca++, etc.); Motorik des GI-Traktes

Ulm   Chirurgische Klinik I, Prof. Dr. med. H. G. Beger

F: Initiale Pathomechanismen der akuten Pankreatitis; Chronische Pankreatitis: Inflammatory Tumor in the Head; Molekularbiologische Muster des duktalen Pankreaskarzinoms; Mediatoren der initialen Sepsis-Reaktion; Regionale Chemotherapie von soliden Tumoren des Gastrointestinaltraktes; Endotoxin und Bakterientranslokation; NO in der Sepsis

M: Molekularbiologische Charakterisierung von Onkogenen (p53, K-ras, Cyclin D1, BCL2, EGF, EGF receptor); Bestimmung von Sauerstoff- und Stickstoffradikalen; Endotoxin und endotoxinbindende Proteine; Experimentelle Pankreatitismodelle; Chemosensitivitätsmessung von Zytostatika

Ulm   Sektion Chirurgische Forschung, Prof. Dr. U. B. Brückner

F: Rolle von Mediatoren (Endotoxin, Eicosanoide, Zytokine, Adhäsionsmoleküle, O_2-/NO-Radikale) bei Sepsis/sept. Schock, Inflammation; Physiologie und Pathophysiologie von NO und Metabolite in Hepatozyten; Pathobiochemische Frühestveränderungen beim (Poly) Trauma; Pathobiochemie der direkten Lungengewebsverletzung; Pathophysiologie, Diagnostik & Therapie von Ischämie/Reperfusionszuständen

M: Biochemie (HPLC, (UV-)Spektroskopie, Kapillarelektrophorese); Molekularbiologie (PCR, blots, in situ-Hybridisierung); Analytik von O_2-Radikalnachweisen, Nachweismethoden für NO bzw. dessen Metabolite; Zellkulturen

Würzburg   Chirurgische Universitätsklinik, Prof. Dr. A. Thiede
               sowie Sektion Experimentelle Chirurgie, Prof. Dr. med. H. A. Henrich

F: Exper. Organtransplantation; Kryokonservierung von Erythrozyten; Mikrozirkulation, Hämodilution, Hämorheologie; Chirurgische Infektiologie, Sepsis; Hartgewebe/Implantatoptimierung; Hämorrhagischer Schock; Pathophysiologie drittgradige Verbrennung

M: Exper. Organtransplantation; mikro /makrozirkulatorische Perfusionstechnik; Kryokonservierung; Biomechanik der Hartgewebe

Unfallchirurgie

Berlin   Unfall- und Wiederherstellungschirurgie, Freie Universität Berlin
Universitätsklinikum Rudolf Virchow, Prof. Dr. med. N. Haas

F: Geschlossener und offener Weichteilschaden; Arthroskopische Operationstechniken in der Traumatologie; Minimal invasive Fixationstechniken langer Röhrenknochen; Multiorganversagen bei Polytrauma; Biodegradable Implantate; Wertigkeit der Kernspintomographie in der Frakturdiagnostik und osteoligamentärer Bandplastiken; Bildgebende Verfahren nach Kreuzbandersatz

M: Biomechanik; Datenerfassung beim Polytrauma; Frakturspaltbewegungen bei unterschiedlichen Fixationssystemen

Bonn   Klinik für Unfallchirurgie, Prof. Dr. med. M. Hansis

F: Pathophysiologie der Entstehung postoperativer Infekte; Sportmedizinische Betreuung von Breiten- und Leistungssportlern; Berufsbedingte Erkrankungen der Wirbelsäule

Dresden   Klinik für Wiederherstellungschirurgie der Universität Dresden
Prof. Dr. med. Hans Zwipp

keine Angaben

Essen   Abteilung für Unfallchirurgie, Prof. Dr. Schmit-Neuerburg

F: Schock: Biochemische/molekularbiologische Grundlagen für Schock- und Multiorganversagen; ARDS: Beeinflussung durch Inhibitoren; Lungenkontusion: Grundlagen und Beeinflussung lokaler Mechanismen durch Begleitverletzungen und operative Verfahren; Knochenneubildung durch freie Periostlappen mit Knochenersatzstoffen

M: Schock: Proteinbiochemie, Molekularbiologie; Intravitalmikroskopie; Immunolog. Monitoring (sHLA); Experiment. u. klin. Impedanzmessung; Histomorphologie und Biomechanik knöcherner und kollogener Strukturen (Knochenlabor)

Göttingen   Abteilung für Unfallchir., Plast.- u. Wiederherstellungschirurgie,
Prof. Dr. med. K. M. Stürmer

F: Frakturleitung unter Osteosynthese; Disimplantate als Knochenersatz; Interfragmentäre Bewegung der frakturierten Knochen; Kallusstimulation

M: Experimentelle Frakturchirurgie; Experimentelle Implantat-Chirurgie; Unentkalkte Knochenhistologie/Morphometrie; Intravitale Bewegungsmessung bei Fraktur

Halle   Klinik für Unfall- und Wiederherstellungschirurgie, Prof. Dr. W. Otto

F: Stabilisierungsverfahren bei Beckenringverletzungen; Knochenersatzstoffe; Stabilitätskriterien bei operativer Behandlung von Wirbelsäulenverletzungen; Anwendungsvarianten der Callusdistraktion; Intramedulläre Osteosynthesen am Arm

Hamburg   Abt. für Unfall- und Wiederherstellungschirurgie;
                   Prof. Dr. K. H. Jungbluth

F: Kindliches Skelettwachstum und seine verletzungsbedingten Störungen; Biomaterialien und biohybrider Organersatz (Tissue engineering): Gelenkknorpel, knöcherne Strukturen, alloplastischer Bandersatz; Polytrauma und Schädelhirntrauma; Becken-Acetabulum-Wirbelsäulenchirurgie; Laser in der Traumatologie; Coxaler Femur: Biomechanik, Geriatrische Aspekte; Komplexe Fußverletzungen; Validierung und Fortentwicklung bildgebender Verfahren in der Unfallchirurgie: Ultraschall, 3-D-Computertomographie, Kernspintomographie

M: Polarisationsmikrologie; Zellkultur; Biomechanik

Hannover   Unfallchirurgische Klinik der MHH; Prof. Dr. med. H. Tscherne

F: Pathomechanismen des posttraumatischen Organversagens; Verkehrsunfallforschung: Bandheilung; Entwicklung neuer Osteosynthesetechniken am Becken; Entwicklung von intramedullären Implantaten; Immunologische Untersuchungen zur Allograft-Response und Untersuchungen zu Knochenersatzmaterialien; Biomechanische Untersuchungen zur Stabilisierung von Wirbelfrakturen

M: Staub'sches Schafmodell; Chemilumineszenz-Verfahren; Immunhistochemie; Histologie an nicht demineralisierten Knochenpräparaten; Elektronenmikroskopie

Homburg   Abteilung für Unfallchirurgie, Chirurgische Klinik Homburg
                   Prof. Dr. W. Mutschler

F: Rolle und Funktion von Hitzeschockproteinen und Adhäsionsmolekülen in der menschlichen Wunde; Untersuchungen zur Bedeutung von Kalzium in der Rattenleber nach Schock; Lipokortine und dessen Induzierbarkeit durch verschiedene Substanzen; Untersuchungen zur Genexpression bei der rheumatoiden Arthritis; Untersuchungen zur Mikrozirkulation in der Rattenleber nach Schock

M: Mikrozirkulation (Intravitalmikroskopie); Genexpression und Genregulation (molekularbiologische Techniken); Zellkultur (Kultivierung von humanen Zellen und deren gentechnische Manipulation)

Köln   Klinik für Unfall-, Hand- und Wiederherstellungschirurgie
                Prof. Dr. med. K. E. Rehm

F: Biodegradierbare Materialien; Knochenersatzmaterialien; Klinisch: WS-Chirurgie; Klinisch: Beckenchirurgie; Klinisch: Fußwurzelchirurgie; Klinisch: Morbus Sudeck; Hyaluronsäure und Knochenregeneration

M: Histomorphometrie; In-Vitro-Knochenkulturen

Leipzig   Klinik für Unfall- und Wiederherstellungschirurgie, Prof. Dr. Sandner

F: Wundheilungsvorgänge bei Weichteilschäden, Enzymhistochemie; Thermografische Untersuchungen zur Knochenbruchheilung

M: Enzymhistochemie; Thermografie

Mainz   Klinik für Unfallchirurgie, Prof. Dr. med. W. Kurock

F: Verriegelungsmarknagelung an Femur und Tibia; Stabilisierung von Wirbelfrakturen unter intraoperativer sonographischer Kontrolle; Spezialimplantate zur Versorgung von Femurfrakturen bei Hüftendoprothesen; Thrombogenese und Hüftendoprothetik; Arthroskopische Schulterchirurgie; Intramedulläre Stabilisierung von Humerusschaftfrakturen

Marburg   Klinik für Unfallchirurgie, Prof. Dr. L. Gotzen

F: Sterilisierung und Implantation allogener Knochentransplantate; Anatomische und biomechanische Untersuchungen zur carpalen Instabilität; Entwicklung, biomechanische Testung und klinische Erprobung interner und externer Osteosynthesesysteme; Distraktionsosteogenese; „biologische" Osteosynthese; Transplantatisometrie beim Kreuzbandersatz; Frakturmorphologie an der thorakolumbalen Wirbelsäule

M: Biomechanik des Haltungs- und Bewegungsapparates; Zellkulturen; Histomorphologie; Thermodynamik an Biomaterialien; Materialprüfung (Implantate)

Münster   Klinik für Unfall- u. Handchirurgie, Prof. Dr. med. E. Brug

F: Beckenchirurgie; Mikrochirurgie; Resorbierbare Antibiotikumträger zur adjuvanten Therapie der Osteitis; Untersuchungen zur Kallusheilung bei verschiedenen Fixationsmethoden; überschießenden Kallusbildung bei Schädel-Hirn-Trauma

M: Belastungsprüfmaschine; Mikrochirurgisches Labor

Regensburg   Abteilung für Unfallchirurgie, Prof. Dr. M. Nerlich

F: Knorpelgewebszüchtung; Biomechanik von Beckeninstabilitäten; Knochenheilung durch Dehnung

M: Zellkulturen

Tübingen   Berufsgenossenschaftliche Unfallklinik, Prof. Dr. K. Weise

F: Rahmensystem des Unterschenkels, biomechanische Untersuchungen; Wundkonditionierung in der Traumatologie; Verfahrenswechsel von externer zu interner Osteosynthese; Knorpelknochentransplantation; Digitale Röntgenfilmradiographie und Kommunikation; PET in der Traumatologie

Ulm   Abteilung für Unfallchirurgie, Hand- Plastische
und Wiederherstellungschirurgie, Prof. Dr. L. Kinzl

F: Wirbelkörperersatzentwicklung; Kallusdistraktion (Schafmodelle), (Minimierung der Fixationszeiten), AO; Polytrauma (Mediatorenmessung); Bandscheibenbedingte Erkrankungen, NMR, EMG, Isometrie; Wundheilung, Vakuumversiegelung

M: Isometrie der Wirbelsäulenmuskulatur; Biomechanik (WS-Simulator/Zwick)

Abteilungen für Gefäß- und Thoraxchirurgie

Aachen   Klinik für Thorax-, Herz- und Gefäßchirurgie, Prof. Dr. B. J. Messmer

F: Erprobung neuentwickelter Herzklappenprothesen bei Kälbern; ICD-Hämodynamik und Myocardschäden bei Implantation und Testung von ICD-Aggregaten; Hybernating Myocardium: ultrastrukturelle Veränderungen im Schweinemodell; AV-Knoten Modulation: links- und rechtsatrialer Input des AV-Knotens beim Schwein; Strukturelles Herzklappenversagen: in vitro und in vivo Evaluation implantierter Herzklappen

Düsseldorf   Klinik für Gefäßchirurgie u. Nierentransplantation,
Prof. Dr. W. Sandmann

F: Monitoring der neurogenen Funktion; Renale Ischämietoleranz – und Protektion; Spinale Ischämietoleranz und Protektion; Viscerale Ischämietoleranz und Protektion; lokale Hämodynamik des Arteriensystems; Vaskuläre und Non-vaskuläre Infektionsprophylaxe und Therapie; Entwicklung neuer Operationsverfahren: autoplastische Rekonstruktionen von Organarterien, Rekonstruktionen der hirnversorgenden Arterien an der Schädelbasis; abdominoviscerale und thorakoabdominale Aortenrekonstruktion

M: Spinale Zirkulation (Kapillare O2 Sättigung, O2 im Liquor); Spinale und zerebrale Funktion (SEP, MEP, Spinales EEG); Viscerale Zirkulation (Laborchemie); Renale Zirkulation (Laborchemie, Nuklearmediz. Meth.); Lokale Strömungsqualität (Ultraschallhistogramm, Dopplerspektrumfrequenzanalyse)

Düsseldorf   Klinik für Thorax- und Kardiovaskuläre Chirurgie, Prof. Dr. Gams

F: Postischämische Dysfunktion am isolierten Kaninchenherzen; Extrakorporale Zirkulation: Biomedicus: Rollerpumpe; Defibrillations-Schwellen-Testung bei unterschiedlicher Positionierung der intrakardialen Sonde; Zerebrale Oxymetrie bei Kreislaufstillstand und bei Defibrillator-Testphasen; Hypertrophische obstruktive Kardiomyopathie: Chirurgische Therapie, Langzeitergebnisse, Molekular-genetische Untersuchungen; Herzklappenstudie (prospektiv, randomisiert, uni- und multizentrisch: SJM: ATS, Aorten- und Mitralklappen); Tumormarker beim Bronchialkarzinom

M: Extrakorporale Zirkulation; Kardioplegie zur Myokardprotektion (Bretschneider); HOCM; Herzklappenersatz; Bronchialkarzinom

Freiburg   Abteilung für Herz- und Gefäßchirurgie, Prof. Dr. F. Beyersdorf

F: Verminderung des Reperfusionsschadens nach akuter Myokardischämie; Verlängerung der Ischämietoleranz von Spenderherzen; Beeinflussung der Aktivierungsprozesse durch Extrakorporale Zirkulation; Pharmakologische und mechanische Verfahren zur Reduzierung des Fremdblutbedarfs; Histo- und immunmorphologische Untersuchungen der Arteria mammaria interna; Experimentelle und klinische Erprobung von intraluminalen Gefäßprothesen; Validierung nuklearmedizinischer Verfahren für die Herzchirurgie

Gießen   Klinik für Herz- und Gefäßchirurgie, Prof. Dr. med. F. W. Hehrlein

F: Säuglingsherztransplantation; Endothelwunden; Pulmonaler Hochdruck

M: Mikrozirkulation

Göttingen   Klinik für Thorax-, Herz- u. Gefäßchirurgie, Prof. Dr. H. Dalichau

F: Durchblutungs- und Volumenstatus herzchirurgischer Patienten; Allgemeine unspezifische Entzündungsreaktion (SIRS); Maßnahmen zur Verbesserung der Ischämietoleranz der Niere; Echokardiographischer Nachweis mediastinaler Lymphknotenmetastasen bei Bronchialkarzinom; Maßnahmen zur Verbesserung der Rhythmusstabilität nach herzchirurgischen Eingriffen

M: Indikatordilution (Dispersionsanalyse, Kreislauftransportfunktion); Mediatoren (Zytokine, Adhäsionsmoleküle, ELISA); In situ-Protektion; Thorakale Ultraschalldiagnostik

Halle   Klinik für Herz- und Thoraxchirurgie, Prof. Dr. med. H.-R. Zerkowski

F: Myokardiale Rezeptorregulation bei Herzinsuffizienz; Myokardiale Rezeptorregulation und die therapeutische Beeinflußbarkeit durch mechanische Kreislaufunterstützung; Änderung des kardialen Regulationsverhaltens des denervierten Herzens nach orthotoper Herztransplantation; Physiologische Herzschrittmacher; Polyurethane A/C bypass graft in CABG; Bedeutung der chirurgischen Therapie bei Myasthenia gravis; Heterogenität und Prognose bei ausgewählten soliden Tumoren

M: Myokardiale Rezeptorforschung (Kontraktionsversuche im Organbad); Genexpression bei Herzinsuffizienz (PCR/Western Blood); Transplantationschirurgie; Intrakardiale Elektrophysiologie; Transmyokardialer Laser

Hannover   Klinik für Thorax-, Herz- und Gefäßchirurgie der MHH
Prof. Dr. A. Haverich

F: Lungenkonservierung; Abstoßungsdiagnostik nach Herztransplantation; Reperfusion nach Lungentransplantation; Therapie der pulmonalen Hypertension; Gewebeklebung; Trachealtransplantation; Mechanische Kreislaufunterstützung

Jena   Abteilung Thorax- und Gefäßchirurgie, Prof. Dr. med. M. Bartel

F: Bronchialkarzinom – Operationsrezidive; Trachealersatz

M: Intraoperative Angioskopie; Hämodynamik des kruralen Kreislaufs; Minimalinvasive Chirurgie im Thorax

Kiel   Klinik für Herz- und Gefäßchirurgie, (N.N.)

F: Experimentelle und klinische Lungentransplantation; Gentransfer bei Xenotransplantation; Endothelzellbesiedlung; Myokardkonservierung; Lungenkonservierung; Leukozyten-Endothelzellinteraktion; Zerebralprotektion

M: Lungentransplantation; Endothelzellkultur; Molekularbiologie/Gentransfer; Langendorff-Modell (Herz)

Köln   Klinik für Herzchirurgie, Prof. Dr. E. R. de Vivie

F: Immunbiologie nach Herztransplantationen; Operative Verfahren zur Korrektur komplexer angeborener Herzfehler; Kardiomyoplastie; Endothelvitalisierung, Homograftlabor; Ganzkörperhypothermie bei Kreislaufstillstand; Extrakorporale Zirkulation im Säuglingsalter; Akute Myokardinfarktbehandlung

M: Remodellierung von AV-Klappen; Immunbiologische Reaktionen bei Borrelieninfektion

Mainz   Klinik für Herz-, Thorax- und Gefäßchirurgie, Prof. Dr. H. Oelert

F: Genexpression in restenotischem Bypassgewebe; Genexpression in autologem Bypassmaterial; Inflammations-, Streß- und Immunreaktion durch extrakorporale Zirkulation; Systemic Inflammatory Response durch Ischämie und Reperfusion; Degeneration bioprothetischer Implantate; Lungenkonservierung und Reperfusion

M: in situ Hybridisierung 3'-RACB; Immunfluoreszenzmikroskopie; membranständige Aktivierungsmarker (Fluoreszenz-Antikörper); Oxidativer Burst (Durchflußzytometrie); ELISA, Thymidininkorporation, REM, Atomabsorpationsspektroskopie

München   Chirurg. Klinik Innenstadt, Abteilung Thoraxchirurgie
                   Prof. Dr. O. Thetter

F: Videothorakoskopische Operationstechniken; Systemische Tumorzelldissemination bei Bronchial-Ca.; Lymphatische Tumorzelldissemination beim Bronchial-Ca.,
Staging Prognose; Radikale systematische Lymphadenektomie beim B. C.; Neodym
YAG-Laser-Thoraxchirurgie; Eigenblutspende in Thoraxchirurgie

Münster   Klinik für Thorax-, Herz- u. Gefäßchirurgie,
                   Prof. Dr. med. H. Scheld

F: Qualitätskontrolle biologischer Herzklappen; Herztransplantation; Antiarrhythmische Therapie mit Defibrillatoren; Gastrointestinale Komplikationen bei extrakorporaler Zirkulation; Abstoßungsreaktion bei Lungentransplantation

M: Holographie und Histologie biologischer Herzklappen; Flußmessung regionaler
Durchblutung unter extrakorporaler Zirkulation; Histologie der Lungen; Transplantatabstoßung

Regensburg   Klinik für Herz-, Thorax- und herznahe Gefäßchirurgie,
                   Prof. Dr. D. E. Birnbaum

F: Simulation der Endothelfunktion unter Einfluß von medizinischen Kunststoffen;
Entwicklung des „Herz-Lungen-Maschinen-Automaten"; Apoptose und Protoonkoproteinexpression unter Bedingungen der Kardioplegie; Pharmakokinetik von Cyclosporin A nach Herztransplantation; Pharmakologie von Phenoldopam im Vergleich zu
Dopamin unmittelbar nach Herzoperationen; Thrombozytäre Oberflächenrezeptoren
(GP1b) als Prognosefaktor für eine gestörte Hämostaseolyse postoperativ; Multizentrische Analysen zur Anwendung von fraktioniertem Heparin nach Herzklappenersatz,
multizentrische Studie zur Langzeitpunktion von perikardialen Xenoklappenprothesen

M: Endothelzellkultur; Mikroelektronik; Durchflußzytometrie

Ulm   Abteilung Thorax- und Gefäßchirurgie,
                   Prof. Dr. L. Sunder-Plassmann

F: Endovaskuläre Stentimplantation bei Aneurysma; Nichtinvasives Lymphknotenstaging durch 18-FDG-PET bei Bronchialkarzinom; Multicenterstudie adjuvanter
Chemotherapie bei nichtkleinzelligem Bronchialkarzinom Stad. IIIa; Kontrollierte
Extremitätenreperfusion nach Ischämie; Endothelaktivierung im xenogenen Perfusionsmolekül (ICAM-1/LAF-1-Blockade)

M: Endovaskularchirurgie; Ex-Vivo Hämoperfusion der Organe Niere, Leber und
Lunge; Nichtinvasive Diagnostik bei arterieller Verschlußkrankheit (Thermographie,
Kymographie, Duplex-Scan)

Würzburg   Klinik für Herz- u. Thoraxchirurgie, Prof. Dr. med. O. Elert

F: Langzeitperfusion von Spenderorganen; Einsatz heparinisierter Oberflächen in der Herzchirurgie; Chronische Transplantatabstoßung; Perioperative Immunologie; Modulation von Ca++-Strömen in humanen Kardioimmunozyten durch Endothelfaktoren

M: Elektronenmikroskopie, Immunhistologie

Selbständige Institute/Abteilungen für chirurgische Forschung („Experimentelle Chirurgie")

Düsseldorf   Institut für Experimentelle Chirurgie, Prof. Dr. G. Arnold

F: Down-regulation der ventrikulären Funktion: Untersuchung des Wirkungrades bei verschiedener Substratzusammensetzung und bei verminderter Koronarperfusion; CA++-Sensitivität und Wirkungsgrad bei der postischämischen Dysfunktion, direkte Messung myokardialer respiratorischer Aktivität; Effekte von Endothelin auf das isolierte Kaninchenherz

M: Ventrikelfunktion (Mikrotip-Manometer); Ventrikeldimensionen (Mikrosonometrie); Mikrozirkulation (Mikrosphären); Energiestoffwechsel (O2, Laktat, energiereiche Phosphate); Respiratorische Aktivität (stabiles Isotop; Differenz-Massenspektrometer)

Heidelberg   Abteilung Experimentelle Chirurgie, Frau Prof. Dr. M. M. Gebhard

F: Ischämie-/Reperfusionsschaden und Konservierung: Herz, Lunge, Leber, Pankreas. Niere, Skelettmuskulatur; Intrazelluläre Calciumtransienten in vivo: Entwicklung einer Methode; Entwicklung eines rechnergestützten Herz-Kreislauf-Meßplatzes; Mikrozirkulation am Klein- und Großtier mittels Intravitalmikroskopie: Lunge, Skelettmuskel, Pankreas, Leber, Mesenterium, Duodenum

M: Hochauflösendes Herz-Kreislauf-Monitoring; Fluoreszenzdetektion intrazellulärer Ionen in vivo; Mikrozirkulation (Intravitalmikroskopie, Thermodiffusion); Impedanzspektroskopie in Geweben; Chem.-biochemische Analytik in Geweben

Homburg   Institut für Klinisch-Experimentelle Chirurgie,
                   Prof. Dr. med. M. D. Menger

F: Ischämie-Reperfusion; Schock-Resuscitation; Endotoxinämie-Sepsis; Organtransplantation; Angiogenese

M: Mikrozirkulationsanalyse (intravitale Mikroskopie); Mediatoranalyse; Analysen von Adhäsionsmolekülen; Laparoskopische Chirurgie

Köln   Institut für Experimentelle Medizin, Prof. Dr. W. Isselhard

F: Organkonservierung; Prä-, intra- und postischämische Organkonditionierung; Ischämie – Reperfusions-Schäden (Prävention und Therapie); Das hypertrophierte Herz in der Ischämie und postischämischen Erholung; Neue resorbierbare Materialien zur Osteosynthese und Defektüberbrückung

M: Stoffwechsel und Funktion von Organen in vitro und in situ; Enzymtests, Enzymaktivitäten, HPLC (Routine und Methoden-Entwicklung); Wirkungen freier Radikale (Wirkungen auf Stoffwechsel, Funktion); Isolierte Zellen, Mitochondrien (Leber, Niere, Darm); Mikrochirurgische Techniken

Marburg   Institut für Theoretische Chirurgie, Prof. Dr. W. Lorenz

F: Operationsindikation: Wert der Intuition; Perioperatives Risiko; Computerunterstützte DD akuter Bauchschmerz; Interaktion perioperativer Prophylaxe; Lebensqualität in der onkologischen Nachsorge; Zytokine und abdominelle Sepsis; Minimal invasive Chirurgie: Outcome research

M: Zell- und Molekularbiologie: Sepsis, Prophylaxen; Klinische Pharmakologie: Perioperatives Risiko; Informatik: akuter Bauchschmerz; Kogn. Psychologie: Lebensqualität, Intuition; Biochemie: Minimal-invasive Chirurgie

München   Institut für Chirurgische Forschung, Prof. Dr. med. Dr. h. c. K. Meßmer

F: Makro-/Mikrozirkulation, Ischämie/Reperfusion; Volumenersatz und Sauerstoffversorgung/Multiorganversagen; Zerebraler Sekundärschaden, ZNS-Protektion; Transplantationsimmunologie, Zytomonitoring, Xenotransplantation; Photodynamische Therapie (Tumoren, Restenosierung); Gastrointestinale Immunologie (Helicobacter, Zöliakie); Biologische Wirkungen von Stoßwellen (Tumortherapie, Gentransfer durch reversible Permeabilisierung von Zellen); Entwicklung neuartiger Datensysteme

M: Intravitalmikroskopie, fluoreszierende Microspheres; Computergestützte Datenacquisition und Bildanalyse; Extrakorporale Stoßwellen, Durchflußzytometrie; Immunomonitoring; Zellbiologie

Ulm   Abteilung für Unfallchirurgische Forschung und Biomechanik
               Prof. Dr. L. Claes

F: Knochenheilung; Kniebandrekonstruktion; Biomaterialforschung; Zellbiomechanik; Biokompatibilitätstestung; Ganganalyse; Wirbelsäulenchirurgie

M: Biomechanik des Bewegungsapparates; Biologie der Bindegewebe; Zellbiologie; Histologie; Experimentelle Chirurgie

Ausgewählte Publikationen

Ausgewählte Publikationen

nach Angaben der Klinik/Institution/Abteilung/Sektion*

H. G. Beger, A. Schwarz und U. B. Brückner

Visceralchirurgie

Aachen   Chirurgische Klinik der Medizinischen Fakultät
                  Prof. Dr. Dr. med. h. c. V. Schumpelick

Anurov M, Oettinger AP, Kapitanov A, Polivoda M, Titkova S, Toens Ch: The application of antihypoxants in correction of functional small bowel disorders in experimental peritonitis. Eur Surg Res 25 (Supp 1): A86, 1993

Arlt G, Polivoda M, Anurov M, Titkova S, Peiper Ch, Oettinger AP, Schumpelick V: The assessment of the evacuatory function of the small bowel in various methods of reconstructive operations on the biliary tract. Neurogastroenterol Mot 6: 159, 1994

Peiper Ch, Arlt G, Oettinger AP, Schumpelick V: Dynamics of the changes in motility, evacuation and EMG in experimental duodenal stenosis. Neurogastroenterol Mot 6: 163, 1994

Polivoda M, Penjkov L, Oettinger AP, Arlt G, Schumpelick V: Electromyographic monitoring of the small bowel in infantile appendicular peritonitis. Eur Surg Res 26 (S 1): A194, 1994

Schippers E, Oettinger AP, Anurov M, Polivoda M, Schumpelick V: Laparoscopic cholecystectomy – A minor abdominal trauma? World J Surg 17: 539, 1993

Schippers E, Schumpelick V, Oettinger AP, Anurov M, Polivoda M: Laparoskopische Chirurgie – Das geringere Abdominaltrauma? Langenbecks Arch Chir (Forum): 285, 1991

Titkova S, Anurov M, Schippers E, Oettinger AP: Correlation between endogenous encephalin fluctuation and periodic motor action of small intestine. Eur Surg Res 24 (Suppl): A34, 1992

Tittel A, Schippers E, Treutner KH, Anurov M, Polivoda M, Oettinger AP, Schumpelick V: Laparoskopie versus Laparotomie – Eine tierexperimentelle Studie zum Vergleich der Adhäsionsbildung im Hund. Langenbeck Arch Chir 379: 95, 1994

Töns Ch, Klosterhalfen B, Anurov M, Titkova S, Oettinger AP, Schumpelick V: Serosa-Kalium-Aktivität, Elektromyographie und Schockmediator Profile bei der experimentellen arteriellen und kombiniert arterio-venösen Dünndarmischämie. Langenbecks Arch Chir (Forum): 421, 1993

---

* Erfragt waren die 10 wichtigsten Publikationen aus den letzten 5 Jahren (bei Sektionen die 5 wichtigsten Publikationen)

Berlin-FU   Universitätsklinikum Benjamin Franklin. Freie Universität Berlin
                       Chirurgische Klinik, Prof. Dr. med. H. J. Buhr

Foitzik T, Fernandez-del-Castillo C, Ferraro MJ, Mithöfer K, Rattner DW, Warshaw AL:
Pathogenesis and prevention of early pancreatic infection in experimental acute
pancreatitis. Ann Surg 222 (2): 179, 1995

Foitzik T, Holle R, Schall R, Moesta T, Buhr HJ, Herfarth C: The Heidelberg Intensive
Care Unit Score. Development of a computer-assisted scoring system for documentation of treatment course and assessment of prognosis in surgical intensive care
patients. Chirurg 66 (5): 513, 1995

Foitzik T, Hotz HG, Schmidt J, Klar E, Warshaw AL, Buhr HJ: Effect of microcirculatory
perfusion on distribution of trypsinogen activation peptides in acute experimental
pancreatitis. Dig Dis Sci 40 (10): 2184, 1995

Foitzik T, Klar E, Buhr HJ, Herfarth C: Improved survival in acute necrotizing pancreatitis despite limiting the indications for surgical debridement. Eur J Surg 161(3):
187, 1995

Hotz HG, Ryschich EW, Schmidt J, Foitzik T, Buhr HJ, Warshaw AL, Herfarth C, Klar E:
Isovolemic hemodilution with dextran prevents contrast medium induced impairment of pancreatic microcirculation in necrotizing pancreatitis of the rat. Am J Surg
169: 161, 1995

Mithöfer K, Fernandez-del-Castillo C, Frick TW, Foitzik T, Bassi DG, Leandrowski KB,
Rattner DW, Warshaw AL: Increased intrapancreatic trypsinogen activation in
ischemia-induced experimental pancreatitis. Ann Surg 221 (4): 364, 1995

Runkel N, Rodriguez L, LaRocco M, Moody FG: Pathways of pancreatic infection in
acute pancreatitis in opossums. Am J Surg 169: 227, 1995

Runkel NS, Moody FG, Smith GS, Rodriguez LF, Chen Y, LaRocco MT, Miller TA: Alterations of rat intestinal transit by morphine promote bacterial translocation. Dig
Dis Sci 38: 1530, 1993

Berlin-HU   Universitätsklinikum Rudolf Virchow, Humboldt-Universität Berlin
                       Chirurgische Klinik, Prof. Dr. med. P. Neuhaus

Gerlach J, Encke J, Hole O, Müller C, Ryan CJ, Neuhaus P: Bioreactor for larger scale
hepatocyte in-vitro perfusion. Transplantation 58: 984, 1994

Gerlach J, Klöppel K, Müller C, Schnoy N, Smith M, Neuhaus P: Hepatocyte aggregate
culture technique for bioreactors in hybrid liver support systems. Int J Artif Organs
16: 843, 1993

Langrehr JM, Banner B, Lee KK, Schraut WH: Clinical course, morphology, and treatment of chronically rejecting small bovel allografts. Transplantation 55: 242, 1993

Langrehr JM, Dull KE, Ochoa JB, Billiar TR, Ildstad ST, Schraut WH, Simmons RL,
Hoffman RA: Evidence that nitric oxide production by in vivo allosensitized cells
inhibits the development of allospecific CTL. Transplantation 53: 632, 1992

Langrehr JM, Murase N, Markus PM, Cai X, Neuhaus P, Schraut W, Simmons RL, Hoffman RA: Nitric oxide production in host-versus-graft and graft-versus-host reactions in the rat. J Clin Invest 90: 679, 1992

Mueller AR, Nalesnik M, Platz KP, Langrehr JM, Hoffman RA, Schraut WH: Evaluation of preservation conditions and various preservation solutions for small bowel preservation. Transplantation 57: 649, 1994

Platz KP, Sollinger HW, Hullett DA, Eckhoff DE, Eugui EM, Allison AC: RS-61443 – a new, potent immunosuppressive agent. Transplantation 51: 27, 1991

Schön MR, Puhl G, Gerlach J, Frank J, Neuhaus P: Hepatocyte isolation from pig livers after warm ischaemic injury. Transpl Int 7: 159, 1994

Tullius SG, Hancock WW, Heemann U, Azuma H, Tilney NL: Reversibility of chronic renal allograft rejection: critical effect of time after transplantation suggests both host immune dependent and independent phases of progressive injury. Transplantation 58: 93, 1994

Tullius SG, Heemann U, Hancock WW, Azuma H, Tilney NL: Long-term kidney isografts develop functional and morphological changes which mimic those of chronic allograft rejection. Ann Surg 219: 425, 1994

Berlin-HU Universitätsklinikum Rudolf Virchow, Humboldt-Universität Berlin, Robert-Rössle-Klinik, Abteilung für Chirurgie und Chirurgische Onkologie, Prof. Dr. P. M. Schlag

Cao Y, Karsten U, Liebrich W, Haensch W, Springer GF, Schlag PM: Expression of Thomson-Friedenreich-related antigens in primary and metastatic colorectal carcinomas: a reevaluation. Cancer 76: 1700, 1995

Finke LH, Terpe HJ, Zörb C, Haensch W, Schlag PM: Colorectal cancer prognosis and expressions of exon-v6-containing CD44 proteins. Lancet 345: 583, 1995

Hünerbein M, Below C, Schlag PM: Three dimensional endorectal ultrasonography for staging of obstructing rectal cancer. Dis Colon Rectum 39: 636, 1996

Kreuser ED, Schlag PM: New perspectives in molecular and clinical management of gastrointestinal tumors. Berlin; Heidelberg; New York: Springer (Recent Results in Cancer Research 124), 1996

Kroetz K, Schlag PM, Quentmeier LA, Möller P: Evaluation of the secretory component as a prognostic variable in colorectal carcinoma. Int J Cancer 57: 365, 1994

Praml C, Finke LH, Herfarth C, Schlag PM, Schwab M, Amler L: Deletion mapping defines different regions in lp34.2-pter that may arbor genetic information related to human colorectal cancer. Oncogene 11: 1357, 1995

Savalyeva L, Schneider B, Finke LH, Schlag PM, Schwab M: Amplification of satellite DNA at 16q11.2 in the germ line of a patient with breast cancer. Int J Oncol 4: 347, 1994

Stein U, Shoemaker RH, Schlag PM: MDR1 gene expression: evaluation of ist use as a molecule marker for prognosis and chemotherapy of bone and soft tissue sarcomas. Eur J Cancer 32: 86, 1996

Stoeck M, Marland-Noske C, Manasterski M, Zawatzky R, Horn S, Möbus V, Schlag PM, Schirrmacher V: In vitro expansion and analysis of T lymphocyte microcultures obtained from the vaccination sites of cancer patients undergoing active specific immunization with autologous Newcastle-disease-virus-modified tumour cells. Cancer Immunol Immunother 37: 240, 1993

Theile M, Seitz S, Arnold W, Jandrig B, Frege R, Schlag PM, Haensch W, Guski H, Winzer KJ, Barrett CJ, Scherneck S: A defined chromosome 6q fragment (at D6S3 10) harbors a putative tumor suppressor gene for breast cancer. Oncogene 13: 677, 1996

Bochum   Chirurgische Klinik, St. Josef-Hospital
                    Prof. Dr. med. V. Zumtobel

Kemen M, Homann HH, Fuessenich C, Senkal M, Zumtobel V: Reduction in Diarrhea Incidence by Soluble Fiber in Patients Receiving Total or Supplemental Enteral Nutrition. Journal of parenteral and enteral Nutrition 18 (6): 486, 1994

Kemen M, Senkal M, Homann HH, Mumme A, Dauphin AK, Baier J, Windeler J, Neumann H, Zumtobel V: Early postoperative enteral nutrition with arginine – omega-3 fatty acids and ribonucleic acid-supplemented diet versus placebo in cancer patients: An immunologic evaluation of Impact. Critical Care Medicine 23 (4): 652, 1995

Kemen M, Wegener M, Schaffstein J, Von Liebe S, Zumtobel V: Effects of Proximal Gastric Vagotomy on the Gastrointestinal Transit Time of a Mixed Solid-Liquid Test Meal through the Stomach. Small Intestine and Colon. Dig. Surg. 7: 125, 1990

Mumme A, Kemen M, Homann HH, Zumtobel V: Temperaturabhängigkeit der Fibrinolyse mit Streptokinase. Dtsch med Wschr 118: 1594, 1993

Mumme A, Kemen M, Walterbusch G: Die isolierte Extremitätenperfusion. Therapeutische Strategien, Quintessenz: 267, 1994

Bonn   Klinik für Chirurgie
                  Prof. Dr. med. A. Hirner

Decker D, Schöndorf M, Decker P, Bidlingmaier F, Hirner A, von Rücker A: Beurteilung eines Gewebetraumas mit Hilfe von Aktivierungsstrukturen auf der Zellmembran von Leukozyten. Ein Vergleich: Laparoskopische Chirurgie versus konventionelle Chirurgie. Langenbecks Arch Chir (Forum) 49, 1993

Späth G, Gottwald Th, Specian RD, Mainous MR, Berg RD, Deitch EA: Secretory Immunoglobulin A, Intestinal Mucin, and Mucosal Permeability in Nutritionally Induced Bacterial Translocation in Rats. Ann Surg 220: 798, 1994

Wolff M, Fandrey J, Jelkmann W: Microelectrode measurements of pericellular PO2 in erythropoietin-producing human hepatoma cell cultures. Am J Phys C1266, 1993

Wolff M, Fandrey J, Kalff J, Müller A, Jelkmann W: The Control of Pericellular pO2 in Monolyer Cell Cultures: Microelectrode pO2 Measurements in Human Hepatoma Cell Cultures on Gas-Permeable and Impermeable Supports. Transplantationsmedizin 6: 159, 1994

Wolff M, Fandrey J, Riemenschneider Th, Jelkmann W: Einfluß von Cytokinen auf die hypoxisch induzierte Erythropoietinbildung in vitro. Langenbecks Arch Chir (Forum) 431, 1992

Wolff M, Jelkmann W: Effects of chemotherapeutic and immunosuppressive drugs on the production of erythropoietin in human hepatoma cultures. Ann Hematol 66: 27, 1993

Bonn   Abteilung Experimentelle Chirurgie in der Klinik für Chirurgie
Prof. Dr. N. Hahn

Hahn N, Eichelkraut W, Kropp J: The effects of microsphere injections into the left atrium on the myocardial blood supply measured by thermal conductance probes. Eur J Nucl Med 16: 241, 1990

Hörnchen U, Fischer M, Lauven PM, Hahn N: Die Kardiotoxizität von Bupivacain unter Schrittmacherstimulation ist abhängig von der Stimulationsfrequenz. Anaesthesist 42: 350, 1993

Ochs HR, Greenblatt DJ, Eichelkraut W, LeDuc BW, Powers JF, Hahn N: Contribution of the gastrointestinal tract to lorazepam conjugation and clonazepam nitroreduction. Pharmacology 42: 36, 1991

Rubart M, Breull W, Hahn N: Regional metabolic rate of exogenous glucose in the isoprenaline and dobutamine stimulated canine myocardium as estimated by the 2-Deoxy-D(1-14C)glucose method. Nucl Med Biol 18: 157, 1991

Düsseldorf   Klinik für Allgemeine und Unfallchirurgie
Prof. Dr. med. H.-D. Röher

Demeure MJ, Demsky CH, Elfman F, Goretzki PE, Wong MG, Clark OH: Invasion by cultured human follicular thyroid cancer correlates with increased β1 integrins and production of proteases. World J Surg 16: 770, 1992

Derwahl M, Kuemmel M, Goretzki P, Schatz H, Broecker M: Expression of the human TSH receptor in a human thyroid carcinoma cell line that lacks an endogenous TSH receptor: growth inhibition by cAMP. Biochem Biophys Research Com 191: 1131, 1993

Dotzenrath C, Goretzki PE, Röher HD: Operative Therapie des sekundären Hyperparathyreoidismus nach Nierentransplantation. Langenbecks Arch Chir 378: 121, 1993

Frilling A, Röher HD, Ponder BAJ, Goretzki PE, Schlaghecke R, Reiners C: Erfahrungen mit präsymptomatischem Screening bei Patienten mit C-Zell-Karzinom der Schilddrüse. Chirurg 64: 28, 1993

Goretzki PE, Frilling A, Grussendorf M, Horster AF, Röher HD: Operative Therapie immunogener und nicht-immunogener Hyperthyreose – eigene Ergebnisse bei Standardverfahren. Aktuelle Endokrinologie 13: 43, 1992

Goretzki PE, Lyons J, Stacy-Phipps S, Rosenau W, Demeure M, Clark OH, McCormick F, Röher HD, Bourne HR: Mutational activation of RAS and GSP oncogenes in differential thyroid cancer and their biological implications. World J Surg 16: 576, 1992

Goretzki PE, Simon D, Frilling A, Witte J, Reiners C, Grussendorf M, Horster FA, Röher HD: Surgical reintervention for differentiated thyroid cancer (DTC). Brit J Surg 80: 1009, 1993

Simon D, Goretzki PE, Branscheid D, Röher HD: Chirurgische Therapie von intestinalen Karzinoiden. Aktuelle Chirurgie 27: 7, 1992

Simon D, Goretzki PE, Röher HD: Erweiterte Resektion beim Nebennierenkarzinom. Langenbecks Arch Chir Suppl: 105, 1992

Simon D, Goretzki PE, Röher HD: Zur Bedeutung von c-Neu und p53 bei endokrinen Tumoren. Langenbecks Arch Chir 381: 69, 1993

Erlangen   Chirurgische Klinik, Prof. Dr. med. W. Hohenberger sowie
                     Abteilung Experimentelle Chirurgie, Prof. Dr. Dr. P. O. Schwille

Blaurock P, Schwille PO, Manoharan M, Scheele J, Fries W, Rümenapf G: Effects of jejunoileal bypass on oxalate and mineral metabolism in rats. Eur J Surg 158: 595, 1992

Rümenapf G, Schwille PO, Wagner W, Tiecks FP, Fries W, Galewski G: Highly selective vagotomy in the rat: Effects on bone and mineral metabolism. Scand J Gastroenterol 29: 232, 1994

Sharma V, Schille PO: Oxalate production from glyoxylate by lactate dehydrogenase in vitro using a cell-free system – Inhibition by reduced glutathione, cysteine, cysteamine. Biochemistry International 27: 431, 1992

Frankfurt   Klinik für Allgemeinchirurgie, Prof. Dr. med. A. Encke

Auth MKH, Keitzer R, Scholz M, Blaheta RA, Hottenrott EC, Hermann G, Encke A, Markus BH: Establishment and Immunological Characterization of Cultured Human Gallbladder Epithelial Cells. Hepatology 3: 546, 1993

Blaheta RA, Scholz M, Hailer NP, Breiter-Hahn J, Encke A, Markus BH: Adhesion and Penetration Properties of Human Lymphocytes Actin on Allogenic Vascular Endothelial Cells. Immunology 81: 538, 1994

Lorenz M, Liermann D, Staib-Sebler E, Gog C, Encke A, Kollath J: Noradrenalingestützte selektive Chemoembolisation von hepatozellulären Karzinomen. Zentralbl Chir 119: 777, 1994

Paolucci V, Gutt CN, Schaeff B, Encke A: Gasless laparocopy in abdominal surgery. Surg Endosc 9: 497, 1995

Scholz M, Hamann A, Blaheta RA, Auth MKH, Encke A, Markus BH: Cytomegalovirus- and Interferon-Related Effects of Human Endothelial Cells. Cytomegalovirus Infection Reduces Upregulation of HLA Class II Antigen Expression after Treatment with Interferon-Gamma. Human Immunol 35 (4): 230, 1992

Scholz M, Keitzer R, Blaheta RA, Auth MKH, Goecke Y, Encke A, Markus BH: Immunological Properties of Cultured Human Gallbladder Derived Epithelial Cells: Flowcytometric Analysis of Human Leukocyte Antigens and Adhesion Molecule. ICAM-1. Tissue Antigens 42: 539, 1993

Schröder A, Blaheta RA, Scholz M, Kronenberger B, Encke A, Markus BH: Effects of Proinflammatory Cytokines on Cultivated Primary Human Hepatocytes. Transplantation 59: 1023, 1995

Staib-Sebler E, Lorenz M, Gog C, Encke A: Continous Arterial 5-Fluorouracil and Folinic Acid Chemotherapy for Colorectal Liver Metastases. Oncology 18: 240, 1996

Weber Th, Heinz P, Hanisch E, Wenisch HJC: Cocloxygenase abhängige Phagozytose der Kupffer'schen Sternzellen während Hämorrhagie. Langenbecks Arch Chir (Forum): 395, 1995

Wenisch HJC: Xenotransplantation of human thyreoid carcinomas in athymic nude mice. Exp Clin Endocrinol Diabetes 104: 61, 1996

Freiburg	Chirurgische Universitätsklinik, Prof. Dr. med. E. H. Farthmann sowie Chirurgische Forschung, Prof. Dr. Dr. B.-U. v. Specht

Andree C, Swain WF, Page C, Macklin MD, Slama J, Hatzis D, Eriksson E: In vivo Transfer and Expression of an EGF Gene Accelerates Wound Repair. Proc Nat Acad Sci USA 91: 1288, 1994

Burger JA, Schöffel U, Sach M, Jacobs E, Kownatzki E, v. Specht BU, Farthmann EH: Effects of peritonitis exudaates on chemotaxis and phagocytis of human neutrophils. Eur J Surg 161: 647, 1995

Elsässer-Beile U, v. Kleist S, Fischer R, Martin M, Wetterauer U, Gallati, Mönting J: Impaired Cytokine Production in Whole Blood Cell Cultures of Patients with Urological Carcinomas. J Cancer Res Clin Oncol 119: 430, 1993

Früh R, Blum B, Mossmann H, Domdey H, v. Specht UB: T_H1 Trigger Tumor Necrosis factor Alpha-Mediated Hypersensivity to Pseudomonas aeruginosa after Adoptive Transfer into SCID Mice. Infect Immun 63: 1107, 1995

Haberstroh J, Breuer H, Lücke I, Massarrat K, Früh R, Mand U, Hagedorn P, Brunnberg L, v. Specht BU: Effect of Recombinant Human Granulocyte Colony-Stimulating Factor on Hemodynamic and Cytokine Response in a Porcine Model of Pseudomonas aeruginosa. Shock 4: 216, 1995

Hakenberg O, Kastner K, Rüdiger K, Wetterauer: Effects of intracavernously injected vasoactive drugs on intracavernous pressure in rabbits. Int J Impotence Res 4: 38, 1992

Hirsch Th, Eggstein S, Frank S, Farthmann EH, v. Specht BU: Expression of GM-CSF and a Functional GM-CSF Receptor in the Human Colon Carcinoma Cell Line SW403. Biochem Biophys Res Commun 217: 138, 1995

Schöffel U, Jacobs E, Ruf G, Mierswa F, v. Specht BU, Farthmann EH: Intraperitoneal micro-organisms and the severity of peritonitis. Eur J Surg 161: 501, 1995

Stark GB, Kaiser HW, Horch R, Kopp J, Spilker G: Cultured autologous keratinocytes suspended in fibrin glue (KFGS) with allogenic overgraft for definitive burn wound coverage. Eur J Past Surg 18: 267, 1995

v. Specht BU, Knapp B, Muth G, Bröker M, Hungerer KD, Diehl KD, Massarrat K, Seemann A, Domdey H: Protection of Immunocompromised Mice against Letahl Infection with Pseudomonas aeruginosa by active or passive Immunization with Recombinant P. aeruginosa Outer Membrane Protein F and Outer Membrane Protein I Fusion Proteins. Infect Immun 63: 1855, 1995

Essen	Abteilung für Allgemeinchirurgie, Prof. Dr. med. F. W. Eigler

Erhard J, Lange R, Gersing E, Scherer R, Gebhard MM, Sanchez P, Bretschneider HJ, Eigler FW: Die Impedanzmessung zur Beurteilung von Ischämieschäden der humanen Leber in der Vorbereitung zur Transplantation. Langenbecks Arch Chir 378: 233, 1993

Erhard J, Lange R, Scherer R, Kox WJ, Bretschneider HJ, Gebhard MM, Eigler FW: Comparison of histidine-tryphtophan-ketoglutarate (HTK) solution versus University of Wisconsin (UW) solution for organ preservation in human liver transplantation. A prospective, randomized study. Transpl Int 7: 177, 1994

Fischer R, Obertacke U, Rehn B, Bruch J: Entotoxin effect on H2O2 release of in vitro alveolar type II epithelial cells in vitro in dependence of culture matrix. Am Rev Respir Dis 149: A 1003, 1994

Gießen   Klinik für Allgemein- und Thoraxchirurgie
                  Prof. Dr. med. K. Schwemmle

Grimm H, Tibell A, Norrlind B, Blecher C, Wilker S, Schwemmle K: Immunregulation by parenteral lipids: Impact of the n-3 to n-6 fattyacid ratio. Journal of Parenteral and Enteral Nutrition 5: 417, 1994

Grimm H, Tibell A, Norrlind B, Wretlind A, Groth CG: Lipid mediated modification of rat heart allograft survival.Transpantat International 7: 247, 1994

Henneking K, Binder J, Weyers W, Schwemmle K: Chirurgische Behandlung und regionale Chemotherapie beim Extremitätenmelanom. Chirurg 64: 134, 1993

Henneking K, Müller Ch, Franke F, Becker H, Schwemmle K: Spätergebnisse der heterotopen Autotransplantation von Milzgewebe nach traumatischer Milzruptur im Kindesalter. Chirurg 65: 457, 1994

Hannover   Klinik für Abdominal- und Transplantationschirurgie, MHH
                  Prof. Dr. med. R. Pichlmayr

Heemels MT, Schumacher TNM, Wonigeit W, Ploegh HL: Peptide translocation by variants of the transporter associated with antigen processing. Science 262: 2059, 1993

Hiller WFA, Steiniger B, Klempnauer J: The role of histocompativility antigens in transplantation of isolated islets of Langerhans in the rat. Diabetes 42: 90, 1993

Hoffmann MW, Wonigeit K, Steinhoff G, Herzbeck H, Flad HD, Pichlmayr R: Production of cytokines (TNFα, IL-1β) and endothelial cell activation in human liver allograft rejection. Transplantation 55: 329, 1993

Lambracht D, Wonigeit K: Sequence analysis of the promoter regions of the classical class I gene RT1.A^1 and two other class I genes of the rat MHC. Immunogenetics 41: 375, 1995

Nashan B, Schlitt HJ, Schwinzer R, Ringe B, Kuse E, Tusch G, Wonigeit K, Pichlmayr R: Immunoprophylaxis with a monoclonal anti IL-2 receptor antibody in liver transplanted patients. Transplantation 61: 546, 1996

Schlitt HJ, Hundrieser J, Hisanaga M, Uthoff K, Karck M, Wahlers T, Wonigeit K, Pichlmayr R: Patterns of donor-type microchimerism after heart transplantation. The Lancet 343: 1469, 1994

Schwinzer R, Schraven B, Kyas U, Meuer SC, Wonigeit K: Phenotypical and biochemical characterization of a variant CD-45R expression pattern in human leukocytes. Eur J Immunol 22: 1095, 1992

Steinhoff G, Behrend M, Schrader B, Duijvestijn AM, Wonigeit K: Expression patterns of leukocyte adhesion ligand molecules on human liver endothelia lack of ELAM-1 and CD62 inducibility on sinusoidal endothelia and distinct distribution of VCAM-1, ICAM-1, ICAM-2, and LFA-3. Am J Pathol 142: 481, 1993

Vaage JT, Naper C, Lovik G, Lambracht D, Rehm A, Hedrich HJ, Wonigeit K, Rolstad B: Control of rat natural killer cell-mediated allorecognition by a major histocompatibility compex region encoding nonclassical class I antigens. J Exp Med 180: 641, 1994

Winkler M, Ringe B, Baumann J, Loss M, Wonigeit K, Pichlmayr R: Comparison of plasma vs whole blood for therapeutic drug monitoring of patients receiving FK 506 for immunosuppression. Clin Chem 40: 2247, 1994

Heidelberg   Chirurgische Klinik, Prof. Dr. med. Ch. Herfarth

Buhl K, Lehnert Th, Schlag P, Herfarth Ch: Reconstruction after Gastrectomy and Quality of Life. World J Surg 19: 558, 1995

Buhr HJ, Kallinowski F, Raue F, Franke-Raue K, Herfarth Ch: Microsurgical Neck Dissection for Occulty Metastasizing Medullary Thyroid Carcinoma – The-Year-Results. Cancer 72: 3685, 1993

Glaser F, Sannwald G, Buhr HJ, Kuntz Ch, Mayer H, Klee FE, Herfarth Ch: General Stress Response to Conventional and Laparoscopic Cholecystectomy. Ann Surg 221: 372, 1995

Herfarth Ch, Hohenberger P: Radikalität mit eingeschränkter Resektion in der Carcinomchirurgie des Gastrointestinaltrakts. Chirurg 63: 235, 1992

Herfarth Ch, Runkel N: Chirurgische Standards beim primären Coloncarcinom. Chirurg 65: 514, 1994

Kadmon M, Klünemann C, Böhme M, Ishikawa T, Gorgas K, Otto G, Herfarth Ch, Keppler D: Inhibition by cyclosporin A of adenosine triphosphate – dependent transport from the hepatozyte into bile. Gastroenterology 104: 1507, 1993

Klar E, Foitzik Th, Buhr HJ, Messmer K, Herfarth Ch: Isovolemic hemodilution with Dextran 60 as treatment of pancreatic ischemia in acute pancreatitis. Clinical practicability of an experimental concept. Ann Surg 717: 369, 1993

Klar E, Mall G, Messmer K, Herfarth Ch, Rattner DW, Warshaw AL: Improvement of impaired pancreatic microcirculation by isovolemic hemodilution projects pancreatic morphology in acute biliary pancreatitis. Surg Gynec Obstetr 176: 144, 1993

Klar E, Rattner DW, Compton C, Stanford G, Warshaw AL: Adverse effect of therapeutic vasoconstrictors in experimental acute pancreatitis. Ann Surg 214: 168, 1991

Lehnert Th, Herfarth Ch: Peptic Ulcer Surgery in Patients with Liver Cirrhosis. Ann Surg 217: 338, 1993

Homburg   Abteilung für Allgemeine Chirurgie, Abdominal-
          und Gefäßchirurgie, Prof. Dr. med. G. Feifel

Bodziony J, Deeg M, Fricke O, Henke T, Heuser M, Feifel G: Isolation of islets from the pig pancreas and their short-term use in an extracorporal bioartificial pancreas in rats. Transplant Proc 26: 1095, 1994

Ecker KW, Schmid Th, Haberer M, Hildebrandt U, Feifel G: Erfahrungen mit der kontinenten Ileostomie nach Kock. Zentralbl Chir 119: 851, 1994

Ecker KW, Schmid Th, Xu HS, Feifel G: Improved stabilization of conventional (Brooke) ileostomies with the stapler technique. World J Surg 16: 525, 1992

Feifel G, Hildebrandt U: New Diagnostic Imaging in Rectal Cancer: Endosonography and Immunoscintigraphy. World J Surg 16: 841, 1992

Hildebrandt U, Feifel G: Endosonographic possibilities in the lower alimentary tract. In: Bailliere's Clinical Gastroenterology. International Practice and Research. Diagnostic Imaging of the Gastrointestinal Tract: Part I. Eds: Tytgat GNJ, Reeders JWA 8 (4): 635, 1994

Hildebrandt U, Klein Th, Feifel G, Schwarz HP, Koch B, Schmitt RM: Endosonography of Pararectal Lymph Nodes. In vitro and In vivo Evaluation. Dis Col & Rect 33: 863, 1990

Jäger S, Menger MD, Göhde W, Feifel G: A specific fluorescent dye for ex situ staining of vital islets of Langerhans: neutral red. Eur Surg Res 22: 8, 1990

Plusczyk T, Bauer M, Marzi I, Harbauer G, Feifel G: Comparative effects of secretion (SEC) and Cholecystokinin-octapeptide (CCK-8) on pancreatic microcirculation. Dig Dis Sci 40, 1995

Schüder G, Hildebrandt U, Kreissler-Haag D, Seitz G, Feifel G: Role of endosonography in the surgical management of Non-Hodgkin's lymphoma o the stomach. Endoscopy 25: 509, 1993

Jena   Abteilung Allgemeine und Viscerale Chirurgie
                                 Prof. Dr. med. J. Scheele

Schröder H, Dorwo C: Familiäre Polyposis coli – Klinik und therapeutische Ergebnisse. Colo-proctology 13: 14, 1991

Schröder H, Petrat H, Dorow C: Ergebnisse und Spätfolgen nach Kolektomie. Zentralbl Chir 116: 1351, 1991

Surber B: Biliodigestive Anastomosen – Postoperative Komplikationen und Spätergebnisse unter besonderer Berücksichtigung rekonstruktiver Maßnahmen bei benignen Gallepassagestörungen. Dissertation Jena, 1995

Wagner Ch: Fixationssicherheit perkutaner Gastrostomie-Systeme. Dissertation Jena, 1995

Kiel   Sektion Experimentelle Chirurgie, Prof. Dr. J. Seifert

Holzmann HG, Bething Th, Seifert J: Analysis of bile fluid and pancreatic juice proteins by 2-D electrophoresis of immunosuppressed animals. In: 2-D Electrophoresis. Hrsg: Endler AT and Hanash S, Wien, 1988

Qian QH, Sass W, Sperling J, Seifert J: Tierexperimentelle Untersuchungen zur Thrombosierung mit elektrischen Ballonkathetern. Chir Forum 1990, Hrsg. Häring et al., Springer 1990: 449, 1990

Sass W, Dreger HP, Seifert J: Rapid insorption of small particles in the gut. Am J Gastroenterol 85: 255, 1990

Stehle D, Sass W, Seifert J: Die intestinale Aufnahme lebender Bakterien und der Einfluß der Immunsuppression. Chir Forum 1990, Hrsg. Häring et al., Springer 1990: 503, 1990

Köln   Klinik für Visceral- und Gefäßchirurgie
                    Prof. Dr. med. A. H. Hölscher

Roth JA, Mukhopadhyay T, Tainsky MA, Fang K, Casson AG, Schneider PM: Molecular approaches to prevention and therapy of aerodigestive tract cancers. J Natl Cancer (Monograph) 13: 15, 1992

Bollschweiler E, Hahne T, Hölscher AH, Murayama K: Preoperative assessment of lymphnode metastases in gastric cancer. Evaluation of a Japanese computer program for German patients. Br J Surg 79: 156, 1992

Bollschweiler E, Böttcher K, Hölscher AH, Sasako M, Kinoshita T, Murayama K, Siewert JR: Is the prognosis for Japanese and German patients with gastric cancer really different? Cancer 71: 2918, 1993

Martin WG, Schneider-Eicke J, Adolf J, Beckurts KTE: Orthotopic liver transplantation: Quantification of liver function using C14-aminopyrine breath test. J Nucl Med 34: 112, 1993

Nakamura T, Nekarda H, Hölscher AH, Becker K, Bollschweiler E: Prognostic value of DNA ploidy and c-erb-2 oncoprotein expression in adenocarcinoma of Barret's esophagus. Cancer 73: 1785, 1994

LaMuraglia GM, Adili F, Schmitz-Rixen T, Michaud NA, Flotte TJ: Photodynamic therapy inhibits experimental allograft rejection. A novel approach for the development of vascular bioprostheses. Circulation 92: 1919, 1995

Hölscher AH, Bollschweiler E, Schneider PM, Siewert JR: Prognosis of early esophageal cancer – comparison between adeno- and squamous cell carcinomas. Cancer 76: 178, 1995

Hölscher AH, Bollschweiler E, Bumm R, Bartels H, Siewert JR: Prognostic factors of resected adenocarcinoma of the esophagus. Surgery 118: 845, 1995

Roder JD, Schneider PM, Siewert JR: The number of lymph node metastases is significantly associated with survival in patients with radically resected carcinoma of the ampulla of Vater. Br J Surg 82: 1693, 1995

Schneider PM, Casson AG, Levin B, Garewal HS, Hölscher AH, Becker K, Dittler HJ, Clery KR, Troster M, Siewert JR, Roth JA: p53 mutations in Barret's esophagus and Barrets's cancer: a prospective study of 98 cases. J Thorac Cardiovasc Surg 111: 323, 1996

Köln-Merheim   II. Chirurgischer Lehrstuhl, Krankenhaus Köln-Merheim
                    Chirurgische Klinik, Prof. Dr. med. H. Troidl
                    sowie Biochemische und experimentelle Abteilung
                    Prof. Dr. E. Neugebauer

Eypasch E, Wood-Dauphinee S, Williams JI, Ure B, Neugebauer E, Troidl H: Der Gastrointestinale Lebensqualitätsindex (GLQI). Chirurg 64: 264, 1993

Neugebauer E, Dietrich A, Bouillon B, Lorenz W, Lechleuthner A, Troidl H: Steroids in Trauma Patients – right or wrong? A qualitative analysis of clinical studies. Theor Surg 5: 44, 1990

Neugebauer E, Holaday JW (eds.): Handbook of Mediators in Septic Shock. CRC Press 1993, Boca Raton, Ann Arbour, London, Tokyo

Neugebauer E, Troidl H, Wood-Dauphinee S, Bullinger M, Eypasch E (Guest editors): Meran Conference on Quality-of-Life Assessment in Surgery. Part I. Theor Surg 6 (3): 121, 1991, Part II. Theor Surg 6 (4): 195, 1991, Part III. Theor Surg 7 (1): 14, 1992

Paul A, Troidl H, Williams JI, Rixen D, Langen R and the Cologne Hernia Study Group: Randomised trial of modified Bassini versus Shouldice Inguinal Hernia Repair. Br J Surg 81: 1531, 1994

Röddecker K, Giebel GD, Lohscheidt C, Nagelschmidt M: Arthroscopic repair of traumatic longitudinal meniscal tears: 3–5 year follow up. Surg Endosc 7: 46, 1993

Tilin Th und Arthroskopiedokumentationsstudiengruppe: Ergebnisse der Kniegelenksarthroskopie-Dokumentation. Arthroskopie 5: 157, 1992

Troidl H, Gaitzsch A, Winkler-Wilfurth A, Müller W: Fehler und Gefahren bei der laparoskopischen Appendektomie. Chirurg 64: 212, 1993

Troidl H, Spitzer WO, McPeek B, Mulder DS, McKneally MF, Wechsler AS, Balch CM (eds.): Principles and Practice of Research: Strategies for Surgical Investigators (2nd edition). Springer Verlag Berlin, Heidelberg, New York, London, Paris, Tokyo, Hong Kong, Barcelona

Magdeburg   Zentrum für Chirurgie, Prof. Dr. med. H. Lippert
                     sowie Abteilung für Experimentelle Chirurgie, PD Dr. W. Halangk

Hass HJ, Wilhelm W, Kemnitz P, Letko G: Influence of anoxia, reoxygenation and uncoupling on survival, respiration and trypsin-inhibiting capacity of isolated pancreatic acinar cells. Int J Pancreatol 41: 309, 1991

Koslowski H, Matthias R, Schild L, Halangk W: Electropulsing of acinar cells isolated from rat pancreas: dependence of reversible membrane perforation on cellular energy state. Bioelectrochem Bioenerget 38: 377, 1995

Letko G, Siech M: Effect of phospholipase A_2 and ethanol on the survival of acinar cells isolated from the rat pancreas. Digestion 51: 193, 1992

Meyer F, Kimura W, Marczok V, Pusch B, Fischbach W, Mössner J: Stimulus secretion coupling and regenaration in various animal models of acute pancreatitis. Eur J Gastroenterology and Hepatology 5: 275, 1993

Schulz HU, Niederau C, Strohmeyer G, Lippert H: Die Rolle freier Radikale bei Pankreatitis. In Jahrbuch der Gastroenterologie, Biermarm-Verl.: 125, 1994

Schulz HU, Niederau C: Oxidative stress-induced changes in pancreatic acinar cells: insights from in vitro studies. Hepato-Gastroenterol 41: 309, 1994

Schulz HU, Pross M, Meyer F, Matthias R, Halangk W: Acinar cell respiration in experimental acute pancreatitis. Shock 3: 184, 1995

Mainz   Klinik für Allgemein- und Abdominalchirurgie
                 Prof. Dr. med. Th. Junginger

Böttger Th, Gabbert H, Stöckle M, Wellek S, Jauckus C, Grenz A, Junginger Th: Image DNA analysis in stomach cancer – Its relation to histomorphological parameters and its influence on prognosis. Cancer 70: 1819, 1992

Böttger Th, Junginger Th: Is preoperative radiographic localization of islet cell tumors in patients with insulinoma necessary? World J Surg 17: 427, 1993

Böttger Th, Potratz D, Stöckle M, Wellek S, Klupp J, Junginger Th: Prognostic value of DNS analysis in colorectal carcinoma. Cancer 72: 3579, 1993

Böttger Th, Störkel S, Stöckle M, Wahl W, Jugenheimer M, Effenberger KO, Vinh T, Junginger Th: LDNA-Image cytometry – a prognostic tool in Squamous cell carcinoma of esophagus? Cancer 67: 2290, 1991

Heintz A, Junginger Th: Die endoskopische, extraperitoneale Adrenalektomie. Chirurg 65: 1140, 1994

Heintz A, Mildenberger P, Garcia A, Georg M, Junginger Th: In vitro studies of lymph node analysis. Endoskopic ultra sonography. Gastro intestinal Endoscopy Unics of North Arnerica 5: 577, 1995

Heintz A, Wahl W, Mildenberger P, Georg M, Junginger Th: Endosonographie bei Ösophaguskarzinom. Ergebnisse einer klinischen Untersuchung und einer in-vitro Analyse. Chirug 63: 629, 1992

Junginger Th, Dutkowski Ph, Böttger Th, Wahl W: Differenzierte chirurgische Therapie des Ösophaguskarzinoms. Chirurg 66: 693, 1995

Menke H, Klein A, Böttger Th, Lorenz W, Bahr W, Junginger Th: Respiratory complications following abdominal surgery. Br J Lsurg 79: 1278, 1992

Menke H, Klein A, John K, Junginger Th: Predictive value of ASA classification for the assessment of the perioperative risk. Int Surg 78: 266, 1993

Mannheim   Chirurgische Klinik, Prof. Dr. med. M. Trede

Hagmüller E, Kollmar HB, Günther HJ, Holm E, Trede M: Protein Metabolism in Human Colon Carcinomas: In Vivo Investigations Using a Modified Tracer Technique with L-(1-^{13}C)leucine. Cancer Research 55: 1160, 1995

Holm E, Hagmüller, Künkel LB, Schlickeiser G, Günther HJ, Leweling H, Tokus M, Kollmar HB: Substrate Balances across Colonic Carcinomas in Humans. Cancer Research 55: 1373, 1995

Marburg   Klinik für Allgemeinchirurgie, Prof. Dr. med. M. Rothmund

Duda D, Lorenz W, Menke H, Stinner B, Hasse C, Nies C, Schafer U, Sitter H, Junginger T, Rothmund M, et al.: Perioperative nonspecific histamine release: a new classification by aetiological mechanisms and evaluation o their clinical relevance. Ann Fr Anaesth Reanim 12: 147, 1993

Hasse C, Schrezenmeir J, Stinner B, Schark C, Wagner F, Neumann K, Rothmund M: Successful allotransplantation of microencapsulated parathyroid in rat. World J Surg 18: 630, 1994

Lorenz W, Reimund KP, Weitzel F, Celik T, Kurnatavski M, Schneider C, Mannheim W, Heiske A, Neumann K, Sitter H, et al.: Granulocyte colony-stimulating factor prophylaxis before operation protects against lethal consequences of postoperative peritonitis. Surgery 116: 925, 1994

Lorenz W, Duda D, Dick W, Sitter H, Doenicke A, Black N, Weber D, Menke H, Stinner B, Junginger T, et al.: Incidence and clinical importance of perioperative histamine release: randomised study of volume loading and antihistamines after induction of anaesthesis. Lancet 343: 933, 1994

Lorenz W, Rothmund M: Stellung der klinischen Forschung in der Chirurgie. Chirurg BDC (Suppl. 1) 31: 23, 1992

Sitter H, et al.: Models for causality assessment: In: Neugebauer E, Holaday JW (eds.) Handbook of mediators in septic shock. CRC Press, Boca Raton: 449, 1993

Weinel RJ, Rosendahl A, Gong WR, Rothmund M: Integrinadhäsionsrezeptoren in der Interaktion zwischen Pankreaskarzinomzellen und der extrazellulären Matrix in vitro. Langenbecks Arch Chir Forum: 409, 1994

München- Chirurgische Klinik, Klinikum Großhadern
Großhadern Prof. Dr. med. F. W. Schildberg

Ertel W, Morrison MH, Ayala A, Chaudry IH: Chloroquine attenuates hemorrhagic shock induced suppression of Kupffer cell antigen presentation and MHC class II antigen expression through blockade of tumor necrosis factor and prostaglandin release. Blood 78: 1781, 1991

Fürst H, Hartl WH, Jansen I, Fink B, Piepgras A, Lauterjung KL, Schildberg FW: Patho-physiology of unilateral high-grade carotid artery stenosis: evaluation of intra-cranial haemodynamics by analysis of waveforms from the middle cerebral artery. Clin Sci 83: 357, 1992

Fürst H, Hartl WH, Jansen I, Liepsch D, Lauterjung KL, Schildberg FW: Color-flow Doppler sonography in the identification of ulcerative plaques in patients with high-grade carotid artery stenosis. AJNR 13: 1581, 1992

Hartl W, Jauch KW, Herndon DN, Cohnert TU, Wolfe RR, Schildberg FW: Effect of low-dose bradykinin on glucose metabolism and nitrogen balance in surgical patients. Lancet 335: 69, 1990

Heiss MM, Mempel W, Delanoff Ch, Jauch KW, Gabka Ch, Mempel M, Dieterich HJ, Eissner HJ, Schildberg FW: Blood transfusion – Modulated tumor recurrence: first results of a randomized study of autologous versus allogeneic blood transfusion in colorectal cancer surgery. J Clin Oncol 12: 1859

Heiss MM, Mempel W, Jauch KW, Delanoff Ch, Mayer G, Mempel M, Eissner HJ, Schild-berg FW: Beneficial effect of autologous blood transfusion on infectious complica-tion after colorectal cancer surgery. Lancet 342: 1328, 1993

Kopp R, Noelke B, Sauter G, Paumgartner G, Schildberg FW, Pfeiffer A: Altered pro-teinkinase C activity in biopsies of human colonic adenomas and carcinomas. Can-cer Res 51: 205, 1991

Mayer B, Jauch KW, Günthert U, Figdor CG, Schildberg FW, Funke I, Johnson JP: De-novo expression CD44 and survival in gastric cancer. Lancet 342: 1019, 1993

Mayer B, Johnson JP, Leitl F, Jauch KW, Heiss MM, Schildberg FW, Birchmeier W, Funke I: E-Cadherin expression in primary and metastatic gastric cancer: Down-regula-tion correlates with cellular dedifferentiation and glandular disintegration. Cancer Research 53: 1690, 1993

Storck M, Hartl WH, Zimmerer E, Inthorn D: Comparison of pump-driven and spon-taneous continous haemofiltration in postoperative acute renal failure. Lancet 337: 452, 1991

München-TU   Chirurgische Klinik, Klinikum rechts der Isar,
Technische Universität München, Prof. Dr. med. J. R. Siewert

Bartels H, Thorban S, Siewert JR: Anterior versus Posterior Reconstruction after Transmedianstinal Esophagectomy – A Prospective Randomized Controlled Trial. Br J Surg 80: 1141, 1993

Bollschweiler E, Boettcher K, Hölscher AH, Sasako M, Kinoshita T, Maruyama K, Siewert JR: Is the prognosis for Japanese and German patients with gastric cancer really different? Cancer 71: 2918, 1993

Bollschweiler E, Böttcher K, Hölscher AH, Sasako M, Konoshita T, Maruyama K, Siewert JR: Preoperative assessment of lymph node metastases in patients with gastric cancer: evaluation of the Maruyama computer program. Brit J Surg 79: 156, 1992

Bumm R, Hölscher AH, Feussner H, Tachibana M, Bartels H, Siewert JR: Endodissection of the thoracic esophagus. Technique and clinical results in transhiatal esophagectomy. Ann Surg 218: 97, 1993

Nekarda H, Schmitt M, Ulm K, Wenninger A, Vogelsang H, Becker K, Roder JD, Fink U, Siewert JR: Prognostic impact of Urokinase-type Plasminogen activator and its inhibitor PAI-1 in completely resected gastric cancer. Cancer Res 54: 2900, 1994

Roder JD, Böttcher K, Busch R, Hermanek P, Meyer HJ, Siewert JR: Prognostic factors in gastric carcinoma: results ot the German gastric carcinoma study group (GGCS) 1992. Cancer 72: 2089, 1993

Roder JD, Busch R, Stein HJ, Fink U, Siewert JR: Ratio of invaded to removed lymph nodes as a predictor of survival in squamous cell carcinoma of the esophagus. Brit J Surg 81: 410, 1994

Roder JD, Stein HJ, Hüttl W, Siewert JR: Pylorus-preserving versus standard pancreaticoduodenectomy: an analysis of 110 pancreatic and periampullary carcinomas. Brit J Surg 79: 152, 1992

Siewert JR, Böttcher K, Roder JD, Busch R, Hermanek P, Meyer HJ and the German Gastric Cancer Study Group. Prognostic relevance of systematic lymph node dissection in gastric carcinoma. Brit J Surg 80: 1015, 1993

Stein HJ, Feussner H, Kauer W, DeMeester TR, Siewert JR: Alkaline gastroesophageal reflux: assessment by ambulatory esophageal aspiration and pH monitoring. Am J Surg 167: 163, 1994

Münster   Klinik für Allgemeine Chirurgie
Prof. Dr. med. N. Senninger

Baas J, Senninger N, Elser H, Herfarth Ch: Dynamic liver scintigraphy – a new way of measuring the function of the reticuloendothelial system of the liver. Eur Surg Res 27: 137, 1995

Baas J, Senninger N, Elser H: Das retikuloendotheliale Svstem. Eine Übersicht über Funktion, Pathologie und neuere Meßmethoden. Z Gastroenterol 32: 117, 1994

Schürmann G, Bishop AE, Facer P, Eder U, Fischer-Colbrie R, Winkler H, Polak JM: Secretoneurin: a new peptide in the human enteric nervous system. Histochem Cell Biol 104: 11, 1995

Schürmann G, Bishop AE, Facer P, Vecchio M, Lee JCW, Rampton DS, Polak JM: Increased expression of cell adhesion P-selectin in active inflammatory bowel disease. Gut 36: 411, 1995

Senninger N, Golling M, Datsis K, Sido B, Herfarth Ch, Otto G: Glucose metabolism following liver transplantation and immunosuppression with cyclosporine or FK506. Transplant Proc 21 (1): 1127, 1995

Senninger N, Tanaka M, Runkel N, Herfarth Ch: Hormonell induzierte Motilitätsänderungen des Sphinkter Oddi – Bedeutung der intakten myoneuralen Kontinuität zum Duodenum. Langenbecks Arch Chir 109: 187, 1992

Senninger N: Experimental liver transplantation. Z Transplant Med 5: 202

Spiegel HU, Tschuschke C, Holzgreve A, Brown S, Brölch CE, Haus J: Monitoring of liver oxygenation during neuroleptanalgesia in the dog. J Invest Surg 5: 315, 1992

Winde G, Schmid KW, Schlegel W, Fischer R, Osswald H, Bünte H: Complete reversion and prevention of rectal adenomas in colectomized patients with familial adenomatous polyposis by rectal low-dose sulindac maintenance treatment. Advantages of a low-dose nonsteroidal anti-inflammatory drug regimen in reversing adenomas exceeding 33 months. Dis Col Rect 38: 813, 1995

Ulm   Chirurgische Klinik I der Universität Ulm
                              Prof. Dr. med. H. G. Beger

Beger HG, Imaizumi T: Duodenum-preserving head resection in chronic pancreatitis. H P B Surgery 2: 13, 1995

Di Sebastiano P, Fink T, Weihe E, Friess H, Innocenti P, Beger HG, Büchler MW: Immune cell infiltration and growth-associated protein 43 expression correlate with pain in chronic pancreatitis. Gastroenterology 112: 1762, 1997

Gansauge F, Gansauge S, Zobywalski A, Scharnweber C, Link KH, Nüssler AK, Beger HG: Differential expression of CD44 splice variants in human pancreatic adenocarcinoma and in normal pancreas. Cancer Res 55: 5499, 1995

Gansauge S, Gansauge F, Beger HG: Molecular oncology in pancreatic cancer. Journal of Molecular Medicine 74: 313, 1996

Kornmann M, Ishiwata T, Beger HG, Korc M: Fibroblast growth factor-5 stimulates mitogenic signaling and is overexpressed in human pancreatic cancer: Evidence for autocrine and paracrine actions. Oncogene 15: 1–8, 1997

Nilsson UA, Schoenberg MH, Aneman A, Poch B, Magaduns S, Beger HG, Lundgren O: Free radicals and pathogenesis during ischemia and reperfusion of the cat small intestine. Gastroenterology 106: 629, 1994

Nüssler AK, Beger HG, Liu ZZ, Bittner TR: Nitric oxide, hepatocytes and inflammation. Res Immunol 146: 671, 1995

Safi F, Link KH, Beger HG: Is follow-up of colorectal cancer patients worthwhile? Dis Col Rect 36: 636, 1993

Schoenberg MH, Birk D, Beger HG: Oxidative stress in acute and chronic pancreatitis. Am J Clin Nutrition 62: 1306, 1995

Schoenberg MH, Poch B, Moch D, Marzinzig E, Mattfeldt T, Gruber H, Beger HG: Effect of acadesine treatment on postischaemic damage to small intestine. Am J Phys 269: 1752, 1995

Ulm   Sektion Chirurgische Forschung, Prof. Dr. U. B. Brückner

Gebhard F, Becker HP, Gerngross H, Brückner UB: Reduced inflammatory response in minimal invasive surgery of pneumothorax. Arch Surg 131: 1079, 1996

Gebhard F, Lenz J, Brückner UB: Freisetzung von Neopterin nach lungenresezierenden Eingriffen mit und ohne Bronchialkarzinom. Chirurg 67: 725, 1996

Krieter H, Bauer SF, Schwarz K, van Ackern K, Brückner UB, Rüegg JC: Infusion of oxidized glutathione enhances postischemic segment-shortening in dog hearts. Cardioscience 5: 115, 1994

Krieter H, Brückner UB, Kefalianakis F, Messmer K: Does colloid-induced plasma hyperviscosity in haemodilution jeopardize perfusion and oxygenation of vital organs? Acta Anaesthesiol Scand 39: 236, 1995

Moch D, Schröppel B, Schoenberg MH, Schulz HJ, Torab FC, Marzinzig M, Hedlund BE, Brückner UB: Protective effects of hydroxyethyl starch-deferoxamine (HES-DFO) in early sepsis. Shock 4: 425, 1995

Würzburg   Chirurgische Klinik, Prof. Dr. A. Thiede sowie
                        Sektion Experimentelle Chirurgie, Prof. Dr. med. H. A. Henrich

Gassel HJ, Hutchinson N, Engemann R, Morris PJ: The role of T-suppressor lymphocytes in the maintenance phase after allogeneic rat liver transplantation. Transplantation 54: 1048, 1992

Henrich HA, et al.: Blutersatz mit kryokonservierten Erythrozytenkonzentraten – Wirkung auf Blut- und Plasmarheologie, Mikrozirkulation und Gewebeversorgung. FBWM 10: 1,1991

Holzheimer RG, Molloy RG, Wittmann DH: Postoperative complications predict recurrence of Crohns disease. Eur J Surg 161 (2): 129–135, 1995

Holzheimer RG, Schein M, Wittmann DH: Inflammatory response in peritoneal exudate and plasma of patients undergoing planned relaparotomy for severe secondary peritonitis. Arch Surg 130: 1314–1320, 1995

Holzheimer RG, Molloy RG, Mendez MV, O'Riordain D, Curley P, Nestor M, Collins K, Saporoschetz I, Mannick JA, Rodrick ML: Multiple organ failure may be influenced by macrophage hypoactivation as well as hyperactivation – importance of the double hit. Eur J Surg 161: 795–803, 1995

Holzheimer RG, Thiede A: Lokale und systemische immunologische Aspekte der gestörten Wundheilung in Klinik und Experiment. Zbl Chir 121, Suppl 31–32, 1996

Holzheimer RG, Hirte JF, Reith B, Engelhardt W, Horak KH, Leppert R, Aasen A, Capel P, Urbaschek R, Karch H, Thiede A: Different endotoxin release and IL-6 plasma levels after antibiotic administration in surgical intensity care patients. J Endotoxin Res 3: 261–267, 1996

Kobelt F, Schreck U, Henrich HA: Involvement of liver in the decompensation of hemorrhagic shock. Shock 2: 281, 1994

Langer R, Albrecht R, Hempel K, Krug S, Sputtek A, Steigerwald R, Trenkel K, Henrich HA: Charakterisierung der 24-h-Überlebensrate und Lebensdauer von mittels Hydroxyethylstärke kryokonservierter Erythrozyten nach autologer Transfusion im Hund. Infusionther Transfusionsmed 21: 339, 1994

Timmermann W, Schang T, Stoffregen C, Schubert G, Thiede A: Development and perspectives of experimental pancreas transplantation in the rat. Microsurg 11: 133, 1990

Unfallchirurgie

Berlin   Unfall- und Wiederherstellungschirurgie, Freie Universität Berlin
                           Universitätsklinikum Rudolf Virchow, Prof. Dr. med. N. Haas

Haas NP, Schütz M, Frigg R, Südkamp N, Hoffmann R: Zangenfixateur externe der AO – Neue Techniken der externen Stabilisierung von Unterschenkelfrakturen. Chirurg 65: 1046,1994

Haas NP, Schütz M, Wagenitz A, Krettek Ch, Südkamp N: Routine application of the Pinless external fixator. Injury 25 (Suppl. 3): 3, 1994

Hoffmann R, Südkamp N, Müller C, Schütz M, Haas N: Osteosynthese proximaler Femurfrakturen mit dem modularen Verriegelungssystem des unaufgebohrten AO-Femurmarknagels (UFN) – Erste klinische Erfahrungen –. Unfallchirurg 97: 568, 1994

Müller C, Frigg R, Pfister U: Effect of drive diameter and reamer design on the increase of pressure in the medullary cavity during reaming. Injury Suppl 3: 40, 1993

Müller C, Mc Iff T, Rahn BA, Pfister U, Weller S: Intramedullary pressure, strain on the diaphysis and increase in cortical temperature when reaming the femoral medullary cavity – a comparision of blunt and sharp reamers. Injury Suppl 3: 22, 1993

Raschke M, Ficke J, Freisleben C, Oedekoven G: Posttraumatic segmental and soft tissue defects of the tibia treated with the Ilizarov Method. Injury Suppl 2: 45, 1993

Raschke M, Oedekoven G, Ficke J, Claudi B: The Monorail Method for Segmental Bone Transport. Injury Suppl 2: 54, 1993

Schräder P, Rahn BA: Histologische Veränderungen des Lig. flavum bei Patienten mit Spinalstenose. Orthopädie 22: 223, 1993

Südkamp N, Granrath M, Hoffmann R, Haas NP: Instabilitäten des Schultergelenkes beim Sportler. Chirurg 65: 901, 1994

Bonn   Klinik für Unfallchirurgie, Prof. Dr. med. M. Hansis

Arens St, Hansis M, Siebert C, Steuer K: Beurteilung des Unfall- und OP-Traumas und des Infektgeschehens anhand der PMN-Elastase. Hefte zu „Der Unfallchirurg" (Hrsg.: Rehm KE). Springer Verlag, Berlin Heidelberg 241: 319, 1993

Arens St, Hansis M, Siebert C: Die Bedeutung des Wirtsschadens bei der Entstehung postoperativer Wundinfektionen. Hyg Med 19: 85, 1994

Arens St, Hansis M, Marklein G, Knorr S: Mikrobiologisches Monitoring mittels quantitativer und qualitativer Untersuchungen aus dem Implantatlager bis 48 h nach DCP. Vortrag zum Forum „Experimentelle Unfallchirurgie I" des „Zentraleuropäischen Unfallkongress" am 4. Mai 1994 in Budapest

Hansis M, Weller S, Siebert CH: Surgical Treatment on Non-unions of the Clavicle. Orthopedics and Traumatology 1: 2, 1992

Hansis M: Aspekte bei der Begutachtung von Berufskrankheiten der Extremitäten. Zentralblatt Radiologie 147: 841, 1993

Hansis M: Überwachung und Durchsetzung von Maßnahmen zur Infektionsverhütung in der Unfallchirurgie. Hefte zur Unfallheilkunde 230: 1278, 1993

Lehrbaß-Sökeland KP, Golombek V, Hansis M: Kontinuierliche Kompartmentdruckmessung bei Oberschenkelschaftfrakturen. Langenbecks Arch Chir Suppl: 908, 1993

Siebert CH, Lehrbaß-Sökeland KP, Rinke F, Arens St, Hansis M: Lokales und systemisches Trauma bei der Plattenosteosynthese der Femurschaftfraktur. Unfallchirurg 96: 541, 1993

Siebert CH, Rinke F, Lehrbaß-Sökeland KP, Hansis M: Sekundäre Versorgung von Tibiafrakturen mittels Plattenosteosynthese – Einsatzmöglichkeiten für ein altes, aber bewährtes Verfahren. Aktuelle Traumatologie 7: 307, 1993

Essen   Abteilung für Unfallchirurgie
                             Prof. Dr. Schmit-Neuerburg

Bardenheuer M, Obertacke U, Kleinschmidt Ch, Scherer R, Eisold C, Jochum M, Schmit-Neuerburg KP: Prophylactic continous application of antithrombin-III for reduction of shock related complications and pulmonary microvascular permeability – a prospective clinical study. Intensive Care Med 20 (Suppl 1): S, 1993

Fischer R, Obertacke U, Rehn B, Bruch J: Entotoxin effect on H2O2 release of in vitro alveolar type II epithelial cells in vitro in dependence of culture matrix. Am Rev Respir Dis 149: A 1003, 1994

Hellinger A, Obertacke U, Konerding M, Malkusch W, Redl H, Schlag G, Schmit-Neuerburg KP: Ultrastructural and morphometric alterations in experimental lung contusion. Circulatory Shock S1: 4, 1993

Neudeck F, Obertacke U, Wozasek G, Thurnher M, Schlag G, Schmit-Neuerburg KP: Pathophysiologische Konsequenzen verschiedener Osteosyntheseverfahren beim Polytrauma. Teil I: Experimentelle Untersuchungen zur intramedullären Druckentwicklung bei der gebohrten und ungebohrten Marknagelung sowie Plattenosteosynthese am Femur. Akt Traumatol 24: 114, 1994

Obertacke U, Kleinschmidt Ch, Dresing K, Bardenheuer M, Bruch J: Wiederholbare Routinebestimmung der pulmonal-mikrovaskulären Permeabilität nach Polytrauma. Unfallchirurg 96: 142, 1993

Obertacke U, Redl H, Schlag G, Schmit-Neuerburg KP: Lokale und systematische Reaktionen nach Lungenkontusion. H Unfallchirurg 240, Springer, Berlin–Heidelberg–New York, 1994

Pison U, Obertacke U, Seeger W, Hawgood S: Surfactant protein A (SP-A) is decreased in acute and parenchymal lung injury associated with polytrauma. Europ J Clin Invest 22: 712, 1992

Schönfeld W, Knöller J, Joka Th, Obertacke U, König W: Leucotriene generation in patients with multiple injuries. J Trauma 33: 799, 1992

Zilow G, Joka Th, Obertacke U, Rother U, Kirschfink M: Generation of anaphylatoxin C3a in plasma and bronchoalveolar lavage in trauma patients at risk of adult respiratory distress syndrome. Crit Care Med 20: 468, 1992

Hamburg   Abteilung für Unfall- und Wiederherstellungschirurgie
                      Prof. Dr. K. H. Jungbluth

Amling M, Wening JV, Pösl M, Grote H, Hahn M, Delling G: Die Strukur des Axis-Schlüssel zur Ätiologie der Dens-Fraktur. Chirurg 65: 964, 1994

Dallek M, Meenen NM, Herresthal-Mohr D, Jungbluth KH: Interne Kallusdistraktion im Epiphysenfugendefekt – ein physiologischer Weg der Spontankorrektur. Unfallchirurgie 19: 202, 1993

Dallek M, Wurm B, Lorke DE, Meenen NM, Jungbluth KH: Polarisations- und rasterelektronenmikroskopische Untersuchung des Kollagenfaserverlaufes im kindlichen Gelenkknorpel. Osteologie aktuell VII: 636, 1992

Hoffmann A, Wening JV, Jungbluth KH: Repair and Reconstruction of the anterior cruciate ligament by the "sandwich technique" – a comparative microangiographic and histologic study in the rabbit. Arch Orthop Trauma Surg 112: 113, 1993

Meenen NM, Jüres TT, Adamietz P, Lorke DE, Dallek M, Jungbluth KH: Der Effekt von synthetischer Hydroxylapatitkeramik auf Langzeitkulturen isolierter Chondrozyten. Unfallchirurgie 19: 257, 1993

Meenen NM, Osborn JF, Dallek M, Donath K: Hydroxyapatite-ceramic for juxtaarticular implantation. J Mat Sci: Mat in Med 3: 345, 1992

Saalfeld U, Meenen NM, Jüres TT, Saalfeld H: Solubility behaviour of synthetic hydroapatites in aquous solution: influence of amorphous constituents on pH value. Biomaterials 15: 905, 1994

Hannover   Unfallchirurgische Klinik der MHH, Prof. Dr. med. H. Tscherne

Krettek C, Haas N, Tscherne H: The role of supplemental lag-screw fixation for open fractures of the tibial shaft – treated with external fixation. J Bone and Joint Surg (Am) 73: 893, 1992

Bosch U, Decker B, Kasperczyk W, Nerlich M, Oestern HJ, Tscherne H: The relationship of mechanical properties to morphology in patellar tendon autografts after posterior cruciate ligament replacements in sheep. J Biomech 25: 821, 1992

Pape HC, Regel G, Dwenger A, Krumm K, Schweitzer K, Krettek C, Sturm JA, Tscherne H: Influences of different methods of intramedullary femoral nailing on lung function in patients with multiple trauma. J Trauma 35: 709, 1993

Tscherne H, Lobenhoffer P: Tibial plateau fractures. Management and expected results. Clin Orthop 292: 87, 1993

Pohlemann T, Bosch U, Gänsslen A, Tscherne H: The Hannover experience in management of pelvic fractures. Clin Orthop 305: 69, 1995

Tscherne H, Regel G: Care of the polytraumatised patient. J Bone Joint Surg (Br) 78-B: 840, 1996

Regel G, Grotz M, Weltner T, Tscherne H: The pattern of organ failure following severe trauma. World J Surg 20: 422, 1996

Blauth M, Schmidt U, Otte D, Krettek C: Fractures of the odontoid process in small children. Biomechanical analysis. Eur Spine J 5: 63, 1996

Gerich TG, Kang R, Fu FH, Robbins PD, Evans CH: Gene transfer to the rabbit patellar tendon: potential for genetic enhancement of tendon and ligament healing. Gene Therapy 3: 1089, 1996

Krettek C, Rudolf J, Miclau T, Könemann B, Schandelmaier P, Tscherne H: Intramedullary accuracy in femoral and tibial radiographs. J Bone Joint Surg (Br) 78-B: 963, 1996

Homburg   Abteilung für Unfallchirurgie, Prof. Dr. W. Mutschler

Ermis A, Hopf T, Hanselmann R, Remberger K, Welter C, Dooley S, Zang KD, Henn W: Clonal chromosome aberrations in cell cultures of synovial tissue from patients with rheumatoid arthritis. Genes Chromosomes Cancer 6: 232, 1993

Hanselmann R, Koschnick M, Welter C, Dooley S, Frank J, Ruß F, Mutschler W: Expression pattern of heat shock proteins in acute, good healing and chronic human wound tissue. Intensiv Care Med 20 (Suppl 1): 169, 1994

Marzi I, Bauer C, Hower R, Bühren V: Leukocyte-endothelial cell interaction in the liver after hemorrhagic shock in the rat. Circ Shock 40: 105, 1993

Marzi I, Bauer M, Reisdorf E, Walcher F: Beteiligung des Plättchenaktivierungsfaktors (PAF) an pathologischen Leukozyten-Endothel-Interaktion in der Leber nach hämorrhagischem Schock. Zentralbl Chir 119: 814, 1994

Marzi I, Knee J, Bühren V, Menger MD, Trentz O: Reduction by superoxide dismutase of leukocyte-endothelial adherence after liver transplantation. Surgery 111: 90, 1992

Marzi I, Takei Y, Rücker M, Kawano S, Fusamento H, Walcher F, Kamada T: Endothelin-1 is involved in hepatic sinusidal vasoconstriction after ischemia and reperfusion. Transpl Int (Suppl) 7: 503, 1994

Marzi I, Walcher F, Bühren V: Macrophage activation and leukocyte adhesion after liver transplantation. Am J Physiol 265: G172, 1993

Merscher S, Hanselmann R, Welter C, Dooley S: Nuclear runoff transcription analysis using chemiluminescent detection. Bio Techniques 16 (6): 1025, 1994

Rose S, Floyd RA, Eneff K, Bühren V, Massion W: Intestinal ischemia: Reperfusion-mediated increase in hydroxyl free radical formation as reported by salicylate hydroxylation. Shock 1, 6: 452, 1994

Rose S, Thompson KD, Sayeed MM: Ca2$^+$-related hepatocellular alterations during intra-abdominal sepsis. Am J Physiol 263: R553, 1992

Köln   Klinik für Unfall-, Hand- und Wiederherstellungschirurgie
                  Prof. Dr. med. K. E. Rehm

Helling HJ, Rehm KE, Claes L, Hutmacher D: Die Entwicklung eines neuen degradierbaren Stiftes für Knochenfragmente. Hefte zu: Der Unfallchirurg 232: 575, 1993

Holzmüller W, Rehm KE, Perren SM: Mechanische Eigenschaften PDS-augmentierter Patellarsehnentransplantate zur Rekonstruktion des vorderen Kreuzbandes. Unfallchirurg 95: 306, 1992

Keller HW, Huber R, Rehm KE: Die intramedulläre Schienung von Frakturen im Wachstumsalter mit einem neuen Implantat. Chirurg 64: 180, 1993

Keller HW, Rehm KE, Helling HJ: Closed reduction and intramedullary stabilisation of adult radial neck fractures. J Bone Joint Surg 76: 406, 1994

Keller HW, Rehm KE, Wolters V: Die operative Behandlung der Kalkaneusfraktur. Chir Praxis 44: 463, 1992

Leipzig   Klinik für Unfall- und Wiederherstellungschirurgie
Prof. Dr. Sandner

Weise K, Grosse B, Hoffmann J, Sauer N: Behandlungsergebnisse von 475 zweit- und drittgradig offenen Frakturen langer Röhrenknochen (1974–1988). Akt Traumatol 23 (Sonderheft): 2, 1993

Weise K, et al.: Subcapitale Frakturen – operative Versorgung unter besonderer Berücksichtigung von Minimalosteosynthesen. In: Ramanzadeh/Meissner (Hrsg.) Unfall und Wiederherstellungschirurgie – 11. Steglitzer Unfalltagung. Springer, Berlin–Heidelberg–New York: 71, 1993

Weise K, Grosse B: Die Behandlung des Weichteilschadens bei der offenen Fraktur der Schweregrade II und III – Ergebnisse einer retrospektiven Studie. Hefte zur Unfallheilkunde 211: 50, 1990

Weise K, Steinebronner P: Die dorsale Plattenosteosynthese bei der distalen Radiusfraktur vom Extensionstyp. In: Fortschritte in der Unfallchirurgie – 10. Steglitzer Unfalltagung, Hrsg. Rahmanzadeh R, Meissner A. Springer, Berlin–Heidelberg–New York: 450, 1992

Weise K, Weller S, Ochs U: Verfahrenswechsel nach primärer Fixateur externe-Osteosynthese beim polytraumatischen Patienten. Akt Traumatol 23: 149, 1993

Weise K: Behandlung posttraumatischer Knochendefekte. Längendiskrepanzen und Fehlstellungen im Bereich der Extremitäten. BG-U Med 85: 39

Weise K: Kapselbandverletzungen des Kniegelenkes. 1. Auflage. Springer-Verlag, Berlin–Heidelberg–New York, 1991

Weise K: Preconditioning of Open Wund Surfaces with a Synthetic Skin Substitute. Orthopaedics and Traumatologie 1: 141 , 1992

Weise K: Verletzungen in der Leichtathletik. Langenbecks Arch Chir Suppl (Kongreßbericht 1991): 456, 1991

Mainz   Klinik für Unfallchirurgie der Universität Mainz
Prof. Dr. med. W. Kurock

Degreif J, Wenda K, Ahlers J, Ritter G: Experimentelle Erprobung der Intraoperativen Wirbelsäulensonographie. Unfallchirurg 95: 493, 1992

Degreif J, Wenda K, Hüwel N, Ritter G: Die Reposition von Fragmenten der Wirbelkörperhinterkante unter intraoperativer sonographischer Kontrolle. Unfallchirurg 96: 88, 1993

Degreif J, Wenda K, Runkel M, Ritter G: Die Rotationsinstabilität der thorakolumbalen Wirbelsäule nach interlaminärem Schallfenster, Hemilaminektomie und Laminektomie. Unfallchirurg 97: 250, 1994

Runkel M, Jaeger U, Wenda K, Degreif J, Rudig L, Ritter G: Ergebnisse nach Implantation von zementfreien metallspongiösen Hüftprothesen. Unfallchirurgie 20: 76, 1994

Runkel M, Wenda K, Ritter G, Rahn BA, Perren SM: Knochenheilung nach unaufgebohrter Marknagelung. Unfallchirurg 97: 1, 1994

Runkel M, Wenda K, Stelzig A, Rahn BA, Störkel S: Knochenumbau nach aufgebohrter und ungebohrter Marknagelung – Eine histomorphometrische Studie. Unfallchirurg 97: 385, 1994

Wenda K, Degreif J, Runkel M, Ritter G: Pathogenesis and Prophylaxis of Circulatory Reactions during Total Hip Replacement. Archiv Orthop Trauma Surgery 112: 260, 1993

Wenda K, Jaeger U, Das Gupta K, Degreif J, Runkel M, Ritter G: Zur Entstehung der Thrombosen in der Hüftgelenksendoprothetik – Eine Studie mit der farbcodierten Duplexsonographie. Unfallchirurg 96: 373, 1992

Wenda K, Ritter G, Ahlers J, v. Issendorff WD: Nachweis und Effekte von Knochenmarkeinschwemmungen bei Operationen im Bereich der Femurmarkhöhle. Unfallchirurg 93: 56, 1990

Wenda K, Runkel M, Degreif J, Ritter G: Pathogenesis and clinical relevance of bone marrow embolism in medullary nailing. Injury 24 (Suppl 3): 73, 1993

Marburg Klinik für Unfallchirurgie, Prof. Dr. L. Gotzen

Baumgaertel F, Gotzen L: Two-stage operative treatment of comminuted os calcis fractures – primary indirect reduction with medial external fixation and delayed lateral plate fixation. Clin Orthop Rel Res 290: 132, 1993

Baumgaertel F, Perren SM, Rahn B, Gotzen L: Operative treatment of experimental comminuted subtrochanteric femur fractures in sheep-clinical relevance. Journal of Orthopedic Trauma 7: 160, 1993

Frank W, Schlenzka R, Weigel R, Steinbeck A, Gotzen L: Experimentelle Untersuchungen zur ligamentären Beteiligung bei Frakturen des thorakolumbalen Überganges. Hefte zu „Der Unfallchirurg" 230: 1175, 1993

Gotzen L, Junge A, Michalik-Himmelmann R, Stiletto R: Zur Pathomorphologie, Stabilität und Klassifikation von Keilkompressionsfrakturen der thorakolumbalen Wirbelsäule. Unfallchirurg 97: 459, 1994

Gotzen L, Petermann J: Die Ruptur des vorderen Kreuzbandes beim Sportler. Chirurg 65: 910, 1994

Knaepler H, v. Garrel T, Gotzen L: Untersuchungen zur Desinfektion und Sterilisation allogener Knochentransplantate. Hefte zu „Der Unfallchirurg" 235, 1994

Petermann J, Gotzen L, Trus P: Posterior cruciate ligament (PCL) reconstruction – an in vitro of isometry. Part II. Test using a string linkage model. Knee Surg, Sprots Traumatol, Arthroscopy 2: 104, 1994

Petermann J, v. Garrel T, Gotzen L: Non-operative treatment of acute medial collateral ligament lesions of the knee jointl Knee Surg. Sports Traumatol Arthroscopy 1: 93, 1993

Schlenzka R, v. Garrel T, Pistor C: Does fibrogammin significantly accelerate bone healing? J Bone Joint Surg 75-B (Suppl II): 100, 1993

Trus P, Petermann J, Gotzen L: Posterior cruciate ligament (PCL) reconstruction – an in vitro isometry. Part I. Test using a string linkage model. Knee Surg. Sports Traumatol Arthroscopy 2: 100, 1994

Münster Klinik für Unfall- u. Handchirurgie, Prof. Dr. med. E. Brug

Baranowski D, Klein W, Grunert J: Revisions-Operationen beim Karpaltunnelsyndrom. Handchir Mikrochir Plast Chir 25: 127, 1993

Baranowski D: Die Beeinflussung relativer Fragmentverschiebungen am Bruchspalt durch den statischen oder dynamischen Modus und die Länge eines dynamisierbaren Fixateurs sowie durch die Frakturform – Untersuchungen am Tibiaschaft unter axialer Belastung. Habilitationsschrift WWU Münster 1990

Klein W, et al.: Dynamic axial fixation for femoral shaft fractures in childrens indications and results. Int J Orth Surg 3: 55, 1993

Klein W: Prinzipien der dynamisch axialen Fixation. In: Neumann, Klein Brug: die dynamisch axiale Fixation. Marseille Verlag 1993

Rieger H: Die instabile Beckenringversiegelung. Habilitationsschrift WWU Münster 1994

Winckler St, Richter KD: Direkradiographische Vergrößerung bei Knocheninfektionen. Radiologie 9: 447, 1991

Winckler St, Brug E, Meffert R, Teupe C, Ritzerfeld W, Tormala P: Resorbierbare Antibiotikaträger zur lokalen Behandlung der chronischen Osteitis – Polyglycolsäure/Poly-L-Laktid als Träger. Langenbecks Arch Chir 377: 112, 1992

Winckler St: Über die Freisetzung von Ciprofoxacin aus resorbierbaren Polyglycolsäurekörpern. Eine neuentwickelte Träger-Wirk-Stoff-Kombination unter besonderer Berücksichtigung ihrer Anwendung bei Knocheninfektionen. Habilitationsschrift WWU MS 1992

Tübingen   Berufsgenossenschaftliche Unfallklinik, Prof. Dr. K. Weise

Höntzsch D, Weller S, Dürselen L, Claes L: Die begleitende Fibulaosteosynthese bei der kompletten Unterschenkelfraktur. Traumatologie aktuell 9, Thieme Stuttgart, 1993

Höntzsch D, Weller S, Engels C, Kaiserauer S: Der Verfahrenswechsel vom Fixateur externe zur Marknagelosteosynthese an Femur und Tibia. Akt Traumatol 23: 21, 1993

Höntzsch D: Die allogene (homologe) Knochentransplantation am Kniegelenk. Traumatologie aktuell 3. Thieme Stuttgart, 1991

Weise K: Weichteilbehandlung bei Frakturen nach Defektverletzungen. Traumatologie aktuell 2. Thieme Stuttgart, 1991

Weller S: Neue Aspekte der Marknagelung – Grundlagen und derzeitiger Stand. Der Unfallchirurg 233: 1, 1993

Weller S: The Bicontact Hip Endoprothesis System Noncemented Total Hip Replacement. Internat. Symposium Tübingen 1990. Thieme: 213, 1991

Weller S: Vorzüge des Marknagels. In: Wolter/Zimmer (Hrsg.) Die Plattenosteosynthese und ihre Konkurrenzverfahren. Springer: 131, 1991

Ulm   Abteilung für Unfallchirurgie, Hand-, Plastische
        und Wiederherstellungschirurgie, Prof. Dr. L. Kinzl

Eisele R, Orend KH, Mohr M: Farbcodierte Duplexsonographie – Experimentelle und klinische Erfahrungen zur orientierenden Altersbestimmung von tiefen Unterschenkelvenenthrombosen. Zentralbl Chir (Suppl 1): 177, 1994

Fleischmann W, Kinzl L: Gewebeproliferation durch Vakuumversiegelung. Langenbecks Arch Chir Suppl II 256, 1995

Hehl G, Hoellen I, Wißmeyer Th, Ziegler U: Isokinetisches Muskeltraining mit hohen Bewegungsgeschwindigkeiten in der Rehabilitation nach operativer Versorgung frischer vorderer Kreuzbandrupturen. Z Orthopädie 133, 1994

Holbein O, Neidlinger-Wilke C, Suger G, Kinzl L, Claes L: Ilizaraov callus distraction produces systemic bone cell mitogens. Journal of orthopaedic research 13: 629, 1995

Kinzl L, Gonschorek O, Strecker W: Zum Prinzip der operativen Frühversorgung von Extremitätenfrakturen beim Polytraumatisierten – Vermeidung zusätzlicher humoraler Belastung durch differenzierte Wahl des Osteosynthesematerials. Hefte zu der Unfallchirurg 232: 87, 1993

Kinzl L, Suger G, Stober R: Weichteildeckung. Unfallchirurg 99: 714, 1996

Mutschler W, Claes L, Kinzl L: Vertebral body replacement by carbon fibre reinforced polysulfone (CFPSU). In: Complications of limb salvage. Hrsg. Brown KLB. ISOLS, Ontreal: 397, 1991

Strecker W, Franzreb M, Pfeiffer T, Pokar S, Vikström M, Kinzl L: Computertomographische Torsionsbestimmung der unteren Extremität. Unfallchirurg 97: 609, 1994

Strecker W, Gonschorek O, Brückner U, Fleischmann W: Thromboxan als Kofaktor pulmonaler Komplikationen bei der Marknagelung. Hefte zu der Unfallchirurg 232: 225, 1993

Wißmeyer Th, Hülser PJ, Kutter T, Kinzl L: H-reflex of the vastus medialis muscle: A new diagnostic tool in the treatment of ruptures of the anterior cruciate ligament. J of Neurology (Suppl 3) 239, 1992

Abteilungen für Gefäßchirurgie und Thoraxchirurgie

Aachen   Klinik für Thorax-, Herz- und Gefäßchirurgie
Prof. Dr. B. J. Messmer

Schöndube F, Althoff W, Dörge HC, Voss M, Laufer JL, Chandler JG, Messmer BJ: Prophylactic reoperation for strut fructures of the Björk-Shiley Convexo – Concave Heart Value. J Heart Valve Disease 3: 247, 1994

Schöndube F, Schauerte P, Stellbrink C, Löser H, Rosenbaum C, Kuckertz E, Vogel M, Haltern G, Messmer BJ, Hanrath P: Biphasische Schocks: „Reversed Polarity" ist effektiver als „Initial Polarity" bei der Defibrillation des Schweineherzens mittels transvenösen/subcutanem Kardioverter/Defribillator. Zeitschr f Kardiolog 83: 127, 1994

Schöndube F, Stellbrink C, Loser H, Schauerte P, Vogel M, Hanrath P, Messmer BJ: Impact of total shock duration (chronaxy) and polarity on the defibrillation threshold at transvenous/subcoutaneous defibrillation with biphasic shock potentials. J Thorac Cardiovasc Surgeon 43 (Suppl): 132, 1995

Schöndube F, Stellbrink C, Vogel M, Surmann M, Hanrath P, Messmer BJ: Hämodynamische Reaktion bei intraoperativer Testung von Cardioverter/Defibrillatoren. Herschr Elektrophys 3: 183 , 1992

Schöndube FA, Schauerte P, Stellbrink C, Löser H, Kuckertz E, Messmer BJ, Hanrath P: What is the optimal pulse duration for defibrillation? Insights from a porcine animal modell. J Am J Coll Cardiol: 85A, 1995

Schwarz ER, Schaper J, v. Dahl J, Altehoefer C, Büll U, Schöndube F, Messmer BJ, Sheehan FH: Myocardial hibernating is not sufficient to prevent morphological disarrangements with ischemic cell alterations and increased fibrosis. Circulation 90: 4 I, 1994

Düsseldorf   Klinik für Thorax- und Kardiovaskuläre Chirurgie, Prof. Dr. Gams

Horstkotte D, Schulte HD, Bircks W, Strauer B: Unexpected findings concerning thromboembolic complications and anticoagulation after complete 10 year follow-up of patients with 57M protheses. J Heart Valve Disease 2: 291, 1993
Korbmacher B, et al.: Hibernation als pathophysiologisches Konzept für die myokardiale Dysfunktion beim Bland-White-Garland-Syndrom. Z. Herz-Thorax-Gefäß-Chir 8: 268, 1994
Preutte DJ, Schulte HD: Cardioplegia for repeat valve surgery. In: Engelmann RM, Levitsky S: Textbook of Cardioplegia. Futura Publ Comp Inc: 203, 1992
Schulte HD, Horstkotte D, Bircks W, Strauer BE: Results of randomized mitral valve replacement with mechanical protheses after 15 years. Int J Artif Organs 15: 611, 1992
Schulte HD, Preusse CJ, Horstkotte D, Bircks W: Erhalt des posterioren Mitralsegels und Einfluß auf das Spätergebnis nach zusätzlicher Klappenimplantation. Langenbecks Arch Chir Suppl: 529, 1992
Schulte HD, Bircks WH, Loesse B, Godehardt EA, Schwartzkopff B: Prognosis of patients with hypertrophic obstructive cardiomyopathy after transaortic myectomy. J Thorac Cardovasc Surgery 106: 709, 1993
Schumacher C, et al.: Negative force-frequency relationship in hypertrophic cardiomyopathy. J Molecular and Cellular Biology, 1994

Göttingen   Klinik für Thorax-, Herz- u. Gefäßchirurgie, Prof. Dr. H. Dalichau

Hoeft A, Schorn B, Weyland A, Scholz M, Buhre W, Stepanek E, Allen SJ, Sonntag H: Bedside assessment of intravascular volume status in patients undergoing coronary bypass surgery. Anesthesiology 81: 76, 1994
Kallerhoff M, Schorn B, Hermanns M, Zöller G, Ringert RH: Organerhaltende Nierentumorchirurgie in situ unter Ischämieprotektion. Akt Urol 24: I, 1993
Mohr FW, Falk V, Autschbach R, Diegeler A, Schorn B, Weyland A, Vettelschoß M, Frank B, Gummert J, Dalichau H: One-stage surgery of coronary arteries and abdominal aorta in patients with impaired left ventricular function. Circulation 91: 379, 1995
Mohr FW, Walther T, Baryalei M, Falk V, Autschbach R, Scheidt A, Dalichau H: The Toronto SPV Bioprosthesis: One-year results in 100 patients. Ann Thorac Surg 60: 171, 1995
Schorn B, Hoeft A, Weyland A, Buhre W, Stepanek E, Scholz M, Dalichau H: Perioperatives Verhalten des extravaskulären Lungenwassers nach Mitralklappenersatz. Z Herz Thorax Gefäßchir 6: 251, 1992
Schorn B, Hoeft A: Hochkolloides Priming vermindert nicht das Ganzkörper-Ödem während Mitralklappenersatz. Z Herz Thorax Gefäßchir 8 (Suppl 2): 41, 1994

Schorn B, Kazmeier S, Rath eber J, Ruschewski W, Sonntag H, Dalichau H: Erfolgreiche Reanimation eines unterkühlten Kleinkindes mit Hilfe der extrakorporalen Zirkulation. Pathophysiologie und Therapiekonzept. Intensivmed 32: 219, 1995

Schorn B, Reitmeier F, Falk V, Oestmann JW, Dalichau H, Mohr FW: True aneurysm of the superior gluteal artery. J Vasc Surg 21: 851, 1995

Halle   Klinik für Herz- und Thoraxchirurgie
                  Prof. Dr. med. H.-R. Zerkowski

Brodde OE, Khamssi M, Zerkowski HR: β-Adrenoceptors in the transplanted human heart: Unaltered β-adrenoceptor density, but increased proportion of β_2-adrenoceptors with increasing posttransplant time. Naunyn-Schmiedberg's Arch Pharmacol 344: 430, 1991

Haude M, Ge J, Machraoul A, Erbel R, Zerkowski HR: Regression of pre-existing artery coronary disease in a donor heart after cardiac transplantation (Case report). Eur J Cardio-thorac Surg 9: 399, 1995

Schäfers R, Adler S, Daul A, Zeitler G, Vogelsang M, Zerkowski HR, Brodde OE: Positive inotropic effects of the beta$_2$-adrenoceptor agonist Terbutaline in the human heart: effects of long-term beta$_1$-adrenoceptor Antagonist treatment. JACC 23: 1224, 1994

Stamatis G, Zerkowski HR, Doetsch N, Greschuchna D, Konietzko N, Reidmeister JC: Sequential Bilateral Lung Transplantation for Pulmonary Alveolar Microlithiasis. Ann Thorac Surg 56: 972, 1993

Zerkowski HR, Brodde OE: Beta-adrenoceptors in heart failure: clinical applications. Ann Cardiac Surgery, 6th ed. Current science. London Philadelphia: 20, 1993

Zerkowski HR, Broede A, Kunde K, Hillemann S, Schäfer E, Vogelsang M, Michel MC, Brodde OE: Comparison of the positive inotropic effects of serotonin, histamine, angiotensin II, endothelin, and isoprenaline in the isolated human right atrium. Naunyn Schmiedebergs' Arch Pharmacol 347: 347, 1993

Zerkowski HR, Doetsch N, Hellinger A, Reidemeister JC: Konzept zur Lungen- und Herz-Lungen-Preservation im Rahmen der Multiorganentnahme. Langenbecks Arch Chir 376: 102, 1991

Zerkowski HR, Günnicker M, Freund U, Dieterich HA, Dreßler HT, Doetsch N, Schieffer M, Hakim-Meibodi K, Lockhart JDF, Reidemeister JC: Low-output syndrome after heart surgery: Is a monotherapy with phospodiesterase-III inhibitors feasible? A comparative study of amrinone and enoximone. Thoracocardiovasc Surgeon 40: 371, 1992

Zerkowski HR, Knocks M, Konderding MA, Doetsch N, Roth G, Hakim K, Reidemeister JC: Endothelial damage of the venous graft in CABG. Influence of solutions used for storage and rinsing on endothelial function. Eur J Cardio-thorac Surg 7: 376, 1993

Hannover   Klinik für Thorax , Herz und Gefäßchirurgie der MHH
                  Prof. Dr. A. Haverich

Albes JM, Krettek C, Hausen B, Rohde R, Haverich A, Borst HG: Biophysical properties of the gelatine-resorcin-formaldehyde/glutaraldehyde adhesive. Ann Thorac Surg 56: 910, 1993

Albes JM, Klenzner T, Kotzerke J, Thiedemann KU, Schafers HJ, Borst HG: Improvement of tracheal autograft revascularization by means of fibroblast growth factor. Ann Thorac Surg 57: 444, 1994

Inui K, Schäfers HJ, Aoki M, Becker V, Ongsiek B, Kemnitz J, Haverich A, Borst HG: Bronchial circulation after experimental lung transplantation. J Thorac Cardiovasc Surg 105 (3): 474, 1993

Hausen B,Drenger A, Gohrbrandt B, Niedermeyer J, Zink C, Demertzis S, Schäfers HJ: Early biochemical indicators of obliterative bronchiolitis in lung transplantation. J Heart Lung Transplant 13: 980, 1994

Hirt SW, Wahlers T, Jurmann M, Fieguth HG, Dammenhayn L, Haverich A: Improvement of currently used methods for lung preservation. J Heart and Lung Transplant 11: 656, 1992

Inui K, Schäfers HJ, Aoki M, Becker V, Ongsiek B, Kemnitz J, Haverich A, Borst HG: Bronchial circulation after experimental lung transplantation. J Thorac Cardiovasc Surg 105: 474, 1993

Inui K, Schäfers HJ, Aoki M, Becker V, Ongsiek B, Haverich A: Effect of methylprednisolone and prostacyclin on bronchial perfusion on lung transplantation. Ann Thorac Surg 55: 464, 1993

Jurmann MJ, Dammenhayn L, Schäfers HJ, Haverich A: Pulmonary reperfusion injury. Eur J Cardio-thorac Surg 4: 665, 1990

Yagyu K, Steinhoff G, Schäfers HG, Dammenhayn L, Haverich A, Borst HG: Comparison of mononuclear cell subpopulations in broncho alveolar lavage. J Heart Transplant 9: 516, 1990

Jena Abteilung Thorax- und Gefäßchirurgie, Prof. Dr. M. Bartel

Rimpler H, Bartel M, Presselt N, Schirrmeister W, Claussen D, Klein U, Schubert H, Ebert W, von Zersen P: Zirkulärer intrathorakaler Trachealersatz mit devitalisierter Arterie beim Hund. Zeitschr experiment Chirurgie Transplantation künstl Organe 23: 137, 1990

Köln Klinik für Herzchirurgie, Prof. Dr. E. R. de Vivie

Borowski A, Südkamp M, De Vivie ER, Korb H: Mitral valve remodeling using autologous pericardium: An experimental study. Ann Thorac Surg 58: 452, 1994

Borowski A, Zeucher M, Schickendantz S, Korb H: Cardiology 85: 207, 1994

Borowski A, Reiss N, Klaer R: Intermittent obstruction of the Omnicarbon-valve prosthesis in the mitral position due to interference by papillary muscle. Diagnostic and surgical considerations. J Cardiovasc Surg 33: 305, 1992

De Vivie ER, Borowski A, Mehlhorn U: Reduction of the left-ventricular outflow-tract obstruction by aortoventriculoplasty. Longterm results of 96 patients. Thorac Cardiovasc Surg 41: 216, 1993

De Vivie ER, Borowski A: Aortoventriculoplasty (AVP) – An established procedure for enlargement of complex types ot left ventricular outflowtract obstructions. Acta Chir Austriaca 25 (2): 96, 1993

Deutsch HJ, Curtius JM, Bongarth C, Behlke E, Borowski A, de Vivie ER, Hilger HH: Left ventricular geometry and function before and after mitral valve replacement. J Heart Dis 3 (3): 288, 1994

München   Chirurg. Klinik Innenstadt, Abteilung Thoraxchirurgie
                     Prof. Dr. O. Thetter

Izbicki JR, Passlick B, Hosch SB, Kabuschok B, Schneider C, Knoefel WT, Thetter O, Pantel K: The mode of spread in the early phase of lymphatic metastasis in non-small cell lung cancer: Significance of nodal micrometastases. J Thorac Cardiovasc Surg 112: 623, 1996

Izbicki JR, Thetter O, Karg O, Kreusser T, Passlick B, Trupka A, Häussinger K, Wöckel W, Kenn RW: Accuracy of computed tomographic scan and surgical assessment for staging of bronchial carcinoma. The J of Thorac Cardiovasc Surg 104: 413, 1992

Pantel K, Izbicki J, Passlick B, Angstwurm M, Häussinger K, Thetter O, Riethmüller G: Frequency and prognostic significance of isolated tumour cells in bone marrow of patients with non-small-cell lung cancer without overt metastases. Lancet 347: 649, 1996

Passlick B, Izbicki JR, Kabuschok B, Thetter O, Pantel K: Detection of Disseminated Cancer Cells in Lymph Nodes: Impact on Staging and Prognosis. Ann Thorac Surg 61: 177, 1996

Passlick JR, Izbicki K, Häußinger K, Thetter O, Pantel K: Immunhistochemical Detection of P53 Protein is not associated with a Poor Prognosis in non-small-cell Lung Cancer. J Thorac Cardiovasc Surg 109: 1205, 1995

Thetter O, Passlick B, Izbicki JR: Radical Systematic Mediastinal Lymphadenectomy in Non-Small Cell Lung Cancer. Acta chir Austriaca 28: 90, 1996

Thetter O, v. Hochstetter A: Zugangsregion Leiste. In: Breitner Chirurgische Operationslehre, Band XIII, Gefäßchirurgie (Hrsg: Brunner U), Urban und Schwarzenberg, München, Wien, Baltimore: 12, 1996

Thetter O, van Dongen RJAM: Reconsctructive Surgery in Intrathoracic Supra-aortic Occlusive Disease. In: Vascular Surgery (Hrsg. Heberer G, van Dongen RJAM), Springer Verlag Tokyo, Berlin, Heidelberg, New York, London: 505, 1993

Thetter O, von Hochstetter A, van Dongen RJAM: Disorders of Male Sexual Function Following Operative Procedures in the Aortoiliac Region. In: Vascular Surgery (Hrsg. Heberer G, van Dongen RJAM), Springer Verlag Tokyo, Berlin, Heidelberg, New York, London: 181, 1993

Thetter O, Weipert J: Thorakoskopische Chirurgie an Lunge und Pleura. Der Chirurg 64: 629, 1993

Ulm   Abteilung Thorax- und Gefäßchirurgie
                     Prof. Dr. L. Sunder-Plassmann

Abendroth D, Schmand J, Ruth B, Sunder-Plassmann L: Entwicklung und Test des Laser-Speckle-Verfahrens zur Quantifizierung der Hautdurchblutung. Langenbecks Arch Chir Suppl (Forum): 451, 1993

Abendroth D, Storck M, Techt B, Zazazava N: Analysis of the rejection markers tumor necrosis factor, ICAM-1, Neopterin, IL-10 and soluble HLA in simultaneous pancreas and kidney transplantation with bladder drainage. Transplant Proc 27: 3114, 1995

Liewald F, Sunder-Plassmann L, Weiss M, Wulf G, Hatz R, Storck M, Valet G: Prognostic value of DNA-aneuploidy in primary non-small cell lung carcinomas and their metastases. J Thorac and Cardiovasc Surg 104: 1476, 1992

Prestel R, Storck M, Pooth R, Steinbach G, Hammer C, Abendroth D: Na-K/2Cl transporter inhibition for reduction of postischemic kidney failure tested in autologous reperfusion. Transpl Int 9 (Suppl 1): 306/1

Schilling M, Saunder A, Southhard A, Belzer FO: 5–7 day kidney preservation with aspirin and furegrelate. Transplantation 55: 955, 1993

Schilling M, Tilton B, Storck M, Hammer C, Abendroth D: Mediator clearing effects of rinse solution in lung preservation. Transplant Proc 25 (6); 3212, 1993

Storck M, Abendroth D, Prestel R, Pino-Chavez G, Pöhlein C, Pascher A, White D, Hammer C: Role of Human Decay Accelerating Factor Expression on Porcine Kidneys During Yenogeneic Ex Vivo Hemoperfusion. Transplant Proc 28 (2): 587, 1996

Storck M, Grimmel S, Henrich MM, Liewald F, Reske SN, Sunder-Plassmann L: Diagnostische Wertigkeit der Positronen Emissions-Tomographie mit Fluor-Deoxy-Glucose (18-FDG) bei Patienten mit Bronchialcarcinom. Z Herz Thorax Gefäßchir 8: 126, 1994

Storck M, Orend KH, Schmitz-Rixen Th: Absorbable Suture in Vascular Surgery. Vasc Surg 27: 413, 1993

Storck M, Reichel S, Techt B, Sirsjö A, Krombach F, Hammer C, Abendroth D: Effect of LFA-1 Inhibition on Immediate Organ Function in Concordant Ex-Vivo Hemoperfusion of Primate Kidneys. Transplant Proc 28: 765, 1996

Selbständige Institute/Abteilungen für chirurgische Forschung („Experimentelle Chirurgie")

Düsseldorf   Institut für Experimentelle Chirurgie, Prof. Dr. G. Arnold

Ehring T, Schulz R, Schipke JD, Heusch G: Diastolic dysfunction of the stunned myocardium. Am J Cardiovasc Path 4: 358, 1993

Heusch G, Schipke JD: Regional blood flow and contractile function: Are they matched in normal, ischemic and reperfused myocardium? in Myocardial optimization and efficiency, Evolutionary aspects and philosophy of science considerations. Ed by Burckhoff D, Schaefer J, Schaffner K, Yue DT, Steinkopff Verlag, Darmstadt

Schipke JD, Stocks I, Sunderdiek U, Arnold G: Effect of changes in aortic pressure and in coronary arterial pressure on left ventricular geometry and function: Anrep- vs. Gardenhose-effect. Basic Res Cardiol 88: 621, 1993

Schipke JD: Cardiac efficiency. Basic Res Cardiol 89: 207, 1994

Schipke JD: Down-Regulation und hibernierendes Myokard. Z Kardiol 80: 703, 1991

Schwanke U, Strauss H, Bertram HG, Arnold G, Schipke JD: A new technique for measurement of myocardial O_2-utilization. Isotopenpraxis Environ Health Sutd 30: 133, 1994

Heidelberg   Abteilung Experimentelle Chirurgie, Frau Prof. Dr. M. M. Gebhard

Erhard J, Lange R, Scherer R, Kox WJ, Bretschneider HJ, Gebhard MM, Eigler FW:
Comparison of histidine-tryptophan-ketoglutarate (HTK) solution versus University of Wisconsin (UW) solution for organ preservation in human liver transplantation. Transplant Int 7: 177, 1994

Fleckenstein M, Kehrer G, Gebhard MM, Bretschneider HJ: Influence of glycogen content, temperature, and EuroCollins solution on membrane potential and sodium
activity of superfused porcine liver slices. Res Exp Med 191: 155, 1991

Gebhard MM, Bach F, Gersing E, Schnabel PhA: Cellular volume regulation in the
ischemic myocardium. Funktionsanalyse biologischer Systeme 22, G. Fischer Stuttgart, New York: 73, 1994

Gebhard MM, Bretschneider HJ, Schnabel PhA: Cardiplegia: Principles and Problems.
In: Sperelakis N (ed.): Physiology and Pathophysiology of the Heart, Kluwer Acad
Publ New York, 1995

Gerber SH, Haunstetter A, Krüger C, Kaufmann A, Nobiling R, Haas M: Role of [Na^+];
and [Ca^{2+}]$_i$ in nicotine-induced norepinephrine release from bovine adrenal
chromaffin cells. Am J Physiol 269: C572, 1995

Koeppel TA, Lehmann TG, Thies JC, Gehrcke R, Gebhard MM, Herfarth C, Otto G, Post
S: Impact of N-acetylcysteine on the hepatic microcirculation after orthotopic liver
transplantation. Transplantation 61: 1397, 1996

Mithöfer K, Schmidt J, Gebhard MM, Buhr HJ, Herfarth C, Klar E: Measurement of
blood flow in pancreatic exchange capillaries with FITC-labeled erythrocytes.
Microvasc Res 49: 33, 1995

Schmidt H, Ebeling D, Bauer H, Bach A, Bohrer H, Gebhard MM, Martin E: Ketamine
attenuates endotoxin-induced leukocyte adherence in rat mesenteric venules. Crit
Care Med 23: 2008, 1995

Schmidt H, Ebeling D, Bauer H, Bohrer H, Gebhard MM, Martin E: Influence of the
platelet-activating factor receptor antagonist BN 52021 on entotoxin-induced
leukocyte adherence in rat mesenteric venules. J Surg Res 60: 29, 1996

Schmiedl A, Schnabel PhA, Richter J, Gebhard MM, Bretschneider HJ: The contraction
state of myofibrils during global ischemia and after reperfusion following different
forms of cardiac arrest. Correlation with metabolic parameters in the canine heart.
Pathol Res Pract 190: 482,1994

Homburg   Institut für Klinisch-Experimentelle Chirurgie
                     Prof. Dr. M. D. Menger

Hildebrandt U, Pistorius G, Olinger A, Menger MD: First experience with laparoscopic
spine fusion in an experimental model in the pig. Surg Endosc 10: 143, 1996

Menger MD, Bonkhoff H, Vollmar B: Ischaemic/reperfusion-induced pancreatic
microvascular injury: An intravital fluorescence microscopic study in rats. Dig Dis
Sci 41: 823, 1996

Menger MD, Vollmar B: Adhesion molecules as determinants of disease: from molecular biology to surgical research. Br J Surg 83: 588, 1996

Menger MD, Vollmar B: In vivo documentation of arterio-venous shunt in rat pancreatic acinar tissue. Pancres 13: 125, 1996

Müller MJ, Vollmar B, Friedl H-P, Menger MD: Xanthine oxidase and superoxide radicals in protal triad cross-clamping-induced microvascular reperfusion injury of the liver. Free Radicals Biol Med 21: 189, 1996

Olinger A, Hildebrandt U, Pistorius G, Lindemann W, Menger MD: Laparoskopische 2-Etagenfusion der lumbalen Wirbelsäule mit Bagby-and-Kuslich (BAK)-Implantation. Chirurg 67: 348, 1996

Vollmar B, Richter S, Menger MD: Leukocyte stasis in hepatic sinusoids. Am J Physiol 270: G798, 1996

Vollmar B, Rücker M, Menger MD: A new method for the intravital microscopic quantification of hepatic sinusoidal perfusion failure using the dye Bis-benzamide H 33 342. Microvasc Res 51: 250, 1996

Köln   Institut für Experimentelle Medizin, Prof. Dr. W. Isselhard

Fischer JH, Horbach G: In-vitro MEGX production of preserved livers shows inverse correlation to viability parameters. Eur Surg Res 26 (Suppl 1): 76, 1994

Fischer JH, Jeschkeit S, Klein P: Adding a new principle to hypothermic storage preservation: reduction of edema formation by hyaluronidase. Transplantation 58: 748, 1994

Jeschkeit S, Fischer JH: Fresh reduced glutathione in UW solution is essential for sufficient preservation of the heart. Eur Surg Res 26 (Suppl 1): 18, 1994

Minor T, Isselhard W, Sturz J, Wingenfeld: Effect of pressure-controlled reperfusion on post-ischemic recovery of the normal and the normotensive-hypertrophied heart. Pathophysiology 1: 41, 1994

Minor T, Isselhard W: Platelet-activating factor antagonism enhances the liver's recovery from warm ischemia in situ. J Hepatol 18: 365, 1993

Minor T, Isselhard W: Role of the hepatovasculature in free radical mediated reperfusion damage of the liver. Eur Surg Res 25: 287, 1993

Minor T, Isselhard W: Venous oxygen insufflation to prevent reoxygenation injury after ischemia of a solid organ. Transplantation 58: 121, 1994

Morimoto T, Kusumoto K, Isselhard: Impairment of grafts by short-term warm ischemia in rat liver transplantation. Transplantation 52: 423, 1991

Morimoto T, Ozawa K, Isselhard W: Conversion of mitochondrial redox state toward oxidation by prostacyclin in 70%-hepatectomized rats. Res Exp Med 192: 161, 1992

Marburg   Institut für Theoretische Chirurgie, Prof. Dr. W. Lorenz

Duda D, Lorenz W, Menke H, Stinner B, Hasse C, Nies C, Schafer U, Sitter H, Junginger T, Rothmund M, et al.: Perioperative nonspecific histamine release: a new classification by aetiological mechanisms and evaluation of their clinical relevance. Ann Fr Anaesth Reanim 12: 147, 1993

Hasse C, Schrezenmeir J, Stinner B, Schark C, Wagner PK, Neumann K, Rothmund M: Successful allotransplantation of microencapsulated parathyroid in rats. World J Surg 18: 630, 1994

Lorenz W, Reimund KP, Weitzel F, Celik J, Kurnatowski M, Schneider C, Mannheim W, Heiske A, Neumann K, Sitter H, et al.: Granulocyte colony-stimulating factor prophylaxis before operation protects against lethal consequences of postoperative peritonitis. Surgery 116: 925, 1994

Lorenz W, et al.: Incidence and clinical importance of perioperative histamine release: randomised study of volume loading and antihistamines after induction of anaesthesia. Lancet 343: 933, 1994

Lorenz W, Rothmund M: Stellung der klinischen Forschung in der Chirurgie. Chirurg BDC, Suppl. 1, 31: 23, 1992

Sitter H, et al.: Models für causality assessment: In: Neugebauer E, Holaday JW (eds.) Handbook of mediators in septic shock. CRC Press, Boca Raton: 499, 1993

Weinel RJ, Rosendahl A, Gong WR, Rothmund R: Integrinadhäsionsrezeptoren in der Interaktion zwischen Pankreaskarzinomzellen und der extrazellulären Matrix in vitro. Langenbecks Arch Chir Suppl (Forum): 409, 1994

München Institut für Chirurgische Forschung
Prof. Dr. med. Dr. h. c. K. Meßmer

Baethmann A, Kempski O: Biochemical factors and mechanisms of secondary brain damage in cerebral ischemia and trauma. Adv Neurochem 7: 295, 1992

Enders GA, Brooks WP, von Jan NR, Hatz R: Alteration in adhesion molecule expression on granulocytes by H. pylori outer membrane proteins. Infect Immunity 63: 2473, 1995

Gambihler S, Delius M, Ellwart JW: Permeabilization of the plasma membrane of L 1210 mouse leukemia cells using lithotripter shock waves. J Membr Biol 141: 267, 1994

Gambihler S, Delius M: In-vitro interaction of lithotripter shock waves and cytotoxic drugs. Brit J Cancer 66: 69, 1992

Habazettl H, Vollmar B, Christ M, Baier H, Conzen PF, Peter K: Heterogeneous microvascular coronary vasodilation by adenosine and nitroglycerin in dogs. J Appl Physiol 76: 1951, 1994

Härtl R, Schürer L, Goetz C, Berger S, Röhrich F, Baethmann A: The effect of hypertonic fluid resuscitation on brain edema in rabbits subjected to brain injury and hemorrhagic shock. Shock 3: 274, 1995

Hoffmann TF, Leiderer R, Waldner H, Messmer K: Bradykinin antagonists HOE-140 and CP-0597 diminish microcirculatory injury after ischemia-reperfusion of the pancreas in rats. Br J Surg 83: 189, 1996

Kempski O, v. Rosen S, Weigt H, Staub F, Peters J, Baethmann A: Glial ion transport and volume control. Ann New York Acad Sci 633: 306, 1992

Kleen M, Habler O, Hutter J, Podtschaske A, Tiede M, Kemming G, Welte M, Corso C, Messmer K: Effects of hemodilution on gastric regional perfusion and intramucosal pH. Am J Physiol 271: H 1849, 1996

Krombach F, Gerlach JT, Padovan C, Burges A, Behr J, Beinert T, Vogelmeier C: Characterization and quantification of alveolar monocyte-like cells in human chronic inflammatory lung disease. Eur Resp J 9: 984, 1996

Kuebler WM, Abels C, Schuerer L, Goetz AE: Measurement of neutrophil content in brain and lung tissue by a modified myeloperoxidase assay. Int J Microcirc Clin Exp 16: 89, 1996

Lehr HA, Seemüller J, Huebner C, Menger MD, Messmer K: Oxidized LDL-induced leukocyte/endothelium interaction in vivo involves the receptor for platelet activating factor. Arteroscler Thromb 13: 1013, 1993

Leunig M, Goetz AE, Gamarra F, Zetterer G, Messmer K, Jain RK: Photodynamic therapy-induced alterations in interstitial fluid pressure, volume and water content of an amelanotic melanoma in the hamster. Brit J Cancer 69: 101, 1994

Menger MD, Vajkoczy P, Beger C, Messmer K: Orientation of microvascular blood flow in pancreatic islet isografts. J Clin Invest. 93: 2280, 1994

Nolte D, Bayer M, Lehr HA, Krombach F, Kreimeier U, Messmer K: Hypertonic hyperoncotic solutions in the prevention of reperfusion injury. Am J Physiol 263: H1411, 1992

Nolte D, Hecht R, Schmid P, Botzlar A, Menger MD, Neumueller C, Sinowatz F, Vestweber D, Messmer K: Role of Mac-1 and ICAM-1 in ischemia-reperfusion injury in a microcirculation model of Balb/C-mice. Am J Physiol 267: H1320, 1994

Post S, Palma P, Rentsch M, Gonzalez AP, Menger MD: Differential impact of Carolina rinse and University of Wisconsin solutions on microcirculation, leukocyte adhesion, Kupffer cell activity and biliary excretion after liver transplantation. Hepatology 18: 1490, 1993

Saumweber D, Bergmann R, Gokel M, Hammer C: Hyperacute rejection in an ex vivo model of renal xenografting. Transplantation 3: 358, 1994

Uhl E, Barker JH, Bondar I, Galla TJ, Leiderer R, Lehr HA, Messmer K: Basic fibroblast growth factor accelerates wound healing in chronically ischaemic tissues. Brit J Surg 80: 977, 1993

Welte M, Goresch T, Frey L, Holzer K, Zwissler B, Messmer K: Hypertonic saline dextran not increase cardiac contractile function during small volume resuscitation from hemorrhagic shock in anesthetized pigs. Anesth Analg 80: 1099, 1995

Welte M, Zwissler B, Habazettl H, Messmer K: PGI_2-Aerolsol versus intric oxide for selective pulmonary vasodilation in hypoxic pulmonary vasoconstricition. Eur Surg Res 25: 329, 1993

Ulm   Abteilung für Unfallchirurgische Forschung und Biomechanik
                   Prof. Dr. L. Claes

Becker H, Komischke A, Danz B, Bensel R, Claes L: Stress Diagnostics of the Sprained Ankle: Evaluation of the Anterior Drawer Test with and without Anesthesia. Foot & Ankle 14 (8): 459, 1993

Claes L, Dürselen L, Rübenacker S: Comparative Investigation on the Biomechanical Properties of Ligament Replacement in the Sheep Knee Using Six Different Ligament Prostheses. Clinical Materials 15: 15, 1994

Claes L: Mechanical Characterization of Biodegradable Implants. Clinical Materials 10: 41, 1992

Neidlinger-Wilke C, Wilke HJ, Claes L: Cyclic Stretching o Human Osteoblasts Affects Proliferation and Metabolism: A New Experimental Method and its Application. Journal of Orthopaedic Research 12: 70, 1994

Ulrich C, Wörsdörfer O, Kalff R, Claes L, Wilke HJ: Biomechanics of Fixation Systems to the Cervical Spine. Spine 16: 4, 1991

Wilke HJ, Claes L, Schmitt H, Wolf S: A Universal Spine Tester for in Vitro Experiments with Muscle Force Simulation. Europ Spine J 3: 91, 1994

Wilke HJ, Fischer K, Kugler A, Magerl F, Claes L, Wörsdörfer O: In Vitro Investigations of Internal Fixation Systems of the Upper Cervical Spine. I. Stability of the Direct Anterior Screw Fixation of the Odontoid. Europ Spine J 1: 185, 1992

Wilke HJ, Fischer K, Kugler A, Magerl F, Claes L, Wörsdörfer O: In Vitro Investigations of Internal Fixation Systems of the Upper Cervical Spine. II. Stability of Posterior Atlantio-Axial Fixation Techniques. Europ Spine J 1: 191, 1992

Springer
und
Umwelt

Als internationaler wissenschaftlicher
Verlag sind wir uns unserer besonderen
Verpflichtung der Umwelt gegenüber
bewußt und beziehen umweltorientierte
Grundsätze in Unternehmens-
entscheidungen mit ein. Von unseren
Geschäftspartnern (Druckereien,
Papierfabriken, Verpackungsherstellern
usw.) verlangen wir, daß sie sowohl
beim Herstellungsprozess selbst als
auch beim Einsatz der zur Verwendung
kommenden Materialien ökologische
Gesichtspunkte berücksichtigen.
Das für dieses Buch verwendete Papier
ist aus chlorfrei bzw. chlorarm
hergestelltem Zellstoff gefertigt und im
pH-Wert neutral.

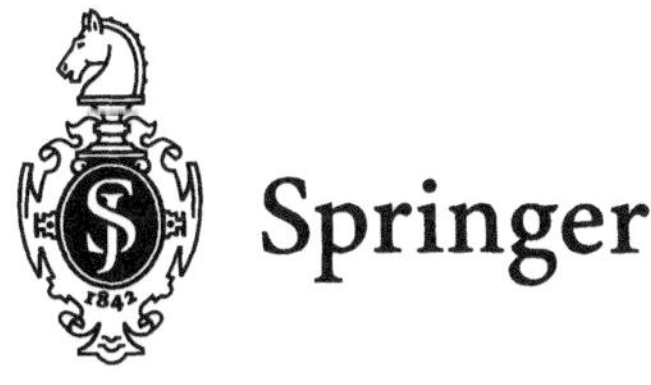